W0054730

Anästhesie
Intensivmedizin
Notfallmedizin

6. Auflage

Anästhesie
Intensivmedizin
Notfallmedizin

Für Studium und Ausbildung

Hans Walter Striebel

6., aktualisierte
und erweiterte Auflage

Mit 234 Abbildungen
und 61 Tabellen

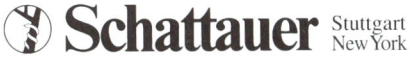 Schattauer Stuttgart
New York

Prof. Dr. med. Hans Walter Striebel, D.E.A.A.
Chefarzt des Instituts für Anästhesiologie,
Intensiv- und Notfallmedizin
der Städtischen Kliniken
Frankfurt am Main/Höchst
Gotenstraße 6–8
65929 Frankfurt/M.

Die Zeichnungen und Fotografien wurden vom Autor selbst erstellt

Bibliografische Information der Deutschen Bibliothek
Die Deutsche Bibliothek verzeichnet diese Publikation in der Deutschen Nationalbibliografie; detaillierte bibliografische Daten sind im Internet über <http://dnb.ddb.de> abrufbar.

Besonderer Hinweis
Die Medizin unterliegt einem fortwährenden Entwicklungsprozess, sodass alle Angaben, insbesondere zu diagnostischen und therapeutischen Verfahren, immer nur dem Wissensstand zum Zeitpunkt der Drucklegung des Buches entsprechen können. Hinsichtlich der angegebenen Empfehlungen zur Therapie und der Auswahl sowie Dosierung von Medikamenten wurde die größtmögliche Sorgfalt beachtet. Gleichwohl werden die Benutzer aufgefordert, die Beipackzettel und Fachinformationen der Hersteller zur Kontrolle heranzuziehen und im Zweifelsfall einen Spezialisten zu konsultieren. Fragliche Unstimmigkeiten sollten bitte im allgemeinen Interesse dem Verlag mitgeteilt werden. Der Benutzer selbst bleibt verantwortlich für jede diagnostische oder therapeutische Applikation, Medikation und Dosierung.
In diesem Buch sind eingetragene Warenzeichen (geschützte Warennamen) nicht besonders kenntlich gemacht. Es kann also aus dem Fehlen eines entsprechenden Hinweises nicht geschlossen werden, dass es sich um einen freien Warennamen handelt.

© 1988, 1994, 1997, 2000, 2003, 2005
by Schattauer GmbH, Hölderlinstraße 3,
70174 Stuttgart, Germany
E-Mail: info@schattauer.de
Internet: http://www.schattauer.de
Printed in Germany

2. Nachdruck 2008

Lektorat: Dr. Christina Hardt
Umschlagabbildung:
Prof. Dr. med. Hans Walter Striebel
Satz und Reproduktion: AM-productions GmbH, Wiesloch
Druck und Einband: Mayr Miesbach GmbH, Miesbach

ISBN 978-3-7945-2364-1

Meiner Frau Ursula
und unseren beiden Kindern
Julia und Matthias gewidmet

Geleitwort

Anästhesiologen, die die Entwicklung der Anästhesiologie aus der Ära der Chlorethyl-Ethernarkose zur heutigen hoch spezifizierten Narkosetechnik miterlebt haben, erinnern sich noch sehr wohl der Zeiten, in denen Routinenarkosen von überaus erfahrenen Schwestern durchgeführt wurden, während die komplizierteren Narkosen dem jeweils jüngsten Assistenten eines betroffenen operativen Faches übertragen wurden, der sich mehr oder wenig geschickt der häufig ungeliebten Aufgabe unterzog, einen Patienten zu narkotisieren. Die ihn dabei unterstützenden Schwestern und Pfleger hatten meist mehr Erfahrung als er selbst, und er war für deren selbstlose Hilfe zumeist tief dankbar.

Inzwischen hat sich das Bild gewandelt. Die Anästhesiologie ist ein eigener, hoch spezialisierter Beruf. Nicht nur die verwendeten Medikamente haben sich gewandelt, auch die Überwachungsmöglichkeiten haben sich dank der von vielen merkwürdigerweise negativ gesehenen so genannten Apparatemedizin erweitert. Die Entwicklung der operativen Medizin zur heutigen Breite wäre nicht möglich gewesen, wenn nicht die Mitarbeiter dieses Faches gewährleisten würden, dass auch Patienten extremer Altersstufen mit komplizierten Begleiterkrankungen selbst großen operativen Eingriffen unterzogen werden können.

Mein ehemaliger Mitarbeiter Prof. Dr. H. W. Striebel erteilt seit langem Unterricht im Rahmen der Aus- und Weiterbildung von Pflegekräften, Studenten und Ärzten in den Fächern Anästhesiologie, Intensivmedizin und Notfallmedizin. Er hat – einem oft geäußerten Wunsch folgend – seine Unterrichtsmanuskripte überarbeitet und ergänzt. Das Ergebnis ist dieses, aus der Unterrichtspraxis heraus gewachsene Buch. Dieses Werk soll eine breite Wissensbasis für alle jene sein, die sich der Anästhesie, Intensiv- und Notfallmedizin widmen wollen und sich hierfür das notwendige Wissen aneignen möchten, seien es Schwestern oder Pfleger, angehende oder fertige Fachkräfte, Studenten im Praktischen Jahr oder Berufsanfänger.

Kaum zwei Jahre nach Erscheinen der fünften Auflage ist nun eine sechste Auflage notwendig geworden. Dies spricht für sich allein und ich kann meinem hervorragenden ehemaligen Mitarbeiter Prof. Dr. H. W. Striebel nur wärmstens zu diesem Erfolg gratulieren. Ich bin überzeugt, dass auch die sechste, überarbeitete und erweiterte Auflage dieses Buches eine breite Leserschaft finden wird. Möge dieses Buch weiterhin dem Nutzen all unserer Patienten sowie denjenigen dienen, die sich auf ein Examen vorbereiten müssen. Außerdem ist dieses Buch bestens als Nachschlagewerk für jene geeignet, die Lücken ihres Wissens füllen möchten.

Univ.-Prof. em. Dr. med. K. Eyrich
ehem. Leiter der Klinik für Anästhesiologie und operative Intensivmedizin des jetzigen Campus Benjamin Franklin der Charité, Berlin

Vorwort zur sechsten Auflage

Grundlage für dieses Buch sind die Manuskripte zahlreicher Fortbildungsveranstaltungen, die von mir am jetzigen Campus Benjamin Franklin der Charité in Berlin sowie an den Städtischen Kliniken Frankfurt am Main/Höchst sowohl für Studenten – insbesondere für Studenten des „Praktischen Jahres" – als auch für das Anästhesie-Pflegepersonal – insbesondere für Teilnehmer des Weiterbildungskurses zur Fachkrankenschwester beziehungsweise zum Fachkrankenpfleger für Anästhesie und Intensivmedizin – gehalten wurden.

Diese sechste Auflage wurde wiederum vollständig überarbeitet. Es wurden zahlreiche Aktualisierungen und Verbesserungen durchgeführt. Das Kapitel über Intensivmedizin wurde erweitert und es wurden u. a. auch zusätzliche Abbildungen aufgenommen. Außerdem wurden einige neue Kapitel wie z. B. Hygienemaßnahmen bei MRSA-positiven Patienten, PiCCO und Immunonutrition eingefügt. Auch neue Therapieoptionen, z. B. bei der Sepsis (aktiviertes Protein C, Hydrocortison), wurden aufgenommen.

Das Buch ist als Nachschlagewerk für in der Anästhesie/Intensivmedizin arbeitende Studenten, Absolventen des Praktischen Jahres und junge Anästhesisten gedacht. Außerdem soll es ein Lehrbuch für die Absolventen des Weiterbildungskurses zur Fachkrankenschwester beziehungsweise zum Fachkrankenpfleger für Anästhesie und Intensivmedizin sein. Daneben kann es für Dozenten und Fortbildungslehrkräfte als Leitfaden für den Studenten- und fachpraktischen Pflegeunterricht dienen, aber auch für alle anderen an der Anästhesie, Intensiv- und Notfallmedizin interessierten Leser möchte es eine Anregung und Lernhilfe darstellen.

An dieser Stelle darf ich mich ganz herzlich bei folgenden Personen bedanken, die das Manuskript intensiv überarbeiteten und konstruktive Ergänzungen, Anmerkungen und Korrekturen vorgenommen haben: OA Dr. W. Philippi, OA Dr. F. Lindenberg, Simone Kärtner (Fachschwester für Anästhesie und Intensivmedizin), Elvira Softic (leitende Anästhesiepflegekraft); alle tätig am Institut für Anästhesiologie, Intensiv- und Notfallmedizin der Städtischen Kliniken Frankfurt am Main/Höchst. Besonderer Dank gilt auch Oliver Barthel (leitende Pflegekraft der Intensivstationen).

Herrn Dipl.-Psych. Dr. med. W. Bertram und Frau Dr. rer. nat. C. Hardt vom Schattauer Verlag möchte ich für ihre Unterstützung und die sehr gute Zusammenarbeit danken.

Der größte Dank gilt meiner Familie. Da das Buch ausschließlich nach dem oft anstrengenden Klinikalltag verfasst wurde, bedeutete dies zwangsläufig eine Einschränkung des Familienlebens. Ohne die verständnisvolle Nachsicht und Geduld meiner Frau und unserer beiden Kinder wäre dies nicht möglich gewesen.

Frankfurt am Main/Höchst, im Januar 2005

Hans Walter Striebel

Inhalt

1 Anästhesie – Allgemeiner Teil

1.1 Grundlegende Bemerkungen zur Anästhesie

▶ **Definition**
Anästhesie bedeutet Empfindungslosigkeit, also das Fehlen sämtlicher Wahrnehmungen.

Die Kunst der Anästhesie ist nicht alt. Bis ins 18. Jahrhundert gab es noch keine Medikamente zur Narkose. Wer damals das Pech hatte, sich einer Operation unterziehen zu müssen, wurde eventuell in einen Alkoholrausch versetzt, in dem dann beispielsweise die Amputation eines Beines vorgenommen wurde. Der vor Schmerzen brüllende Patient wurde während der Operation festgehalten. Häufig wurde er ohnmächtig vor Schmerzen. Die Operationszeit musste so kurz wie möglich gehalten werden. Operiert wurde nur bei lebensbedrohlicher Indikation. Die Letalität war hoch.

Das Ziel jeder Allgemeinanästhesie (= Vollnarkose) muss es sein, den Patienten vorübergehend in einen Zustand zu versetzen, in dem eine Operation sowohl für den Patienten als auch für den Operateur optimal durchgeführt werden kann.

Optimale Bedingungen für den Patienten bedeuten:
- Bewusstlosigkeit (Hypnose)
- Schmerzfreiheit (Analgesie)
- Dämpfung vegetativer Reflexe

Optimale Bedingungen für den Operateur bedeuten bei vielen Operationen (z.B. im Bauchraum):
- gute Muskelerschlaffung (Relaxation) und damit guter Zugang zum Operationsgebiet

Im Jahre 1846 wurde erstmals Ether erfolgreich für eine Operation eingesetzt. In der Folgezeit kam es zu einem stürmischen Fortschritt in der Narkosetechnik. Die Apparaturen zur Etherverabreichung wurden verbessert und sicherer gemacht. Neue Narkosemedikamente und neue Narkosetechniken wurden entdeckt. Erst die Möglichkeit zur Narkose erlaubte die Ausweitung der Chirurgie. Heute können Operationen von fast unbegrenzter Dauer durchgeführt werden. Operationszeiten von bis zu 15 Stunden und mehr sind keine Seltenheit mehr. Ein Patient, der sich heute einer Operation in Vollnarkose unterziehen muss, kann sicher sein, dass er während der Operation „schläft" und völlig schmerzfrei ist.

1.2 Präoperative Visite

Normalerweise liegt bereits am Nachmittag der Operationsplan für den folgenden Tag vor. Der Anästhesist sowie die Anästhesieschwester können daraus ersehen, welche Patienten sie am nächsten Tag zu betreuen haben. In Tabelle 1.1 ist ein Beispiel für einen OP-Plan aus der täglichen Praxis dargestellt.
Es ist anzustreben, dass derjenige Anästhesist, der der Narkose zugeteilt ist, „seine" Patienten am Abend zuvor aufsucht und die so genannte präoperative Visite durchführt.

Tab. 1.1. Operationsplan.

Patient	Alter	Station	Diagnose	Operation	Operateur	OP-Saal	Anästhesist
Müller A.	17 J.	12A	Abort	Curettage	Mai./Lut.	7	Mül.
Maier H.	54 J.	14A	Cholezystolithiasis	Cholezystektomie	Kre./Weg. Dil./Stud.	4	Ham.
Hinz C.	78 J.	02	Rektumkarzinom	Rektumamputation	Kre./Wag. Dil./Stud.	4	Ham.
Kunz D.	81 J.	10	Niereninsuffizienz	Shuntrevision	Har./Bad.	1	Kle.

Ziele der präoperativen Visite

- Überprüfung der vorliegenden Akten (z.B. EKG, Röntgen- und Laborbefunde)
- Untersuchung des Patienten
- Einschätzung des Gesundheitszustandes des Patienten und damit Abschätzung des Narkoserisikos
- Entscheidung über das Narkoseverfahren
- Aufklärung des Patienten sowie Eingehen auf seine Fragen und Ängste bezüglich der Narkose
- Verordnen einer Prämedikation (s.S. 6)

Ablauf der präoperativen Visite

Der Anästhesist besorgt sich auf der Station die gesamten Unterlagen des zu operierenden Patienten. Die Akte des Patienten muss umfassen:
- anamnestische Angaben, Untersuchungsbefunde, aktuelle Medikation, evtl. Blutgruppe sowie Laborwerte. Sämtliche vorhandenen Unterlagen sind zu sichten. Außerdem sind eine anästhesierelevante Anamnese und körperliche Untersuchung vorzunehmen. Bei jungen, anamnestisch und klinisch unauffälligen Patienten sind keine weiteren laborchemischen und apparativ-technischen Untersuchungen notwendig.

Unter folgenden Bedingungen sind zusätzliche Untersuchungsbefunde notwendig:
- Laboruntersuchungen bei allen Patienten über 40 Jahre (für Routineeingriffe: Hämoglobinwert (Hb), Hämatokritwert (HK), Natrium-(Na-), Kalium-(K-)Konzentration, Quick-Wert)
- Thoraxröntgenaufnahme bei allen Patienten über 60 Jahre, nur bei begründetem Verdacht auch bei jüngeren Patienten
- EKG bei allen Patienten über 40 Jahre, nur bei begründetem Verdacht auch bei jüngeren Patienten
- evtl. zusätzliche Untersuchungsergebnisse wie z.B. ein internistisches Konsil

Nachdem sich der Anästhesist durch das Studium der vorliegenden Unterlagen einen Überblick über die aktuelle Krankheit und über den allgemeinen Gesundheitszustand des Patienten verschafft hat, sucht er den Patienten auf, stellt sich vor und wird eine kurze Anamnese mit anästhesiologisch relevanten Fragen erheben. Von besonderem Interesse sind Vorerkrankungen, die evtl. zu Narkoseproblemen führen könnten. Dies sind insbesondere:
- Herz-Kreislauf-Probleme wie Bluthochdruck, Koronar- oder Zerebralsklerose, Angina pectoris, Herzinfarkt(e) oder Herzinsuffizienz
- Lungenerkrankungen wie Asthma bronchiale, Bronchitis, Lungenentzündungen
- Lebererkrankungen wie Leberzirrhose, Hepatitis
- Nierenprobleme, insbesondere eine Niereninsuffizienz
- sonstige Erkrankungen (wie z.B. Diabetes mellitus)
- Konsumgewohnheiten wie Alkohol-, Nikotin- oder Medikamentenabusus

Gezielt gefragt werden muss immer:
- nach eventuellen Problemen bei früheren Narkosen sowie nach Narkoseproblemen bei Familienangehörigen
- ob Allergien auf Medikamente bekannt sind und wenn ja, auf welche
- ob Zahnprothesen oder lockere Zähne vorhanden sind

Eine anschließende kurze körperliche Untersuchung muss zumindest die Auskultation der Lunge und des Herzens umfassen.

Abschließend sollte dem Patienten der Ablauf der Narkose erklärt werden. Bei einer voraussichtlich unkomplizierten Vollnarkose sollte ihm beispielsweise Folgendes erzählt werden: „Für heute nacht verordne ich Ihnen eine Schlaftablette. Ab 24.00 Uhr heute nacht dürfen Sie dann bis zur Operation nichts mehr essen und auch nicht mehr rauchen. Bei Bedarf dürfen Sie noch klare Flüssigkeit bis Morgen früh um ca. 4.00 Uhr trinken. – Morgen früh bekommen Sie ca. 45 Minuten vor Narkosebeginn von einer Schwester der Station eine Beruhigungstablette. Diese bitte nur mit einem kleinen Schluck Wasser hinunterspülen. Kurz danach werden Sie in den OP-Bereich gefahren. Wichtig ist, dass Sie Ihren Schmuck, Ihre Uhr sowie Ihre Zahnprothese und Brille hier im Zimmer lassen oder der Schwester zur Aufbewahrung geben. – In einem Vorbereitungsraum werden Sie dann von der Narkoseschwester auf die Narkose vorbereitet. Die Narkoseschwester wird den Blutdruck messen und eine EKG-Ableitung zur Herzüberwachung anbringen. Außerdem muss am Handrücken eine ‚Nadel‘ gelegt werden, an die eine Tropfinfusion angeschlossen wird. Vor dem Legen der ‚Nadel‘ kann eine örtliche Betäubung vorgenommen werden, sodass es nicht schmerzhaft sein wird. Über diese ‚Nadel‘ wird dann später auch das Schlafmittel gespritzt. Wenn Sie das Schlafmittel bekommen haben, schlafen Sie innerhalb von 20–30 Sekunden ein. Wenn Sie aufwachen, wird die Operation bereits vorbei sein. Sie werden dann noch vorübergehend in einem so genannten ‚Aufwachraum‘ einige Zeit überwacht werden. Sobald Sie wieder völlig wach sind, werden Sie wieder auf Ihr Zimmer zurückgebracht.“

Falls für die geplante Operation sowohl eine Vollnarkose als auch eine Lokal- oder Regionalanästhesie in Frage kommen, sollten dem Patienten der Ablauf sowie die Vor- und Nachteile der einzelnen Verfahren erläutert werden. Wenn der Patient ein bestimmtes Verfahren wünscht, sollte dies, wenn irgend möglich, berücksichtigt werden. Außerdem sollte kurz auf spezielle Komplikationsmöglichkeiten der geplanten Narkose eingegangen werden. Die besprochenen Risiken bzw. Besonderheiten sollten vom Anästhesisten auf dem Aufklärungs- und Anamnesebogen vermerkt werden. (Es empfiehlt sich, hierfür einen offiziellen, d.h. juristisch abgesicherten Aufklärungs- und Anamnesebogen zu verwenden. Dieser sollte dem Patienten schon vor der präoperativen Visite des Anästhesisten zum Durchlesen und Beantworten der darin gestellten Fragen gegeben werden. In diesen offiziellen Bögen werden die verschiedenen Narkoseverfahren sowie deren Vor- und Nachteile und deren Risiken erklärt. Außerdem werden vom Patienten noch die anästhesiologisch wichtigen anamnestischen Daten abgefragt). – Falls der Patient nun keine weiteren Fragen mehr hat, muss er noch die **„Einwilligungserklärung in die Narkose"** auf diesem Aufklärungs- und Anamnesebogen in Ruhe durchlesen und unterschreiben. Sollten bei dieser präoperativen Visite Probleme aufgetaucht sein, so müssen gegebenenfalls noch Zusatzuntersuchungen wie eine Lungenfunktionsprüfung, eine arterielle Blutgasanalyse oder ein internistisches Konsil angefordert werden. Unter Umständen muss, nach Rücksprache mit dem Operateur, ein Wahleingriff noch um einige Tage verschoben werden, um den Patienten besser auf die Operation vorzubereiten. Öfters muss z. B. ein Diabetes mellitus, ein Hypertonus oder eine Herzinsuffizienz „eingestellt" werden oder es muss gewartet werden, bis ein akuter Infekt der oberen Luftwege abgeklungen ist.

Abschließend wird dem Patienten eine geeignete Schlafmedikation zur Nacht und eine Prämedikation verschrieben (s. u.).

Tab. 1.2 ASA-Klassifikation. Muss ein Patient notfallmäßig operiert werden, dann wird hinter die ASA-Klasse noch ein „E" angehängt, das für Notfall (= emergency) steht.

ASA 1	Gesunder Patient
ASA 2	Patient mit leichter Systemerkrankung (z. B. eingestellter Hypertonus)
ASA 3	Patient mit schwerer Systemerkrankung und Leistungseinschränkungen (z. B. Angina pectoris)
ASA 4	Patient mit schwer beeinträchtigender, lebensbedrohlicher Erkrankung (z. B. dekompensierte Herzinsuffizienz)
ASA 5	Moribunder Patient, bei dem die Lebenserwartung ohne Behandlung geringer als 24 Stunden ist (z. B. rupturiertes Aortenaneurysma)

Während es bisher als zwingend angesehen wurde, dass ein Erwachsener zumindest für sechs Stunden vor der Anästhesieeinleitung nüchtern sein muss (d.h. nichts essen, nichts trinken, nicht rauchen darf), wird in neueren Studien berichtet, dass die Gabe von klarer Flüssigkeit (z.B. Wasser, ungezuckerter Tee) bis ca. drei Stunden vor der Narkoseeinleitung keinen negativen Einfluss auf Menge und pH-Wert des Magensekrets bei Narkosebeginn hat (s. S. 139; 239). Für partikelhaltige Flüssigkeiten (z.B. Milch, Saft mit Fruchtfleisch) und für feste Nahrung gilt weiterhin eine 6-stündige **Nüchternheitsdauer**.

In den meisten Narkoseprotokollen muss der körperliche Status (nicht das Narkoserisiko!) des Patienten noch anhand einer Skala eingestuft werden. Hierfür hat sich am besten die Klassifikation der **American Society of Anesthesiologists (ASA)** bewährt (vgl. Tab. 1.2).

1.3 Prämedikation

Ziele einer idealen Prämedikation

Trotz des beruhigenden und aufklärenden Gesprächs während der präoperativen Visite (s. S. 4) ist es notwendig, dem Patienten eine Medikation (sog. Prämedikation) zu verordnen, die er idealerweise ca. 45 Minuten vor Narkosebeginn verabreicht bekommt.

Primäre Ziele einer Prämedikation
- Angstlösung (= Anxiolyse) und Sedierung
- evtl. Schmerzlinderung (= Analgesie)

Die im Rahmen der Prämedikation am häufigsten angewandten Substanzgruppen werden im Folgenden kurz vorgestellt.

Medikamente für die Prämedikation

Zur Prämedikation kommen im Prinzip angstlösende Substanzen, so genannte Tranquilizer (die wichtigste Substanzgruppe sind die Benzodiazepine) oder Barbiturate, Neuroleptika, Opioide und/oder Parasympathikolytika in Frage. Für die Prämedikation (sowie als Schlafmedikation für die präoperative Nacht) wird inzwischen zuallermeist ein oral verabreichtes (bei Kindern manchmal noch ein rektal verabreichtes; s. S. 239) Benzodiazepin verwendet. Andere Substanzen wie z.B. Barbiturate (s. u.) oder Neuroleptika (s. u.) kommen nur noch selten zum Einsatz.

Benzodiazepine

Wirkungen
- angst- und spannungslösend
- leichte sedierende Wirkung

● antikonvulsive Wirkung (= Erhöhung der zerebralen Krampfschwelle und damit Unterdrückung von epileptischen Anfällen)

Nebenwirkungen
● unter Umständen paradoxe Erregungszustände, vor allem bei älteren Patienten
● zentrale Herabsetzung des Muskeltonus (daher kontraindiziert bei vorbestehender Muskelschwäche wie z.B. bei der Myasthenia gravis oder einem obstruktiven Schlafapnoesyndrom)

Medikamente und Dosierung
In Tabelle 1.3 sind die zur Prämedikation am häufigsten verwendeten Benzodiazepine und deren Dosierungen aufgelistet.

> Benzodiazepine zeichnen sich durch eine große therapeutische Breite aus. Sie eignen sich vor allem als orale Schlafmedikation (z.B. Oxazepam) für die präoperative Nacht. Inzwischen werden sie auch in den meisten Kliniken für die orale Prämedikation ca. 45 Minuten vor Operationsbeginn verabreicht (z.B. 7,5 mg Midazolam). Benzodiazepine stellen die im Rahmen der Prämedikation am häufigsten eingesetzten Medikamente dar.

Die intramuskuläre Injektion der meisten Benzodiazepine ist sehr schmerzhaft. Nur das Benzodiazepin Midazolam ist aufgrund seiner Wasserlöslichkeit relativ wenig schmerzhaft bei der intramuskulären Injektion und wird daher manchmal für die (insgesamt nur noch selten durchgeführte) intramuskuläre Prämedikation (s.u.) verwendet.

Barbiturate

Wirkungen
● Sedierung, Erzeugung von Schlaf oder Bewusstlosigkeit, je nach Dosierung
● antikonvulsive Wirkung (= Erhöhung der zerebralen Krampfschwelle und damit Unterdrückung von epileptischen Anfällen)

Nebenwirkungen
● Enzyminduktion in der Leber bei chronischer Anwendung. Bei einer Enzyminduktion werden die Barbiturate – sowie andere Medikamente – schneller abgebaut. Es werden immer höhere Dosierungen zur Erzielung der gleichen Wirkung benötigt.
● unter Umständen paradoxe Reaktion, vor allem bei älteren Patienten
● Atemdepression in höheren Dosierungen
● Beim Vorliegen einer Porphyrie sind Barbiturate kontraindiziert (s.S. 45).

Medikamente und Dosierungen
● Phenobarbital (Luminal®) 100–200 mg oral

Tab. 1.3 Zur Prämedikation häufig eingesetzte Benzodiazepine.

Medikament	Dosierung für Erwachsene
Dikaliumclorazepat (Tranxilium®) Tabl. à 50 mg Kapseln à 5; 10; 20 mg	10–20–50 mg oral
Diazepam (Valium®) Tabl. à 2,5; 5; 10 mg	10 mg oral
Oxazepam (Adumbran®) Tabl. à 10 mg	10–20 mg oral
Lormetazepam (Noctamid®) Tabl. à 0,5; 1; 2 mg	1 mg oral
Bromazepam (Lexotanil®) Tabl. à 6 mg	6–12 mg oral
Flunitrazepam (Rohypnol®) Tabl. à 1 mg	1–2 mg oral
Midazolam (Dormicum®) Tabl. à 7,5 mg	(3,75–) 7,5 mg oral

Oral verabreichte Barbiturate eignen sich vor allem als Schlafmedikation für die präoperative Nacht. Inzwischen werden sie hierfür zugunsten eines Benzodiazepins nur noch selten eingesetzt. Auch im Rahmen der Prämedikation werden Barbiturate – zugunsten der Benzodiazepine – nur noch sehr selten eingesetzt.

Neuroleptika

Wirkungen
- Sedierung, Gleichgültigkeit, Antriebsminderung
- antiemetische Wirkung (= Verminderung von Übelkeit und Brechreiz)
- Antihistaminwirkung (= Verminderung von allergischen und pseudoallergischen Reaktionen)

Nebenwirkungen
- eventuell extrapyramidale Bewegungsstörungen (daher kein Neuroleptikum bei Patienten mit Parkinson-Krankheit)
- Neigung zu orthostatischer Hypotonie (= Kollapsneigung) durch Blockade der für die Gefäßengstellung wichtigen Alpha-Rezeptoren (s. S. 56, 125, 295)
- Erniedrigung der zerebralen Krampfschwelle und damit Begünstigung von epileptischen Anfällen (deshalb: kein Neuroleptikum bei Epileptikern)

Medikamente und Dosierung
- Promethazin (Atosil®) 0,5–1 mg/kg KG intramuskulär, maximal 50 mg intramuskulär
- Droperidol (s. S. 56)

Falls ausnahmsweise noch eine intramuskuläre Prämedikation durchgeführt wird (s. u.), dann wird hierfür meist eine Kombination aus einem Neuroleptikum, einem Opioid (s. u.) und einem Parasympatholytikum (s. u.) verwendet. Promethazin ist in diesen Fällen das meist benützte Neuroleptikum. Für die Prämedikation wird die sedierende (und antriebshemmende) Nebenwirkung dieses relativ schwachen Neuroleptikums ausgenutzt.

Opiate und Opioide

▶ Die im Opium enthaltenen Analgetika werden als Opiate bezeichnet. Wichtigster Vertreter ist das Morphin. Inzwischen können auch halbsynthetische oder vollsynthetische morphinartige Substanzen hergestellt werden. Die natürlich vorkommenden Opiate sowie die halb- und vollsynthetisch hergestellten morphinartigen Substanzen werden inzwischen als Opioide zusammengefasst.

Wirkungen
- starke Analgesie
- Sedierung
- antitussive (= hustenstillende) Wirkung

Nebenwirkungen
- Atemdepression (!!)
- Übelkeit und Brechreiz (= emetische Wirkung)
- Pupillenverengung (= Miosis, so genannte stecknadelkopfgroße Pupillen)
- Suchtgefahr (eine Opioidgabe im Rahmen der Prämedikation, Narkoseführung und postoperativen Schmerztherapie führt nur in extrem seltenen Fällen zu einer Sucht). Bei ehemals opioidabhängigen Patienten kann hierdurch jedoch eine Rückfälligkeit in die Opioidsucht erzeugt werden. Opioide sollten bei diesen Patienten vermieden werden.
- Euphorie
- Spasmen glatter Muskulatur (z.B. Obstipation [= Verstopfung]; Konstriktion der Gallen- und Harnwege)
- Neigung zu orthostatischer Hypotonie (= Kollapsneigung)

Medikamente und Dosierung
- Pethidin (Dolantin®) 1 mg/kg KG intramuskulär, maximal 75 mg intramuskulär

- Piritramid (Dipidolor®) 7,5–15 mg intramuskulär beim Erwachsenen

Eine eindeutige Indikation für ein Analgetikum zur Prämedikation besteht nur dann, wenn der Patient bereits präoperativ Schmerzen hat, z.B. bei einem frischen Knochenbruch. Manchmal wird dann noch eine intramuskuläre Prämedikation mit einem Opioid, einem Neuroleptikum und einem Parasympathikolytikum (s.u.) durchgeführt. Besser scheint in diesen Fällen die Prämedikation mittels oraler Gabe eines Benzodiazepins und – z.B. bei der voraussichtlich schmerzhaften Umlagerung des Patienten von seinem Bett auf den Operationstisch – die zusätzlich intravenöse, bedarfsadaptierte Opioidgabe zu sein (s.S. 320).

Parasympathikolytika

Parasympathikolytika (= Parasympatholytika) hemmen den Parasympathikus und damit auch den Nervus vagus, den wichtigsten Nerv des parasympathischen Nervensystems. Parasympathikolytika blockieren die Wirkung der Überträgersubstanz Acetylcholin im Bereich des Nervus vagus und anderer parasympathischer Nervenfasern (s.S. 60).

Medikamente
- Atropin

Wirkungen und Nebenwirkungen
Die Wirkungen und Nebenwirkungen des Atropins ergeben sich aus der Blockade des Nervus vagus:
- Herzfrequenzsteigerung (= Tachykardie) und damit Schutz vor bradykarden Rhythmusstörungen bei einer Reizung des Nervus vagus (= vagaler Reflex, s.S. 68, 95)

- Pupillenerweiterung (= Mydriasis)
- Hemmung der Speichel-, Bronchial- und Schweißsekretion
- Verminderung des Tonus der glatten Muskulatur vor allem im Magen-Darm-Bereich

Dosierung
- Erwachsene: 0,01 mg/kg KG
- Säuglinge und Kleinkinder: 0,01–0,02 mg/kg KG

Zur Hemmung der Speichel- und Bronchialsekretion wurde diese Dosis bei der früher üblichen intramuskulären Prämedikation normalerweise mit einem Opioid und einem Neuroleptikum verabreicht. Diese für die intramuskuläre Injektion übliche Dosierung dämpft die vagalen Reflexe am Herzen jedoch nicht ausreichend. Sollen die vagalen Reflexe des Herzens sicher blockiert werden, dann sollte diese Dosis vor der Intubation intravenös (!!) verabreicht werden. Dies ist z.B. besonders bei der Intubation von Kindern wichtig, da bei ihnen hierbei relativ leicht vagale Reflexe mit einer Bradykardie, im Extremfall ein Herzstillstand, ausgelöst werden können.

Kontraindikationen für Atropin
- Erkrankungen, die mit einer hohen Herzfrequenz einhergehen (z.B. Hyperthyreose, hohes Fieber u.ä.)
- Erkrankungen, bei denen eine Steigerung der Herzfrequenz vermieden werden muss (z.B. eine Mitralklappenstenose, s.S. 305)
- Weitwinkelglaukom
- Prostatahyperplasie (vergrößerte Prostata)

Neben Atropin gibt es noch andere Parasympathikolytika, z.B. Robinul® und Scopolamin. Diese werden in Deutschland jedoch relativ selten im Rahmen der Narkose eingesetzt.
Im Rahmen der inzwischen üblichen oralen Prämedikation wird auf die Gabe eines Parasympathikolytikums verzichtet, da es oral nur schlecht resorbiert wird. Außerdem wird die routinemäßige präoperative Gabe eines Parasympathikolytikums zumeist nicht mehr als notwendig erachtet.

Allgemeine Bemerkungen zur Prämedikation

Die Prämedikation erfolgt nur noch sehr selten durch intramuskuläre Injektion. Die orale Prämedikation stellt inzwischen das Standardverfahren dar. Die dazu benützte geringe Wassermenge zum Hinunterspülen der Tablette wird schnell resorbiert und widerspricht daher nicht dem Nüchternheitsgebot (s. S. 6). Zum Einsatz kommt hierbei häufig Midazolam (z. B. 7,5 mg beim Erwachsenen) oder Dikaliumclorazepat (z. B. 20 mg beim Erwachsenen) (vgl. Tab 1.3).

> Wichtig ist es, die orale (bzw. intramuskuläre) Prämedikation ca. 45 Minuten vor Narkosebeginn zu verabreichen. – In der Praxis wird leider oft die orale (bzw. intramuskuläre) Prämedikation erst unmittelbar vor dem Transport in den OP verabreicht. Dies ist zu spät! Die Wirkung der Prämedikation hat dann noch nicht eingesetzt, wenn die Patienten im Operationssaal ankommen und mit der Narkose begonnen wird.

Die primären Ziele einer Prämedikation (s. S. 6) lassen sich z. B. folgendermaßen erfüllen:

Eine **Angstlösung** (= Anxiolyse) und leichte Sedierung kann beispielsweise durch ein lang wirksames Benzodiazepin, das als Schlafmedikation für die präoperative Nacht verabreicht wird, erreicht werden. Hierzu eignen sich z. B. 20 mg Dikaliumclorazepat (Tranxilium®) oder 1 mg Lormetazepam (Noctamid®) oral. Ca. 45 Minuten vor OP-Beginn sollte nochmals ein Benzodiazepin oral verabreicht werden (z. B. 7,5 mg Midazolam oder 20 mg Dikaliumclorazepat).

Eine **Schmerzlinderung** (= Analgesie) kann beispielsweise durch Pethidin (Dolantin®) erreicht werden. Die meisten Patienten leiden präoperativ jedoch nicht an Schmerzen, sodass auf die Gabe eines Opioids verzichtet werden kann. Falls ein Opioid wegen akuter Schmerzen (z. B. frischer Knochenbruch) ver-

abreicht werden soll, dann wird manchmal noch die früher übliche intramuskuläre Standardprämedikation mit Opioid, Neuroleptikum und Parasympatholytikum eingesetzt (s. u.). Besser ist jedoch eine orale Prämedikation mit einem Benzodiazepin und – z. B. vor der schmerzhaften Umlagerung des Patienten von seinem Bett auf den Operationstisch – die zusätzliche bedarfsorientierte intravenöse Opioidgabe (s. S. 320).

Für die beim Erwachsenen nur noch selten angewandte intramuskuläre Prämedikation wird oft folgende Medikamentenkombination verwendet:

- 50 mg Dolantin®
- 50 mg Atosil®
- 0,5 mg Atropin

Insbesondere bei älteren Patienten ist hierbei jedoch eine besonders vorsichtige Dosierung notwendig.

Die verordneten Medikamente sowie deren Dosierung müssen immer dem einzelnen Patienten angepasst werden. Alte und schwerkranke Patienten müssen oft weniger als die nach dem Körpergewicht errechnete Dosierung erhalten.

> In den letzten Jahren wird fast immer auf eine intramuskuläre Prämedikation zugunsten einer oralen Prämedikation, vor allem mit Midazolam (Dormicum®; z. B. 7,5 mg) oder Dikaliumclorazepat (Tranxilium®; z. B. 20 mg), verzichtet.

1.4 Narkoseapparat

Narkosesysteme

Zur Durchführung einer Narkose stehen neben den intravenös zu verabreichenden Medikamenten auch Inhalationsanästhetika zur Verfügung.

Inhalationsanästhetika sind Gase (z. B. Lachgas, s. S. 34) oder Dämpfe von leicht verdampfbaren Flüssigkeiten (z. B. Halothan,

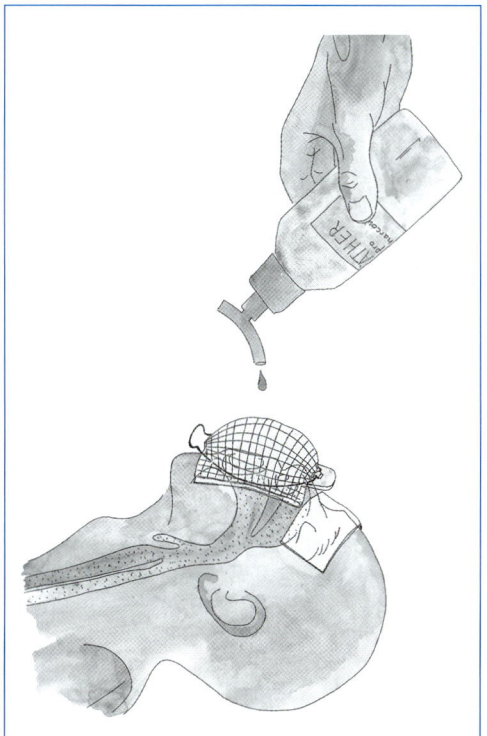

Abb. 1.1 Anwendung der Schimmelbusch-Maske (offenes System).

Enfluran, Isofluran, Sevofluran, Desfluran; s. S. 34), die der Einatmungsluft zugemischt und über die Lungen ins Blut aufgenommen werden.

Es werden vier verschiedene Narkosesysteme unterschieden:

Offenes System

Beim offenen System atmet der Patient Luft aus der Umgebung ein. Das Ausatemvolumen wird wieder in die Umgebung abgegeben. Der Einatemluft wird ein Inhalationsanästhetikum zugemischt.

Das bekannteste Beispiel für ein offenes System ist die früher übliche Ethertropfnarkose. Mithilfe einer Schimmelbusch-Maske (vgl. Abb. 1.1) wurden der Einatemluft Etherdämpfe zugemischt.

Eine **Schimmelbusch-Maske** ist ein dem spontan atmenden Patienten über Mund und Nase gelegter Metallrahmen, der mit einigen Lagen Mull bespannt ist, auf die kontinuierlich Ether aufgetropft wird (s. S. 41). Die dabei entstehenden Etherdämpfe werden mit eingeatmet.

Vorteil der Schimmelbusch-Maske ist die Einfachheit der Anwendung. Entscheidender Nachteil ist jedoch, dass mit einem offenen System die zugeführten Gaskonzentrationen nicht überwacht werden können. Außerdem können die Atemgase weder befeuchtet noch angewärmt werden.

Halboffenes System

Beim halboffenen System wird das Einatmungsgemisch (= Inspirationsgemisch) aus einem Reservoir (z. B. Sauerstoffflaschen) bezogen und über ein Schlauchsystem zum Patienten geleitet. Dem Inspirationsgemisch wird ein Inhalationsanästhetikum zugemischt. Das Ausatmungsgemisch (= Exspirationsgemisch) wird dagegen in den freien Raum abgegeben.

Beim halboffenen System muss der Frischgasfluss aus dem Reservoir mindestens das 2- bis 3-fache des Atemminutenvolumens betragen, da das Frischgas auch während der Ausatmung des Patienten weiterströmt, die Einatmungszeit aber nur ca. 33–50 % (1/3–1/2) des Atemzyklus ausmacht. Durch diesen hohen Frischgasverbrauch ist das halboffene System relativ teuer. Die eingeatmeten Frischgase aus dem Reservoir enthalten keine Feuchtigkeit und sind relativ kühl. Sie müssen daher in den Atemwegen stark angefeuchtet und angewärmt werden. Da jedoch das gesamte Ausatemvolumen in die Umgebung abgegeben wird, droht damit beim halboffenen System ein großer Feuchtigkeits- und Wärmeverlust über die Lungen. Außerdem wird die Umgebung mit den abgeatmeten Narkosegasen belastet. Das bekannteste Beispiel für ein halboffenes System ist das in der Kinderanästhesie früher übliche, seit einigen Jahren aber nicht mehr verwendete Kuhn-System (s. S. 236).

Halbgeschlossenes System

Beim halbgeschlossenen System wird ein Teil des Ausatemvolumens nach „Herausfiltern" des darin enthaltenen Kohlendioxids (= CO_2) mittels eines CO_2-Absorbers (s. S. 20) wieder zurückgeatmet. Ein Teil des Ausatemvolumens wird in eine Absaugvorrichtung abgegeben.

Zusätzlich atmet der Patient noch Frischgas aus einem Reservoir (vgl. halboffenes System) ein. Aufgrund dieser teilweisen „Rückatmung" des Ausatemgemisches genügt ein wesentlich geringerer Frischgasfluss als beim halboffenen System. Beim Erwachsenen genügen 3–4 l/min Frischgas. Der Wärme- und Feuchtigkeitsverlust über die Lungen ist durch diese teilweise stattfindende „Rückatmung" wesentlich geringer als beim halboffenen System. Fast alle gebräuchlichen Narkosegeräte arbeiten nach diesem Prinzip des halbgeschlossenen Systems.

In den letzten Jahren gewinnen so genannte **Low-flow-Systeme** bzw. **Minimal-flow-Systeme** zunehmend an Bedeutung. Hierbei handelt es sich um halbgeschlossene Systeme mit geringem bzw. sehr geringem Frischgasfluss. Beim Low-flow-System werden normalerweise 1 l/min Frischgas (z. B. 0,5 l/min Sauerstoff O_2 und 0,5 l/min Lachgas N_2O) und beim Minimal-flow-System werden normalerweise 0,5 l/min (z. B. 0,3 l/min O_2 und 0,2 l/min N_2O) verabreicht. Je niedriger der Frischgasfluss ist, desto höhere Anforderungen sind an die Genauigkeit der Frischgasdosierung, die Dichtigkeit des Narkosesystems und die Eigenschaften des Beatmungsgerätes zu stellen.

Sowohl bei der Low-flow- als auch bei der Minimal-flow-Anästhesie muss zur Ein- und Ausleitung ein hoher Frischgasfluss eingestellt werden, um in einer angemessenen Zeit eine ausreichende Narkosetiefe bzw. Narkosegasabatmung zu erzielen. Für die ersten 10 Minuten (low flow) bzw. 20 Minuten (minimal flow) werden beispielsweise 2 l Sauerstoff und 4 l Lachgas pro Minute zugeführt. Erst danach kann ein low flow oder minimal flow eingestellt werden (s. S. 113).

Geschlossenes System

Beim geschlossenen System wird das gesamte Ausatmungsgemisch, nach „Herausfiltern" des darin enthaltenen CO_2 mit einem CO_2-Absorber (s. S. 20), dem Patienten wieder zugeführt. Es findet also eine totale Rückatmung statt.

Als Frischgas müssen nur der vom Körper im Stoffwechsel verbrauchte Sauerstoff von ca. 4 ml/kg KG/min (ca. 250–300 ml/min beim Erwachsenen) sowie die vom Körper verstoffwechselten Anteile der Inhalationsanästhetika zugeführt werden. Vorteile des geschlossenen Systems sind der sehr niedrige Frischgasverbrauch und, bedingt durch die vollständige Rückatmung, ein fehlender Wärme- und Feuchtigkeitsverlust über die Lungen. Außerdem besteht keine Umweltbelastung durch abgeatmete Narkosegase. Das geschlossene System konnte mit den bisher üblichen Narkosegeräten jedoch nicht zur Narkoseeinleitung oder zur Narkoseausleitung verwendet werden. Es eignet sich nur zur Aufrechterhaltung einer konstanten Narkosetiefe. Für die Narkoseein- und -ausleitung muss (wie auch beim Low-flow- bzw. Minimal-flow-System; s. o.) ein hoher Frischgasfluss eingestellt werden.

Seit einigen Jahren steht mit dem Physioflex Narkosegerät (Fa. Dräger) ein technisch völlig neuartiges Gerät zur Verfügung, das nach dem geschlossenen System arbeitet und auch eine Narkoseein- und -ausleitung im geschlossenen System erlaubt (sog. quantitatives System). Das seit 2004 verfügbare Narkosegerät Zeus (Fa. Dräger; s. S. 23) kann sowohl im halboffenen, halbgeschlossenen als auch im quantitativen System betrieben werden.

Kreissystem

Beim halbgeschlossenen (bzw. beim geschlossenen) System wird das Ausatemvolumen zum Teil (bzw. vollständig) wieder zum Patienten zurückgeleitet. Das hierfür notwendige Schlauchsystem wird als **Kreissystem** bezeichnet.

Da die gebräuchlichen Narkoseapparate fast alle nach dem Prinzip des halbgeschlossenen Systems (s. S. 12) arbeiten, soll das Funktionsprinzip des Kreissystems anhand des halbgeschlossenen Systems nachfolgend ausführlich beschrieben werden (vgl. Abb. 1.2).

Das vom Patienten abgeatmete Gas strömt über den so genannten Exspirationsschlauch (1) und das Exspirationsventil (2) ab. Ein eingebautes Volumeter (3) misst das Ausatemvolumen. Ein mechanisch arbeitendes Manometer (bei manueller Beatmung noch erlaubt) (4) oder inzwischen zumeist elektronisch arbeitendes Manometer (bei maschineller Beatmung zwingend vorgeschrieben; anstelle des mechanischen Volumeters ist an dieser Stelle nur noch der Druckaufnehmer für das elektronisch arbeitende Manometer integriert [vgl. 2 in Abb. 1.16]) zeigt die während des Atemzyklus auftretenden Drücke an. Diese Elemente werden zusammen als Ausatem- oder Exspirationsschenkel bezeichnet. Beim halbgeschlossenen System wird ein Teil des Ausatemvolumens in eine Absaugvorrichtung (5) geleitet. Der andere Teil wird, nach „Herausfiltern" des CO_2 durch den CO_2-Absorber (6), über das Inspirationsventil (7) und den Inspirationsschlauch (8) wieder dem Patienten zugeführt.

▶ CO_2-Absorber, Inspirationsventil und Inspirationsschlauch werden zusammen als **Einatmungs- oder Inspirationsschenkel** bezeichnet.
Der zurückgeatmete Anteil „kreist" also im System zum Patienten zurück, weshalb das beschriebene System als Kreissystem bezeichnet wird.

In- und Exspirationsventil stellen sicher, dass der Gasfluss im Kreissystem nur in der vorgeschriebenen Richtung möglich ist.

Dem rückgeatmeten Volumen wird im halbgeschlossenen System eine Frischgasmenge von normalerweise 3 (–6) l/min zugemischt (= high flow). Das Frischgas (9) besteht hierbei meist zu 25 bis 33 % aus Sauerstoff und zu 66 bis 75 % aus Lachgas (s. S. 34) oder Luft. Daneben enthält es bei der Durchführung einer Narkose unter Verwendung eines verdampfba-

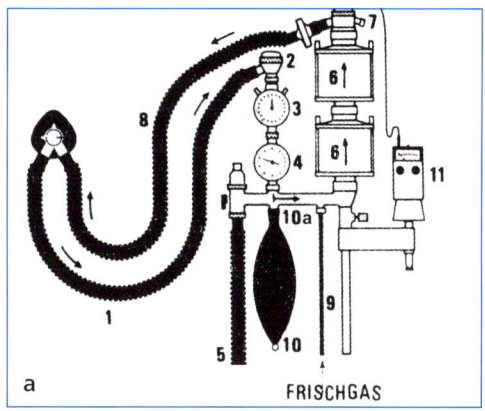

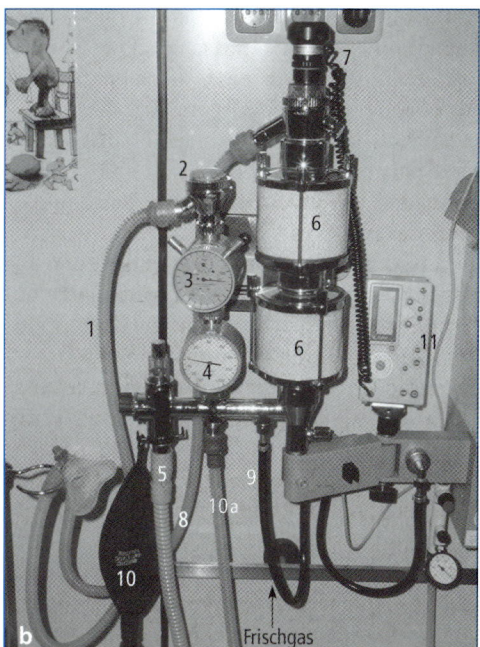

Abb. 1.2 Kreissystem eines üblichen Narkoseapparates für Erwachsene. **a** schematisch. **b** Dräger Kreissystem 8 ISO.

ren Inhalationsanästhetikums noch die eingestellte Dampfkonzentration eines Inhalationsanästhetikums, z.B. 1,0 Vol. % Isofluran (s. S. 38). Der Sauerstoffanteil am Frischgas muss mindestens 21 % betragen, aus Sicherheitsgründen (z.B. wegen möglicher Meßungenauigkeiten) werden meist 25–33 % eingestellt.

Es muss beachtet werden, dass im halbge-schlossenen System immer so viele Liter Beatmungsgemisch pro Minute in die Ab-saugung gelangen, wie Frischgas dazuge-leitet wird.

Werden z.B. insgesamt 3 Liter Frischgas pro Minute in das Kreissystem eingeleitet, beste-hend aus 1 Liter O_2 (= 1/3 = 33 %) und z.B. 2 Liter Lachgas (= 2/3 = 66 %), so werden über die Absaugung auch 3 Liter des Aus-atemvolumens pro Minute abgesaugt. Ansons-ten würde es zur Überblähung des Patienten kommen. Werden z.B. 2 Liter O_2 und 4 Liter Lachgas, also 6 Liter Frischgas pro Minute, ins Kreissystem zugeleitet, dann werden ent-sprechend 6 Liter pro Minute über die Absau-gung verworfen. Je höher der Frischgasfluss (und damit der Anteil des in die Absaugung gelangenden Ausatemvolumens), desto größer ist der Wärme- und Feuchtigkeitsverlust über die Lungen (s. S. 12) und desto höher und da-mit teurer ist der Frischgasverbrauch. Aus die-sem Grunde sollte der Frischgasfluss mög-lichst niedrig gehalten werden. Aus Sicher-heitsgründen sollte der Frischgasfluss bei älte-ren Narkosegeräten jedoch nicht unter 3 Liter pro Minute eingestellt werden. Die Anwen-dung eines deutlich geringeren Frischgasflus-ses (Low-flow-System, Minimal-flow-Sys-tem, s. S. 12, 113, oder geschlossenes System, s. S. 12, 23) ist nur mit bestimmten Narkose-geräten und einem erweiterten Monitoring zu-verlässig und sicher möglich.

Das Kreissystem besitzt im Nebenschluss ei-nen Ausgleichsbeutel (10 in Abb. 1.2), der bei manueller Beatmung oder Spontanatmung des Patienten plötzliche Volumenschwankungen im Kreissystem auffängt. Dieser Beutel wird auch Beatmungsbeutel genannt, da mit ihm die manuelle Beatmung durchgeführt wird (s. S. 22). Er ist über den Beatmungsschlauch (10 a in Abb. 1.2 a, b) an das Kreissystem kon-nektiert.

Der Inspirationsschlauch und der Exspira-tionsschlauch werden über ein Winkelstück (vgl. Abb. 1.3) verbunden. An dieses Winkel-

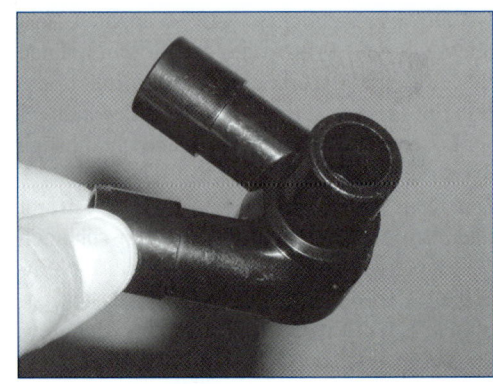

Abb. 1.3 Winkelstück.

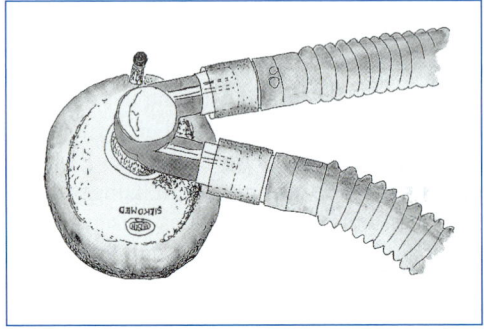

Abb. 1.4 An ein Winkelstück konnektierte Gesichts-maske.

stück kann eine Gesichtsmaske (vgl. Abb. 1.4), ein Endotrachealtubus (vgl. Abb. 1.5) oder eine Larynxmaske (s. S. 96) angeschlos-sen werden. Zur Verbindung der In- und Ex-spirationsschläuche mit einem Endotracheal-tubus (s. S. 77) kann auch ein so genanntes Y-Stück verwendet werden (vgl. Abb. 1.6 und 1.7).

▶ Am Treffpunkt von In- und Exspirationsschlauch – also am Winkel- oder Y-Stück – beginnt der so genannte Totraum des Kreissystems.
Als Totraum wird derjenige Anteil des Atemhub-volumens bezeichnet, der nicht am Gasaus-tausch teilnimmt. Bei einer Maskenbeatmung sind dies also Winkelstück, Gesichtsmaske, Mund-, Nasen- und Rachenraum, Trachea und größere Bronchialwege.

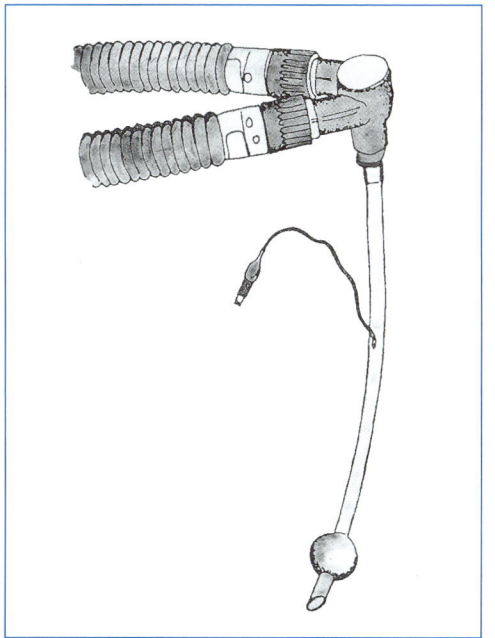

Abb. 1.5 An ein Winkelstück konnektierter Endotrachealtubus.

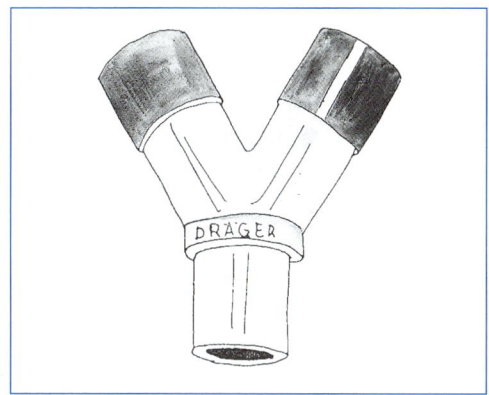

Abb. 1.6 Y-Stück.

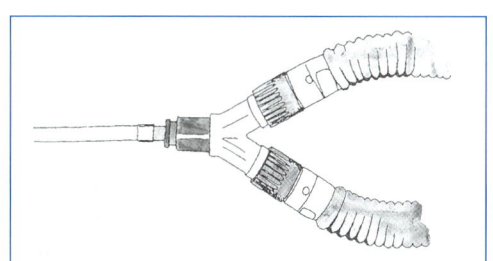

Abb. 1.7 An ein Y-Stück konnektierter Endotrachealtubus.

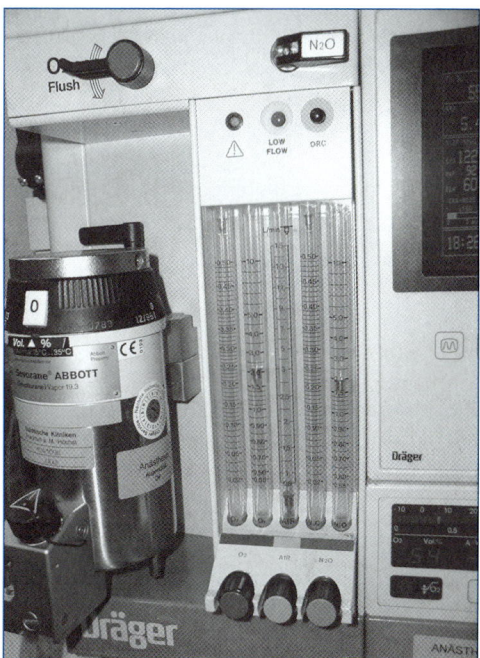

Abb. 1.8 Rotameter für Sauerstoff (O_2), Luft (air) und Lachgas (N_2O).

Elemente eines Narkoseapparates

Rotameter

Sauerstoff und Lachgas werden entweder aus der zentralen Druckgasversorgung oder aus Gasflaschen entnommen. Die jeweils zum Patienten geleitete Menge an Sauerstoff bzw. Lachgas wird in einem so genannten Rotameter gemessen (vgl. Abb. 1.8).

▶ Rotameter sind Präzisionsmessröhren zur Bestimmung der Durchflussmengen (l/min) eines bestimmten Gases.

Je nach Gasfluss wird ein „Schwimmer" mehr oder weniger weit hochgehoben. Der momentane Gasfluss pro Minute wird am Oberrand des Schwimmers abgelesen (vgl. Abb. 1.9). Im Falle eines kugelförmigen Ballschwimmers muss allerdings in Höhe der Kugelmitte abgelesen werden.

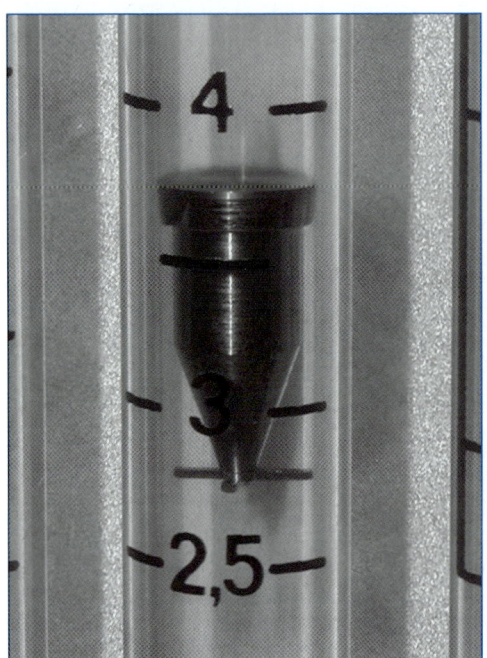

Abb. 1.9 Gasflussanzeiger („Schwimmer") eines Rotameters.

Aufgrund unterschiedlicher physikalischer Eigenschaften wird für jedes Gas ein spezifisches Rotameter benötigt. Modernere Rotameterblöcke verfügen auch über ein Rotameter für Luft (air), der sich zwischen dem O_2- und dem N_2O-Rotameter befindet (vgl. Abb. 1.8). Außerdem besitzen sie eine so genannte Lachgassperre, das heißt, falls der Druck in der zuführenden Sauerstoffleitung abfällt, ertönt ein O_2-Mangelsignal und die Lachgaszufuhr wird gesperrt. Bei normalem Druck in der O_2-Leitung kann jedoch trotz Lachgassperre am Rotameter ein hypoxisches Frischgasgemisch (<21 % O_2) eingestellt werden!
Eine Verbesserung stellt das so genannte ORC-(**O**xygen-**R**atio-**C**ontroller-)System dar, das in modernen Narkosegeräten (z.B. Cicero; Fa. Dräger) eingebaut ist. Es verhindert, dass Werte >75 % Lachgas bzw. <25 % O_2 eingestellt werden können.

Verdampfer

▶ Die meisten Inhalationsanästhetika liegen als leicht verdampfbare Flüssigkeiten vor (z.B. Halothan, Enfluran, Isofluran, Sevofluran, Desfluran; s.S. 35). Sie werden daher als verdampfbare Anästhetika bezeichnet. Sie müssen in einen dampfförmigen Zustand gebracht und in genau bestimmbaren Konzentrationen dem Frischgas zugemischt werden. Hierzu wird ein Verdampfer verwendet.

Zumeist wird ein kleiner, variabler Teil des Frischgases in die Verdampferkammer geleitet, streicht dort über das flüssige Inhalationsanästhetikum (z.B. die Isofluranflüssigkeit) hinweg und wird mit dem Dampf des Inhalationsanästhetikums angereichert. Das restliche Frischgas umgeht die Verdampferkammer, wird also nicht mit dem Inhalationsanästhetikum angereichert. Am Verdampferausgang vermischen sich der angereicherte und der nicht angereicherte Anteil und es ergibt sich eine bestimmte Dampfkonzentration des Inhalationsanästhetikums im Frischgas, die stets niedriger als die am Verdampfer eingestellte Konzentration ist (s.o.).
Die im Einatmungsschenkel messbare sog. inspiratorische Dampfkonzentration ist normalerweise niedriger als die Konzentration im Frischgas, da sich – im normalerweise verwendeten halbgeschlossenen System – das Inspirationsgemisch aus Frischgas (mit relativ hoher Konzentration an volatilem Inhalationsanästhetikum) und Rückatmungsgas (mit relativ niedriger Konzentration an volatilem Inhalationsanästhetikum) zusammensetzt (s.S. 12).
Neben der am Vapor einstellbaren Dampfkonzentration und der im Inspirationsgemisch messbaren Gaskonzentration wird meist noch die im Ausatmungsgemisch enthaltene Gaskonzentration gemessen. Von einem guten Verdampfer muss gefordert werden, dass die eingestellte Dampfkonzentration von der Größe des Frischgasflusses und von Druckschwankungen während der Beatmung unabhängig ist. Außerdem muss der Verdampfer eine Temperaturkorrektur besitzen, da die

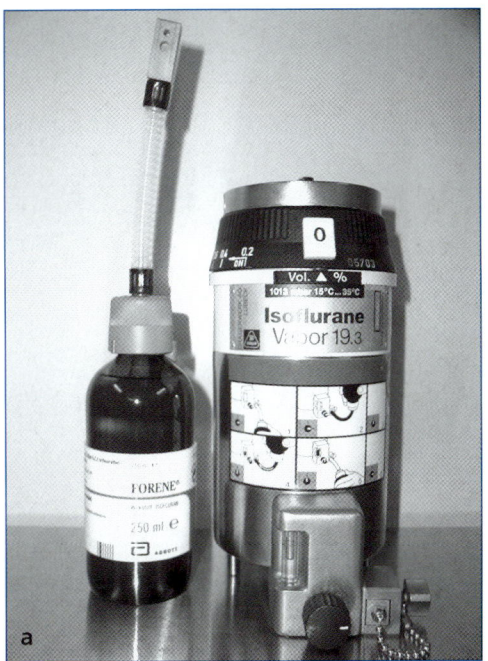

Abb. 1.10a Isofluran-Verdampfer mit entsprechender Nachfüllflasche.

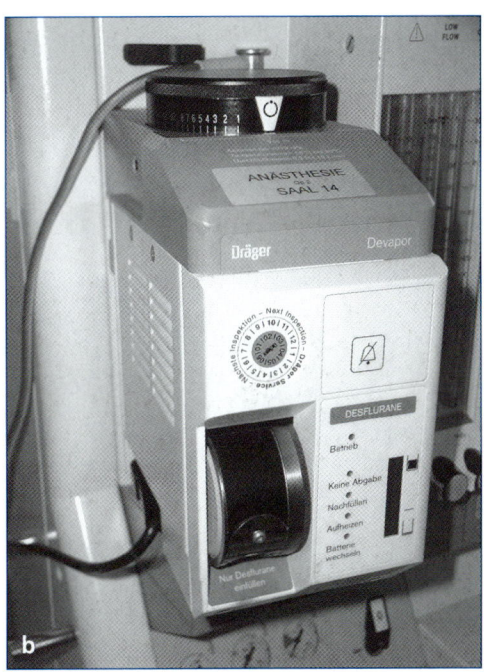

Abb. 1.10b Desfluran-Verdampfer (Tec-6-Verdampfer).

Verdampfung von Flüssigkeiten temperaturabhängig ist.

Für jedes verdampfbare Inhalationsanästhetikum muss ein speziell dafür bestimmter Verdampfer verwendet werden. Die Verdampfer müssen mithilfe eines speziellen Einfüllschlauches aufgefüllt werden. Da das eine Ende des Einfüllschlauches nur auf eine bestimmte Nachfüllflasche, z.B. Halothan-, Enfluran- oder Isofluranflasche, geschraubt werden kann und das andere Ende dann nur in den Einfüllstutzen eines Enfluran- oder Isofluranverdampfers eingesteckt werden kann (vgl. Abb. 1.10a), sind Verwechslungen nicht möglich. Sevofluran- und Desfluranflaschen können direkt in den entsprechenden Verdampfer gesteckt werden (Abb. 1.11). Muss ein Verdampfer ausnahmsweise während einer Narkose nachgefüllt werden, so ist unbedingt darauf zu achten, dass der Verdampfer während des Nachfüllens ausgeschaltet sein muss und nach dem Nachfüllen wieder einzuschal-

ten ist! Lediglich der Desfluran-Verdampfer (vgl. Abb. 1.10b; s.S. 40) darf nachgefüllt werden, während er eingeschaltet (in Betrieb) ist. Anhand eines Schauglases kann der Füllungszustand des Verdampfers überprüft werden.

Volumeter

Das vom Patienten ausgeatmete Volumen kann mithilfe eines mechanischen Volumeters gemessen werden (vgl. Abb. 1.12). Das Volumeter muss immer im Ausatemschenkel (!) angebracht werden. Wäre das Volumeter im Inspirationsschenkel angebracht, dann würde eine Undichtigkeit hinter dem Volumeter (z.B. eine Diskonnektion von Winkelstück und Tubus) unbemerkt bleiben. Das Gasvolumen würde in diesem Falle das Volumeter noch passieren, jedoch den Patienten nicht erreichen.

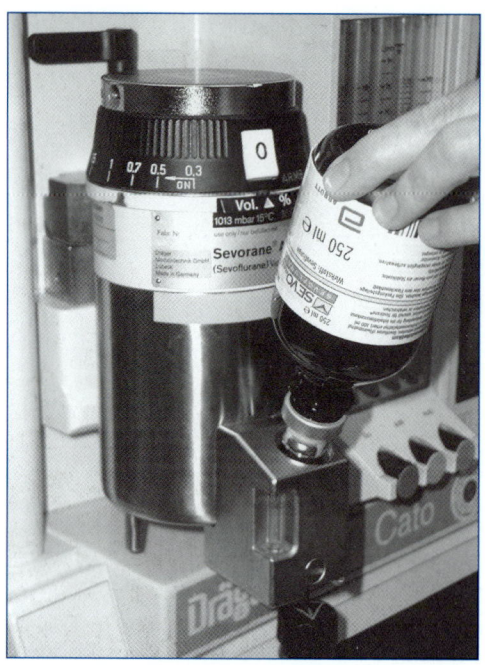

Abb. 1.11 Nachfüllen eines Sevofluran-Verdampfers.

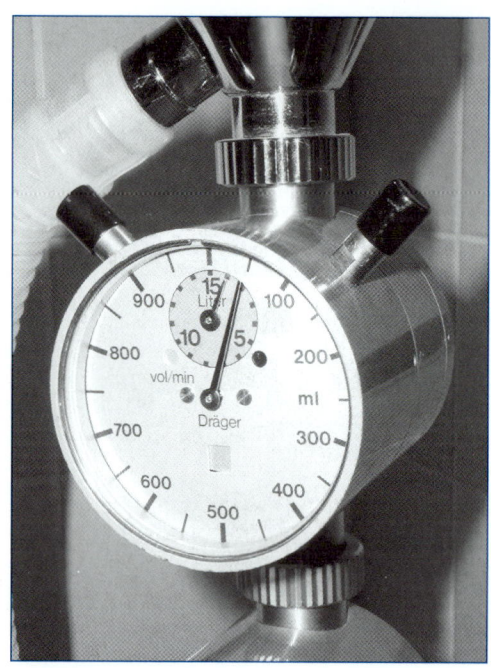

Abb. 1.12 Mechanisches Volumeter.

Vorsicht: Während der maschinellen Beatmung dreht sich bei manchen Beatmungsgeräten (z.B. Ventilog 2, Fa. Dräger) das mechanische Volumeter (seltsamerweise) auch dann weiter, wenn es zur Diskonnektion einer Schlauchverbindung gekommen ist (Sogwirkung aufgrund des „fallenden" bzw. selbstentfaltenden Beatmungsbalges vieler Beatmungsgeräte)!

Anstatt mechanischer Volumeter werden inzwischen zumeist elektronische Apparate zur Anzeige des Ausatemvolumens verwendet, zumeist moderne Kombinationsgeräte, die noch weitere beatmungsrelevante Größen messen und anzeigen (z.B. Atemwegsmonitor PM 8060, Fa. Dräger; vgl. Abb. 1.13). Der elektronische Messfühler für die Volumetrie (1 in Abb. 1.16) muss ebenfalls im Ausatemschenkel angebracht sein.

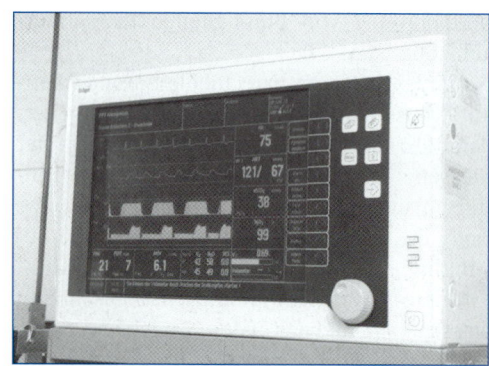

Abb. 1.13 Modernes Multifunktionsgerät zur Messung der beatmungsrelevanten Größen (Atemwegsmonitor PM 8060; Fa. Dräger).

Manometer

Mithilfe eines mechanischen Manometers können die während der Beatmung auftretenden momentanen Druckschwankungen angezeigt werden (vgl. Abb. 1.14). Diese mechanischen Manometer sind inzwischen nur noch

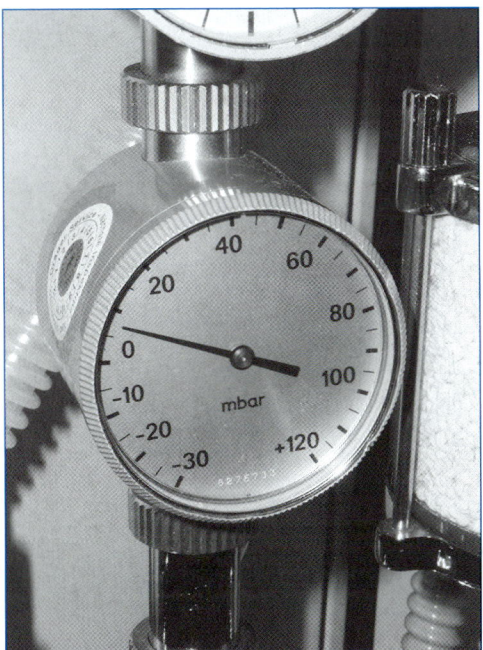

Abb. 1.14 Kreissystem mit integriertem mechanischem Manometer.

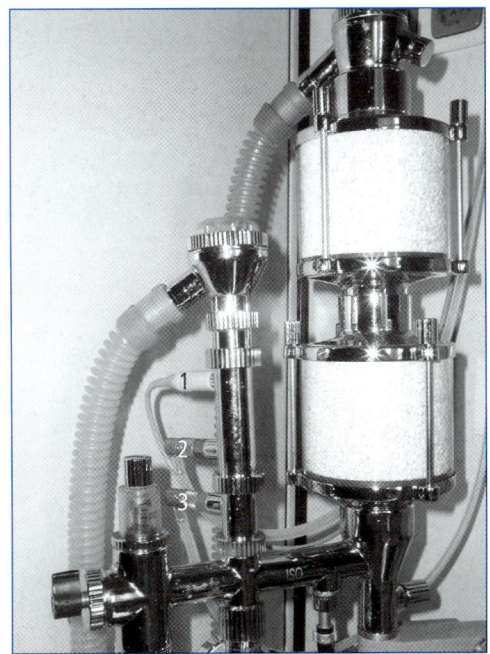

Abb. 1.16 CO_2-Absorber. 1 = Sensor für elektronische Volumetrie, 2 = Druckaufnehmer für elektronisches Manometer, 3 = Gasrückführung (vgl. Text).

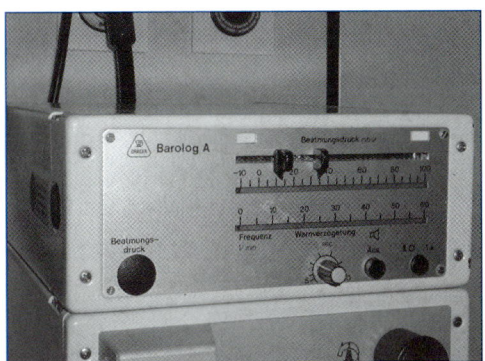

Abb. 1.15 Elektronisches Manometer (Barolog-Gerät).

für die Handbeatmung (nicht mehr für die maschinelle Beatmung) zugelassen.

Zumeist werden inzwischen elektronische Apparate zur Messung des momentanen Beatmungsdrucks verwendet, z.B. das **Dräger-Barolog-Gerät** (vgl. Abb. 1.15). Bei maschineller Beatmung ist inzwischen ein elektronisch

arbeitendes Manometer vorgeschrieben. Bei den elektronisch arbeitenden Manometern ist an der Stelle des Kreissystems, an der bisher das mechanische Manometer eingebaut war (vgl. Abb. 1.2 a), nur noch ein Druckaufnehmer integriert (2 in Abb. 1.16). An diesen elektronischen Geräten können eine untere und eine obere Alarmgrenze eingestellt werden. Die wählbaren unteren und oberen Alarmgrenzen müssen so eingestellt werden, dass der Manometerzeiger bei der Inspiration den unteren Alarmwert überschreitet und bei der Ausatmung wieder unterschreitet. Die obere Alarmgrenze darf nicht überschritten werden. Bei zu hohem oder zu niedrigem Beatmungsdruck werden ein akustischer und ein optischer Alarm ausgelöst. Ursache für eine solche Alarmauslösung kann z.B. das Lösen einer Schlauchverbindung (Diskonnektion) sein. Dann wird im Schlauchsystem kein Druck mehr aufgebaut. Der Manometerzeiger bleibt unterhalb der Alarmgrenze und löst den Alarm aus. Kommt es dagegen aus irgend-

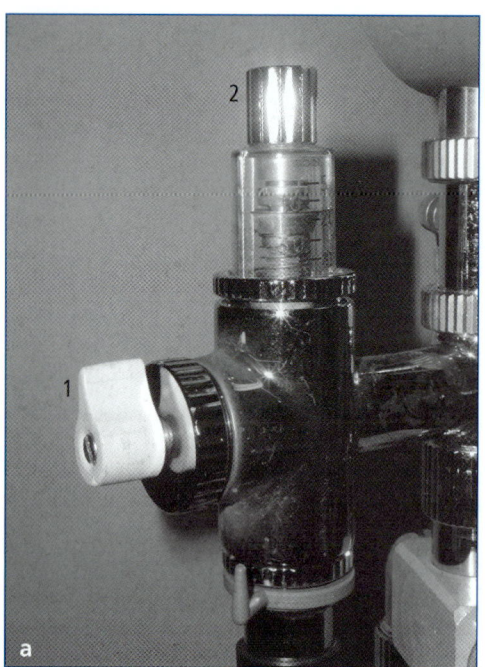

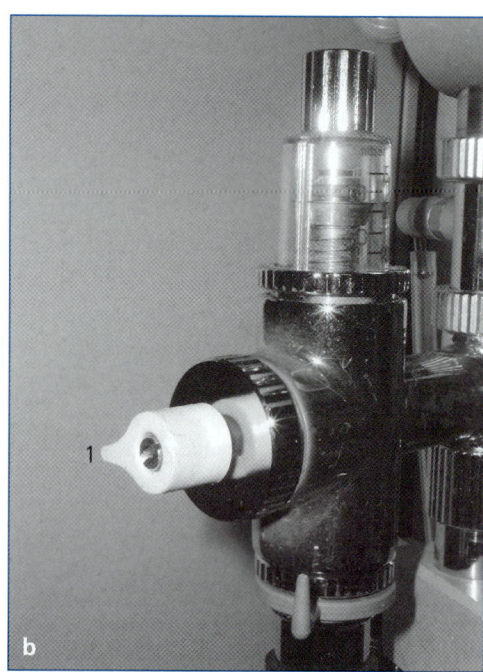

Abb. 1.17a Überdruckventil. Einstellung für die manuelle Beatmung. 1 = eingeschalteter (nach oben zeigender) Umschalthahn, 2 = Drehknopf zur Feineinstellung des Überdruckventils.

Abb. 1.17b Geschlossenes (horizontal gestelltes) Überdruckventil. Einstellung für die maschinelle Beatmung.

einem Grund zum Aufbau eines Überdrucks im Beatmungssystem und der Druck fällt während der Ausatmung nicht mehr unter die Alarmgrenze, so wird ebenfalls Alarm ausgelöst. Der Dräger-Barolog verfügt daneben noch über eine Anzeige für die Atemfrequenz. Immer häufiger werden die Atemwegsdrücke mit Kombinationsgeräten (z. B. Atemwegsmonitor PM 8060, Fa. Dräger; Abb. 1.13) überwacht. Von diesen Geräten wird außerdem über einen Probenabsaugschlauch Einatmungsgas – z. B. im Bereich des Winkelstückes (vgl. 1 in Abb. 1.75 b) – abgesaugt, um die Konzentration an Sauerstoff, Kohlendioxid, Lachgas und volatilem Inhalationsanästhetikum zu messen. Die entsprechenden Werte werden im Display des Kombinationsgerätes angezeigt. Das abgesaugte Analysegas wird anschließend über einen Gasrückführungsschlauch (3 in Abb. 1.16) wieder ins Kreissystem zurückgeleitet.

Kohlendioxid-(CO_2-)Absorber

▶ CO_2-Absorber sind mit so genanntem Absorberkalk gefüllte, durchsichtige Behälter, durch die das rückgeatmete Ausatemvolumen zum Patienten zurückgeleitet wird (vgl. Abb. 1.16).

In einer wärmeproduzierenden (= exothermen) Reaktion wird der CO_2-Anteil des rückgeatmeten Atemvolumens an den Absorberkalk gebunden. Außerdem wird bei dieser Reaktion Wasser freigesetzt. Deshalb kann während einer Narkose eine Erwärmung des Absorbers gefühlt und häufig an der durchsichtigen Absorberinnenwand ein Wasserniederschlag erkannt werden. Da eine Rückatmung nur im halbgeschlossenen und im geschlossenen (sowie im quantitativen) System (s. S. 12) stattfindet, verfügen nur diese Systeme über CO_2-Absorber.

Absorberkalke sind mit einem Indikatorfarbstoff versehen, der sich bei Erschöpfung des Absorberkalks bläulich-violett verfärbt. Aus Sicherheitsgründen werden häufig zwei Absorber hintereinander geschaltet. Diese **Doppelabsorber** sind bei einem Frischgasfluss von ca. 4 l/min ca. 40 bis 60 Stunden funktionsfähig. Zuerst wird immer der (untere) Absorber, durch den das Gas zuerst strömt, verbraucht. Ein verbrauchter Absorber muss mit neuem Absorberkalk nachgefüllt werden. Dabei ist auf eine engkörnige Nachfüllung zu achten, damit sich keine „Gasstraßen" bilden können. Der nachgefüllte Absorber kommt nicht mehr in die alte Position, sondern muss so eingesetzt werden, dass das Gas nun zuerst den nicht erneuerten Absorber durchströmt. Der nachgefüllte Absorber muss also jetzt oben eingesetzt werden. CO_2-Absorber werden in den Inspirationsschenkel (s. S. 13) eingebaut, damit sie nur das rückgeatmete Volumen von CO_2 befreien müssen. Bei Einbau des CO_2-Absorbers in den Exspirationsschenkel (s. S. 13) würde das CO_2 aus dem gesamten Ausatemvolumen, also auch aus dem in die Absaugung gelangende Volumen, herausgefiltert. Der CO_2-Absorber würde also schneller erschöpft sein.

Überdruckventil

Während der manuellen Beatmung (s. S. 102) muss das Druckbegrenzungsventil, das so genannte Überdruckventil, eingeschaltet werden, indem der Umschalthahn (1 in Abb. 1.17 a) nach oben gestellt wird. Mit Hilfe des Drehknopfes (2) kann nun eingestellt werden, wie hoch der Druck im Kreissystem sein muss, damit sich das Überdruckventil öffnet und Gas über das Überdruckventil entweichen kann. Die Überdruckgrenze kann hiermit meistens zwischen 5 und 40 mbar eingestellt werden (mbar = millibar, 1 mbar entspricht ungefähr 1 cm Wassersäule). Normalerweise wird die Überdruckgrenze bei 10–15 mbar eingestellt. Wenn nun während der manuellen Beatmung die Lunge mit mehr als 10–15 mbar gebläht wird, öffnet sich das Überdruck-

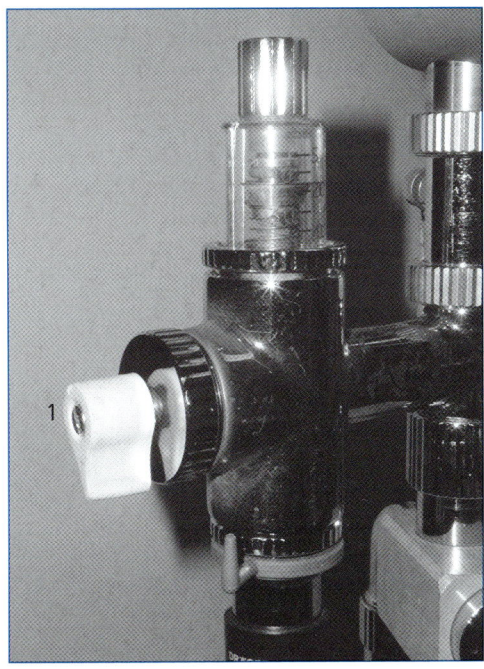

Abb. 1.18 Geöffnetes (nach unten zeigendes) Überdruckventil.

ventil und Gas entweicht über dieses Ventil in die Absaugung.

Wird in einem halbgeschlossenen Narkosesystem ein Frischgasfluss von z. B. 3 Liter pro Minute eingestellt, so müssen auch 3 Liter Ausatemgas pro Minute in die Absaugung gelangen (s. S. 14).

Atmet der Patient spontan und seine Eigenatmung soll nicht unterstützt werden, so wird der Umschalthahn (1 in Abb. 1.17 a) nach oben gestellt und die Überdruckgrenze normalerweise auf den Minimalwert von 5 mbar eingestellt.

Wird der Patient maschinell mit einem Beatmungsgerät beatmet, so sollte der Umschalthahn (1 in Abb. 1.18) horizontal gestellt sein. Manchmal wird bei der maschinellen Beatmung das Umschaltventil auch nach oben gestellt. Gleichzeitig muss dann das Feinregulierventil auf einen Wert eingestellt werden, der über dem notwendigen Beatmungsdruck liegt. Normalerweise wird dann der maximal einstellbare Wert von ca. 40 mbar eingestellt.

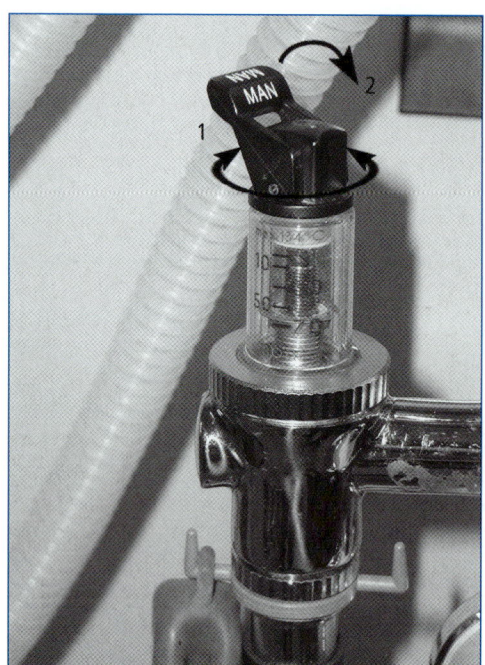

Abb. 1.19 Modernes, modifiziertes Überdruckventil. 1 = Hebel-Stellung „MAN" für manuelle oder maschinelle Beatmung. 2 = Hebel-Stellung „SPONT" für Spontanatmung. Bei der manuellen Beatmung ist das Feinregulierventil durch Drehen des Kippschalters auf ca. 10–15 mbar einzustellen. Bei der maschinellen Beatmung ist das Feinregulierventil höher als der notwendige Beatmungsdruck einzustellen. Zumeist wird ein Wert von ca. 40 mbar eingestellt.

Sollte nun z.B. der Patient husten und im Kreissystem ein Druck über 40 mbar auftreten, so kann Gas über das Überdruckventil entweichen. Dies stellt einen gewissen Sicherheitsfaktor vor versehentlich zu hohen Beatmungsdrücken dar.

Wird der Umschalthahn nach unten gestellt, dann ist das Überdruckventil ausgeschaltet und das Gas kann ohne Widerstand aus dem System entweichen (vgl. Abb. 1.18). Es kann kein Druck im Kreissystem aufgebaut werden, eine manuelle oder maschinelle Beatmung ist nicht möglich. Manchmal wird auch bei der Spontanatmung des Patienten der Umschalthahn (1 in Abb. 1.18) nach unten gestellt. Dabei ist gleichzeitig ein hoher Frischgasfluss einzustellen. Besser ist jedoch das oben be-

schriebene Vorgehen (Umschalthahn nach oben und Überdruckventil auf Minimalwert von 5 mbar einstellen), da hierbei der Beatmungsbeutel gebläht ist und so ein Reservoirvolumen ermöglicht wird, falls der Patient plötzlich einen tiefen Atemzug macht.

In neuen Kreissystemen (Kreissystem 9) und in modernen Narkosegeräten (z.B. Cicero; Fa. Dräger) ist inzwischen ein neueres, etwas modifiziertes Überdruckventil eingebaut (vgl. Abb. 1.19). Bei der Spontanatmung wird der oben angebrachte Kipphebel des Überdruckventils lediglich auf „SPONT" gestellt. Bei der manuellen Beatmung wird der Kipphebel des Überdruckventils auf „MAN" gestellt. Das Feinregulierventil wird auf die gewünschte Druckbegrenzung eingestellt, indem der Kipphebel solange im oder gegen den Uhrzeigersinn gedreht wird, bis an der Feinregulierskala die gewünschte Druckbegrenzung (meist ca. 10–15 mbar) eingestellt ist. Bei der maschinellen Beatmung wird der Hebel des Überdruckventils auf „MAN" gestellt und an der Feinregulierskala eine Druckbegrenzung eingestellt, die über dem Beatmungsdruck liegt. Dieses Ventil kann zwischen 5 und 70 mbar eingestellt werden.

Beatmungsbeutel

Soll der Patient von Hand beatmet oder seine Spontanatmung unterstützt werden, so muss dies durch rhythmisches Komprimieren des Beatmungsbeutels (10 in Abb. 1.2) erfolgen. Die manuelle Beatmung wird ausführlich auf S. 102 beschrieben.

Beatmungsgerät

Bei der maschinellen Beatmung wird der Beatmungsbeutel durch ein mehr oder weniger aufwändiges Beatmungsgerät (vgl. Abb. 1.20) ersetzt. An neueren Beatmungsgeräten können die verschiedenen Parameter der Beatmung, wie z.B. Atemhubvolumen; Atemfrequenz; Verhältnis der Einatmungszeit (= Inspirationszeit = I) zur Ausatmungszeit

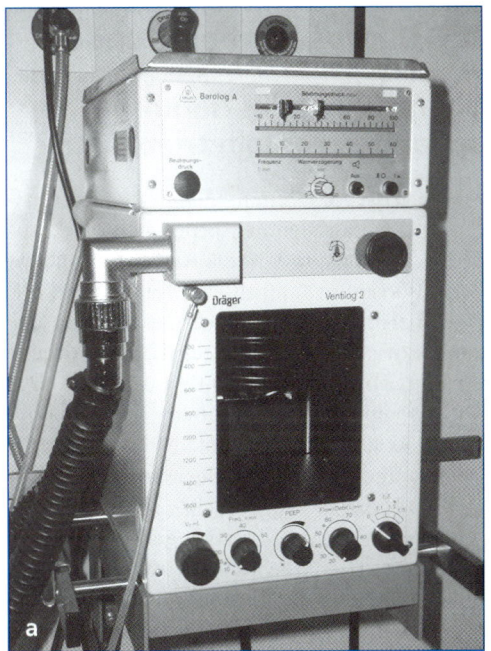

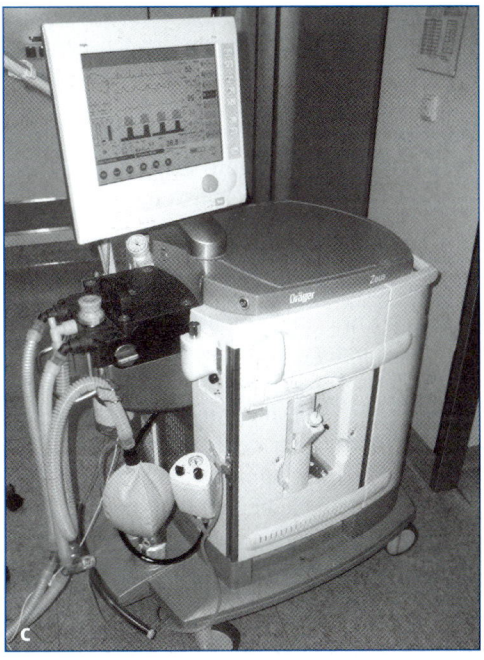

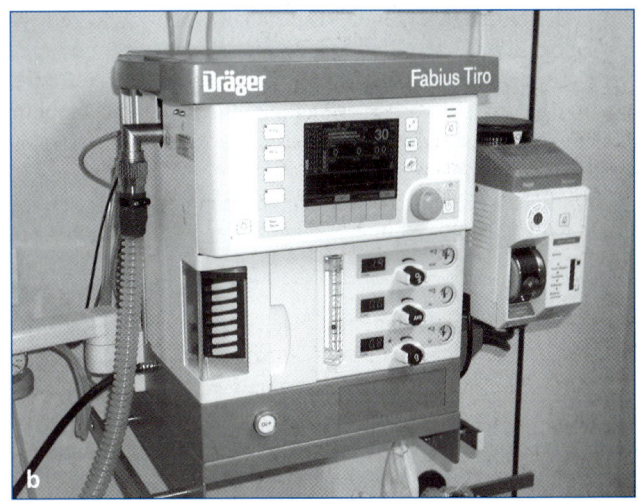

Abb. 1.20a Beatmungsgerät (Ventilog; Fa. Dräger). **b** Modernes Narkosegerät (Fabius Tiro; Fa. Dräger). **c** Hochmodernes Narkosegerät (Zeus; Fa. Dräger), das – bei entsprechender Programmierung – nach einem völlig neuen Funktionsprinzip arbeitet (quantitatives System/Uptake) und dann mit den bisherigen Narkosegeräten nicht mehr vergleichbar ist.

(= Exspirationszeit = E), also I:E, die Geschwindigkeit, mit der das Volumen in den Patienten gedrückt werden soll (= flow); genau eingestellt werden. Außerdem verfügen sie über verschiedene akustische und/oder optische Alarmsysteme, um Beatmungsfehler schnell erkennen zu können.

Folgende Werte sind beim lungengesunden Patienten am Beatmungsgerät einzustellen:
- Atemhubvolumen:
  ungefähr 10(–12) ml/kg KG beim Erwachsenen, also 700(–840) ml bei einem 70 kg schweren Erwachsenen

- Atemfrequenz:
  8–10 Atemzüge/min beim Erwachsenen
- Flow:
  ungefähr 30 l/min
- I:E:
  1:2 (oder 1:1,5) beim Erwachsenen, 1:1 beim Säugling und Kleinkind
- PEEP:
  Am Ende der Ausatmung fällt der Beatmungsdruck normalerweise auf Null ab. Durch Einschalten eines PEEP (= **p**ositive **e**nd**e**xspiratory **p**ressure = positiver endexspiratorischer Druck) fällt der Beatmungsdruck am Ende der Ausatmung nicht auf Null, sondern nur bis auf den eingestellten PEEP-Wert ab (zumeist 5–15 cm Wassersäule). Damit bleibt die Lunge auch am Ende der Ausatmung noch etwas gebläht. Bei allen Lungenschädigungen, bei denen ein Rechts-Links-Shunt (s. S. 261, 289, 334) besteht (z. B. Lungenentzündung; Auftreten von kollabierten Lungenbereichen mit vermindertem oder fehlenden Luftgehalt, sog. Atelektasen), kann dadurch zumeist eine Erhöhung des Sauerstoffgehalts im arteriellen Blut erzielt werden. Bei lungengesunden Patienten wird normalerweise kein PEEP eingeschaltet.
- Sämtliche Alarmvorrichtungen müssen (!) sinnvoll (!) eingeschaltet werden.

Sauerstoffmessgerät

Sämtliche Narkosegeräte müssen inzwischen über ein Sauerstoffmessgerät verfügen, mit dem die inspiratorische Sauerstoffkonzentration kontinuierlich gemessen werden kann (11 in Abb. 1.2). Idealerweise sollte (v. a. für Low-flow oder Minimal-flow Anästhesien) auch die exspiratorische Sauerstoffkonzentration gemessen werden. Bei neueren Narkosegeräten ist dies routinemäßig realisiert.

1.5 Narkosevorbereitungen

Überprüfung des Narkoseapparates vor Inbetriebnahme

Zur Narkosevorbereitung gehört die Überprüfung der voraussichtlich benötigten Narkosegeräte, also des im Vorbereitungsraum und im Operationsraum stehenden Narkosegerätes. Die Überprüfung muss nach der gültigen, gerätespezifischen Checkliste erfolgen. Es muss v. a. stets Folgendes kontrolliert werden:

- Sind unbenützte In- und Exspirationsschläuche, ein unbenütztes Winkelstück und eine unbenützte Gesichtsmaske (s. S. 103) korrekt angebracht? Diese Dinge müssen nach jeder Narkose ausgewechselt werden. (Lediglich, wenn zwischen Winkelstück und Gesichtsmaske bzw. Endotrachealtubus oder Larynxmaske regelmäßig ein Bakterienfilter geschaltet wird, brauchen Winkelstück und Beatmungsschläuche nicht nach jeder Narkose ausgetauscht werden. Es genügt dann normalerweise ein einmaliger Austausch am Ende des Tages.)
- Ist genügend volatiles Inhalationsanästhetikum, z. B. Enfluran, Desfluran oder Isofluran im Verdampfer? Gegebenenfalls muss der Verdampfer mit dem dafür bestimmten Inhalationsanästhetikum nachgefüllt werden (s. S. 17).
- Sind die Sauerstoff-, Lachgas-, Druckluft- und Vakuumanschlüsse in die Buchsen der zentralen Gasversorgungsanlage eingesteckt? Die verschiedenen Leitungen sind durch „Kennfarben" vor Verwechslung geschützt. Bisher gelten folgende Kennfarben:

Sauerstoff	=	blau
Lachgas	=	grau
Druckluft	=	gelb
Vakuum	=	weiß

(Ab dem 1.7.2006 werden in Europa die Kennfarben vereinheitlicht. Sauerstoff wird dann die Kennfarbe weiß erhalten, Lachgas bzw. Luft werden blau bzw. schwarz/weiß und Vakuum wird gelb gekennzeichnet werden.)

Beim versuchsweisen Öffnen des Rotameters (s. S. 15) müssen für Sauerstoff bzw. Lachgas die maximal einstellbaren Gasflussmengen (von meist 15 bzw. 10 l/min) gewährleistet sein. Werden Sauerstoff und Lachgas aus Gasflaschen bezogen, so muss der Füllungszustand der Flaschen überprüft werden.

Sauerstoffvorrat: Eine 10 Liter fassende Sauerstoffflasche, die einen Druck von 200 bar aufweist, enthält $10 \times 200 = 2000$ Liter Sauerstoff (Rauminhalt der Sauerstoffflasche × Flascheninnendruck = Sauerstoffvorrat in Litern).

Lachgasvorrat: Der Füllungszustand einer Lachgasflasche kann nur durch Wiegen ermittelt werden (s. S. 34). In Flaschen geliefertes Lachgas liegt zu 3/4 als Flüssigkeit vor. 1 kg flüssiges Lachgas ergibt 500 Liter Lachgas (Gesamtflaschengewicht [in kg] minus Gewicht der leeren Flasche × 500 = Lachgasvorrat in Litern). Das Leergewicht der Flaschen ist jeweils am Flaschenhals eingeprägt.

- Ist das Kreissystem dicht?

Prüfung: Hierzu muss das Überdruckventil durch Horizontalstellen des Umschalthahns geschlossen werden (vgl. Abb. 1.17 b). Nach Einstellen eines Gasflusses am Rotameter und bei andauerndem Zuhalten des Winkelstücks kommt es zum Aufblähen des Beatmungsbeutels und zu einem Druckaufbau im Kreissystem, der am Manometer abgelesen werden kann. Bei einem Druck von ca. 30 mbar wird der Gasfluss auf 120 ml/min reduziert. Das Winkelstück wird weiterhin zugehalten.

Wenn das Gerät dicht ist, bleibt der angezeigte Druck im Kreissystem konstant oder steigt sogar leicht an, der Beatmungsbeutel bleibt weiterhin stark gebläht. Der Druck darf auch beim Einschalten des Vapors (auf niedrigste Stufe) nicht abfallen. Bei einem Leck im System sinkt der Druck ab, der Beatmungsbeutel wird schlaffer. Eine eventuelle Leckstelle muss gesucht und beseitigt werden.

> Ein Kreissystem wird als dicht bezeichnet, wenn es bei einem Druck von 30 mbar maximal 120 ml/min verliert.

Außerdem müssen sich – bei mehrmaliger manueller Kompression des geblähten Handbeatmungsbeutels – die Ventilplättchen des Inspirations- und Exspirationsventils entsprechend bewegen. Abschließend ist noch die Funktionstüchtigkeit des Feinregulierventils und des Umschalthahns zu überprüfen. Das Feinregulierventil ist auf ca. 30 cm H_2O einzustellen und es ist ein Frischgasfluss von ca. 5 l/min einzustellen. Im Kreissystem muss der hierbei entstehende Druck bei ca. 30 cm H_2O liegen.

Bei modernen Beatmungsgeräten (z. B. Cicero; Fa. Dräger) ist nur eine vom Gerät selbstständig durchgeführte Systemprüfung zu starten. Das Gerät zeigt eventuelle Fehler (z. B. Undichtigkeit) auf dem Anzeigefeld an.

Zusätzlich sind zu überprüfen:

- Beatmungsgerät (z. B. Ventilog 2, vgl. Abb. 1.20a)
- Sauerstoffmessgerät (vgl. 11 in Abb. 1.2)
- Ist der Absorberkalk noch funktionstüchtig (bisherige Expositionszeit? Verfärbung? s. S. 20)?
- Funktioniert das Absauggerät und sind genügend sterile Absaugschläuche vorhanden?

Prüfung: Beim Zuhalten der Absaugöffnung muss sich ein genügend hoher Sog (ca. –0,4 bis –0,9 bar) aufbauen (Regelbereich Erwachsene: 0 bis –0,9 bar, Regelbereich Kinder: 0 bis –0,5 bar). Außerdem muss darauf geachtet werden, dass die Saugerschläuche und die Sekretauffangbehälter regelmäßig erneuert werden. Oft werden hier bereits Einmalartikel verwendet. Des Weiteren muss kontrolliert werden, ob die Spülflasche genügend Spülflüssigkeit enthält, damit nach einem Absaugemanöver das Schlauchsystem mit der Spülflüssigkeit sofort klargespült werden kann. Da das Absauggerät nicht nur zum Absaugen von Speichel oder Bronchialsekret benützt wird, sondern unter Umständen beim plötzlichen Erbrechen des Patienten notfallmäßig benötigt wird, muss die Funktionstüchtigkeit immer (!!) gewährleistet sein.

Überprüfung des Narkosewagens auf Vollständigkeit

Der fahrbare Narkosewagen (vgl. Abb. 1.21) enthält nicht nur sämtliche für eine Routinenarkose notwendigen Utensilien, sondern auch die für die Behandlung eines eventuellen Narkosezwischenfalls wichtigen Instrumente und Medikamente:

- Endotrachealtuben (s. S. 77)
- Laryngoskop mit verschiedenen Spatelgrößen (s. S. 82)
- Gesichtsmasken (s. S. 104)
- Guedel- und Wendl-Tuben (s. S. 84, 316)
- Führungsstäbe (s. S. 81)
- Stahlkanülen
- Magill-Zangen (s. S. 84)
- intravenöse Plastikverweilkanülen (vgl. Abb. 1.22)
- Einwegspritzen
- Routine- und Notfallmedikamente
- Magensonden
- sterile Absaugschläuche
- Blutdruckmessgerät und Stethoskop
- Infusionsbesteck sowie Infusionslösungen (z.B. eine Flasche kolloidales Plasmaersatzmittel und eine Flasche kristalloide Lösung, s. S. 129)
- Dreiwegehähne und Stöpsel
- Einweghandschuhe
- diverse Pflastersorten
- sterile Tupfer und Zellstoff
- Desinfektionsspray

Die Pflegekraft ist für den stets kompletten Zustand des Narkosewagens verantwortlich

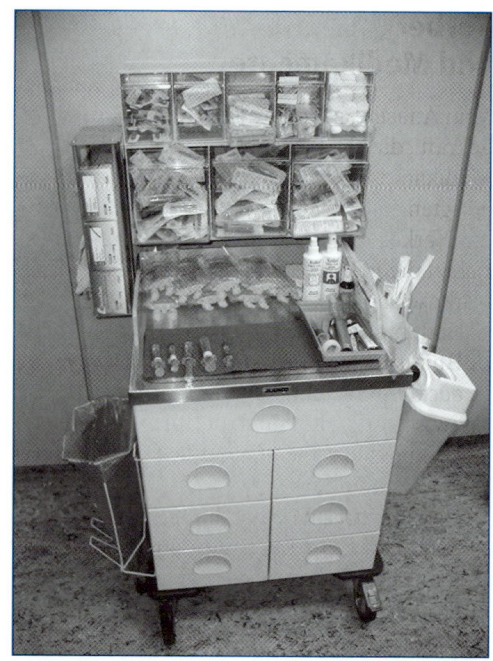

Abb. 1.21 Narkosewagen.

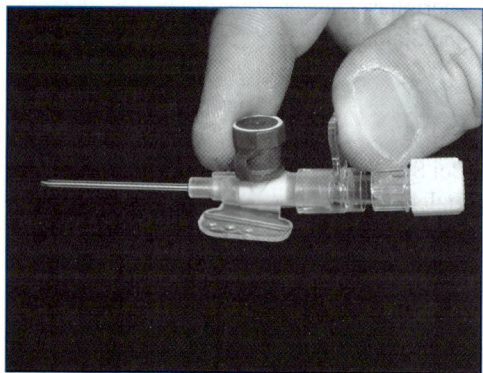

Abb. 1.22 Häufig verwendete peripher-venöse Verweilkanülen.

und hat sich dessen bei jeder Narkosevorbereitung zu vergewissern. Während der Narkose muss sich der Narkosewagen immer in unmittelbarer Reichweite des Anästhesisten befinden.

Vorbereitung von Material und Medikamenten

Vom Anästhesisten erfragt die Anästhesiepflegekraft die Narkoseform, die notwendigen Medikamente und Infusionen sowie den benötigten Endotrachealtubus (s. S. 77). Die für die Narkose voraussichtlich benötigten Dinge richtet die Pflegekraft her und legt sie auf dem Narkosewagen bereit. Für eine Routinenarkose sind dies:

- Blutdruckmessgerät und Stethoskop für die auskultatorische Blutdruckmessung (inzwischen wird jedoch nur noch selten eine auskultatorische Blutdruckmessung, sondern zumeist eine apparative, nicht invasive oszillometrische Blutdruckmessung vorgenommen, z. B. mittels Dinamap Gerät)
- EKG-Elektroden
- Desinfektionsspray und sterile Tupfer (zur Hautdesinfektion vor dem Legen eines peripher-venösen Zugangs)
- 2-ml-Spritze mit z. B. 2%igem Lidocain für die Lokalanästhesie vor dem Legen des peripher-venösen Zugangs, dazu eine dünne Stahlkanüle, z. B. 26 G

G = gauge (englisch, sprich: geidsch). Gauge ist ein Maß für den Durchmesser. Bei Stahlkanülen geht die Gauge-Zahl normalerweise von 18 bis 26 G; je größer die Gauge-Zahl, desto kleiner ist der Durchmesser.

- intravenöse Plastikverweilkanüle, z. B. Vygon 17 G, sowie ein Pflaster zur späteren Fixierung der Kanüle. Bei den intravenösen Plastikverweilkanülen geht die Gauge-Zahl normalerweise von 12 bis 26 G.
- Infusion mit angeschlossenem und entlüftetem Infusionsbesteck
- Laryngoskop (s. S. 82, die Lichtquelle muss vorher auf Funktionstüchtigkeit überprüft werden!)
- Endotrachealtubus bzw. Larynxmaske (s. S. 77 und 96). Die Blockermanschette des Tubus muss vorher durch Aufblasen mit Luft auf Dichtigkeit geprüft werden (!); die Tubusspitze sollte mit einem Lokalanästhetikum (z. B. Lidocain-Gel) bestrichen werden.
- Guedel-Tubus (s. S. 84)
- 10- oder 20-ml-Spritze zum Aufblasen (Blocken) der Tubusmanschette (s. S. 77). Diese Spritze muss gekennzeichnet werden. Da sie unsteril wird, darf sie später nicht versehentlich zum Aufziehen von Medikamenten verwendet werden.
- die voraussichtlich benötigten Medikamente.

Aufziehen der Medikamente

Die Pflegekraft zieht die vom Narkosearzt gewünschten Medikamente auf und legt die Spritzen auf dem Narkosewagen bereit.

Jede (!!) aufgezogene Spritze muss (!!) beschriftet werden. Für die meisten Medikamente liefert die Pharmaindustrie bereits entsprechende Aufkleber. Das Aufstecken der leeren Ampulle auf die unbeschriftete Spritze ist nicht zulässig!

Vorbereitung des Patienten für die Narkose

Der Patient wird meist von einer Pflegekraft der Station in den Vorbereitungsraum des entsprechenden Operationssaals bzw. an die „Patientenschleuse" des Operationsbereiches gebracht. Die Anästhesiepflegekraft begrüßt den Patienten, stellt sich vor und überprüft die Identität des Patienten und die Richtigkeit und Vollständigkeit der Akten.

Nun wird der Patient vom Bett auf den Operationstisch gelegt. Er muss sich dann seines Flügelhemdes entledigen und wird umgehend mit einem Tuch zugedeckt. Die Arme werden bequem auf Armstützen gelagert und locker angeschnallt. Der Körper wird leicht mit einem „Bauchgurt" am Operationstisch fixiert. Erst nach der Narkoseeinleitung wird der Patient in die eigentliche Operationslagerung gebracht.

Während der nun folgenden Vorbereitung des Patienten auf die Narkose ist es wichtig, ihm immer zu erklären, was und gegebenenfalls warum etwas gemacht wird.

Es empfiehlt sich folgendes Vorgehen:

- EKG-Elektroden anlegen und EKG-Monitor folgendermaßen anschließen (vgl. Abb. 1.23):

> rotes EKG-Kabel = rechte Schulter
> gelbes EKG-Kabel = linke Schulter
> grünes (bzw. schwarzes) EKG-Kabel
> = linke Thoraxseite

- Gleichzeitig muss am EKG-Gerät die Ableitung II (nach Einthoven) eingestellt sein. Mit dieser Ableittechnik können Herzrhythmusstörungen am besten erkannt werden. Eine ST-Streckensenkung (s. S. 384, Abb. 7.6), die typisch für eine Mangeldurchblutung der Koronararterien mit unzureichender Durchblutung der Herzmuskulatur (Myokardischämie) ist, kann mit dieser Ableittechnik jedoch weniger gut erfasst werden. Um ST-Streckensenkungen besser zu erkennen, können gegebenenfalls das gelbe und grüne (bzw. schwarze) Kabel (s.o.) vertauscht werden; gleichzeitig muss am EKG-Gerät die Ableitung I (nach Einthoven) eingestellt werden. Dies ist insbesondere bei Patienten mit einer Koronarsklerose sinnvoll.

- Fingersensor für die pulsoxymetrische Messung der arteriellen Sauerstoffsättigung anlegen (s. S. 388). Falls die arterielle Sauerstoffsättigung niedrig ist (unter ca. 95 %), dann sollte dem Patienten Sauerstoff über eine Nasensonde (ca. 2 l/min) verabreicht werden und er sollte zum tiefen Durchatmen aufgefordert werden.

- Blutdruckmanschette anlegen und (auskultatorische) Blutdruckmessung

- Legen eines peripher-venösen Zugangs: Wenn irgend möglich, sollten die Venen des Handrückens bevorzugt werden.

> Eine Punktion in der Ellenbeuge (sowie an der radialen Unterarmseite) sollte vermieden werden, da hier eine versehentliche intraarterielle Lage der Kanüle möglich ist. Bei versehentlicher intraarterieller Injektion bestimmter Medikamente kann der Verlust der Hand oder des Armes drohen (s. S. 46)! Außerdem besteht in der Ellenbeuge eine Verletzungsgefahr des hier verlaufenden Nervus medianus.

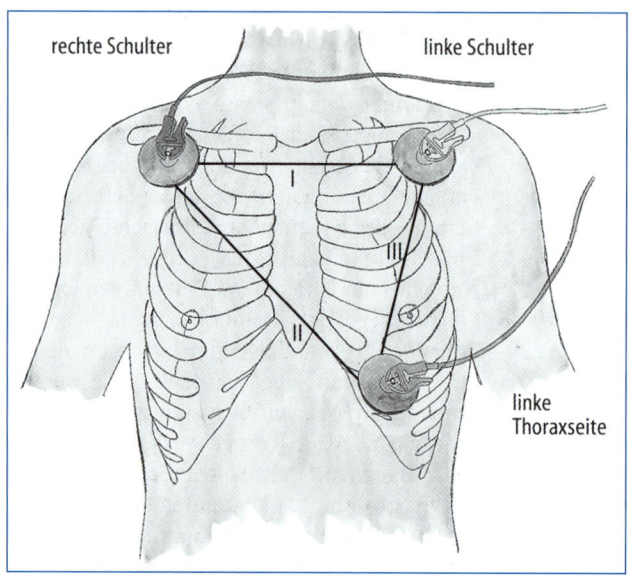

Abb. 1.23 Platzierung der EKG-Elektroden: rechte Schulter: Anschluss rotes Kabel; linke Schulter: Anschluss gelbes Kabel; linke Thoraxseite: Anschluss grünes (bzw. schwarzes) Kabel.

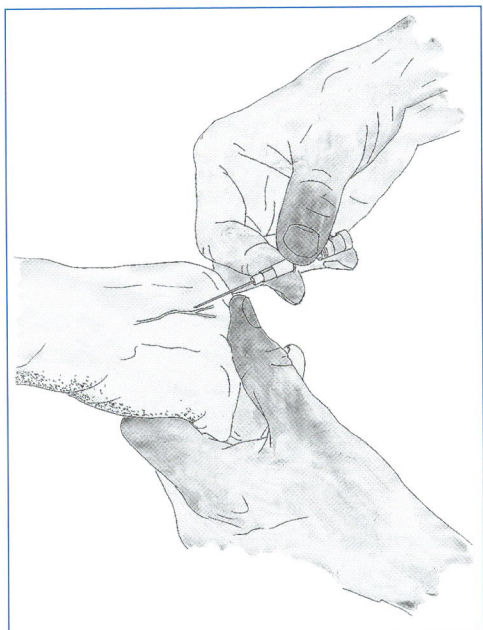

Abb. 1.24 Punktion einer peripher-venösen Vene.

● Mit einem so genannten Stauschlauch oder mithilfe einer Blutdruckmanschette wird nun (mit einem Manschettendruck von z. B. 50 mmHg) am Oberarm gestaut. Der Staudruck muss über dem Venendruck, aber deutlich unterhalb des arteriellen Drucks liegen. Hierdurch wird der venöse Abfluss gedrosselt, während der arterielle Zufluss noch fast unbehindert ist. Die Venen treten meist deutlich hervor und können gut punktiert werden. Bei aufgeregten Patienten ist trotz korrekter Stauung häufig nur eine schlechte Venenfüllung vorhanden. Durch Tieflagerung des Armes, durch rhythmisches Öffnen- und Schließenlassen der Faust, durch leichtes Beklopfen der voraussichtlichen Punktionsstelle oder durch lokale Wärmeanwendung, vor allem aber durch längerfristiges Stauen, treten die Venen deutlicher hervor.
● Venenpunktion:
  – Desinfektion der Punktionsstelle
  – Lokalanästhesiequaddel neben der zu punktierenden Vene

  – Fixierung der zu punktierenden Vene; dies kann durch Straffung der Haut (mit dem Daumen der nicht punktierenden Hand, Abb. 1.24) erreicht werden
  – Punktion durch die Hautquaddel schräg in die Vene (vgl. Abb. 1.24)
  – Festhalten des Stahlmandrins und Vorschieben der Plastikverweilkanüle
  – Öffnen der Stauung
  – Fixierung der Kanüle mit Pflaster
  – Anschluss der vorbereiteten Infusion

Zusätzlich benötigte peripher-venöse Zugänge sollten normalerweise erst nach der Narkoseeinleitung gelegt werden.

Routinefragen

Während der Vorbereitung des Patienten auf die Narkose müssen immer nochmals folgende Routinefragen an den Patienten gestellt werden:
● Wann haben Sie das letzte Mal gegessen, getrunken, geraucht?
  Manchmal gestehen die Patienten auf diese gezielten Fragen, das Nüchternheitsgebot (s. S. 207) gebrochen zu haben. In diesem Falle muss eine nicht notfallmäßige Operation verschoben werden.
● Haben Sie eine Zahnprothese?
  Wenn ja, haben Sie diese entfernt? Manchmal gestehen die Patienten, ihre Prothese aus Eitelkeit nicht entfernt zu haben, obwohl dies bei der präoperativen Visite angeordnet wurde. Sie muss jedoch in jedem Falle herausgenommen und sicher aufbewahrt werden.
● Haben Sie eine Allergie auf bestimmte Medikamente oder z. B. auf braunes Pflaster?

Lagerung des Patienten – Lagerungsschäden

Die endgültige Operationslagerung wird erst nach Einleitung der Narkose vorgenommen. Für die korrekte Lagerung des Patienten trägt der Operateur die Verantwortung. Während der Operation ist der Anästhesist dafür verantwortlich, dass vor allem die Arme des Patien-

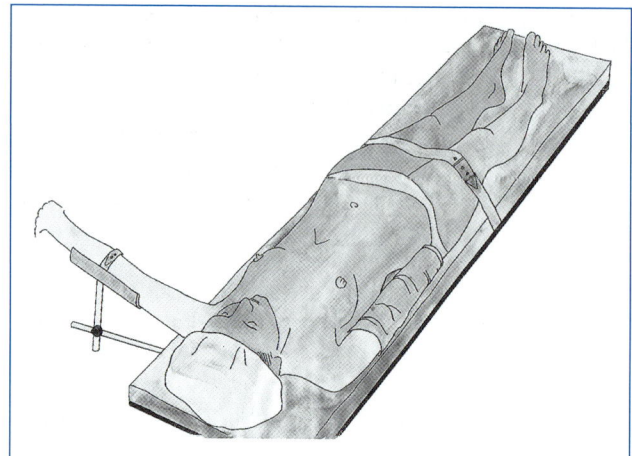

Abb. 1.25 Rückenlagerung des Patienten.

ten weiterhin richtig gelagert sind. Abbildung 1.25 zeigt die Lagerung des Patienten, wenn er in Rückenlage operiert werden soll. Spezielle Operationslagerungen werden in den entsprechenden Kapiteln der „Speziellen Anästhesie" besprochen.

> Bei unsachgemäßer Lagerung des Patienten können vor allem Nervenschädigungen (durch Druck oder Zerrung) sowie Schädigungen des Auges drohen.

Plexus brachialis

Meist wird der Arm, an dem die Infusion läuft, ausgelagert (abduziert). Zur Vermeidung von Zerrungen des Plexus brachialis muss bei der Armauslagerung Folgendes beachtet werden:

- Der Arm muss (!) unbedingt an der Armstütze fixiert werden. Ein versehentliches Herunterfallen des Armes von der Armstütze kann beim relaxierten Patienten zu einer Schulterluxation, zu einer Zerrung des Plexus brachialis oder gar zum Ausriss des Plexus brachialis führen (!!).
- Der Oberarm darf nicht weiter als 90 Grad ausgelagert werden.
- Der Arm darf nicht unterhalb des Thoraxniveaus gelagert werden.
- Es sollte auf eine leichte Beugung im Ellenbogengelenk geachtet werden. Der

Handrücken sollte nach oben zu liegen kommen.
- Der Kopf sollte leicht auf die Seite des ausgelagerten Armes gedreht werden.

Nervus radialis

Häufig wird nur ein Arm ausgelagert, der andere Arm wird dem Körper angelagert. Bei dem am Körper angelagerten Arm besteht die Gefahr, dass er über die Kante des Operationstisches hängt und durch den Operateur gegen die Tischkante gedrückt wird. Dies kann leicht zu einer Schädigung des Nervus radialis im Bereich der Oberarminnenseite führen. Der dem Körper angelagerte Arm muss deshalb in einer Ober- und Unterarm umfassenden Polstermanschette dicht dem Körper angelagert und dort fixiert werden.

Auge

Jeder länger dauernde Druck auf das Auge kann zu Durchblutungsstörungen der Netzhaut und damit zur Erblindung führen. Besonders bei Bauchlagerungen ist darauf zu achten, dass nicht ein Lagerungskissen, ein Lagerungsring oder eine Kopfstütze auf das Auge drückt. Außerdem ist darauf zu achten, dass die Augenlider während der Narkose geschlossen sind. Bei geöffneten Augenlidern droht ein Austrocknen der Hornhaut mit Hornhautulkus. Das Auge muss dann entweder zugeklebt oder es muss eine sterile Augensalbe eingebracht werden. Sind die Augen während der Operation nicht zu sehen, müssen die Augenlider immer mit Pflaster zugeklebt werden.

1.6 Inhalationsanästhetika

Grundlegende Bemerkungen zu den Inhalationsanästhetika

▶ Inhalationsanästhetika sind Gase oder Dämpfe, die eingeatmet und über die Lungen ins Blut aufgenommen werden. Über das Blut werden sie auch zum **Z**entralen **N**erven**s**ystem (ZNS) transportiert, wo sie vorübergehende Veränderungen an den Zellmembranen verursachen und dadurch die Weiterleitung von Nervenimpulsen hemmen. Sie wirken dadurch anästhetisch, das heißt, sie erzeugen eine Bewusstlosigkeit, Schmerzdämpfung, Muskelerschlaffung und eine Dämpfung vegetativer Reflexe.

Diese einzelnen Wirkungen sind jedoch bei den verschiedenen Inhalationsanästhetika unterschiedlich stark ausgeprägt und reichen für eine Operation unter Umständen erst bei sehr hohen Konzentrationen aus. Um diese hohen Konzentrationen mit ihren Nebenwirkungen zu vermeiden, werden die Inhalationsanästhetika meist mit anderen Medikamenten kombiniert.
Inhalationsanästhetika werden größtenteils wieder über die Lungen abgeatmet. Nur ein unterschiedlich kleiner Anteil (0,02 % bei Desfluran; 20 % bei Halothan; s.u.) wird im Körper metabolisiert. Da sich die Ventilation der Lunge gut beeinflussen lässt, kann sowohl die Aufnahme als auch die Abatmung der Inhalationsanästhetika gut gesteuert werden.

Inhalationsanästhetika besitzen also den großen Vorteil der guten Steuerbarkeit. Ein Nachteil der Inhalationsanästhetika ist allerdings der relativ langsame Wirkungseintritt.

Die meisten Medikamente verteilen sich durch Diffusion innerhalb der verschiedenen Körperräume. Voraussetzung dafür, dass ein Medikament in ein anderes Gewebe abdiffundieren kann, ist ein Konzentrationsunterschied. Die Diffusion erfolgt immer vom Ort hoher Konzentration zum Ort niedriger Konzentration, also entlang eines Konzentrationsgefälles. Dies gilt auch für Inhalationsanästhetika. Allerdings wird bei Gasen und Dämpfen nicht von „Konzentration", sondern vom **Partialdruck** gesprochen.

Gase und Dämpfe diffundieren immer vom Ort eines hohen Partialdrucks zum Ort eines niedrigen Partialdrucks.

Bei der Narkoseeinleitung mit einem Inhalationsanästhetikum diffundiert das Inhalationsanästhetikum daher aus der Alveolarluft (hoher Partialdruck) ins Blut (niedriger Partialdruck). Aus dem Blut diffundieren die Inhalationsanästhetika in die verschiedenen Gewebe ab.

Je besser ein Gewebe durchblutet ist, desto mehr Inhalationsanästhetikum kann es pro Zeiteinheit aus dem Blut aufnehmen und desto schneller wird es mit dem Inhalationsanästhetikum gesättigt sein.

Die stark durchbluteten Organe wie ZNS, Herz, Nieren und Leber sind daher schnell (innerhalb von Minuten) mit dem Inhalationsanästhetikum aufgesättigt. Die weniger gut durchblutete Muskulatur ist z.B. erst nach Stunden gesättigt. Das schlecht durchblutete Fettgewebe wäre erst nach Tagen vollständig aufgesättigt. Erst wenn es zum Ausgleich der Partialdrücke in den verschiedenen Geweben gekommen ist, findet keine Diffusion mehr statt.

Von besonderem Interesse ist der Partialdruck des Inhalationsanästhetikums im Gehirn, denn die Narkosetiefe ist vom Partialdruck des Inhalationsanästhetikums im Gehirn abhängig.

Da das Gehirn sehr gut durchblutet wird, gleicht sich der Partialdruck des Inhalationsanästhetikums im Gehirn sehr schnell dem Partialdruck im Blut an. Der Partialdruck im Gehirn entspricht daher ungefähr dem Partialdruck im Blut.

Bei Narkosebeginn diffundiert fast das gesamte Inhalationsanästhetikum aus dem arteriellen Blut in die verschiedenen Gewebe ab, da diese noch völlig ungesättigt sind. Das venöse Blut enthält damit fast kein Inhalationsanästhetikum mehr und muss in der Lunge wieder aufgesättigt werden. Zur Aufrechterhaltung eines bestimmten Partialdrucks im arteriellen Blut und damit eines bestimmten Partialdrucks im Gehirn (bzw. einer bestimmten Narkosetiefe) muss also bei Narkosebeginn viel Inhalationsanästhetikum über die Lungen ins Blut aufgenommen werden. Hierzu ist eine hohe Konzentration des Inhalationsanästhetikums in dem Inspirationsgemisch nötig.

Mit zunehmender Narkosedauer nimmt die Sättigung der verschiedenen Gewebe stetig zu. Es diffundiert immer weniger Inhalationsanästhetikum aus dem arteriellen Blut in die Gewebe ab, da die Partialdruckdifferenz zwischen Blut und Gewebe immer kleiner wird. Das venöse Blut enthält einen zunehmend höheren Partialdruck des Inhalationsanästhetikums. Zur Aufrechterhaltung eines bestimmten Partialdrucks im arteriellen Blut und damit eines bestimmten Partialdrucks im Gehirn (bzw. einer bestimmten Narkosetiefe) muss immer weniger Inhalationsanästhetikum pro Zeiteinheit über die Lungen ins Blut aufgenommen werden. Mit zunehmender Narkosedauer genügt daher eine immer geringer werdende inspiratorische Konzentration.

Bei Narkoseausleitung, das heißt Reduktion oder Abbruch der Zufuhr des Inhalationsanästhetikums, kehrt sich das Partialdruckgefälle um. Das Inspirationsgemisch enthält nun weniger oder kein Inhalationsanästhetikum. Das Inhalationsanästhetikum diffundiert nun aus dem Blut (jetzt hoher Partialdruck) in die Alveolarluft (jetzt niedriger Partialdruck) und wird abgeatmet. Außerdem diffundiert das Inhalationsanästhetikum aus dem Gewebe zu-

rück ins Blut. Wenn das Inhalationsanästhetikum aus den gut durchbluteten Organen (mit hohem Partialdruck des Narkosegases) schnell abflutet, kann der Partialdruck des Gases im Blut höher als im schlecht durchbluteten Gewebe (z. B. dem Fettgewebe) sein. Dann diffundiert das aus den gut durchbluteten Geweben abdiffundierte Gas zum Teil in die schlechter durchbluteten Gewebe. Es wird von einer so genannten Umverteilung gesprochen. Umverteilungsphänomene treten auch bei intravenös zu verabreichenden Medikamenten auf (s. S. 42).

Faktoren, die die Aufnahme und die Abatmung eines Inhalationsanästhetikums beschleunigen bzw. verzögern

Wie schnell ein Inhalationsanästhetikum über die Lungen aufgenommen wird, mit dem Blut ins Gehirn gelangt und dort seine narkotische Wirkung entfaltet, hängt von mehreren Faktoren ab.

Inspiratorischer Partialdruck des Inhalationsanästhetikums

> Je höher das Partialdruckgefälle zwischen Alveolarluft und Blut ist, desto mehr Inhalationsanästhetikum diffundiert pro Zeiteinheit ins Blut über.

Zur Beschleunigung der Narkoseeinleitung wird die inspiratorische Konzentration des Inhalationsanästhetikums deshalb relativ hoch gewählt, um schnell den für die gewünschte Narkosetiefe notwendigen Partialdruck im Blut bzw. im Gehirn zu erreichen.

Lungenbelüftung pro Minute (alveoläre Ventilation)

Bei Beginn der Einatmung eines Inhalationsanästhetikums wird das Anästhetikum im Volumen der funktionellen Residualkapazität verteilt und damit verdünnt.

▶ Als funktionelle Residualkapazität wird das nach einer normalen Ausatmung noch in der Lunge befindliche Luftvolumen (von ca. 2,5 Litern beim Erwachsenen) bezeichnet.

Erst nach mehrfachem Ein- und Ausatmen ist die gesamte funktionelle Residualkapazität mit Inspirationsgemisch ausgefüllt, das mit Inhalationsanästhetikum angereicht ist. Durch eine Steigerung der alveolären Ventilation (= Hyperventilation) wird dieser Anstieg des Partialdrucks in der funktionellen Residualkapazität beschleunigt.

> Durch Hyperventilation kann also die Narkoseeinleitung oder eine Veränderung der Narkosetiefe beschleunigt werden.

Herzminutenvolumen

Normalerweise fließen ca. 14 % des **Herzminutenvolumens** (= HMV) zum Gehirn. Im **Volumenmangelschock** besteht eine maximale Kreislaufzentralisation. Die Peripherie (Muskulatur, Fett, Magen-Darm-Trakt) wird zugunsten der lebensnotwendigen Organe wie Gehirn, Leber und Niere vermindert durchblutet. Das Gehirn erhält also einen prozentual größeren Anteil des HMV. Der Antransport zum Gehirn und damit die Narkoseeinleitung erfolgt damit schneller. Bei einer **Erhöhung des HMV** durch Stress, Muskeltätigkeit oder

Hyperthyreose kommt es dagegen zu einer Umverteilung der Organperfusion zugunsten der Muskulatur. Das Gehirn erhält einen prozentual geringeren Anteil des HMV. Die Ein- und Ausleitung einer Inhalationsnarkose ist damit verzögert. Bei **vermindertem HMV** infolge einer Herzinsuffizienz ist der Antransport zum Gehirn und damit der Wirkungsbeginn, das heißt die Narkoseeinleitung, verzögert.

Löslichkeit des Inhalationsanästhetikums im Blut (so genannter Blut-Gas-Verteilungskoeffizient)

▶ Die Geschwindigkeit, mit der ein Inhalationsanästhetikum über die Lungen aufgenommen wird, ist auch davon abhängig, wie gut es sich im Blut löst. Diese physikalische Eigenschaft wird mithilfe des **Blut-Gas-Verteilungskoeffizienten** ausgedrückt.

Lachgas z. B. löst sich nur sehr gering im Blut, es hat einen sehr niedrigen Blut-Gas-Verteilungskoeffizienten (vgl. Tab. 1.4). Da sich nur wenig Lachgas im Blut löst, ist das Blut sehr schnell mit Lachgas gesättigt. Ether dagegen löst sich in hohem Maße im Blut. Der Blut-Gas-Verteilungskoeffizient ist entsprechend hoch (vgl. Tab. 1.4). Es wird also lange dauern, bis das Blut mit Ether aufgesättigt ist und sich der Partialdruck im Blut dem Partialdruck im Einatmungsgemisch angeglichen hat.

Tab. 1.4 Blut-Gas-Verteilungskoeffizient und MAC-Wert der wichtigsten Inhalationsanästhetika. (*In neueren Arbeiten wird eine lediglich ca. 30 %ige MAC-Reduktion durch 70 % Lachgas beschrieben.)

Inhalationsanästhetika	Blut-Gas-Verteilungskoeffizient	MAC-Wert in 100 % O_2 (Vol. %)	MAC-Wert in 70 % N_2O (Vol. %)
Lachgas	0,47	110,0	–
Halothan	2,30	0,75	0,29*
Enfluran	1,9	1,68	0,57*
Isofluran	1,4	1,15	0,50*
Sevofluran	0,65	2,0	0,66*
Desfluran	0,45	6,0	3,00*
Ether	12,1	1,92	–

> Je niedriger der Blut-Gas-Verteilungskoeffizient ist, desto schneller gleicht sich der Partialdruck im Blut dem Partialdruck im Einatmungsgemisch an, desto schneller flutet das Inhalationsanästhetikum an und ab und um so besser ist seine Steuerbarkeit.

MAC-Wert

Jedes Inhalationsanästhetikum besitzt eine bestimmte Wirkungsstärke, eine bestimmte narkotische Potenz. Diese wird mit dem MAC-Wert (= minimale alveoläre [oder auch anästhetische] Konzentration) ausgedrückt.

▶ Der MAC-Wert ist diejenige Konzentration eines Inhalationsanästhetikums, bei der 50 % der Patienten auf einen definierten Schmerzreiz (Hautschnitt) mit keiner Schmerzreaktion mehr reagieren. Je niedriger der MAC-Wert, desto potenter ist das Inhalationsanästhetikum (vgl. Tab. 1.4).

Der MAC-Wert eines Inhalationsanästhetikums kann durch die zusätzliche Gabe eines Opioids oder durch die Kombination mit Lachgas erniedrigt werden. Auch andere zentral dämpfende Medikamente wie Barbiturate oder Benzodiazepine bewirken eine Reduktion des MAC-Wertes, ebenso ein Abfall der Körpertemperatur. Außerdem ist der MAC-Wert altersabhängig; bei 6 Monate alten Säuglingen beträgt er z.B. für Halothan (s.S. 35) 1,08 Vol.%, bei Patienten über 70 Jahre dagegen nur noch 0,64 Vol.%. Bei Neu- und Frühgeborenen sowie bei sehr alten Patienten kann der MAC-Wert deutlich erniedrigt sein.

Wichtige Inhalationsanästhetika

Lachgas = Stickoxydul = N_2O

▶ Sowohl Lachgasflaschen als auch entsprechende Anschlussleitungen an die (zentrale) Gasversorgung haben bisher (s.S. 24) die Kennfarbe grau! Lachgas ist ein geruchloses, nicht reizendes, farbloses Gas.

Es wird unter hohem Druck (51 atm = 51 bar) in Stahlzylindern geliefert. Lachgas liegt dabei zu ca. $^3/_4$ in flüssiger Form vor, der Rest ist gasförmig. 1 kg Lachgasflüssigkeit ergibt ca. 500 Liter Lachgas. Solange noch ein flüssiger Anteil vorliegt, bleibt der Manometerdruck (51 atm = 51 bar) konstant (s.S. 25). Beim Verdampfen von Lachgas wird der Umgebung Wärme entzogen, deshalb beschlagen oder gefrieren manchmal die Lachgasflaschen an den Gasaustrittventilen.

▶ Lachgas wurde bis vor einigen Jahren immer als das sicherste aller Inhalationsanästhetika bezeichnet und normalerweise bei fast allen Narkosen – zusätzlich zum Sauerstoff – als Basisnarkotikum in Konzentrationen bis 70 (–75)% zugesetzt. In den letzten Jahren nimmt die Popularität von Lachgas zunehmend ab und es wird vermehrt auf mögliche Nachteile des Lachgases (s.u.) hingewiesen. Immer häufiger wird deshalb auf die zusätzliche Lachgasgabe verzichtet und stattdessen neben Sauerstoff nicht Lachgas, sondern Luft verabreicht.

Als alleiniges Anästhetikum hat Lachgas eine unzureichende Wirkung. Es vermag aber als Zusatzanästhetikum die Wirkung der anderen Inhalationsanästhetika zu verstärken, das heißt deren MAC-Wert zu erniedrigen (vgl. Tab. 1.4). Die anderen Inhalationsanästhetika können dadurch niedriger dosiert werden. Damit sind auch ihre Nebenwirkungen geringer. Durch Zusatz von Lachgas kann auch die Dosierung der intravenösen Anästhetika reduziert werden.

Wirkungen
● gute analgetische Wirkung
● schwache narkotische Wirkung; der (theoretische) MAC-Wert beträgt 110 Vol.% (vgl. Tab. 1.4)
● keine muskelrelaxierende Wirkung
● erzeugt eine Amnesie (= Erinnerungslücke)

Nebenwirkungen
● Lachgas geht eine Bindung mit Vitamin B_{12} ein, wodurch es bei langfristiger Anwendung (länger als sechs Stunden) zu

Blutbildungsstörungen ähnlich wie bei Vitamin-B_{12}-Mangel (perniziöse Anämie) kommen kann. Dadurch ist eine Störung der Erythrozyten- und der Granulozytenbildung möglich.

- Lachgas kann zu einer weiteren Steigerung eines bereits vorher erhöhten intrakraniellen Drucks führen. Deshalb darf bei Patienten mit Verdacht auf einen erhöhten intrakraniellen Druck kein Lachgas verwendet werden.
- Lachgas diffundiert schnell in sämtliche lufthaltige Räume wie z.B. in luftgeblähte Darmschlingen, in die Blockermanschette eines Endotrachealtubus (s.S. 92), in einen evtl. vorhandenen Pneumothorax, in das luftgefüllte Mittelohr (s.S. 280) oder in eine Luftembolieblase (s.S. 270). Hierdurch kann es zu einer Druck- und Volumenzunahme dieser lufthaltigen Räume kommen, was meistens nachteilige Auswirkungen hat.

Die Nebenwirkungen auf Atmung, Kreislauf, Leber und Nieren sind vernachlässigbar klein. Lachgas wird fast vollständig über die Lungen wieder abgeatmet. Es findet kein Abbau im Körper statt.

Da sich Lachgas nur in geringem Ausmaß im Blut löst, ist das Blut bereits nach wenigen Minuten mit Lachgas gesättigt. Lachgas flutet also sehr schnell an. Es hat einen sehr niedrigen Blut-Gas-Verteilungskoeffizienten (vgl. Tab. 1.4) und ist damit gut steuerbar.

▶ Nach Abstellen der Lachgaszufuhr flutet das Lachgas ebenso schnell wieder ab. Innerhalb kurzer Zeit diffundieren nun große Mengen Lachgas aus dem Körper zurück in die Lunge und können dort, bei Atmung von Raumluft, zu einer Verdrängung des Sauerstoffes mit Hypoxie führen. Dieses Phänomen wird als **Diffusionshypoxie** bezeichnet.

Nach Abstellen des Lachgases muss deshalb mindestens über 3 Minuten 100 % Sauerstoff verabreicht werden, um dieser Diffusionshypoxie vorzubeugen.

- Lachgas wird z.T. angeschuldigt, eine postoperative Übelkeit mit Brechreiz zu begünstigen.

Halothan (Fluothane®)

▶ Halothan ist eine klare, süßlich riechende und leicht verdampfbare Flüssigkeit. Durch Lichteinwirkung zersetzt sich Halothan unter Bildung toxischer Abbauprodukte. Halothan muss deshalb in dunklen Flaschen aufbewahrt werden. Außerdem muss ein Stabilisator (Thymol) zugesetzt werden.

In speziellen, nur für Halothan zulässigen Verdampfern (s.S. 16) werden dem Inspirationsgemisch Halothandämpfe in der eingestellten Konzentration zugemischt. Halothan war lange Zeit das weltweit am häufigsten angewandte verdampfbare Inhalationsanästhetikum. Es wurde jedoch zunehmend durch Enfluran und Isofluran und in den letzten Jahren vor allem durch Sevofluran und Desfluran verdrängt. Für Erwachsene wird es inzwischen nicht mehr empfohlen. Bei Kindern kommt es dagegen noch öfters zum Einsatz.

Wirkungen
- sehr potentes Narkotikum (MAC-Wert beträgt 0,75 Vol.%; vgl. Tab. 1.4)
- nur geringe analgetische Wirkung, wird deshalb normalerweise mit Lachgas kombiniert
- erzeugt eine leichte Muskelerschlaffung und verstärkt die Wirkung von nichtdepolarisierenden Muskelrelaxanzien (s.S. 58). Deren Dosierung kann deshalb bei einer Halothannarkose reduziert werden.

Nebenwirkungen
- Herz-Kreislauf-System:
  Halothan bewirkt eine konzentrationsabhängige Blutdruckerniedrigung. Ursache ist vor allem eine direkte Minderung der Herzkraft (negativ inotrope Wirkung) mit Abnahme des Herzminutenvolumens. Der Blutdruckabfall ist also nicht durch eine Gefäßweitstellung, das heißt Abnahme des

peripheren Gesamtwiderstandes, bedingt. Der periphere Gesamtwiderstand bleibt unter Halothan annähernd konstant. Lediglich im Bereich der Haut und des Gehirns kommt es zu einer Vasodilatation mit einer Durchblutungssteigerung.

Die Herzfrequenz bleibt weitgehend konstant oder nimmt leicht ab.

> Zur Beurteilung der Narkosetiefe einer Halothannarkose eignen sich am besten das Blutdruck- und das Herzfrequenzverhalten.

Halothan „sensibilisiert das Herz gegen Katecholamine" (s. S. 294). Bei endogener Katecholaminfreisetzung, wie dies z. B. aufgrund einer zu flachen Narkoseführung der Fall sein kann, oder bei Katecholaminverabreichung (z. B. Gabe von adrenalinhaltigen Lokalanästhetika; s. S. 156), neigt das Herz bei gleichzeitiger Halothangabe zu Rhythmusstörungen. Dies muss insbesondere in der HNO- und Kieferchirurgie (s. S. 278) beachtet werden. Hier werden oft adrenalinhaltige Lokalanästhetika ins Operationsgebiet eingespritzt (um eine Gefäßkonstriktion und damit eine Verminderung der Blutung zu erzielen).

- Atmung:
Halothan bewirkt ab einer inspiratorischen Konzentration von ca. 0,5 Vol.% eine dosisabhängige Atemdepression, die bei 1–1,5 Vol.% zu einer ausgeprägten Veränderung der Ventilationsgrößen führt. Der Atmungstyp ist dann durch eine Tachypnoe und kleine Atemzugvolumina gekennzeichnet. Der arterielle CO_2-Wert steigt an. Bei Halothangabe ist also meistens eine assistierte Beatmung notwendig. Halothan weist eine bronchodilatierende Komponente auf und kann deshalb bei Patienten mit Asthma bronchiale von Vorteil sein. Halothan flutet mäßig schnell an und ab. Der Blut-Gas-Verteilungskoeffizient beträgt 2,3 (vgl. Tab. 1.4).

- Uterus:
Halothan bewirkt eine dosisabhängige Uterusrelaxierung und erhöht die Gefahr einer stärkeren Blutung aus dem Uterus nach der Entbindung.

- Leber (Metabolisierung):
Bis zu 20 % des Halothans werden im Körper metabolisiert. In sehr seltenen Fällen soll es zu einer akuten Leberzellschädigung nach einer Halothannarkose kommen. Falls diese so genannte **„Halothanhepatitis"** auftreten sollte, dann vor allem in der ersten (oder zweiten) Woche nach einer Halothannarkose. Sie kann tödlich verlaufen. Der Mechanismus dieser Leberzellschädigung ist unklar. Möglicherweise spielen Reaktionen auf Abbauprodukte des Halothans eine Rolle. Werden innerhalb kurzer Zeit (Wochen) mehrere Halothannarkosen beim gleichen Patienten durchgeführt, so soll die Gefahr einer „Halothanhepatitis" erhöht sein. Bei kurz aufeinanderfolgenden Inhalationsnarkosen ist dann Enfluran, Isofluran, Sevofluran oder Desfluran vorzuziehen.

- Gehirn:
Halothan erzeugt durch eine Gefäßweitstellung eine Steigerung der Hirndurchblutung. Bei bereits erhöhtem intrakraniellen Druck, z. B. nach einem **Schädel-Hirn-Trauma** (= SHT), kann dies zu einer weiteren, evtl. lebensbedrohlichen Steigerung des intrakraniellen Drucks führen (s. S. 265). Bei Verdacht auf einen erhöhten intrakraniellen Druck ist Halothan kontraindiziert!

- Auge:
Während einer Halothannarkose kommt es zu einer Erniedrigung des Augeninnendrucks. Dies ist für intraokuläre Operationen erwünscht (s. S. 281).

Kontraindikationen

- frühere Halothanhepatitis
- maligne Hyperthermie (s. S. 210) in der Anamnese des Patienten oder seiner Angehörigen
- eine zur Zeit durchgeführte Strahlentherapie
- Leberzellschädigung (nur eine relative Kontraindikation)

Dosierung

- zur Narkoseeinleitung: initiale Vaporeinstellung ca. 1,5–2,5 Vol. %
- zur Aufrechterhaltung der Narkose: exspiratorisch ungefähr 0,7 MAC bei ca. 70 % Lachgas; mit zusätzlicher Opioidgabe ca. 0,4–0,5 MAC

Enfluran (Ethrane®)

▶ Enfluran ist eine klare, leicht verdampfbare Flüssigkeit. Im Gegensatz zu Halothan ist es lichtstabil und ohne Stabilisator haltbar. Mit speziellen, nur für Enfluran zulässigen Verdampfern werden dem Inspirationsgemisch Enflurandämpfe in der eingestellten Konzentration zugemischt.

In seinen physikalischen und anästhesiologischen Eigenschaften ist Enfluran dem Halothan sehr ähnlich.

Wirkungen

- Die narkotische Potenz ist etwa nur halb so groß wie bei Halothan; der MAC-Wert beträgt 1,68 Vol. % (vgl. Tab. 1.4).
- Die analgetische Wirkung ist gering, reicht jedoch in Kombination mit Lachgas aus.
- Die muskelrelaxierende Wirkung ist stärker als die von Halothan! Nichtdepolarisierende Muskelrelaxanzien (s. S. 58) können bei einer Enflurannarkose niedriger dosiert werden.

Nebenwirkungen

- Herz-Kreislauf-System:
  Entgegen der früheren Auffassung bestehen heute kaum noch Zweifel, dass Enfluran eine ähnlich stark negativ inotrope Wirkung aufweist wie Halothan. Der konzentrationsabhängige, blutdrucksenkende Effekt von Enfluran ist bei äquipotenter Dosierung stärker als bei Halothan. Die Ursachen sind zum einen ein deutlich erniedrigter peripherer Gesamtwiderstand und zum anderen die negativ inotrope Wirkung mit Verminderung des HMV. Die Herzfrequenz bleibt unter Enfluran annähernd konstant oder steigt leicht an.

Zur Beurteilung der Narkosetiefe einer Enflurannarkose eignet sich am besten das Blutdruckverhalten.

Die Sensibilisierung des Herzens gegen Katecholamine ist bei Enfluran deutlich geringer als bei Halothan!

- Atmung:
  Auch Enfluran führt zu einer dosisabhängigen Atemdepression, die meistens eine assistierte Beatmung notwendig macht. Die bronchodilatierende Wirkung von Enfluran soll geringer als die von Halothan sein. Enfluran flutet aufgrund seines geringeren Blut-Gas-Verteilungskoeffizienten von 1,9 (vgl. Tab. 1.4) schneller an und ab als Halothan, wodurch die Narkoseein- und -ausleitungsphase verkürzt werden.
- Uterus:
  Enfluran bewirkt eine dosisabhängige Uterusrelaxierung.
- Leber (Metabolisierung):
  Es werden nur ungefähr 2,5 % des zugeführten Enflurans metabolisiert. Beim Enfluranabbau entstehen Spuren von Fluoridionen. Ihre Konzentration soll jedoch unterhalb der nierentoxischen Grenze liegen. Die Möglichkeit einer Leberschädigung wird bei Enfluran geringer als bei Halothan eingeschätzt.
- Gehirn:
  Enfluran erzeugt eine Steigerung der Hirndurchblutung. Sie ist zwar geringer als bei Halothan, kann aber bei bereits erhöhtem intrakraniellem Druck zu einer weiteren, unter Umständen lebensgefährlichen Steigerung führen (s. S. 265). Bei Verdacht auf einen erhöhten intrakraniellen Druck ist Enfluran kontraindiziert!
  Ein dem Enfluran eigenes Phänomen sind die vor allem bei hohen Enflurankonzentrationen manchmal auftretenden peripheren Muskelzuckungen und epileptiformen EEG-Veränderungen. Deshalb sollte Enfluran bei bekanntem Krampfleiden vermieden werden.

Kontraindikationen

- nachgewiesene frühere Hepatitis nach verdampfbaren Inhalationsanästhetika
- maligne Hyperthermie (s. S. 210) in der Anamnese des Patienten oder seiner Angehörigen
- Leberzellschädigung (nur eine relative Kontraindikation)

Dosierung

- zur Narkoseeinleitung: initiale Vaporeinstellung ca. 2–3 Vol. %
- zur Unterhaltung der Narkose: exspiratorisch ungefähr 0,7 MAC bei ca. 70 % Lachgas; mit zusätzlicher Opioidgabe ca. 0,4–0,5 MAC

Isofluran (Forene®)

Isofluran ist ein chemisch dem Enfluran sehr eng verwandtes Inhalationsanästhetikum.

▶ Isofluran ist eine klare, farblose Flüssigkeit, die lichtstabil und ohne Stabilisator haltbar ist. Es hat einen etherischen, stechenden Geruch.

Bei einer Narkoseeinleitung per inhalationem (s. S. 118) husten die Patienten oft oder halten den Atem an.

Wirkungen

- Die narkotische Potenz liegt zwischen der von Halothan und Enfluran. Der MAC-Wert beträgt 1,15 Vol. % (vgl. Tab. 1.4).
- Die analgetische Wirkung ist schwach; Isofluran wird deshalb meist mit Lachgas kombiniert.
- Die muskelrelaxierende Wirkung ist gut und der von Enfluran vergleichbar. Die Wirkung der nichtdepolarisierenden Muskelrelaxanzien (s. S. 58) wird durch Isofluran verstärkt. Sie können entsprechend niedriger dosiert werden.

Nebenwirkungen

- Herz-Kreislauf-System:
  Isofluran führt zu einem dosisabhängigen, blutdrucksenkenden Effekt, der vergleichbar stark ausgeprägt ist wie bei Enfluran. Seine Ursache ist nicht eine Abnahme des HMV wie bei Halothan, sondern eine starke Verminderung des peripheren Gefäßwiderstandes durch eine direkte vasodilatierende Wirkung. Isofluran wirkt nur gering negativ inotrop. Das Herzminutenvolumen nimmt unter Isoflurangabe kaum ab. Die Herzfrequenz bleibt unter Isofluran annähernd konstant. Manchmal tritt eine Tachykardie auf.

> Zur Beurteilung der Narkosetiefe einer Isoflurannarkose eignet sich am besten das Blutdruckverhalten.

Die Sensibilisierung des Herzens gegen Katecholamine ist bei Isofluran noch geringer als bei Enfluran und damit vernachlässigbar. Es ist deshalb z. B. in der HNO- und Kieferchirurgie dem Enfluran vorzuziehen, da dort häufig zusätzlich adrenalinhaltige Lokalanästhetika eingespritzt werden (s. S. 278).

- Atmung:
  Auch Isofluran führt zu einer starken, dosisabhängigen Atemdepression, sodass zumeist eine assistierte Beatmung notwendig ist. Aufgrund seines niedrigen Blut-Gas-Verteilungskoeffizienten von 1,4 (vgl. Tab. 1.4) flutet Isofluran noch schneller als Enfluran an und ab. Die Narkoseein- und -ausleitung sowie eine Veränderung der Narkosetiefe verlaufen deshalb schneller (s. S. 32)!
- Uterus:
  Isofluran bewirkt eine dosisabhängige Uterusrelaxierung.
- Leber (Metabolisierung):
  Die Metabolisierungsrate ist mit ungefähr 0,2 % noch niedriger als bei Enfluran. Die Möglichkeit einer Leberzellschädigung soll noch geringer sein als bei Enfluran.
- Gehirn:
  Isofluran erzeugt eine Vasodilatation mit Steigerung der Durchblutung. Dieser Effekt ist zwar geringer als bei Halothan, kann aber bei bereits erhöhtem intrakra-

niellem Druck zu einer weiteren, unter Umständen lebensbedrohlichen Steigerung des intrakraniellen Drucks führen.

Kontraindikationen

- maligne Hyperthermie (s.S. 210) in der Anamnese des Patienten oder seiner Angehörigen
- nachgewiesene frühere Hepatitis nach verdampfbaren Inhalationsanästhetika
- Leberzellschädigung (nur eine relative Kontraindikation)

Dosierung

- zur Narkoseeinleitung: initiale Vaporeinstellung ca. 2–3 Vol.%
- zur Unterhaltung der Narkose: exspiratorisch ungefähr 0,7 MAC bei ca. 70% Lachgas; mit zusätzlicher Opioidgabe ca. 0,4–0,5 MAC

Sevofluran (Sevorane®)

Sevofluran ist seit Oktober 1995 in Deutschland zugelassen. Sevofluran verdankt seinen Namen der Tatsache, dass seine Moleküle sieben Fluoratome besitzen.
Die Vorteile des Sevoflurans sind darin zu sehen, dass es schneller an- und abflutet als Halothan, Enfluran oder Isofluran. Der Blut-Gas-Verteilungskoeffizient beträgt 0,65 (vgl. Tab. 1.4). Lediglich Desfluran und Lachgas fluten noch schneller an und ab (vgl. Tab. 1.4).

Wirkungen

- Die narkotische Potenz ist noch geringer als bei Enfluran. Der MAC-Wert beträgt beim Erwachsenen 2,0 Vol.% (vgl. Tab. 1.4).
- Die analgetische Wirkung ist schwach; Sevofluran wird deshalb oft mit Lachgas kombiniert.
- Die Wirkung nichtdepolarisierender Relaxanzien (s.S. 58) wird durch Sevofluran in ähnlichem Ausmaß wie durch Isofluran verstärkt.

Nebenwirkungen

- Herz-Kreislauf-System:
  Sevofluran führt dosisabhängig zu einer Vasodilatation und zu einem Blutdruckabfall. Eine Tachykardie ist nicht zu erwarten. Insgesamt ist Sevofluran durch eine gute hämodynamische Stabilität ausgezeichnet. Da die hämodynamischen Veränderungen geringer als bei den anderen Inhalationsanästhetika sind, kann es bei kardialen Risikopatienten Vorteile aufweisen. Die Sensibilisierung des Myokards durch Sevofluran gegenüber Katecholaminen ist vernachlässigbar gering.
- Atmung:
  Die Irritation der Atemwege ist vergleichbar gering (wie bei Halothan) und geringer als bei Enfluran, Isofluran oder Desfluran. Sevofluran weist einen relativ angenehmen Geruch auf, sodass es zur Inhalationseinleitung in der Kinderanästhesie besonders geeignet erscheint und dort die moderne Alternative zu Halothan darstellt. Die Einschlaf- und Aufwachzeiten sind signifikant kürzer als bei Halothan. Es führt zu einer dosisabhängigen Atemdepression.
- Gehirn:
  Wie andere volatile Inhalationsanästhetika kann Sevofluran zu einer weiteren Steigerung eines bereits erhöhten intrakraniellen Drucks führen.
- Leber (Metabolisierung):
  Sevofluran wird zu ca. 3–5% in der Leber metabolisiert. Als Abbauprodukt entstehen unter anderem Fluoridionen. Durch diese Fluoridionenfreisetzung braucht jedoch keine Nephrotoxizität (= nierenschädigende Wirkung) befürchtet zu werden. Das hepatotoxische Potential von Sevofluran erscheint minimal.
- Sonstiges:
  Bei der Rezirkulation von Sevofluran im Kreissystem können im Absorberkalk geringe Mengen des so genannten Compound A entstehen. Compound A ist bei Ratten potentiell nephrotoxisch. Bisher gibt es keinen Hinweis, dass Compound A beim Menschen (nieren-)toxisch ist.

Kontraindikationen

- nachgewiesene, frühere (Halothan-)Hepatitis nach verdampfbaren Inhalationsanästhetika
- maligne Hyperthermie (s. S. 210) in der Anamnese des Patienten oder seiner Angehörigen
- Leberzellschädigung (z. B. eine Leberzirrhose) ist nur eine relative Kontraindikation für Sevofluran.

Dosierung

- zur Narkoseeinleitung: initiale Vaporeinstellung ca. 3–4 Vol. %
- zur Unterhaltung der Narkose: exspiratorisch ungefähr 0,7 MAC bei ca. 70 % Lachgas; mit zusätzlicher Opioidgabe ca. 0,4–0,5 MAC

Desfluran (Suprane®)

Desfluran ist chemisch dem Sevofluran eng verwandt. Die respiratorischen, kardiovaskulären und neuromuskulären Eigenschaften von Desfluran sind denen des Isoflurans sehr ähnlich.

Wirkungen

- Die narkotische Potenz ist geringer als bei allen anderen volatilen Inhalationsanästhetika. Der MAC-Wert von Desfluran beträgt ca. 6,0 Vol. % (vgl. Tab. 1.4).
- Die analgetische Wirkung ist schwach; Desfluran wird deshalb oft mit Lachgas kombiniert. Bei der Kombination von Desfluran mit dem neuen Opioid Remifentanil wird inzwischen auf eine zusätzliche Lachgasgabe verzichtet (s. S. 118).
- Die Wirkung nichtdepolarisierender Relaxanzien (s. S. 58) wird durch Desfluran in vergleichbarem Ausmaß wie durch Isofluran verstärkt.

Nebenwirkungen

- Herz-Kreislauf-System:
  Desfluran führt zu einem ähnlich stark ausgeprägten Blutdruckabfall wie Isofluran.

Ursache ist vor allem eine Verminderung des peripheren Gefäßwiderstandes. Die negativ inotrope Wirkung ist gering ausgeprägt, das Herzminutenvolumen fällt nur leicht ab. Es findet keine Sensibilisierung des Myokards gegenüber Katecholaminen statt. Bei einer schnellen Konzentrationserhöhung kann es (aufgrund einer zentralen Sympathikusstimulation) zu einer einige Minuten dauernden Steigerung von Herzfrequenz und Blutdruck kommen. Durch langsame Dosisteigerung ist dies vermeidbar.

- Atmung:
  Desfluran hat von allen volatilen Anästhetika den geringsten Blut-Gas-Verteilungskoeffizienten, er beträgt 0,45 (vgl. Tab. 1.4). Es flutet damit sehr schnell an und ab und ist besonders gut steuerbar. Lediglich Lachgas zeigt eine vergleichbar schnelle Anflutung. Die Elimination von Desfluran findet ähnlich schnell statt. Die Aufwachzeit nach einer Desflurannarkose scheint kürzer als nach allen anderen Anästhetika zu sein. So ist z. B. die Aufwachzeit nach Desfluran fast zwei- bis viermal so schnell wie bei Isofluran. Die schnelle Abflutung scheint insbesondere bei ambulanten Anästhesien (wirtschaftliche) Vorteile zu haben. Aufgrund der sehr schnellen An- und Abflutung ist Desfluran auch besonders gut für Low-flow- oder Minimal-flow-Narkosen geeignet (s. S. 12).
  Desfluran führt ab einer Dosierung von 6 Vol. % zu einer starken Irritation der Atemwege. Eine Inhalationseinleitung mit Desfluran führt häufig zu Laryngospasmus, Atemanhalten, Husten sowie zu einer Stimulation der tracheobronchialen Sekretion. Dies ist bei Kindern noch stärker ausgeprägt als bei Erwachsenen. Zur Inhalationseinleitung bei Kindern ist es daher nicht geeignet. Desfluran führt zu einer dosisabhängigen Atemdepression.

- Leber (Metabolisierung):
  Desfluran wird lediglich zu ca. 0,02 % metabolisiert. Die Gefahr einer durch Desfluran bedingten „Hepatitis" ist extrem gering. Eine toxische Leberschädigung durch

Desfluranmetabolite ist weitgehend ausgeschlossen.

- Gehirn:
Die Wirkungen von Desfluran auf den intrakraniellen Druck entsprechen denen von Isofluran. Ein bereits erhöhter intrakranieller Druck steigt unter Desfluran weiter an.
- Sonstiges:
Der Siedepunkt von Desfluran liegt ungefähr bei Zimmertemperatur (22,8 °C), während der z. B. von Isofluran bei 48,5 °C und der von Enfluran bei 56,5 °C liegt. Der Dampfdruck von Desfluran ist daher bei Raumtemperatur fast dreimal so groß wie der von Isofluran. Zur Verabreichung von Desfluran wurde daher eine neue Verdampfertechnologie notwendig. Der notwendige Tec-6 Verdampfer wird auf 39 °C beheizt und das flüssige Desfluran dadurch in die Gasphase übergeführt (vgl. Abb. 1.10 b).

Kontraindikationen

- maligne Hyperthermie (s. S. 210) in der Anamnese des Patienten oder seiner Angehörigen
- nachgewiesene, frühere (Halothan-)Hepatitis nach verdampfbaren Inhalationsanästhetika
- Leberzellschädigung (z. B. eine Leberzirrhose) ist keine Kontraindikation für Desfluran

Dosierung

- zur Narkoseeinleitung: initiale Vaporeinstellung ca. 8–12 Vol.%
- zur Unterhaltung der Narkose: exspiratorisch ungefähr 0,7 MAC bei ca. 70% Lachgas; mit zusätzlicher Opioidgabe ca. 0,4–0,5 MAC

Ether, Diethylether, Ether pro narcosi

▶ Ether ist eine sehr flüchtige, farblose Flüssigkeit mit stechendem Geruch. Um eine Zersetzungsreaktion zu vermeiden, sollte Ether kühl sowie unter Licht- und Luftabschluss, also in braunen und nur in vollen Flaschen gelagert werden. Außerdem muss ein Stabilisator (Ethanol) zugesetzt werden.

Nachteile

- explosibel:
Etherdämpfe ergeben mit Sauerstoff ein explosibles Gemisch. Wegen der stets drohenden Explosionsgefahr aufgrund der zahlreichen elektrischen Geräte im Operationssaal kann Ether leider nicht mehr eingesetzt werden. In Entwicklungsländern, die noch kaum über elektrische Geräte im OP verfügen, wird Ether dagegen noch manchmal eingesetzt.
- Reizung der Atemwege:
Durch seinen stechenden Geruch ist Ether stark schleimhautreizend, und eine gesteigerte Speichelsekretion macht Atropin in der Prämedikation erforderlich (s. S. 9).
- langsame An- und Abflutung:
Aufgrund seiner guten Blutlöslichkeit, das heißt seines hohen Blut-Gas-Verteilungskoeffizienten (vgl. Tab. 1.4), flutet Ether nur sehr langsam an und ab. Bei einer Narkoseeinleitung per inhalationem (s. S. 118) mit Ether wird ein ausgeprägtes Exzitationsstadium (s. S. 100) durchlaufen.
- postoperative Übelkeit:
Nach einer Ethernarkose stellt sich meist eine langanhaltende Übelkeit mit Brechreiz ein.

Vorteile

- geringe Toxizität:
Ether ist kaum toxisch. Ein geringer Prozentsatz wird über „physiologische" Zwischenprodukte bis zu CO_2 abgebaut, der Rest wird über die Lungen wieder abgeatmet. Ether hat eine große therapeutische Breite und ist immer noch das sicherste verdampfbare Inhalationsanästhetikum.
- gute analgetische Wirkung
- ausgeprägte Muskelerschlaffung
- stabile Kreislaufverhältnisse:
Das Herzminutenvolumen ist während einer Ethernarkose eher erhöht, der systemische Gefäßwiderstand ist leicht erniedrigt. Der arterielle Blutdruck bleibt annähernd konstant, die Herzfrequenz steigt an. An den Koronararterien erzeugt Ether eine Verbesserung der Durchblutung, weshalb er sich bei kardiovaskulären Erkrankungen als Narkotikum eignet.

- geringe Atemdepression:
  Die Atmung ist bei einer flachen Ethernarkose eher gesteigert. Mit zunehmender Narkosetiefe nehmen die Atembewegungen ab, erst in tiefer Narkose wird die Atmung unzureichend. Aufgrund seiner bronchodilatierenden Wirkung eignet sich Ether gut bei asthmatischen Patienten.
- einfache Narkoseführung:
  Aufgrund der stabilen Kreislaufverhältnisse, der stabilen Atemfunktion und der geringen Toxizität könnte in Katastrophenfällen auch weniger gut geschultes Personal eine Ethernarkose ohne größere Risiken durchführen.
- preiswert

1.7 Intravenöse Anästhetika

Grundlegende Bemerkungen zur intravenösen Narkose

Bei den meisten vorstehend besprochenen Inhalationsanästhetika wird die für die gewünschte Wirkung notwendige Blutkonzentration nur langsam erreicht (5–10 Minuten). Sie haben also den Nachteil des langsamen Wirkungseintritts. Da die Inhalationsanästhetika fast vollständig wieder über die Lungen abgeatmet werden und die Ventilation gut beeinflussbar ist, haben sie jedoch den großen Vorteil der relativ guten Steuerbarkeit (s. S. 31).

Bei den intravenös zu verabreichenden Anästhetika wird die notwendige Blutkonzentration sehr schnell erreicht (20–30 Sekunden). Sie haben also den großen Vorteil des schnellen Wirkungseintritts. Den meisten intravenösen Anästhetika gemeinsam ist jedoch der Nachteil der schlechten Steuerbarkeit. Nach der Injektion entziehen sie sich der Beeinflussbarkeit durch den Anästhesisten. Lediglich die kurz oder sehr kurz wirksamen intravenösen Anästhetika der neueren Generation (z. B. Remifentanil, s. S. 54; Propofol, S. 49; Mivacurium, S. 65) weisen ebenfalls eine gute Steuerbarkeit auf.

Bei einer Allgemeinnarkose werden häufig Medikamente aufgrund ihres schnellen Wirkungseintritts intravenös zur Narkoseeinleitung verwendet. Der Patient schläft schnell und angenehm ein. Zur Weiterführung und Aufrechterhaltung der Narkose werden dann oft Inhalationsanästhetika verwendet, die sich durch eine gute Steuerbarkeit auszeichnen (z. B. Desfluran, Sevofluran).

Die relativ schlechte Steuerbarkeit vieler intravenös injizierten Medikamente äußert sich vor allem darin, dass die Wirkungsdauer von einmal injizierten Medikamenten nicht mehr beeinflusst werden kann. Auch die Wirkungsstärke eines intravenös verabreichten Medikamentes ist von einigen Faktoren abhängig, die durch die üblichen Überwachungsmaßnahmen nicht erfassbar sind. Die Wirkstärke ist damit oft schlecht vorhersehbar, das heißt relativ schlecht steuerbar.

Die Wirkungsdauer eines intravenös verabreichten Medikamentes ist von folgenden Faktoren abhängig:
- Umverteilungsphänomene:
  Das ins Blut injizierte Medikament diffundiert, ähnlich wie die Inhalationsanästhetika (s. S. 31), entlang eines Konzentrationsgefälles in die Gewebe ab. Je besser ein Gewebe durchblutet ist, desto mehr Medikament kann es pro Zeiteinheit aus dem Blut aufnehmen. Aus diesem Grund entsteht sehr schnell ein Konzentrationsausgleich zwischen dem Blut und den gut durchbluteten Organen Gehirn, Herz, Leber und Niere. Nur langsam nimmt auch die schlechter durchblutete Muskulatur das Medikament auf. Die Blutkonzentration sinkt dadurch ab. Das Medikament diffundiert nun, aufgrund der Konzentrationsabnahme im Blut, teilweise wieder aus dem Gehirn zurück ins Blut und von dort weiter in die großen Muskeldepots. Es findet also eine Umverteilung vom Gehirn in die Muskulatur statt.

Noch langsamer beginnt das Medikament auch in das sehr schlecht durchblutete Fettgewebe abzudiffundieren. Die Plasmakonzentration fällt weiter ab. Teilweise diffundiert das Medikament nun weiter aus dem Gehirn und der Muskulatur zurück ins Blut, mit dem es in die Fettdepots transportiert wird.

Das ins Blut injizierte Medikament ist also kurze Zeit später hauptsächlich von den gut durchbluteten Organen, wie z.B. dem Gehirn, aufgenommen. Später befindet sich der größte Anteil in der Muskulatur, und zuletzt wird der Großteil des Medikamentes sich im Fettgewebe befinden. Der beschriebene Mechanismus wird als Umverteilungsphänomen bezeichnet.

> Vor allem durch Umverteilungsphänomene ist der schnelle Konzentrationsabfall im Gehirn und damit die Wirkungsbeendigung vieler intravenöser Medikamente bedingt. Aufgrund dieser schnellen Umverteilungsphänomene ist die Wirkungsdauer dieser Medikamente kürzer als die Verweildauer im Körper.

Bei wiederholter Nachinjektion besteht bei solchen Medikamenten eine Kumulationsgefahr, das heißt, bei Nachinjektionen werden evtl. höhere Plasmakonzentrationen erreicht, weil die Fett- und Muskeldepots zunehmend weniger Medikamente aus dem Blut aufnehmen können, da sie langsam gesättigt sind. Bei wiederholten Nachinjektionen müssen daher fortlaufend niedrigere Repetitionsdosen gewählt werden.

- Metabolisierung:
  Die Wirkungsdauer der intravenös applizierten Medikamente hängt auch von deren Metabolisierung, v.a. in der Leber, und deren Ausscheidung über Galle und Nieren ab. Leber-Gallen-Erkrankungen und Nierenleiden können daher zu einer Wirkungsverlängerung von intravenös verabreichten Medikamenten führen. Medikamente, die z.B. großteils über die Nieren ausgeschieden werden, müssen bei Niereninsuffizienz

entsprechend niedriger dosiert werden. Je nach Medikament ist die Wirkungsbeendigung vor allem durch Umverteilungsphänomene oder durch eine schnelle Metabolisierung und Ausscheidung bedingt.

Die Blutkonzentration und damit die Wirkungsstärke eines intravenös verabreichten Medikamentes ist von folgenden Faktoren abhängig:

- verabreichte Dosis
- Grad der Plasmaeiweißbindung:
  Nahezu alle in der Anästhesie gebräuchlichen intravenös applizierten Medikamente werden im Blut zu einem mehr oder weniger großen Prozentsatz an Plasmaeiweiße, insbesondere an Albumin, gebunden. Für die Wirkung verantwortlich ist jedoch nur der freie, also nicht an Eiweiß gebundene Anteil des Medikamentes. Bei Eiweißmangelzuständen, wie z.B. bei Patienten mit einer Leberzirrhose, einem Karzinom oder einem nephrotischen Syndrom, kann daher, vor allem bei schneller Injektion (s.u.) eines stark an Eiweiß gebundenen Medikamentes, die Bindungskapazität des Plasmaeiweißes überschritten werden. In diesem Fall nehmen der ungebundene Anteil und damit die Wirkung und Nebenwirkung des Medikamentes zu. Bei Plasmaeiweiß-Mangelzuständen müssen also stark plasmaeiweißgebundene Medikamente niedriger dosiert werden. Außerdem ist auf eine besonders langsame Injektion zu achten (s.u.).
- Injektionsgeschwindigkeit:
  Wird ein Medikament intravenös injiziert, so wird es zuerst nur in dem kleinen Blutvolumen verteilt, das während der Injektion „vorbeifließt". Bei langsamer Injektion ist dieses „anfängliche Verteilungsvolumen", in das das Medikament injiziert wird, relativ groß. Das in diesem Blutvolumen enthaltene Eiweiß reicht normalerweise aus, um den üblichen Prozentsatz des Medikamentes zu binden. Wird dagegen das Medikament schnell injiziert, so ist das „anfängliche Verteilungsvolumen" viel kleiner. Un-

ter Umständen reicht die in diesem kleinen Blutvolumen enthaltene Eiweißmenge nicht mehr aus, um den üblichen Prozentsatz des Medikamentes zu binden; das heißt, der nicht an Eiweiß gebundene Anteil nimmt zu. Erreicht dieses Blutvolumen mit dem hohen, ungebundenen Medikamentenanteil das Zielorgan (z.B. das Gehirn), bevor eine ausreichende Vermischung mit dem restlichen Blut stattgefunden hat, so sind stärkere Wirkungen und Nebenwirkungen zu erwarten.

> Bei zu schneller Injektion stark eiweißgebundener Medikamente können der ungebundene Anteil und damit Wirkungen und Nebenwirkungen zunehmen.

● Herzminutenvolumen:
Wird ein Medikament mit der üblichen Injektionsgeschwindigkeit bei einem Patienten mit erniedrigtem Herzminutenvolumen injiziert, so ist das Blutvolumen, das während der Injektion „vorbeifließt" („anfängliches Verteilungsvolumen"), ebenfalls herabgesetzt. Ein erniedrigtes Herzminutenvolumen hat also die gleichen Folgen wie eine zu schnelle Injektion (s.o.).
Bei einem Patienten mit einer schweren Herzinsuffizienz, das heißt einem verminderten Herzminutenvolumen, müssen daher stark eiweißgebundene Medikamente entsprechend niedriger dosiert und langsamer injiziert werden.

> Wichtig bei der Dosierung von intravenösen Medikamenten ist, dass sie niemals schematisch verabreicht werden dürfen. Die Dosierung muss – wegen der vielen unbekannten Einflussgrößen auf Wirkungsstärke und Wirkungsdauer – immer nach Wirkung erfolgen (!), das heißt Injektion mehrerer kleiner Dosen, bis die erwünschte Wirkung erreicht ist. Also: **Dosierung nach Wirkung (!).**

Intravenös zu verabreichende Medikamente

Thiopental (Trapanal®)

▶ Thiopental ist ein Hypnotikum aus der Barbituratgruppe (s.S. 7), das durch einen schnellen Wirkungsbeginn und eine kurze Wirkungsdauer gekennzeichnet ist.

Es wird vor allem zur Narkoseeinleitung verwendet. Thiopental ist wahrscheinlich das weltweit am häufigsten angewandte Hypnotikum zur Narkoseeinleitung.
Nach Injektion einer Einleitungsdosis tritt innerhalb von 20–30 Sekunden der Wirkungsbeginn ein. Es stellt sich eine Bewusstlosigkeit ein, die anfänglich von einer Atemdepression oder einem Atemstillstand begleitet ist. Die Beendigung der Bewusstlosigkeit nach ca. 10 Minuten ist durch den rasch einsetzenden Konzentrationsabfall im Gehirn bedingt. Dieser rasche Konzentrationsabfall im Gehirn und damit das Nachlassen der Wirkung ist durch Umverteilungsphänomene verursacht (s.S. 42); das heißt, der Großteil des Thiopentals wird nun in die Muskulatur und anschließend vor allem in das Fettgewebe umverteilt. Erst in zweiter Linie ist die Wirkungsbeendigung durch einen Abbau in der Leber bedingt. Durch diesen Abbau in der Leber fällt die Blutkonzentration langsam weiter ab und unterschreitet die Konzentration im Fettgewebe. Nun diffundiert Thiopental entsprechend dem Konzentrationsgefälle wieder aus dem Fettgewebe zurück ins Blut. Dadurch können über längere Zeit niedrige Blutkonzentrationen entstehen, die unter Umständen ausreichen, um einen längeren postoperativen Nachschlaf oder eine längere postoperative Sedierung zu erzeugen („Überhang").

Wirkungen und Nebenwirkungen
● ZNS:
Je nach Dosierung bewirkt Thiopental eine Sedierung, einen Schlaf, eine Bewusstlosigkeit oder ein Koma. Zur Narkoseeinleitung wird Thiopental so hoch dosiert, dass eine Bewusstlosigkeit (= Hypnose)

eintritt. Thiopental weist keine analgetische Wirkung auf. Wie alle Barbiturate (s. S. 7) erhöht auch Thiopental die zerebrale Krampfschwelle. Ein epileptischer Anfall kann daher durch die intravenöse Gabe von Thiopental durchbrochen werden. Thiopental erniedrigt dosisabhängig die Aktivität der Neurone und damit den Sauerstoffbedarf des Gehirns sowie die Hirndurchblutung. Bei erhöhtem intrakraniellem Druck („Hirndruck") kann durch diese Verminderung des zerebralen Blutvolumens eine rasche Senkung des intrakraniellen Drucks erzeugt werden. Ist z. B. bei einem Schädel-Hirn-Verletzten oder einem neurochirurgischen Patienten eine akute Senkung des intrakraniellen Drucks notwendig, so eignet sich hierzu Thiopental sehr gut (s. S. 266).

- Atmung:
  Thiopental bewirkt in hypnotischen Dosen eine zentrale Atemdepression bis zum Atemstillstand. Bei Patienten mit Asthma bronchiale wird häufiger empfohlen, auf Thiopental zugunsten von Propofol (s. S. 49) zu verzichten. Falls Thiopental bei einem Patienten mit Asthma bronchiale verwendet wird, dann scheint vor allem eine ausreichend hohe Thiopentaldosierung wichtig zu sein, um eine ausreichend tiefe Bewusstlosigkeit zu erreichen.
- Kreislauf:
  Thiopental bewirkt einen dosisabhängigen Blutdruckabfall. Die Ursache ist vor allem eine Hemmung der Herzkraft (= negativ inotrope Wirkung) und eine Weitstellung der venösen Kapazitätsgefäße. Das Blut versackt im venösen System (= venöses Pooling). Bei Patienten mit einer bereits geschwächten Herzkraft (= Herzinsuffizienz) oder einem Volumenmangel (= Schock) muss Thiopental deshalb vorsichtig dosiert oder vermieden werden.
- Leber:
  Thiopental wird hauptsächlich in der Leber abgebaut. Die entstehenden wasserlöslichen Abbauprodukte werden über die Nieren ausgeschieden. Bei chronischer Anwendung bewirkt Thiopental in der Leber eine Stimulierung verschiedener Leber-

enzyme (= Enzyminduktion, s. S. 7) mit beschleunigtem Abbau von körpereigenen Substanzen sowie von Medikamenten. Zur Erzielung einer bestimmten Wirkung müssen die Medikamente in immer höheren Dosierungen verabreicht werden. Besonders wichtig ist die Enzyminduktion beim Krankheitsbild der Porphyrie, für das eine abnorm hohe Porphyrinkonzentration verantwortlich ist. Durch die Gabe eines Barbiturates kann unter der eintretenden Enzyminduktion eine Steigerung der Porphyrinsynthese auftreten. Dadurch kann eine akute Porphyrieattacke ausgelöst werden. Daher ist Thiopental bei Vorliegen einer Porphyrie absolut kontraindiziert.

Sonstiges

Extrem selten kann nach Thiopentalinjektion eine anaphylaktoide Reaktion durch Histaminfreisetzung auftreten.

Kontraindikationen

- Barbituratallergie
- Porphyrie
- schweres Asthmaleiden (relative Kontraindikation)
- Herzinsuffizienz oder Schock (relative Kontraindikation)

Darreichungsform

Thiopental liegt als gelbes Pulver in 500-mg-Ampullen vor (vgl. Abb. 1.26). Es wird üblicherweise mit 20 ml Wasser für Injektionszwecke (Aqua ad injectabilia) aufgelöst und ist dann 24–48 Stunden haltbar; 1 ml entspricht 25 mg.

Dosierung

Zur Narkoseeinleitung streng nach Wirkung (!) dosieren, beim Erwachsenen ungefähr 4–5 mg/kg KG intravenös.

Injektion

Langsam! Thiopental wird in einem hohen Prozentsatz (ca. 70 %) an Bluteiweiße gebunden. Bei zu schneller Injektion kann der nicht eiweißgebundene Anteil zunehmen und damit können auch Wirkungen und Nebenwirkungen verstärkt sein (s. S. 43). Ähnliches muss bei Eiweißmangelzuständen wie Leberzirrhose (s. S. 286) oder bei einer Herzinsuffizienz beachtet werden. Das aufgelöste Thiopental hat einen pH-Wert von ungefähr 11 und ist damit ausgesprochen alkalisch. Dadurch kann es bei versehentlicher paravenöser Injektion zu Gewebsschädigungen und Nekrosen kommen. Nach versehentlicher intraarterieller Injektion droht eine Schädigung der Arterienintima, ein Arterienspasmus und eine Arterienthrombosierung, eventuell mit Verlust der Extremität. Vor allem deshalb soll ein peripher-venöser Zugang nicht in der Ellenbeuge (oder an der radialen Unterarmseite) gelegt werden, denn hier ist eine versehentliche intraarterielle Kanülenlage durch einen atypischen Arterienverlauf möglich (s. S. 28). Ein peripher-venöser Zugang sollte möglichst am Handrücken gelegt werden.

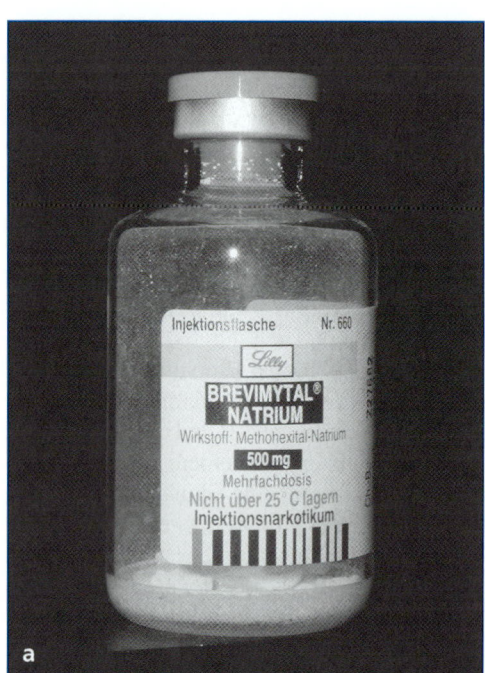

Abb. 1.27a Stechampulle für Methohexital (Brevimytal®)

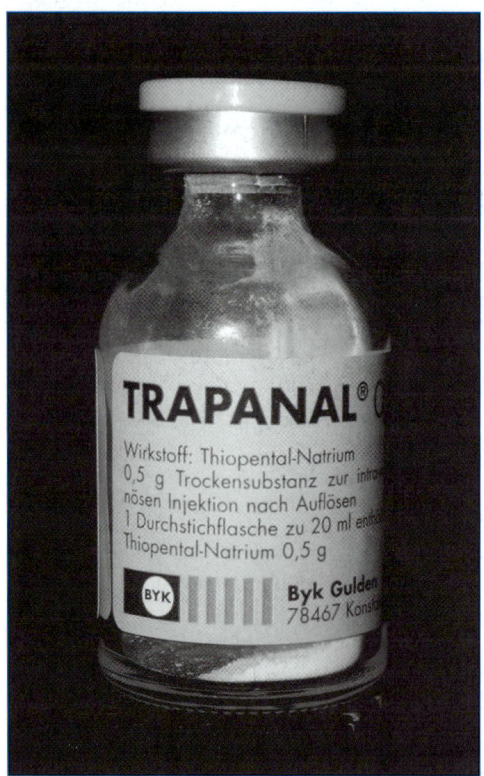

Abb. 1.26 Durchstechampullen für Thiopental (Trapanal®).

Methohexital (Brevimytal®)

▶ Methohexital ist ein kurz wirksames Hypnotikum aus der Barbituratreihe. In seinen Wirkungen und Nebenwirkungen ist es fast identisch mit Thiopental (s. S. 44), sodass im Wesentlichen auf das Thiopental verwiesen werden kann.

An dieser Stelle soll deshalb nur erwähnt werden, inwieweit sich Methohexital von Thiopental unterscheidet.
Methohexital ist noch schneller und noch kürzer wirksam als Thiopental. In seiner Wirkung ist Methohexital ungefähr dreimal so potent wie Thiopental. Die Wirkungsdauer ist etwa nur halb so lang wie die des Thiopentals. Der anfängliche Konzentrationsabfall ist wie bei Thiopental vor allem durch Umverteilungsphänomene bedingt. Der Abbau in der Leber erfolgt jedoch bei Methohexital wesentlich schneller als bei Thiopental, sodass es das schlecht durchblutete Fettgewebe kaum er-

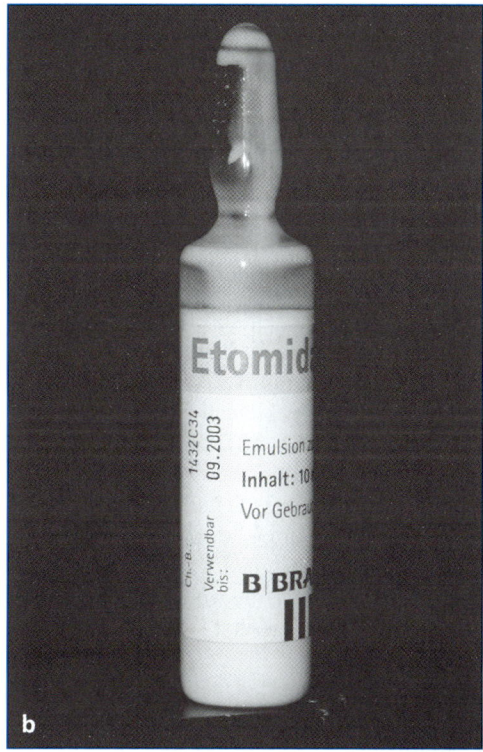

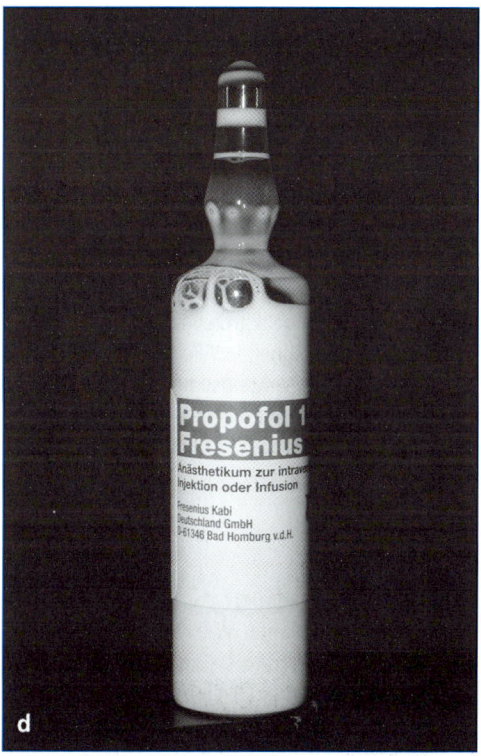

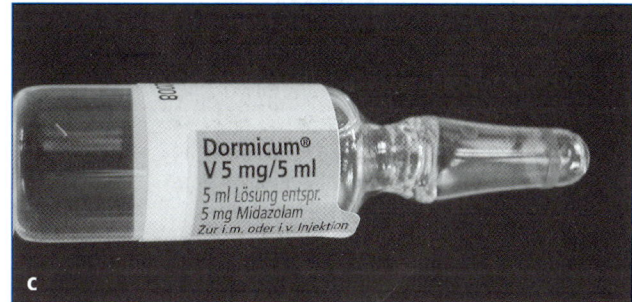

Abb. 1.27b Etomidat (Etomidat®-Lipuro); **c** Midazolam (Dormicum®) und **d** Brechampullen für Propofol (Propofol 1 % Fresenius®).

reicht und sich dort nur in geringem Ausmaß anreichern kann. Aufgrund dieser schnellen Metabolisierung und der kurzen Wirkungsdauer wird z.B. nach einer Narkoseeinleitung zu einem Kaiserschnitt (= Sectio caesarea, s.S. 254) beim Neugeborenen fast keine Atemdepression beobachtet. Methohexital wird selten noch für die rektale Narkoseeinleitung in der Kinderanästhesie eingesetzt (s.S. 240).

Darreichungsform

Methohexital liegt als Pulver in Ampullen zu 100 mg oder 500 mg vor. 100 mg werden mit 10 ml, 500 mg mit 50 ml Wasser für Injektionszwecke (Aqua ad injectabilia) zu einer 1%igen Lösung aufgelöst (vgl. Abb. 1.27 a).

Dosierung

Zur Narkoseeinleitung 1–2 mg/kg KG intravenös.

Injektion

Während der Injektion treten häufig Venenschmerzen auf.

Etomidat
(Etomidat®-Lipuro, Hypnomidate®)

▶ Etomidat ist ein sehr potentes Hypnotikum. Es gehört nicht in die Barbituratreihe. Es zeichnet sich durch geringe kardiovaskuläre Nebenwirkungen, einen schnellen Wirkungseintritt sowie eine sehr kurze Wirkungsdauer aus und eignet sich insbesondere zur Narkoseeinleitung bei kardialen Risikopatienten. Etomidat hat keinerlei analgetische Wirkung.

Wirkungen

● kurze Wirkungsdauer:
Die Wirkungsdauer von Etomidat beträgt bei der normalerweise zur Narkoseeinleitung verwendeten Dosis ca. 3–4 Minuten. Die kurze Wirkungsdauer ist hauptsächlich durch einen sehr schnellen Abbau in der Leber bedingt. Wegen der sehr kurzen Wirkungsdauer ist Etomidat als alleiniges Einleitungsmittel bei Inhalationsnarkosen schlecht geeignet. Die Etomidatwirkung klingt oft ab, bevor die langsam anflutenden Inhalationsanästhetika ausreichend hohe Konzentrationen erreicht haben. Etomidat wird daher zur Narkoseeinleitung meist mit Fentanyl oder Sufentanil, also einem synthetischen Morphinderivat (s. S. 52), kombiniert.

● minimale Herz-Kreislauf-Wirkungen:
Etomidat wird vor allem zur Narkoseeinleitung bei kardialen Risikopatienten angewendet, da es keine klinisch nennenswerten Nebenwirkungen am Herz-Kreislauf-System aufweist.

● geringe Atemdepression:
Etomidat erzeugt eine nur leichte Atemdepression. Nach Gabe einer hypnotischen Dosis tritt ein nur sehr kurzfristiger Atemstillstand auf.

● keine Histaminfreisetzung:
Wegen einer fehlenden Histaminfreisetzung eignet sich Etomidat auch besonders bei allergisch veranlagten Patienten (z. B. Asthmatikern).

Nebenwirkungen

● Venenschmerzen:
Bei dem älteren Handelspräparat Hypnomidate® treten während der Injektion häufig Venenschmerzen auf. Durch besonders langsame Injektion bzw. Verdünnen des Hypnomidate® mit NaCl 0,9 % oder durch Vorgabe einer kleinen Dosis Fentanyl (0,05–0,1 mg, s. S. 52) können diese Venenschmerzen vermindert werden. Bei dem neueren, in einer Fettemulsion gelösten Etomidat®-Lipuro, sind keine Venenschmerzen mehr zu erwarten. Inzwischen wird fast nur noch die weiße Etomidat®-Lipuro-Lösung eingesetzt.

● Myokloni:
Myokloni (= Muskelzuckungen) einzelner oder mehrerer Muskelgruppen können vor allem bei nicht prämedizierten Patienten auftreten.

● Hemmung der Kortisolsynthese:
Etomidat führt zu einer Hemmung der körpereigenen Kortisolsynthese in der Nebennierenrinde. Dies ist vor allem bei einer wiederholten Gabe zu beachten. Aus diesem Grund ist Etomidat zur Langzeitsedierung auf der Intensivstation kontraindiziert.

Indikationen

Kardiale Risikopatienten: z. B. alte Patienten, herzinsuffiziente Patienten, koronar- oder zerebralsklerotische Patienten, kardiochirurgische Patienten sowie Patienten im Schock.

Kontraindikationen

Keine (außer der Langzeitanwendung).

Darreichungsform

Brechampullen zu 10 ml; 1 ml = 2 mg (vgl. Abb. 1.27 b). Es hat sich bewährt, Hypnomidate® 1:1 mit NaCl 0,9 % zu verdünnen. Die Etomidat®-Lipuro-Lösung braucht nicht verdünnt zu werden, da sie nicht venenreizend ist.

Dosierung

Zur Narkoseeinleitung 0,2–0,3 mg/kg KG intravenös.

Midazolam (Dormicum®)

▶ Midazolam ist ein neueres Benzodiazepin. Wie auch die anderen Benzodiazepine (z.B. Diazepam, Valium®, s.S. 6) wirkt es im Gehirn über spezifische Benzodiazepinrezeptoren.

Midazolam weist gegenüber den anderen Benzodiazepinen einige Vorteile auf.

Vorteile
● starke hypnotische Wirkung:
  Die hypnotische Wirkung ist wesentlich stärker als bei den anderen Benzodiazepinen. Es eignet sich daher gegebenenfalls als Einleitungshypnotikum für eine Narkose.
● Wasserlöslichkeit:
  Ein großer Vorteil des Midazolams ist seine Wasserlöslichkeit. Durch diese Wasserlöslichkeit ist Midazolam intravenös (und auch intramuskulär) gut verträglich. Die intravenöse Injektion ist nicht schmerzhaft. Thrombophlebitiden treten nach intravenöser Gabe selten auf.
● kurze Wirkungsdauer:
  Der Abbau in der Leber und die Ausscheidung über die Nieren ist bei Midazolam schneller als bei den anderen Benzodiazepinen. Die Wirkungsdauer beträgt ca. 1–2 Stunden.

Wirkungen
Nach einer Injektion von Midazolam bleiben die Herz-Kreislauf-Parameter beim Gesunden weitgehend stabil. Manchmal kann ein Blutdruckabfall auftreten. Dies ist vor allem Folge einer vasodilatierenden Wirkung im venösen System und tritt besonders bei vorbestehendem Volumenmangel in Erscheinung. Bezüglich der Atmung ist bei der für eine Narkoseeinleitung üblichen Dosierung mit einer Atemdepression zu rechnen. Midazolam wird häufig auch für die orale oder rektale Prämedikation bei Kindern eingesetzt (s.S. 239).

Dosierung

Zur Narkoseeinleitung 0,15–0,2 mg/kg KG intravenös.

Darreichungsform

Midazolam ist in zwei unterschiedlichen Konzentrationen erhältlich (Achtung!). Es sind Brechampullen mit 1 ml = 5 mg bzw. 3 ml = 15 mg (5 mg/ml) verfügbar, die z.B. für eine eventuelle intramuskuläre Applikation bevorzugt werden sollten. Daneben sind Brechampullen mit 5 ml = 5 mg (1 mg/ml) verfügbar, die vor allem für die intravenöse Applikation zu empfehlen sind (Abb. 1.27 c).

Propofol (Disoprivan®)

▶ Propofol ist ein rasch und nur kurz wirksames Hypnotikum. Propofol wird vor allem zur Narkoseeinleitung bei kurz dauernden Anästhesien verwendet. Es kann aber auch zur Aufrechterhaltung der Narkose im Rahmen einer so genannten totalen intravenösen Anästhesie (TIVA, z.B. Kombination von Sauerstoff, Sufentanil [oder Remifentanil], Relaxans und Propofol) eingesetzt werden (s.S. 119).

Das wasserunlösliche Propofol ist in einer milchig weißen, 10%igen Lipidemulsion (aus Sojabohnenöl) aufbereitet.

Wirkungen
● Kreislauf:
  Propofol hemmt die Herzkraft (wirkt negativ inotrop) und führt zu einer Herabsetzung des peripheren Gefäßwiderstandes. Blutdruck und Herzminutenvolumen nehmen dadurch oft ab (insbesondere bei älteren und koronargeschädigten Patienten). Die Herzfrequenz bleibt meist relativ konstant.
● ZNS:
  Nach der Injektion einer klinisch üblichen Dosis tritt innerhalb von 30–40 Sekunden eine ca. 5–8 Minuten dauernde Bewusstlosigkeit auf. Ein wichtiger Vorteil des Propofols ist darin zu sehen, dass die Patienten sehr schnell und angenehm wieder wach

werden. Übelkeit und Brechreiz sind selten. Propofol weist sogar eine eigene antiemetische (= übelkeitshemmende) Wirkung auf. Propofol senkt den zerebralen Sauerstoffverbrauch, die zerebrale Durchblutung sowie einen evtl. erhöhten intrakraniellen Druck.

● Atmung:
Propofol wirkt deutlich atemdepressiv. Die Atemwegsreflexe werden durch Propofol stärker gedämpft als durch andere Hypnotika. Daher wird es zunehmend häufiger für Patienten mit Asthma bronchiale empfohlen. Aus dem gleichen Grund stellt es das Hypnotikum der Wahl beim Einführen einer Larynxmaske (s.S. 96) dar.

Sonstiges
Vor Gebrauch sollte die Ampulle aufgeschüttelt werden. Aufgezogenes Propofol sollte (wegen relativ gutem Bakterienwachstum in einer eventuell beim Aufziehen verunreinigten Lösung) möglichst bald verwendet werden.
Die Injektion kann schmerzhaft sein, vor allem bei Injektion in kleinere Venen. Es hat sich daher bewährt, kurz vor der Injektion eine kleine Menge eines Lokalanästhetikums (z.B. 1–2 ml Lidocain 1 %) in die gestaute Vene zu injizieren, dadurch kann der Injektionsschmerz vermindert werden.
Eine Histaminfreisetzung ist bisher nicht beobachtet worden. Propofol ist daher auch bei allergisch veranlagten Patienten gut geeignet.
Bei Kindern unter 3 Jahren sind einige Propofolpräparate nicht zugelassen. Propofol 1 % Fresenius (Fa. Fresenius) ist schon für Säuglinge älter als ein Lebensmonat zugelassen.

Darreichungsform
Propofol liegt als 1%ige (bzw. 2%ige) Lösung vor. 1 ml = 10 mg (bzw. 20 mg) Propofol (Abb. 1.27 d). Die 1%ige Lösung wird normalerweise in der Anästhesie verwendet, die 2%ige Lösung kommt meist nur im Rahmen der Sedierung von Erwachsenen auf der Intensivstation zur Anwendung.
Propofol liegt inzwischen auch in Form vorgefüllter Fertigspritzen für die kontinuierliche Zufuhr vor allem im Rahmen der TCI (target controlled infusion; s.S. 121) zur Verfügung (50 ml Emulsion-Applikationsset Disoprivan® 1 % oder 2 %).

Dosierung
● zur Narkoseeinleitung: 2–2,5 mg/kg KG (bei geriatrischen Patienten ist eine Dosisreduktion auf ca. 1,5 mg/kg KG notwendig). Es empfiehlt sich eine Dosistitration!
● zur Infusion: Als hypnotische Komponente bei einer totalen intravenösen Anästhesie (TIVA, s.S. 119) reichen normalerweise 0,1–0,13(–0,16) mg/kg KG/min bzw. 6–8 (–10) mg/kg KG/h.

Ketamin (Ketanest®)

▶ Ketamin unterscheidet sich sowohl chemisch als auch in seiner Wirkung deutlich von allen anderen Anästhetika und Hypnotika. Es erzeugt einen Zustand, der als so genannte dissoziative Anästhesie bezeichnet wird. Dieser Zustand ist durch eine starke Analgesie bei nur oberflächlichem Schlaf gekennzeichnet.

Wirkungen und Nebenwirkungen
● ZNS:
Nach Ketamininjektion bietet sich ein ungewohntes Bild: Der Patient schaut, nach anfänglichem Nystagmus, meist mit geöffneten Augen ausdruckslos in die Ferne. Trotz Bewusstlosigkeit sind die Lid- und Kornealreflexe erhalten. Der Muskeltonus sowie die Muskeleigenreflexe sind eher erhöht. Die Schutzreflexe (Husten, Schlucken) sind vorhanden, ebenso die Spontanatmung. Im Vordergrund stehen eine potente Analgesie und eine Amnesie (= Erinnerungslosigkeit). Es wird von einer dissoziativen Anästhesie gesprochen. In der Aufwachphase können, vor allem bei jüngeren Erwachsenen, lebhafte Träume, zum Teil auch bedrohliche Angstträume und Erregungszustände, auftreten. Durch zusätzliche Gabe eines Benzodiazepins (z.B. Midazolam oder Diazepam, s.S. 6) und durch Abschirmung gegen Umweltreize können

diese Nebenwirkungen vermindert werden. Diese Angstträume und Halluzinationen schränken die Anwendung von Ketamin sehr stark ein.

- Herz-Kreislauf-System:
  Über eine Sympathikusaktivierung kommt es nach Ketamin zu einem Anstieg des systolischen und des diastolischen Blutdrucks. Parallel dazu tritt bei bereits erhöhtem intrakraniellem Druck eine weitere Drucksteigerung auf. Bei Verdacht auf einen erhöhten intrakraniellen Druck (z.B. SHT) ist Ketamin normalerweise kontraindiziert, es sei denn, dass zusätzlich eine therapiebedürftige Hypotonie vorliegt.
- Atmung:
  Die Atmung wird bei langsamer Injektion kaum beeinflusst. Bei zu schneller Injektion kann ein kurzfristiger Atemstillstand auftreten. Die Reflexe des Rachens und des Kehlkopfes bleiben erhalten, weshalb das Einlegen eines Guedel-Tubus (s.S. 84) unterlassen werden sollte. Da es zu einem vermehrten Speichelfluss kommt, ist eine Prämedikation mit Atropin dringend angezeigt. Ketamin besitzt durch seine Sympathikusstimulierung eine unspezifische bronchodilatierende Wirkung und eignet sich daher auch gut bei Asthmatikern als Einleitungshypnotikum. Ketamin kann sogar zum Durchbrechen eines Asthmaanfalls verabreicht werden.

Indikationen

- Als Monoanästhetikum eignet sich Ketamin insbesondere bei Kindern, um z.B. einen Verbandswechsel, eine Wundversorgung oder eine Nekrosenabtragung nach Verbrennungen vorzunehmen.
- Zur Narkoseeinleitung wird es manchmal bei Patienten mit einem Volumenmangelschock eingesetzt. Bei diesen Patienten droht während der Narkoseeinleitung meist ein weiterer Blutdruckabfall. Bei Verwendung von Ketamin zur Narkoseeinleitung bleibt der Kreislauf meist relativ stabil.
- Als Analgetikum kommt es in der Notfall- und Katastrophenmedizin zum Einsatz.

Kontraindikationen

- wenn eine Herzfrequenzsteigerung vermieden werden muss, z.B. bei Koronarsklerose oder Mitralklappenstenose
- wenn eine Blutdrucksteigerung vermieden werden muss, z.B. bei Zerebralsklerose oder Bluthochdruck
- bei erhöhtem intrakraniellem Druck
- bei Alkoholikern und psychiatrischen Patienten
- bei Epilepsie in der Anamnese, da Ketamin unter Umständen einen epileptischen Anfall auslösen kann

Dosierung

- zur intravenösen Narkoseeinleitung: 1–2 mg/kg KG langsam (!) verabreichen. Bei zu schneller Injektion droht ein Atemstillstand. Der Wirkungseintritt beginnt innerhalb von 30 Sekunden. Die Narkosedauer beträgt 5–10 Minuten. Als Wiederholungsdosis empfiehlt sich die halbe Initialdosis.
- als Analgetikum ohne narkotische Wirkung: 0,25–0,5 mg/kg KG
- zur intramuskulären Narkoseeinleitung: 4–8 mg/kg KG. Der Narkoseeintritt beginnt nach 3–4 Minuten. Die Narkosedauer beträgt 12–25 Minuten.

Darreichungsform

Für Ketanest®: Injektionsflaschen mit 20 ml = 200 mg; 1 ml = 10 mg. Injektionsflasche mit 10 ml = 500 mg; 1 ml = 50 mg.

Esketamin (Ketanest S®)

Bisherige Ketaminpräparate stellten ein Razemat dar. Unter einem Razemat wird ein Gemisch verstanden, das zu gleichen Anteilen aus zwei spiegelbildlich aufgebauten Molekülen (so genannten Stereoisomeren) besteht. Diese beiden Molekülformen drehen polarisiertes Licht in unterschiedliche Richtungen (nach rechts bzw. nach links). Bisherige Ketaminpräparate bestehen also aus einem Gemisch aus rechtsdrehendem S-Ketamin (= Esketamin) und linksdrehendem R-Ketamin. Das Esketamin hat eine deutlich stärkere analgetische Potenz als das R-Ketamin. Das R-Ketamin wird für die halluzinogenen Nebenwirkungen des Ketamins verantwortlich gemacht. Die Verabreichung des reinen Esketamin scheint daher Vorteile aufzuweisen. Inzwischen wurde das Stereoisomer Esketamin isoliert und ist als Ketanest S® erhältlich. Das Esketamin braucht im Vergleich zum konventionellen Ketamin aufgrund der potenteren Wirkung nur ungefähr halb so hoch dosiert werden. Die Aufwachphase ist bei Esketamin kürzer. Psychomimetische Reaktionen scheinen jedoch leider nicht seltener zu sein als beim konventionellen Razemat. Die kardiovaskulären Nebenwirkungen von Esketamin unterscheiden sich ebenfalls nicht.

Darreichungsform

Für Ketanest S®: Ampullen bzw. Injektionsflaschen für hoch konzentrierte Lösung mit 2, 10 bzw. 50 ml (25 mg/ml) bzw. Ampullen oder Injektionsflaschen mit niedrig konzentrierter Lösung mit 5 bzw. 20 ml (5 mg/ml).

Dosierung

- 0,5–1,0 mg/kg KG i.v.
- 2–4 mg/kg KG i.m.

Fentanyl

▶ Fentanyl ist nach Sufentanil und Remifentanil (s.u.) das potenteste im Handel befindliche intravenöse Analgetikum. Es ist ein chemisch dem Pethidin verwandtes, synthetisches Morphinderivat (s.S. 8), das ca. 600-mal potenter als Pethidin und ca. 100-mal potenter als Morphin ist. Wie die anderen Opioide auch, erzeugt Fentanyl seine Wirkungen durch Bindung an spezifische Opioidrezeptoren im Gehirn und im Rückenmark.

Bei intravenöser Applikation beginnt die Wirkung nach ca. 20 Sekunden einzusetzen. Das Wirkungsmaximum ist nach ca. 6 Minuten zu erwarten. Die Analgesie dauert 20–30 Minuten. Insgesamt ist Fentanyl durch eine nur minimale Beeinflussung des Herz-Kreislauf-Systems ausgezeichnet. Gelegentlich tritt eine leichte Bradykardie auf. Das Fehlen toxischer

Nebenwirkungen auf Leber und Nieren sind weitere Vorteile von Fentanyl.

Nebenwirkungen

Fentanyl verursacht die für Opioide typischen Nebenwirkungen (s.S. 8).
- Atemdepression:
  Bereits ab 0,1 mg ist beim Erwachsenen mit einer deutlichen Atemdepression zu rechnen. Bei höheren Dosierungen kann es zum Atemstillstand kommen. Typisch für eine höher dosierte Opioidgabe ist, dass die Patienten auf Aufforderung durchatmen. Werden sie aber in Ruhe gelassen, so „vergessen" sie, zu atmen. Als weitere Nebenwirkung auf die Atmungsfunktion kann beim nicht relaxierten Patienten manchmal eine Versteifung der Thoraxmuskulatur (eine so genannte Thoraxrigidität) auftreten. Diese äußert sich in einem plötzlich erhöhten Beatmungswiderstand.
- Pupillenverengung (= Miosis)
- Übelkeit und Brechreiz
- Sucht
- Euphorie
- Obstipation (= Verstopfung) und eine Erhöhung des Muskeltonus im Gallengangsystem sowie in den ableitenden Harnwegen

Indikationen

Fentanyl wird vor allem im Rahmen einer so genannten (totalen) intravenösen Anästhesie ([T]IVA, s.S. 119) angewandt. Auch bei der Inhalationsnarkose wird häufig, vor allem bei Narkosebeginn, eine kleine Dosis Fentanyl oder eines anderen Opioids verabreicht, um Inhalationsanästhetika einzusparen. Dieses Vorgehen wird als balancierte Anästhesie bezeichnet (s.S. 117).

Kontraindikationen

- Ehemalige Opioidsüchtige können postnarkotisch, falls perioperativ Fentanyl oder ein anderes Opioid verabreicht wurde, rückfällig werden. Deshalb sollte bei ihnen auf Fentanyl verzichtet und ein Inhalationsanästhetikum vorgezogen werden.
- Beim Kaiserschnitt darf vor der Abnabelung des Kindes kein Fentanyl oder anderes

Opioid verabreicht werden. Es besteht die Gefahr der Atemdepression beim Neugeborenen (!) (s. S. 255).

Dosierung
- (T)IVA: initial ca. 0,1–0,3 mg beim Erwachsenen, Wiederholungsdosen 0,05–0,1 mg
- balancierte Anästhesie:
  initial 0,1–0,2 mg Fentanyl,
  Wiederholungsdosen 0,05–1,0 mg
  Da die Wirkungsbeendigung von Fentanyl vor allem durch Umverteilungsphänomene (s. S. 42) bedingt ist, müssen bei wiederholten Nachinjektionen immer niedrigere Dosen verwendet werden, da die Muskel- und Fettdepots langsam gefüllt sind. Wichtig ist eine ausreichende Initialdosis, um die Opioidrezeptoren aufzusättigen. Eine zu hohe Dosierung ist jedoch sinnlos. Sind alle Opioidrezeptoren besetzt, so kann auch durch eine weitere Dosissteigerung keine bessere Analgesie mehr erreicht werden. Je näher das Ende der Operation ist, desto niedriger sollte die Wiederholungsdosis sein. Die letzte Dosis sollte mindestens 30 Minuten vor Operationsende erfolgen, um einen postoperativen Fentanylüberhang mit Atemdepression zu vermeiden. Gegebenenfalls muss die Fentanylwirkung mit einem Gegenmittel aufgehoben (= antagonisiert) werden (s. S. 55).

Darreichungsform
Brechampullen zu 2 ml und 10 ml; 1 ml = 0,05 mg.

Alfentanil (Rapifen®)

▶ Alfentanil ist ein potentes Analgetikum vom Opioidtyp (s. S. 8). Alfentanil ist nicht nur in seiner chemischen Struktur, sondern auch in seinen Wirkungen und Nebenwirkungen dem Fentanyl sehr ähnlich (s. o.). Gegenüber dem Fentanyl zeichnet es sich vor allem durch folgende Unterschiede aus: Der Wirkungsbeginn des Alfentanil ist dreimal schneller als bei Fentanyl, die Wirkungsdauer ist mit ca. 10 Minuten um einiges kürzer als bei Fentanyl.

Alfentanil eignet sich vor allem für kürzere Eingriffe. Die analgetische Potenz von Alfentanil ist nur ca. ein Fünftel bis ein Zehntel so hoch wie die des Fentanyls.

Bezüglich der Beeinflussung des Herz-Kreislauf-Systems liegen zum Teil unterschiedliche Mitteilungen vor. Während manche Autoren von einer ähnlich geringen Beeinflussung des Herz-Kreislauf-Systems wie durch das Fentanyl (s. o.) berichten, beschreiben andere Autoren nach Alfentanilgabe einen eventuellen Abfall des Blutdrucks und vor allem einen eventuell deutlichen Abfall der Herzfrequenz. Durch die vorherige intravenöse Gabe von Atropin können diese Kreislaufveränderungen jedoch weitgehend verhindert werden.

In Bezug auf die Atmung ist nach Alfentanilgabe aufgrund der kurzen Wirkungsdauer seltener mit einer postoperativen Atemdepression zu rechnen. Allerdings kann es nach Alfentanilgabe häufiger zu einer vorübergehenden **Thoraxstarre** (= Thoraxrigidität, s. S. 52) kommen. Hierdurch können Beatmungsprobleme bei einer Maskenbeatmung auftreten. Durch eine langsame Injektion von Alfentanil lässt sich die Häufigkeit dieser Thoraxstarre deutlich vermindern. Notfalls muss eine kleine Dosis eines Muskelrelaxans (z.B. Succinyldicholin; s. S. 67) verabreicht werden, um die Thoraxstarre zu durchbrechen.

Dosierungsempfehlung
Meist genügen für kurze Eingriffe (z.B. eine Curettage) ca. 15 µg/kg KG, also ca. 1,0 mg. Nachinjektion: 0,5–1,0 mg beim Erwachsenen. Wird Alfentanil ausnahmsweise für eine größere Operation verwendet, dann werden zur Narkoseeinleitung 25–50 µg/kg KG verabreicht.

Kontinuierliche Infusion
1–1,5 µg/kg KG/min = 8–12 ml/h beim Erwachsenen.

Darreichungsform
Brechampullen zu 2 ml oder 10 ml; 1 ml = 0,5 mg.

Sufentanil
(Sufenta®, Sufenta® mite 10)

Sufentanil ist das potenteste verfügbare Opioid. Es ist ca. 500- bis 1000-mal potenter als Morphin und ca. sieben- bis achtmal potenter als Fentanyl. 15 µg Sufentanil entsprechen ungefähr 0,1 mg Fentanyl. Bezüglich Nebenwirkungen, Indikationen und Kontraindikationen entspricht es weitgehend dem Fentanyl (s.S. 52). Es unterscheidet sich jedoch in einigen pharmakokinetischen Größen. Die maximale Wirkung ist bereits nach zwei bis drei Minuten und damit ca. doppelt so schnell wie bei Fentanyl zu erwarten. Sufentanil weist eine sehr hohe Bindung an Plasmaproteine auf und wird weniger ins Fettgewebe umverteilt. Die Gefahr einer Kumulation bei Mehrfachgabe ist geringer als bei Fentanyl (s.S. 354); die Wirkdauer ist etwas kürzer. Sufentanil wirkt stärker sedierend als Fentanyl und kann zur Analgosedierung bei Intensivpatienten evtl. als Monosubstanz verwendet werden (s.S. 354). Die therapeutische Breite des Sufentanils bezüglich kardiovaskulärer Nebenwirkungen ist ca. 100-mal so groß wie bei Fentanyl. Es wird daher z.B. relativ häufig in der Kardioanästhesie eingesetzt.

Um vagotone Reaktionen (Bradykardie) und eine Thoraxrigidität zu vermeiden, ist eine langsame Injektion vorzunehmen.

Darreichungsform

- Sufenta® mite 10: Ampulle à 10 ml; 1 ml = 5 µg
  Sufenta® mite 10 ist 10fach weniger konzentriert als die Sufenta®-Lösung. Die hoch konzentrierte Sufenta®-Lösung wird vor allem für die Kardioanästhesie sowie für die Sufentanilgabe per Infusionspumpe (vor allem auf der Intensivstation), selten auch für lang dauernde, große operative Eingriffe empfohlen. Bei kleinen und mittelgroßen Eingriffen wird normalerweise die Sufenta®-mite-10-Lösung verwendet.
- Sufenta®: Ampulle à 5 ml; 1 ml = 50 µg

Dosierung

- Initialdosis zur Narkoseeinleitung einer Kombinationsnarkose: 0,3–0,6 µg/kg KG (entsprechend 20–40 µg = 4–8 ml Sufenta® mite 10 beim 70 kg schweren Erwachsenen)
- Repetitionsdosis in Abhängigkeit von der klinischen Symptomatik: 0,15–0,30 µg/kg KG (entsprechend 10–20 µg = 2–4 ml Sufenta® mite 10 beim 70 kg schweren Erwachsenen)
  Empfehlung für eine kontinuierliche Infusion: 0,3–1,0 µg/kg KG/h = 0,005–0,017 µg/kg KG/min
- Bei kardiochirurgischen Eingriffen werden deutlich höhere Dosierungen empfohlen.

Remifentanil (Ultiva®)

Remifentanil ist nach Sufentanil das zweitpotenteste verfügbare Opioid. Remifentanil ist ein ultrakurz wirkendes Opioid. Es wurde 1996 in Deutschland eingeführt. Es ist strukturell dem Fentanyl verwandt. Remifentanil weist als einziges Opioid eine Esterbindung auf. Dadurch kann es schnell durch die im Plasma und Gewebe vorhandenen unspezifischen Esterasen (Enzyme, die Esterverbindungen spalten können) abgebaut werden. Der Wirkungsbeginn ist ähnlich schnell wie beim Alfentanil (s.S. 53). Es kann daher auch häufiger zu einer Thoraxrigidität kommen. Remifentanil führt oft zu einer deutlichen Abnahme von Herzfrequenz und Blutdruck. Ursache ist eine zentrale Stimulation der Vagusaktivität und/oder eine Hemmung der Sympathikusaktivität. Dies ist vor allem bei schnellerer Gabe oder einer höheren Dosierung zu befürchten. Remifentanil sollte daher nur langsam über eine Spritzenpumpe verabreicht und initial vorsichtig dosiert werden. Auch die sehr kurze Wirkdauer verlangt eine kontinuierliche Gabe per Spritzenpumpe.

Die Metabolisierung ist unabhängig von eventuellen Leber- oder Nierenschädigungen, von Alter oder Gewicht. Die Erholungszeit ist weitgehend unabhängig von der Dauer der Infusion und/oder der verabreichten Gesamtdosis. Innerhalb von ca. 3 Minuten fällt nach Infusionsende die Plasmakonzentration um ca. 50 % ab, unabhängig davon, ob die Infusion über nur wenige Minuten oder gar über mehrere Stunden durchgeführt wurde. Da nach Verwendung von Remifentanil postoperativ meist sehr schnell stärkere Schmerzen auftreten, ist eine konsequente postoperative Schmerztherapie notwendig. Remifentanil wird ausschließlich intraoperativ eingesetzt.

Darreichungsform
Remifentanil liegt als Pulver in Durchstechampullen mit 1 mg, 2 mg oder 5 mg vor. Es ist mit NaCl-Injektionslösung (0,9 %), Aqua ad injectabilia oder 5%iger Glukoselösung aufzulösen. Am besten haben sich die 1-mg-Durchstechampullen bewährt.
Auflösung von z. B. 1 mg in 20 ml = 50 µg/ml.

Dosierung
Vom Hersteller wird zur Narkoseeinleitung eine initiale Bolusgabe (über mindestens 30 Sekunden) von ungefähr 0,5–1 µg/kg KG und eine anschließende kontinuierliche Infusion mit 0,5–1,0 µg/kg KG/min (= 42–84 ml/Stunde beim 70 kg schweren Erwachsenen bei einer Verdünnung von 50 µg/ml) empfohlen. Die praktische Erfahrung hat gezeigt, dass unter diesen Dosierungen häufig starke Bradykardien und Blutdruckabfälle auftreten. Zumeist kann die initiale Bolusdosis deutlich reduziert oder es sollte möglichst ganz darauf verzichtet werden und gleich mit einer bewährten Erhaltungsdosis von ca. 0,2–0,3 µg/kg KG/min begonnen werden. Eventuell kann es sinnvoll sein, vor der Gabe von Remifentanil Atropin intravenös zu verabreichen. Dadurch können Bradykardien und Blutdruckabfälle meist vermindert werden.

Opioidantagonisten

▶ Opioide (s. S. 8) entfalten ihre Wirkung durch eine Bindung an spezifische Rezeptoren im Gehirn und Rückenmark. Opioidantagonisten sind Substanzen, die die Opioide aus dieser Rezeptorbindung verdrängen und sich selbst an diesen Rezeptor binden können. Diese Opioidantagonisten sind dem Morphinmolekül sehr ähnliche Substanzen und können deshalb mit diesen Rezeptoren reagieren. Ihnen fehlen jedoch die für die Opioide typischen Wirkungen vollständig (s. Naloxon).

Opioidantagonisten können die meisten Opioide (mit Ausnahme des stark rezeptorgebundenen Buprenorphins; s. S. 321) aus der Rezeptorverbindung verdrängen. Opioidantagonisten haben also eine stärkere Bindungsneigung (= Affinität) zum Opioidrezeptor als die meisten Opioide. Damit kann durch Gabe eines Opioidantagonisten die Wirkung von zuvor verabreichten Opioiden aufgehoben, das heißt antagonisiert, werden. Ein Opioidantagonist wird vor allem bei Verdacht auf einen postoperativen Opioidüberhang (s. S. 118) verabreicht. Der wichtigste Opioidantagonist ist Naloxon. Er wird vor allem zur Antagonisierung einer opioidbedingten Atemdepression angewandt, also z. B. bei einem postoperativen Opioidüberhang.

Naloxon (Narcanti®)

▶ Naloxon ist der wichtigste Opioidantagonist. Obwohl Naloxon chemisch dem Morphin sehr ähnlich ist, ist es frei von morphinartigen Nebenwirkungen. Es ist also ein reiner Opioidantagonist.

Darreichungsform
1 Ampulle zu 1 ml = 0,4 mg;
Außerdem: Narcanti® Neonatal; 1 Ampulle = 2 ml = 0,04 mg.

Dosierung
Es hat sich bewährt, eine Ampulle Naloxon = 0,4 mg = 1 ml mit 9 ml NaCl 0,9 % zu verdünnen; 1 ml enthält dann 0,04 mg. Nach initialer Gabe von ca. 1 µg/kg KG (ca. 0,08 mg = 2 ml dieser Lösung) sollte die Wirkung abgewartet werden. Bei unzureichender Wirkung wird nach 2–3 Minuten nochmals 1 ml injiziert, und dies gegebenenfalls so oft wiederholt, bis eine ausreichende Spontanatmung erreicht ist. Zumeist reichen 0,001–0,002 mg/kg KG aus,

beim Erwachsenen also ca. 0,08–0,16 mg = 2–4 ml der verdünnten Lösung.

Nebenwirkungen

Bei einer schnellen Injektion von hohen Dosen kann es bei frischoperierten Patienten zu einem erheblichen Anstieg des Blutdrucks und der Herzfrequenz kommen. Durch die vollständige Aufhebung der analgetischen Wirkung klagen die Patienten dann auch über starke postoperative Schmerzen. Es sollten deshalb wiederholt kleine Dosen injiziert werden, bis die gewünschte atemstimulierende Wirkung erreicht ist, aber noch eine ausreichende Analgesie vorhanden ist (s.o.).

Sonstiges

Die Wirkung von Naloxon ist relativ kurz, sodass unter Umständen nach einer Stunde die Naloxonwirkung abklingt und die Atemdepression wieder auftreten kann!! Dies ist möglich, wenn intraoperativ hohe Dosen eines Opioids oder wenn lang wirksame Opioide verwendet wurden. Nach einer Antagonisierung ist deshalb eine ca. zweistündige postoperative Überwachung des Patienten im Aufwachraum nötig!

Droperidol
(Dehydrobenzperidol = DHBP)

▶ Droperidol gehört, wie z.B. auch Promethazin (Atosil®, s.S. 8) oder Haloperidol, in die Gruppe der Neuroleptika. Die Wirkungsdauer beträgt ca. 6–8 Stunden.

Droperidol wurde einige Jahre nicht mehr hergestellt. Inzwischen kann es z.B. über die Firma AOP Orphan Pharmaceuticals, Wien, wieder bezogen werden.

Wirkungen

- Sedierung, Gleichgültigkeit, Antriebshemmung
- starke antiemetische Wirkung (= Hemmung von Übelkeit und Brechreiz), insbesondere bei einer durch Opioide (z.B. Fentanyl) induzierten Übelkeit

- Antihistaminwirkung (= Verminderung von anaphylaktoiden Reaktionen)

Nebenwirkungen

- Blutdruckabfall:
  Droperidol bewirkt eine starke Vasodilatation durch Blockade der für den Gefäßtonus wichtigen Alpha-(α-)Rezeptoren (**Alpha-Blockade**, s.S. 295). Folge dieser Alpha-Blockade ist ein Blutdruckabfall nach Droperidolgabe. Besteht bei dem Patienten ein intravasaler Volumenmangel, den der Körper durch eine Gefäßengstellung zu kompensieren versucht, so erzeugt die Gefäßweitstellung nach Droperidol unter Umständen einen starken Blutdruckabfall.
- Extrapyramidale Bewegungsstörungen:
  Bei hoher Dosierung können extrapyramidale Bewegungsstörungen, ähnlich wie bei der Parkinson-Krankheit, auftreten.
- Verschlimmerung einer Depression/Epilepsie:
  Droperidolgabe kann bei Patienten mit einer Depression zu einem postoperativen Rezidiv führen. Bei Patienten mit einer Epilepsie kann unter Umständen ein epileptischer Anfall ausgelöst werden, da Droperidol, wie alle Neuroleptika (s.S. 8), die zerebrale Krampfschwelle erniedrigt.
- Atmung, Leber, Niere und Herz werden kaum beeinflusst.

Indikationen

- Therapie postoperativer Übelkeit:
  Droperidol stellt das zur Therapie der postoperativen Übelkeit im Aufwachraum vermutlich am häufigsten eingesetzte Antiemetikum dar.
- Neuroleptanästhesie:
  Droperidol wurde früher vor allem im Rahmen der so genannten Neuroleptanästhesie (s.S. 123) verwendet. Eine Neuroleptanästhesie wird jedoch heute nur noch sehr selten durchgeführt.

Kontraindikationen

- starker Volumenmangel
- Parkinson-Krankheit, Epilepsie oder Depression in der Anamnese. Diese Krankheitsbilder können verstärkt werden.

- ambulante Patienten: Aufgrund der langen Wirkdauer sind höhere Dosierungen (über ca. 2,5 mg) zu vermeiden.

Darreichungsform
1 Ampulle zu 2 ml = 5 mg, 1 ml = 2,5 mg.

Dosierung
- Therapie postoperativer Übelkeit: Bei Erwachsenen wird hierfür eine Dosierung von 0,625–1,25–2,5 mg (= 0,25–0,5–1 ml) empfohlen.
- zur Einleitung der früher üblichen Neuroleptanästhesie: initial 0,1–0,2 mg/kg KG = 5–15 mg (s. S. 124) beim Erwachsenen. Bei intravasalem Volumenmangel muss vor der Droperidolgabe Volumen infundiert werden. Gegebenenfalls muss Droperidol niedrig dosiert oder fraktioniert (= in kleinen Portionen) verabreicht werden, um einen stärkeren Blutdruckabfall zu vermeiden.
- Nachinjektionen von Droperidol sind bei einer (nur noch selten durchgeführten) Neuroleptanästhesie nur bei langen Operationen notwendig. Es empfiehlt sich eine Wiederholungsdosis von ca. 5 mg alle ca. 3–4 Stunden.

Physostigmin (Anticholium®)

Falls ein Patient nach der Narkose verzögert wach wird oder ein sehr abnormes Aufwachverhalten aufweist, muss differentialdiagnostisch auch an ein so genanntes zentrales anticholinerges Syndrom (ZAS) gedacht werden.

Ein zentrales anticholinerges Syndrom kann sich als verzögertes Wachwerden aus der Narkose mit verlängertem postanästhetischem Koma oder verlängerter Somnolenz, aber auch als postnarkotische Unruhe oder in Form von Halluzinationen, Koordinationsstörungen, Sprachstörungen und Ähnlichem äußern.
Neben zentralen Symptomen treten bei einem ZAS auch periphere Symptome wie Mundtrockenheit, Tachykardie, trockene und rote Haut sowie Mydriasis (also atropinartige Symptome) auf. Ein ZAS ist nach ca. 1 % aller Allgemeinnarkosen zu erwarten.

Wegen des vielfältigen Erscheinungsbildes ist die Abgrenzung des zentralen anticholinergen Syndroms gegen z. B. einen Narkoseüberhang, gegen eine Hypoxie oder andere Ursachen oft sehr schwierig. Bevor ein ZAS angenommen werden darf, müssen stets andere Ursachen ausgeschlossen werden.

Ein ZAS ist durch eine Störung im Bereich derjenigen Synapsen bedingt, die als Überträgersubstanz Acetylcholin haben. Ursache kann eine medikamentös bedingte Verdrängung von Acetylcholin vom Rezeptor oder ein Überwiegen anderer Neurotransmittersysteme sein. Ursache ist also stets eine absolute oder relative Verarmung an Acetylcholin im ZNS.

Als auslösende Medikamente kommen vor allem in Frage: Atropin, Scopolamin (ein dem Atropin vergleichbares Parasympathikolytikum), Antidepressiva, Antihistaminika und Neuroleptika wie z. B. Droperidol. Selten kann es nach Gabe fast aller anderen Medikamente ebenfalls zu einem ZAS kommen.

Die erfolgreiche Therapie mit Physostigmin spricht für das Vorliegen eines ZAS. Physostigmin hemmt – genauso wie Neostigmin oder Pyridostigmin (s. S. 66) – das Enzym Cholinesterase. Dadurch wird der Abbau von Acetylcholin gehemmt, die Acetylcholinkonzentration steigt an (Parasympathikomimetikum). Physostigmin kann jedoch, im Gegensatz zu Neostigmin und Pyridostigmin, die Blut-Hirn-Schranke überwinden und damit auch zentral zu einer Erhöhung der Acetylcholinkonzentration führen.

Darreichungsform
Physostigmin (Anticholium®) liegt in Ampullen zu 5 ml = 2 mg vor.

Dosierung
Initial werden 0,04 mg/kg KG intravenös empfohlen. Beim Erwachsenen sollten initial ca. 2 mg langsam intravenös verabreicht wer-

den. Gegebenenfalls kann nach 15–20 Minuten eine Nachinjektion von 1–4 mg vorgenommen werden.

Sonstiges

Die Injektion muss langsam erfolgen, um Nebenwirkungen wie Übelkeit, Erbrechen, Bradykardie, Bronchokonstriktion oder gar zerebrale Krämpfe zu vermeiden. Patienten mit einem ZAS werden nach Injektion von Physostigmin meist schlagartig ansprechbar. Da dessen Wirkung nur ca. 30–60 Minuten anhält, sollten die Patienten für mindestens zwei Stunden überwacht werden, um ein nach Wirkungsende von Physostigmin evtl. erneut auftretendes ZAS erfassen zu können. In seltenen Fällen kann eine kontinuierliche Physostigmin-Infusion über einen längeren Zeitraum erforderlich werden. Physostigmin ist bei Patienten mit Asthma bronchiale oder Koronarsklerose kontraindiziert.

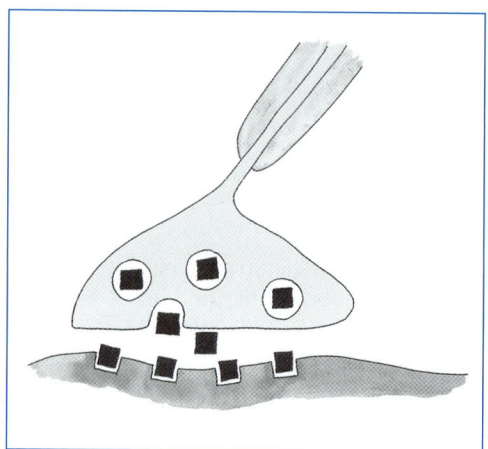

Abb. 1.28 Motorische Endplatte. Impulsübertragung durch die Überträgersubstanz Acetylcholin (■).

1.8 Muskelrelaxanzien

▶ **Definition**

Muskelrelaxanzien sind Medikamente, die eine vorübergehende Lähmung (= Relaxierung) der quergestreiften Muskulatur bewirken. Es werden nichtdepolarisierende Muskelrelaxanzien (s. S. 58) und depolarisierende Muskelrelaxanzien unterschieden (s. S. 67).

Physiologie der neuromuskulären Übertragung

▶ Quergestreifte Muskelfasern werden von motorischen Nerven innerviert. Die Verbindungsstelle zwischen einer motorischen Nervenendigung und einer Muskelzelle wird als **motorische Endplatte** bezeichnet. Ihr schematischer Aufbau ist in Abbildung 1.28 dargestellt.

Ein ankommender Nervenimpuls löst in der motorischen Nervenendigung die Freisetzung der dort gespeicherten Überträgersubstanz

Acetylcholin (vgl. Abb. 1.28) aus. **Acetylcholin (ACh)** wandert durch den synaptischen Spalt zur Muskelzellmembran, bindet sich dort an spezifische Acetylcholinrezeptoren und verursacht dadurch eine Depolarisation der Muskelzellmembran, das heißt einen Zusammenbruch des normalerweise vorhandenen Membranpotentials mit nachfolgender Muskelkontraktion. Innerhalb von Millisekunden wird die Überträgersubstanz (der **Transmitter**) Acetylcholin durch das Enzym **Acetylcholinesterase** wieder gespalten und ist damit wirkungslos. Ein neuer Impuls kann nun übergeleitet werden.

Nichtdepolarisierende Muskelrelaxanzien

Curare, der Prototyp der nichtdepolarisierenden Muskelrelaxanzien, ist ein Extrakt aus den Wurzeln und Blättern der tropischen Kletterpflanze Chondrodendron tomentosum und wurde ursprünglich von südamerikanischen Indianern als Pfeilgift verwendet. Sämtliche wie Curare wirkenden nichtdepolarisierenden Muskelrelaxanzien werden nach ihm auch als curareähnliche (= **curariforme**) Muskelrelaxanzien bezeichnet.

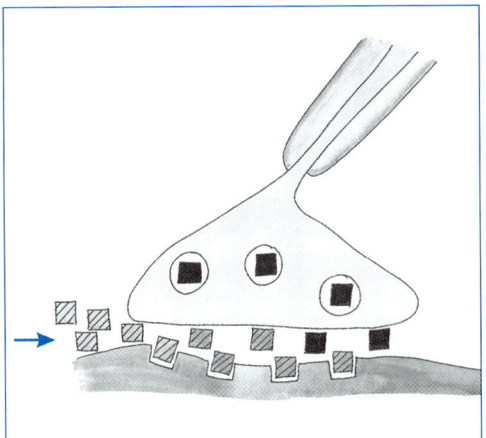

Abb. 1.29 Motorische Endplatte. Acetylcholin (■) wird durch das anflutende nichtdepolarisierende Muskelrelaxans (▨) verdrängt.

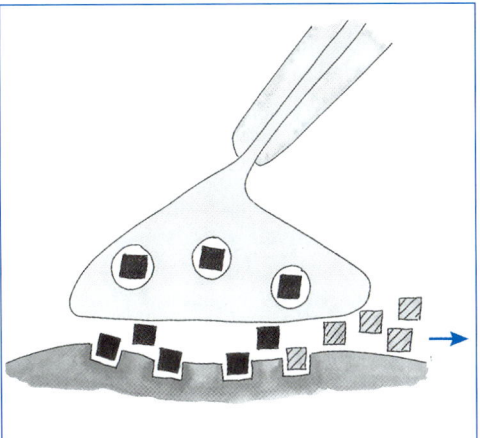

Abb. 1.30 Motorische Endplatte. Das nichtdepolarisierende Muskelrelaxans (▨) diffundiert aus der motorischen Endplatte. Acetylcholin (■) kann wieder an den Rezeptor.

Wirkungsweise der nichtdepolarisierenden Muskelrelaxanzien

▶ Nichtdepolarisierende Muskelrelaxanzien sind Medikamente, die sich an die Rezeptoren des Acetylcholins (ACh) binden können, obwohl sie dabei die Muskelzellmembran nicht (!) zu depolarisieren vermögen, also auch keine Muskelkontraktion erzeugen können. Da die Muskelzellmembran nicht (!) depolarisiert wird, werden die Medikamente als nichtdepolarisierende Muskelrelaxanzien bezeichnet.

Nichtdepolarisierende Muskelrelaxanzien konkurrieren mit dem ACh um den begehrten Rezeptorplatz. Beide können sich gegenseitig aus dieser Verbindung verdrängen, je nachdem, welche Substanz in höherer Konzentration vorhanden ist (**kompetitive Bindung**). Wenn das nichtdepolarisierende Muskelrelaxans in genügender Konzentration vorliegt, besetzt es alle ACh-Rezeptoren. Das nun nach einem Nervenimpuls freigesetzte ACh hat keine Chance mehr, an noch freie Rezeptoren zu gelangen, um eine Depolarisation auszulösen (vgl. Abb. 1.29). Die Muskeln bleiben also unerregbar, das heißt relaxiert. Diese nichtdepolarisierenden Muskelrelaxanzien können von

dem Enzym Acetylcholinesterase nicht abgebaut werden. Die Muskelerregbarkeit tritt erst wieder ein, wenn die nichtdepolarisierenden Muskelrelaxanzien über die Lymphe und das Blut langsam abtransportiert und zunehmend wieder mehr Rezeptoren für das ACh frei werden (= normale Wirkungsbeendigung, vgl. Abb. 1.30). Die Wirkung der nichtdepolarisierenden Muskelrelaxanzien kann auch beendet werden, indem medikamentös die Konzentration des ACh erhöht wird. Dann ist ACh zahlenmäßig weit in der Überzahl und verdrängt das nichtdepolarisierende Muskelrelaxans schnell aus seiner Rezeptorverbindung (Wirkungsbeendigung durch ein Gegengift = Antagonisierung, s. S. 65).

Wirkungen und Nebenwirkungen der nichtdepolarisierenden Muskelrelaxanzien

Wirkung

Die Hauptwirkung der nichtdepolarisierenden Muskelrelaxanzien ist die Relaxierung der quergestreiften Muskulatur. Die relaxierende Wirkung einer hohen Dosis eines nichtdepolarisierenden Muskelrelaxans wirkt im Bereich des Kehlkopfes und des Zwerchfelles schneller als im Bereich von peripheren Muskeln. Dies ist dadurch zu erklären, dass Kehlkopf und Zwerchfell sehr gut durchblutet werden. Deshalb flutet das Muskelrelaxans dort schneller an, aber auch wieder schneller ab.

> Einzelne Muskelgruppen sind unterschiedlich empfindlich auf nichtdepolarisierende Muskelrelaxanzien. Um einen bestimmten Relaxationsgrad zu erzielen, werden z. B. am Zwerchfell doppelt so hohe Plasmakonzentrationen des Relaxans benötigt wie an den Handmuskeln.

Die Anwendung eines Muskelrelaxans verlangt eine künstliche Beatmung, da ansonsten der Tod durch periphere Lähmung der Atemmuskulatur droht! Bei der Wirkungsbeendigung eines Relaxans erlangen zuerst unempfindliche Muskeln wie das Zwerchfell ihre Funktion wieder zurück. Wenn der Patient dann auf Aufforderung wieder die Augen öffnen, den Kopf für 5 Sekunden hochheben und die Zunge herausstrecken kann, so spricht dies für eine weitgehende Wirkungsbeendigung des Muskelrelaxans. Zur objektiven Überwachung des Relaxationsgrades hat sich die **Relaxometrie** (s. S. 70) bestens bewährt. Sie erfreut sich in den letzten Jahren zunehmender Beliebtheit.

Nebenwirkungen

- unter Umständen eine Histaminfreisetzung:
  Folgen einer eventuellen Histaminfreisetzung nach Injektion eines nichtdepolarisierenden Muskelrelaxans können ein fleckförmiges Exanthem, insbesondere im Gesicht und am oberen Körperstamm, selten ein Blutdruckabfall mit Tachykardie oder sehr selten bronchospastische Zustände sein.
- Plazenta:
  Nichtdepolarisierende Muskelrelaxanzien können die intakte Plazentaschranke nicht nennenswert überschreiten und führen daher – z. B. bei Verabreichung bei einem Kaiserschnitt – auch zu keiner Muskelerschlaffung des Neugeborenen.

- Blutdruck:
  Als Ursache für eine Hypotonie nach Injektion von nichtdepolarisierenden Muskelrelaxanzien können vor allem eine eventuelle Histaminfreisetzung (s. o.) sowie zum Teil auch die einsetzende Muskelerschlaffung verantwortlich sein. Die Muskelerschlaffung bewirkt eine indirekte Abnahme des venösen Gefäßtonus und damit eine Verminderung des venösen Rückflusses, was wiederum eine Hypotonie verstärken kann.
- Vegetatives Nervensystem:
  Zum besseren Verständnis des Wirkungsmechanismus der nichtdepolarisierenden Muskelrelaxanzien auf das vegetative Nervensystem sei dessen Aufbau anhand der Abbildung 1.31 kurz wiederholt.
  Die Nerven des vegetativen Nervensystems bestehen immer aus zwei (!) Neuronen. Die Überträgersubstanz des ersten Neurons (= präganglionäres Neuron) ist im sympathischen und im parasympathischen Nervensystem Acetylcholin (ACh). Die Überträgersubstanz des zweiten Neurons (= postganglionäres Neuron) ist im parasympathischen Nervensystem Acetylcholin, im sympathischen Nervensystem dagegen Noradrenalin (= NA, s. S. 296).
  Muskelrelaxanzien wirken nun nicht ausschließlich an den Acetylcholinrezeptoren der motorischen Endplatten, also an der quergestreiften Muskulatur, sondern können auch an den ACh-Rezeptoren des vegetativen Nervensystems wirken und dadurch unerwünschte Nebenwirkungen verursachen. Die ACh-Rezeptoren des parasympathischen Nervensystems (insbesondere diejenigen im Bereich des postganglionären Neurons) sind leichter zu blockieren als die ACh-Rezeptoren des sympathischen Nervensystems. Wirkt z. B. ein nichtdepolarisierendes Muskelrelaxans auch an den ACh-Rezeptoren des parasympathischen Nervensystems, so werden diese ACh-Rezeptoren – wie die ACh-Rezeptoren an der motorischen Endplatte – blockiert. Eine Blockierung des Parasympathikus im Bereich des postganglionären Neurons (= atropinartige Wirkung, s. S. 9) bewirkt eine

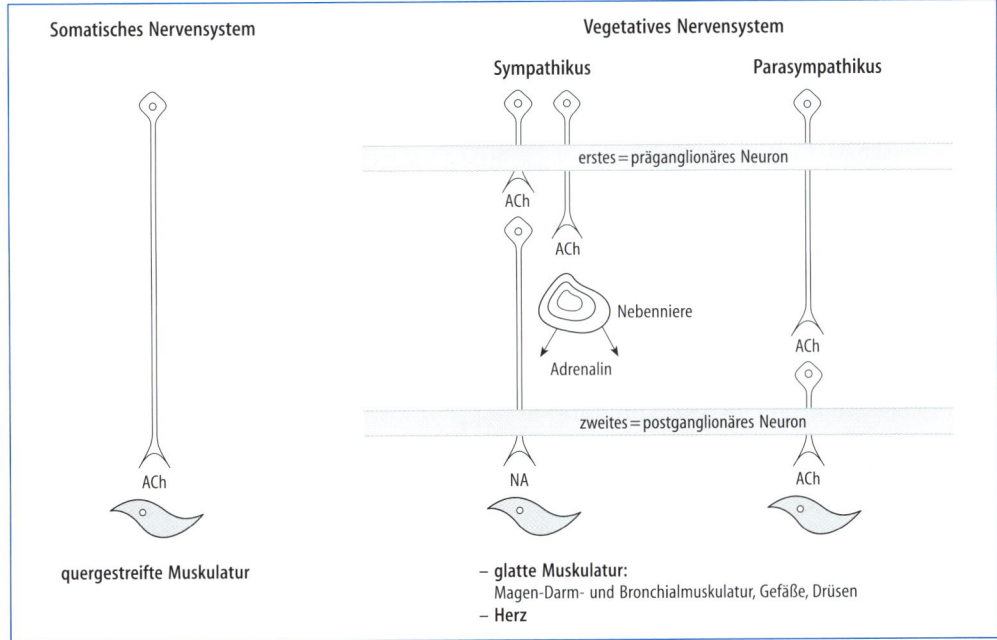

Abb. 1.31 Schematische Darstellung des somatischen und vegetativen Nervensystems. ACh = Acetylcholin; NA = Noradrenalin.

Herzfrequenzsteigerung und unter Umständen auch einen Blutdruckanstieg, da nun die parasympathische Dämpfung am Herzen blockiert ist und der Sympathikus ungehindert wirken kann.

Aufnahme, Verteilung und Ausscheidung der nichtdepolarisierenden Muskelrelaxanzien

Die nichtdepolarisierenden Muskelrelaxanzien sind nur nach intramuskulärer und intravenöser Injektion wirksam. Bei oraler Applikation werden sie dagegen nicht resorbiert. Die **Wirkungsbeendigung** der meisten nichtdepolarisierenden Muskelrelaxanzien ist erstrangig durch die Abdiffusion vom ACh-Rezeptor und den Abtransport über die Lymphe und das Blut bedingt. Sie werden also innerhalb des Körpers umverteilt (= Umverteilungsphänomene, s. S. 42). Erst in zweiter Linie ist die Wirkungsbeendigung von z. B. einer langsamen, unveränderten Ausscheidung vor allem über die Nieren und teilweise über die Galle bedingt. Außerdem findet zum Teil auch ein geringer Abbau in der Leber statt. Aufgrund dieser schnellen Umverteilungsmechanismen ist die Wirkungsdauer meist kürzer als die Verweildauer im Körper. Bei wiederholten Nachinjektionen besteht daher meist eine Kumulationsgefahr, das heißt, bei mehrmaligen Nachinjektionen müssen bei den meisten nichtdepolarisierenden Muskelrelaxanzien immer niedrigere Dosen verwendet werden. Lediglich Atracurium, Cis-Atracurium und Mivacurium (s. u.) machen hierbei eine Ausnahme.

Da die meisten nichtdepolarisierenden Muskelrelaxanzien vor allem unverändert über die Nieren ausgeschieden werden, ist bei einer **Niereninsuffizienz** aufgrund der verlangsamten renalen Ausscheidung eine **Wirkungsverlängerung** dieser Relaxanzien zu erwarten. Bei niereninsuffizienten Patienten müssen daher nichtdepolarisierende Muskelrelaxanzien, die über die Nieren ausgeschieden werden, niedrig dosiert oder möglichst ganz vermieden werden. Inzwischen stehen mit Atracurium und Cis-Atracurium auch nichtdepolarisierende Muskelrelaxanzien zur Verfügung, deren Wirkungsdauer unabhängig von der Nieren- (sowie Leber- und Gallen-)funktion ist. Diese Relaxanzien stellen bei Patienten mit Niereninsuffizienz die Medikamente der ersten Wahl dar. Ansonsten sollten diejenigen nichtdepolarisierenden Muskelrelaxanzien verwendet werden, die zu einem relativ großen Teil über die Galle ausgeschieden werden (s.u.).

Auch **Leber- und Gallenwegserkrankungen** (z.B. Gallenwegsverschluss) können unter Umständen zu einer **Wirkungsverlängerung** von solchen nichtdepolarisierenden Muskelrelaxanzien führen, die in einem stärkeren Maße in der Leber metabolisiert oder unverändert über die Galle ausgeschieden werden. Auch bei diesen Erkrankungen ist ein Relaxans vorzuziehen, dessen Wirkungsdauer unabhängig von der Leber- und Gallenfunktion ist (Atracurium oder Cis-Atracurium). Ansonsten sollten die nichtdepolarisierenden Muskelrelaxanzien bevorzugt werden, die hauptsächlich über die Nieren ausgeschieden werden.

Interaktionen der nicht-depolarisierenden Muskelrelaxanzien mit anderen Medikamenten

> Alle nichtdepolarisierenden Muskelrelaxanzien werden in ihrer Wirkung durch verdampfbare Inhalationsanästhetika verstärkt.

Bei Enfluran, Isofluran, Sevofluran und Desfluran (s.S. 37) ist dies stärker ausgeprägt als bei Halothan (s.S. 35). Verschiedene Antibiotika (z.B. Aminoglykosid-Antibiotika wie Neomycin, Gentamicin, Streptomycin usw.) führen unter Umständen zu einer enormen Wirkungsverlängerung der nichtdepolarisierenden Muskelrelaxanzien.

Klinisch wichtige nicht-depolarisierende Muskelrelaxanzien

Alcuronium (Alloferin®)

▶ Alcuronium ist ein halbsynthetisches Curarederivat (s.S. 58). Der Wirkungseintritt nach Alcuroniumgabe erfolgt nach 3–4 Minuten. Die Wirkungsdauer beträgt ca. 40–60 Minuten. Bei hoher Dosierung kommt es zu einer deutlichen Wirkungsverlängerung. Alcuronium gehört zu den lang wirksamen Relaxanzien. Es ist inzwischen durch modernere Relaxanzien weitgehend verdrängt worden.

Nach Alcuroniumgabe kommt es meist zu einem geringen Blutdruckabfall (ca. 10–20 % des Ausgangswertes) durch eine Abnahme des peripheren Widerstandes. Ursache ist eine leichte Blockade der sympathischen ACh-Rezeptoren. Eine Histaminfreisetzung ist nach Alcuronium nicht zu erwarten. Alcuronium wird zu 80–90 % unverändert über die Nieren und zu 10–20 % über die Galle ausgeschieden. Es findet keine Metabolisierung in der Leber statt. Die fast ausschließliche Ausscheidung über die Nieren verlangt bei niereninsuffizienten Patienten eine entsprechende Dosisreduktion bzw. ein möglichst vollständiges Vermeiden von Alcuronium zugunsten anderer Relaxanzien, deren Ausscheidung weniger nierenabhängig ist (s.u.). Alcuronium weist ein ungünstiges Wirkprofil auf. Die Zeitspanne der tiefen und chirurgisch nutzbaren Relaxation ist relativ kurz, die Erholungszeit bis zur Rückkehr einer ausreichenden Muskelkraft ist verhältnismäßig lang. Es wird deshalb nur noch sehr selten eingesetzt.

Darreichungsform

Brechampullen zu 5 ml bzw. 10 ml; 1 ml = 1 mg.

Dosierung

- zur initialen Vollrelaxierung: ca. 0,15 mg/kg KG = 10 mg beim Erwachsenen
- Nachinjektionsdosis: ca. 20 % der Initialdosis

Sonstiges

Alcuronium muss kühl (unter 8 °C) gelagert werden.

Pancuronium (Pancuronium „Organon"®)

▶ Pancuronium ist den Curarepräparaten bezüglich des Molekülaufbaus in keiner Weise verwandt. Chemisch gesehen gehört es zu den Steroiden. Der Wirkungseintritt von Pancuronium ist nach ca. 3–4 Minuten zu erwarten. Die Wirkungsdauer beträgt ca. 60 Minuten. Pancuronium gehört zu den lang wirksamen Relaxanzien. Pancuronium wird zunehmend seltener eingesetzt.

Pancuronium bewirkt eine leichte Blockierung des Parasympathikus (s. S. 60) und erzeugt damit wie Atropin (s. S. 9) eine Vagusblockade. Diese leichte Vagusblockade führt meist zu einer Herzfrequenzsteigerung und gelegentlich zu einem leichten Blutdruckanstieg. Pancuronium verursacht keine relevante Histaminfreisetzung. Pancuronium wird zu ca. 85 % unverändert über die Nieren ausgeschieden. 10 bis 20 % des Pancuroniums werden in der Leber metabolisiert. Da Pancuronium größtenteils unverändert über die Nieren ausgeschieden wird, muss es bei niereninsuffizienten Patienten vorsichtig dosiert bzw. vermieden werden.

Darreichungsform

Brechampulle zu 2 ml = 4 mg. Es hat sich bewährt, Pancuronium 1:1 mit NaCl 0,9 % zu verdünnen. 1 ml enthält dann 1 mg.

Dosierung

- zur initialen Vollrelaxierung: ca. 0,08 mg/kg KG = 6 mg beim Erwachsenen
- Nachinjektionsdosis: ca. 20 % der Initialdosis = 1(–2) mg beim Erwachsenen

Vecuronium (Norcuron®)

▶ Vecuronium ist ein Abkömmling des Pancuroniums. Es unterscheidet sich von Pancuronium durch seine kürzere Wirkungsdauer von ca. 30–40 Minuten. Vecuronium gehört zu den mittellang wirksamen Relaxanzien. Bei Neugeborenen und Säuglingen ist die Wirkung von Vecuronium deutlich verlängert.

Vecuronium hat keine Wirkungen an den sympathischen oder parasympathischen Acetylcholinrezeptoren (s. S. 60). Nebenwirkungen am Herz-Kreislauf-System sind daher nicht zu erwarten. Eine Histaminfreisetzung tritt ebenfalls nicht auf. Vecuronium wird zu 40–50 % über die Niere ausgeschieden. 30–40 % werden in der Leber metabolisiert. Der Rest wird unverändert über die Galle ausgeschieden. Im Vergleich zu Alcuronium und Pancuronium wird es in einem deutlich geringen Prozentsatz über die Nieren ausgeschieden. Bei Patienten mit Erkrankungen der Nieren oder Leber und Gallenwege kann eine Dosisreduktion notwendig sein. Vecuronium wird in vielen Kliniken noch sehr häufig eingesetzt.

Darreichungsform

1 Durchstechflasche zu 10 mg Trockensubstanz. 1 Durchstechflasche Trockensubstanz = 10 mg ist mit 10 ml Aqua ad injectabilia aufzulösen. 1 ml enthält dann 1 mg.

Dosierung

- zur initialen Vollrelaxierung: ca. 0,08 mg/kg KG = 6 mg beim Erwachsenen
- Nachinjektionsdosis: ca. 30 % der Initialdosis = 2 mg beim Erwachsenen

Rocuronium (Esmeron®)

▶ Rocuronium ist ein relativ neues, chemisch dem Pancuronium und Vecuronium verwandtes, nichtdepolarisierendes Muskelrelaxans. Rocuronium ist das nichtdepolarisierende Relaxans mit dem schnellsten Wirkungsbeginn. Der Wirkungsbeginn tritt nach ca. 1,5 Minuten ein. Die Wirkungsdauer dieses mittellang wirkenden Relaxans beträgt 30–40 Minuten. Rocuronium wird zunehmend häufiger als Routinerelaxans für längere Operationen (> ca. 45 Minuten) eingesetzt.

Rocuronium wird unverändert zu ca. 40 % über die Niere und zu ca. 60 % über die Galle ausgeschieden. Eine Metabolisierung in der Leber findet nicht statt.

Rocuronium führt zu keiner Histaminfreisetzung. In höheren Dosierungen blockiert

Rocuronium (ähnlich wie Pancuronium) die ACh-Rezeptoren der postganglionären parasympathischen Neurone (s. S. 60) und führt dadurch zu einer leichten Tachykardie.

Darreichungsform

1 Ampulle à 5 ml enthält 50 mg Rocuronium, 1 ml = 10 mg;
1 Ampulle à 10 ml enthält 100 mg Rocuronium, 1 ml = 10 mg.

Dosierung

- initiale Vollrelaxierung: 0,6–0,8 mg/kg KG
- Nachinjektionsdosis: 0,15 mg/kg KG
- Infusionsdosis: nach Gabe einer Initialdosis 0,3–0,6 mg/kg KG/h

Sonstiges

Rocuronium ist kontraindiziert bei einer Bromidallergie. Rocuronium muss kühl (unter 8 °C) gelagert werden.

Atracurium (Tracrium®)

▶ Atracurium ist ein nichtdepolarisierendes Muskelrelaxans mit mittellanger Wirkdauer. Chemisch gehört es zu den Estern. Der Abbau von Atracurium ist im Gegensatz zu den anderen nichtdepolarisierenden Muskelrelaxanzien nicht enzymgebunden, sondern findet chemisch durch Esterspaltung (unabhängig von der Pseudocholinesterase) und durch spontanen, nicht enzymatischen Abbau, durch die so genannte Hofmann-Eliminierung, statt. Daher ist selbst bei Leber- oder Niereninsuffizienz mit keiner Wirkungsverlängerung zu rechnen.

Ungefähr 2–3 Minuten nach Injektion beginnt die ca. 30–40 Minuten dauernde Wirkung. Vor allem nach hohen Atracuriumdosen kann es unter Umständen zu einer stärkeren Histaminfreisetzung mit Hautrötung, Tachykardie, Blutdruckabfall und Bronchospasmus kommen. Durch eine langsame Injektionsgeschwindigkeit kann die Histaminfreisetzung vermindert werden.
Abbauprodukte des Atracuriums (Laudanosin, Monoacrylat) können (falls Atracurium extrem hoch dosiert wird) unter Umständen zu

zerebralen Krampfanfällen oder auch Interaktionen mit anderen Medikamenten führen.

> Atracurium muss bis kurz vor Gebrauch bei 4–5 °C und lichtgeschützt gelagert werden.

Darreichungsform

1 Ampulle à 2,5 ml enthält 25 mg Atracurium, 1 ml = 10 mg; 1 Ampulle à 5,0 ml enthält 50 mg Atracurium, 1 ml = 10 mg. In der Praxis hat sich bewährt, Atracurium mit NaCl 0,9 % 1:1 zu verdünnen, sodass 1 ml = 5 mg Atracurium enthält.

Dosierung

- initiale Vollrelaxierung: 0,3–0,6 mg/kg KG
- Nachinjektionsdosis: 0,1–0,2 mg/kg KG
- Infusionsdosis: nach Gabe einer Initialdosis 0,3–0,6 mg/kg KG/h per infusionem

Cis-Atracurium (Nimbex®)

Cis-Atracurium ist als Nachfolgerelaxans von Atracurium (s. o.) zu betrachten. Atracurium besteht aus einem Gemisch aus zehn Stereoisomeren. Stereoisomere sind Moleküle, die zwar aus der gleichen Anzahl verschiedener Atome bestehen (also die gleiche Summenformel haben), die aber eine unterschiedliche räumliche Anordnung der Atome aufweisen. Cis-Atracurium enthält lediglich das so genannte Cis-Stereoisomer des Atracuriums. Dies macht ca. 15 % des Atracurium-Gemisches aus. Cis-Atracurium führt im Gegensatz zu Atracurium zu keiner Histaminfreisetzung mehr. Die Laudanosinkonzentrationen nach Cis-Atracurium betragen nur ca. 10–20 % derjenigen nach Atracurium.
Cis-Atracurium gehört wie Atracurium zu den mittellang wirksamen Relaxanzien und wird ebenfalls durch die Hofmann-Elimination abgebaut (s. o.). Im Gegensatz zum Atracurium findet jedoch kein zusätzlicher relevanter Abbau durch Esterspaltung (s. o.) statt. Die pharmakokinetischen Größen des Cis-Atracuriums entsprechen weitgehend denen des Atracuri-

ums. Die Wirkungsdauer einer üblichen Intubationsdosis wird mit ca. 45 Minuten angegeben. Bei nieren- oder leberinsuffizienten Patienten muss keine Wirkungsverlängerung befürchtet werden. Es verursacht keine relevanten Kreislaufveränderungen.

Darreichungsform
Ampullen zu 2,5 ml bzw. 5 ml = 5 mg bzw. 10 mg; 1 ml = 2 mg.

Dosierung
- initiale Vollrelaxierung: 0,1–0,15 mg/kg KG
- Nachinjektionsdosis: 0,015–0,02 mg/kg KG
- Infusionsdosis: nach Gabe einer Initialdosis 1–2–3 µg/kg KG/min; 0,06–0,12–0,18 mg/kg KG/h per infusionem

Mivacurium (Mivacron®)
Mivacurium ist das am kürzesten wirkende nichtdepolarisierende Relaxans. Es ist in Deutschland seit 1996 im Handel. Der Wirkungsbeginn ist vergleichbar schnell wie bei Vecuronium oder Atracurium. Die Wirkungsdauer einer üblichen Intubationsdosis beträgt nur 15–20 Minuten, die einer üblichen Repetitionsdosis ca. 10–15 Minuten. Mivacurium wird – ähnlich wie Succinylcholin (s. S. 67) – nahezu vollständig von der Plasmacholinesterase (Pseudocholinesterase) abgebaut. Bei Patienten mit einer deutlich erniedrigten Konzentration der Pseudocholinesterase (z.B. wegen schwerer Leberfunktionsstörung) oder bei Vorliegen einer angeborenen atypischen Pseudocholinesterase ist – wie auch bei Succinylcholin – mit einer Wirkungsverlängerung zu rechnen.

Aufgrund der schnellen Metabolisierung ist bei Mivacurium keine Kumulation zu erwarten. Mivacurium eignet sich aufgrund der kurzen Wirkdauer auch gut für eine kontinuierliche Infusion. Die Gefahr eines Relaxansüberhangs stellt kein relevantes Problem mehr dar. Auch nach einer längeren Infusion über mehrere Stunden ist die Erholungszeit nicht verlängert. Bei höherer Dosierung oder schnellerer Injektionsgeschwindigkeit kann eine Histaminfreisetzung auftreten und zu Gesichtsrötung und leichtem Blutdruckabfall führen. Es

ist daher eine langsame Injektionsgeschwindigkeit zu empfehlen (über ca. 30 Sekunden). Dadurch lässt sich dieses Problem minimieren. Es sind keine klinisch relevanten Kreislaufveränderungen zu erwarten. Als Indikationen für das kurz wirksame Mivacurium bieten sich vor allem kurze Eingriffe (z.B. kurze HNO-Eingriffe, Bronchoskopien) und ambulante Eingriffe an. Mivacurium wird zunehmend häufiger als Routinerelaxans für kürzere Operationen (< ca. 30 Minuten) eingesetzt.

Darreichungsform
Ampullen à 5/10 ml = 10/20 mg; 1 ml = 2 mg.

Dosierung
- initiale Vollrelaxierung: (0,15–)0,2(–0,25) mg/kg KG
- Nachinjektionsdosis: (0,05–)0,1 mg/kg KG
- Infusionsdosis: nach Gabe einer Initialdosis 6–8 µg/kg KG/min; 0,4–0,5 mg/kg KG/h per infusionem

Antagonisierung der nichtdepolarisierenden Muskelrelaxanzien

Nichtdepolarisierende Muskelrelaxanzien konkurrieren mit dem ACh um den begehrten Rezeptorplatz. Beide können sich gegenseitig aus dieser Verbindung verdrängen, je nachdem, welche Substanz in höherer Konzentration vorhanden ist (= kompetitive Bindung). Das von der motorischen Nervenendigung freigesetzte ACh wird durch ein Enzym, die so genannte Acetylcholinesterase, normalerweise sehr schnell wieder abgebaut und damit inaktiviert (s. S. 59). Durch die Hemmung der Acetylcholinesterase (mit einem so genannten Cholinesterasehemmer) wird der Acetylcholinabbau blockiert, es kommt zu einer starken Konzentrationserhöhung des ACh. Durch diese starke Erhöhung der ACh-Konzentration kann ACh das nichtdepolarisierende Muskelrelaxans aus seiner Rezeptorbindung verdrängen. ACh kann damit wieder an seine Rezeptoren gelangen, eine Depolarisation und damit eine Kontraktion auslösen. Diese Tatsache wird genützt, wenn die Wirkung der nichtdepolarisierenden Muskelrelaxanzien mit einem Gegenmittel (= Antidot) aufgehoben (= antagonisiert) werden soll. Die Wirkung von nichtdepolarisierenden Muskelrelaxanzien kann also dadurch antagonisiert werden, dass als Gegenmittel (= Antidot) ein Cholinesterasehemmer verabreicht wird. Diese Cholinesterasehemmer wirken jedoch nicht ausschließlich an der motorischen Endplatte, sondern auch am zweiten (= postganglionären) Neuron im parasympathischen Nervensystem (s.S. 60). Dieses Neuron setzt als Überträgersubstanz ebenfalls ACh frei. Da es hier auch zu einer Vermehrung des ACh kommt, resultiert daraus eine verstärkte Wirkung des Parasympathikus. Es zeigen sich daher folgende, **für eine Parasympathikusstimulierung typischen Nebenwirkungen:**

- Bradykardie
- vermehrte Speichel- und Bronchialsekretproduktion
- Krampfzustände der glatten Muskulatur (z.B. im Darmbereich und im Bronchialsystem)

Diese unerwünschten Nebenwirkungen bei der Antagonisierung von nichtdepolarisierenden Muskelrelaxanzien können dadurch vermieden werden, dass gleichzeitig das vagushemmende Medikament Atropin (s.S. 9) verabreicht wird.

Hierbei ist es möglich, zuerst Atropin intravenös zu verabreichen und erst nach Einsetzen der Vagusblockade, erkennbar am Anstieg der Herzfrequenz, den Cholinesterasehemmer Pyridostigmin oder Neostigmin (s.u.) zu verabreichen. Atropin kann aber auch mit Pyridostigmin oder Neostigmin gemeinsam aus einer „Mischspritze" verabreicht werden, da Atropin einen schnelleren Wirkungsbeginn aufweist als Neostigmin oder Pyridostigmin.

Bei der Antagonisierung der nichtdepolarisierenden Muskelrelaxanzien ist **Vorsicht** geboten **bei Patienten mit:**

- Asthma bronchiale:
  Unter Umständen kann es trotz Atropingabe zu einem Bronchospasmus und zu einer vermehrten Sekretbildung im Bronchialsystem kommen!
- Bradykardien oder AV-Blockierungen:
  Unter Umständen kann es trotz Atropingabe zu einer weiteren Abnahme der Herzfrequenz oder einer Verstärkung der AV-Blockierung kommen.

Der Erfolg einer Antagonisierung kann klinisch anhand der zurückkehrenden Muskelkraft oder objektiv mithilfe der Relaxometrie (s.S. 70) überwacht werden.

Antidote für nichtdepolarisierende Muskelrelaxanzien (Cholinesterasehemmer)

Neostigmin (Neostigmin)

Darreichungsform
Brechampulle zu 1 ml; 1 ml = 0,5 mg.

Dosierung
Wiederholte Einzeldosen von 0,5 mg; die durchschnittliche Erwachsenendosis beträgt 2,5 mg, die Maximaldosis 5 mg. Zusätzlich sollten 0,25–1,0 mg Atropin verabreicht werden.

Pyridostigmin (Mestinon®)
Pyridostigmin wird aufgrund seiner längeren Wirkung oft dem Neostigmin vorgezogen.

Darreichungsform
Stechampullen zu 5 ml; 1 ml = 5 mg.

Dosierung
Wiederholte Einzeldosen von 5 mg bis maximal 15–20 mg. Die durchschnittliche Erfolgsdosis beträgt 10 mg beim Erwachsenen. Zusätzlich sollten 0,25–1,0 mg Atropin verabreicht werden.

Depolarisierende Muskelrelaxanzien

Wirkungsweise der depolarisierenden Muskelrelaxanzien

▶ Depolarisierende Muskelrelaxanzien sind Medikamente, die sich ebenfalls an die Rezeptoren des Acetylcholins (ACh) im Bereich der motorischen Endplatte (s. S. 58) anlagern können. Sie erzeugen dabei wie ACh eine Depolarisation der Muskelzellmembran und werden deshalb als depolarisierende Muskelrelaxanzien bezeichnet.

Während jedoch ACh innerhalb von Millisekunden durch das Enzym Acetylcholinesterase wieder abgebaut und inaktiviert wird (s. S. 58), können die depolarisierenden Muskelrelaxanzien von der Acetylcholinesterase nicht inaktiviert werden. Depolarisierende Muskelrelaxanzien bleiben einige Minuten in der Rezeptorbindung und erzeugen dabei eine Dauerdepolarisation der Muskelzellmembran. Auf diese Dauerdepolarisation kann die Muskelzelle jedoch nicht mit einer Dauerkontraktion, sondern nur mit einer kurzfristigen Muskelzuckung bei Beginn der Depolarisation reagieren. Danach ist die Muskelzelle erschlafft (**Depolarisationsblock** oder **Phase-I-Block**) Das bei einem neu ankommenden Nervenimpuls freigesetzte ACh kann nun keine Muskelkontraktion mehr auslösen, da das ACh auf besetzte Rezeptoren und eine bereits depolarisierte Muskelzellmembran trifft. Das Wirkungsende der depolarisierenden Muskelrelaxanzien tritt ein, wenn diese sich nach einigen Minuten wieder aus der Rezeptorbindung lösen, abtransportiert und durch das im Blut vorhandene Enzym Plasmacholinesterase (Pseudocholinesterase) abgebaut werden (s. u.). Es werden damit wieder zunehmend mehr Rezeptoren für das ACh frei.

Im Gegensatz zu den nichtdepolarisierenden Muskelrelaxanzien, die durch eine erhöhte ACh-Konzentration aus dieser Rezeptorbindung verdrängt werden können (= kompetitive Bindung, s. S. 59), ist dies bei den depolarisierenden Muskelrelaxanzien nicht möglich. Sie sind damit auch nicht antagonisierbar.

Klinisch wichtige depolarisierende Muskelrelaxanzien

Succinylcholin

Succinylcholin = Succinyldicholin = Suxamethonium = Succinylbischolin (z. B. Pantolax®, Lysthenon®).

▶ Succinylcholin ist das einzige depolarisierende Muskelrelaxans, das klinische Bedeutung hat. Succinylcholin ist durch einen sehr schnellen Wirkungseintritt innerhalb von 30 Sekunden sowie durch eine kurze Wirkungsdauer von nur 3–5 Minuten gekennzeichnet.

Bei Wirkungsbeginn tritt für einige Sekunden ein unkoordiniertes Muskelzucken auf (s. o.). Danach tritt eine schlaffe Lähmung ein. Die Wirkungsbeendigung des Succinylcholins ist durch dessen Wegdiffusion vom ACh-Rezeptor und einen schnellen enzymatischen Abbau im Blut bedingt. Das hierfür zuständige Enzym, die so genannte **Pseudocholinesterase** (oder **Plasmacholinesterase**), wird in der Leber produziert und ist nur im Blut vorhanden. Sehr schwere Leberschädigungen können unter Umständen zu einer Bildungsstörung dieser Pseudocholinesterase und damit zu einem verzögerten Abbau des Succinylcholins mit einer Wirkungsverlängerung führen. Bei einem erworbenen Mangel an Pseudocholinesterase muss Succinylcholin vorsichtig dosiert werden. Sehr selten gibt es Patienten, die aufgrund einer genetischen Störung eine abnorme Pseudocholinesterase besitzen. Diese veränderte (atypische) Pseudocholinesterase kann Succinylcholin nur sehr langsam abbauen. Bei diesen Patienten kann es dadurch zu einer Wirkungsverlängerung des Succinylcholins um mehrere Stunden kommen. Ob ein Patient Träger einer atypischen Pseudocholinesterase ist, kann anhand der so genannten (und in jedem Labor leicht zu bestimmenden) **Dibucainzahl** ermittelt werden. Da depolarisierende Muskelrelaxanzien wie Succinylcholin nicht antagonisiert werden können (s.o.), müssen solche Patienten evtl. bis zum Wirkungsende des Succinylcholins nachbeatmet werden. In Ausnahmefällen kann auch eine Transfusion von frisch gefrorenem Blutplasma (FFP; s. S. 133) durchgeführt werden, wodurch dem Patienten die im FFP enthaltene „normale" Pseudocholinesterase zugeführt wird.

Beim Abbau des Succinylcholins durch die Pseudocholinesterase entsteht in einem ersten, sehr schnell ablaufenden Schritt, das **Succinylmonocholin**. In einem zweiten, sechsmal langsamer ablaufenden Schritt, wird dieses Succinylmonocholin vollends (zu Cholin und Bernsteinsäure) gespalten. Müssen hohe Dosen von Succinylcholin abgebaut werden, so staut sich daher dieses Succinylmonocholin an. Da Succinylmonocholin die Eigenschaften eines nichtdepolarisierenden Muskelrelaxans hat, kann es hierdurch zu einer langanhaltenden nichtdepolarisierenden Muskelblockade, zu einem so genannten **Dualblock (Phase-II-Block)** kommen. Dieser Dualblock tritt aber erst auf, wenn sehr hohe Dosen von Succinylcholin verabreicht wurden (mehr als ca. 400 mg). Ein Dualblock kann durch einen Cholinesterasehemmer (s. S. 66) wie Neostigmin oder Pyridostigmin antagonisiert werden.

Nebenwirkungen

- Muskelfibrillieren:
  Bei Wirkungsbeginn des Succinylcholins treten für einige Sekunden unkoordinierte Muskelzuckungen auf, die als Muskelfibrillieren oft erkennbar sind. Dieses initiale Muskelfibrillieren ist häufig die Ursache postoperativer Muskelschmerzen, ähnlich einem Muskelkater. Wird vor der Injektion des Succinylcholins eine kleine, nicht lähmende Dosis eines nichtdepolarisierenden Muskelrelaxans (ca. 10–20 % der zur initialen Vollrelaxierung benötigten Dosis) – beim Erwachsenen z. B. 1 mg Pancuronium, 1 mg Vecuronium, (2 mg Alcuronium) oder 10–20 % der initialen Atracu-

rium-, Cis-Atracurium- oder Rocuronium-Volldosis – verabreicht, so wird hierdurch bereits ein Teil der Acetylcholinrezeptoren blockiert und für Succinylcholin unzugänglich. Das initiale Muskelfibrillieren nach Succinylcholingabe kann dadurch vermindert oder ganz vermieden werden. Diese Gabe einer kleinen, nicht lähmenden Dosis eines nichtdepolarisierenden Relaxans vor der Verabreichung von Succinylcholin wird als Präcurarisierung bezeichnet (s. S. 110).

- Kaliumfreisetzung:
  Da Succinylcholin ein depolarisierendes Muskelrelaxans ist, bewirkt es eine Depolarisation der Muskelzellmembranen mit Einstrom von Natrium in die Muskelzellen und Ausstrom von Kalium aus den Muskelzellen. Durch diesen Kaliumausstrom aus den Zellen kommt es normalerweise zu einem geringen Anstieg der extrazellulären Kaliumkonzentration um ca. 0,5 mmol/l. Bei einigen Krankheitsbildern kann es jedoch nach Succinylcholingabe zu einem enormen Kaliumanstieg kommen, wodurch unter Umständen Herzrhythmusstörungen, Kammerflimmern oder gar ein Herzstillstand (= Asystolie) verursacht werden können. Besonders gefährdet sind vor allem niereninsuffiziente Patienten mit erhöhter Kaliumkonzentration, polytraumatisierte Patienten, wenn die Verletzungen älter als eine Woche sind, Patienten mit großflächigen, über eine Woche alten Verbrennungen oder Patienten, bei denen kurz vorher eine Tumorbestrahlung durchgeführt wurde. Auch bei Patienten mit einer Innervationsstörung der Muskulatur, wie z. B. einer Querschnittsverletzung, die älter als eine Woche ist, und bei Patienten, die schon längere Zeit immobilisiert sind („Langlieger"), kann es nach Succinylcholingabe zu einem bedrohlichen Kaliumanstieg kommen.

- Wirkungen im vegetativen Nervensystem:
  Succinylcholin wirkt nicht selektiv an den ACh-Rezeptoren der motorischen Endplatte, sondern kann, wie die nichtdepolarisierenden Muskelrelaxanzien, auch an den ACh-Rezeptoren des vegetativen Nerven-

systems wirken (s. S. 60). Dabei wirkt Succinylcholin normalerweise vor allem im Bereich der postganglionären parasympathischen Fasern. Die Wirkung an den anderen vegetativen Nervenfasern ist deutlich geringer. Als depolarisierendes Muskelrelaxans führt Succinylcholin zu einer Depolarisation mit einer anfänglichen kurzfristigen Stimulierung. Auch im parasympathischen Nervensystem kommt es zu einer kurzfristigen, initialen Stimulierung. Eine Stimulierung des Nervus vagus, dem wichtigsten Nerven des parasympathischen Nervensystems, kann sich in einer Verlangsamung der Herzfrequenz (Bradykardie), in einer Bradyarrhythmie oder im Extremfall in einer Asystolie äußern. Die initiale Stimulierung des Nervus vagus erklärt auch eine nach Succinylcholingabe auftretende Zunahme der Bronchial-, Speichel- und Magensaftproduktion sowie eine Tonussteigerung im Magen-Darm-Trakt. Die vagalen Reaktionen am Herzen können insbesondere bei zu schneller Injektion oder bei Nachinjektionen von Succinylcholin auftreten. Bei Kindern und Schwangeren sind diese vagalen Reflexe besonders häufig und treten manchmal schon bei der Erstinjektion des Succinylcholins auf.

Durch eine Vagusblockade mit Atropin lassen sich diese vagalen Herzrhythmusstörungen des Succinylcholins vermeiden bzw. meist sofort therapieren. Auch durch die Vorgabe einer kleinen Menge eines nichtdepolarisierenden Muskelrelaxans können diese vagalen Reaktionen vermindert werden. Werden diese vagalen Reflexe durch Atropin geblockt, so kann die leichte Stimulierung des sympathischen Nervensystems durch Succinylcholin in Form einer Blutdruck- und Herzfrequenzsteigerung auffallen (s. o.).

● Histaminfreisetzung:
Succinylcholin kann häufig eine Histaminfreisetzung verursachen. Folgen einer Histaminfreisetzung können z. B. ein fleckförmiges Exanthem, vor allem im Gesicht und am oberen Körperstamm, selten ein Blutdruckabfall und eine Tachykardie sowie sehr selten bronchospastische Zustände sein. Es wurden auch schon schwere anaphylaktoide Reaktionen beschrieben.

● Steigerung des Augeninnendrucks:
Bei Wirkungsbeginn des Succinylcholins kommt es auch an den äußeren Augenmuskeln zu einer kurzfristigen Muskelkontraktion und dadurch zu einem kurzfristigen Anstieg des Augeninnendrucks (s. S. 281).

● Steigerung des Mageninnendrucks:
Die initialen Muskelkontraktionen auch der Bauchmuskulatur sowie die initiale Vagusstimulierung können zu einer Drucksteigerung im Magen mit der Gefahr eines passiven Hochlaufens von Mageninhalt, einer Regurgitation (s. S. 207), führen. Insbesondere bei der Narkoseeinleitung von nicht nüchternen Patienten ist dies zu beachten. Die Vorgabe einer kleinen Menge eines nichtdepolarisierenden Muskelrelaxans wird daher meist dringend empfohlen (sog. Präcurarisierung; s. S. 68, 110).

● Wirkungen auf den Uterus:
Succinylcholin kann die Plazentaschranke nicht überschreiten. Bei Succinylcholingabe zur Narkoseeinleitung beim Kaiserschnitt ist daher mit keiner Relaxierung des Neugeborenen zu rechnen.

● maligne Hyperthermie:
Succinylcholin kann eine maligne Hyperthermie (s. S. 210) auslösen.

● Rhabdomyolyse:
Nach einer Succinylcholingabe kann es zu einer Rhabdomyolyse (= Auflösung quergestreifter Muskelfasern) kommen. Die Rhabdomyolyse ist ein Symptom der malignen Hyperthermie (s. S. 210). Die meisten Fälle einer succinylcholinbedingten Rhabdomyolyse wurden bei Jungen beobachtet. Es wird vermutet, dass es sich um klinisch noch unauffällige Jungen handelte, bei denen eine bisher unbekannte Muskelstörung (Myopathie; vor allem eine Muskeldystrophie vom Typ Duchenne) vorlag. Bei diesen Myopathien befinden sich Acetylcholinrezeptoren auch in großer Anzahl außerhalb der motorischen Endplatte (auf der gesamten Muskelzelloberfläche). Bei Gabe von Succinylcholin kommt es durch

die initiale Erregung dieser großen Anzahl an ACh-Rezeptoren zur massiven Kaliumfreisetzung aus den Muskelzellen. Folge kann eine Bradykardie und evtl. ein therapieresistenter Herzstillstand sein. Vergleichbare Probleme können auch nach Verbrennungen, Querschnittslähmungen oder Immobilisierung (> ca. 1 Woche) auftreten.

Eine Rhabdomyolyse führt auch zu einer Freisetzung von Myoglobin aus geschädigten Muskelfaserzellen und zu dessen Ausscheidung über den Urin (Myoglobinurie) mit einer rot-braunen Verfärbung des Urins. Da viele Myopathien im Kindesalter klinisch noch nicht erkennbar sind, sondern sich meist erst im späteren Alter äußern, wird inzwischen empfohlen, Succinylcholin nicht mehr routinemäßig bei Wahleingriffen zu verwenden (s. u.).

Indikationen

Wegen des schnellen Wirkungseintritts und der kurzen Wirkungsdauer wurde Succinylcholin lange Zeit als das Relaxans der Wahl zur Intubation eingesetzt. Gelingt z. B. die Intubation nicht, so kann der Patient bereits nach wenigen Minuten wieder spontan atmen.

Inzwischen wird der routinemäßige Einsatz von Succinylcholin abgelehnt! Bei einer geplanten, voraussichtlich unkomplizierten Intubation soll auf Succinylcholin zugunsten eines nichtdepolarisierenden Muskelrelaxans verzichtet werden. Anerkannte Indikationen sind weiterhin die **„Ileuseinleitung"** („Blitzintubation") beim nicht nüchternen Patienten (s. S. 208) sowie die Notwendigkeit einer sofortigen Intubation oder eines sofortigen Freimachens der Atemwege (z. B. bei einem Laryngospasmus).

Darreichungsform

Für Pantolax®: Ampullen mit 2%iger Lösung zu 5 ml = 100 mg; 1 ml = 20 mg. Ampullen mit 1%iger Lösung zu 10 ml (= 100 mg); 1 ml

= 10 mg. Zumeist wird die 2%ige Lösung verwendet.

Dosierung zur initialen Vollrelaxierung

- zur initialen Vollrelaxierung: ca. 1–1,5 mg/kg KG intravenös
- Wiederholungsdosis (falls unbedingt nötig): ca. die Hälfte der Initialdosis.

1.9 Neuromuskuläres Monitoring – Relaxometrie

Beurteilung des Relaxationsgrades anhand klinischer Parameter

Wird ein Muskelrelaxans verabreicht, so kommt es erst dann zu einer beginnenden Muskellähmung bzw. einer Abnahme der Zuckungsamplitude (s. u.), wenn mehr als ca. 70–75 % der Acetylcholinrezeptoren blockiert sind. Sind mehr als ca. 95 % der Rezeptoren besetzt, liegt eine vollständige Muskellähmung vor, es kommt bei der Reizung eines motorischen Nerven zu keiner Zuckungsreaktion mehr (vgl. Tab. 1.5).

Die Wirkungsdauer einer bestimmten Muskelrelaxansdosis kann je nach Patient evtl. deutlich variieren. Beispielsweise können Nieren- oder Lebererkrankungen, extreme Gewichts- oder Altersklassen, ein Abfall der Körpertemperatur oder mögliche Wechselwirkungen mit anderen Medikamenten (z. B. verstärken volatile Inhalationsanästhetika die Wirkung von nichtdepolarisierenden Relaxanzien) die individuelle Empfindlichkeit auf ein Relaxans deutlich beeinflussen. Ob die Wirkung eines Relaxans bereits abgeklungen ist oder ob sie noch andauert, kann subjektiv anhand klinischer Parameter, aber auch objektiv mittels Relaxometrie beurteilt werden.

Damit ein Patient extubationsfähig ist, sollte er Folgendes auf Aufforderung können:
- mindestens 5 Sekunden lang den Kopf anheben (besonders sensibler Test)
- Augen öffnen

Tab. 1.5 Beurteilung der Relaxationstiefe (VK = Vitalkapazität, AZV = Atemzugsvolumen; nähere Erklärungen siehe Text).

Blockierte Rezeptoren (%)	Zuckungs-amplitude (Reizant-wort T$_1$) (%)	Neuro-muskuläre Blockade (%)	T$_4$/T$_1$-Quotient	TOF-Zahl	Reiz-antwort	Klinische Beurteilung
<75	100	0	1	4	||||	keine Relaxation
	90	10	≥0,7 (0,8)	4	||||	Extubation möglich
	75	25	0,5	4	||||	Kopfheben nicht möglich, VK ↓
	50	50	0,2	4	||||	AZV ↓, VK ↓↓
	25	75	0	3	|||	(chirurgische Relaxation)
	20	80	0	2	||	chirurgische Relaxation
	10	90	0	1	|	Intubation/ chirurgische Relaxation
100	0	100	0	0		Intubation/ chirurgische Relaxation

- Zunge herausstrecken
- Hand drücken
- den gestreckten Arm anheben

Außerdem sollte der Patient gegen den Tubus anhusten können (zumindest beim Absaugen). Für einen Relaxansüberhang sprechen:

- unruhige, ruckartige Bewegung der Extremitäten
- nur unvollständige Augenöffnung unter Runzeln der Stirn
- unkoordinierte Schaukelatmung
- schwacher, kraftloser Hustenstoß beim endotrachealen Absaugen
- kraftloser Händedruck
- eventuell Stresssymptome wie Tachykardie, Blutdruckanstieg

Es ist zu beachten, dass verschiedene klinische Funktionsprüfungen wie das Kopfheben nach einer Bauchoperation schmerzbedingt eingeschränkt sein können. Auch ein Narkoseüberhang (z. B. durch ein volatiles Inhalationsanästhetikum) kann die klinische Überprüfung der Restrelaxation verfälschen.

Die klinische Beurteilung des Relaxationsgrades kann schwierig und irreführend sein und dazu führen, dass am Operationsende ein noch anrelaxierter Patient extubiert wird.

Beurteilung des Relaxationsgrades anhand der Relaxometrie

Zur objektiven Abschätzung des Relaxationsgrades kann ein peripherer Nervenstimulator verwendet werden. Die Überwachung des Relaxationsgrades mithilfe eines peripheren Nervenstimulators wird als **Relaxometrie**, der dazu verwendete periphere Nervenstimulator als **Relaxometer** bezeichnet.

Bei einer Überwachung der neuromuskulären Funktion mittels Relaxometrie kann

- der aktuelle Relaxationsgrad auch bei unkooperativen oder bewusstlosen Patienten beurteilt werden
- der Wirkungsbeginn eines Relaxans erfasst und somit verhindert werden, dass die Intubation versucht wird, bevor der Patient aus-

reichend relaxiert ist (wichtig z.B. bei nicht nüchternen Patienten und bei Patienten mit erhöhtem intrakraniellem Druck)

- eine intraoperativ nachlassende Relaxation rechtzeitig erfasst und gegebenenfalls eine Nachinjektion zeitgerecht vorgenommen werden
- ein evtl. auftretender Dualblock (Phase-II-Block; s.S. 68) erfasst werden
- ein eventueller Relaxansüberhang am Narkoseende erkannt werden
- beurteilt werden, ob im Falle eines Relaxansüberhangs eine Antagonisierung bereits sinnvoll ist oder ob die neuromuskuläre Blockade noch zu tief ist
- kontrolliert werden, wie effektiv eine Relaxansantagonisierung ist

Wirkungsprinzip der Relaxometrie

Die Relaxometrie basiert darauf, dass ein peripherer Nerv, der einen bestimmten Muskel innerviert, mittels eines peripheren Nervenstimulators elektrisch gereizt wird. Die auftretende Reizantwort des Muskels wird visuell, taktil oder apparativ-technisch beurteilt. Bei dem verwendeten elektrischen Stimulationsreiz muss es sich um einen so genannten supramaximalen Reiz handeln. Eine supramaximale Reizung ist aus folgenden Gründen wichtig: Die Reizantwort (Kontraktionskraft, Zuckungsamplitude) bei Stimulation eines peripheren Nervs hängt davon ab, wie viele Nervenfasern (mit den dazugehörenden Muskelfasern) des stimulierten Nervs erregt werden. Mit zunehmender Reizstärke werden immer mehr Nervenfasern mit den zugehörigen Muskelfasern erregt, bis schließlich durch den Reiz alle Nervenfasern des stimulierten Nervs erregt werden und damit die maximale Reizantwort erzielt wird.

Ein für die Relaxometrie verwendeter so genannter supramaximaler Reiz ist mindestens um 25 % größer als der Reiz, mit dem gerade die maximale Reizantwort erzielt wird. Diese Sicherheitsreserve ist notwendig, um auch bei einer im Laufe der Zeit auftretenden Zunahme

des Hautwiderstands (z.B. bei intraoperativer Auskühlung) weiterhin eine maximale Nervenstimulation zu garantieren.

Durchführung der Relaxometrie

Elektroden und Polarität

Zur Nervenstimulation werden entweder zwei spezielle selbstklebende Gelelektroden oder zwei übliche EKG-Elektroden über den zu stimulierenden Nerv geklebt. Nervenstimulatoren verfügen über eine aktive (negative, meist schwarze) Elektrode und eine inaktive (positive, meist weiße oder rote) Elektrode. Werden die Stimulationselektroden im Verlauf eines Nervs sehr eng nebeneinander platziert (was erstrebenswert ist, um eine hohe Stromdichte am Nerv zu erzielen), dann ist es egal, welches Stimulationskabel an welcher Elektrode angeschlossen wird.

Stimulationsorte

Normalerweise wird zur Überprüfung der neuromuskulären Übertragung der Nervus ulnaris stimuliert. Der Nervus ulnaris innerviert am Daumen nur den Musculus adductor pollicis. Die anderen Muskeln des Daumenballens werden vom Nervus medianus innerviert. Zur Stimulation des Nervus ulnaris werden meist 2 bzw. 4 cm proximal der Handgelenksfurche im Verlauf des Nervus ulnaris (auf der Kleinfingerseite) zwei Stimulationselektroden platziert (vgl. Abb. 1.32). Der Nervus ulnaris verläuft neben der Arteria ulnaris. Zur Orientierung bei der Elektrodenplatzierung kann daher die Arteria ulnaris getastet werden. Bei Stimulation des Nervus ulnaris wird der Daumen im Grundgelenk gebeugt und adduziert. Die Daumenbewegung ist gut sichtbar, tast- und messbar. Zur supramaximalen Stimulation des Nervus ulnaris sind meist ca. 50–70 mA notwendig. Es sollte jedoch nicht mit mehr als 80 mA stimuliert werden.

Bei bestimmten operativen Eingriffen ist der Nervus ulnaris für eine Stimulation nicht zu-

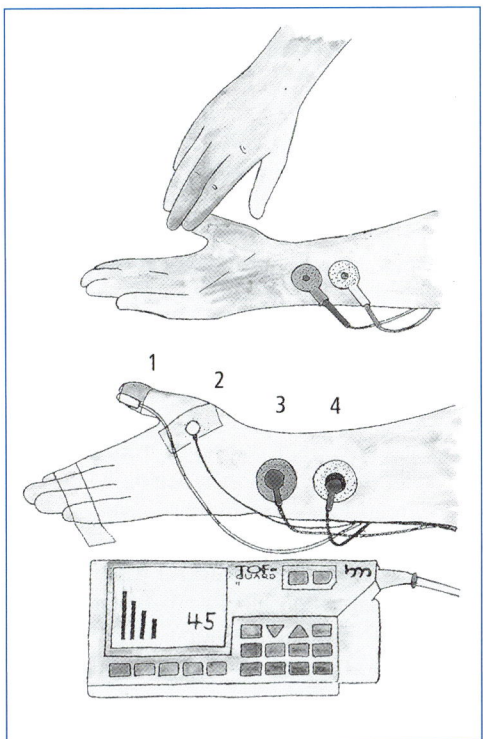

Abb. 1.32 Übliche Elektrodenpositionen für die Reizung des Nervus ulnaris im Bereich des Handgelenkes. Taktile Berührung (oben) oder Registrierung der Reizantwort mittels Akzelerographie (Mitte). (1 = Beschleunigungswandler zur akzelerographischen Registrierung der Daumenbeschleunigung, vgl. Text unten; 2 = Temperaturfühler; 3 und 4 = Stimulationselektroden).

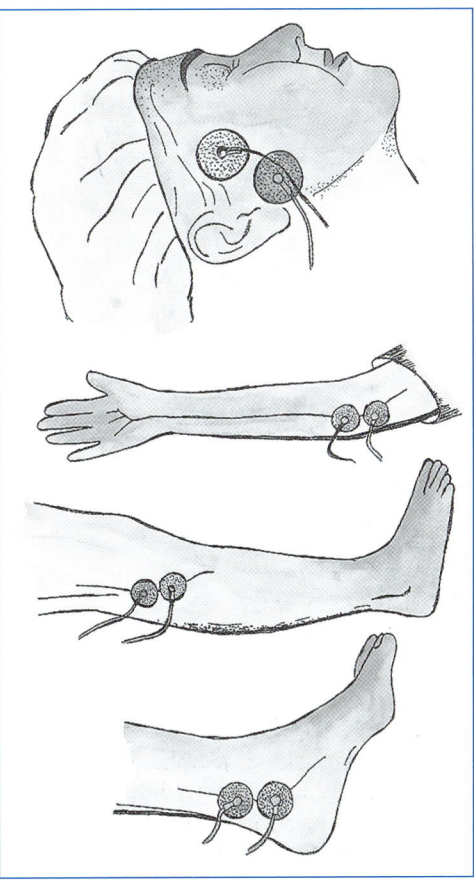

Abb. 1.33 Stimulation des Nervus facialis, des Nervus ulnaris (im Bereich des Ellenbogens), des Nervus peronaeus oder des Nervus tibialis.

gänglich. Falls z.B. der Kopf intraoperativ gut zugänglich ist, dann bietet sich die Stimulation des Nervus facialis an (vgl. Abb. 1.33). Ist das Bein für den Anästhesisten erreichbar, dann kann evtl. der Nervus tibialis hinter dem Innenknöchel oder der Nervus peronaeus unmittelbar distal des Wadenbeinköpfchens stimuliert werden (vgl. Abb. 1.33).

„Train-of-four"-Reizung (TOF; Vierfachreizung)

Zur Überwachung der neuromuskulären Übertragung wird inzwischen fast immer die „Train-of-four"-Reizung (TOF) vorgenommen. Bei der TOF-Reizung werden vier supramaximale Reize mit 2 Hz, das heißt einem zeitlichen Abstand von jeweils 0,5 Sekunden, durchgeführt.

Durch einen TOF-Reiz kommt es beim nichtrelaxierten Patienten zu vier gleich starken Kontraktionen. Bei inkompletter Blockade mit einem nichtdepolarisierenden Muskelrelaxans nimmt die Zuckungsamplitude vom ersten bis zum vierten Reiz zunehmend ab, da es bei kurz aufeinander folgenden Stimulationen zur Entleerung der Acetylcholinspeicher und zur Abnahme der Zuckungsamplitude, einer so genannten Ermüdungsreaktion, kommt. Die Zuckungsamplitude des ersten Reizes wird mit der Zuckungsamplitude des vierten

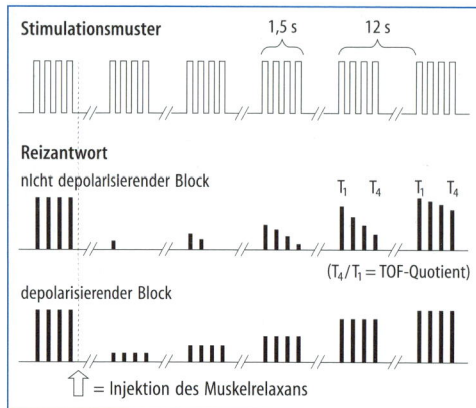

Abb. 1.34 Reizantwort.

Reizes verglichen. Der Quotient aus der Amplitude der vierten Zuckung geteilt durch die Amplitude der ersten Zuckung wird als **„Train-of-four"-Quotient** (T_4/T_1-Quotient) bezeichnet. Beim nichtrelaxierten Patienten mit vier gleich starken Zuckungsamplituden ist der T_4/T_1-Quotient 1,0. Je niedriger der T_4/T_1-Quotient, desto stärker ist der Relaxierungsgrad (vgl. Tab. 1.5 S. 71; Abb. 1.34).

Der TOF-Quotient kann nur bestimmt werden, wenn alle vier Reize mit einer Muskelkontraktion beantwortet werden. Bei zunehmender Relaxationstiefe wird der TOF-Quotient immer kleiner. Schließlich werden bei weiter zunehmender Relaxationstiefe nur noch drei bzw. zwei Stimulationsreize oder es wird nur noch der erste Stimulationsreiz oder keiner der vier Reize mehr beantwortet.

Kommt es nach einem TOF-Reiz zu keiner motorischen Antwort, dann wird von einer **tiefen Relaxation** gesprochen. Von einer für chirurgische Eingriffe ausreichenden Relaxationstiefe kann ausgegangen werden, wenn nur ein oder zwei (oder drei) Reizantworten vorhanden sind (TOF-Zahl 1, 2 oder 3). Dennoch sind hierbei eventuelle Bewegungen, vor allem Zwerchfellbewegungen (Schluckauf, Husten) möglich, da für die Relaxation des

Zwerchfells (und der Kehlkopfmuskeln) höhere Dosen an Relaxans benötigt werden als zur Relaxation der meisten anderen Muskelgruppen. Bei Rückkehr der (dritten und) vierten Reizantwort ist die Relaxierung für abdominalchirurgische Eingriffe als nicht mehr ausreichend zu betrachten.

Erst wenn der T_4/T_1-Quotient 0,7–0,75 (70–75 %) beträgt, ist die Relaxation soweit abgeklungen, dass der Patient sicher extubiert werden kann. In neueren Studien wird für die Extubation sogar ein T_4/T_1-Quotient von 0,8–0,9 gefordert.

Die „Train-of-four"-Methode ermöglicht auch die Unterscheidung einer neuromuskulären Blockade nach Gabe eines depolarisierenden Muskelrelaxans (= Depolarisationsblock) von einer neuromuskulären Blockade nach Gabe eines nichtdepolarisierenden Relaxans (= Nichtdepolarisationsblock). Während der inkomplette Nichtdepolarisationsblock (kompetitiver Block) nach Vierfachreizung eine charakteristische Ermüdungsreaktion aufweist, kommt es beim inkompletten Depolarisationsblock (Phase-I-Block) zu einer weitgehend gleichmäßigen Verminderung aller vier Zuckungen gegenüber dem nicht relaxierten Zustand. Die Relation des ersten zum vierten Stimulus ist meist nahezu 1,0 (vgl. Abb. 1.34). Es tritt also keine Ermüdungsreaktion auf.

Auch ein Phase-II-Block (Dualblock) kann mit der „Train-of-four"-Stimulation erfasst werden. Kommt es nach Gabe größerer Dosen Succinylcholin zu einer Ermüdungsreaktion, dann hat sich ein Phase-II-Block (Dualblock) entwickelt.

Der TOF ist vor allem bei einer Blockade mit einem nichtdepolarisierenden Muskelrelaxans von großem Aussagewert. Es kann relativ einfach der Relaxierungsgrad beurteilt werden.

Die TOF-Stimulation bietet sich an zur
- Überwachung des Relaxationsgrades vor und während der Intubation
- intraoperativen Überwachung des Relaxationsgrades

- Überwachung des Relaxationsgrades während der Narkoseausleitung

Registrierung der Muskelantwort

Die durch den elektrischen Reiz ausgelöste Muskelantwort wird meist
- taktil bzw. visuell oder
- mittels Akzelerographie
registriert.

Taktiles oder visuelles Erfassen

Die einfachste Methode zur Registrierung der Reizantwort nach peripherer Nervenstimulation ist die Beurteilung der Reizantwort durch Fühlen mit der Hand oder durch visuelles Betrachten des gereizten Muskels. In vielen Kliniken wird die Reizantwort noch taktil oder visuell beurteilt, da nicht ausreichend Geräte zur apparativen Reizregistrierung verfügbar sind. Es hat sich gezeigt, dass ein taktiles Erfassen der Reizantwort genauere Ergebnisse liefert als die optische Einschätzung.

Zur Steuerung der intraoperativen Relaxationstiefe ist die taktile Beurteilung meist ausreichend. In der Erholungsphase ist das taktile Auflösungsvermögen nicht ausreichend. Taktil kann ein TOF-Quotient bis zu 0,4 erfasst werden. Bei größerem TOF-Quotient, also geringem Relaxierungsgrad, werden die Reizantworten als gleich stark empfunden und können nicht mehr differenziert werden. Da für eine sichere Extubation ein TOF-Quotient von ≥ 0,7 gefordert wird, ist die taktile Beurteilung in der Abklingphase nicht ausreichend genau möglich. Hier ist die apparativ-technische Registrierung der Reizantwort (z. B. mittels Akzelerographie) am zuverlässigsten.

Registrierung mittels Akzelerographie

Bei der Akzelerographie wird nach Stimulation eines Nervs (z. B. des Nervus ulnaris) nicht die Kraftentwicklung, sondern die nachfolgende proportionale Beschleunigungsbewegung (z. B. des Daumens) gemessen. Voraussetzung ist eine freie Beweglichkeit des Daumens.

Zur Registrierung der Reizantwort wird ein Beschleunigungswandler am Daumen fixiert (vgl. Abb. 1.32). Ein Beschleunigungswandler enthält einen Mechanosensor. Dieser führt zu einer Spannungsänderung, die proportional der Beschleunigung ist. Anhand der gemessenen Beschleunigung kann auf die entwickelte Kraft geschlossen werden.

Antagonisierung von nichtdepolarisierenden Muskelrelaxanzien

Ein Nichtdepolarisationsblock sollte frühestens dann antagonisiert werden, wenn mindestens eine Reizantwort bei der TOF-Reizung nachweisbar ist. Bei tieferen Relaxationsgraden ist eine Antagonisierung meist unzuverlässig und sollte unterlassen werden.

1.10 Die endotracheale Intubation

▶ **Definition**
Unter endotrachealer Intubation wird das Einführen eines Schlauches oder Tubus (lateinisch: tubus = Rohr) durch die Stimmritze in die Trachea verstanden.

Bei der endotrachealen Intubation muss der Kehlkopf möglichst sichtbar gemacht und der Tubus unter Sicht durch den Kehlkopf in die Trachea vorgeschoben werden. Über dieses Rohr kann der Patient entweder selbstständig atmen oder künstlich beatmet werden.

▶ Wird der Tubus durch den Mund in die Trachea eingeführt, so wird von **orotrachealer Intubation** gesprochen. Beim Einführen des Tubus durch die Nase in die Trachea wird von **nasotrachealer Intubation** gesprochen.

Vorteile der endotrachealen Intubation

Die Beatmung während einer Narkose kann sowohl über eine dicht um Mund und Nase geschlossene Gesichtsmaske, eine Kehlkopfmaske als auch über einen endotrachealen Tubus erfolgen. Die Vorteile einer endotrachealen Intubation sind:

- Der Patient ist vor einem Eindringen von Speichel, Blut, Magen-Darm-Inhalt und sonstigen Fremdkörpern in die Trachea (= Aspiration, s. S. 209) geschützt, solange er intubiert ist.
- Es ist ein gezieltes, endotracheobronchiales Absaugen möglich.
- Der Anschluss an ein Beatmungsgerät ist möglich.
- Die Personal- und Umweltbelastung durch Narkosegase ist minimal. Bei einer Maskenbeatmung kann durch die meist nicht völlig abgedichtete Maske Narkosegas in den OP-Raum entweichen. Bei einer Intubationsnarkose können alle Narkosegase sicher abgesaugt werden.

Absolute Indikationen zur Intubation

Absolute Indikationen zur endotrachealen Intubation sind

- ein nicht nüchterner Patient (z. B. Patient mit einem Ileus, Schwangere ab der ca. 14. Schwangerschaftswoche [zweites Schwangerschaftstrimenon, z. T. wird als Grenze auch die 20. Schwangerschaftswoche angegeben], Notfallpatient usw., s. S. 207)
- Eingriffe, bei denen eine Beatmung über Gesichtsmaske oder über eine Larynxmaske nicht möglich ist oder sich verbietet
- die meisten Operationen im Gesichts- und Halsbereich
- Bauch- und Thoraxeingriffe
- ungünstige Operationslagerungen wie Bauchlage, Seitenlage oder sitzende Lagerung, bei denen eine Maskenbeatmung bzw. eine Beatmung über eine Larynxmaske zu vermeiden ist

- mechanische Wiederbelebung (Reanimation) eines Patienten (s. S. 496)

Anatomie des Kehlkopfes

Der Kehlkopf ist aus einem Knorpelskelett aufgebaut. Wichtigster Knorpel ist der Schildknorpel, dessen prominentester Punkt normalerweise als „Adamsapfel" getastet werden kann. Unmittelbar darunter sitzt der Ringknorpel (Cartilago cricoidea). Der Kehlkopfeingang, die Stimmritze (Glottis, 1 in Abb. 1.35), wird durch die beiden Stimmbänder (2 in Abb. 1.35) begrenzt. Während des Schluckaktes wird die Stimmritze von der darüber sitzenden Epiglottis (3 in Abb. 1.35) bedeckt, um das Eindringen von Fremdkörpern in die Luftwege zu verhindern.

Engste Stelle des Kehlkopfes ist beim Erwachsenen die Glottis. Die Größe eines Endo-

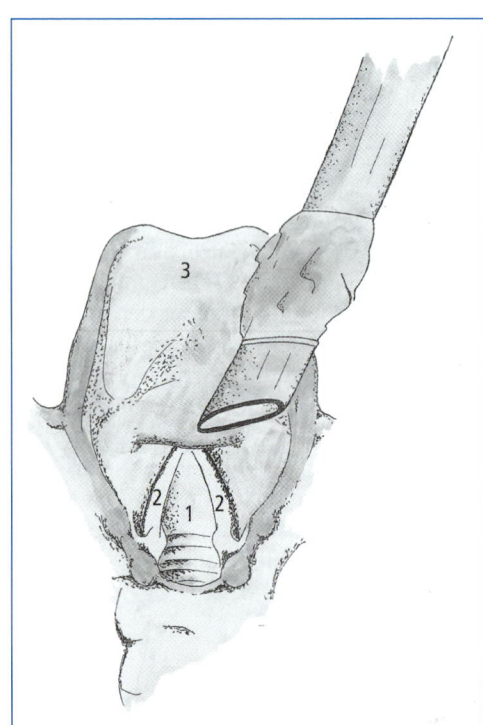

Abb. 1.35 Kehlkopfeingang mit angenäherter Tubusspitze. 1 = Stimmritze; 2 = Stimmbänder; 3 = Epiglottis.

trachealtubus muss sich daher an der Größe der Glottis orientieren. Beim Kind dagegen ist die engste Stelle des Kehlkopfes unterhalb der Stimmritze im Bereich des Ringknorpels. Ein Endotrachealtubus, der sich durch die Glottis vorschieben lässt, kann daher beim Kind knapp unterhalb der Glottis auf Widerstand stoßen. Er darf dann nicht mit Gewalt vorgeschoben, sondern muss gegen einen kleineren Tubus ausgetauscht werden.

Instrumentarium für die endotracheale Intubation

Der Endotrachealtubus

Allgemeine Bemerkungen

Endotrachealtuben werden in unterschiedlichen Größen und Formen sowie aus unterschiedlichem Material geliefert. Die meisten Tuben besitzen am trachealen Ende eine aufblasbare Manschette (englisch: cuff, sprich: kaff). Diese Manschette (1) ist über eine teilweise in die Tubuswand eingearbeitete Leitung (2) aufblasbar. Anhand der Prallheit eines in diese Leitung eingebauten Kontrollballons (3) kann abgeschätzt werden, wie stark der **Tubus-Cuff** aufgeblasen (= geblockt) ist. Durch dieses Blocken des Cuffs wird ein Abdichten des Tubus gegen die Trachealwand garantiert. Bei den Tubusmanschetten kann (nach Art des Manschettenmaterials und des Manschettenvolumens) zwischen so genannten **Hochdruckmanschetten** und **Niederdruckmanschetten** unterschieden werden (vgl. Abb. 1.36 a, b). Hochdruckmanschetten liegen bei Gummituben mit einer Gummimanschette vor. Sie werden mit einem relativ kleinen Volumen (ca. 5–7 ml) geblockt (s. S. 91). Der zur Entfaltung der elastischen Gummimanschette notwendige Druck ist relativ hoch (z. T. über 150 mmHg). Niederdruckmanschetten bestehen aus nicht elastischem Material (meist aus durchsichtigem Kunststoff). Der zum Blocken notwendige Druck ist relativ gering (ca. 25 mmHg). Es gibt Niederdruckmanschetten die mit einem relativ geringen (ca. 5–7 ml) oder mit einem relativ großen

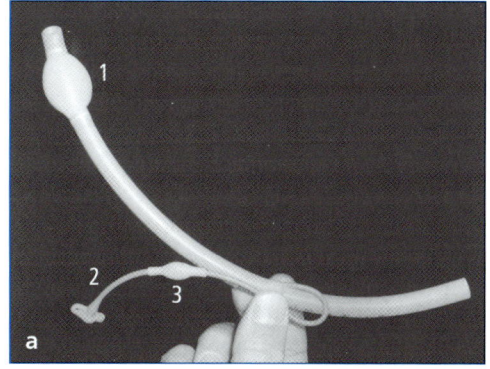

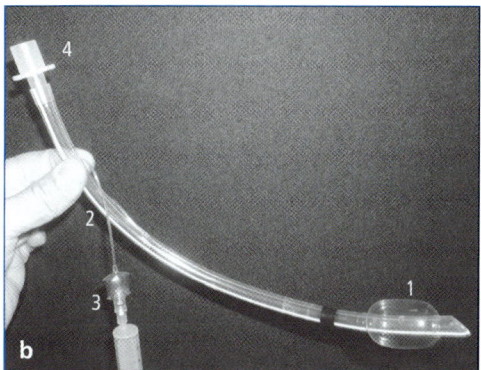

Abb. 1.36 a, b Endotrachealtubus mit aufgesetzter Spritze zum Blocken der Manschette. 1 in **a** = kleinvolumige Hochdruckmanschette aus Gummi, 1 in **b** = großvolumige Niederdruckmanschette aus durchsichtigem Plastik; 2 in **a, b** = Zuleitung für die Manschette; 3 in **a, b** = Kontrollballon der Manschettenzuleitung; 4 in **b** = Konnektor.

Volumen (ca. 15 ml) geblockt werden. Niederdruckmanschetten sind für die Trachealschleimhaut am schonendsten. Am oralen Ende besitzen alle Trachealtuben einen zumeist abziehbaren Konnektor (4) aus Kunststoff oder Metall. Die In- und Exspirationsschläuche werden mittels eines so genannten Winkelstückes oder eines Y-Stückes (s. S. 14) mit dem Konnektor verbunden (Steckverbindung).

Tubusgröße

Die Größe eines Tubus wird meist nach dem in Millimetern gemessenen **Innendurchmesser (ID)** angegeben, selten wird noch die alte französische Bezeichnung **Charrière (Charr)** benutzt.

$$4 \times ID + 2 = Charrière$$

Der kleinste Tubus hat einen Innendurchmesser von 2,0 mm und entspricht der Charrière-Größe 10. Der nächstgrößere Tubus hat jeweils einen um 0,5 mm größeren Innendurchmesser, was einer Zunahme der Charrière-Größe um jeweils 2 entspricht. 2,5 mm Innendurchmesser (= 2,5er-Tubus) entsprechen 12 Charrière. Der größte Tubus hat 11 mm Innendurchmesser (= 11er-Tubus), was einer Charrière-Zahl von 46 entspricht (vgl. Tab. 1.6).

Für erwachsene Männer wird meist ein Tubus der Größe 8,0(–8,5) (34[–36] Charrière), für erwachsene Frauen ein solcher von 7,5(–8,0) (32[–34] Charrière) empfohlen. Bei Kindern unter 8–10 Jahren wird allgemein empfohlen, einen Tubus ohne Manschette zu verwenden.

Inzwischen werden zumeist Einweg-Endotrachealtuben verwendet. Die meisten Einweg-Endotrachealtuben werden aus PVC (Polyvinylchlorid) hergestellt. PVC-Tuben sind relativ weich und nicht gewebereizend. Auch für kürzer dauernde Intubationen werden zunehmend Endotrachealtuben mit Niederdruckmanschette eingesetzt.

● **Magill-Tuben** (vgl. Abb. 1.37) sind leicht vorgebogene Tuben mit einem normierten Krümmungsradius. Magill-Tuben liegen sowohl für die orotracheale wie auch für die nasotracheale Intubation vor. Sie bestehen aus Plastik (meist PVC), selten noch aus Weichgummi. Insbesondere bei den für den Einmalgebrauch gedach-

Tab. 1.6 Tubusgrößen für verschiedene Altersstufen.

Alter (Jahre)	Gewicht (kg KG)	Tubusgröße Innendurchmesser (mm)	Charrière	Einführtiefe ab Zahnleiste (in cm)	Cuff
Frühgeborene		2,5	12	7	ohne Cuff
Neugeborene	3,3	3,0	14	9	
6 Monate	8,0	3,5	16	10	
1 Jahr	10	4,0	18	12	
1,5 Jahre	12	4,5	20	12,5	
2 Jahre	13	5,0	22	13	
4 Jahre	17	5,5	24	15	
6 Jahre	22	6,0	26	15	
8 Jahre	28	6,5	28	16	
10 Jahre	31	6,5	28	6	mit Cuff
12 Jahre	39	7,0	30	17–18	
14 Jahre	48	7,5	32	20–22	
Faustregel (Tubusdurchmesser): von 2–8 Jahren		4,5 + Alter/4		20 + Alter	

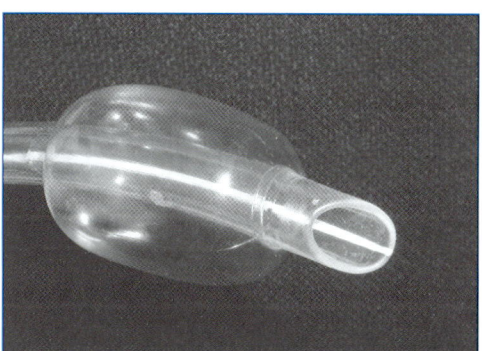

Abb. 1.37 Spitze eines Magill-Tubus (ohne Murphey-Auge; vgl. Abb. 1.38).

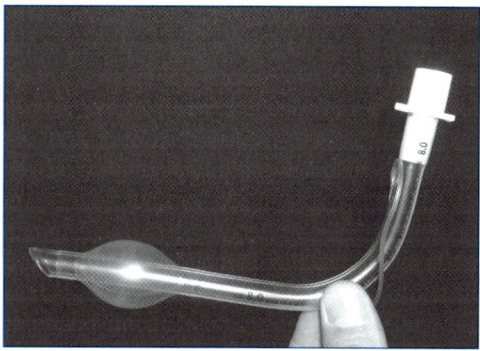

Abb. 1.39 Oxford-Tubus.

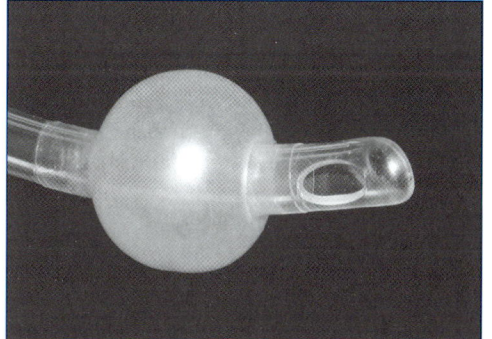

Abb. 1.38 Spitze eines Murphy-Tubus mit Murphy-Auge.

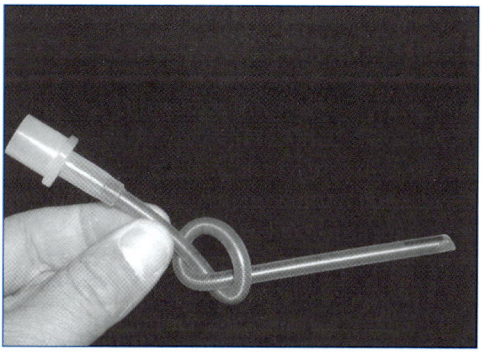

Abb. 1.40 Woodbridge-Tubus (selbst wenn ein Knoten entsteht, knickt dieses Tubusmodell nicht ab).

ten Plastiktuben gibt es ein riesiges Angebot. Wiederverwendbare Magill Tuben aus Weichgummi werden zunehmend seltener eingesetzt.

- Der **Murphy-Tubus** (vgl. Abb. 1.38) unterscheidet sich vom Magill-Tubus nur dadurch, dass er auf der rechten Seite kurz vor der Tubusspitze ein zusätzliches seitliches Loch, ein so genanntes Murphy-Auge, besitzt. Falls das angeschrägte Tubusende der Trachealschleimhaut anliegen sollte, dann kann die Beatmung noch über das seitliche Murphy-Auge erfolgen. Über dieses Auge kann auch ein möglicherweise atypisch aus der distalen Trachea entspringender rechter Oberlappenbronchus besser belüftet werden. Zumeist werden Endotrachealtuben mit einem Murphy-Auge verwendet.

- Der **Oxford-Tubus** (vgl. Abb. 1.39) ist ein nicht knickbarer, „L"-förmiger Tubus, der nur zur orotrachealen Intubation verwendet werden kann. Er wird normalerweise mit einem speziellen, (ausnahmsweise) etwas über die Tubusspitze herausragenden Führungsstab (s. S. 81) angewandt. Dadurch lässt sich erfahrungsgemäß mit dem Oxford-Tubus sehr leicht intubieren, meist auch in schwierigen Situationen. Der Oxford-Tubus kommt jedoch nur noch selten zum Einsatz.

- Der **Woodbridge-Tubus** (vgl. Abb. 1.40) wird aus Latex hergestellt und zeichnet sich durch eine in die Tubuswand eingebaute Metallspirale aus. Dadurch erhält der Tubus seine enorme Flexibilität und lässt sich nicht knicken. Zur inneren Stabilisierung dieses sehr flexiblen Tubus muss für die

Intubation immer ein Führungsstab (s.S. 81) verwendet werden. Woodbridge-Tuben werden z.B. dann verwendet, wenn der Patient auf dem Bauch gelagert oder der Tubus aus einem anderen Grund stark zur Seite abgeleitet werden muss.

● Der **Carlens-,** der **White-** und der **Robertshaw-Tubus** (vgl. Abb. 1.41, 1.42 und 1.43) Diese Tuben sind spezielle, doppellumige Tuben, die entweder eine gleichzeitige Beatmung der linken und der rechten Lunge oder eine nur einseitige Beatmung ermöglichen. Die Spitze des Carlens-Tubus liegt im linken Hauptbronchus (u.a. für Opera-

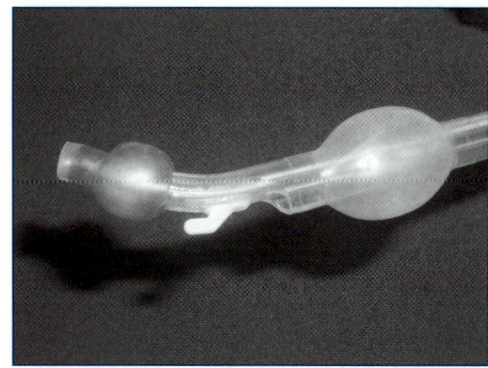

Abb. 1.42 Detailaufnahme der Spitze eines Carlens-Tubus.

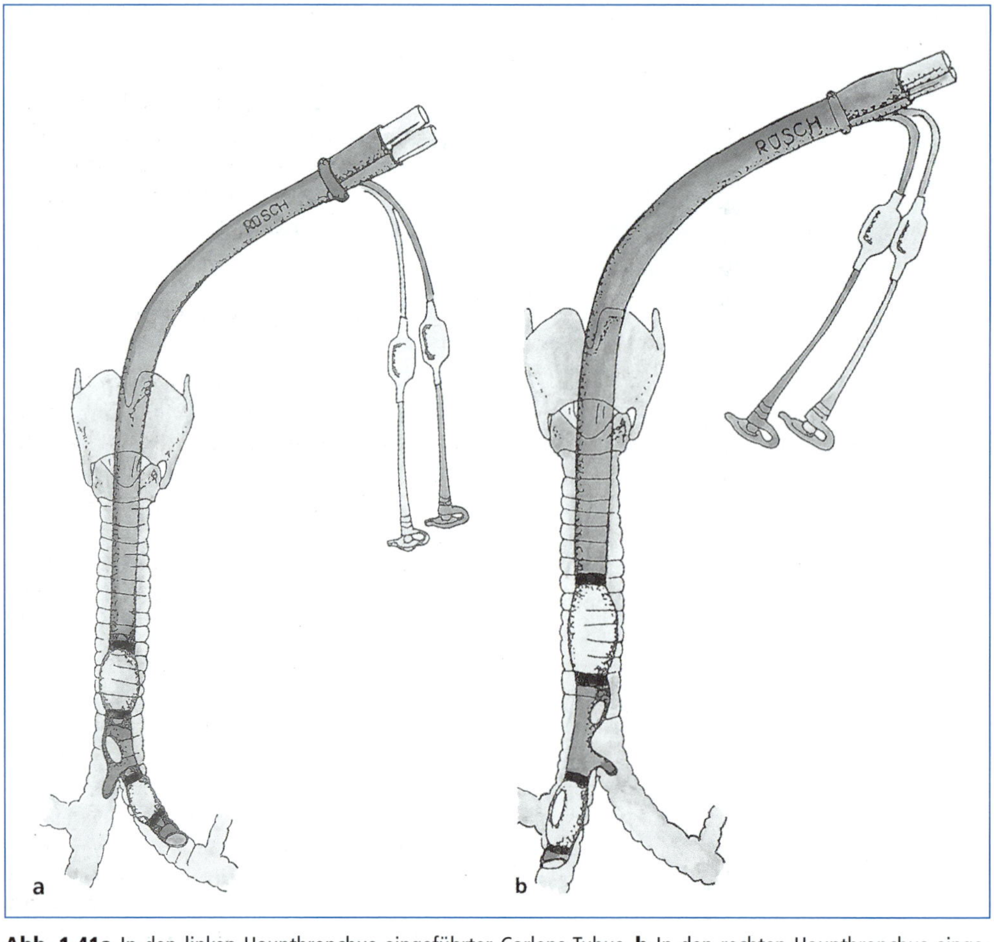

a

b

Abb. 1.41a In den linken Hauptbronchus eingeführter Carlens-Tubus. **b** In den rechten Hauptbronchus eingeführter White-Tubus.

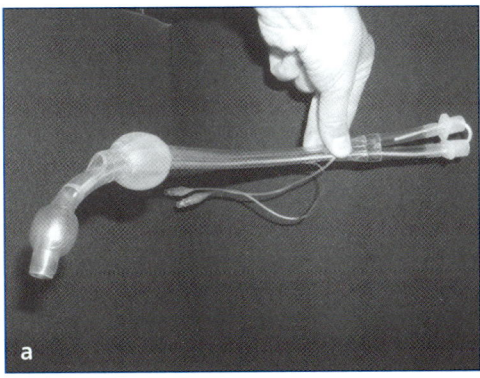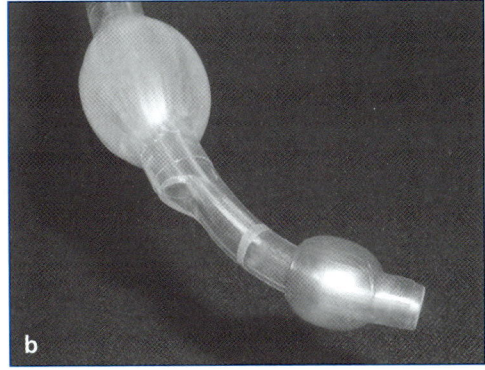

Abb. 1.43a, b Robertshaw-Tubus. **a** Gesamtansicht eines linksläufigen Modells. **b** Detailaufnahme der Spitze eines linksläufigen Robertshaw-Tubus.

tionen der rechten Lunge), die Spitze des White-Tubus wird im rechten Hauptbronchus platziert (für Operationen der linken Lunge). Diese Tuben besitzen einen Sporn, der auf der Carina zu liegen kommt (Carinasporn). Der Sporn kann beim Einführen manchmal zu Verletzungen führen. Durch die Möglichkeit zur seitengetrennten Beatmung kann auch verhindert werden, dass z. B. während einer Lungenoperation infektiöses Material oder Tumorgewebe von der kranken Lunge in die gesunde Lunge verschleppt wird. Der Robertshaw-Tubus ist ein dem Carlens- und White-Tubus sehr ähnlicher doppelläufiger Tubus. Er besitzt jedoch keinen Carinasporn. Der Robertshaw-Tubus besitzt zwei typische Krümmungen und ist leichter zu platzieren als ein doppelläufiger Tubus mit Sporn. Er liegt sowohl für die linksseitige als auch für die rechtsseitige endobronchiale Intubation vor. Wieder verwendbare Doppellumentubi wie z. B. der Carlens-, der White- und auch der Robertshaw-Tubus werden inzwischen meist durch Einwegdoppellumentubi aus Plastik (z. B. Broncho-Cath) ersetzt.

Bei der rechtsseitigen endobronchialen Intubation kann es leicht zur Verlegung des kurz nach der Bifurkation abgehenden Bronchus für den rechten Lungenoberlappen kommen (vgl. Abb. 1.41). Die Tubuslage muss mittels Fiberbronchoskop (s. S.

223) kontrolliert werden. Falls irgend möglich, wird die linksendobronchiale Intubation mit einem linksläufigen Doppellumentubus vorgezogen. Lediglich falls der linke Hauptbronchus kurz hinter der Carina während der Operation abgetrennt werden muss, wird ein rechtsläufiger Doppellumentubus verwendet.

Führungsstab (vgl. Abb. 1.44)

Führungsstäbe sind kunststoffbeschichtete, biegsame Metalldrähte, die in orale (!) Tuben eingeführt werden können. Dadurch kann ein oraler Tubus bei schwierigen Intubationsverhältnissen in eine intubationsgünstigere Form vorgebogen werden.

Die Führungsstäbe dürfen nicht aus der Tubusspitze herausragen, da sie ansonsten eine große Verletzungsgefahr darstellen. Ausnahme ist der Oxford-Tubus, bei dem die sehr weiche Gummispitze des speziellen Führungsstabes normalerweise aus der Tubusspitze herausragt. Die Woodbridge-Tuben müssen immer mit einem Führungsstab intubiert werden, um eine innere Schienung der sehr flexiblen Tuben zu garantieren. Es empfiehlt sich, den Führungsstab mit einem Gleitmittel zu versehen, damit er sich nach der Intubation wieder problemlos aus dem Tubus herausziehen lässt.

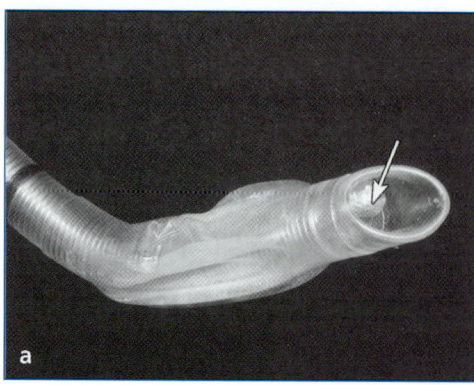
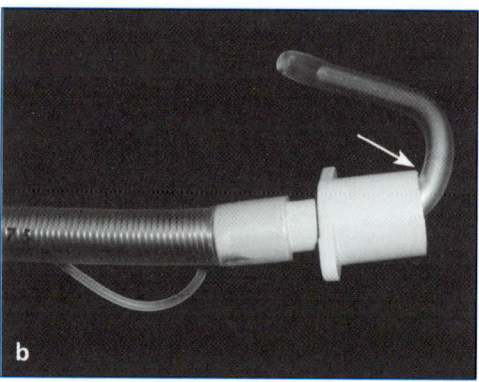

Abb. 1.44a Bis kurz vor die Spitze eines (Woodbridge-)Tubus eingeführter Führungsstab. **b** Am oralen Ende des (Woodbridge-)Tubus ist der Führungsstab umzubiegen, damit er nicht unbeabsichtigt weiter in den Tubus rutscht und aus der Tubusspitze herausragt.

Laryngoskop

▶ Ein Laryngoskop ist ein Hilfsinstrument, mit dem der Kehlkopf eingestellt, das heißt sichtbar gemacht werden kann.

Das Laryngoskop wird normalerweise zur endotrachealen Intubation unter Sicht, manchmal auch zum Einführen einer Magensonde bzw. einer Ösophagustemperatursonde unter Sicht oder zur Rachen- und Kehlkopfinspek-

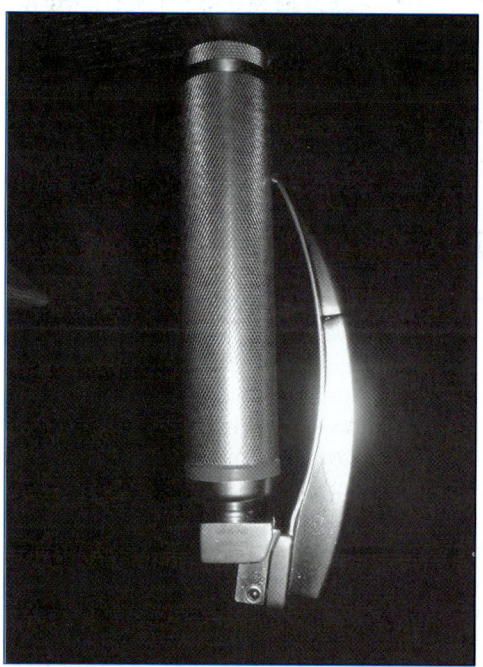

Abb. 1.45 Zusammengeklapptes Laryngoskop (nach MacIntosh).

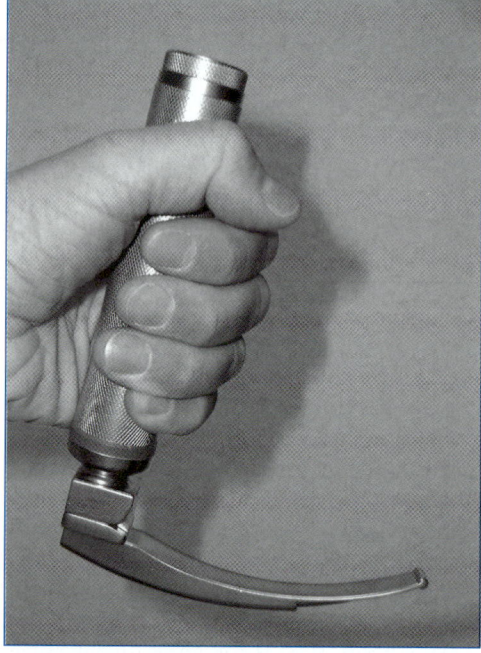

Abb. 1.46 Geöffnetes Laryngoskop (nach MacIntosh).

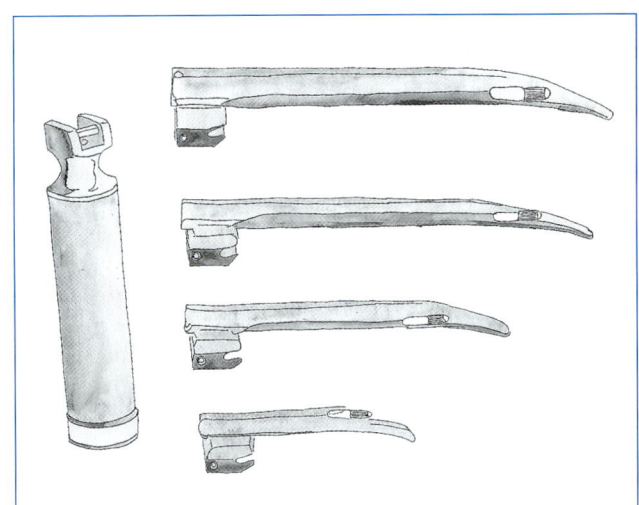

Abb. 1.47 Griff des Laryngoskops mit verschiedenen Spatelgrößen (gerade Spatel nach Miller).

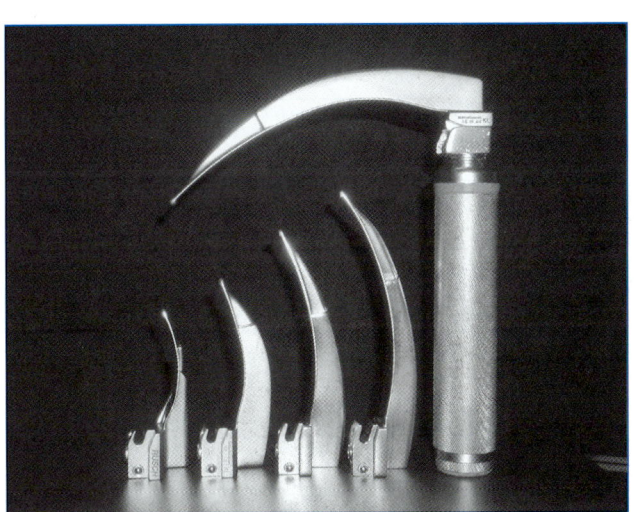

Abb. 1.48 Griff des Laryngoskops mit den Spatelgrößen 1, 2, 3 und 4. (gebogener Spatel nach MacIntosh).

tion verwendet. Laryngoskope bestehen aus einem **Griff** und einem **Spatel**. An der Spatelspitze ist ein Lämpchen angebracht, dessen Stromquelle (z. B. zwei Trockenbatterien) im Griff untergebracht ist. Moderne Laryngoskope besitzen eine Kaltlichtquelle, das heißt, das Lämpchen befindet sich im Griff und die Lichtstrahlen werden über Glasfaserbündel, die in den Spatel eingearbeitet sind, bis an die Spatelspitze geleitet.

Griff und Spatel sind über ein leicht ausklinkbares Scharniergelenk miteinander verbunden. Zusammengeklappt kann das Laryngoskop platzsparend aufbewahrt werden (vgl. Abb. 1.45). Aufgeklappt (ca. 90°) schließt sich ein Kontakt und das Lämpchen leuchtet auf (vgl. Abb. 1.46). Es werden heute vor allem Laryngoskope mit einem **gebogenen Spatel nach MacIntosh** (vgl. Abb. 1.46) oder leichte Modifikationen davon, seltener auch noch Laryngoskope mit **geradem Spatel** (z. B. nach Miller, Abb. 1.47) verwendet. Die gebogenen Spatel passen sich besser der Anatomie der Mundhöhle an und werden aus diesem Grunde allgemein bevorzugt. Bei den gebogenen Spateln nach MacIntosh gibt es fünf verschiedene Spatelgrößen (Größe 0, 1, 2, 3, 4; Abb. 1.48). Vor allem bei Säuglingen und Kleinkindern kommt öfter noch das Laryngoskop mit geradem Spatel zur Anwendung (s. S. 235).

Magill-Zange (vgl. Abb. 1.49)

Insbesondere bei der nasotrachealen Intubation sowie z. B. beim Einführen einer Magensonde unter Sicht wird häufig eine Fasszange benötigt, um den Tubus oder die Sonde zu dirigieren. Am gebräuchlichsten ist die so genannte Magill-Zange, deren scherenförmiger Griff stark zur Seite gebogen ist, damit bei Gebrauch der Blick auf den Kehlkopf frei bleibt.

Guedel-Tubus (vgl. Abb. 1.50)

▶ Guedel-Tuben sind Oropharyngealtuben, die z. B. beim bewusstlosen nicht intubierten Patienten eingelegt werden, um ein Zurückfallen der Zunge mit Verlegung der oberen Luftwege zu verhindern (vgl. Abb. 1.51). Auch beim oral intubierten Patienten wird zusätzlich ein Guedel-Tubus als „Beißschutz" für den Orotrachealtubus eingelegt (s. Abb. 1.67, S. 94).

Es gibt insgesamt 9 verschieden große Guedel-Tuben: Nr. 6, 5, 4, 3, 2, 1, 0, 00, 000. Guedel-Tuben werden nach der in Abbildung 1.52 und 1.53 gezeigten Weise in den Mund eingeführt. Sie werden oft auch bei der Maskenbeatmung (s. S. 103) narkotisierter Patienten in deren Mund eingeführt, wodurch eine Verlegung der oberen Luftwege durch die zurück-

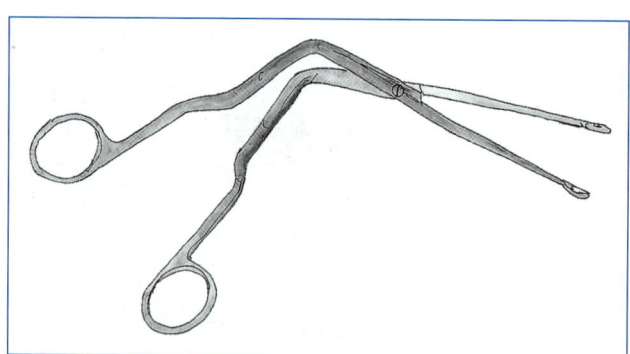

Abb. 1.49 Magill-Zange.

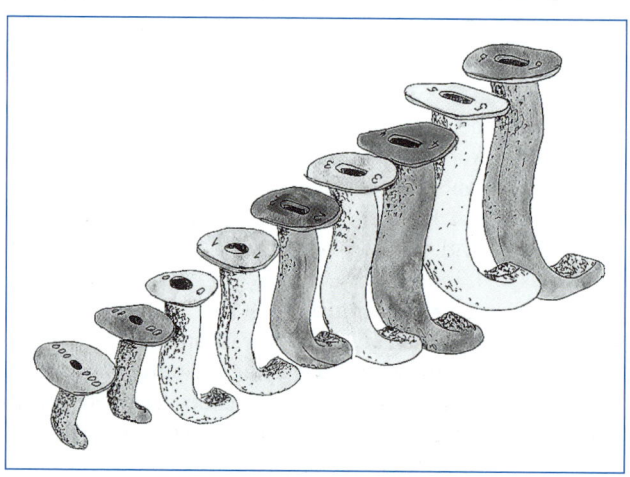

Abb. 1.50 Unterschiedlich große Guedel-Tuben.

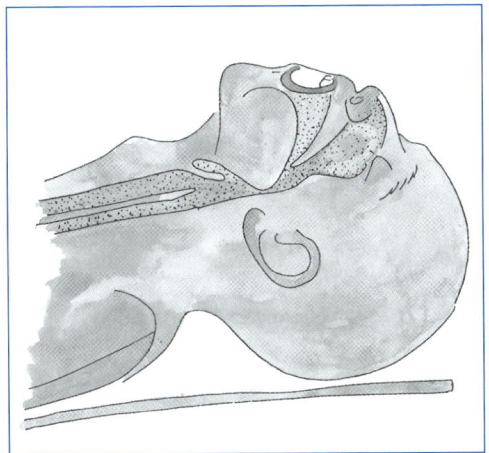

Abb. 1.51 Verlegung der oberen Luftwege durch zurückgefallene Zunge.

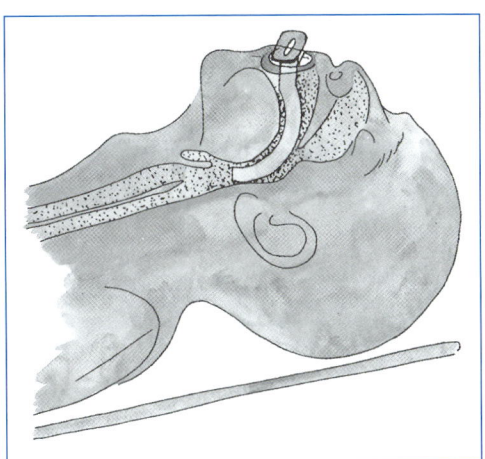

Abb. 1.53 Eingeführter Guedel-Tubus (richtige Größe).

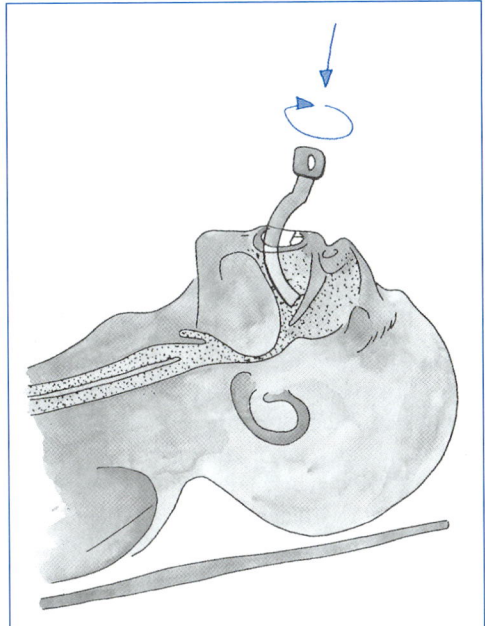

Abb. 1.52 Einführen eines Guedel-Tubus.

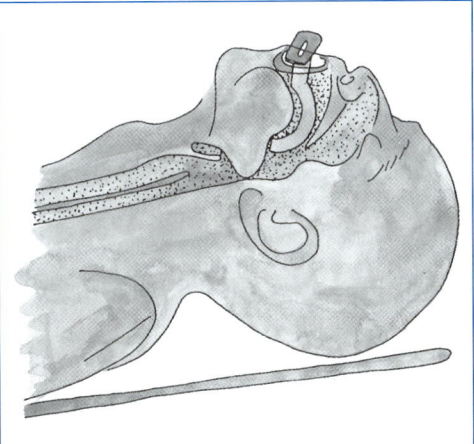

Abb. 1.54 Eingeführter Guedel-Tubus (zu geringe Größe).

fallende Zunge verhindert wird. Guedel-Tuben können zu einer starken Reizung der Rachenwand mit Husten, Würgen und Brechreiz führen. Sie dürfen deshalb erst eingeführt werden, wenn der Patient tief genug in Narkose ist und die Schutzreflexe sicher ausgeschaltet sind. Bei der Auswahl des Tubus ist auf die richtige Größe zu achten. Ist der Guedel-Tubus zu klein gewählt, kann es trotzdem zur Verlegung der oberen Luftwege durch die Zunge kommen (vgl. Abb. 1.54); ist er zu groß gewählt, kann er die Epiglottis vor den Kehlkopfeingang drücken (vgl. Abb. 1.55), wodurch der Kehlkopfeingang verschlossen wird und es beim Beatmen zum Einblasen von Luft in den Magen kommen kann.

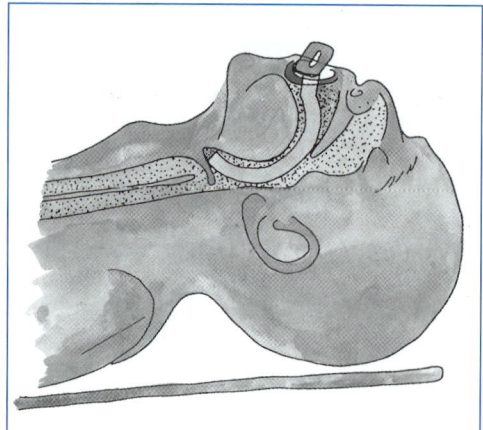

Abb. 1.55 Eingeführter Guedel-Tubus (zu große Größe).

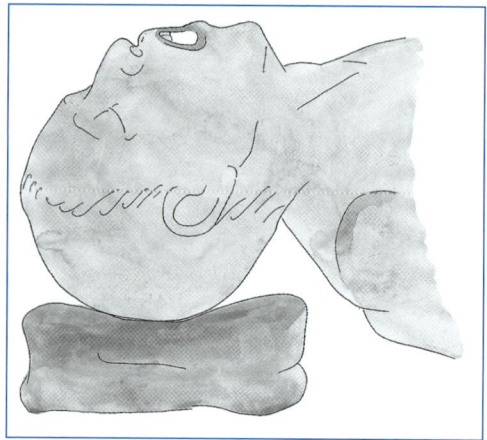

Abb. 1.56 Kopflagerung für die endotracheale Intubation („verbesserte Jackson-Position").

Vorbereitungen zur endotrachealen Intubation

- Überprüfung des Narkosegerätes (s. S. 24)
- Überprüfung des Narkosewagens auf Vollständigkeit (!) (s. S. 26)
- Vorbereitung des Narkosewagens (s. S. 27), das heißt Bereitlegen der für die Intubation notwendigen Dinge:
  - Laryngoskop (Lichtquelle auf Funktionsfähigkeit prüfen!)
  - Tubus (Cuff durch Aufblasen auf Dichtigkeit prüfen!); zusätzlich müssen noch der nächstkleinere und der nächstgrößere Tubus griffbereit gelegt werden; die Tubusspitze sollte mit einem Lokalanästhetikum (z.B. Xylocain®-Gel) bestrichen werden.
  - 10-ml- bzw. 20-ml-Spritze zum Blocken eines Low-volume- bzw. High-volume-Cuffs nach der Intubation
  - Guedel-Tubus bei geplanter oraler Intubation (s. S. 84)
  - evtl. Führungsstab (s. S. 81) bei geplanter oraler Intubation
  - Magill-Zange (s. S. 84) bei geplanter nasaler Intubation
  - Pflaster zum Festkleben des Tubus
- Aufziehen der Medikamente (s. S. 27)
- Vorbereitung des Patienten auf die Narkose (s. S. 27)

Technik der orotrachealen Intubation unter laryngoskopischer Sicht

Die orotracheale Intubation unter Sicht ist die Methode der Wahl bei Routineoperationen. Der Kopf des Patienten wird auf einem ca. 10 cm hohen Polster gelagert und im Nacken überstreckt (= sog. **„verbesserte Jackson-Position"** oder **„Schnüffelposition"** wie beim „Wittern von Morgenluft", Abb. 1.56). Bei dieser Lagerung bilden die Mundhöhle, der Pharynx (= Rachen), der Larynx (= Kehlkopf) und die Trachea beinahe eine Gerade, was den Einblick auf die Stimmritze und damit die Intubation unter laryngoskopischer Sicht erleichtert. Mit den behandschuhten Fingern der rechten Hand wird der Mund des Patienten geöffnet. Wird im rechten Mundwinkel der Mittelfinger gegen die obere Zahnreihe und der Daumen gegen die untere Zahnreihe gedrückt (sog. Kreuzgriff), dann kann hierdurch der Mund kraftvoll geöffnet werden. Das angereichte Laryngoskop wird in die linke Hand genommen, vorsichtig am rechten (!) Mundwinkel eingeführt und dann vorsichtig tiefer in den Mund eingeschoben und gleichzeitig, unter Wegdrängen der Zunge nach links, zur Mundmitte gebracht (vgl. Abb. 1.57). Der Laryngoskopspatel wird vorgeführt, bis die Epiglottis erkennbar ist. Bei Verwendung eines

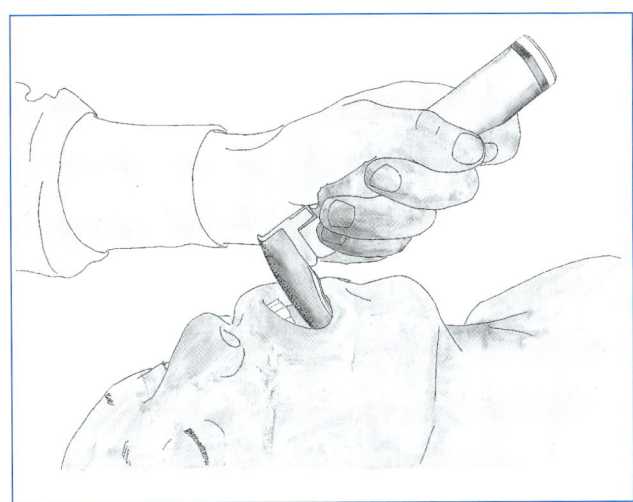

Abb. 1.57 Einführen des Laryngoskops mit der linken Hand.

Laryngoskops mit gebogenem Spatel nach MacIntosh (s. S. 83) wird die Spatelspitze in der Falte zwischen Zungengrund und Epiglottis, in der so genannten **glossoepiglottischen Falte,** platziert. Nun wird das Laryngoskop in Griffrichtung (!!), also nach fußwärts und oben, gezogen (vgl. Abb. 1.58). Hierdurch wird die Zungenbasis angehoben und die daranhängende Epiglottis aufgerichtet. Der Blick auf die Stimmritze (= Glottis) wird frei, die Glottis ist „eingestellt" (vgl. Abb. 1.59, 1.60).

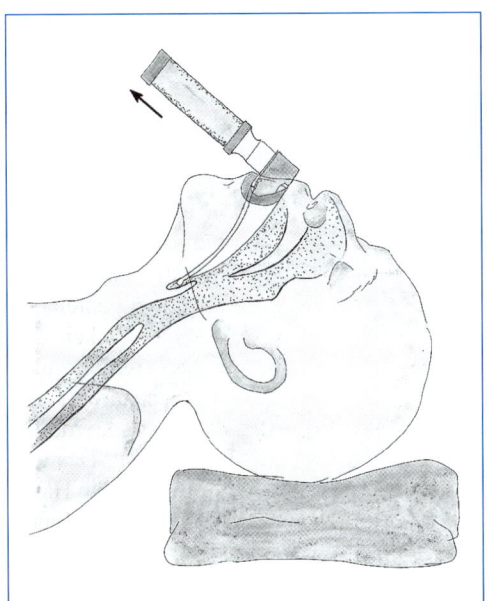

Abb. 1.58 Eingeführtes Laryngoskop mit angedeuteter Zugrichtung.

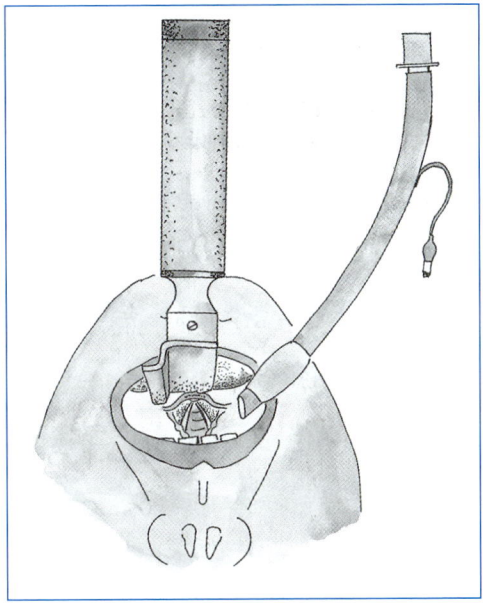

Abb. 1.59 Eingeführtes Laryngoskop mit Sicht auf die geöffnete Stimmritze.

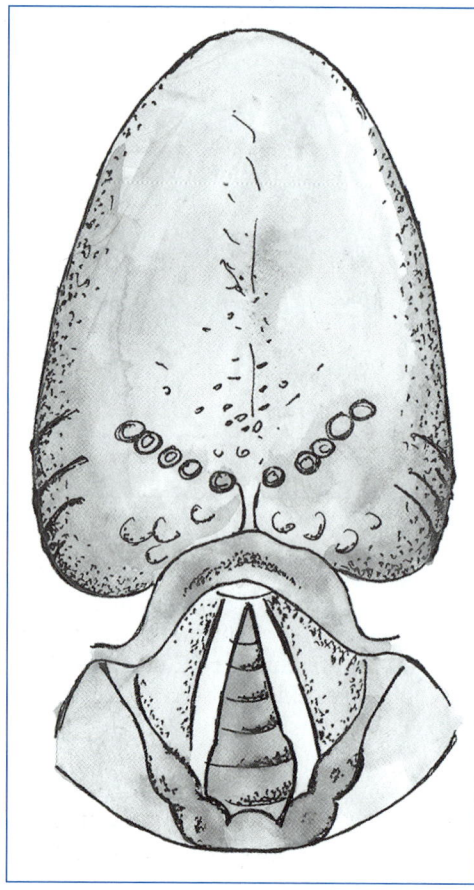

Abb. 1.60 Kehlkopfeingang.

Zum Aufrichten der Epiglottis darf niemals (!!) nur die Spatelspitze angehoben werden, indem das Ende des Laryngoskopgriffs nach kopfwärts gezogen und gegen die oberen Schneidezähne gehebelt wird. Hierdurch kann zwar die Glottis eingestellt werden, aber genauso leicht können hierbei selbst gesunde obere Schneidezähne herausgebrochen werden!

Mit der rechten Hand kann der nun angereichte Tubus vorsichtig unter Sicht (!) durch die Stimmritze geführt werden (vgl. Abb. 1.61 und 1.62). Die Blockermanschette muss ganz hinter der Stimmritze verschwinden (vgl. Abb. 1.63). Bei Tuben ohne Cuff (für Kinder unter 8–10 Jahre) sollte der Tubus soweit eingeführt werden, dass der meist markierte Anteil der Tubusspitze gerade hinter der Glottis verschwindet (und die Tubusspitze sich ungefähr in Tracheamitte befindet). Der Tubus sollte möglichst vom rechten Mundwinkel aus eingeführt werden, damit zwischen Laryngoskopspatel und dem einzuführenden Tubus immer auf die Stimmritze gesehen werden kann (vgl. Abb. 1.59). Beim Durchtritt durch die Stimmritze muss der Tubus manchmal leicht hin und her rotiert werden, damit er schonend durch die Stimmritze gleitet. Den

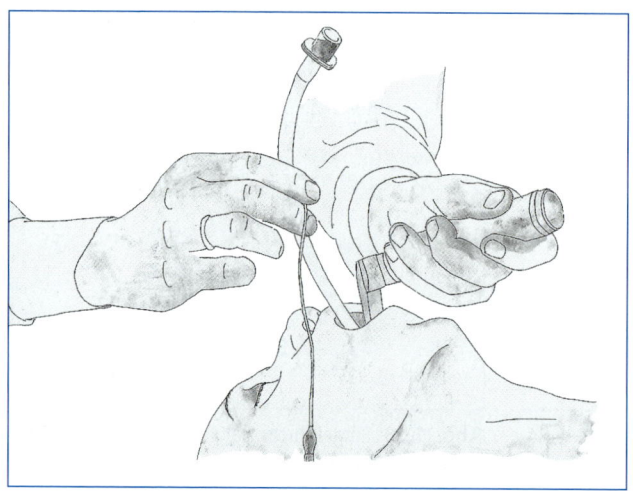

Abb. 1.61 Laryngoskopische Einstellung des Kehlkopfes mit der linken Hand und Einführen des Endotrachealtubus mit der rechten Hand.

Tubus nicht gewaltsam in die Trachea vorschieben. **Nach erfolgreicher Intubation:**

- Blocken des Tubus (s. S. 91)
- Lagekontrolle des Tubus (s. S. 92)
- Fixierung des Tubus (s. S. 93)
- erneute Lagekontrolle des Tubus

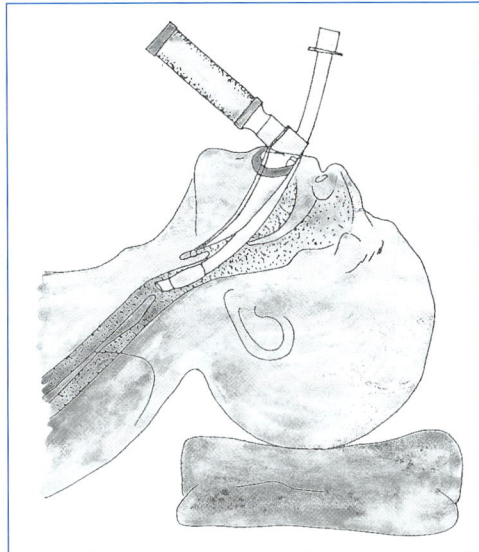

Abb. 1.62 Einführung eines orotrachealen Tubus.

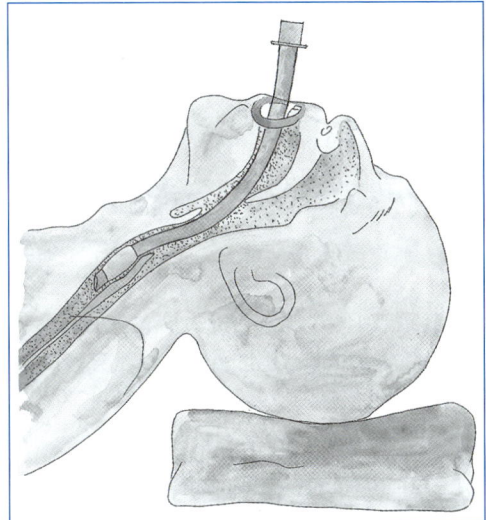

Abb. 1.63 Richtig platzierter orotrachealer Tubus.

Vor allem bei **Neugeborenen und Kleinkindern** lässt sich mit einem gebogenen Laryngoskopspatel nach MacIntosh die Epiglottis manchmal nicht richtig aufrichten, da sie in diesem Alter relativ groß und leicht verformbar ist. Von manchen Anästhesisten wird deshalb in dieser Altersgruppe ein **Laryngoskop mit geradem Spatel**, z. B. nach Miller, bevorzugt. Hierbei wird die Epiglottis meist mit auf die Spatelspitze aufgeladen. Da die Unterseite der Epiglottis von Ästen des N. vagus innerviert wird, können deshalb beim Aufladen der Epiglottis mit dem geraden Spatel leichter vagale Reflexe ausgelöst werden (z. B. eine Bradykardie oder ein Laryngospasmus). Es ist daher ein tieferes Narkosestadium nötig als bei Verwendung eines gebogenen Spatels, bei dem die Spatelspitze in die Falte zwischen Zungengrund und Epiglottis eingeführt wird. Dieses Gebiet wird nicht vom N. vagus innerviert. Aus diesem Grunde sind vagale Reflexe hierbei seltener und es genügt ein etwas flacheres Narkosestadium für die Intubation.

Technik der nasotrachealen Intubation unter laryngoskopischer Sicht

Die nasotracheale Intubation unter laryngoskopischer Sicht (vgl. Abb. 1.64) ist wesentlich schwieriger als die orale Intubation unter Sicht und wird deshalb nur bei bestimmten Indikationen vorgenommen.

Indikationen für die nasotracheale Intubation sind z. B. Operationen im Mund- und Rachenbereich, bei denen ein oraler Tubus den Operateur behindern würde. Die nasotracheale Intubation wird auch bei Langzeitintubationen auf der Intensivstation öfters noch bevorzugt, da der nasale Tubus besser fixierbar ist und vom Patienten langfristig besser toleriert wird (Kontraindikationen stellen vor allem Frakturen der Schädelbasis dar, z. B. nach einem Schädel-Hirn-Trauma).

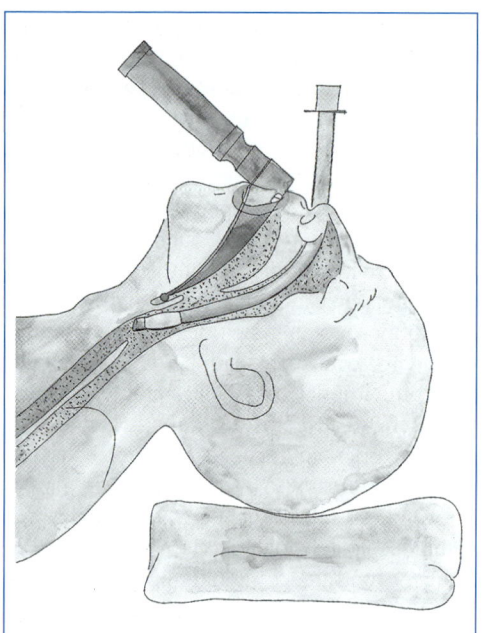

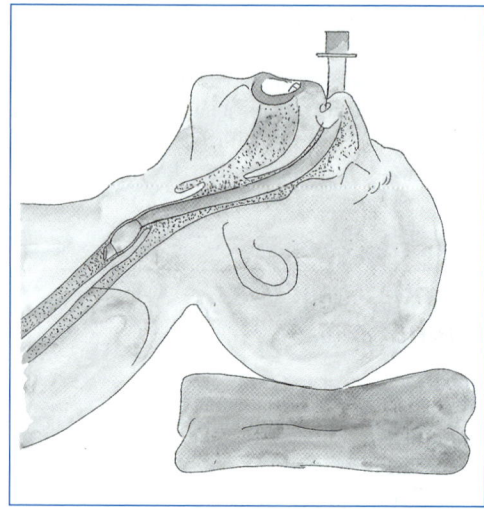

Abb. 1.65 Richtig platzierter nasotrachealer Tubus.

Abb. 1.64 Einführung eines nasotrachealen Tubus.

Vor der nasalen Intubation empfiehlt es sich, abschwellende Nasentropfen (z.B. Nasivin®) in beide Nasenlöcher einzubringen. Die Gefahr von Schleimhautblutungen wird dadurch vermindert. Zusätzlich hat sich noch das Besprühen der Nasenschleimhaut mit einem Lokalanästhetikum (z.B. Lidocain-Spray, s.S. 157) bewährt. Außerdem muss der nasale Tubus gut mit einem Gleitmittel (z.B. Lidocain-Gel, s.S. 157) bestrichen werden. Der Kopf des Patienten wird in die verbesserte Jackson-Position gebracht (vgl. Abb. 1.56). Der Tubus wird nun vorsichtig durch den unteren Nasengang, also nach dorsal (= zum Rücken hin; nie parallel zum Nasenrücken) vorgeschoben, bis er in den Rachenraum (= Pharynx) eintritt. Jetzt wird, wie bei der orotrachealen Intubation unter laryngoskopischer Sicht, mithilfe des Laryngoskops die Stimmritze eingestellt (vgl. Abb. 1.59). Mit der rechten Hand und mithilfe einer Magill-Zange dirigiert der Anästhesist die Tubusspitze durch die Stimmritze, während die Anästhesiepflegekraft den Tubus nach Aufforderung weiter vorschiebt. Bei einiger Erfahrung ist es meist möglich, den

Tubus ohne Magill-Zange durch die Stimmritze zu dirigieren. Der Anästhesist schiebt dabei den Tubus selbst mit der rechten Hand voran und kann z.B. durch leichtes Drehen des Tubus dessen Spitze dirigieren oder durch Manipulation mit dem Laryngoskop den Kehlkopfeingang etwas der Tubusspitze nähern. Außerdem kann die Anästhesiepflegekraft nach Aufforderung den Kehlkopf durch Druck auf den Schildknorpel etwas nach dorsal, nach links oder rechts zur Tubusspitze hin verschieben. **Nach erfolgreicher Intubation** (vgl. Abb. 1.65):

- Blocken des Tubus (s.S. 91)
- Lagekontrolle des Tubus (s.S. 92)
- Fixierung des Tubus (s.S. 93)
- erneute Lagekontrolle des Tubus

Bei einer geplanten nasotrachealen Intubation empfiehlt es sich, den Patienten zuerst oral zu intubieren (s.S. 86). Nun kann der nasale Tubus langsam und vorsichtig über die Nase in den Rachen vorgeschoben und unter laryngoskopischer Sicht bis unmittelbar vor den Kehlkopfeingang dirigiert werden. Erst jetzt wird auf Aufforderung von einem Helfer der orale Tubus wieder herausgezogen, und der nasale Tubus kann durch die Stimmritze dirigiert werden.

Auch bei der nasotrachealen Intubation wird normalerweise ein Laryngoskop mit gebogenem Spatel nach MacIntosh verwendet. Nur in Einzelfällen (meist bei Säuglingen und Kleinkindern) kommt ein Laryngoskop mit geradem Spatel (z.B. nach Miller) zur Anwendung (s.S. 83, 235).

„Blinde" nasotracheale Intubation

In Ausnahmefällen kann eine so genannte „blinde" nasotracheale Intubation erfolgen. Sie darf jedoch nur am spontan (!) atmenden Patienten durchgeführt werden.

Seit die Intubation unter fiberbronchoskopischer Kontrolle möglich ist (s.S. 223), wird eine „blinde" nasotracheale Intubation nur noch sehr selten vorgenommen.

Der Patient kann zum „blinden" nasotrachealen Intubationsversuch sediert und analgesiert werden, oder der Intubationsversuch wird unter einer Inhalationsanästhesie bei erhaltener Spontanatmung vorgenommen.

Für die Intubation wird der Kopf des Patienten durch Hochlagern auf einem ca. 10 cm hohen Kissen in die verbesserte Jackson-Position gebracht (s.S. 86). Der nasale Tubus wird nun, wie bei der nasotrachealen Intubation unter Sicht, durch die Nase in den Pharynx eingeführt. Am Tubusende ist bei Annäherung des Ohres eine Luftströmung hör- und fühlbar. Der Tubus wird nun unter **Hörkontrolle (!)** dirigiert. Je näher die Tubusspitze vor dem Kehlkopfeingang liegt, desto lauter sind die Strömungsgeräusche am Tubusende hörbar. Liegt die Tubusspitze direkt vor der Stimmritze, so sind die hörbaren Strömungsgeräusche maximal. Während einer Inspiration wird nun versucht, den Tubus durch die Stimmritze zu schieben. Gleitet der Tubus durch die Stimmritze, so ist am Tubusende eine kräftige Luftströmung zu hören und zu fühlen. Der Patient hustet meist auch kurzfristig. Beim Abgleiten des Tubus in den Ösophagus ist plötzlich keine Luftströmung am Tubusende mehr hörbar,

obwohl der Patient weiteratmet. Das beschriebene Intubationsmanöver muss nun wiederholt werden. Bei der „blinden" nasalen Intubation gelingt es häufig nicht auf Anhieb, die Tubusspitze durch die Stimmritze zu dirigieren. Die Tubusspitze kann sich z.B. vor (!) der Stimmritze in der Falte zwischen Zungengrund und Epiglottis (= glossoepiglottische Falte) verfangen. Beim Vorschieben des Tubus tritt ein Widerstand auf, und der Hals wölbt sich meist nach ventral vor. Bei einem erneuten Versuch empfiehlt es sich, den Kopf des Patienten etwas anzuheben, wodurch die Tubusspitze weiter nach dorsal verlagert wird. Kommt die Tubusspitze dagegen zu weit dorsal (!), also hinter dem Kehlkopfeingang zu liegen, so gleitet der Tubus in die Speiseröhre ab. Bei einem erneuten Versuch empfiehlt es sich, den Kopf des Patienten stärker zu überstrecken, wodurch die Tubusspitze weiter nach ventral verlagert wird. Verfängt sich dagegen die Tubusspitze seitlich der Stimmritze, so tritt beim Vorschieben des Tubus ein Widerstand auf und der Hals wölbt sich meist seitlich vor. Bei einem erneuten Versuch empfiehlt es sich, den Tubus etwas zur Gegenseite zu rotieren, wodurch die Tubusspitze zur Mitte hin gelagert wird. **Nach erfolgreicher Intubation** (vgl. Abb. 1.65):

- Blocken des Tubus (s.u.)
- Lagekontrolle des Tubus (s.S. 92)
- Fixierung des Tubus (s.S. 93)
- erneute Lagekontrolle des Tubus

Blocken des Tubus

Sofort nach der Intubation muss von der Anästhesiepflegekraft der Tubus-Cuff geblockt werden, indem mit einer normalen 10- oder 20-ml-Spritze, einer so genannten **„Blockerspritze"**, so viel Luft in die Manschettenzuleitung eingeblasen wird, bis der Tubus bei Beatmung gerade (!!) dicht ist, also keine Luft mehr am Tubus vorbei aus der Trachea entweicht. Dies muss durch genaues Hören am Mund des Patienten festgestellt werden. Also: **Blocken nach Gehör (!!).** Bei zu geringem Blocken ist der Tubus undicht. Bei der Beatmung entweicht ein Teil des Atemhubvolumens neben dem unzureichend geblockten Tubus aus der Trachea. Dieses Entweichen von Luft kann meist auf Distanz oder am Mund des Patienten bzw. mit dem Stethoskop am Hals des Patienten gehört werden. Bei unzureichender Blockung des Cuffs kann eine unter Umständen im Rachen befindliche Flüssigkeit in die Trachea eindringen (vgl. Aspiration, S. 209). Ist der Tubus dagegen zu stark geblockt, so droht eine druckbedingte Schädigung der Trachealschleimhaut im Bereich des Tubus-Cuffs. Im Idealfall sollte zur Kontrolle ein Cuff-Druckmesser verwendet werden. Der Cuff-Druck sollte bei den üblichen Plastiktuben möglichst bei ca. 20–25 mmHg liegen.

Das bei einer Narkose oft noch verwendete Lachgas diffundiert in alle lufthaltigen Räume des Körpers, also auch in die geblockte Tubusmanschette (s. S. 34). Hierdurch kommt es zu einer Volumen- und Druckzunahme im Cuff mit verstärktem Druck auf die anliegende Trachealschleimhaut; dies kann unter Umständen zu einer druckbedingten Durchblutungsstörung führen. Deshalb muss bei längeren Narkosen die Blockung des Cuffs mehrmals neu vorgenommen werden.

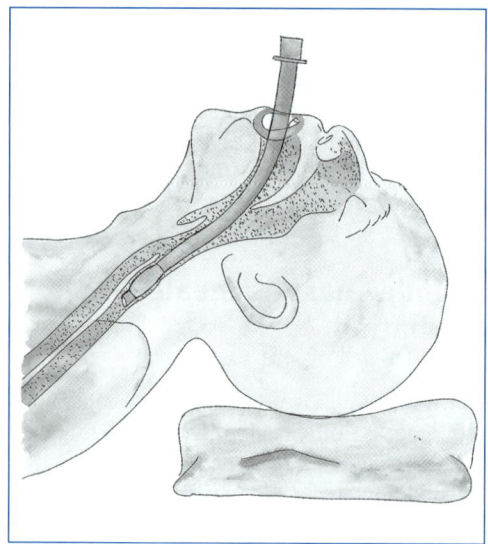

Abb. 1.66 Fehlplatzierter Orotrachealtubus (Intubation in den Ösophagus).

Lagekontrolle des Tubus

Eine stets (!) drohende Gefahr bei der Intubation ist die versehentliche Fehlintubation in die Speiseröhre (vgl. Abb. 1.66). Deshalb ist es unmittelbar nach jeder Intubation zwingend (!) notwendig, sich von der korrekten Lage des Tubus zu überzeugen.

Hierzu wird die Lunge beidseits auskultiert. Bei richtiger Tubuslage ist über beiden (!) Lungen ein seitengleiches Atemgeräusch zu hören. Falls über beiden Lungen kein Atemgeräusch auskultierbar ist, so wurde vermutlich in den Ösophagus intubiert. Beim sofortigen **Auskultieren über der Magengegend** ist dann das von der Lagekontrolle der Magensonde bekannte Blubbern über dem Magen zu

hören. Der Tubus muss umgehend entfernt, der Patient gegebenenfalls mit 100 % Sauerstoff zwischenbeatmet werden, und es ist ein neuer Intubationsversuch vorzunehmen. Nach geglückter Intubation muss nun eine Magensonde gelegt werden, um die in den Magen geblasene Luft zu entfernen. Ist das Atemgeräusch auf einer Seite wesentlich lauter oder gar nur auf einer Seite zu auskultieren, so spricht dies dafür, dass der Tubus zu weit, nämlich bis in einen Hauptbronchus, eingeführt wurde. Da beim Erwachsenen der rechte Hauptbronchus etwas größer ist und richtungsmäßig ungefähr die Fortsetzung der Trachea darstellt, während der linke Hauptbronchus etwas kleiner ist und in einem größeren Winkel abgeht (vgl. Abb. 4.7, s. S. 228), gleitet ein zu weit eingeführter Tubus beim Erwachsenen zumeist in den rechten Hauptbronchus ab. Damit wird die linke Lunge schwächer oder gar nicht ventiliert.

Bei einseitiger Intubation muss der vorher wieder entblockte (!) Tubus 1–2 cm zurückgezogen und die Lage erneut kontrolliert werden.

Die Auskultation der Lunge zur Lagekontrolle des Tubus hat schon manchen Anästhesisten irregeführt. Bei Fehlintubation in die Speiseröhre können unter Umständen die aus der Speiseröhre fortgeleiteten Strömungsgeräusche als Atemgeräusche fehlinterpretiert werden. Andererseits können manchmal trotz richtiger Intubation, z. B. bei Emphysematikern, nur sehr schwer Atemgeräusche gehört werden. Aus diesen Gründen darf die Auskultation der Lunge nicht als absolut sichere Methode angesehen werden.

> Ist die Auskultation nicht eindeutig, so sollten nicht die Lungen während mehrerer Beatmungen immer wieder auskultiert werden. Sollte der Tubus in der Speiseröhre liegen, so werden mit jedem Atemhub z. B. 700 ml Atemgas in den Magen geblasen!

Es muss sofort die Frage geklärt werden: Liegt der Tubus im Tracheobronchialsystem oder in der Speiseröhre?

> Es sollte nun sofort eine Auskultation über der Magengegend erfolgen; hiermit kann meist bestätigt oder ausgeschlossen werden, dass der Tubus im Ösophagus liegt. Liegt der Tubus in der Speiseröhre, dann kann bei der Beatmung über dem Magen ein typisches Blubbern gehört werden.

Eine andere Möglichkeit besteht darin, unmittelbar nach der Intubation mit dem Handballen kurz auf das Brustbein des Patienten zu drücken. Am oralen Tubusende kann mit dem angenäherten Ohr bei Intubation ins Tracheobronchialsystem die entweichende Luftströmung aus der Lunge gehört und gefühlt werden. Beim starren Brustkorb des Emphysematikers kann diese Methode jedoch manchmal versagen. Auch ein beatmungssynchroner Feuchtigkeitsbeschlag bei durchsichtigen Endotrachealtuben spricht für eine endotracheale Intubation. Dennoch muss beachtet werden, dass alle bisher genannten Zeichen nicht (!) sicher beweisend für eine richtige bzw. eine falsche Intubation sind. Im Idealfall sollte eine exspiratorische CO_2-Messung vorhanden sein, um die Tubuslage zu kontrollieren. Diese Methode kann als absolut sicher gelten, da aus dem Ösophagus und Magen kein Kohlendioxid „abgeatmet" wird. Weitere sichere Zeichen sind die fiberbronchoskopische Kontrolle, atemsynchrone Volumenschwankungen des Beatmungsbeutels beim spontanatmenden Patienten oder ein (allerdings erst verzögert auftretender) Abfall der pulsoxymetrischen Sättigung sowie eine nochmalige direkte laryngoskopische Bestätigung bei gut einstellbarer Glottis.

Ist es nun sicher, dass der Tubus im Tracheobronchialsystem liegt, kann in Ruhe mehrfach die Lunge auskultiert werden, um eine einseitige Intubation auszuschließen. Nach der Intubation sollte der Patient auf jeden Fall kurzfristig von Hand (= manuell) beatmet werden. Bei der manuellen Beatmung kann einerseits wesentlich besser auskultiert werden als bei der maschinellen Beatmung, andererseits lässt sich bei einiger Erfahrung meistens schon am Beatmungsbeutel fühlen, ob an der Beatmung „etwas nicht stimmt".

> Bestehen Zweifel, ob der Tubus richtig platziert wurde, so sollte folgende Faustregel beachtet werden:
> When in doubt – take it out!! (Falls Zweifel bestehen – ziehe ihn heraus!!)

Fixierung des Tubus

> Ist der Tubus geblockt und die Tubuslage als richtig befunden, so muss der Tubus in dieser (!) Lage fixiert werden. Als Beißschutz für einen orotrachealen Tubus muss zusätzlich ein Guedel-Tubus (s. S. 84) eingeführt werden, der ein Zusammenbeißen und damit eine Einengung des Lumens des Endotrachealtubus wirksam verhindern kann.

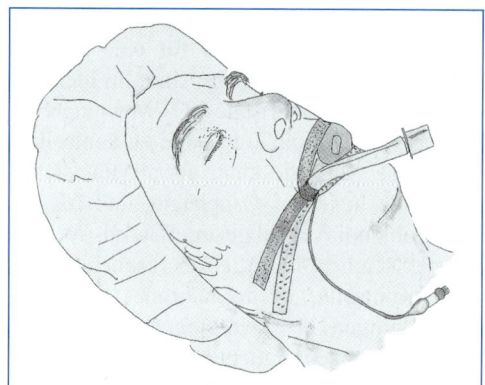

Abb. 1.67 Mittels zwei Pflasterstreifen im Mundwinkel fixierter Orotrachealtubus.

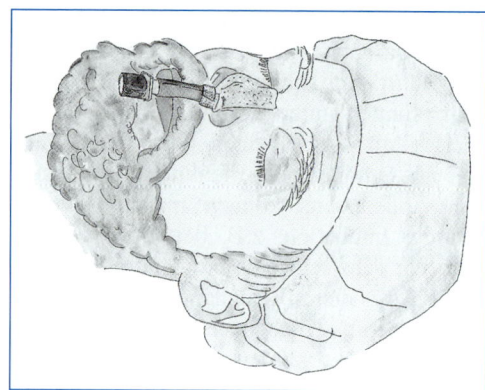

Abb. 1.69 Mittels Pflaster fixierter nasotrachealer Tubus.

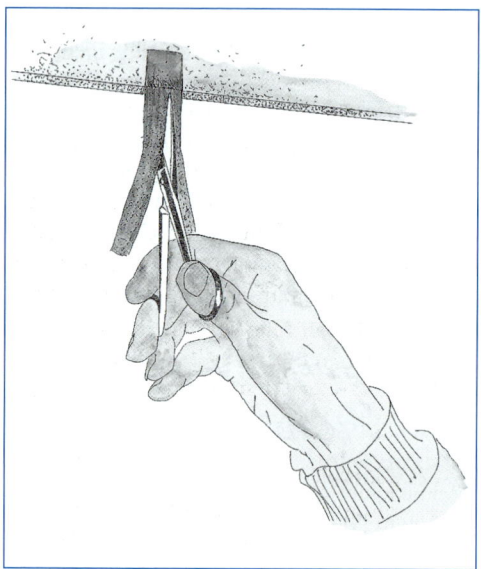

Abb. 1.68 Vorbereitung eines Pflasters für die Fixierung eines nasotrachealen Tubus.

Es hat sich die **Fixierung des orotrachealen Tubus** mit zwei langen Pflasterstreifen bewährt (vgl. Abb. 1.67). Der Pflasterstreifen wird erst über die eine Wange geklebt, dann möglichst nahe am Mund einmal um den Tubus geschlungen und anschließend über die andere Wange geklebt. Ein zweiter Pflasterstreifen wird gegenläufig in gleicher Art und Weise festgeklebt, zusätzlich jedoch noch über die auf den Lippen liegende Abschlussplatte des Guedel-Tubus geklebt, wodurch

dieser mit fixiert wird. Falls der Patient einen Vollbart hat, kann oft kein Pflaster verwendet werden. Der Tubus muss in diesem Fall mit einem um den Nacken geschlungenen Band (z. B. Mullbinde) festgebunden werden. Es stehen inzwischen auch komplette Sets zur Tubusfixierung zur Verfügung.

Zur **Fixierung eines nasotrachealen Tubus** hat sich z. B. ein breiter, ca. 7–10 cm langer Pflasterstreifen bewährt, der an einem Ende ca. 4 cm weit eingeschnitten wird (vgl. Abb. 1.68). Das breite Ende wird auf die Nase geklebt, die beiden Füßchen werden jeweils von einer Seite um den Tubus geschlungen (vgl. Abb. 1.69).

> Nach der Fixierung des Tubus muss immer nochmals auskultiert werden, ob das Atemgeräusch noch beidseits gleich laut ist. Manchmal rutscht der Tubus während des Fixierens weiter in die Trachea hinein und es kommt zur einseitigen Intubation.

Mögliche Komplikationen durch die Intubation und durch den Tubus

Verletzungen beziehungsweise Ausbrechen von Zähnen

Bei unsachgemäßem Handhaben des Laryngoskops kann es vor allem zur Beschädigung der oberen Schneidezähne kommen. Ausgebrochene Gebissteile sind umgehend zu entfernen, damit sie nicht in die Trachea eindringen können. Bereits ins Tracheobronchialsystem eingedrungene Gebissteile müssen bronchoskopisch entfernt werden. Zahnbeschädigungen müssen stets dokumentiert werden.

Quetschung der Lippe

Bei unvorsichtiger Intubation kann es zur Quetschung vor allem der Oberlippe zwischen Zahnreihe und Laryngoskop kommen.

Verletzung der Nasen-, Rachen- und Trachealschleimhaut

Die nasale Intubation kann zu Verletzungen und unter Umständen starken Blutungen aus der Nasen- und Rachenschleimhaut führen. **Zu starkes Blocken des Tubus-Cuffs** sowie eine **Langzeitintubation** können zur Druckschädigung der Trachealschleimhaut führen. Außerdem kommt es während der maschinellen Beatmung zu geringfügigen **atemsynchronen Scheuerbewegungen des Tubus** an der Schleimhaut, vor allem an der Tubusspitze sowie an der Rachenhinterwand. Auch Kopfbewegungen des Patienten begünstigen solche Scheuerläsionen. Folge kleiner Schleimhautläsionen können 2–3 Tage dauernde Halsschmerzen, Schluckbeschwerden und Heiserkeit nach der Extubation sein. In Einzelfällen kann als Spätkomplikation auch eine Trachealstenose auftreten.

Vor allem bei Kindern kann eine **Verletzung der subglottischen Trachealschleimhaut** nach der Extubation zu einer starken Schwellung mit Einengung des Tracheallumens und zu Atemnot führen. Sehr selten kommt es durch größere subglottische Trachealschäden zu einer schweren, narbigen Stenose der Trachea, die unter Umständen eine operative Korrektur notwendig macht.

Bei Verwendung eines Führungsstabes zur Intubation kann es zu Verletzungen (bis zur Perforation) der Trachea kommen, wenn dieser versehentlich über die Tubusspitze hinausragt (s.S. 81).

Verletzung der Stimmbänder

Bei grober Intubation, nach Langzeitintubation sowie bei der Wahl eines zu großen Tubus kann es zu Ulzerationen und Druckschädigungen an den Stimmbändern kommen. Die Folge können postoperativer Stridor oder ein Larynxödem sein. Sehr selten wurden auch meist vorübergehende ein- oder doppelseitige Stimmbandlähmungen durch druckbedingte Nervenschädigungen beschrieben. Eine mögliche Spätkomplikation nach Intubation können auch so genannte **Stimmbandgranulome** sein, die sich meist in einer hartnäckigen Heiserkeit äußern. Wenn sie sich durch Stimmschonung nicht zurückbilden, kann eine operative Entfernung notwendig werden.

Auslösen von vegetativen Reflexen bei der Intubation

Bei der Intubation in zu oberflächlicher Narkose können vegetative Reflexe ausgelöst werden. Eine Vagusstimulierung (s.S. 9) kann sich als Bradykardie, als Laryngospasmus (s.S. 212) mit Intubationsschwierigkeiten und/oder als Bronchospasmus (= Krampf der Bronchialmuskulatur) mit Beatmungsproblemen äußern. Eine stressbedingte Sympathikusstimulierung äußert sich in einer Herzfrequenzsteigerung und in einer Blutdrucksteigerung.

Fehlintubation

Eine Fehlintubation in den Ösophagus sowie eine zu tiefe Intubation mit einseitiger Ventilation sind durch eine sofortige Lagekontrolle des Tubus (s.S. 92) stets auszuschließen.

Tubusverlegung

Ursachen einer Tubusverlegung können sein:
- abgeknickter Tubus
- eingetrocknetes Sekret
- Fremdmaterial im Tubus
- sehr selten eine so genannte **„Blockerhernie"** (vgl. Abb. 1.70)

▶ Vor allem bei wieder verwendbaren Tuben kann es durch eine Materialermüdung des Tubus-Cuffs zu einer hernienartigen Vorwölbung des geblockten Cuffs an der schwächsten Stelle des

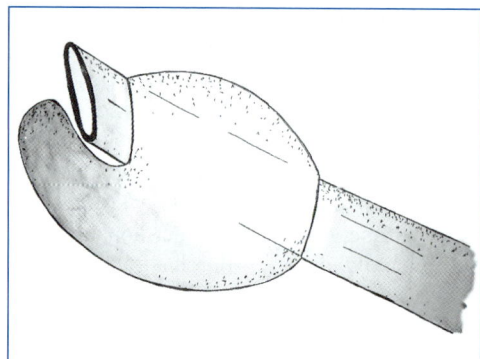

Abb. 1.70 Geblockter Endotrachealtubus mit vorgewölbter „Blockerhernie".

Cuffs kommen. Diese so genannte **„Blockerhernie"** kann sich unter Umständen nach vorne bis vor die Tubusöffnung ausdehnen und diese verlegen.

Die Beatmung ist plötzlich erschwert. Es fallen hohe Beatmungsdrücke auf. Beim Überprüfen der Tubusdurchgängigkeit durch Einführung eines Absaugkatheters tritt an der Tubusspitze ein Hindernis auf. Nach Entblocken des Tubus-Cuffs ist der Tubus typischerweise wieder durchgängig. Auch bei dem nicht erlaubten Zurückziehen eines geblockten Tubus kann sich die Blockermanschette evtl. vor die Tubusöffnung legen. Dieses Problem trat vor allem bei den heute nur noch selten verwendeten, vielfach resterilisierten Latextuben (aufgrund von Materialermüdung) auf. Auch bei Tuben mit so genanntem „high volume low pressure cuff" ist dieses Problem denkbar (s. S. 76). Durch Entblocken des Cuffs kann eine solche Blockerhernie beseitigt werden. Bei Lagekorrektur des Tubus muss der Tubus-Cuff vorher immer entblockt werden!
Beschrieben wurde auch schon eine **Verlegung des Innenlumens des Tubus durch eine lachgasgefüllte Blase.** Dies kann bei Latextuben (Woodbridge-Tuben) auftreten, die aufgrund von Materialdefekten unter der Innenschicht eine Luftblase besitzen. Bei Verwendung von Lachgas diffundiert dieses in diese Luftblase und kann zu einer Volumen- und Druckzunahme in der Blase mit teilweiser

oder vollständiger Tubusverlegung führen. Beim Prüfen des Tubus auf Durchgängigkeit mit einem Absaugkatheter tritt ein Hindernis auf. Durch ein Entblocken des Tubus-Cuffs lässt sich dieses Beatmungshindernis jedoch nicht beheben. Der Tubus muss umgehend entfernt bzw. ausgetauscht werden.

Diskonnektion

Ein nicht sofort bemerktes Lösen (= Diskonnektion) einer Schlauchverbindung kann fatale Folgen haben. Die Alarmsysteme des Narkoseapparates müssen daher stets sinnvoll eingeschaltet sein. Um eine Diskonnektion festzustellen, muss vor allem die untere Beatmungsdruckgrenze exakt eingestellt werden.

Extubationsprobleme

Bei oder kurz nach der Extubation kann es zu einem **Laryngospasmus** (s. S. 212) kommen, wenn Sekret, Blutkoagel oder Fremdmaterial den Kehlkopfeingang irritieren oder wenn zu einem ungünstigen Zeitpunkt (z. B. während des Exzitationsstadiums, s. S. 100) extubiert wird.

> Vor der Extubation ist daher immer ein sorgfältiges Absaugen des Rachens (gegebenenfalls unter laryngoskopischer Sicht) erforderlich.

Die Extubation sollte möglichst am ausreichend spontan atmenden Patienten mit zurückgekehrten Schutzreflexen vorgenommen werden. Bei der Extubation kann es beim Patienten auch zum Erbrechen kommen. Sind hierbei die Schutzreflexe noch nicht zurückgekehrt, so droht eine Aspiration (s. S. 209).

Kehlkopfmaske (Larynxmaske)

▶ 1988 wurden so genannte Kehlkopfmasken (Larynxmasken) in die Klinik eingeführt. Sie sollen eine größere Sicherheit für den Patienten und eine bessere Bequemlichkeit für den Anästhesisten bieten als die herkömmliche Gesichtsmaske.

Der Einsatz einer Larynxmaske bietet sich oft anstatt einer Maskennarkose an. Durch den Einsatz einer Larynxmaske können die oberen Luftwege gesichert und die Risiken einer endotrachealen Intubation vermieden werden.

Die Kehlkopfmaske besteht im Prinzip aus einem weitlumigen Silikontubus; dieser ist mit einem gekürzten Endotrachealtubus vergleichbar, der aber unmittelbar vor dem Kehlkopfeingang endet. Am distalen Ende dieses Silikontubus ist schräg eine ovale, leicht trichterförmige kleine Maske angebracht, deren Randwulst über eine Blockerzuleitung – ähnlich der Blockermanschette eines Endotrachealtubus – aufgeblasen (geblockt) werden kann (vgl. Abb. 1.71a – e). Der geblockte Wulst der Larynxmaske legt sich trichterförmig um den Kehlkopfeingang und dichtet diesen ab. Auf der Innenseite der trichterförmigen Maske befinden sich vor der Öffnung zum Tubus hin zwei Längsstege, die ein Einklemmen der Epiglottis im Tubuslumen verhindern. Am oberen Ende der Kehlkopfmaske befindet sich ein Konnektor für den Anschluss der Beatmungsschläuche bzw. den Direktanschluss eines Beatmungsbeutels.

Nach Narkoseeinleitung wird die Larynxmaske platziert. Vor dem Einführen muss der Wulstrand der Larynxmaske vorzugsweise mit einer 20-ml-Spritze über die Blockerzuleitung luftleer gesaugt und der rückseitige Wulstrand sollte mit künstlichem Speichel besprüht oder mit Xylocain®-Gel versehen werden. Zum Platzieren der Larynxmaske wird der Kopf des Patienten meist etwas stärker überstreckt als für die endotracheale Intubation üblich, und der Mund des Patienten wird mit der linken Hand – gegebenenfalls durch eine Hilfsperson – weit geöffnet. Nun wird die Larynxmaske über den Zungenrücken, dicht entlang am harten Gaumen, in Richtung Kehlkopf vorgeschoben (vgl. Abb. 1.72a). Die Larynxmaske wird blind, das heißt ohne Verwendung des Laryngoskops, eingeführt. Hierbei muss die Öffnung der Kehlkopfmaske nach kaudal und ventral zeigen. Die am Schlauch der Larynxmaske angebrachte schwarze Strichmarkierung muss stets in Richtung Nase des Patienten zeigen. Der Zeigefinger wird als Schienung benutzt (vgl. Abb. 1.72a und b).

Nach vollständigem Einführen der Larynxmaske tritt ein Widerstand auf, sie kann nicht weiter vorgeschoben werden. Nun liegt die Kehlkopfmaske mit ihrer Spitze im Ösophaguseingang (Abb. 1.72c). Der Trichter der Kehlkopfmaske liegt vor dem Kehlkopfeingang. Die Stimmbänder werden nicht berührt. Es wird jetzt der Maskenwulst (je nach Maskengröße) mit maximal 4–50 ml Luft (s. u.) geblockt (s. S. 99), wodurch der Kehlkopfeingang abgedichtet wird.

Jetzt kann der Patient über die Kehlkopfmaske beatmet werden (vgl. Abb. 1.73). Bei der Beatmung bis zu einem Beatmungsdruck von 15–20 cm H_2O sollte keine Luft neben der Maske entweichen. Falls beim Beatmen jedoch hörbar Luft entweicht, muss die Maske nachgeblockt bzw. neu positioniert werden. Für eine eventuelle Neupositionierung wird die Maske am besten nochmals entfernt, der Patient kurz mit Gesichtsmaske zwischenbeatmet, und danach wird ein erneuter Platzierungsversuch unternommen. Wie beim Endotrachealtubus wird meist auch neben der Kehlkopfmaske ein Beißschutz eingeführt. Gut geeignet ist hierfür z.B. eine angefeuchtete Rolle Mullbinde. Ein Guedel-Tubus ist weniger geeignet, da er zu einer lateralen Verdrängung der normalerweise mittig im Mund und Rachen liegenden Larynxmaske führt. Es sind auch spezielle Fixierungshilfen erhältlich, in die der Schlauch der Larynxmaske eingeklemmt wird und die ein Zusammenbeißen der Zähne des Patienten wirkungsvoll verhindern. Larynxmaske und Beißschutz werden wie ein endotrachealer Tubus mit Pflasterstreifen fixiert. Zum Teil wird allerdings auf den Beißschutz verzichtet.

> Die Kehlkopfmaske bietet keinen absoluten Schutz im Falle einer Regurgitation. Deshalb ist bei bestehender Aspirationsgefahr stets eine endotracheale Intubation vorzuziehen.

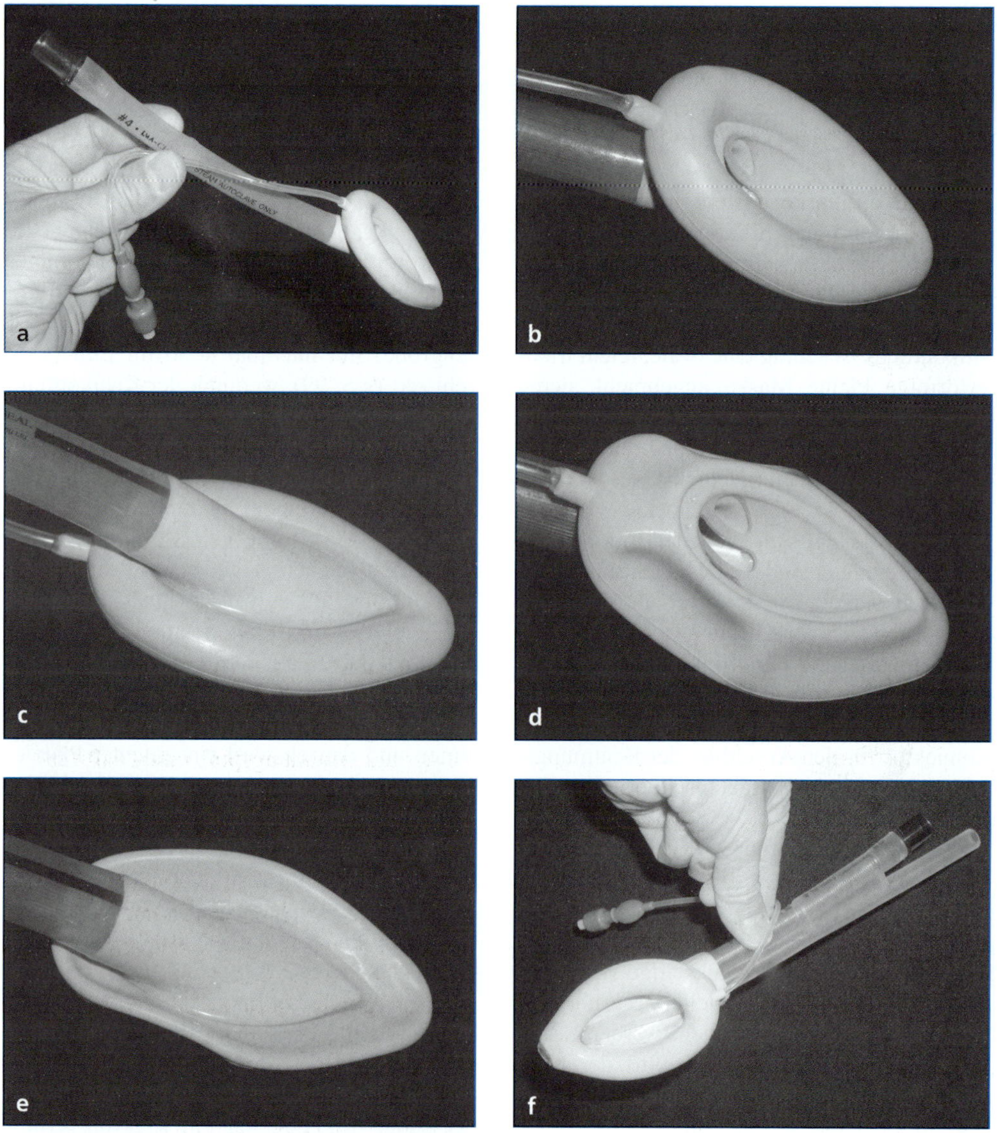

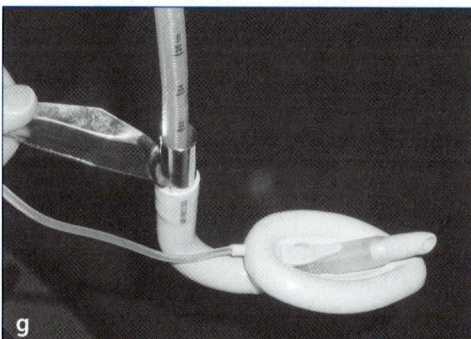

Abb. 1.71a–e Larynxmaske.
a Gesamtansicht. **b** Aufsicht auf den geblockten
Trichtereingang. **c** Aufsicht auf die Rückseite des
geblockten Maskentrichters. **d** Aufsicht auf den entblockten Trichtereingang. **e** Aufsicht auf die Rückseite
des entblockten Maskentrichters. **f** ProSeal-Larynx-
maske; über das zweite Lumen kann ggf. eine
Magensonde vorgeschoben werden (vgl. Text unten).
g Intubationslarynxmaske (Fastrach; vgl. Text unten)
über die dann ggf. ein spezieller (Woodbridge-)Tubus
bis in die Trachea vorgeschoben werden kann.

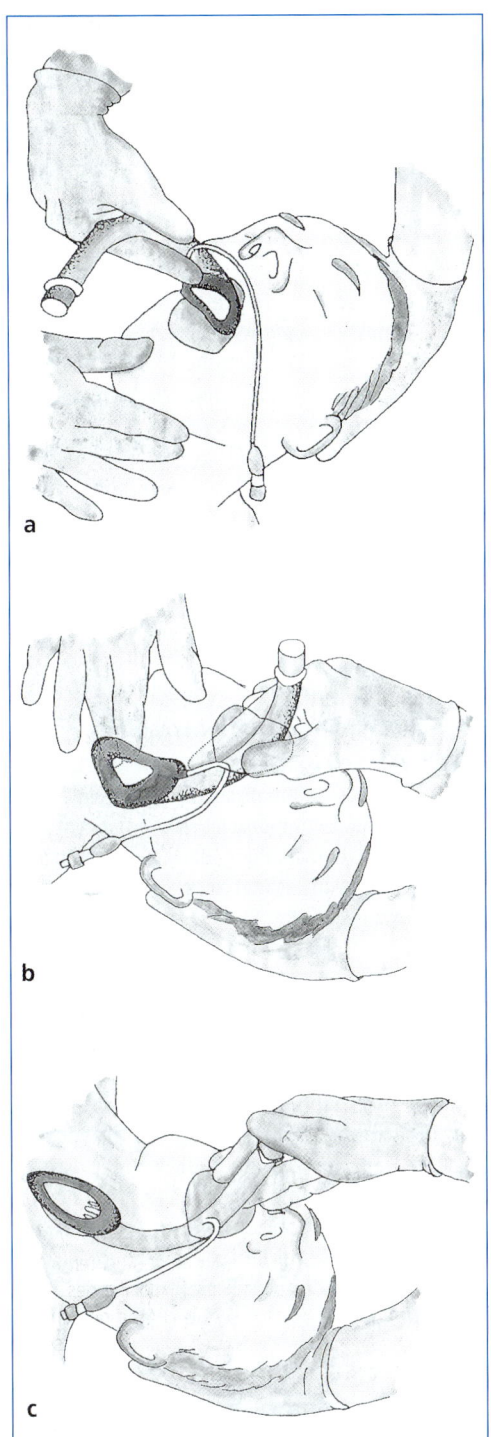

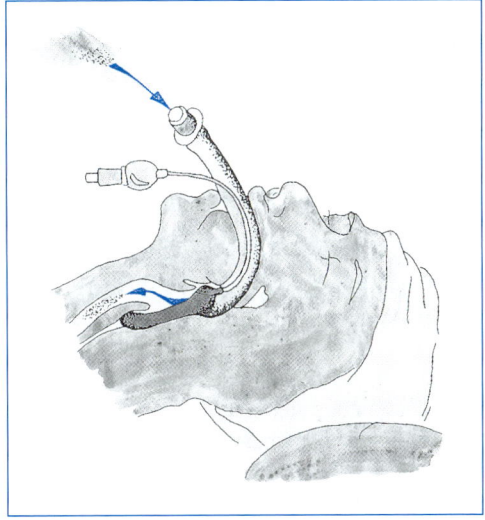

Abb. 1.73 Richtig platzierte und geblockte Larynx-maske.

Bei zu flacher Narkoseführung kann während, aber auch noch nach bereits erfolgreicher Platzierung der Larynxmaske ein Glottis-krampf mit Beatmungsproblemen auftreten.

Der Einsatz der Larynxmaske bietet sich vor allem bei kürzeren, voraussichtlich unkompli-zierten Narkosen an.

Larynxmasken liegen inzwischen in den Grö-ßen 1; 1,5; 2; 2,5; 3; 4; 5 und 6 vor. Diese acht verschiedenen Größen ermöglichen den Ein-satz in allen Altersgruppen.

- Größe 1: bis 5 kg KG
- Größe 1,5: 5–10 kg KG
- Größe 2: 10–20 kg KG
- Größe 2,5: 20–30 kg KG
- Größe 3: größere Kinder und kleine Erwachsene (30–50 kg KG)
- Größe 4: Erwachsene
- Größe 5: Übergröße für Männer mit 70–100 kg KG
- Größe 6: Übergröße für Männer mit > 100 kg KG

Die Maske der Größe 1 wird mit maximal 4 ml geblockt. Für die Maskengröße 1,5 bzw. 2 werden maximal 7 bzw. 10 ml, für die 2,5er Larynxmasken maximal 14 ml, für die Größe 3 maximal 20 ml, für die Größe 4 maximal

Abb. 1.72a–c Öffnen des Mundes und Einführen einer Larynxmaske.

30 ml und für die 5er bzw. 6er Larynxmasken werden maximal 40 bzw. 50 ml Luft zum Blocken benötigt.

Außerdem sind inzwischen auch Kehlkopfmasken verfügbar, bei denen das Schlauchstück sehr flexibel gearbeitet ist und (vergleichbar einem Woodbridge-Tubus) eine eingegossene Metallspirale enthält. Diese **„flexiblen Kehlkopfmasken"** (RT-Larynxmaske; RT = **r**einforced **t**ube) sind für Operationen mit abgedecktem Kopf oder für Operationen in Seitenlage gedacht, bei denen das aus dem Mund ausgeleitete Schlauchstück zur Seite oder nach oben bzw. unten abgeleitet werden muss. Seit 2001 stehen auch **doppelläufige Larynxmasken (LMA ProSeal**; LMA = laryngeal mask airway) zur Verfügung (vgl. Abb. 1.71f). Das zweite Lumen endet an der Spitze des Maskenwulstes und kommt im Ösophaguseingang zu liegen. Über dieses zweite Lumen kann gegebenenfalls eine Magenverweilsonde vorgeschoben werden oder der Magen abgesaugt werden. Der Tubusteil dieser Maske enthält außerdem einen integrierten Beißschutz.

Für Notfallsituationen steht eine spezielle **Intubationslarynxmaske (Fastrach)** zur Verfügung (vgl. Abb. 1.71g), deren Silikontubus metallverstärkt und stärker vorgebogen ist, wodurch ein relativ leichtes Einführen auch in schwierigen Situationen möglich ist. Über diese spezielle Kehlkopfmaske kann nach der Platzierung auch ein (mitgelieferter) spezieller Endotrachealtubus relativ leicht bis in die Trachea vorgeschoben werden.

Die Kehlkopfmasken sind vielfach (bis 40-mal) dampfsterilisierbar.

1.11 Narkosestadien – Guedel-Schema

Bereits bei den Anfängen der Ethertropfnarkose wurde versucht, die Narkosetiefe in verschiedene Stadien einzuteilen. Erst Guedel entwickelte dann das heute noch für die Ethernarkose gültige so genannte Guedel-Schema, das in vier Stadien unterteilt ist. Für die Zuordnung zu einem bestimmten Stadium ist entscheidend das Verhalten

- der Atmung
- der Pupillen
- der vegetativen Reflexe
- des Muskeltonus

Erstes Stadium – Stadium der Amnesie und Analgesie

▶ Es ist definiert vom Beginn der Ethernarkose bis zum Verlust des Bewusstseins und gekennzeichnet durch eine Erinnerungslosigkeit (= Amnesie) und eine zunehmende Schmerzfreiheit (= Analgesie).

Der Patient kann unter Umständen noch ansprechbar und kooperativ sein. Weniger schmerzhafte Eingriffe, wie z. B. ein Verbandswechsel, werden toleriert. Dieses Stadium wird auch als **„Rauschstadium"** bezeichnet.

Zweites Stadium – Erregungs- oder Exzitationsstadium

▶ Es ist definiert vom Bewusstseinsverlust bis zum Beginn einer automatischen, regelmäßigen Atmung. Das Exzitationsstadium entspricht der langsamen Ausschaltung der Großhirnaktivität und ist gekennzeichnet durch überschießende motorische Aktivität.

Reize werden übersteigert beantwortet, die Pupillen sind weit, die Augen wandern unruhig hin und her, eine gesteigerte Speichelproduktion, Schlucken sowie Atemstörungen (Husten; Atemanhalten; gesteigerte, unregelmäßige Atmung usw.) sind typisch für das Exzitationsstadium. Gelegentlich können Erbrechen oder ein Laryngospasmus (s. S. 212) auftreten. Das Exzitationsstadium muss möglichst schnell durchlaufen und der Patient während dieser Zeit von äußeren Reizen abgeschirmt werden.

Drittes Stadium – Stadium der chirurgischen Toleranz

▶ Es ist definiert vom Beginn der regelmäßigen Atembewegungen bis zum Einsetzen der Atemlähmung.

Das Toleranzstadium wird weiter unterteilt in **Planum 1 bis 4.** Im Planum 1 sind die Pupillen eng. Mit zunehmender Narkosetiefe werden sie weiter und sind im Planum 4 weit und reaktionslos. Der Atemtyp verlagert sich mit zunehmender Narkosetiefe vom thorakalen Atmungstyp zum diaphragmal-abdominellen Atmungstyp. Im Planum 3 erlischt die Interkostalatmung, im Planum 4 kommt auch die Zwerchfellatmung zum Erliegen. Mit zunehmender Narkosetiefe nehmen der Muskeltonus, die Schluck-, Würge-, Husten- und Kornealreflexe ab. Auch der Blutdruck sinkt mit zunehmender Narkosetiefe immer weiter ab.

Viertes Stadium – Paralyse-Stadium
▶ Es ist definiert vom Beginn der Zwerchfelllähmung bis zum Tod des Patienten durch Atemstillstand mit nachfolgendem Kreislaufstillstand.

Das Guedel-Schema wurde für die Ethernarkose entwickelt und hat nur beim nicht prämedizierten und mit Ether narkotisierten Patienten volle Gültigkeit. Bei den neueren Kombinationsnarkosen wird durch die Verabreichung von Muskelrelaxanzien die Beurteilung des Muskeltonus und damit auch der Spontanatmung und der Reflexe unmöglich gemacht. Durch die Verabreichung von Analgetika der Opioidgruppe ist aufgrund deren pupillenverengender Nebenwirkung (s. S. 9) die Beurteilung der Pupillengröße nicht mehr möglich. Bei der heute üblichen Narkoseeinleitung mit intravenösen Hypnotika wie z. B. Thiopental (s. S. 44) werden Stadium 1 und Stadium 2 übersprungen. Das Durchlaufen der einzelnen Stadien entfällt damit. Des Weiteren wird die Stadieneinteilung durch die Prämedikation verfälscht.

> Das Guedel-Schema hat daher bei einer Inhalationsnarkose nur begrenzten Aussagewert. Bei einer balancierten Anästhesie (s. S. 117), einer intravenösen (IVA) oder einer total intravenösen Anästhesie (TIVA) (s. S. 119) ist es nicht verwertbar.

Die bei einer modernen Kombinationsnarkose angestrebte Narkosetiefe würde im Guedel-Schema dem 3. Stadium, Planum 1 bis 2 entsprechen.

Beurteilung der Narkosetiefe

> Die Beurteilung der Narkosetiefe bei einer modernen Narkose ist abhängig von den dazu verwendeten Medikamenten. Bei einer Inhalationsnarkose, einer balancierten Anästhesie bzw. einer IVA oder TIVA ist das Blutdruckverhalten der zuverlässigste Parameter.

Alle Inhalationsanästhetika und die meisten intravenösen Hypnotika (mit Ausnahme von Ketamin) sowie Remifentanil führen zu einer dosisabhängigen Blutdrucksenkung. Eine zu hohe Dosierung der meisten Anästhetika wird sich daher in einem erniedrigten Blutdruck äußern. In einem zu flachen Narkosestadium kommt es zu einem schmerzbedingten Blutdruckanstieg. Ist der Patient bei einer Inhalationsnarkose nicht relaxiert und hat er spontane Atembewegungen, so können durch operative Schmerzreize in einem zu flachen Narkosestadium Störungen der Atmung auftreten. Der Patient atmet plötzlich tiefer durch, es kann ein Hustenanfall oder, bei einer Beatmung über Gesichts- bzw. Larynxmaske, ein Laryngospasmus (s. S. 212) ausgelöst werden. Ebenso können schmerzbedingte Abwehrbewegungen auftreten. Auch tränende Augen oder eine stark gefäßinjizierte Bindehaut sprechen für eine zu flache Narkose.

Eine Herzfrequenzsteigerung (in Kombination mit einem Blutdruckanstieg) spricht gleichfalls für eine zu flache Narkose. Der Abfall einer erhöhten Herzfrequenz spricht umgekehrt für eine tiefere Narkose oder für ein Nachlassen des operativen Schmerzreizes.

1.12 Manuelle Beatmung mit dem Kreissystem

Einstellung des Überdruckventils während der manuellen Beatmung

Zum besseren Verständnis sei kurz nochmals das Funktionsprinzip des Kreissystems und des Überdruckventils wiederholt (ausführliche Beschreibung S. 12 und S. 20).

▶ Das Kreissystem funktioniert nach dem Prinzip des halbgeschlossenen Systems (s. S. 12), das heißt, ein Teil des Ausatemvolumens wird nach Herausfiltern des CO_2 wieder rückgeatmet. Der andere Teil des Ausatemvolumens entweicht

über das Überdruckventil in die Absaugung. Es muss immer so viel Gas pro Minute in die Absaugung entweichen wie Frischgas pro Minute in das Kreissystem geleitet wird.

Während der manuellen Beatmung muss das Überdruckventil eingeschaltet werden, das heißt, der Umschalthahn (vgl. 1 in Abb. 1.74a) des konventionellen Überdruckventils muss nach oben gestellt werden. Bei einem modernen, modifizierten Überdruckventil muss der Kipphebel auf „MAN" (manuell) gestellt werden (vgl. 1 in Abb. 1.74b). Mit Hilfe des Drehknopfes am Überdruckventil kann nun eingestellt werden, wie hoch der Druck im Kreissystem sein muss, damit Gas über das Überdruckventil entweichen kann. Die Überdruckgrenze ist bei den konventionellen Überdruckventilen zwischen 5 und 40 mbar ein-

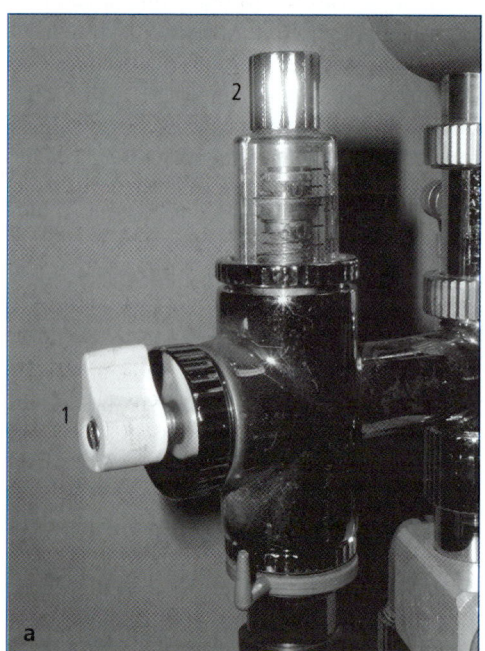

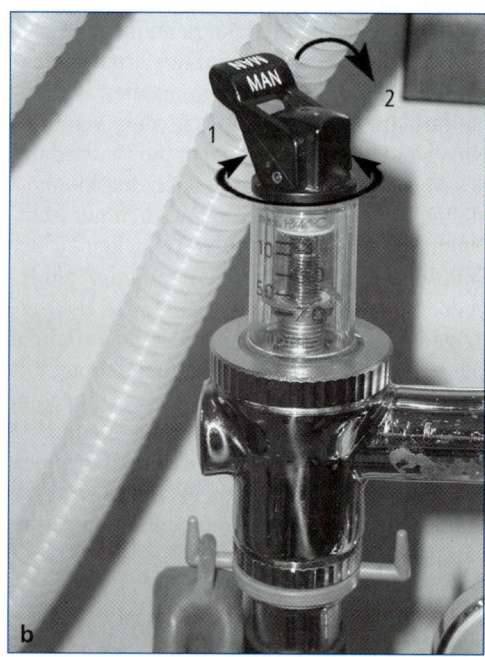

Abb. 1.74a Konventionelles Überdruckventil: Einstellung für die manuelle Beatmung. 1 = eingeschalteter (nach oben zeigender) Umschalthahn; 2 = Drehknopf zur Feineinstellung des Überdruckventils. **b** Modernes, modifiziertes Überdruckventil. 1 = Hebel-Stellung „MAN" für manuelle oder maschinelle Beatmung. 2 = Hebel-Stellung „SPONT" für Spontanatmung. Bei der manuellen Beatmung ist das Feinregulierventil durch Drehen des Kippschalters auf ca. 10–15 mbar einzustellen. Bei der maschinellen Beatmung ist das Feinregulierventil höher als der notwendige Beatmungsdruck einzustellen. Zumeist wird ein Wert von ca. 40 mbar eingestellt. Das konventionelle Überdruckventil kann zwischen 5 und 40 mbar, das moderne, modifizierte Überdruckventil kann zwischen ca. 5 und 70 mbar eingestellt werden.

stellbar. Moderne, modifizierte Überdruckventile können zwischen 5 und 70 mbar eingestellt werden. Bei Beatmung über eine Gesichts- bzw. Larynxmaske sollte die Grenze von 20 mbar nicht überschritten werden, da ansonsten Beatmungsgemisch in den Magen gelangen könnte. Durch rhythmisches Komprimieren des Beatmungsbeutels (s. S. 22) kann nun der Patient beatmet werden.

> Um die Lungen eines Patienten blähen zu können, ist normalerweise während der Inspiration ein Beatmungsdruck von ca. 10–15 mbar notwendig. Während der Inspiration muss also im Kreissystem ein Druck von 10–15 mbar aufgebaut werden. Deshalb wird das Überdruckventil auf mindestens 10–15 mbar eingestellt.

Wird das Überdruckventil zu niedrig, z.B. nur auf 5 mbar eingestellt, so ist eine ausreichende Blähung der Lungen nicht möglich. Bereits bei einem Druck von 5 mbar im Kreissystem entweicht das Gasvolumen des komprimierten Beatmungsbeutels über das Überdruckventil in die Absaugung. Der Beatmungsbeutel wird sich bei jedem Beatmungshub fast ohne Widerstand leerdrücken lassen, ohne dass die Lungen des Patienten genügend gebläht werden – der Patient wird zu wenig beatmet.

> Immer wenn der Beatmungsbeutel zu schlaff ist und sich fast widerstandslos leerdrücken lässt, muss also die Überdruckgrenze erhöht werden.

Wird die Überdruckgrenze dagegen zu hoch eingestellt, z.B. auf 30 mbar, so wird vorerst bei der Beatmung des Patienten, für die nur 10–15 mbar nötig sind, keine Luft über das Überdruckventil entweichen. Da jedoch laufend Frischgas in das Kreissystem einströmt (z.B. 3 l/min), nimmt das Gasvolumen im Kreissystem und im Patienten kontinuierlich zu. Der als Ausgleichsbeutel dienende Beatmungsbeutel wird entsprechend praller, und es baut sich ein zunehmender Druck im Kreissystem auf. Erst wenn der Druck bei der manuellen Kompression des Beatmungsbeutels über die eingestellte Druckgrenze von 30 mbar ansteigt, kann Ausatemgas über das Überdruckventil in die Absaugung entweichen. Die Lungen des Patienten werden hierbei überbläht – der Patient wird meist zu stark beatmet.

> Immer, wenn der Beatmungsbeutel zu prall ist und sich nur gegen hohen Widerstand leerdrücken lässt, muss also die Überdruckgrenze erniedrigt werden.

Während der manuellen Beatmung muss erfahrungsgemäß die Überdruckgrenze mehrmals verändert werden, bis durch Ausprobieren die optimale Überdruckgrenze eingestellt werden kann und der Beatmungsbeutel weder zu schlaff noch zu prall ist.

Manuelle Beatmung über eine Gesichtsmaske

Allgemeine Bemerkungen

Die Beatmung während einer Narkose kann über einen Endotrachealtubus, eine Kehlkopfmaske oder auch über eine dicht um Mund und Nase geschlossene Gesichtsmaske (= Maskenbeatmung) erfolgen. Auch wenn eine Intubationsnarkose durchgeführt werden soll oder eine Kehlkopfmaske eingelegt werden soll, wird der Patient normalerweise zuerst kurzfristig mit einer Gesichtsmaske beatmet, denn nach Injektion des Einleitungshypnotikums wird der Patient bewusstlos und es kommt zu einem Atemstillstand. Der Patient muss dann so lange über eine Gesichtsmaske beatmet werden, bis die Kehlkopfmaske eingeführt oder er intubiert werden kann. Für die Maskenbeatmung stehen Gesichtsmasken unterschiedlicher Größe zur Verfügung.

Gesichtsmasken

Gesichtsmasken bestehen meist aus schwarzem, antistatischem Gummi. Für Erwachsene gibt es, je nach Modell, meist drei bis fünf verschiedene Größen (vgl. Abb. 1.75 und 1.76). Für Säuglinge und Kleinkinder werden in der Regel so genannte **Rendell-Baker-Masken** verwendet (s. S. 234).

Die Maske wird über ein Winkelstück mit dem Ein- und Ausatemschlauch des Narkosegerätes verbunden (vgl. auch Abb. 1.4).

Durchführung der Maskenbeatmung

Die manuelle Beatmung eines Patienten über eine Gesichtsmaske wird folgendermaßen durchgeführt: Die Gesichtsmaske wird mit der linken Hand fest auf das Gesicht des Patienten gesetzt und um Mund und Nase dicht verschlossen (vgl. Abb. 1.77). Der Daumen

kommt oberhalb, der Zeigefinger unterhalb des Winkelstückes zu liegen. Mittel-, Ring- und Kleinfinger umgreifen den Unterkiefer im Bereich des Unterkieferwinkels. Besonders wichtig ist hierbei eine gleichzeitige deutliche Überstreckung des Kopfes mit der linken Hand, um zu verhindern, dass durch die bei Bewusstlosigkeit zurückfallende Zunge der Rachenraum verlegt und die Maskenbeatmung behindert wird. Mit der rechten Hand wird nun der Beatmungsbeutel bedient.

Bei der Maskenbeatmung ist streng darauf zu achten, dass mit einem möglichst geringen Beatmungsdruck beatmet wird. Ist der am Manometer angezeigte Beatmungsdruck höher als ca. 20 mbar (mbar = millibar, 1 mbar entspricht ungefähr 1 cm Wassersäule), so muss befürchtet werden, dass ein Teil des insufflierten Volumens in den Magen gepresst wird.

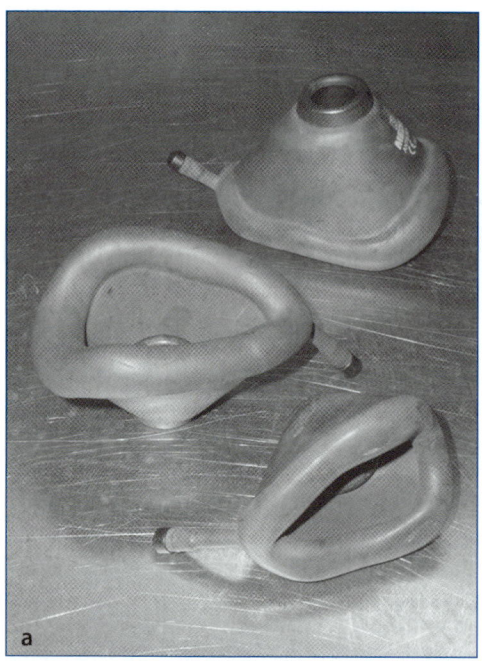
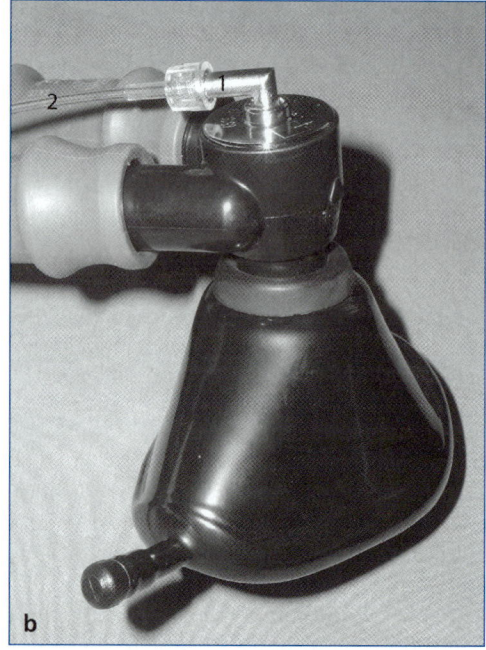

Abb. 1.75a Gesichtsmasken unterschiedlicher Größe mit aufblasbarem Randwulst. **b** Gesichtsmaske, die über ein Winkelstück mit dem In- und Exspirationsschlauch konnektiert ist. 1 = Anschlussstutzen für Probenentnahmeschlauch (= 2). In dem abgesaugten Beatmungsgemisch wird in einem Multifunktionsmonitor (vgl. Abb. 1.13) die Konzentration von Sauerstoff, Kohlendioxid, Lachgas und volatilem Inhalationsanästhetikum bestimmt.

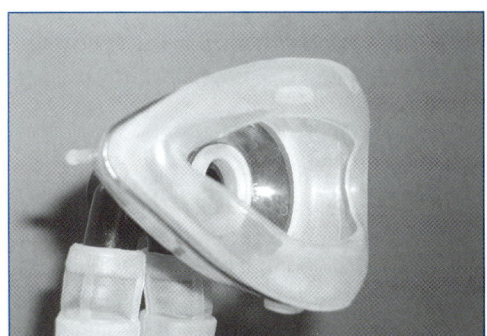

Abb. 1.76 Gesichtsmaske ohne aufblasbaren Randwulst.

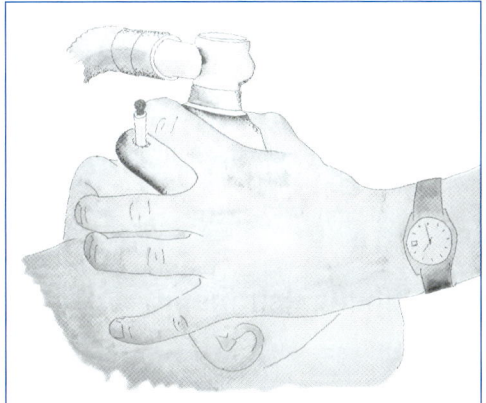

Abb. 1.77 Korrektes Halten der Gesichtsmaske.

Baut sich während der Beatmung fast kein Druck am Manometer auf und der Beatmungsbeutel bleibt trotz hoher Einstellung des Überdruckventils schlaff, so liegt der Grund meistens in einer nicht ausreichend abgedichteten Gesichtsmaske. Die Gesichtsmaske ist dichter aufzusetzen. Ist der Beatmungsdruck zu hoch, kommen vor allem folgende Gründe in Frage:

● Zumeist ist der Kopf des Patienten nicht ausreichend überstreckt und die nach hinten fallende Zunge verlegt die oberen Luftwege. Manchmal wird dann fälschlicherweise versucht, das Überdruckventil hoch einzustellen und mit einem hohen Beatmungsdruck den Beatmungswiderstand zu überwinden. Durch eine korrekte Überstreckung des Kopfes kann dieses Beatmungs-

hindernis meist beseitigt werden. Manchmal ist allerdings trotz korrekten Überstreckens des Kopfes eine Verlegung der oberen Luftwege durch die zurückfallende Zunge nicht zu vermeiden. In diesem Falle empfiehlt es sich, dem Patienten einen entsprechend großen Guedel-Tubus einzulegen (s. S. 84). Voraussetzung für das Einlegen eines Guedel-Tubus ist jedoch, dass der Patient genügend tief bewusstlos ist und die Reflexe des Rachens und des Kehlkopfes ausgeschaltet sind. Ansonsten muss mit einer Reizung der Rachenschleimhaut und mit dem Auslösen von Husten- und Würgereflexen, im schlimmsten Falle mit Erbrechen oder einem Laryngospasmus (s. S. 212) gerechnet werden.

● Der Patient ist noch nicht bewusstlos und wehrt sich gegen die Maskenbeatmung. Meist liegt es daran, dass eine zu niedrige Dosis des Einleitungshypnotikums verabreicht worden ist. Es empfiehlt sich eine Nachinjektionsdosis. Vor dem Einlegen eines Guedel-Tubus in dieser Situation ist zu warnen.

● Das Überdruckventil ist zu hoch eingestellt (s.o.).

Manuelle Beatmung des intubierten Patienten

Soll ein intubierter Patient manuell beatmet werden, so muss das Überdruckventil (wie oben beschrieben) bedient werden. Zumindest unmittelbar nach der Intubation wird kurzfristig eine manuelle Beatmung durchgeführt. Bei der manuellen Beatmung kann besser auskultiert werden. Auch sollte der Patient immer, wenn während der maschinellen Beatmung Probleme auftreten, vorübergehend manuell beatmet werden. Bei einiger Erfahrung kann dann am Beatmungsbeutel gefühlt werden, ob der Patient z.B. einen asthmatischen Anfall hat, ob er selbst atmet oder ob er hustet. Auch wenn eine Inhalationsnarkose schnell vertieft werden muss, sollte neben einer Erhöhung der inspiratorischen Konzentration des Inhalationsanästhetikums auch eine kurzfristige manuelle Beatmung durchgeführt werden. Hierbei kann der Patient kurzfristig hyperventiliert werden, wodurch die höhere Konzentration des Inhalationsanästhetikums schneller anflutet (s. S. 32). Auch bei bestimmten Operationsabschnitten, z.B. bei Lungenoperationen, lassen sich durch die manuelle Beatmung die Atemexkursionen bei Bedarf besser dem operativen Vorgehen anpassen. Gegen Ende der Narkose, wenn die Spontanatmung des Patienten wieder stimuliert werden soll, empfiehlt sich ebenfalls oft eine manuelle Beatmung. Beginnt der Patient nun langsam spontan zu atmen, so kann die manuelle Beatmung seiner Eigenatmung angepasst werden **(= assistierte Beatmung)**. Im Prinzip könnte auch während der ganzen Narkose ein intubierter Patient manuell beatmet werden.

Manuelle Beatmung über eine Larynxmaske

Bei Durchführung einer Allgemeinanästhesie unter Verwendung einer Larynxmaske sollte möglichst keine maschinelle Beatmung, sondern eine manuelle Beatmung durchgeführt werden. Ideal ist eine Spontanatmung des Patienten, die manuell leicht unterstützt (= assistiert) wird. Bei einer maschinellen Beatmung treten höhere Beatmungsdrücke auf und die Gefahr, dass Beatmungsgas an der Larynxmaske vorbei, z.B. in den Magen, entweicht, ist erhöht.

Spontanatmung

Soll der Patient über das Kreissystem spontan atmen und dabei nicht manuell unterstützt werden, so muss der Umschalthahn des konventionellen Überdruckventils nach oben gestellt (vgl. Abb. 1.74a) und das Feinregulierventil möglichst niedrig (5 mbar) eingestellt werden (vgl. Abb. 1.17a). Bei einem modernen, modifizierten Überdruckventil muss der Kipphebel auf „SPONT" (spontan) gestellt werden

(vgl. Abb. 1.74b). Hierbei ist das Feinregulierventil automatisch auf ca. 5 mbar eingestellt.

Ausatemluft kann nun über das Überdruckventil entweichen, sobald der Druck im Kreissystem über 5 mbar ansteigt. Der Patient atmet dann bei einem PEEP von ca. 5 mbar (s. S. 24) spontan. Aufgrund des geringen Drucks von 5 mbar im Kreissystem ist der Atembeutel leicht gebläht. Er stellt damit ein Reservevolumen dar, falls der Patient plötzlich einen tiefen Atemzug macht. Manchmal wird bei der Spontanatmung auch das konventionelle Überdruckventil nach unten gestellt. Hierbei ist der Beatmungsbeutel kollabiert, und bei einem übermäßig tiefen spontanen Atemzug erhält der Patient (aufgrund des fehlenden Reservoirs) möglicherweise nicht genügend Inspirationsgas. Dieses Vorgehen erscheint daher nicht empfehlenswert.

Maschinelle Beatmung

Soll von der manuellen auf die maschinelle Beatmung übergegangen werden (z.B. weil der Patient inzwischen intubiert wurde), so muss der Umschalthahn des konventionellen Überdruckventils horizontal gestellt werden (vgl. Abb. 1.17b).

Das Überdruckventil ist nun ganz geschlossen. Es entweicht kein Gas über das Überdruckventil. Die eingeschaltete Beatmungsmaschine kontrolliert selbstständig über einen anderen Mechanismus die Gasmenge, die in die Absaugung gelangen muss. Das Beatmungsgerät und die entsprechenden Alarme sind einzuschalten und korrekt einzustellen (s. S. 22).

Alternativ kann der Umschalthahn bei der maschinellen Beatmung auch nach oben gestellt (vgl. Abb. 1.17a) und das Überdruckventil auf den Maximalwert von 40 mbar eingestellt werden. Bei dieser Einstellung öffnet sich das Überdruckventil, falls der Beatmungsdruck plötzlich auf über 40 mbar ansteigt (z. B. falls der Patient hustet). Handelt es sich um ein modernes, modifiziertes Überdruckventil, so muss der Kipphebel für eine maschinelle Beatmung auf „MAN" stehen, und das Feinregulierungsventil muss ebenfalls auf ca. 40 mbar eingestellt werden.

1.13 Maskennarkose

Allgemeine Bemerkungen

▶ Bei einer Maskennarkose wird auf die endotracheale Intubation verzichtet und der Patient während der gesamten Dauer der Narkose über eine dicht um Mund und Nase geschlossene Gesichtsmaske von Hand beatmet. Eine Maskennarkose verbietet sich, wenn eine absolute Indikation zur Intubation (s. S. 76) besteht. Insbesondere sei nochmals erwähnt, dass jeder nicht nüchterne Patient (s. S. 207) eine absolute Kontraindikation für eine Maskennarkose darstellt. Des weiteren sollten Maskennarkosen nur bei voraussichtlich unkomplizierten Eingriffen vorgenommen werden, die voraussichtlich weniger als 30 Minuten dauern. Eine Maskennarkose wird oft – nach initialer Gabe eines Einleitungshypnotikums (s. u.) – mit einem verdampfbaren Inhalationsanästhetikum (= Inhalationsnarkose; s. S. 109), eventuell in Kombination mit einem Opioid (z. B. 0,1 mg Fentanyl) (= balancierte Anästhesie; s. S. 117) oder mit Propofol plus einem Opioid (z. B. Fentanyl, Sufentanil oder Alfentanil) und O_2/N_2O (= intravenöse Anästhesie; s. S. 119) durchgeführt. Zunehmend häufiger wird im Rahmen einer Maskennarkose auch eine total intravenöse Anästhesie (TIVA, s. S. 119) ohne Zusatz von Lachgas durchgeführt (z. B. Propofol plus Fentanyl plus Sauerstoff).

Folgende Operationen werden häufig in Maskennarkose durchgeführt:
- Abszessspaltung,
  soweit sich der Abszess nicht im Mund-Rachen-Bereich oder auf dem Rücken befindet

- kurze kinderchirurgische Eingriffe,
  wie z. B. Herniotomie (= Leistenbruch) oder Zirkumzision (= Beschneidung)
- Curettage (= Ausschabung),
  nicht jedoch bei einer Curettage nach einer Fehlgeburt nach der 14. Schwangerschaftswoche (z. T. wird als Grenze auch die 20. Schwangerschaftswoche angegeben) oder unmittelbar nach einer Entbindung. Diese Patientinnen sind prinzipiell als nicht nüchtern zu betrachten, zudem kann es unter Umständen erheblich bluten; diese Patientinnen müssen intubiert werden.

Maskennarkose am Beispiel einer reinen Inhalationsanästhesie

Vorbereitung zur Maskennarkose

- Überprüfung des Narkosegerätes (s. S. 24)
- Überprüfung des Narkosewagens auf Vollständigkeit (s. S. 26)
- Vorbereitung des Narkosewagens (s. S. 27); auch bei einer Maskennarkose müssen die für eine eventuelle Intubation nötigen Dinge griffbereit liegen
- Aufziehen der Medikamente (s. S. 27)
- Vorbereitung des Patienten für die Narkose (s. S. 27)

Durchführung einer Maskennarkose

Nachfolgend soll die Maskennarkose am Beispiel einer reinen Inhalationsnarkose (ohne zusätzliche Gabe eines Opioids) beschrieben werden.

Präoxygenierung

Dem Patienten wird die Maske leicht vors Gesicht gehalten und es wird ihm erklärt, dass ihm über die Maske nur Sauerstoff verabreicht wird. Am Rotameter wird ein Sauerstofffluss von ca. 6 Liter pro Minute eingestellt. Dieses Voratmen von reinem Sauerstoff wird als Präoxygenierung bezeichnet. Hierdurch wird der Stickstoff (ca. 78 % der Luft) aus dem Körper ausgewaschen, und die funktionelle Residualkapazität der Lunge (s. S. 32, 332) sowie der Körper werden maximal mit Sauerstoff gesättigt.

Einleitungshypnotikum

Hierzu eignen sich z. B. Thiopental (4–5 mg/kg KG intravenös, s. S. 44), Methohexital (ca. 1–2 mg/kg KG i. v., s. S. 46) oder Propofol (ca. 1,5–2,5 mg/kg KG i. v., s. S. 49). Bei Patienten mit schlechtem Allgemeinzustand muss diese Dosis reduziert, bei Patienten, die regelmäßig Alkohol oder Medikamente zu sich nehmen, muss diese Dosis meist erhöht werden.

> Wichtig ist stets die langsame Injektion und die Dosierung nach Wirkung (s. S. 44).

Innerhalb von ca. 30 Sekunden werden die meisten Patienten bewusstlos. Durch Bestreichen der Augenwimpern oder leichtes Hochziehen des Oberlides eines Auges kann überprüft werden, ob der Patient bewusstlos ist. Normalerweise verursacht das Bestreichen der Augenwimpern oder das leichte Hochziehen des Oberlides ein reflektorisches Zusammenkneifen der Lider. Ist dieser Lidreflex erloschen, dann kann davon ausgegangen werden, dass der Patient tief bewusstlos ist. (Würde vor Gabe des Einleitungshypnotikums noch eine relativ niedrige Dosis eines Opioids [z. B. 10–20 µg Sufentanil, 0,1 mg Fentanyl oder 1,0 mg Alfentanil] verabreicht, dann würde nicht von einer reinen Inhalationsanästhesie, sondern von einer balancierten Anästhesie gesprochen [s. S. 117].)

Maskenbeatmung

Die Gesichtsmaske wird nun, wie auf S. 104 beschrieben, mit der linken Hand fest auf das Gesicht gesetzt und um Mund und Nase dicht verschlossen. Mit der rechten Hand kann jetzt der Beatmungsbeutel bedient werden (vgl. ausführliche Beschreibung der Maskenbeatmung mit dem Kreissystem auf S. 103). Am

Rotameter für Sauerstoff werden nun z. B. (1 oder) 2 Liter O_2/Minute und am Rotameter für Lachgas z. B. (2 oder) 4 Liter N_2O/Minute eingestellt. Nun muss am Verdampfer die gewünschte Dampfkonzentration des ausgewählten Inhalationsanästhetikums eingeschaltet werden.

> Zur anfänglichen Anflutung ist bei einer reinen Inhalationsanästhesie eine relativ hohe Vaporeinstellung notwendig; bei Halothan ca. 1,5–2,5 Vol. %; bei Verwendung von Enfluran oder Isofluran ist eine Konzentration von ca. 2–3 Vol. % notwendig. Bei Gabe von Sevofluran sind initial ca. 3–4 Vol. % und bei Desfluran ca. 8–12 Vol. % notwendig.

Eine Ursache für anfängliche Beatmungsschwierigkeiten kann sein, dass der Patient noch nicht tief genug bewusstlos ist und sich gegen die Maskenbeatmung wehrt. In solchen Fällen ist meist eine zu niedrige Dosis des Einleitungshypnotikums verabreicht worden. Es empfiehlt sich eine Nachinjektion.

Lässt sich der Patient gut beatmen, dann muss – spätestens nach wenigen Minuten – die Konzentration des Inhalationsanästhetikums schrittweise auf die Erhaltungsdosis reduziert werden.

> Zur Aufrechterhaltung einer reinen Inhalationsanästhesie (bei Gabe von ca. 70 % Lachgas) sollte eine exspiratorische Konzentration des volatilen Inhalationsanästhetikums von ca. 0,7 MAC angestrebt werden. (Falls zusätzlich ein Opioid verabreicht würde, d. h. eine balancierte Anästhesie durchgeführt wird [s. S. 117], dann würde eine exspiratorische Konzentration des volatilen Inhalationsanästhetikums von ca. 0,4–0,5 MAC ausreichen).

(Würde zur Aufrechterhaltung der Narkose kein volatiles Inhalationsanästhetikum, sondern ein intravenös zu verabreichendes Hypnotikum – z. B. 3–6–10 mg/kg KG/h Propofol mittels Spritzenpumpe oder wiederholte Einzelboli à 20–30 mg – verwendet, dann würde von einer intravenösen Narkose gesprochen [IVA; s. S. 119]. Würde bei diesem Vorgehen noch auf Lachgas verzichtet und stattdessen Luft zum Sauerstoff zugemischt, dann würde von einer totalen intravenösen Anästhesie gesprochen [TIVA; s. S. 119]).

Meist fängt der Patient nach einigen Minuten wieder an, spontan zu atmen. Falls nicht, kann dies durch eine geringe **Hypoventilation** provoziert werden. Bei vorhandener **Spontanatmung** muss nun versucht werden, die Maskenbeatmung dem Rhythmus des Patienten anzupassen. Dann kann mit nur minimalem Beatmungsdruck beatmet werden. Immer, wenn sich der Zeiger des mechanischen Volumeters bewegt, atmet der Patient aus (Messung im Ausatmungsschenkel! s. S. 17). Wenn der Volumeterzeiger zum Stillstand kommt, muss also erneut mit der Kompression des Beatmungsbeutels begonnen werden. Mit einiger Erfahrung kann die Eigenatmung des Patienten auch sehr gut am rhythmisch praller und schlaffer werdenden Beatmungsbeutel gefühlt werden. Immer, wenn der Beatmungsbeutel praller wird, atmet der Patient aus. Beginnt der Beatmungsbeutel zu erschlaffen, so beginnt der Patient mit der Einatmung, und der Beatmungsbeutel muss gedrückt werden. Durch eine leichte **Hyperventilation** kann die Spontanatmung auch unterdrückt werden (s. S. 115).

> Als Atemminutenvolumen sollten beim Erwachsenen ungefähr 10–12 ml/kg KG/min angestrebt werden. Beim 70 kg bzw. 80 kg schweren Patienten entspricht dies einem Atemminutenvolumen von knapp über 7 l/min bzw. 8 l/min.

Aufgrund der relativ langsamen Anflutung der meisten Inhalationsanästhetika (s. S. 31) kann mit der Operation normalerweise erst 5–10 Minuten nach Narkoseeinleitung begonnen werden.

> Zur Beurteilung der Narkosetiefe eignen sich das Blutdruckverhalten, das Verhalten der Herzfrequenz, die spontanen Atembewegungen sowie der Muskeltonus des Patienten.

Bei einer zu flachen Narkoseführung ist mit einem Blutdruckanstieg und mit einer Herzfrequenzsteigerung zu rechnen. Ursache ist eine stressbedingte vermehrte Katecholaminausschüttung, die insbesondere bei einer Halothannarkose unter Umständen zu Extrasystolen führen kann (s. S. 35). Außerdem kann es schmerzbedingt plötzlich zu einer vertieften Spontanatmung des Patienten kommen. Sehr starke Schmerzreize können bei ungenügender Narkosetiefe auch dazu führen, dass es zu einem Atemanhalten oder einem Laryngospasmus kommt.

Wichtig ist stets die genaue Beobachtung der Operation.

> Bei voraussichtlich schmerzhaften Manipulationen sollte bereits vorher die Konzentration des Inhalationsanästhetikums erhöht werden, z. B. kurz vor dem Hautschnitt. Bei nachlassendem Operationsschmerz kann die Konzentration entsprechend erniedrigt werden.

Wichtig ist bei sehr kurzen Eingriffen auch die Absprache mit dem Operateur. Da das voraussichtliche OP-Ende vom Anästhesisten oft nicht genau abgeschätzt werden kann, ist es von Vorteil, wenn der Operateur das OP-Ende z. B. 5 Minuten vorher ankündigt. Denn meist kann bereits vor OP-Ende die Konzentration des Inhalationsanästhetikums erniedrigt oder gar ausgeschaltet werden.

> Je länger die Operation dauert, desto früher kann das Inhalationsanästhetikum vor OP-Ende reduziert bzw. ausgeschaltet werden (s. S. 32).

Erst mit Ende der Operation sollte das Lachgas abgeschaltet werden, und es sollten für mindestens 3 Minuten ca. 6 Liter Sauerstoff verabreicht werden, um eine **Diffusionshypoxie** (s. S. 35) zu verhindern. In der Regel sind die Patienten nach diesen kurzen Maskennarkosen wieder schnell wach und ansprechbar.

1.14 Intubationsnarkose (= ITN)

Allgemeine Bemerkungen

▶ Eine Intubationsnarkose (= ITN) ist dadurch ausgezeichnet, dass der Patient intubiert und über diesen Tubus beatmet wird. Hierbei kann die Beatmung sowohl manuell (s. S. 102) als auch mithilfe eines Beatmungsgerätes (s. S. 22) durchgeführt werden.

Eine Vollnarkose **muss** als ITN durchgeführt werden, wenn eine absolute Indikation zur Intubation besteht (s. S. 76). Eine Vollnarkose **kann** als ITN durchgeführt werden, wenn auf die Vorteile einer Intubation (s. S. 76) nicht verzichtet werden soll. Eine Intubationsnarkose kann entweder nur mit einem verdampfbaren Inhalationsanästhetikum (= reine Inhalationsanästhesie; s. u.), mittels Inhalationsanästhetikum plus Opioid (= balancierte Anästhesie; s. S. 117) oder als intravenöse Anästhesie (IVA; s. S. 119) oder als totale intravenöse Anästhesie (TIVA; s. S. 119) durchgeführt werden.

Intubationsnarkose am Beispiel einer reinen Inhalationsanästhesie

Vorbereitungen zur Intubationsnarkose mit einem verdampfbaren Inhalationsanästhetikum

- Überprüfung des Narkosegerätes (s. S. 24)
- Überprüfung des Narkosewagens auf Vollständigkeit (s. S. 26)

- Vorbereiten des Narkosewagens (s. S. 27)
- Aufziehen der Medikamente (s. S. 27)
- Vorbereiten des Patienten auf die Narkose (s. S. 27)

Einleitung einer ITN mit einem verdampfbaren Inhalationsanästhetikum

- Präoxygenierung (s. S. 107)
- Präcurarisierung bzw. Priming-Dosis: Nachdem der Patient ca. 3 Minuten lang reinen Sauerstoff eingeatmet hat (präoxygeniert wurde), wird ihm – falls zur endotrachealen Intubation ausnahmsweise mit Succinylcholin relaxiert werden soll – eine kleine, nicht lähmende Dosis eines nichtdepolarisierenden Muskelrelaxans verabreicht. Je nachdem, welches nichtdepolarisierende Muskelrelaxans gewählt wird, werden hierfür beim Erwachsenen z. B. 1 mg Pancuronium, 1 mg Vecuronium, (2 mg Alcuronium) oder 10–20 % der initialen Volldosis von Atracurium, Cis-Atracurium, Mivacurium oder Rocuronium (s. S. 58 ff.) verabreicht. Zweck dieser kleinen Dosis eines nichtdepolarisierenden Muskelrelaxans ist es, die nach Succinylcholingabe auftretenden Muskelfaszikulationen und den danach postoperativ auftretenden „Muskelkater" zu vermindern (s. S. 68). Es wird von Präcurarisierung gesprochen.

▶ Inzwischen soll bei der Intubation Succinylcholin nicht mehr routinemäßig verwendet werden, sondern es soll statt dessen bereits zur Intubation mit einem nichtdepolarisierenden Muskelrelaxans (meist mit Rocuronium, Mivacurium oder [Cis-]Atracurium) eine Vollrelaxierung durchgeführt werden. Auch hier wird oft empfohlen, einige Minuten vorher eine nicht lähmende Dosis (entsprechend der Präcurarisierungsdosis, ca. 10–20 % der Initialdosis) des nichtdepolarisierenden Relaxans zu verabreichen (so genannte Priming-Dosis). Dadurch wirkt die danach verabreichte Hauptdosis schneller (so genanntes **Priming-Prinzip**). Lediglich bei dem schnell wirkenden Rocuronium wird keine Priming-Dosis empfohlen, da dessen Wirkungsbeginn dadurch nicht weiter beschleunigt werden kann.

- Einleitungshypnotikum (s. S. 108)
- Maskenbeatmung (s. S. 108)
- Relaxierung mit Succinylcholin oder einem nichtdepolarisierenden Relaxans:
Erst, wenn sich der Patient gut beatmen lässt, darf er relaxiert werden. Zur Intubation wurde der Patient früher routinemäßig mit Succinylcholin (1–1,5 mg/kg KG i.v., s. S. 67) relaxiert. Die Injektion von Succinylcholin hat langsam und unter Kontrolle der Herzfrequenz zu erfolgen. Mit Wirkungsbeginn des Succinylcholins fällt auf, dass sich der Patient durch die nun einsetzende Muskelerschlaffung leichter beatmen lässt. Trotz Präcurarisierung kann es manchmal noch zu leichtem Muskelfaszikulieren beim Patienten kommen. Nach völliger Erschlaffung der Muskulatur kann der Patient intubiert werden.
Wegen möglicher schwerwiegender Nebenwirkungen des Succinylcholins soll hierauf möglichst verzichtet werden und bereits zur Intubation eine Relaxierung mit einem nichtdepolarisierenden Relaxans durchgeführt werden. (Ausnahmen: Bei nicht nüchternen Patienten und akuten Atemwegsproblemen, s. S. 70, wird – wegen des sehr schnellen Wirkungsbeginns – weiterhin Succinylcholin offiziell empfohlen). Als Hauptdosis zur initialen Vollrelaxierung mit einem nichtdepolarisierenden Muskelrelaxans werden, nach einer meist vorausgehenden Priming-Dosis (s.o.), bei Rocuronium ca. 50 mg, bei Mivacurium werden ca. 15 mg, bei Pancuronium oder Vecuronium ca. 6 mg, bei Atracurium ca. 35 mg und bei Cis-Atracurium werden ca. 7–10 mg (und bei Alcuronium ca. 10 mg) für einen ca. 70 kg schweren Erwachsenen verabreicht.
- orotracheale Intubation (s. S. 86)
- Blocken des Tubus (s. S. 91)
- Lagekontrolle des Tubus (s. S. 92)
- Fixierung des Tubus (s. S. 93)
- erneute Lagekontrolle des Tubus

- Einstellen von O_2 und N_2O am Rotameter:
Am Rotameter für Sauerstoff wird nun z.B. 1 Liter O_2/min und am Rotameter für Lachgas werden 2 Liter N_2O/min eingestellt.
- Einstellen des Inhalationsanästhetikums:
Am Verdampfer wird die gewünschte Dampfkonzentration des ausgewählten Inhalationsanästhetikums eingeschaltet. Zur anfänglichen Anflutung sind bei einer reinen Inhalationsanästhesie (ohne zusätzliche Gabe eines Opioids) kurzfristig relativ hohe Verdampferkonzentrationen notwendig. Bei Halothan ca. 1,5–2,5 Vol.%, bei Verwendung von Enfluran oder Isofluran ca. 2,0–3,0 Vol.%. Bei Gabe von Sevofluran sind initial ca. 3–4 Vol.% und bei Desfluran ca. 8–12 Vol.% notwendig. Zur Beschleunigung der Anflutung des Inhalationsanästhetikums empfiehlt es sich, den Patienten kurzfristig zu hyperventilieren (s. S. 32) und gegebenenfalls den Frischgasfluss für einige Minuten zu steigern (z.B. 2 l O_2 und 4 l N_2O pro Minute). Bei Patienten mit koronarer oder zerebraler Gefäßsklerose ist jedoch eine stärkere Hyperventilation zu vermeiden. Durch eine Hyperventilation wird eine Gefäßkonstriktion ausgelöst, die auch das zerebrale und koronare Gefäßsystem betrifft. Die durch eine Gefäßkonstriktion mögliche Minderperfusion kann bei zerebral- und koronarsklerotischen Patienten zu einer gefährlichen Mangeldurchblutung der betreffenden Stromgebiete führen und ist daher zu vermeiden. Sobald als möglich ist die Konzentration des volatilen Inhalationsanästhetikums (schrittweise) auf die Erhaltungsdosis zu reduzieren.
- Blutdruck- und Herzfrequenzkontrolle:
Da die Intubationsphase einer der kritischsten Momente jeder Narkose ist, müssen kurz nach der Intubation unbedingt der Blutdruck gemessen und die Herzfrequenz kontrolliert werden. Zum einen droht ein Blutdruckabfall bei zu tiefer Narkose, zum anderen ein schmerzbedingter Blutdruck- und Herzfrequenzanstieg bei zu flacher Narkose.

Ist der Blutdruck nach Narkoseeinleitung kritisch abgefallen, so bieten sich folgende Maßnahmen an:
- Erniedrigung der Konzentration des Inhalationsanästhetikums
- schnellere Infusion oder evtl. Austauschen der kristalloiden Infusionslösung gegen ein kolloidales Plasmaersatzmittel (z. B. HES, s. S. 130)
- Kippen des Operationstisches in eine Kopftief- und Beinhochlage (Schocklagerung; „Trendelenburg-Lagerung")
- Injektion eines blutdrucksteigernden Medikamentes (z. B. Akrinor®; es empfiehlt sich 1 Ampulle Akrinor® = 2 ml mit 8 ml NaCl 0,9 % zu verdünnen und gegebenenfalls wiederholt 2 ml Boli dieser Mischung so oft zu verabreichen, bis sich der Blutdruck wieder normalisiert hat)
- falls ausnahmsweise mit Succinylcholin intubiert wurde, vorerst Verzicht auf die Vollrelaxierung mit einem nichtdepolarisierenden Muskelrelaxans, da es dadurch zu einem weiteren Blutdruckabfall kommen kann (s. S. 60)

Bei den Zeichen einer zu flachen Narkose ist die Konzentration des Inhalationsanästhetikums gegebenenfalls kurzfristig zu erhöhen. Bewegt sich der Patient oder droht er aufzuwachen, so ist nicht eine Muskelrelaxierung, sondern zuerst eine Vertiefung des „Schlafes", z. B. durch Nachinjektion des Einleitungshypnotikums oder durch Erhöhung des Inhalationsanästhetikums, angezeigt. Anschließend kann bei Bedarf auch relaxiert werden.
- gegebenenfalls Nachrelaxierung:
  Ist der Blutdruck normal, so kann, falls für die Operation notwendig und falls zur Intubation Succinylcholin verwendet wurde, der Patient nun mit dem nichtdepolarisierenden Muskelrelaxans nachrelaxiert werden. Bei Verwendung mit Rocuronium sind dies beim Erwachsenen (ca. 70 kg KG) ca. 50 mg, bei Mivacurium ca. 15 mg, bei Pancuronium und bei Vecuronium ca. 6 mg, bei Atracurium ca. 35 mg und bei Cis-Atra-

curium ca. 7–10 mg (bei Alcuronium ca. 10 mg). Je nach Art der Operation kann diese Relaxansdosis evtl. erniedrigt oder – selten – kann ganz auf diese Nachrelaxierung verzichtet werden. Dies ist möglich, da die Inhalationsanästhetika über eine eigene muskelerschlaffende Wirkung verfügen bzw. die Wirkung der Muskelrelaxanzien verstärken. Bei vielen Operationen ist allerdings eine Vollrelaxation notwendig.
- Transport in den Operationssaal:
  Erst wenn die Kreislaufverhältnisse stabil sind, wird der Patient vom Narkosevorbereitungsraum in den angrenzenden OP gefahren. Hierzu kann der Patient z. B. mit einem Ambu®-Beutel beatmet werden oder, wenn die Beteiligten routiniert sind, kann während dieser kurzen Zeitspanne (meist weniger als 30 Sekunden) zumeist ganz auf eine Ventilation verzichtet werden. Im OP muss der Patient sofort wieder an das Narkosegerät angeschlossen und beatmet werden. Am Narkosegerät im OP werden die entsprechenden Gasflussmengen am Rotameter und am Vapor wird die entsprechende Dampfkonzentration des Inhalationsanästhetikums eingestellt.
  Bevor die maschinelle Beatmung eingeschaltet wird, sollte immer zuerst kurzfristig manuell beatmet werden; hierdurch kann sofort gefühlt werden, ob etwas mit der Beatmung nicht stimmt.

Ist alles überprüft, so kann von der manuellen auf die maschinelle Beatmung übergegangen werden. Die maschinelle Beatmung mit dem Kreissystem wurde auf S. 22 ausführlich beschrieben, ebenso die nun vorzunehmende korrekte Einstellung des Beatmungsgerätes und dessen Alarmvorrichtungen.
- Lagerung des Patienten:
  Nun wird der Patient vom Operateur selbst oder unter Anleitung des Operateurs in die eigentliche Operationslagerung gebracht; hierbei ist darauf zu achten, dass Lagerungsschäden vermieden werden (s. S. 29).
- erneute Lagekontrolle des Tubus (s. S. 94)

Aufrechterhaltung einer ITN mit einem verdampfbaren Inhalationsanästhetikum

Dosierung des Inhalationsanästhetikums

Mit zunehmender Dauer der Inhalationsnarkose reicht zur Aufrechterhaltung einer bestimmten Narkosetiefe eine immer geringere Konzentration des Inhalationsanästhetikums. Der Grund liegt in der zunehmenden **Aufsättigung der Muskel- und Fettdepots** (s. S. 31). Die am Verdampfer einzustellende Konzentration kann bei langen Operationen im Laufe der Zeit immer weiter gesenkt werden, um die bei einer reinen Inhalationsanästhesie (mit zusätzlich ca. 70 % Lachgas) notwendige exspiratorische Konzentration des volatilen Inhalationsanästhetikums von ca. 0,7 MAC aufrecht zu erhalten. (Wird zusätzlich ein Opioid verabreicht [so genannte balancierte Anästhesie; s. S. 117], dann ist eine exspiratorische Konzentration des volatilen Inhalationsanästhetikums von ca. 0,4–0,5 aufrecht zu erhalten.)

Ein Halothanverdampfer wird initial kurzfristig auf Werte von ca. 1,5–2,5 Vol.%, ein Enfluran- oder Insofluranverdampfer auf Werte von ca. 2,0–3,0 Vol.% eingestellt. Ein Sevofluran- bzw. Desfluranverdampfer sollte initial auf ca. 3–4 Vol.% bzw. 8–12 Vol.% eingestellt werden. Sobald als möglich sollte die inspiratorische Dampfkonzentration langsam auf die Erhaltungsdosis reduziert werden. Die Reduktion muss vor allem an den hämodynamischen Parametern orientiert werden.

Soll eine **Low-flow- bzw. Minimal-flow-Anästhesie** durchgeführt werden, dann werden initial für mindestens 10 bzw. 20 Minuten z. B. 2 l Sauerstoff und 4 l Lachgas pro Minute zugeführt (so genannte Einwaschphase mit hohem Frischgasfluss). Nach dieser initialen Einwaschphase werden die Frischgase auf 0,5 l Sauerstoff und 0,5 l Lachgas pro Minute (low flow) bzw. 0,3 l Sauerstoff und 0,2 l Lachgas pro Minute (minimal flow) reduziert. Gleichzeitig muss die eingestellte Konzentration des volatilen Anästhetikums erhöht werden (z. B. bei Isofluran um ca. 30 % oder bei Enfluran um ca. 50 %). Bei Sevofluran und insbesondere bei Desfluran ist eine geringere Erhöhung der Konzentration notwendig (um ca. 20 bzw. 15 %). Ziel ist es, die endexspiratorische Konzentration des volatilen Inhalationsanästhetikums konstant zu halten. Dass mit Einstellen des Low oder Minimal flows die inspiratorische Konzentration des volatilen Inhalationsanästhetikums erhöht werden muss, ist dadurch bedingt, dass aufgrund des nun niedrigeren Frischgasflusses die Menge des zugeführten volatilen Inhalationsanästhetikums abnimmt (z. B. nur noch 0,5 l/min anstatt 3 l/min Isofluran-haltiges Frischgas). Außerdem vermischt sich das geringere Frischgasvolumen mit einem größerem Rückatmungsvolumen (s. S. 13), wodurch noch ein stärkerer Verdünnungseffekt dazukommt. Wird der Frischgasfluss wieder erhöht, dann muss die inspiratorische Gaskonzentration wieder entsprechend reduziert werden. Es ist eine apparative Überwachung der Konzentration des volatilen Inhalationsanästhetikums im In- und Exspirationsvolumen notwendig. In der Low- oder Minimal-flow-Phase können Änderungen der Gaskonzentrationen nur langsam erreicht werden. Ist eine schnelle Änderung erforderlich, muss der O_2- und N_2O-Fluss vorübergehend erhöht werden. Aufgrund seiner besonders schnellen An- und Abflutung ist insbesondere das Desfluran für Low-flow- und Minimal-flow-Narkose zu bevorzugen. Zur Narkoseausleitung muss der O_2- und N_2O-Fluss wieder erhöht werden, um eine schnelle Ausleitung zu ermöglichen. Durch Anwendung des Low- und Minimal-flow-Systems lassen sich vor allem bei länger dauernden Narkosen (über 2 Stunden Dauer) deutlich Narkosegase (und damit Kosten) einsparen. Außerdem sind die Wärme- und Feuchtigkeitsverluste und auch die Umweltbelastung geringer.

Nachrelaxation

Bei der Nachinjektion von nichtdepolarisierenden Muskelrelaxanzien ist zu beachten, dass **Wiederholungsdosen** relativ niedrig dosiert werden müssen. Bei Pancuronium (und Alcuronium) sollten Wiederholungsdosen ca. 20 % der Initialdosis, bei Vecuronium, Rocuronium, Atracurium, Cis-Atracurium und Mivacurium ca. 20–30 % der Initialdosis betragen. Bei einer Inhalationsnarkose werden jedoch nur selten regelmäßige Nachinjektionen eines nichtdepolarisierenden Muskelrelaxans notwendig, da die Inhalationsanästhetika selbst über eine muskelerschlaffende Wirkung verfügen sowie die Wirkung nichtdepolarisierender Muskelrelaxanzien verstärken.

> Die letzte Dosis eines nichtdepolarisierenden Muskelrelaxans muss mindestens so lange vor Operationsende verabreicht werden, wie dessen übliche Wirkungsdauer beträgt.

Das heißt, die letzte Rocuronium-, Atracurium-, Cis-Atracurium- bzw. Vecuronium-Dosis sollte spätestens 30 Minuten, die letzte (Alcuronium- bzw.) Pancuronium-Dosis spätestens 45 Minuten und die letzte Mivacurium-Dosis ca. 10–15 Minuten vor Operationsende verabreicht werden, um nicht einen Überhang eines Muskelrelaxans zu riskieren.

Beurteilung der Narkosetiefe

Zur Beurteilung der Narkosetiefe einer Inhalationsnarkose eignet sich insbesondere das Blutdruckverhalten, da alle Inhalationsanästhetika zu einem dosisabhängigen Blutdruckabfall führen (s. S. 35 ff.).
Zeichen einer zu tiefen Narkoseführung kann ein zu niedriger Blutdruck sein.
Maßnahmen bei zu tiefer Narkose:
Reduktion der Konzentration des Inhalationsanästhetikums, schnellere Infusion einer kristalloiden Lösung, evtl. Gabe eines kolloidalen Plasmaersatzmittels, evtl. Gabe des blutdrucksteigernden Medikaments Akrinor® (s. S. 112)
Zeichen einer zu flachen Narkoseführung kann eine schmerzbedingte Katecholaminausschüttung sein mit:
- Blutdruckanstieg
- Herzfrequenzsteigerung
- Schwitzen
- tränenden Augen und roter, gefäßinjizierter Bindehaut

- Abwehrbewegungen beim nicht relaxierten Patienten
- vertieften Atemzügen beim spontan atmenden Patienten

Die Zeichen Blutdruckanstieg, Herzfrequenzsteigerung und Schwitzen können allerdings auch Folgen einer **Hypoventilation** des Patienten sein! Wird bei einer Kindernarkose als Inhalationsanästhetikum Halothan verwendet, so können bei einer zu flachen Narkose (mit Katecholaminfreisetzung) gehäuft Extrasystolen auftreten, da Halothan das Herz gegen Katecholamine sensibilisiert (s. S. 35).
Maßnahmen bei zu flacher Narkose:
Erhöhung der Konzentration des Inhalationsanästhetikums. Um eine schnelle Änderung der Blutkonzentration des Inhalationsanästhetikums und damit eine schnelle Änderung der Narkosetiefe zu erreichen, empfiehlt es sich, auf die manuelle Beatmung überzugehen und den Patienten kurzfristig zu hyperventilieren und gegebenenfalls den Frischgasfluss vorübergehend zu erhöhen, wodurch diese neu eingestellte Konzentration des Inhalationsanästhetikums schneller anflutet (s. S. 32).

> Es ist stets zu empfehlen, den Patienten vorübergehend manuell zu beatmen, sobald Probleme wegen zu flacher Narkose auftreten. Auch falls unklare Beatmungsprobleme auftreten, sollte der Patient vorübergehend manuell beatmet werden.

Beobachtung des operativen Vorgehens

> Zur optimalen Narkoseführung ist es enorm wichtig, stets genau das operative Geschehen zu verfolgen, denn die benötigte Narkosetiefe hängt entscheidend von den momentanen operativen Manipulationen ab.

Bei erfahrungsgemäß sehr schmerzhaften Maßnahmen wie dem Hautschnitt bei Operationsbeginn, dem Zug am Peritoneum oder an den Eingeweiden, der Durchtrennung des Sternums (= Sternotomie) bei Herz-Thorax-Eingriffen, der Dehnung des Anus oder des

Gebärmutterhalses oder dem Schaben am Periost ist eine tiefere Narkose erforderlich als bei schmerzarmen Manipulationen wie einer Darmnaht, einer Operation an der Lunge, an Muskeln, Faszien oder am Bindegewebe. Mit zunehmender Erfahrung sind dem Anästhesisten die Operationen bekannt, und er kann dann bereits vor Beginn einer schmerzhaften Operationsphase die Narkose vertiefen. Die Zeichen einer zu flachen Narkoseführung treten dann nicht auf. Umgekehrt kann der Anästhesist während schmerzarmer Phasen die Narkose flacher gestalten. Nach den gleichen Kriterien müssen auch die **Muskelrelaxanzien** dosiert werden. Der erfahrene Anästhesist wird die Relaxation vertiefen, bevor eine Operationsphase beginnt, die eine tiefe Relaxation verlangt.

▶ Die Kunst einer guten Inhalationsanästhesie besteht darin, die Narkose so flach wie möglich zu führen, sodass gerade noch **keine** Anzeichen einer zu flachen Narkose wie z. B. Blutdruckanstieg auftreten.

Narkoseausleitung einer ITN mit einem verdampfbaren Inhalationsanästhetikum

Bei einer gut gesteuerten Inhalationsnarkose ist der Patient einige Minuten nach Operationsende bereits ansprechbar und atmet suffizient spontan, sodass der Extubation nichts mehr im Wege steht. Dies setzt jedoch voraus, dass der Patient am Operationsende das Inhalationsanästhetikum bereits weitgehend abgeatmet hat und die Wirkung des Muskelrelaxans abgeklungen ist. Des Weiteren ist eine ausreichende Spontanatmung für die Extubation zu fordern. Das Atemzugvolumen sollte mindestens 6 ml/kg KG betragen.

Spontanatmung anstreben

Während einer Intubationsnarkose wird der Patient meist leicht hyperventiliert, das heißt, es wird vermehrt Kohlendioxyd (CO_2) abgeatmet. Der **CO_2-Wert im Blut** sollte unter die Norm von ca. 40 mmHg (= 5,3 kPa) im arteriellen Blut auf ca. 35 mmHg (= 4,7 kPa) erniedrigt sein.

> Da der Atemantrieb über den CO_2-Wert reguliert wird, fehlt dem Patienten bei einem erniedrigten CO_2-Wert der Atemantrieb.

Vor der Extubation muss der Patient über eine ausreichende Spontanatmung verfügen. Um den Patienten wieder zur Spontanatmung zu bringen, muss er leicht hypoventiliert werden. Der CO_2-Wert sollte auf einen Wert von z. B. 45 mmHg (= 6,0 kPa) erhöht werden. Der natürliche Atemanreiz stellt sich dann wieder ein. Besteht kein Muskelrelaxansüberhang mehr, so wird der Patient beginnen, spontan zu atmen, auch wenn noch ein Inhalationsanästhetikum zugeführt wird. Diese Spontanatmung sollte bereits vor Ende der Operation angestrebt werden, solange noch das Inhalationsanästhetikum eingeschaltet (!) ist. Trotz Beginn der Spontanatmung muss der Patient durch eine manuelle Beatmung leicht unterstützt (= assistiert) werden. Die Konzentration des Inhalationsanästhetikums kann nun nach Bedarf weiter reduziert oder ausgeschaltet werden.

Reduktion des Inhalationsanästhetikums

Nach einer längeren Inhalationsanästhesie sind die Muskulatur- und Fettdepots mehr oder weniger mit dem Inhalationsanästhetikum aufgesättigt. Wird das Inhalationsanästhetikum ausgeschaltet, so wird der **Partialdruck** (s. S. 31) des Inhalationsanästhetikums in der Lunge und im Blut schnell abfallen und bald niedriger als der Partialdruck in der Muskulatur und im Fettgewebe sein. Das Inhalationsanästhetikum diffundiert nun entlang des Partialdruckgefälles wieder aus den Geweben ins Blut zurück. Die hierdurch entstehenden Konzentrationen im Blut reichen meist aus, die Narkose noch für eine gewisse Zeit aufrecht zu erhalten. Wird dies beachtet, so wird der erfahrene Anästhesist das Inhalationsanästhetikum bereits vor Operationsende ausschalten. Je besser die Löslichkeit des volatilen Inhalationsanästhetikums im Gewebe ist, das heißt, je höher der Blut-Gas-Verteilungskoeffizient ist (vgl. Tab. 1.4), desto früher kann es ausgeschaltet werden. Schnell abflutende volatile Inhalationsanästhetika wie Sevofluran und Desfluran brauchen daher erst relativ kurz vor dem Operationsende ausgeschaltet zu werden.

> Das volatile Inhalationsanästhetikum kann um so früher ausgeschaltet werden, je mehr Inhalationsanästhetikum aus den Geweben freigesetzt werden kann, je länger die Narkose gedauert hat, je höher dessen Blut-Gas-Verteilungskoeffizient ist, je mehr Fettdepots der Patient hat und je niedriger der Frischgasfluss ist.

Spätestens bei Beginn der Subkutannaht oder der Hautnaht kann normalerweise das Inhalationsanästhetikum ausgeschaltet werden.

Relaxansüberhang?

▶ Besteht bei einem Patienten ein Überhang an Muskelrelaxanzien, so bietet sich meist folgendes Bild: Der Atemtypus des Patienten ist eher schnell, die Atemzüge sind sehr flach. Der Patient versucht krampfhaft, nach Luft zu ringen und ist unruhig.
Ein eventueller Relaxansüberhang kann mithilfe der Relaxometrie objektiviert werden (s.S. 70).

Der Aufforderung, tief durchzuatmen, kann ein noch anrelaxierter Patient kaum nachkommen. Bei der Aufforderung, die Augen zu öffnen, versucht er typischerweise auch mithilfe der Stirnmuskulatur die Lider zu heben. Die Stirn wirft sich in Falten, die Augen können aber nur andeutungsweise geöffnet werden. Auch anderen Aufforderungen, wie Hochheben des Kopfes, Öffnen des Mundes oder Drücken der Hand, kann der Patient nur andeutungsweise nachkommen.

> Bei dem Patienten sollte die Wirkung des nichtdepolarisierenden Muskelrelaxans z.B. mit Pyridostigmin oder Neostigmin (in Kombination mit Atropin) antagonisiert werden (s.S. 65).

Da Pyridostigmin eine längere Wirkdauer als die zumeist verwendeten mittellang wirkenden Relaxanzien (z.B. Rocuronium, Atracurium, Cis-Atracurium, Vecuronium) hat, besteht nach dessen Wirkungsende nicht die Gefahr einer erneuten Zunahme des Relaxierungsgrades. Voraussetzung für die Antagonisierung eines Muskelrelaxansüberhangs ist eine bereits zurückgekehrte, wenn auch minimale, Spontanatmung des Patienten oder eine relaxometrisch nachweisbare erste Reizantwort!

Abstellen des Lachgases

Erst bei der letzten Hautnaht sollte das Lachgas abgeschaltet werden. Zur Vermeidung einer **Diffusionshypoxie** (s.S. 35) durch das nun sehr schnell abflutende Lachgas muss für mindestens 3 Minuten mit reinem Sauerstoff beatmet werden. Hierzu werden ca. 6 Liter Sauerstoff/Minute am Rotameter eingestellt.

Extubation

> Die Extubation kann sowohl am noch bewusstlosen, aber bereits spontan atmenden Patienten, als auch erst am fast wachen Patienten mit zurückgekehrten Schutzreflexen vorgenommen werden. Sie darf jedoch niemals während des Exzitationsstadiums (s.S. 100), das bei der Ausleitung einer Inhalationsnarkose durchlaufen wird, erfolgen.

Empfehlenswert ist die Extubation erst nach Durchlaufen des Exzitationsstadiums und nach Rückkehr der Schutzreflexe beim fast wachen Patienten. Beim nicht nüchternen Patienten ist dies sogar zwingend (s.S. 207). Die frühzeitige Extubation beim noch bewusstlosen, unter Inhalationsanästhetika spontan atmenden Patienten, wird empfohlen, wenn der Patient bei und nach der Extubation nicht husten oder pressen darf. Dies ist z.B. bei Bandscheibenoperationen, nach bestimmten Augenoperationen und nach Leistenbruchoperationen oft erwünscht. Bei Patienten mit einem Asthma bronchiale sollte die Extubation ebenfalls in tiefer Halothannarkose bei zurückgekehrter Spontanatmung vorgenommen werden. Bei zu später Extubation kann bei diesen Patienten eventuell ein asthmatischer Anfall ausgelöst werden.

> Vor der Extubation müssen der Mund- und Rachenraum des Patienten mit einem Einmalkatheter von Speichel freigesaugt werden.

Besteht der Verdacht, dass sich Blut, ein Fremdkörper oder Erbrochenes im Mund-Rachen-Raum befinden könnte, so sollte der Mund-Rachen-Raum immer **unter laryngoskopischer Sicht** abgesaugt werden. Bei ausreichender Spontanatmung und möglichst vorhandenen Schutzreflexen wird der Patient nun extubiert. Die Tubusfixierung wird gelöst. Es hat sich bewährt, unmittelbar vor dem Herausziehen des Tubus den (erwachsenen) Patienten mit einem sterilen Einmalkatheter durch den Tubus endotracheal abzusaugen und unter Absaugung den Tubus herauszuziehen. Unmittelbar vorher muss die Anästhesiepflegekraft den Tubus-Cuff mit der Blockerspritze entblocken.

Nach der Extubation wird der Patient zum kräftigen Durchatmen aufgefordert, während ihm über eine leicht vor das Gesicht gehaltene Maske weiter Sauerstoff zugeführt wird.

> Der Anästhesist muss sich nach der Extubation nochmals von der ausreichenden Spontanatmung des Patienten überzeugen. Ist diese plötzlich nicht mehr ausreichend, so ist es meist zu einem Zurückfallen der Zunge und zur Verlegung der oberen Luftwege gekommen. Durch Überstrecken des Kopfes und Hochziehen des Unterkiefers (= **Esmarch-Handgriff**, s.S. 315) kann dies meist leicht behoben werden.

In seltenen Fällen kann es nach der Extubation zum Auftreten eines Laryngospasmus kommen. Die dann durchzuführenden Maßnahmen werden auf S. 212 beschrieben. Wurde in tiefer Narkose extubiert, so muss der Patient nach der Extubation so lange auf dem Operationstisch verbleiben, bis die Schutzreflexe sicher zurückgekehrt sind.

„Ablegen" des Patienten vom Operationstisch

Bei ausreichender Spontanatmung und sicher zurückgekehrten Schutzreflexen kann der Patient nun „abgelegt", das heißt vom Operationstisch in ein möglichst vorgewärmtes Bett gelegt werden. Anschließend muss der Patient vom verantwortlichen Anästhesisten in den Aufwachraum gebracht und der dort zuständigen Pflegekraft übergeben werden (s.S. 313).

Kombination eines verdampfbaren Inhalationsanästhetikums mit einem Opioid (balancierte Anästhesie)

Sehr häufig wird bei einer ITN mit einem verdampfbaren Inhalationsanästhetikum zusätzlich eine kleine Dosis Fentanyl, Alfentanil oder Sufentanil verabreicht. Durch zusätzliche Gabe eines Opioids kann der **MAC-Wert des Inhalationsanästhetikums vermindert werden** (s.S. 34), das heißt, das Inhalationsanästhetikum kann zur Einleitung und Aufrechterhaltung niedriger dosiert werden als bei einer reinen Inhalationsanästhesie (s.S. 107, 110; endexspiratorisch genügen ca. 0,4–0,5 MAC), womit auch dessen Nebenwirkungen geringer sind. Dieses Verfahren ermöglicht eine schonendere Narkoseführung und eignet sich insbesondere für Risikopatienten. Die Gabe von Fentanyl (meist 0,1–0,2 mg) oder z.B. Sufentanil (meist 15–30 µg) sollte bereits vor der Intubation durchgeführt werden, um die starke analgetische Wirkung dieser Opioide auch während der Intubation ausnützen zu können. Das Einleitungshypnotikum kann nun niedriger dosiert werden. Herz-Kreislauf-Probleme bei der Narkoseeinleitung sind damit seltener. Nachinjektionen von Fentanyl oder Sufentanil sollten bei kurzen Operationen möglichst vermieden oder bei längeren Operationen eher niedrig (0,05–0,1 mg Fentanyl oder 5–15 µg Sufentanil) dosiert werden.

Inzwischen wird häufiger auch ein volatiles Inhalationsanästhetikum (zumeist Desfluran oder Sevofluran) mit dem Opioid Remifentanil kombiniert. Bei dieser Kombination wird meistens auf die Gabe von Lachgas verzichtet und der Patient wird mit einem Gemisch aus Sauerstoff und Luft beatmet.

> Die Kombination eines intravenösen Opioidanalgetikums (z.B. Fentanyl), eines Inhalationsanästhetikums, Muskelrelaxans und eines Hypnotikums wird auch als **balancierte Anästhesie** bezeichnet.

Fentanyl-/Sufentanilüberhang?

▶ Besteht bei dem Patienten ein Opioidüberhang, so wird er nur verzögert anfangen, spontan zu atmen. Wird er aufgefordert, tief durchzuatmen, so tut er dies (= **Kommandoatmung**). Wird er jedoch in Ruhe gelassen, so „vergisst" er oft das Atmen.

Der Atemtypus ist durch eine sehr langsame Atemfrequenz bei relativ großem Atemzugvolumen gekennzeichnet. Die Pupillen des Patienten sind noch sehr eng (stecknadelkopfgroße Pupillen, s. S. 8). Der Patient verneint, Schmerzen zu haben. Er liegt ruhig da und kommt Aufforderungen, wie z.B. Anheben des Kopfes, nach. Er fühlt sich jedoch durch den Tubus nicht gestört.

> Bei einem Opioidüberhang sollte der Patient gegebenenfalls mit einem Opioidantagonisten, z.B. Naloxon (s. S. 55), antagonisiert werden.
> Da Naloxon eine kürzere Wirkdauer als das zu antagonisierende Fentanyl oder Sufentanil hat, besteht die Gefahr einer erneuten Atemdepression, sobald die Wirkung des Naloxons nachlässt. Aus diesem Grunde sind „antagonisierte" Patienten besonders sorgfältig für mindestens zwei Stunden im Aufwachraum zu überwachen.

Narkoseeinleitung per inhalationem

▶ In seltenen Fällen muss auf die intravenöse Narkoseeinleitung verzichtet werden, und die Narkose ist durch Einatmen eines verdampfbaren Inhalationsanästhetikums einzuleiten; es wird von einer Einleitung per inhalationem gesprochen.

Am Rotameter werden Sauerstoff (z.B. 2 l/min) und Lachgas (z.B. 4 l/min) eingestellt. Nun muss dem Patienten, wenn möglich, die Maske dicht auf das Gesicht gesetzt werden, und schrittweise ist das hierfür zumeist verwendete Sevofluran oder Halothan zu erhöhen. Der Patient wird zum tiefen Durchatmen aufgefordert. Während früher Halothan das Mittel der Wahl für eine Einleitung per inhalationem darstellte, wird es inzwischen zunehmend durch Sevofluran verdrängt, das schneller anflutet und damit eine schnellere Einleitung ermöglicht. Es empfiehlt sich, die Konzentration des Sevoflurans alle 3 Atemzüge um ca. 1 Vol.% bis auf initial ca. 6(–8) Vol.% bzw. die Konzentration des Halothans alle 3 Atemzüge um ca. 0,5 Vol.% bis auf initial ca. 2,5 Vol.% zu erhöhen. Sevofluran und Halothan stellen für diese Form der Narkoseeinleitung aufgrund ihres relativ angenehmen Geruches die Inhalationsanästhetika der ersten Wahl dar. Insbesondere Desfluran und Isofluran haben dagegen einen sehr scharfen Geruch, bei dem viele Patienten den Atem anhalten.

> Bei der Einleitung per inhalationem wird das Exzitationsstadium, das bei der intravenösen Einleitung übersprungen wird, relativ langsam durchlaufen.

Während dieser Zeit muss der Patient von äußeren Reizen abgeschirmt werden. Es sollte Ruhe im Raum herrschen, und jegliche Manipulationen am Patienten sollten unterlassen werden. Insbesondere das Einlegen eines Guedel-Tubus darf erst vorgenommen werden, wenn das Exzitationsstadium sicher durchlaufen ist. Sobald der Patient „eingeschlafen" ist, wird vorsichtig seine Spontanatmung unterstützt, um eine schnelle Anflutung der Inhalationsanästhetika zu erreichen. Nach Durchschreiten des Exzitationsstadiums muss die initial relativ hohe Konzentration des volatilen Inhalationsanästhetikums reduziert werden.

Vor dem ersten Intubationsversuch sollte in jedem Falle ein sicherer venöser Zugang gelegt werden. Die Intubation kann ausnahmsweise in tiefer Sevofluran- bzw. Halothannarkose durchgeführt werden. Bei der meist durchgeführten zusätzlichen Gabe von Muskelrelaxanzien genügt ein weniger tiefes Narkosestadium.

Indikationen für eine Narkoseeinleitung per inhalationem:

- bei Kindern, bei denen eine intravenöse Narkoseeinleitung eventuell nicht möglich ist (s. S. 240), da sie die Anlage einer peripheren Venenkanüle im Wachzustand manchmal nicht tolerieren
- mögliches Verfahren bei voraussichtlichen Intubationsschwierigkeiten, um beim bereits bewusstlosen Patienten mit noch erhaltener Spontanatmung eine Intubation zu versuchen (s. S. 226). Da seit einigen Jahren vermutlich in jeder Anästhesieabteilung ein flexibles Fiberbronchoskop zur primär fiberbronchoskopischen Intubation (s. S. 223) zur Verfügung steht, wird dieses Verfahren jedoch kaum noch praktiziert.
- evtl. bei schwerem Asthmaleiden

Intravenöse Anästhesie (IVA) und totale intravenöse Anästhesie (TIVA)

Bei einer intravenösen Anästhesie (IVA) wird auf ein volatiles Inhalationsanästhetikum zugunsten eines intravenösen Anästhetikums verzichtet. Neben Sauerstoff wird jedoch auch Lachgas verabreicht. Bei einer totalen intravenösen Anästhesie (= TIVA) wird auf ein volatiles Anästhetikum und auch auf Lachgas verzichtet. Neben Sauerstoff wird zusätzlich Raumluft verabreicht.

Eine (T)IVA kann als Maskennarkose, als Intubationsnarkose oder auch unter Verwendung einer Larynxmaske durchgeführt werden. Nachfolgend soll die (T)IVA am Beispiel einer Intubationsnarkose und einer Narkose unter Verwendung einer Larynxmaske beschrieben werden.

Vorbereitungen für eine IVA bzw. TIVA

- Überprüfung des Narkosegeräts (s. S. 24)
- Überprüfung des Narkosewagens auf Vollständigkeit (s. S. 26)
- Vorbereiten des Narkosewagens (s. S. 27)
- Aufziehen der Medikamente (s. S. 27). Im Rahmen einer IVA bzw. TIVA wird das verwendete Hypnotikum (normalerweise Propofol) zumeist über eine Spritzenpumpe verabreicht. Öfters werden auch das Opioidanalgetikum (insbesondere, wenn Remifentanil verwendet wird) und auch das Muskelrelaxans (insbesondere, wenn Mivacurium verwendet wird) über eine Spritzenpumpe verabreicht. Es sind daher die entsprechenden Spritzenpumpen und Perfusorleitungen vorzubereiten und über 3-Wege-Hähne an die intravenöse Verweilkanüle des Patienten anzuschließen.

Mögliche Einleitungsform einer IVA bzw. TIVA

- Präoxygenierung (s. S. 107)
- Gabe einer Priming-Dosis (oder ausnahmsweise einer Präcurarisierungsdosis) (s. S. 110). Falls eine IVA bzw. TIVA unter Verwendung einer Larynxmaske geplant ist, wird jedoch hierauf verzichtet.
- Opioidgabe:
  Es kommt entweder Sufentanil (z. B. 20 µg), Fentanyl (z. B. 0,1–0,2 mg), Alfentanil (z. B. 1–2 mg) oder Remifentanil (z. B. 0,2–0,3 µg/kg KG/min; s. S. 52) zur Anwendung.

- Einleitungshypnotikum:
Normalerweise kommt Propofol (z.B. 1,5–2,5 mg/kg KG) zur Anwendung.
- Maskenbeatmung (s.S. 108)
- Relaxierung mit einem nichtdepolarisierenden Muskelrelaxans (oder ausnahmsweise mit Succinylcholin; s.S. 110). Falls eine IVA bzw. TIVA unter Verwendung einer Larynxmaske geplant ist, wird jedoch hierauf verzichtet.
- endotracheale Intubation (s.S. 86) bzw. Einführen einer Larynxmaske
- Blocken des Tubus (s.S. 91) bzw. der Larynxmaske (s.S. 99)
- Lagekontrolle des Endotrachealtubus (s.S. 92) bzw. der Larynxmaske
- Fixierung des Tubus (s.S. 93) bzw. der Larynxmaske (s.S. 97)
- erneute Lagekontrolle des Endotrachealtubus
- Einstellen von O_2 und N_2O am Rotameter. Bei Durchführung einer IVA wird Lachgas verwendet und es werden meist 1 Liter O_2/Minute und 2 Liter N_2O/Minute eingestellt.
Bei Durchführung einer TIVA wird auf Lachgas verzichtet. Es werden z.B. 0,5 Liter O_2/Minute und 2,5 Liter Luft (air) eingestellt.
- Blutdruck- und Herzfrequenzkontrolle (s.S. 111):
Bei und nach der Einleitung einer IVA bzw. TIVA droht häufiger ein Blutdruckabfall, insbesondere, wenn neben Propofol auch das Opioid Remifentanil verwendet wird. Ist der **Blutdruck kritisch abgefallen**, so bieten sich folgende Maßnahmen an:
  – Schnellerstellen der laufenden kristalloiden Lösung oder evtl. ein Austauschen der kristalloiden Lösung gegen ein kolloidales Plasmaersatzmittel (z.B. Hydroxyethylstärke o.ä.; s.S. 130)
  – Kippen des Operationstisches in eine Oberkörpertief- und Beinhochlage (Schocklagerung; Trendelenburg-Lagerung)
  – Injektion eines blutdrucksteigernden Medikamentes (z.B. Akrinor®; s.S. 112)

- Ist **die Herzfrequenz kritisch abgefallen** (vor allem nach Remifentanil), dann bietet sich folgende Maßnahme an:
  – Gabe von Atropin (z.B. 0,25 mg)
- Sind **Blutdruck und Herzfrequenz** als Zeichen einer zu flachen Narkose **zu hoch** und/oder der Patient bewegt sich oder droht aufzuwachen, dann ist nicht eine Muskelrelaxierung, sondern eine Vertiefung des Schlafes oder der Analgesie durch Nachinjektion des Einleitungshypnotikums (zumeist Propofol) oder des Opioids angezeigt. Anschließend kann gegebenenfalls auch relaxiert werden.
- gegebenenfalls Vollrelaxierung (falls ausnahmsweise unter Succinylcholingabe intubiert wurde) (s.S. 110)
- Transport in den Operationssaal (s.S. 112)
- Lagerung des Patienten (s.S. 112)
- erneute Lagekontrolle des Endratrachealtubus (s.S. 94)

Aufrechterhaltung einer IVA bzw. TIVA

Dosierung des Hypnotikums

Für die Aufrechterhaltung einer IVA/TIVA wird zumeist Propofol per Spritzenpumpe verabreicht. Initial werden ca. 10 mg/kg KG/h und als Erhaltungsdosis ca. 6–8(–10) mg/kg KG/h verabreicht. Wird bei sehr kurzen Eingriffen Propofol nicht per Spritzenpumpe verabreicht, dann sind im Abstand von ca. 3 Minuten Propofol-Boli à 20–30 mg bei Bedarf zu verabreichen.

Zur Verabreichung von Propofol wird zunehmend häufiger eine so genannte **TCI** (= **t**arget **c**ontrolled **i**nfusion; zielorientierte Infusion) durchgeführt. Ziel ist hierbei eine gewünschte Plasmakonzentration des Propofols. Die TCI beruht auf folgenden Überlegungen:

Bei intravenös verabreichten Medikamenten treten nach der Injektion Umverteilungsphänomene auf (s.S. 42). Wegen dieser ständig ablaufenden Umverteilungsphänomene sowie ständig stattfindender Eliminationsprozesse aufgrund von Ausscheidung und Metabolisierung kann die tatsächlich erreichte Plasma-konzentration weder bei wiederholten Bolus-gaben noch bei einer konstanten Infusion zu-verlässig vorausgesagt werden. Häufig liegt die tatsächliche Plasmakonzentration deutlich oberhalb oder unterhalb der gewünschten Plasmakonzentration.

Die so genannte „target controlled infusion" (= TCI) stellt eine neuere (1997 eingeführte) Form der intravenösen Applikation von Pro-pofol dar. Mit Hilfe von speziellen, computer-unterstützten Spritzenpumpen kann für Propo-fol eine gewünschte Ziel-(Target-)Plasmakon-zentration eingestellt werden. Diese spezielle Spritzenpumpe errechnet kontinuierlich an-hand von Daten über Umverteilung, Ausschei-dung und Metabolisierung die notwendige In-fusionsgeschwindigkeit, um die eingestellte Zielkonzentration tatsächlich zu erreichen. Diese TCI-Pumpe verändert ständig die ak-tuelle Infusionsgeschwindigkeit, um die vor-gegebene Plasmakonzentration zu ermög-lichen bzw. aufrecht zu erhalten.

Mittels TCI kann ein relativ konstantes Ver-halten von Blutdruck und Herzfrequenz er-zielt werden. Außerdem sollen auch grobe Fehldosierungen eher vermeidbar sein.

In die spezielle Spritzenpumpe (z.B. so ge-nannter TCI-Diprifusor) müssen zuvor die pa-tienteneigenen Daten (Alter, Körpergewicht) eingegeben werden. Außerdem muss die Ziel-konzentration im Plasma eingegeben werden. Für den TCI-Diprifusor sind spezielle Propo-fol-Fertigspritzen mit einem Codierungsstrei-fen an einem Spritzenflügel (zur automati-schen elektronischen Erkennung der Spritzen) zu verwenden. Es stehen Propofol-Fertigsprit-zen à 50 ml mit 1- oder 2%iger Lösung zu Verfügung. Anhand des Codierungsstreifens erkennt die TCI-Pumpe, ob es sich um 1- oder 2%iges Propofol handelt. Die erkannte Propo-folkonzentration wird angezeigt und muss per Knopfdruck bestätigt werden.

Im Anzeigenteil dieser Pumpen wird die ge-wünschte Zielkonzentration sowie die er-rechnete aktuelle Konzentration angezeigt. Außerdem wird die momentane Förderrate der Pumpe in mg/kg KG/h bzw. in ml/h an-gezeigt.

Diese Pumpen können auch für die Narkose-einleitung verwendet werden. Hierfür kann eingestellt werden, ob die eingestellte Ziel-konzentration so schnell wie möglich (inner-halb von 30 Sekunden) erreicht werden soll bzw. es kann eine Zeitspanne (zwischen 0,5 und 10 Minuten) gewählt werden, innerhalb derer die Zielkonzentration erreicht werden soll.

Zur Aufrechterhaltung der Narkose (bei Pa-tienten der ASA-Gruppe I oder II und bei Pa-tienten jünger als 60 Jahre, bei denen zusätz-lich eine mäßige Opioiddosis verabreicht wird), sollte initial eine Zielkonzentration von ca. 4 µg/ml angestrebt werden. Zur Aufrech-terhaltung der Narkose reicht meist eine Ziel-konzentration von ca. 3 µg/ml aus. Bei Patien-ten der ASA-Gruppen III oder IV oder bei Pa-tienten über 60 Jahre reichen deutlich niedri-gere Zielkonzentrationen aus.

Bei einer Plasmakonzentration von ca. 1,5 µg/ml öffnen die Patienten normalerweise wieder die Augen.

Der TCI-Diprifusor darf nur zur Verabrei-chung von Propofol für die Einleitung und Aufrechterhaltung von Anästhesien bei Er-wachsenen verwendet werden.

Dosierung des Opioids

Eventuelle Nachinjektionen von Fentanyl oder Sufentanil (bzw. die Erhaltungsdosis von Re-mifentanil) müssen zum einen an der momen-tanen OP-Situation und zum anderen an der mittleren Wirkungsdauer des Opioids orien-tiert werden. Als Wiederholungsdosen eignen sich 0,05–0,1 (bis maximal 0,2) mg Fentanyl oder 10–20 µg Sufentanil. Bei langen Opera-tionen sollten die anfänglichen Wiederholungs-dosen eher hoch, spätere Wiederholungsdosen sollten eher niedrig gewählt werden.

Bei sehr kurzen Eingriffen (z.B. einer Curetta-ge) genügt oft die initiale Opioiddosis (z.B. 1 mg Alfentanil, 0,1 mg Fentanyl, 20 µg Su-fentanil). Gegebenenfalls kann noch ca. die halbe Initialdosis nachinjiziert werden. Bei länger dauernden Eingriffen wird meist Sufentanil (10–20 µg) oder Fentanyl (0,05–0,1 mg) in ca. 30-Minuten-Abständen repe-tiert. Inzwischen wird häufiger auch Remifentanil im Rahmen einer IVA/TIVA verabreicht. Als Erhaltungsdosis reichen zumeist 0,2–0,3 µg/kg KG/min aus (s. S. 54). Bei länger dauernden Eingriffen kann auch Sufentanil per Spritzenpumpe (0,004–0,015 µg/kg KG/min = 0,3–1 µg/kg KG/h) verabreicht werden. Weitere Kriterien für eine nötige Nachinjektion von Fentanyl oder Sufentanil sind **Anzeichen einer nachlassenden Analgesie**:

- Anstieg des Blutdrucks
- Anstieg der Herzfrequenz
- tränende Augen
- Schwitzen des Patienten

> Fentanyl und Sufentanil wirken wie alle Opioide durch Bindung an spezifische Opioidrezeptoren. Sind alle Opioidrezeptoren besetzt, so kann auch durch eine weitere Fentanyl-/Sufentanilgabe keine bessere Analgesie mehr erzielt werden.

Insbesondere bei abdominalchirurgischen und herzchirurgischen Operationen kommt es immer wieder vor, dass Zeichen einer ungenügenden Analgesie vorhanden sind, die aber durch Nachinjektion auch größerer Fentanylgaben nicht zu beseitigen sind. Durch die kurzfristige, zusätzliche Gabe eines Inhalationsanästhetikums in niedriger Dosierung kann die Situation fast immer beherrscht werden. Unter einer Remifentanilinfusion treten solche Probleme allerdings deutlich seltener auf.

Die letzte, möglichst geringe Dosis von Fentanyl oder Sufentanil sollte mindestens 30 Minuten vor OP-Ende verabreicht werden, um **keine postoperative Atemdepression durch einen Opioidüberhang** zu riskieren. Muss gegen Ende der Narkose kurzfristig die Narkose vertieft werden, so hat es sich oft bewährt, statt einer Fentanyl- oder Sufentanil-Nachinjektion (mit der Gefahr einer postoperativen Atemdepression) kurzfristig ein Inhalationsanästhetikum (z. B. 1 Vol. % Isofluran) zusätzlich zu verabreichen, um den kritischen Moment zu überbrücken. Eine Remifentanilinfusion sollte bis zum Ende der Operation durchgeführt werden.

> Es ist jedoch zu beachten, dass durch die Kombination von Fentanyl oder Sufentanil mit größeren Dosen eines verdampfbaren Inhalationsanästhetikums die atemdepressive Wirkung des Fentanyls oder Sufentanils verlängert (!!!) werden kann.

Das Inhalationsanästhetikum sollte also nur kurzfristig zugegeben werden.

Dosierung des Relaxans

Zumeist wird die Relaxierung durch wiederholte Bolusgaben eines Relaxans aufrechterhalten. Bei Verwendung von Mivacurium ist bei längeren Eingriffen die Gabe per Spritzenpumpe empfehlenswert.

> Der Bedarf an Muskelrelaxanzien ist bei einer IVA/TIVA deutlich höher als bei einer Inhalationsnarkose.

Den verdampfbaren Inhalationsanästhetika ist eine muskelrelaxierende Wirkung und eine Wirkungsverstärkung der nichtdepolarisierenden Muskelrelaxanzien eigen. Dies entfällt bei der IVA/TIVA und erklärt den höheren Relaxanzienverbrauch. Daher muss z. B. bei einer Bauchoperation in IVA/TIVA auf eine regelmäßige Nachinjektion des Muskelrelaxans geachtet werden. Eine eventuelle Nachinjektion des Muskelrelaxans muss an der momentanen Operationsphase sowie an der Überprüfung des Relaxationsgrades mittels Relaxometrie (s. S. 70) und an der Wirkdauer des verwendeten Relaxans orientiert werden.

> Bewegt sich ein Patient während der Operation aufgrund der schmerzhaften Manipulation, wäre es falsch, ihn nur wieder zu relaxieren. Er würde sich zwar nicht mehr bewegen, aber der Grund für die Bewegungen, nämlich die Schmerzen, wäre noch vorhanden.

In diesem Falle muss also zusätzlich zum Relaxans z.B. Fentanyl gegeben werden. Die letzte Dosis des Muskelrelaxans sollte mindestens so lange vor OP-Ende verabreicht werden, wie dessen normale Wirkungsdauer beträgt. Ansonsten besteht die Gefahr eines **postoperativen Überhangs des Muskelrelaxans** mit einer Lähmung der Atemmuskulatur.

Beurteilung der Narkosetiefe
(s.S. 114)

Beurteilung des operativen Vorgehens
(s.S. 114)

Narkoseausleitung bei einer IVA bzw. TIVA
Die letzte Opioiddosis sollte bei Sufentanil und Fentanyl ca. 30 Minuten, bei Alfentanil ca. 10 Minuten vor OP-Ende verabreicht werden, und eine Remifentanildauerinfusion sollte ca. 5 Minuten vor OP-Ende abgestellt werden. Bei Gabe eines mittellang wirkenden Relaxans sollte die letzte Gabe spätestens ca. 40 Minuten vor OP-Ende und bei dem kurz wirkendem Mivacurium sollte die letzte Gabe spätestens ca. 10–15 Minuten vor OP-Ende erfolgen. Wird das Hypnotikum Propofol per Spritzenpumpe kontinuierlich verabreicht, so kann bei längeren Eingriffen zumeist ca. 10 Minuten vor OP-Ende die Infusionsgeschwindigkeit verlangsamt und ca. 5 Minuten vor OP-Ende die Zufuhr gestoppt werden.
Kurz vor Ende der Hautnaht kann das evtl. verwendete Lachgas abgestellt werden (s.S. 116).

Relaxansüberhang?
Vor allem nach Gabe eines mittellang oder lang wirksamen nichtdepolarisierenden Muskelrelaxans kann es p.op. unter Umständen zu einem Relaxansüberhang kommen (s.S. 116).

Fentanyl-/Sufentanilüberhang?
Vor allem nach Gabe der länger wirksamen Opioide Fentanyl oder Sufentanil kann es postoperativ eventuell zu einem Opioidüberhang kommen (s.S. 118).

Extubation (s.S. 116),
bzw. Entfernen der Larynxmaske (s.S. 129)

**„Ablegen" des Patienten
vom Operationstisch**
(s.S. 117)

Vorteile einer IVA/TIVA
Die Vorteile einer IVA/TIVA sind vor allem darin zu sehen, dass die Patienten am Ende der Operation relativ schnell und meist angenehm wach werden. Aufgrund des zumeist verwendeten Propofols ist die Häufigkeit postoperativer Übelkeit sehr gering, denn Propofol weist eine antiemetische (= Übelkeit hemmende) Wirkung auf. Typisch für Propofol ist auch die Tatsache, dass Patienten, die ausnahmsweise während einer Narkose geträumt haben, fast immer von sehr angenehmen Trauminhalten berichten.

Nachteile einer IVA/TIVA
Wird eine IVA/TIVA unter Verwendung von Remifentanil durchgeführt, so treten aufgrund der sehr kurzen Wirkung des Remifentanils meist sehr schnell starke postoperative Schmerzen auf. Kurz nach Erwachen des Patienten muss dann gegebenenfalls mit einer intravenösen Titration eines länger wirkenden Opioids (vor allem Piritramid; s.S. 321) begonnen werden. Zum Teil wird auch schon eine zusätzliche intraoperative Gabe eines länger wirkenden Opioids (vor allem Piritramid) empfohlen. Falls möglich, sollte außerdem bereits präoperativ oder nach Narkoseeinleitung ein antipyretisches („peripheres") Analgetikum (z.B. Diclofenac; s.S. 323) oral oder als Suppositorium rektal verabreicht werden.

Neuroleptanästhesie (= NLA)

Allgemeine Bemerkungen zur Neuroleptanalgesie und Neuroleptanästhesie

▶ Die klassische Neuroleptanalgesie ist, wie der Name sagt, durch die Kombination eines Neuroleptikums mit einem Analgetikum gekennzeichnet.

Hierzu wurde klassischerweise das potente Analgetikum Fentanyl (s. S. 52) und das Neuroleptikum Droperidol (s. S. 56) kombiniert. Dieser Zustand ist z. B. bei bestimmten neurochirurgischen Operationen (stereotaktischen Operationen) notwendig, während derer die Mitarbeit des Patienten notwendig ist. Auch bestimmte diagnostische Eingriffe (Ösophagoskopie, Bronchoskopie, Angiographie usw.) können u. U. in einer Neuroleptanalgesie durchgeführt werden.

> Das Neuroleptikum verursacht eine Sedierung, Gleichgültigkeit und Antriebsminderung; das Analgetikum dämpft die Schmerzen. Bei dieser klassischen Neuroleptanalgesie ist der Patient also ansprechbar und kooperativ.
> Inzwischen wird, falls eine Analgesie und eine Sedierung beim noch wachen und kooperativen Patienten angestrebt wird, meist ein potentes und kurz wirksames Opioid (wie Fentanyl, Alfentanil, Sufentanil) mit einem Benzodiazepin (meist Midazolam) kombiniert. Es sollte dann aber von einer Analgosedierung gesprochen werden.

▶ Bei der Neurolept**anästhesie** handelt es sich um eine Allgemeinanästhesie, bei der alle Kriterien einer Vollnarkose erfüllt sind (s. S. 3).
Die Neuroleptanästhesie wurde jedoch während der letzten Jahre durch Einführung der IVA und TIVA (s. o.) weitgehend verdrängt und wird inzwischen fast nicht mehr durchgeführt! Die klassische Neuroleptanästhesie kann als Vorläufer (bzw. mögliche Form) der intravenösen Anästhesie (IVA) betrachtet werden.

Eine Neuroleptanästhesie wurde nur als Intubationsnarkose, nie als Maskennarkose durchgeführt. Auch die Larynxmaske kam bei den normalerweise lang dauernden Neuroleptanästhesien nicht zum Einsatz.
Die Durchführung der Neuroleptanästhesie wurde zum Teil sehr unterschiedlich gehandhabt. Es waren viele Variationen mit Erfolg durchführbar. Das im Folgenden beschriebene Vorgehen kann daher nur eine von vielen möglichen Vorgehensweisen aufzeigen.
Zur Durchführung einer Neuroleptanästhesie wurden meist folgende Medikamente kombiniert:
● Fentanyl oder Sufentanil:
  Fentanyl oder Sufentanil ermöglichten als potente Opioidanalgetika die Schmerzfreiheit.
● Droperidol:
  Droperidol als starkes Neuroleptikum erzielte Sedierung, Gleichgültigkeit und Antriebsminderung. Es wurde inzwischen häufig durch ein Benzodiazepin, v. a. Midazolam ersetzt. In diesen Fällen wurde dann oft von modifizierter NLA gesprochen. Richtiger wäre es gewesen, dann von einer intravenösen Anästhesie (IVA) zu sprechen.
● Lachgas:
  Lachgas wurde immer zugesetzt. Lachgas potenzierte die Wirkung des Opioids. Außerdem war Lachgas in Kombination mit Droperidol für die Amnesie (= Erinnerungslosigkeit) und Bewusstlosigkeit des Patienten verantwortlich. Droperidol allein erzeugt keine Bewusstlosigkeit.
● Muskelrelaxanzien:
  Muskelrelaxanzien wurden immer benötigt. Zur Intubation wurde ein nichtdepolarisierendes Muskelrelaxans (oder selten Succinylcholin, s. S. 110), zur Aufrechterhaltung der Relaxierung ein nichtdepolarisierendes Muskelrelaxans verwendet. Wurde – wie im Normalfall üblich – zur Intubation ein nichtdepolarisierendes Muskelrelaxans verwendet, dann konnte – ähnlich wie vor der Gabe von Succinylcholin – eine kleine, nicht lähmende Dosis vorweggegeben werden. Dadurch wirkte die Hauptdosis schneller. Dieses Vorgehen wird als Priming-Prinzip bezeichnet (s. S. 110).
● Einleitungshypnotikum:
  Zur schonenden und schnellen Narkoseeinleitung wurde meist zusätzlich ein Einleitungshypnotikum verwendet. Von manchen Anästhesisten wurde – falls initial kein Dehydrobenzperidol sondern hoch dosiertes Midazolam verabreicht wird (s. u.) – hierauf jedoch verzichtet.

Indikationen
für eine Neuroleptanästhesie waren z.B.:
- Patienten mit Herzinsuffizienz
- wenn sich verdampfbare Inhalationsanästhetika verboten (z.B. bei Verdacht auf einen erhöhten intrakraniellen Druck, schwere Leberschädigung)

> Inzwischen wird anstatt einer Neuroleptanästhesie zumeist eine moderne IVA oder TIVA (s.o.) durchgeführt.

Kontraindikationen
für eine Neuroleptanästhesie waren z.B.:
- geburtshilfliche Operationen (z.B. Kaiserschnitt) vor der Abnabelung des Kindes (drohende Atemdepression des Neugeborenen!)
- kurzfristige Operationen (unter 45 Minuten Dauer)

Mögliche Einleitungsform einer Neuroleptanästhesie

- Präoxygenierung (s.S. 107)
- Priming-Dosis oder Präcurarisierung (s.S. 110)
- Droperidol:
  Droperidol kann durch seine ausgeprägte Alpha-Blockade (s.S. 56) einen unter Umständen starken Blutdruckabfall bewirken. Vor allem, wenn ein durch Vasokonstriktion noch kompensierter, intravasaler Volumenmangel besteht, kann eine Alpha-Blockade einen starken Blutdruckabfall verursachen.

> Mit Hilfe einer kleinen Dosis Droperidol konnte geradezu getestet werden, ob der Patient einen kompensierten Volumenmangel hatte.

Kam es nach einer ersten kleinen „Testdosis" von Droperidol (ca. 5 mg) schon zu einem deutlichen Blutdruckabfall, so wurde die Narkoseeinleitung meist unterbrochen und erst eine weitere Volumengabe zur Kreislauffüllung durchgeführt werden. Bei Durchführung einer Neuroleptanästhesie hatte es sich bewährt, bereits vor und während der Narkoseeinleitung zumeist ca. 500 ml Volumen zu infundieren.

Droperidol hat einen ausgesprochen starken **antiemetischen Effekt** (= Hemmung von Übelkeit und Brechreiz). Damit kann der allen Opioiden und somit auch dem Fentanyl und Sufentanil eigene **emetische Effekt** (= Auslösung von Übelkeit und Brechreiz) vermindert werden. Droperidol sollte daher vor (!) dem Opioid verabreicht werden.

Zur Narkoseeinleitung eigneten sich 0,1– 0,2 mg/kg KG = 5–15 mg Droperidol beim Erwachsenen. Die Dosierungsempfehlungen waren jedoch zum Teil recht unterschiedlich.

Inzwischen wurde zumeist anstatt Droperidol das Benzodiazepin Midazolam im Rahmen einer NLA verwendet. Wurde Midazolam bereits zur Narkoseeinleitung in einer Dosierung von 0,1–0,15 mg/kg KG verwendet, war ein Einleitungshypnotikum wie z.B. Etomidat meist nicht mehr notwendig. Midazolam wurde jedoch meist erst nach der Narkoseeinleitung (mit einem Hypnotikum) zur Aufrechterhaltung der NLA verabreicht. Als Erstdosis wurden dann ca. 5 mg Midazolam verabreicht. Repetitionsdosen von 2–5 mg sollten alle ca. 1–2 Stunden nachinjiziert werden.
- Fentanyl/Sufentanil:
  Um anfänglich möglichst viele **Opioidrezeptoren** zu besetzen, sollte eine hohe Erstdosis von Fentanyl (ca. 0,005–0,007 mg/kg KG = 0,3–0,5 mg beim Erwachsenen) oder Sufentanil (45–75 µg beim Erwachsenen) verabreicht werden. Der Patient wurde bei und nach der Opioidgabe aufgefordert, tief durchzuatmen.
- Einleitungshypnotikum:
  Hierzu eigneten sich neben Thiopental und Methohexital – vor allem bei Risikopatienten – auch Etomidat oder Midazolam. Aufgrund der zusätzlichen Opioidgabe reichte

im Vergleich zu einer ITN mit einem Inhalationsanästhetikum eine geringere Dosis des Einleitungshypnotikums. Waren die Patienten bewusstlos (erloschener Lidreflex, s.S. 108), wurden sie über die Gesichtsmaske beatmet.

- Maskenbeatmung (s.S. 108)
- Relaxierung mit einem nichtdepolarisierenden Muskelrelaxans (oder ausnahmsweise mit Succinylcholin, s.S. 110)
- orotracheale Intubation (s.S. 86)
- Blocken des Tubus (s.S. 91)
- Lagekontrolle des Tubus (s.S. 92)
- Fixierung des Tubus (s.S. 93)
- erneute Lagekontrolle des Tubus
- Einstellen von O_2 und N_2O am Rotameter: Am Rotameter für Sauerstoff wurde nun z.B. 1 Liter O_2/Minute und am Rotameter für Lachgas wurden 2 Liter N_2O/Minute eingestellt.
- Blutdruck- und Herzfrequenzkontrolle: Da die Intubationsphase einer der kritischsten Momente jeder Narkose ist, musste kurz nach der Intubation unbedingt der Blutdruck gemessen und die Herzfrequenz kontrolliert werden. Zum einen drohte bei Überdosierung der Medikamente ein Blutdruckabfall, zum anderen bei zu flacher Narkose ein schmerzbedingter Blutdruck- und Herzfrequenzanstieg.
  War der **Blutdruck** nach der Narkoseeinleitung **kritisch abgefallen**, so boten sich folgende Maßnahmen an:
  - falls ausnahmsweise mit Succinylcholin zur Intubation relaxiert wurde, vorerst Verzicht auf eine Vollrelaxierung mit einem nichtdepolarisierenden Muskelrelaxans, da es hierdurch zu einem weiteren Blutdruckabfall kommen konnte
  - Schnellerstellen der laufenden kristalloiden Lösung oder evtl. ein Austauschen der kristalloiden Lösung gegen ein kolloidales Plasmaersatzmittel (z.B. Hydroxyethylstärke o.ä., s.S. 130)
  - Kippen des Operationstisches in Oberkörpertief- und Beinhochlage (Schocklagerung; Trendelenburg-Lagerung)
  - Injektion eines blutdrucksteigernden Medikamentes (z.B. Akrinor®)

- War der Blutdruck als Zeichen einer zu flachen Narkose zu hoch und der Patient bewegte sich oder drohte aufzuwachen, so war nicht eine Muskelrelaxierung, sondern eine Vertiefung des Schlafes oder der Analgesie durch Nachinjektion des Einleitungshypnotikums oder von Fentanyl/Sufentanil angezeigt. Anschließend konnte der Patient auch relaxiert werden.
- gegebenenfalls Vollrelaxierung:
  War der Blutdruck nicht kritisch abgefallen, so wurde, falls für die Operation notwendig und falls für die Intubation ausnahmsweise mit Succinylcholin relaxiert wurde, der Patient jetzt mit einem nichtdepolarisierenden Muskelrelaxans relaxiert. Zur Vollrelaxierung beim Erwachsenen waren bei Verwendung von Rocuronium ca. 50 mg, bei Mivacurium ca. 15 mg, bei Pancuronium und Vecuronium ca. 6 mg, bei Atracurium ca. 35 mg und bei Cis-Atracurium ca. 7–10 mg (bei Alcuronium ca. 10 mg) notwendig.
- Transport in den Operationssaal (s.S. 112)
- Lagerung des Patienten (s.S. 112)

Aufrechterhaltung einer Neuroleptanästhesie

Beobachtung des operativen Vorgehens (s.S. 114)

Nachinjektion von Muskelrelaxanzien

Der Bedarf an Muskelrelaxanzien war bei einer NLA deutlich höher als bei einer Inhalationsanästhesie. Für die Nachinjektionen des Relaxans galten die für die IVA/TIVA beschriebenen Kriterien (s.S. 122).

Nachinjektion von Fentanyl/Sufentanil

Eventuelle Nachinjektionen von Fentanyl bzw. Sufentanil mussten an der momentanen Operationssituation orientiert werden. Für die Nachinjektionen des Opioids galten die für die IVA/TIVA beschriebenen Kriterien (s.S.

121). Insgesamt wurden bei einer NLA meist relativ hohe Dosierungen an Fentanyl oder Sufantanil benötigt und es bestand öfters die Gefahr eines postoperativen Opioidüberhanges (s. S. 118).

Nachinjektion von Droperidol/Midazolam

Im Normalfall brauchte Droperidol nach einer ausreichenden Initialdosis nur selten (ca. alle 4 Stunden) nachinjiziert zu werden. Gelegentlich wurde auch die Ansicht vertreten, dass eine einmalige, hochdosierte Droperidolgabe am Anfang einer NLA ausreichend ist.
Wurde anstatt Droperidol z.B. Midazolam verwendet, so empfahl sich meist eine Repetitionsdosis von ca. 2–5 mg alle 1–2 Stunden.

Narkoseausleitung bei einer Neuroleptanästhesie

Während bei einer Inhalationsanästhesie die Spontanatmung des Patienten bereits vor OP-Ende angestrebt werden sollte, empfahl es sich bei einer NLA, die kontrollierte Beatmung des Patienten erst unmittelbar vor dem OP-Ende zu beenden und durch eine Hypoventilation einen Anstieg des CO_2-Wertes und damit die Spontanatmung des Patienten zu provozieren.

Erst bei der letzten Hautnaht sollte das Lachgas abgeschaltet werden. Zur Vermeidung einer Diffusionshypoxie (s. S. 35) durch das dann sehr schnell abflutende Lachgas musste für mindestens 3 Minuten mit reinem Sauerstoff (ca. 6 Liter O_2/Minute) beatmet werden. Bestand kein Überhang von Fentanyl/Sufentanil oder eines Muskelrelaxans, so begann der Patient bald spontan zu atmen. Da die analgetische Wirkung des Fentanyls/Sufentanils meist noch einige Zeit nachwirkte, tolerierten die nun spontan atmenden und wach werdenden Patienten den Tubus normalerweise relativ gut.

Relaxansüberhang?

Da bei einer NLA relativ hohe Dosen an meist mittellang oder lang wirksamen nichtdepolarisierenden Muskelrelaxanzien notwendig waren, lag bei Ausleitung einer NLA häufiger ein Relaxansüberhang vor. Diagnostik und Therapie s. S. 116.

Opioidüberhang?

Da bei einer NLA relativ hohe Dosen an Fentanyl oder Sufentanil notwendig waren, lag bei Ausleitung einer NLA häufiger ein Opioidüberhang vor. Diagnostik und Therapie s. S. 118.

Extubation

(s. S. 116)
Nach der Extubation wurde der Patient zum kräftigen Durchatmen aufgefordert, während ihm über eine leicht vor das Gesicht gehaltene Maske weiter Sauerstoff zugeführt wurde. Nach der Extubation war wiederholt zu überprüfen, ob die Spontanatmung des Patienten ausreichend war. Nach Fentanyl-/Sufentanilverabreichung kam es öfters vor, dass die noch intubierten Patienten, bedingt durch den schmerzhaften Reiz des Tubus, gut durchatmeten. Wurde ihnen der Tubus, das heißt der Schmerzreiz, genommen, so hörten sie nach der Extubation eventuell auf, zu atmen! Stets musste überprüft werden, ob die Patienten auch genügend durchatmeten, wenn sie nicht dazu aufgefordert wurden (!!).

„Ablegen" des Patienten vom OP-Tisch

(s. S. 117)

Nachteile einer Neuroleptanästhesie

- Selten war die durch Lachgas und Droperidol bewirkte Bewusstlosigkeit unzureichend und die Patienten konnten sich unter Umständen daran erinnern, was während einer bestimmten Operationsphase gesprochen wurde!

- Durch Droperidol konnten, vor allem bei nicht erkanntem Volumenmangel, unter Umständen drastische Blutdruckabfälle ausgelöst werden.
- Manchmal traten die Anzeichen einer zu flachen Narkoseführung auf, die trotz hoher Fentanyl-/Sufentanildosen nicht zu beherrschen waren.
- Die relativ schlechte Steuerbarkeit vieler intravenös zu verabreichenden Medikamente (s. S. 42) hatte häufiger einen postoperativen Fentanyl-/Sufentanil- oder Relaxansüberhang zur Folge.
- Postoperativ mussten die Patienten wegen der oft hohen Fentanyl-/Sufentanildosen wesentlich länger im Aufwachraum überwacht werden.

Narkose unter Verwendung einer Kehlkopfmaske

Allgemeine Bemerkungen

Eine Narkose unter Verwendung einer Kehlkopfmaske (Larynxmaske) ist dadurch ausgezeichnet, dass der Patient anstatt eines Endotrachealtubus (s. Intubationsnarkose, S. 110) eine Kehlkopfmaske erhält. Über die Kehlkopfmaske kann der Patient entweder spontan oder manuell atmen (s. S. 106) bzw. ausnahmsweise auch maschinell mittels Beatmungsgerät (s. S. 106) beatmet werden. Eine Narkose unter Verwendung einer Kehlkopfmaske verbietet sich bei nicht nüchternen Patienten, da die Kehlkopfmaske keinen sicheren Schutz vor einer Aspiration darstellt. Auch bei Operationen, bei denen das Peritoneum oder die Pleura eröffnet wird, sowie bei Operationen im Bereich des Mund-Nasen-Rachen-Raums, ist auf eine Kehlkopfmaske zu verzichten (s. auch S. 207).

Vorbereitungen

- Überprüfung des Narkosegerätes (s. S. 24)
- Überprüfung des Narkosewagens auf Vollständigkeit (s. S. 26)
- Vorbereitung des Narkosewagens (s. S. 27)
- Aufziehen der Medikamente (s. S. 27)
- Vorbereitung des Patienten auf die Narkose (s. S. 27)
- Vorbereitung der Kehlkopfmaske (s. S. 96)

Einleitung der Narkose

- Präoxygenierung (s. S. 107)
- Einleitungshypnotikum:
  Als Einleitungshypnotikum wird zumeist Propofol verwendet, da es die laryngealen Reflexe stärker dämpft als andere Hypnotika.
- Maskenbeatmung (s. S. 108):
  Nach Narkoseeinleitung mittels intravenöser Injektion eines Hypnotikums (normalerweise Propofol) wird der Patient kurzfristig über eine Gesichtsmaske beatmet.
- Einführen der Kehlkopfmaske (s. S. 97)
- Die vorherige Gabe eines Muskelrelaxans ist nicht notwendig.
- Blocken der Kehlkopfmaske (s. S. 99)
- Überprüfen der Kehlkopfmaske auf Dichtigkeit (s. S. 97)
- Fixierung der Kehlkopfmaske (s. S. 97)
- Einstellen von O_2 (und N_2O) am Rotameter (s. S. 111)
- Einstellen des Inhalationsanästhetikums (s. S. 111) bzw. Fortführung der Narkose als IVA/TIVA (s. S. 120)
- Blutdruck- und Herzfrequenzkontrolle (s. S. 111)
- auf eine Relaxierung wird normalerweise verzichtet
- Transport in den Operationssaal (s. S. 112)
- Lagerung des Patienten (s. S. 112)

Aufrechterhaltung und Ausleitung der Narkose

Aufrechterhaltung und Ausleitung einer Narkose unter Verwendung einer Larynxmaske entspricht großteils dem Vorgehen, das bei der Aufrechterhaltung bzw. Narkoseausleitung einer ITN mit einem verdampfbaren Inhalationsanästhetikum (s. S. 113) bzw. der Kombination eines verdampfbaren Inhalationsanästhetikums mit einem Opioid (s. S. 117) bzw. einer IVA/TIVA (s. S. 119) beschrieben wurde. Es sei daher auf die entsprechenden Kapitel verwiesen.

Während allerdings bei endotracheal intubierten Patienten fast immer eine kontrollierte maschinelle Beatmung vorgenommen wird, sollte bei einer Narkose unter Verwendung einer Kehlkopfmaske möglichst eine Spontanatmung des Patienten mit manueller Unterstützung angestrebt werden. Bei der kontrollierten maschinellen Beatmung ist die Kehlkopfmaske häufiger undicht. Es kann hierdurch zum Eindringen von Beatmungsgas in den Magen (mit der Gefahr einer Regurgitation) kommen. Da eine Spontanatmung aber nicht über längere Zeiträume erwünscht ist (Gefahr von Atelektasen), wird nur selten eine Kehlkopfmaske verwendet, wenn die Operation länger als ca. 2 Stunden dauert.

Entfernen der Larynxmaske

Bei Patienten mit eingelegter Kehlkopfmaske wird diese normalerweise erst dann entfernt, wenn der Patient aus der Narkose erwacht und auf Aufforderung den Mund öffnet. Erst nach (nicht vor!) Entfernen der Kehlkopfmaske kann ggf. der Mund- und Rachenraum abgesaugt werden. Weder vor noch beim Entfernen der Maske wird (im Unterschied zum intubierten Patienten) endotracheal abgesaugt.

1.15 Perioperative Infusions- und Transfusionstherapie

Für die perioperative Flüssigkeitstherapie stehen je nach Bedarf verschiedene Infusions- und Transfusionslösungen zur Verfügung.

Infusionen

Kristalloide Lösungen

▶ Kristalloide sind kristallisierbare Substanzen. Zu den kristalloiden Lösungen werden Elektrolytlösungen sowie niederprozentige Glukoselösungen (z. B. Glukose 5 %) gezählt. Kristalloide Lösungen können ungehindert durch fast alle Zellmembranen diffundieren.

Nach der Infusion diffundiert daher der überwiegende Teil (fast 80 %) aus dem Gefäßsystem in die Gewebe ab. Je nachdem, wie hoch der Elektrolytgehalt einer Elektrolytlösung im Vergleich zum Plasma ist, wird von einer **Vollelektrolytlösung**, einer **1/2-** oder **2/3-Elektrolytlösung** usw. gesprochen. Wird die Osmolarität der Kristalloidlösung mit der des Plasmas verglichen, so können isotone, hypotone oder hypertone Kristalloidlösungen unterschieden werden.

Tab. 1.7 Osmolaritäten verschiedener Lösungen.

Lösung	Natrium	Kalium	Osmolarität	Sonstiges/l
(Plasma	140 mmol/l	4 mmol/l	290 mOsmol/l)	
Glukose 5 %	–	–	hypoton	Glukose 50 g
NaCl 0,9 %	154	–	isoton	–
Sterofundin®	140	4	isoton	Laktat 45 mmol
Normofundin®	100	–	hyperton	Acetat 38 mmol Glukose 50 g
Ringerlaktat	130	4	leicht hypoton	Laktat 28 mmol

▶ **Isotone** Lösungen haben die gleiche Osmolarität wie das Plasma (ca. 290 mOsmol/l). **Hypotone** Lösungen haben eine geringere und **hypertone** Lösungen eine höhere Osmolarität als das Plasma (vgl. Tab. 1.7).

Kolloidale Plasmaersatzmittel

▶ Kolloide sind große, hochmolekulare Substanzen mit einem Molekulargewicht größer als 10 000. Kolloidale Lösungen sind normalerweise nicht in der Lage, durch Zellmembranen zu diffundieren. Kolloide haben die Fähigkeit, Wasser an sich zu binden. Durch diese Fähigkeit sind sie für die Aufrechterhaltung des **kolloidosmotischen Drucks** verantwortlich.

Einige Kolloide haben eine größere Wasserbindungsfähigkeit als die Plasmaeiweiße und ziehen dadurch noch Wasser aus dem Gewebe und binden es an sich. Die intravasale Volumenzunahme ist daher nach Infusion solcher Kolloide größer als das eigentlich zugeführte Volumen. Es kommt also durch diese Kolloide zu einer Volumenexpansion. Diese Substanzen werden daher als **Plasmaexpander** bezeichnet. Kolloide werden verabreicht, um Plasmaverluste zu ersetzen. Sie werden daher auch als **Plasmaersatzmittel** bezeichnet. Bei den kolloidalen Plasmaersatzmitteln kann zwischen Plasmaersatzmitteln, die künstlich hergestellt werden, und Plasmaersatzmitteln, die aus menschlichem Plasma gewonnen werden, unterschieden werden.

Künstliche kolloidale Plasmaersatzmittel

Die künstlichen Plasmaersatzmittel ermöglichen einen vorübergehenden Ersatz der körpereigenen Plasmaproteine, bis diese nach einem Verlust wieder neu synthetisiert sind. Sie übernehmen die onkotische Aktivität der Plasmaproteine, das heißt die Funktion, Wasser an sich zu binden. Sie können aber keine sonstigen biologischen Funktionen der Plasmaproteine, wie z.B. die Transportfunktion für viele körpereigene und körperfremde Substanzen, übernehmen.

Die wichtigsten künstlichen kolloidalen Plasmaersatzmittel sind:

Stärkepräparate – Hydroxyethylstärke (= HES) (z.B. HES-steril 6%)

Stärkepräparate werden aus der z.B. in Mais, Getreide und Reis enthaltenen Stärke hergestellt. Damit das körpereigene Enzym Alpha-Amylase, das für die Stärkespaltung verantwortlich ist, dieses Molekül nicht abbauen kann, wird es durch eine bestimmte chemische Umwandlung, eine so genannte Hydroxyethylierung, stabilisiert. Das entstehende Molekül ist die **Hydroxyethylstärke (HES)**. Die Wasserbindungsfähigkeit der HES ist hoch. HES ist ein Plasmaexpander (s.o.). Die Wirkungsdauer beträgt ca. 3–4 Stunden. HES-Moleküle werden größtenteils über die Nieren wieder ausgeschieden, teilweise auch im Körper gespalten oder auch im Körper gespeichert. Bei HES kommt es zu einem so genannten „coating"-Effekt. Unter einem „coating"-Effekt wird die Tatsache verstanden, dass die Thrombozyten, die Gefäße und sonstige Zellelemente mit einem dünnen HES-Mantel (englisch: coat = Mantel) überzogen werden. Hierdurch kann die für die Blutgerinnung wichtige Freisetzung von Gewebsfaktoren und das Zusammenballen von Thrombozyten behindert werden. Bei HES kommt es jedoch zu keiner relevanten Verschlechterung der Blutgerinnung. Die Höchstdosis fast aller HES-Präparate beträgt ca. 2 g/kg KG, d.h. z.B. ca. 33 ml/kg KG HES 6% oder 20 ml/kg KG HES 10% pro Tag. Bei dem neuen HES-Präparat Voluven® wird die zulässige Maximaldosierung mit 50 ml/kg KG/Tag angegeben. Außerdem ist es auch für Kinder, Säuglinge und Neugeborene zugelassen. Bei Stärkepräparaten können sehr selten anaphylaktoide Reaktionen auftreten. Meist kommt eine 6- oder 10%ige HES-Lösung zur Anwendung.

Gelatinepräparate (z.B. Gelifundol®, Haemaccel®)

▶ Gelatinepräparate werden aus Abbauprodukten des in Knochen, Sehnen usw. enthaltenen Kollagens hergestellt. Das mittlere Molekulargewicht liegt bei ca. 30 000. Die Wirkungsdauer beträgt ca. 2–3 Stunden. Ihre Fähigkeit zur Wasserbindung ist deutlich geringer als bei HES (s.o.) und den Dextranen (s.u.).

Die Gelatinepräparate werden fast ausschließlich über die Nieren ausgeschieden. Durch ihre Fähigkeit, Wasser an sich zu binden, kommt es während ihrer raschen Ausscheidung über die Nieren zu einer vermehrten Urinausscheidung, einer so genannten osmotischen Diurese. Auch nach Gabe von Gelatinepräparaten können sehr selten Unverträglichkeitsreaktionen auftreten, die jedoch erst nach Infusion größerer Mengen zu erwarten sind.

Dextranpräparate (z.B. Macrodex® 6 %)

▶ Dextranmoleküle sind aus Zuckermolekülen aufgebaute Riesenmoleküle. Für die Anästhesie wichtig sind Dextranpräparate mit einem mittleren Molekulargewicht von 60 000 (Dextran 60). Die Dextranpräparate zeichnen sich durch eine hohe onkotische Aktivität aus. Ihre Wasserbindungsfähigkeit ist größer als die der Plasmaproteine. Dextrane sind also Plasmaexpander (s.o.).

Dextrane führen zu einer deutlichen Beeinträchtigung der Blutgerinnung. Ursache ist ein so genannter „coating"-Effekt (s.o.). Aus diesem Grunde sollte eine Höchstdosis für Dextranpräparate von ca. 15–20 ml/kg KG/Tag (ca. 1,5 l beim Erwachsenen) nicht überschritten werden. Die Wirkungsdauer des Dextrans 60 beträgt ca. 6–8 Stunden. Dextrane werden vor allem über die Nieren wieder ausgeschieden. In sehr seltenen Fällen kann es bereits nach wenigen Millilitern eines Dextranpräparates zu schweren **anaphylaktoiden Reaktionen** kommen. Die Ursache sind echte Antigen-Antikörper-Reaktionen. Durch die vorherige Gabe von Promit (20 ml) sollen diese Allergien vermeidbar sein. Promit ist ein monovalentes Hapten-Dextran. Es bindet sich an eventuell vorhandene Antikörper und kann diese blockieren und damit die Antigen-Antikörper-Reaktionen verhindern. Dextranpräparate werden aufgrund dieser möglichen allergischen Nebenwirkungen inzwischen nur noch selten in der Anästhesie eingesetzt.

Körpereigene kolloidale Plasmaersatzmittel

Die wichtigsten körpereigenen kolloidalen Plasmaersatzmittel sind:

Humanalbumin

Humanalbuminlösungen werden aus gemischten Spenderplasmen gewonnen. Sie bestehen zu ca. 95 % aus Albumin. Durch eine spezielle Hitzebehandlung sind Humanalbuminlösungen hepatitissicher. Humanalbuminlösungen sind als 5%ige und 20%ige Lösungen im Handel. Das 20%ige Präparat wird zu den Plasmaexpandern gerechnet (s.o.). Es hat eine Wirkungsdauer von 24–36 Stunden und eine Plasmahalbwertszeit von ca. 19 Tagen. Humanalbumin kann universell, das heißt unabhängig von der Blutgruppe des Empfängers, verabreicht werden.

Serumeiweißkonserven (= SEK)

Serumeiweißkonserven entsprechen in ihrer Zusammensetzung weitgehend der normalen Zusammensetzung des menschlichen Serums. Neben Albumin sind z.B. auch die Immunglobuline darin enthalten. Der Eiweißgehalt der Serumeiweißkonserven beträgt 5 %. SEK sind hepatitissicher und universell einsetzbar.

Transfusionen

Vollblut

▶ Vollblutkonserven werden aus einer Einzelblutspende gewonnen. Sie enthalten 450 bzw. 500 ml Blut sowie 63 bzw. 70 ml Stabilisatorlösung (z.B. CPD_1-Stabilisator).

Die Transfusion von Vollblut sollte heute nicht mehr durchgeführt werden. Vollblutkonserven sollten möglichst innerhalb von 24 Stunden in die einzelnen Komponenten (Erythrozytenkonzentrat und gefrorenes Frischplasma; s.u.) aufgetrennt werden.

Erythrozytenkonzentrat

Erythrozyten-(= Ery-)Konzentrate werden durch Zentrifugieren von Vollblutkonserven hergestellt. Nach dem Zentrifugieren der Vollblutkonserve wird der Überstand, der aus Leukozyten und Thrombozyten sowie Plasma (buffy coat) besteht, abgetrennt, denn Leukozyten und Thrombozyten würden während der Lagerung absterben. Diese abgestorbenen Zellen würden verklumpen und so genannte Mikroaggregate bilden, die bei der Transfusion größerer Blutmengen zu einer Lungenschädigung führen können. Buffy coat sowie das Plasma und der Stabilisator werden also weitgehend entfernt. Seit 2001 müssen bereits beim Herstellungsprozess einer Erythrozytenkonserve zusätzlich die weißen Blutkörperchen (Leukozyten) noch mittels Filtration entfernt werden, das heißt, es muss eine so genannte Leukozytendepletion durch in-line-Filtration durchgeführt werden. Die Standardblutkonserve ist die leukozytendepletierte Erythrozytenkonserve in so genannter additiver Lösung (Abb. 1.78). Zur Verbesserung der Lagerfähigkeit ist eine spezielle (additive) Lösung zugesetzt (80 ml). Eine solche Konserve kann bis maximal 49 Tage gelagert werden.

Der HK-Wert eines Erythrozytenkonzentrats beträgt ca. 50–70 %. Erythrozytenkonzentrate sind über ein Transfusionssystem mit Standardfilter (170–230 μm Porengröße) zu transfundieren. Das **Hepatitis-B-Risiko** wird inzwischen bei Transfusion eines Erythrozytenkozentrates mit 1:220 000 bis 1:250 000, das **Hepatitis-C-Risiko** wird mit 1:350 000 bis 1:375 000 angegeben. Das Risiko einer **HIV-Übertragung** (**h**uman **i**mmundeficiency **vi**rus, das zu einer AIDS-Erkrankung [**a**quired **i**mmuno**d**eficiency **s**yndrome] führen kann) wird mit 1:300 000 bis 1:3 000 000 angegeben. Eine Erythrozytenkonserve hat ein Volumen von ca. 200–350 ml.
In lebensbedrohlichen Situationen können Erythrozytenkonzentrate der Gruppe 0-negativ

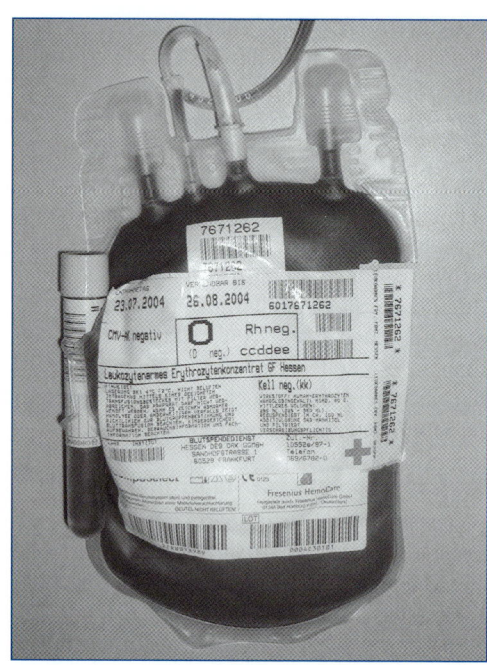

Abb. 1.78 Erythrozytenkonzentrat (mit linksseitig befestigtem sog. Pilotröhrchen).

als „**Universalspenderblut**" ungekreuzt transfundiert werden. Da das Plasma sowie die darin enthaltenen **Isoagglutinine** Anti-A und Anti-B weitgehend entfernt sind, können Unverträglichkeitsreaktionen im Sinne einer Minor-Reaktion mit Schädigung der Erythrozyten des Empfängers durch Isoagglutinine des transfundierten Blutes weitgehend verhindert werden.

Gewaschene Erythrozytenkonzentrate

Durch mehrmaliges Waschen in isotoner Kochsalzlösung können aus Erythrozytenkonzentraten so genannte gewaschene Erythrozytenkonzentrate hergestellt werden. Hierdurch kann ein Präparat mit besonders wenig Thrombozyten, Granulozyten und Plasma gewonnen werden.

Gewaschene Erythrozytenkonzentrate kommen vor allem bei Patienten mit Thrombozyten- oder Leukozytenantikörpern oder bei Patienten mit einer Eiweißallergie zur Anwendung. Da bei dem Waschvorgang den Erythrozyten wichtige Ionen entzogen werden, ist die Haltbarkeit der gewaschenen Erythrozytenkonzentrate auf ca. 6 Stunden begrenzt. **Hepatitis-Gefahr! HIV-Gefahr!**

Eigenblutkonserven

Beträgt die Wahrscheinlichkeit einer perioperativen Bluttransfusion über 10 %, dann muss aufgrund einer seit 1992 bestehenden Aufklärungspflicht der Patient über die Möglichkeit der präoperativen Eigenblutspende und intraoperativen Retransfusion aufgeklärt werden. Es machen zunehmend mehr Patienten von dieser Möglichkeit Gebrauch. Hierbei wird dem Patienten in den letzten ca. 7 Wochen vor der Operation eine, oder es werden jeweils im Abstand von ca. einer Woche auch mehrere Eigenblutkonserven abgenommen. Die letzte Eigenblutspende sollte normalerweise mindestens 7 Tage vor dem Operationstermin sein. Zwischen mehreren Eigenblutspenden muss der Patient nachweislich wieder ausreichend Erythrozyten gebildet haben (Hb-Kontrolle vor Abnahme, Hb größer 11,5 g/dl). Zumeist wird empfohlen, Eigenblut in Erythrozytenkonzentrat und gefrorenes Frischplasma aufzutrennen. Bei der Retransfusion von Eigenblut kann der Patient **keine Neuinfektion** mit z.B. einem Hepatitis- oder HI-Virus erwerben. Falls bei dem Patienten Eigen- und Fremdblut bereitliegen, muss im Falle einer Blutung immer zuerst das Eigenblut transfundiert werden. Bezüglich der Retransfusion von Eigenblut gilt eine vergleichbar strenge Indikationsstellung wie bei Fremdblut (Verwechslungsgefahr, Kontaminationsgefahr).

Gefrorenes Frischplasma (englisch: fresh frozen plasma = FFP)

Durch sofortiges Tiefgefrieren von Plasma kann die Aktivität der Gerinnungsfaktoren erhalten werden. Vor Gebrauch muss das FFP vorsichtig bei 37 °C maschinell aufgetaut werden. FFP muss AB0-Blutgruppen-identisch transfundiert werden. Der Rhesus-Faktor braucht jedoch nicht berücksichtigt zu werden. Im Notfall kann als „Universalplasma" FFP der Blutgruppe AB verwendet werden (enthält keine Isoagglutinine Anti-A und Anti-B). Hepatitis-Gefahr! HIV-Gefahr! Eine FFP-Konserve hat ein Volumen von ca. 200–250 ml. Es ist ein Transfusionssystem mit Standardfilter (170–230 µm) zu verwenden.

Thrombozytenkonzentrat

Ein Thrombozytenkonzentrat wird aus Frischblut gewonnen. Thrombozytenkonzentrate sind nur ca. 5 Tage lagerungsfähig. Es sind sowohl Einzelspender-Thrombozytenkonzentrate (aus einer frisch abgenommenen Blutspende hergestellt) oder Pool-Thrombozytenkonzentrate (aus 4–6 frisch abgenommenen Blutspenden hergestellt) verfügbar. Die therapeutische Einheit entspricht einem Pool-Thrombozytenkonzentrat oder 4–6 Einzelspender-Thrombozytenkonzentraten. Dadurch kann die Thrombozytenzahl um ca. 30 000/ml gesteigert werden. Thrombozytenkonzentrate müssen bei Raumtemperatur unter ständiger Bewegung (= Agitation) gelagert werden. Es wird empfohlen, Thrombozytenkonzentrate AB0-Blutgruppen-identisch zu übertragen. Es ist über ein Transfusionssystem mit Standardfilter (170–230 µm) zu transfundieren. **Hepatitis-Gefahr! HIV-Gefahr!**

Praktisches Vorgehen bei einer Bluttransfusion

Blutabnahme

Dem Patienten wird zur **Bestimmung der Blutgruppe**, zur Durchführung der **Kreuzprobe** und des **Antikörpersuchtests** (Suche nach irregulären Antikörpern) Blut abgenommen. Auf ein korrektes Beschriften der Blutprobe, des Blutgruppenzettels und des Blutanforderungsscheines ist unbedingt zu achten: Verwechslungsgefahr (!). Das Blut muss anschließend in die Blutbank geschickt werden.

Blutauslieferung

Die Blutbank liefert das angeforderte Blut in Kühltaschen. Falls es nicht sofort benötigt wird, muss es in einem speziellen, weitgehend erschütterungsfrei arbeitenden Kühlschrank bei 4 °C übersichtlich gelagert werden (Kühlkette aufrechterhalten). Nicht mehr benötigte Konserven müssen umgehend wieder zur Blutbank zurückgeschickt werden.

Identitätskontrolle vor der Transfusion

Es sind folgende Dinge zu beachten: Gehören der vorliegende Blutgruppen- und Kreuzprobenzettel zu diesem Patienten? Wenn ja: Stimmt die Blutgruppe auf der Konserve mit derjenigen des Patienten überein? Wenn ja: Stimmt die auf dem Konservenetikett angegebene Konserven-Nr. mit der Konserven-Nr. auf dem Kreuzprobenzettel überein? Wenn ja: Vorbereitung der Konserve.

Erwärmung der Konserve

Falls kein Durchlauferwärmer (z. B. Warmflo; Fa. Mallinckrodt) verwendet wird, sollte die Konserve in einem speziellen Wärmegerät (z. B. Plasmatherm; Fa. Barkey) erwärmt werden. Wird das Blut kalt transfundiert, so droht bei einer Massivtransfusion eine Unterkühlung des Patienten. Außerdem können bei Kalttransfusionen Reaktionen mit möglicherweise vorhandenen **Kälteagglutininen** auftreten.

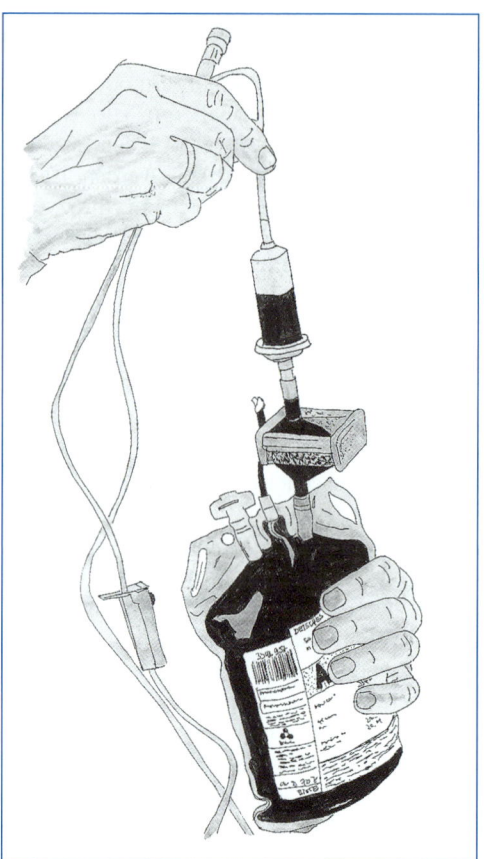

Abb. 1.79 Füllen des Transfusionsbestecks mit Blut. Durch vorsichtiges Komprimieren der Konserve wird das nach oben gehaltene Transfusionsbesteck soweit mit Blut gefüllt, bis die Tropfkammer zur Hälfte gefüllt ist. Danach werden Konserve und Transfusionsbesteck um 180° gedreht und das Transfusionsbesteck wird vollends mit Blut gefüllt.

Anschluss des Transfusionsbestecks

Hierzu wird die Konserve so gehalten, dass die zwei Anschlussstutzen nach oben (!) zeigen. Die Verschlusskappe eines Anschlussstutzens wird abgedreht und der Dorn des Transfusionsfilters unter sterilen Bedingungen mit einer drehenden Bewegung in den Stutzen eingesteckt. Die Rollerklemme wird geöffnet, und durch leichten Druck auf die Konserve steigt das Blut durch den Filter nach oben in die Tropfkammer (vgl. Abb. 1.79). Wenn die Tropfkammer zu ca. 1/2 mit Blut ge-

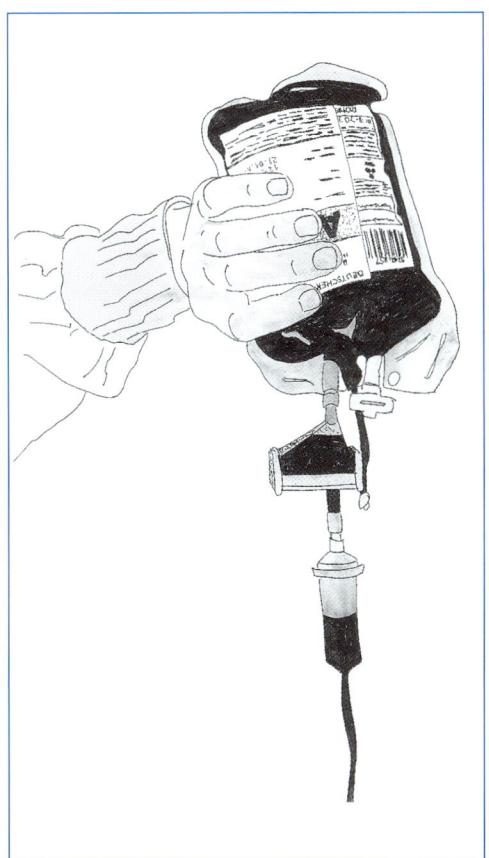

Abb. 1.80 Korrekt mit Blut gefülltes Transfusionsbesteck (Tropfkammer nur zur Hälfte gefüllt).

füllt ist, wird die Konserve mitsamt dem Transfusionsbesteck schnell umgedreht (vgl. Abb. 1.80). Durch dieses Manöver kann ein Flüssigkeitsspiegel in der starren Tropfkammer erreicht werden.

Durchführung des „bedside"-Tests

Mit Hilfe z.B. einer Eldon- oder Medtro-Karte wird der so genannte „bedside"-Test durchgeführt, mit dem nochmals die AB0-Gruppen des Patienten und der Konserve überprüft werden. Damit sollen Verwechslungen ausgeschlossen werden. Bei dem „bedside"-Test wird ein Tropfen Blut des Patienten bzw. der Konserve in die entsprechend gekennzeichneten Antiserumschalen gegeben (vgl. Abb. 1.81).

Bestätigung durch den Arzt

Sind die Identitätskontrolle und das Ergebnis des „bedside"-Tests vom Arzt schriftlich als richtig bestätigt worden, kann das Blut transfundiert werden.

Transfusion

Die Bluttransfusion ist eine ärztliche Maßnahme und muss vom verantwortlichen Arzt eingeleitet werden. Sie sollte immer **über einen peripher-venösen Zugang** erfolgen. Die Transfusion ist auch über spezielle großlumige Dialysekatheter (z.B. Shaldon-Katheter) möglich (v. a. im Rahmen einer Massivtransfusion). Möglichst nie (!) über einen Kavakatheter transfundieren. Läuft eine Transfusion über einen Kavakatheter einige Minuten nicht mehr, weil z.B. der Katheter abgeknickt oder der Transfusionsbeutel leer ist, so kann es zu einer Thrombosierung des Kavakatheters kommen!! Außerdem kann über einen großlumigen peripher-venösen Zugang wesentlich schneller und erythrozytenschonender transfundiert werden als über einen Kavakatheter. Einer Blutkonserve dürfen keine Medikamente zugesetzt werden. Eine Bluttransfusion darf nicht zusammen mit einer anderen Infusion über einen gemeinsamen Zugang laufen.

Biologische Probe

Nach der Transfusion weniger Milliliter wird die Infusion unterbrochen und der Patient auf die Zeichen einer Unverträglichkeitsreaktion hin überprüft (s.u.). Falls keine Auffälligkeiten zu registrieren sind, wird die Transfusionsgeschwindigkeit gesteigert. Vorsicht: Beim sedierten/narkotisierten Patienten können selbst ausgeprägte Transfusionsreaktionen nur schwer erkennbar sein (s.u.).

Dokumentation

Beginn und Ende der Transfusion, Konserven-Nr. und Ergebnis des „bedside"-Tests müssen dokumentiert werden.

Sonstiges

- **nie (!)** Medikamente in eine Konserve injizieren

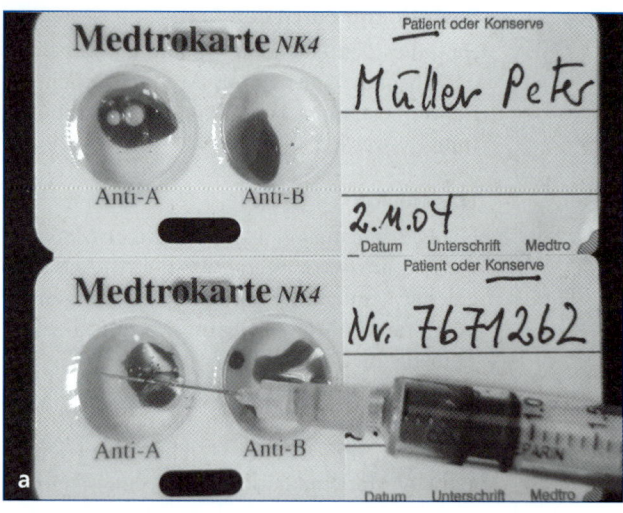

Abb. 1.81 Karte zur Durchführung eines „bedside"-Tests (Bestimmung der ABO-Blutgruppen).
a Blut des Patienten bzw. der Konserve wird jeweils in eine Anti-A- und Anti-B-Serumschale gegeben. Danach wird die Karte geschüttelt.

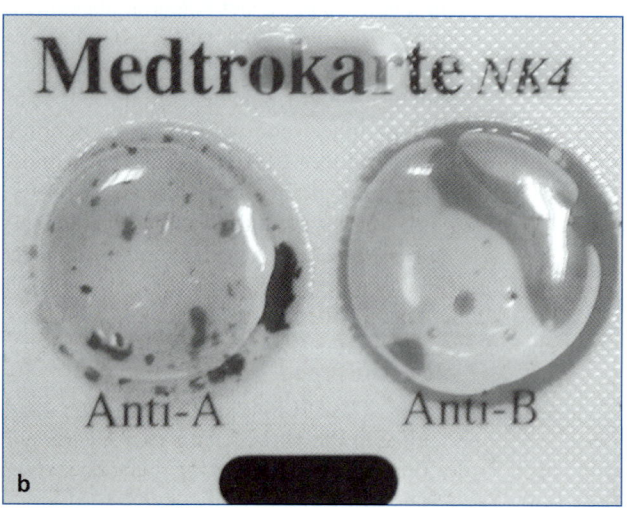

b Da es in der Anti-A-Serumschale zur sichtbaren Agglutination kam, handelt es sich um Blutgruppe A.

● Leere Transfusionsbeutel (mit anhängendem Pilotröhrchen) müssen 24 Stunden aufbewahrt werden. Im Falle einer Unverträglichkeit sind serologische Nachuntersuchungen wichtig.

Abweichungen von dem beschriebenen Vorgehen sind nur in Notsituationen erlaubt. Hier kann von der Blutbank unter Umständen ungekreuztes, aber blutgruppengleiches (!) Blut

angefordert werden. Die Bestimmung der Blutgruppe dauert nur wenige Minuten (!), die Kreuzprobe dagegen ca. 45 Minuten. Nach der oben beschriebenen Identitätsprobe und dem „bedside"-Test kann dann dieses ungekreuzte Blut transfundiert werden. Inzwischen führt die Blutbank die Kreuzprobe durch und gibt die Konserve im Nachhinein frei. Nur in lebensbedrohlichen Fällen kann das nicht blutgruppengleiche „Universalblut" einer

0-negativen Erythrozytenkonserve transfundiert werden. Auch hier sollte zuvor Blut für die Blutgruppenbestimmung abgenommen werden, da nach Transfusion mehrerer 0-negativer Erythrozyten-Konserven eine Blutgruppenbestimmung schwierig bis unmöglich ist.

Gefahren einer Bluttransfusion

Die Transfusion von Blut oder Blutkomponenten erfordert aufgrund der zahlreichen Komplikationsmöglichkeiten eine sehr strenge Indikationsstellung. Mögliche Gefahren einer Bluttransfusion sind:

- Transfusionszwischenfall (Hämolyse durch Blutunverträglichkeit, zumeist [>80 %] durch Verwechslungen bedingt!!! Kunstfehler!!!)
- Übertragung von Hepatitis B (1:220 000–1:250 000) oder Hepatitis C (1:350 000–1:375 000)
- Übertragung von HI-Viren (Häufigkeit 1:300 000–1:3 000 000)
- Übertragung von **Cyto**megalie**vi**ren (CMV) war früher vor allem bei Neugeborenen (Gefahr von Hirnschädigungen) ein Problem. Eventuelle CM-Viren befinden sich in den Leukozyten. Durch Einführung der generellen Leukozytendepletion seit 2001 (s.o.) konnte die Gefahr einer CMV-Übertragung weitgehend ausgeschaltet werden.
- Transfusion einer Konserve, die mit infektiösen Keimen verunreinigt ist
- Fieberreaktion durch fiebererzeugende Gifte (= Pyrogene) aus abgestorbenen Bakterien
- Übertransfusion mit Lungenödem
- anaphylaktoide Reaktion auf das in der Konserve enthaltene Eiweiß
- Hypokalzämie durch Bindung des Plasma-Calciums an das Citrat des Stabilisators, v.a. dann, falls Citrat bei gleichzeitiger Leberinsuffizienz nur vermindert abgebaut werden kann oder bei einer Massivtransfusion sehr viel Stabilisatorcitrat transfundiert wird (s.S. 140)

Anzeichen eines hämolytischen Transfusionszwischenfalls

Die Ursache eines hämolytischen Transfusionszwischenfalls ist fast immer ein Nichtübereinstimmen im AB0-System.

Symptome beim wachen Patienten
- Brennen im Bereich der zuführenden Vene
- Juckrciz, Gesichtsrötung, Kopfschmerz
- Fieber
- Schüttelfrost
- Kreuzschmerzen
- Tachykardie
- Blutdruckabfall
- Tachypnoe
- in sehr schweren Fällen Vollbild des anaphylaktoiden Schocks mit Kreislaufzusammenbruch

Symptome beim narkotisierten Patienten
Die Erkennung eines Transfusionszwischenfalls ist beim narkotisierten Patienten relativ schwierig und daher meist erst verzögert durch folgende Symptome möglich:
- Hämoglobinurie und Oligurie (nur erkennbar, falls der Patient einen Dauerkatheter hat)
- ungeklärter Blutdruckabfall
- ungeklärte diffuse Blutung im Operationsgebiet (durch auftretende Gerinnungsstörung)
- Fieber
- unter Umständen Auftreten eines Bronchospasmus

Therapie eines Transfusionszwischenfalls

Schon bei Verdacht (!):
- sofort Abbruch der Transfusion
- Behandlung des drohenden Nierenversagens durch Erzwingung einer gesteigerten Diurese mittels
  - Volumenzufuhr
  - evtl. Furosemid (Lasix®)

- evtl. Mannitol (osmotisches Diuretikum)
- (bis vor einigen Jahren wurde auch Dopamin in „Nierendosis" empfohlen [ca. 3 µg/kg KG/min, s. S. 296])
- evtl. Alkalisierung des Urins durch intravenöse Gabe von Natriumbikarbonat (= Natriumhydrogenkarbonat)
- evtl. Gabe von Glukokortikoiden
- Therapie einer Hypotension mit Volumengabe und Katecholaminen
- notfalls Austauschtransfusion (bei sehr schweren Fällen)
- Blutbank informieren:
  Konserve sowie frisch entnommenes Blut des Patienten in die Blutbank zur Überprüfung der Blutgruppe, der Kreuzprobe und des Antikörpersuchtests schicken
- Laborbestimmungen:
  Kalium, freies Hämoglobin im Blut und im Urin, Blutbild (einschließlich Thrombozyten), großer Gerinnungsstatus, Bilirubin, LDH, Haptoglobin
- genaue Dokumentation des Transfusionszwischenfalls
- postoperative Verlegung des Patienten auf die Intensivstation

Allgemeine Bemerkungen zur perioperativen Flüssigkeitstherapie

Die Empfehlungen für den perioperativen Flüssigkeitsbedarf sind zum Teil recht unterschiedlich, dies betrifft sowohl die Menge als auch die Art der zuzuführenden Flüssigkeit.

Die im Folgenden angegebenen Werte sind daher als grobe Richtlinien gedacht und müssen oft entsprechend des Krankheitsbildes modifiziert werden.

Bei der Berechnung der perioperativen Flüssigkeitstherapie sollte zwischen Basis-, Verlust- und Nachholbedarf unterschieden werden:

Basis-(oder Erhaltungs-)bedarf

Es werden folgende Richtwerte angegeben:
- Erwachsener:
  70 kg KG: 1,5 ml/kg KG/Stunde
- Schulkind:
  14 J./50 kg KG: 2,0 ml/kg KG/Stunde
  6 J./20 kg KG: 3,5 ml/kg KG/Stunde
- Kleinkind:
  5 J./20 kg KG: 3,5 ml/kg KG/Stunde
  2 J./12 kg KG: 4,0 ml/kg KG/Stunde
- Säugling:
  1 J./10 kg KG: 5,0 ml/kg KG/Stunde
  ab 5. Lebenstag: 5,5 ml/kg KG/Stunde
  1., 2., 3., 4. Lebenstag: 2,5,–3, –3,5, –4,5 ml/kg KG/Stunde

Intraoperativer Verlustbedarf

Der intraoperative Verlustbedarf ergibt sich vor allem aus der Verdunstung über Wundflächen (z. B. eröffnetes Abdomen) und durch Sequestration (= Absonderung) von Flüssigkeit in das durch die Operation geschädigte ödematöse Gewebe.

Diese Flüssigkeitsverluste durch Sequestration in den „dritten Raum" sind nur sehr schwer abzuschätzen.
Es werden folgende Richtwerte angegeben:
- mäßige Gewebstraumatisierung (z. B. Tonsillektomie, Herniotomie):
  1–4 ml/kg KG/Stunde
- mittlere Gewebstraumatisierung (z. B. offene Galleoperation, Appendektomie, Thoraxoperation): 5–7 ml/kg KG/Stunde
- ausgeprägte Gewebstraumatisierung (z. B. große Bauchoperation):
  8–10(–15) ml/kg KG/Stunde

Bei Operationen mit minimaler Gewebstraumatisierung wie Operationen am Auge, mikrochirurgische Eingriffe am Ohr, Extremitätenoperationen in Blutleere usw. kann der intraoperative Verlustbedarf oft vernachlässigt werden.
Zum intraoperativen Verlustbedarf können zusätzlich noch Blutverluste sowie Verluste über Drainagen und Sonden hinzukommen.

Nachhol- oder Korrekturbedarf

> Der Nachholbedarf ergibt sich aus dem Zeitraum der Flüssigkeitskarenz sowie aus zusätzlichen vorbestehenden Flüssigkeitsmängeln, z.B. durch präoperatives Erbrechen, Durchfall, Sondenableitung usw.

Bei einem Erwachsenen (70 kg KG) ist präoperativ zumeist von einer mindestens sechsstündigen Flüssigkeitskarenz auszugehen, das heißt, der 70 kg schwere Erwachsene hat bei einem Basisbedarf von 1,5 ml/kg KG/Stunde nach 6 Stunden einen Nachholbedarf von mindestens $1,5 \times 70 \times 6 = 630$ ml. Dieser Nachholbedarf aufgrund der Flüssigkeitskarenz sollte bei Erwachsenen innerhalb der ersten Operationsstunde ausgeglichen werden (vgl. Tab. 1.8).

Während die Nüchternheit in Bezug auf feste und dickflüssige Nahrung weiterhin streng gefordert wird, gibt es neuere Studien, die belegen, dass klare Flüssigkeiten bis zu ca. 3 Stunden vor Narkosebeginn verabreicht werden können, ohne dass Volumen und pH-Wert des Magensaftvolumens negativ beeinflusst werden (s. S. 6). Dies wird insbesondere bei Kindern schon in vielen Anästhesieabteilungen so praktiziert. Hiermit kann das präoperative Flüssigkeitsdefizit möglichst gering gehalten werden. Die empfohlenen Zeitspannen für die Nahrungs- und Flüssigkeitskarenz sollten möglichst nicht wesentlich überschritten werden, da u.a. bei Säuglingen und Kleinkindern sehr schnell eine Entgleisung des Wasser-Elektrolyt-Haushalts droht. Der Nachholbedarf aufgrund der präoperativen Flüssigkeitskarenz sollte bei Kindern zu ca. 50% in der ersten Operationsstunde und zu je 25% in der 2. und 3. Operationsstunde bzw. postoperativ ausgeglichen werden (vgl. Tab. 1.8).

> Ziel der perioperativen Flüssigkeitstherapie ist es, den Flüssigkeitsbedarf **adäquat** zu ersetzen.

Die Volumenzufuhr sollte einerseits an den errechneten Bedarfsmengen orientiert werden, andererseits sollte sie auch an den Kreislaufparametern Herzfrequenz, Blutdruck, am zentralen Venendruck, am Durstempfinden des Patienten, an der Feuchtigkeit seiner Schleimhäute sowie an der eventuell über einen Dauerkatheter gemessenen Urinausscheidung (die beim Erwachsenen mindestens 1 ml/kg KG/Stunde und beim Säugling und Kleinkind mindestens 2 ml/kg KG/Stunde betragen sollte) orientiert werden.

Tab. 1.8 Nachholbedarf aufgrund der präoperativen Flüssigkeitskarenz.

Patient		Nüchternheit	Nachholbedarf	Ausgleich in der 1. Operationsstunde
Erwachsener	70 kg KG	>6 Std.	630 ml	100% = 630 ml
Schulkind	14 J. 50 kg KG	6 Std.	600 ml	100% = 600 ml
	6 J. 20 kg KG	6 Std.	420 ml	50% = 210 ml
Kleinkind	5 J. 20 kg KG	6 Std. (3 Std.)	420 ml (210 ml)	50% = 210 ml
	2 J. 12 kg KG	4 Std. (3 Std.)	208 ml (156 ml)	50% = 104 ml (78 ml)
Säugling	1 J. 10 kg KG	4 Std. (3 Std.)	200 ml (150 ml)	50% = 100 ml (75 ml)
	ab 5. Lebenstag 3 kg KG	4 Std. (3 Std.)	66 ml (50 ml)	50% = 33 ml (25 ml)
	1.–4. Lebenstag 3 kg KG	4 Std. (3 Std.)	24–54 ml (18–40 ml)	50% = 12–27 ml (9–20 ml)

Zur perioperativen Flüssigkeitstherapie eignen sich:

● kristalloide Lösungen (s. S. 129)
  – Glukose-Lösungen:
  Bei Neugeborenen, Säuglingen und Kleinkindern sind Glukose-Lösungen mit ca. 30–70 mmol Natrium pro Liter für den Basis-, Nachhol- und Verlustbedarf besonders geeignet. Hierfür gibt es von mehreren Herstellern verschiedene Infusionslösungen (z. B. E 35 + G 5 päd für Früh- und Neugeborene, 35 mmol/l Natrium, 5 % Glukose, Fa. Serumwerk Bernburg; Glukose 2,5 %-Natriumchlorid 0,45 %-Lösung für Säuglinge und kleine Kinder, Fa. DeltaSelect; 77 mmol/l Natrium, 2,5 % Glukose). Normalerweise sind ca. 2,5–5%ige (Natrium-haltige) Glukoselösungen ausreichend.
  – Vollelektrolytlösungen:
  Bei Erwachsenen sind Vollelektrolytlösungen für den intraoperativen Verlustbedarf sowie für den Basis- und Nachholbedarf besonders geeignet.

Tab. 1.9 Beispiele für die perioperative Infusionsmenge beim Erwachsenen.

Operation	Flüssigkeitsmenge	Flüssigkeit für einen Erwachsenen (70 kg) in der ersten Operationsstunde
Geringe Gewebstraumatisierung	3 ml/kg KG/Stunde für Sequestration ins Gewebe und Verdunstung	210 ml
	+ 1,5 ml/kg KG/Stunde Basisbedarf	105 ml
	+ Nachholbedarf (6-stündige Flüssigkeitskarenz, beim Erwachsenen 100 % in der ersten Operationsstunde ersetzen)	630 ml
		_____
		945 ml
	+ aktueller Verlustbedarf (z. B. Blutung)	
Mittlere Gewebstraumatisierung	6 ml/kg KG/Stunde für Sequestration ins Gewebe und Verdunstung	420 ml
	+ 1,5 ml/kg KG/Stunde Basisbedarf	105 ml
	+ Nachholbedarf (6-stündige Flüssigkeitskarenz, beim Erwachsenen 100 % in der ersten Operationsstunde ersetzen)	630 ml
		_____
		1155 ml
	+ aktueller Verlustbedarf (z. B. Blutung)	
Ausgeprägte Gewebstraumatisierung	10 ml/kg KG/Stunde für Sequestration ins Gewebe und Verdunstung	700 ml
	+ 1,5 ml/kg KG/Stunde Basisbedarf	105 ml
	+ Nachholbedarf (6-stündige Flüssigkeitskarenz, beim Erwachsenen 100 % in der ersten Operationsstunde ersetzen)	630 ml
		_____
		1435 ml
	+ aktueller Verlustbedarf (z. B. Blutung)	

Besteht ein Nachholbedarf aufgrund von Blutung, Erbrechen oder Durchfall usw., so sollten diese Verluste möglichst bereits vor Narkosebeginn ausgeglichen werden (vgl. Tab. 1.9 und 1.10).

- künstliche oder körpereigene Kolloide (s. S. 130)
- Blut oder Blutkomponenten (s. S. 131)

Ersatz von Blutverlusten

▶ Bei Abfall des Hb-Wertes auf ca. 7(–10) g/dl und einem Abfall des HK-Wertes auf ca. 21(–30) % ist mit einem grenzwertigen **Mangel an Sauerstoffträgern**, das heißt an Erythrozyten, zu rechnen. Diese Situation wird erreicht, wenn ca. 25–30 % des Blutvolumens beim Erwachsenen, also 1,25 Liter, verloren gehen.

Tab. 1.10 Beispiele für die perioperative Infusionsmenge im Kindesalter.

Operation	Flüssigkeitsmenge	Flüssigkeit für die 1. Operationsstunde bzw. eine Operationsdauer von 30 Minuten	
Säugling, 2 Monate, 4 kg KG			
Leistenhernie (Operationszeit: 30 min)	2 ml/kg KG/Stunde für Sequestration ins Gewebe und Verdunstung	8 ml	4 ml
	+ 5,5 ml/kg KG/Stunde Basisbedarf	22 ml	11 ml
	+ Nachholbedarf (3 Std. Flüssigkeitskarenz, beim Kind 50 % in der ersten Operationsstunde ersetzen)	33 ml	17 ml
		63 ml	32 ml
	+ aktueller Verlust (z. B. Blutung)		
Säugling, 1 Jahr, 10 kg KG			
Leistenhernie (Operationszeit: 30 min)	2 ml/kg KG/Stunde für Sequestration ins Gewebe und Verdunstung	20 ml	10 ml
	+ 5,0 ml/kg KG/Stunde Basisbedarf	50 ml	25 ml
	+ Nachholbedarf (3 Std. Flüssigkeitskarenz, beim Kind 50 % in der ersten Operationsstunde ersetzen)	75 ml	38 ml
		145 ml	73 ml
	+ aktueller Verlust (z. B. Blutung)		
Kleinkind, 5 Jahre, 20 kg KG			
Appendektomie	6 ml/kg KG/Stunde für Sequestration ins Gewebe und Verdunstung	120 ml	60 ml
	+ 3,5 ml/kg KG/Stunde Basisbedarf	70 ml	35 ml
	+ Nachholbedarf (4 Std. Flüssigkeitskarenz, beim Kind 50 % in der ersten Operationsstunde ersetzen)	140 ml	70 ml
		330 ml	165 ml
	+ aktueller Verlust (z. B. Blutung)		

Damit es bei einem Blutverlust zu einem therapiebedürftigen **Mangel an Plasmaeiweißen** kommt, also zu einer grenzwertigen Abnahme des kolloidosmotischen Drucks durch Albuminmangel, müssen bereits 50 % des Blutvolumens verloren gehen.

Für die Aufrechterhaltung der plasmatischen Gerinnung reichen sogar nur 20–40 % der Konzentration an **Gerinnungsfaktoren** aus. Das heißt, erst bei Blutverlusten von 65 % des normalen Blutvolumens sind normalerweise Störungen der plasmatischen Gerinnung zu erwarten.

Bezüglich der **Thrombozyten** ist aufgrund von großen, mobilisierbaren Thrombozytenreserven normalerweise erst nach einem Blutverlust von ca. dem 1,5fachen des normalen Blutvolumens (das heißt, nach Transfusion von ca. 15 Erythrozytenkonzentraten) mit einer Blutgerinnungsstörung aufgrund eines Thrombozytenmangels zu rechnen.

An diesen Werten orientiert sich die so genannte **Blutkomponententherapie**. Nach diesem inzwischen anerkannten Therapieverfahren sollten nur diejenigen Blutbestandteile ersetzt werden, an denen der Patient einen therapiebedürftigen Mangel hat.

Kleinere Blutverluste, bei denen noch kein kritischer Mangel an Sauerstoffträgern anzunehmen ist, sollten mit künstlichen Plasmaersatzmitteln wie z.B. HES volumengleich ersetzt werden. Bei einem stärkeren Blutverlust mit einem Mangel an Sauerstoffträgern, also bei einem Abfall des Hb-Wertes unter ca. 7(–10) g/dl und einem Abfall des HK-Wertes knapp unter ca. 21(–30) %, sollten Erythrozytenkonzentrate transfundiert werden.

Bei Blutverlusten von mehr als ca. 30 % des Blutvolumens mit Mangel an Sauerstoffträgern und an Plasmaproteinen sollten Erythrozyten-Konzentrate und kolloidale Plasmaersatzlösungen verabreicht werden. Körpereigene kolloidale Plasmaersatzlösungen werden nur noch sehr selten verabreicht. Die kolloidosmotische Wirkung der Plasmaeiweiße kann auch durch künstliche Kolloide (z.B. HES) erreicht werden. Oft wurden noch bei Säuglingen und Kleinkindern Eiweißlösung verabreicht, da in dieser Altersgruppe künstliche kolloidale Lösungen bisher nicht zugelassen waren. Seit 2004 ist das HES-Präparat Voluven® auch bei Neugeborenen, Säuglingen und Kindern zugelassen (vgl. S. 130).

Bei Blutverlusten von mehr als ca. 70 % des Blutvolumens mit Mangel an Erythrozyten, Plasmaeiweißen und einem zusätzlichen Mangel an Gerinnungsfaktoren sind neben Erythrozyten und kolloidalen Plasmaersatzlösungen zusätzlich noch Gerinnungsfaktoren in Form von frisch gefrorenem Plasma (**f**resh **f**rozen **p**lasma = FFP) zu verabreichen. Bei Massivtransfusionen empfiehlt es sich, nach jeweils (6–)8 Erythrozytenkonserven 3 (–4) FFP-Konserven zu verabreichen.

Bei extremen Blutverlusten, bei denen außerdem noch ein Thrombozytenmangel anzunehmen ist (Blutaustausch größer als das 1,5fache des normalen Blutvolumens), müssen neben Erythrozytenkonzentraten und kolloidalen Plasmaersatzlösungen auch Gerinnungsfaktoren in Form von FFP und Thrombozytenkonzentraten verabreicht werden.

Um den Hb-Wert um 1 g % anzuheben, werden ca. 3 ml Erythrozytenkonzentrat/kg KG benötigt, vorausgesetzt, dass kein weiterer Blutverlust auftritt. Bei einem 70 kg schweren Patienten bedeutet dies, dass ca. ein Erythrozytenkonzentrat benötigt wird, um den Hb-Wert um 1 g % anzuheben.

1.16 Dokumentation in der Anästhesie

Die wahrheitsgetreue, zeitgerechte und dokumentensichere Protokollierung in der Anästhesie beginnt normalerweise mit der präoperativen Visite und endet mit der Entlassung des Patienten aus dem Aufwachraum. Hierfür werden vorgedruckte Narkoseprotokolle verwendet, die leider von Klinik zu Klinik meist unterschiedlich gestaltet sind. Das **Narkoseprotokoll** dient einerseits dem Anästhesisten als Gedächtnisstütze, andererseits hat es juristische Bedeutung und ist insbesondere im Falle eines Narkosezwischenfalls als Beweisstück zu betrachten. Daneben ist es Grundlage für die spätere Weiterbehandlung des Patienten. Außerdem kann es für die Leistungserfassung und Qualitätskontrolle sowie für wissenschaftlich-statistische Auswertungen verwendet werden. Die Dokumentation wird vom Anästhesisten und/oder von der Pflegekraft vorgenommen. Für die Richtigkeit der Dokumentation bürgt der verantwortliche Anästhesist mit seiner Unterschrift auf dem Narkoseprotokoll.

Moderne Narkoseprotokolle sind meist dreigeteilt. Auf dem ersten Blatt werden die Personalien des Patienten, die aktuelle Diagnose, der durchzuführende Eingriff, die Vorerkrankungen des Patienten, vorherige Operationen und Narkosen, aktuelle Medikamente sowie die verordnete Prämedikation notiert. Auf dem zweiten Blatt werden die während des Eingriffs erhobenen **Messwerte** sowie die vorgenommenen **anästhesiologischen Maßnahmen** dokumentiert. Dazu gehören insbesondere:

- Dokumentation aller verabreichten Medikamente:
  Hierzu zählen auch die per inhalationem zugeführten Gase sowie die verdampfbaren Inhalationsanästhetika.
- Dokumentation aller gemessenen biologischen Größen:
  Je nach Operation sind mehr oder weniger viele biologische Größen zu erheben. Je schneller sich eine biologische Größe verändern kann, desto engmaschiger muss deren Kontrolle und Dokumentation durchgeführt werden. Als Minimum ist bei jeglichem Eingriff die Kontrolle der Vitalfunktionen Atmung und Kreislauf zu dokumentieren. Der Kreislauf wird im Normalfall mithilfe der oszillometrischen Methode (z.B. mit dem Dinamap-Gerät) anhand des systolischen und diastolischen Blutdrucks sowie anhand der Herzfrequenz kontrolliert. Es ist eine 5-minütige Kontrolle und Dokumentation zu fordern. Bei beatmeten Patienten müssen alle für die Beatmungseinstellung maßgeblichen Größen wie Atemfrequenz, Atemhubvolumen, Atemminutenvolumen, Beatmungsdrücke, Be-

ginn und Ende der Beatmung usw. dokumentiert werden.

- Dokumentation der Flüssigkeitszufuhr:
  Bezeichnung und Menge der infundierten oder transfundierten Flüssigkeiten sind zu protokollieren. Bei Blut oder Blutkomponenten ist zusätzlich die entsprechende Konserven- und Chargennummer zu notieren.
- Dokumentation aller Flüssigkeitsverluste, insbesondere Urinausscheidung, Verluste über Drainagen, Sonden, Blutungen usw.
- Dokumentation aller Gefäßpunktionen unter Angabe des Punktionsortes sowie des dazu verwendeten Punktionsmaterials
- Dokumentation aller sonstigen invasiven Maßnahmen wie Intubation, Extubation, Legen eines Dauerkatheters, Legen einer Temperatursonde, Lagerung des Patienten (z.B. Rückenlage, Steinschnittlage oder Ähnliche). Gegebenenfalls Dokumentation eines durchgeführten Lokal- oder Regionalanästhesieverfahrens (Punktionsort, evtl. Punktionsprobleme, verwendete Menge des Lokalanästhetikums mit Konzentration und Millilitern). Ausbreitung und Erfolg der Blockade sind ebenfalls zu dokumentieren.
- Dokumentation aller Komplikationen wie Herzrhythmusstörungen, Erbrechen, Laryngospasmus usw.
- Dokumentation aller eventuell zusätzlich erhobenen Größen wie
  - Körpertemperatur
  - zentraler Venendruck
  - Überwachung der Atemgaskonzentrationen (Messung der inspiratorischen Sauerstoffkonzentration, endexspiratorische CO_2-Konzentration, der in- und exspiratorischen Konzentration des volatilen Inhalationsanästhetikums usw.)
- Dokumentation von Beginn und Ende des operativen Eingriffs
- Dokumentation einer abschließenden Bilanz der ein- und ausgeführten Flüssigkeiten

Auf einem dritten Blatt wird die Überwachung im Aufwachraum dokumentiert (s.S. 313). Alle erhobenen Parameter und durchgeführten Maßnahmen sind zu dokumentieren.

Außerdem sind hier eventuelle Verordnungen für die postoperative Nachbehandlung auf der Station zu vermerken.

Von besonderen Vorkommnissen, wie z.B. einer Reanimation, einem Transfusionszwischenfall oder dem Ausbrechen eines Zahns bei der Intubation, sollte zusätzlich noch ein gesondertes ausführliches Protokoll angefertigt werden.

Das Original des Narkoseprotokolls bleibt im Besitz des entsprechenden Anästhesie-Instituts, der Durchschlag kommt zu der Patientenakte.

1.17 Reinigung, Desinfektion und Sterilisation von Narkosegeräten und Narkosezubehör

Allgemeine Bemerkungen

> Bereits nach kurzfristigem Gebrauch von Narkosegeräten ist von deren Verunreinigung mit infektiösen Keimen auszugehen.

Um eine Keimübertragung auf den nächsten Patienten durch infektiöse Geräte zu vermeiden, kommt einer sachgerechten Reinigung, Desinfektion oder Sterilisation des benützten Narkosezubehörs eine große Bedeutung zu. Da die einzelnen Anästhesiegeräte aus zum Teil recht unterschiedlichem Material hergestellt werden, ist hierzu jedoch kein einheitliches Verfahren möglich. Auch die Frage, ob für ein bestimmtes Zubehör eine Desinfektion oder eine Sterilisation nötig ist, ist nicht immer eindeutig zu beantworten.

Reinigung

Möglichst unmittelbar nach der Benützung müssen verunreinigte Geräte in eine Desinfektionslösung (möglichst mit zusätzli-cher Reinigungswirkung) eingelegt werden. In dieser Lösung werden die Geräte später in einen „unreinen" Geräteraum gebracht; hier erfolgt eine manuelle oder maschinelle Reinigung. Bei der manuellen Reinigung werden die Geräte zuerst unter fließendem Leitungswasser abgewaschen und anschließend mit einer schonenden Bürste gereinigt. Nachdem die Geräte abgetropft bzw. trocken sind, können sie dem gewünschten Desinfektionsoder Sterilisationsverfahren zugeführt werden.

Diese mechanische Reinigung ist Voraussetzung für eine sichere Wirkung der nachfolgenden Desinfektion oder Sterilisation. Im Bereich von nicht entfernten und eingetrockneten Sekret- oder Blutrückständen ist keine sichere Desinfektionswirkung zu garantieren!

Desinfektion

> „Des-Infektion" bedeutet soviel wie Ent-Keimung, Ent-Seuchung. Bei einer Desinfektion werden alle Mikroorganismen (mit Ausnahme der Sporen) entfernt, abgetötet oder in ihrer Infektiosität gehemmt.

Ein „des-infizierter" Gegenstand kann also nicht mehr infizieren. Eine Desinfektion kann durch chemische Desinfektionsmittel, durch Hitze (thermisch) oder durch Strahlen (physikalisch) erzielt werden.

Händedesinfektion

Eine regelmäßige Desinfektion der Hände, z.B. mit hochprozentigem Alkohol, gehört zu den Selbstverständlichkeiten eines hygienischen Verhaltens.

> Eine unzureichende Händedesinfektion stellt immer noch die Hauptursache für eine Keimübertragung dar!

Wischdesinfektion

Geräte wie das Narkosegerät, der Narkosewagen und Ähnliches müssen täglich einer Wischdesinfektion unterzogen werden. Nach einer vorausgehenden mechanischen Reinigung ist mit einem geeigneten Desinfektionsmittel (z.B. Meliseptol®) eine Wischdesinfektion vorzunehmen; hierbei müssen die vorgeschriebenen Einwirkzeiten genau beachtet werden.

Desinfektion mit dem Eintauchverfahren

Die Eintauchdesinfektion war die früher übliche Desinfektionsmethode. Sie wird heute zum Teil noch in einzelnen Krankenhäusern durchgeführt. Bei Beachtung der vorher notwendigen Reinigung (s.o.), dem notwendigen Abtropfenlassen der gereinigten Geräte, bei Beachtung der korrekten Einwirkzeit sowie der richtigen Konzentration des Desinfektionsmittels garantiert das Einlegen von Narkosezubehör in eine Desinfektionslösung (z.B. Gigasept Med®) eine ausreichende Desinfektion. Bei Unachtsamkeit kann jedoch mit diesem Verfahren leicht eine unzureichende Desinfektion stattfinden, wenn z.B. in Schläuchen oder Beatmungsbeuteln Luftblasen verbleiben, die eine Befeuchtung und damit eine Einwirkung auf die gesamte Oberfläche verhindern. Auf ein korrektes, luftblasenfreies Einlegen ist daher zu achten. Ebenso müssen Gegenstände, die evtl. an der Oberfläche schwimmen und teilweise aus der Flüssigkeit ragen, z.B. durch ein aufgelegtes Gitter völlig in die Flüssigkeit eingetaucht werden.
Nach der Eintauchdesinfektion müssen die Geräte in einem desinfizierten Spülbecken einer ausgiebigen Nachspülung mit nachweislich keimfreiem Leitungswasser unterzogen werden. Anschließend ist eine Trocknung der Gegenstände nötig. Für Faltenschläuche und Ähnliches eignet sich ein Gebläse mit steriler Warmluft, für Kleinzubehör eignet sich eine Trocknung im Wärmeschrank.

Desinfektion mit Spülautomaten

Die Desinfektion mit dem Eintauchverfahren ist sehr personalaufwändig. Aus Rationalisierungsgründen wurden daher spülmaschinenartige Geräte entwickelt, die durch Heißwasserspülungen und die Anwendung von Desinfektionsmitteln einen **thermochemischen Reinigungs- und Desinfektionsvorgang** garantieren. Hierzu zählt z.B. der so genannte Desinfektor von Miele, der das Narkosezubehör von ca. 5 Narkosen aufnehmen kann und dessen Reinigungs- und Desinfektionsprogramm 35 Minuten dauert.

> Eine Desinfektion mit dem Eintauchverfahren oder mit Spülautomaten eignet sich für Anästhesiezubehör, das zwar desinfiziert werden muss, bei dem aber eine sterile Lagerung nicht nötig erscheint. Hierzu zählen z.B. Faltenschläuche, Beatmungsbeutel, Gesichtsmasken sowie Y- und Winkelstücke, außerdem Guedel- und Wendl-Tuben und Ähnliches.

Sterilisation

▶ Unter Sterilisation wird das Abtöten sämtlicher Mikroorganismen verstanden. Eine Sterilisation kann z.B. durch Hitzeeinwirkung, durch Chemikalien oder durch Bestrahlung erzielt werden.

Sterilisation durch Hitze

Die Sterilisation durch Hitzeeinwirkung ist die einfachste Sterilisationsmethode und sollte immer angewandt werden, wenn das zu sterilisierende Material hitzebeständig ist. Prinzipiell muss bei der Hitzesterilisation zwischen Sterilisation mit trockener Hitze und Sterilisation mit feuchter Hitze unterschieden werden.
Die **Sterilisation mit trockener Hitze** hat weitgehend an praktischer Bedeutung verloren. Bei diesem Verfahren wird atmosphäri-

sche Luft in einem Heißluftsterilisator auf 180 °C erhitzt. Die Sterilisationsdauer beträgt 30 Minuten. Hierfür eignen sich Metall- und Glasteile; thermolabile Materialien wie Kunststoffe und Gummi sind nicht geeignet.

Bei der üblichen **Sterilisation mit feuchter Hitze** wird unter Überdruck stehender, gesättigter Wasserdampf in so genannten Dampfdrucktöpfen (= **Autoklaven**) verwendet. Bei einem Überdruck von 1 atü (atü = **At**mosphärenüberdruck) kocht das Wasser bei 120 °C, bei einem Überdruck von 2 atü kocht das Wasser im Autoklaven bei 134 °C. Dampf von 120 °C muss ca. 20 Minuten, 134 °C heißer Dampf ca. 5 Minuten auf das zu sterilisierende Material einwirken, um eine sichere Sterilisation zu garantieren. Geeignet für die Dampfsterilisation sind Metallteile, Glas- sowie verschiedene Gummi- bzw. Plastikmaterialien und Textilien. Durch die Dampfsterilisation (= Autoklavierung) kommt es jedoch zu einem beschleunigten Alterungsprozess von Gummiteilen.

> Die Autoklavierung ist die sicherste und billigste Sterilisationsmethode für Anästhesiezubehör. Die zu sterilisierenden Geräte können vorher in spezielle Sterilisationstüten eingeschweißt und darin anschließend steril gelagert werden.

Gassterilisation mit Ethylenoxid (z. B. mit der Sterivit-Anlage)

> Ethylenoxid liegt bei Raumtemperatur als explosionsfähiges und hoch giftiges Gas vor. Es eignet sich zur Sterilisation von Geräten, die nicht hitzebeständig sind. Die zu sterilisierenden Teile müssen vorher gereinigt werden und trocken (!) sein.

Außerdem können sie vorher in spezielle Sterilisationstüten eingeschweißt werden. Vor allem bei den aus mehreren Latexschichten bestehenden Woodbridge-Tuben kann es durch das eindringende Ethylenoxidgas zur Abhebung von Latexschichten und zur Blasenbil-

dung kommen. Diese Materialschäden können später während des Gebrauchs unter Umständen ernsthafte Probleme bereiten (s. S. 96). Aufgrund der hohen Giftigkeit des Ethylenoxids ist nach der Desinfektion auf eine ausreichend lange „Entgasung" der sterilisierten Geräte zu achten. Die Sterilisation mit Ethylenoxid sollte nur durchgeführt werden, wenn keine andere Sterilisationsmethode verfügbar ist.

Sterilisation durch Strahlen

> Die Sterilisation mit ionisierenden Strahlen wird vor allem zur Sterilisation von pharmazeutischen Produkten verwendet.

Die Produkte können in der endgültigen Verpackung bestrahlt werden. Da es hierbei kaum zu einer Erwärmung des Sterilisationsgutes kommt, kann dieses Verfahren auch für sämtliche hitzeempfindlichen Produkte verwendet werden.

Aufbereitung des Beatmungsgerätes

Theoretisch können infektiöse Keime über das Narkosegerät auf spätere Patienten übertragen werden. Das Risiko ist jedoch sicherlich gering, denn durch Luft (= aerogen) übertragene Erkrankungen sind sehr selten und Bakterien können im Narkosegerät kaum überleben. Am Ende einer Narkose brauchen am Narkosegerät nur Gesichtsmaske und Beatmungsschläuche durch frische Teile ausgetauscht werden. Die Beatmungsschläuche können sogar für mehrere Patienten verwendet werden, falls zwischen Endotrachealtubus und Beatmungsschläuche entsprechende Membranfilter geschaltet werden.

Ob eine Tuberkulose durch das Narkosegerät auf den nachfolgenden Patienten übertragen werden kann, ist nicht belegt. Da Tuberkulosebakterien jedoch sehr widerstandsfähig sind, müssen bei Patienten, die möglicherweise Tuberkulosebakterien über die Lunge ausscheiden, möglichst Einwegartikel (z. B. Einwegschläuche) verwendet werden. Verwendete Mehrwegartikel sind mit entsprechenden Chemikalien (z. B. Glutaraldehyd) zu desinfizieren. Bei HIV-positiven Patienten scheint es sinnvoll, Einwegschläuche und Einwegbeatmungsbeutel zu verwenden. Verwendete Mehrwegartikel wie Laryngoskope sollten mit Natriumhypochlorid desinfiziert werden.

1.18 Gefahren für das Anästhesiepersonal?

Narkosegasbelastung

Da die chronische Exposition gegenüber niedrigen Narkosegaskonzentrationen möglicherweise ein Risiko für das im Operationsbereich arbeitende Personal darstellt, werden entsprechende Narkosegasabsaugungen verlangt. Außerdem dürfen Anästhesiesysteme eine bestimmte Undichtigkeit (Leckagerate) nicht überschreiten („Leckagen größer als 150 ml pro Minute bei 3 kPa [30 cm H_2O] im Niedersystem sollten nicht toleriert werden"). Für die Inhalationsanästhetika wurden außerdem **m**aximale **A**rbeitsplatz**k**onzentrationen (**MAK**) definiert. Darunter wird die höchstzulässige Konzentration eines Arbeitsstoffes in der Luft am Arbeitsplatz verstanden, die nach dem gegenwärtigen Stand der Kenntnis auch bei wiederholter und langfristiger, in der Regel täglich 8-stündiger Exposition im Allgemeinen die Gesundheit der Beschäftigten nicht beeinträchtigt und diese nicht unangenehm belästigt. Der MAK-Wert für Lachgas beträgt 100 ml/m^3 (= ppm; „parts per million"), für Halothan 5 ppm, für Enfluran 20 ppm und für Isofluran 10 ppm. Für Sevofluran und für Desfluran sind noch keine MAK-Werte festgelegt worden. Für Anästhetika kann für die Dauer von maximal 15 Minuten ein sog. Kurzzeitwert von bis zum 4fachen MAK-Wert (pro Arbeitsschicht nicht länger als insgesamt eine Stunde) toleriert

werden. Insbesondere bei unvorsichtigem Nachfüllen eines Vapors mit Verschütten von flüssigem volatilem Anästhetikum kann die Konzentration in der Raumluft stark ansteigen. Falls z. B. nach Verschütten von Halothan dies gerochen werden kann, beträgt die Konzentration vermutlich schon mehr als 30 ppm. Bei der Anästhesie von Kindern ist die Narkosegasbelastung des Personals in der Regel relativ hoch, da dort häufig Narkoseeinleitungen per inhalationem sowie anschließend Maskennarkosen durchgeführt werden. Bei schlechter Arbeitstechnik kann die Narkosegasexposition um ein Mehrfaches erhöht sein. Die Narkosegasbelastung ist bei Maskennarkosen ca. 2-mal größer als bei Intubationsnarkosen mit nicht geblocktem Tubus und ca. 5-mal größer als bei Intubationsnarkosen mit geblocktem Endotrachealtubus. Auch bei Verwendung von Larynxmasken ist die Exposition wesentlich geringer als bei einer Maskennarkose. Die Lachgasexposition des Aufwachraumpersonals liegt bei moderner Baukonzeption und moderner raumlufttechnischer Anlage deutlich unter dem angegebenen Grenzwert von 100 ppm. Bisher gibt es keine Beweise dafür, dass die Exposition gegenüber Spurenkonzentrationen an Lachgas schädlich ist. Für Schwangere besteht kein Beschäftigungsverbot in Räumen, in denen Lachgas verwendet wird. Von den Anästhetika wird derzeit nur dem Halothan eine fruchtschädigende Wirkung unterstellt.

HIV-Exposition

Kommt es zu einem Kontakt zwischen einer HIV-negativen und einer HIV-positiven Person mit relevantem Übertragungsrisiko, dann wird von der Deutschen und Österreichischen AIDS-Gesellschaft sowie dem Robert-Koch-Institut das in Tabelle 1.11 dargestellte Vorgehen (innerhalb von Sekunden) empfohlen. Um das HIV-Expositionsrisiko und um Nutzen und Risiken einer medikamentösen HIV-Postexpositionsprophylaxe beurteilen zu können, sollte ein in der HIV-Therapie erfahrener Arzt hinzugezogen werden.

Tab. 1.11 Empfohlene Sofortbehandlung nach HIV-Kontakt.

Stich- oder Schnittverletzung	Kontamination von geschädigter Haut, Auge oder Mundhöhle
↓	↓
Blutfluss fördern durch Druck auf das umliegende Gewebe (≥ 1 Minute)	chirurgische Inzision zur Blutungsförderung nur, wenn ohne Zeitverzögerung fachärztlich möglich
	intensive Spülung mit nächstmöglich erreichbarem Wasser oder Kochsalz, ggf. PVP-Jod-Lösung
↓	↓

- intensive antiseptische Spülung bzw. Anlegen eines antiseptischen Wirkstoffdepots
- geschädigte Haut: Hautantiseptika mit einem Ethanolgehalt > 80 Vol %
- Wunde: Betaseptic Mundipharma® oder Freka®-Derm farblos
- Mundhöhle: 4- bis 5-mal 20 ml unvergällter Ethanol 80 Vol %
- Auge: sterile, 5%ige PVP-Jod-Lösung als Apothekenzubereitung gemäß DAC, alternativ 10%ige PVP-Jodlösung (z. B. Betaisodona®) 1:1 mit sterilem Aqua destillata.

↓

systemische, medikamentöse Postexpositionsprophylaxe (s. Text)

↓

Unfalldokumentation (D-Arzt)

↓

erster HIV-Antikörper-Test; Hepatitis-Serologie

Kontrollen nach 6 Wochen, 3, 6 und 12 Monaten

Eine sog. medikamentöse Postexpositionsprophylaxe sollte nur dann empfohlen werden, wenn ein erhöhtes Übertragungsrisiko besteht. Das durchschnittliche Übertragungsrisiko bei perkutanen Stich- oder Schnittverletzungen beträgt ca. 0,3 %. Es ist erhöht bei:

- sehr tiefen Stich- oder Schnittverletzungen (ca. 16fach)
- sichtbaren frischen Blutspuren auf dem verletzenden Instrument (ca. 5fach)
- falls die verletzende Kanüle zuvor in einer Vene oder Arterie platziert war (ca. 5fach)
- hoher Viruslast der infizierten Kontaktperson (z.B. akute HIV-Infektion, AIDS ohne antivirale Therapie; ca. 6fach)

Das Risiko einer Serokonversion nach Kontakt von HIV-haltigem Blut mit Schleimhäu-

ten (oder mit entzündeter Haut) wird mit 0,03 % angegeben.

Für eine eventuelle medikamentöse Postexpositionsprophylaxe wird eine Kombination von 3 antiretroviral wirksamen Substanzen empfohlen (z.B. Retrovir®, Epivir®, Viracept®).

Ein maximaler Schutz ist wahrscheinlich nur dann zu erzielen, wenn noch innerhalb von zwei Stunden die Postexpositionsprophylaxe begonnen wird. Nach einer perkutanen oder intravenösen Exposition ist eine Prophylaxe vermutlich sinnlos, wenn sie erst nach 24 Stunden begonnen wird. Nach einer Schleimhautexposition ist eine Prophylaxe vermutlich sinnlos, wenn sie erst nach 72 Stunden beginnt.

1999 waren in Deutschland 25 berufsbedingte HIV-Injektionen bei medizinischem Personal gemeldet. Lediglich bei 6 dieser Fälle konnte nachgewiesen werden, dass sie beruflich bedingt waren.

> Da vermutlich bei einem Großteil der HIV-positiven Patienten die Infektiosität dem medizinischen Personal nicht bekannt ist, muss bei jedem Patienten so sorgfältig vorgegangen werden, als wäre er HIV-positiv.

Hygienemaßnahmen bei MRSA-positiven Patienten

Als 1928 von Alexander Fleming das Penicillin entdeckt wurde, waren damals noch alle Staphylococcus-aureus-Stämme auf Penicillin sensibel. 1944 wurden erste Penicillin-resistente Staphylococcus-aureus-Stämme bekannt und Ende der 1950er Jahre waren bereits 60% aller Staphylococcus-aureus-Stämme resistent gegen Penicillin. Diese Resistenz war dadurch bedingt, dass bestimmte Staphylococcus-aureus-Stämme ein Enzym bilden konnten, das den Beta-Laktamring der Penicilline spalten und dadurch das Penicillin inaktivieren konnte. Dieses Enzym wird als Beta-Laktamase bezeichnet. Anfang der 1960er Jahre wurden mit den Isoxazolylpenicillinen (s. S. 372) neue Penicillinantibiotika eingeführt, bei denen der Beta-Laktamring (aufgrund einer geänderten Molekülstruktur) so geschützt war, dass die Beta-Laktamasen den Beta-Laktamring nicht mehr angreifen und ihn nicht mehr spalten konnten. Allerdings wurden bald nach Einführung des ersten Isoxazolylpenicillins, des Methicillins, bereits **M**ethicillin-**r**esistente **St**aphylococcus-**a**ureus-Stämme (MRSA) beschrieben. Diese Stämme weisen auch eine Resistenz gegen alle anderen Antibiotika auf, die einen Beta-Laktamring enthalten (= Beta-Laktam-Antibiotika), also gegen alle Penicilline, Cephalosporine, Carbapeneme und Monobactame. Außerdem sind diese Stämme gegen fast alle Staphylokokken-wirksamen Antibiotika resistent. Anstatt von Methicillin-resistenten Staphylococcus-aureus-Stämmen wird daher oft von multiresistenten Staphylococcus-aureus-Stämmen gesprochen. Bei MRSA-Stämmen liegt in der Bakterienwand ein verändertes Penicillin-bindendes Protein vor. Dadurch können Penicilline und andere Beta-Laktam-Antibiotika nicht an dieses Penicillin-bindende Protein der Bakterienwand binden und deshalb können diese Antibiotika trotz normalerweise wirksamer Plasmakonzentration die Synthese der Bakterienwand nicht mehr behindern.

Inzwischen sind in den westeuropäischen Ländern (zum Beispiel Frankreich, Portugal, Spanien) über 30 Prozent der Staphylococcus-aureus-Infektionen bereits durch MRSA bedingt.

Die zunehmende Verbreitung von Methicillin-(multi-)resistenten Staphylococcus-aureus-Stämmen (MRSA) stellt ein großes Problem dar.

Staphylokokken sind beim Menschen oft auf der Haut sowie den Schleimhäuten des Nasen-Rachen-Raumes zu finden. Von den verschiedenen Staphylococcus-Stämmen weist Staphylococcus aureus die stärkste Infektionskraft (Virulenz) auf. Auch MRSA können Haut und Schleimhäute besiedeln. MRSA sind vor allem bei Krankenhauspatienten oder bei Patienten aus Pflege- oder Altenheimen nachweisbar. Bei gesunden Personen lassen sich dagegen nur selten MRSA nachweisen. Bevorzugte Stellen (Prädilektionsstellen) sind Nasenvorhof, Stirn-Haar-Grenze und Achselhöhle.

MRSA-Stämme sind nicht virulenter als andere Staphylococcus-aureus-Stämme. Sie kommen jedoch meist bei schwer kranken Patienten vor. Der Nachweis von MRSA ist jedoch nicht gleichbedeutend mit einer Infektion. In ca. 70% handelt es sich lediglich um eine Besiedelung (Kolonisation) und nur in ca. 30% liegt eine MRSA-Infektion vor. Eine MRSA-Kolonisation kann allerdings für Monate oder gar Jahre bestehen bleiben. Solchen Patienten stellen ein MRSA-Reservoir dar.

Die wichtigsten Ursachen für die Ausbreitung von MRSA sind:
- fehlerhafte und inkonsequente Hygienemaßnahmen, insbesondere die mangelnde Händedesinfektion des medizinischen Personals vor und nach dem Patientenkontakt

- Selektion von MRSA durch fehlerhafte Antibiotika-Therapie (z.B. Antibiotika-Prophylaxe, unzureichende Dosierung, ungezielte Antibiotika-Therapien).

Die wichtigsten Regeln, die bei der Betreuung von MRSA-Patienten im Operationssaal zu beachten sind, werden nachfolgend beschrieben:

Hygienemaßnahmen vor der Operation

- Die Patientenakten sind auf der Station in eine Schutzhülle (Kunststoffbeutel oder Ähnliches) zu verpacken und so dem Patienten mit in den OP mitzugeben.
- Beim Einschleusen der Patienten muss das schleusende Personal Schutzkittel und Einmalhandschuhe tragen. Die Patientenschleuse ist anschließend zu reinigen und einer Wischdesinfektion zu unterziehen. Das schmutzige Patientenbett ist für den Transport zur Bettenzentrale abzudecken (Folien-Abdeckung). Bei diesen Maßnahmen sind Schutzkittel und Einmalhandschuhe zu tragen, da mit einer möglichen Kontamination der Bereichs- bzw. Berufskleidung gerechnet werden muss. Nach Beendigung dieser Tätigkeit sind Schutzkittel und Einmalhandschuhe zu entsorgen und es ist anschließend eine klinische Händedesinfektion durchzuführen.
- Die Narkoseeinleitung erfolgt nicht im Einleitungsraum, sondern direkt im Operationssaal. Die Patienten werden deshalb über den unreinen Ausleitungsraum direkt in den Operationssaal gefahren. Auch die Vorbereitung der Patienten für die Narkose erfolgt im Operationssaal (z.B. Aufkleben der EKG-Elektroden, Anlegen eines venösen Zuganges).
- Der Narkosewagen soll im Einleitungsraum verbleiben und nicht in den Operationssaal gefahren werden.
- Für MRSA-Patienten wird ein gesonderter Tisch für die Narkoseutensilien gerichtet. Der herzurichtende Medikamententisch soll nur mit den notwendigen Medikamenten und Verbrauchsmaterialien bestückt

sein. Dieser Tisch (nicht jedoch der Narkosewagen) wird im Operationssaal bei der Narkose benutzt.

Hygienemaßnahmen während der Operation

- Während der Narkose sind Schutzkittel und Einmalhandschuhe zu tragen.
- Nach Kontakt mit einem MRSA-Patienten ist eine hygienische Händedesinfektion durchzuführen.
- Während des Eingriffes sollte der Operationssaal nicht verlassen werden. Sind zusätzliche Materialien notwendig, so sind diese von einer anderen Person von außen in den OP-Saal anzureichen.
- Während des Eingriffes sind alle Türen geschlossen zu halten.
- Der Personaleinsatz ist auf das Nötigste zu begrenzen.
- Die Narkoseausleitung der Patienten sollte im Operationssaal erfolgen. Die Patienten sollen danach solange im Operationssaal verbleiben, bis sie wieder ausreichend fit sind und unter Umgehung des Aufwachraumes wieder direkt auf Station verlegt werden können. MRSA-Patienten sind daher aus organisatorischen Gründen möglichst am Ende des Operationsprogrammes zu operieren.
- Nach Beendigung der Operation erfolgt eine Wischdesinfektion des Fußbodens, bevor das Fahrgestell für den Operationstisch in den Operationssaal gefahren wird.

Hygienemaßnahmen nach der Operation

- Die Patienten erhalten p.op. ein reines Bett.
- Die Patientenschleuse ist nach dem Ausschleusen der Patienten zu reinigen und einer Wischdesinfektion zu unterziehen
- Der Operationstisch wird nach dem Ausschleusen des Patienten zur Desinfektion in den Operationssaal zurückgefahren.
- Das schleusende Personal hat danach die komplette Bereichskleidung abzulegen, eine Händedesinfektion durchzuführen und dann eine neue Bereichskleidung anzulegen.

- Wäscheabwurf und benutzte Schuhe sind anschließend durch den Reinigungsdienst zu versorgen.
- Nach Operationsende erfolgt die Aufbereitung des Operationssaales wie bei einer septischen Operation.
- Der für die Ablage von Narkoseutensilien benutzte Tisch wird gereinigt und einer kompletten Wischdesinfektion unterzogen. Nicht verbrauchte Materialien sind desinfizierend aufzubereiten oder zu verwerfen.
- Das Narkosegerät wird gereinigt und einer kompletten Wischdesinfektion unterzogen.
- Beatmungsschläuche sind trotz Beatmungsfilter zu wechseln, da mit einer Kontamination von außen zu rechnen ist.
- Der Operationssaal kann eine Stunde nach Abschluss der Desinfektionsmaßnahmen (Abtrocknung der Desinfektionsmittel muss abgewartet werden) erneut genutzt werden.

Besonderheiten

- Überschuhe sind nicht erforderlich.
- Auf eine häufige Händedesinfektion ist zu achten.
- Da die Hände stets als kontaminiert anzusehen sind: Vorsicht bei Korrektur des Mundschutzes, der Brille usw.
- Ein Händedesinfektionsmittel ist auf den Narkosetisch zur stellen.
- Auf den Narkosetisch ist ein Kugelschreiber zu legen. Dieser ist nach Beendigung der Narkose zu verwerfen oder zu desinfizieren.
- Das Narkoseprotokoll ist nach Beendigung aller Eintragungen in eine Klarsichthülle zu schieben und der Patientenakte beizulegen.
- MRSA-Patienten sollen nicht in den Aufwachraum gebracht werden, da hier eine Isolierung nicht möglich ist.

2 Lokal- und Regionalanästhesie

2.1 Allgemeine Bemerkungen

Bei einer **Allgemeinanästhesie** sind sämtliche Empfindungen und damit auch die Schmerzwahrnehmung im Gehirn vorübergehend ausgeschaltet.

Bei einer **Lokal- oder Regionalanästhesie** wird dagegen versucht, die Schmerzleitung aus einem bestimmten Körpergebiet zum Gehirn zu verhindern, indem die entsprechenden peripheren Nerven reversibel blockiert werden. Die Empfindungswahrnehmungen aus anderen Körperregionen sind dabei unbeeinflusst; das heißt, der Patient ist wach und kann adäquat reagieren.

2.2 Wirkungsweise der Lokalanästhetika

Die Impulsweiterleitung in einer Nervenzelle erfolgt durch Depolarisation der Nervenzellmembran. Bei einer Depolarisation kommt es zum Eintritt von Natriumionen in die Zelle und zum Austritt von Kaliumionen aus der Zelle.

▶ Lokalanästhetika sind Medikamente, die den für die Depolarisation notwendigen Natriumioneneinstrom in die Nervenzelle verhindern. Sie blockieren die Natriumkanäle. Lokalanästhetika erzeugen also eine Membranstabilisierung und verhindern damit die Depolarisation und Impulsweiterleitung im Nerven.

Lokalanästhetika werden normalerweise in die unmittelbare Nähe von peripheren Nerven injiziert. Durch Diffusion dringen sie vollends in diese Nerven ein, bewirken eine Membranstabilisierung und blockieren damit die Impulsweiterleitung in diesen Nerven.

Teilweise diffundieren die Lokalanästhetika auch in die Blutbahn und werden dadurch zum Gehirn und zum Herzen transportiert, wo sie unter Umständen Nebenwirkungen entfalten können (s. u.).

Die am häufigsten eingesetzten Lokalanästhetika sind Bupivacain, Ropivacain, Prilocain und Lidocain (vgl. Tab. 2.1). Bupivacain und Ropivacain zeichnen sich durch eine besonders lange Wirkdauer aus. Das relativ neue Ropivacain weist etwas geringere toxische Nebenwirkungen auf als Bupivacain. Prilocain zeichnet sich durch eine sehr große therapeutische Breite aus, das heißt, erst bei relativ hohen Volumina muss mit toxischen Nebenwirkungen gerechnet werden. Es wird daher vor allem bei den Blockadeformen verwendet, bei denen große Volumina an Lokalanästhetika benötigt werden (z. B. Blockade des Plexus brachialis). Lidocain stellt das Standardlokalanästhetikum dar, das z. B. für eine lokale Betäubung der Haut (Hautquaddel) üblicherweise verwendet wird.

Lokalanästhetika liegen in einem so genannten Dissoziationsgleichgewicht vor, d. h. es liegen zwei verschiedene Formen des Lokalanästhetikums vor. Ein Teil ist geladen (= ionisiert, durch Bindung eines H^+-Ions), der andere Teil ist nicht geladen (nicht ionisiert, hat kein H^+-Ion gebunden). Nur die ungeladenen Lokalanästhetikamoleküle können gut durch

Tab. 2.1 Dosierung, Anschlagszeit und Wirkungsdauer häufig verwendeter Lokalanästhetika. Die älteren Substanzen vom Ester-Typ werden inzwischen nur noch sehr selten verwendet (S = schnelle, M = mittelschnelle, L = langsame Anschlagszeit).

Freiname	Handelsname	Maximale Einzeldosis ohne Adrenalin	mit Adrenalin		
		in mg/kg KG beim Erwachsenen bzw. mg/Erwachsener (E)			
Lokalanästhetika vom Amid-Typ					
Lidocain	Xylocain®	3 mg/kg KG 200 mg/E	7 mg/kg KG 500 mg/E	S	1,5–2,5
Mepivacain	Meaverin® Scandicain®	4 mg/kg KG 300 mg/E	7 mg/kg KG 500 mg/E	S	2–4
Prilocain	Xylonest®	6 mg/kg KG 400 mg/E	8,5 mg/kg KG 600 mg/E	S	2–4
Bupivacain	Carbostesin® Bupivacain	2 mg/kg KG 150 mg/E	2 mg/kg KG 150 mg/E	M	3–8
Ropivacain	Naropin®	3 mg/kg KG 250 mg/E	3 mg/kg KG 250 mg/E	L	3–8
Lokalanästhetika vom Ester-Typ					
Procain	Novocain®	500 mg/E	600 mg/E	L	0,5–1
Tetracain*		100 mg		L	3–8

* Tetracain ist in Deutschland als Reinsubstanz nicht im Handel; wird in den USA häufiger eingesetzt.

das Gewebe (bis in das Innere der Nervenaxone) diffundieren. In den Nervenaxonen lagert sich an die ungeladenen Lokalanästhetikamoleküle eines der dort in hoher Zahl vorkommenden H^+-Ionen an, und (nur die) geladenen Lokalanästhetikamoleküle binden sich dann (vom Zellinneren aus) an die Rezeptoren der Natriumkanäle. Wird ein Lokalanästhetikum in entzündetes (= saures, azidotisches) Gewebe injiziert, (z.B. Abszess), dann binden sich die dort in hoher Anzahl vorliegenden H^+-Ionen an die ungeladenen Lokalanästhetikamoleküle und es entsteht ein übermäßig hoher Anteil an geladenen (ionisierten) Lokalanästhetikamolekülen. Diese haben eine sehr schlechte Diffusionseigenschaft und können daher kaum in den Nerv diffundieren. Aus diesen Gründen wirken Lokalanästhetika in sauren (entzündeten) Geweben nur sehr schlecht.

2.3 Nebenwirkungen der Lokalanästhetika

Toxische Nebenwirkungen der Lokalanästhetika

▶ Die Lokalanästhetika üben ihre membranstabilisierende Wirkung nicht nur an peripheren Nerven aus, sondern sie können prinzipiell an allen erregbaren Zellen, also auch im Gehirn und am Reizleitungssystem des Herzens wirken, wenn sie dort in genügend hoher Konzentration anfluten.

Am Gehirn und am Herzen können daher auch Nebenwirkungen der Lokalanästhetika auftreten, falls unbeabsichtigt hohe toxische Blutkonzentrationen erreicht werden.

Dies ist möglich bei

- einer versehentlichen **intravasalen Injektion**
- einer Überschreitung der Maximaldosis (= **absolute Überdosierung**)
- einer sehr schnellen Resorption (= **relative Überdosierung**). Die Plasmakonzentration des Lokalanästhetikums hängt von der Resorptionsgeschwindigkeit ab. Die schnellste Resorption findet z.B. bei der Interkostalblockade statt (Interkostalblockade > Periduralanästhesie > Plexus-brachialis-Block > „3-in-1-Block" > Spinalanästhesie). Da die erzielte Plasmakonzentration nach Gabe eines Lokalanästhetikums im Rahmen einer Lokal-/Regionalanästhesie nicht nur von der verabreichten Dosis, sondern auch z.B. von den Resorptionsbedingungen in dem Gewebe abhängt, können keine verbindlichen Maximaldosierungen angegeben werden. Inzwischen wird daher anstatt von Maximaldosierungen oft von empfohlener Grenzdosierung gesprochen.

Toxische Nebenwirkungen der Lokalanästhetika am Gehirn

Bei toxisch hoher Blutkonzentration eines Lokalanästhetikums wird dieses auch an den erregbaren Strukturen des Gehirns anfluten und dort ebenfalls eine, allerdings unerwünschte, Membranstabilisierung erzeugen.
Normalerweise stehen im ZNS hemmende und erregende Neurone im Gleichgewicht.

Die hemmenden Neurone werden durch Lokalanästhetika früher blockiert, sodass es bei ansteigender toxischer Blutkonzentration zuerst zur Ausschaltung dieser hemmenden Neurone kommt. Damit überwiegen die erregenden Neurone, und es wird somit verständlich, dass es zuerst zu Erregungszuständen, Unruhe, Muskelzuckungen, metallischem Geschmack, Schwindel, Seh-, Hör- sowie Sprachstörungen und Krämpfen kommt. Charakteristisch sind auch Parästhesien im Bereich von Zunge und Mund.

Bei noch höheren toxischen Blutkonzentrationen kommt es zur Dämpfung auch der erregenden zerebralen Strukturen, also zur allgemeinen Dämpfung des Gehirns mit Bewusstlosigkeit, zentraler Atemdepression, zentraler Kreislaufdepression mit Blutdruck- und Herzfrequenzabfall.

Therapie einer Intoxikation mit zerebraler Übererregbarkeit

- Ein Barbiturat (z.B. Thiopental 1–2 mg/kg KG intravenös) ist bei leichten Intoxikationen mit zerebralen Erregungszuständen das Mittel der Wahl. Hiermit wird die zerebrale Krampfschwelle erhöht und zerebrale Erregungszustände sowie Krämpfe können unterdrückt werden.
- Verabreichung eines Benzodiazepins wie z.B. Diazepam (5–10 mg intravenös) oder Midazolam
- Hyperventilation: Der Patient sollte zum tiefen Durchatmen (= hyperventilieren) aufgefordert werden. Durch eine Hyperventilation kommt es zum Abfall des CO_2-Wertes im Blut, wodurch die zerebrale Krampfschwelle gegenüber Lokalanästhetika erhöht wird. Bei einer schweren Intoxikation mit einer zerebralen Depression muss der Patient beatmet werden, wobei ebenfalls eine Hyperventilation anzustreben ist. Lässt sich ein Patient aufgrund von zerebralen Krämpfen nicht beatmen, so kann eine Relaxation (mit z.B. Succinylcholin) notwendig werden.
- Sauerstoffverabreichung
- Intubation, künstliche Beatmung und kreislaufstabilisierende Maßnahmen können bei einer schweren Intoxikation mit Bewusstlosigkeit, Atem- und Herz-Kreislauf-Depression notwendig werden.

Toxische Nebenwirkungen der Lokalanästhetika am Herzen

Treten versehentlich sehr hohe toxische Blutkonzentrationen eines Lokalanästhetikums auf, so wird das Lokalanästhetikum auch am Reizleitungssystem des Herzens anfluten und dort ebenfalls eine, allerdings unerwünschte, Membranstabilisierung erzeugen. Eine Dämpfung des Reizleitungssystems äußert sich vor allem in Bradykardie, AV-Blockierungen, Abnahme der Herzkraft sowie in einem Blutdruckabfall, unter Umständen in einem Herzstillstand.

Einige Lokalanästhetika (z.B. Lidocain) können bewusst intravenös gegeben werden, um deren membranstabilisierende Wirkung am Herzen auszunützen. Damit können Herzrhythmusstörungen, wie z.B. ventrikuläre Extrasystolen, therapiert werden.

Therapie einer schweren Intoxikation mit Herz-Kreislauf-Depression

Die Therapie erfolgt symptomatisch; in Frage kommen Maßnahmen wie

- Sauerstoffverabreichung und gegebenenfalls künstliche Beatmung
- Volumengabe und vasokonstringierende (= gefäßverengende) Medikamente wie Akrinor® oder Adrenalin (s.S. 296) bei Hypotonie
- unter Umständen kardiopulmonale Reanimation bei einem Herz-Kreislauf-Stillstand (s.S. 496)

Anaphylaktoide Nebenwirkungen der Lokalanästhetika

Eine weitere mögliche Nebenwirkung der Lokalanästhetika ist eine anaphylaktoide Reaktion, die sich z.B. als Urtikaria (= Quaddelbildung), als Asthmaanfall, als Blutdruckabfall oder gar als anaphylaktoider Schock äußern kann. Dies ist vor allem bei den älteren Lokalanästhetika vom Ester-Typ bekannt (durch das Abbauprodukt Paraaminobenzoesäure). Bei den neuen Lokalanästhetikaverbindungen vom Amid-Typ (vgl. Tab. 2.1) sind anaphylak-toide Reaktionen extrem selten. Die Therapie und Prophylaxe anaphylaktoider Reaktionen wird ausführlich auf den Seiten 216 ff. beschrieben.

Sonstige Nebenwirkungen der Lokalanästhetika

Den Lokalanästhetika kann **Adrenalin** (s.S. 296) im Verhältnis 1:200 000 zugesetzt werden, wodurch eine **lokale Vasokonstriktion** erreicht wird. Ein Milliliter einer adrenalinhaltigen Lokalanästhetikalösung enthält 5μg Adrenalin. Damit kann die Resorption verzögert, die Wirkungsdauer verlängert und toxische Nebenwirkungen können vermindert werden. Mögliche Gefahren sind jedoch Blutdruck- und Herzfrequenzanstiege, falls es dennoch zur Resorption des adrenalinhaltigen Lokalanästhetikums kommen sollte. Kontraindiziert ist die Anwendung eines Adrenalinzusatzes in Gebieten mit Endarterien wie Finger, Ohr, Nase und Penis. Hier könnte es durch die Vasokonstriktion zu Nekrosen aufgrund einer Mangeldurchblutung kommen. Bei Verabreichung größerer Dosen von Prilocain (Xylonest®) kann es zur Anhäufung des Abbauproduktes O-Toluidin kommen. Dieses oxidierende Abbauprodukt überführt Hämoglobin in Methämoglobin. Bei hohen Methämoglobinkonzentrationen muss unter Umständen eine reduzierende Substanz (z.B. Methylenblau 2%; 1–3 mg/kg KG) verabreicht werden.

2.4 Verschiedene Formen der Lokal- und Regionalanästhesie

▶ Das Ziel der Lokal- und Regionalanästhesie, nämlich die Unterbrechung der Schmerzleitung von der Körperperipherie zum Gehirn, kann auf verschiedenen Ebenen vorgenommen werden.

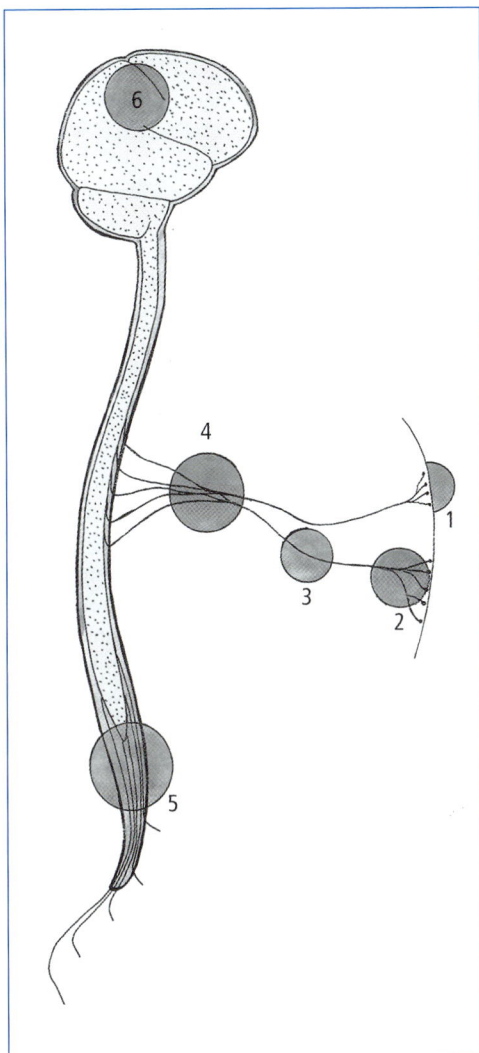

Abb. 2.1 Lokal- und Regionalanästhesieverfahren. 1 = Schleimhautanästhesie, 2 = Infiltrationsanästhesie, 3 = Nervenblockade, 4 = Plexusanästhesie, 5 = rückenmarknahe Leitungsanästhesien, (6 = Vollnarkose).

Lokalanästhesien (vgl. Abb. 2.1)
- Oberflächenanästhesie (= Schleimhautanästhesie) (1)
- Infiltrationsanästhesie (2)

Regional- oder Leitungsanästhesien
(vgl. Abb. 2.1)
- Nervenblockade (3)
- Plexusanästhesie (4)

- rückenmarknahe Leitungsanästhesien (5)
  - Spinalanästhesie
  - Periduralanästhesie

(Allgemeinnarkose = Vollnarkose = zentrale Narkose [6 in Abb. 2.1]**)**

Lokalanästhesie

Oberflächenanästhesie (= Schleimhautanästhesie)

Bei der Oberflächenanästhesie wird ein Schleimhautareal mit einem Lokalanästhetikum besprüht oder bepinselt. Hierdurch werden die in der Schleimhaut liegenden kleinsten sensiblen Nervenendigungen blockiert.

Beispiel
- Einspritzen eines Lokalanästhetikum-haltigen Gleitmittels in die Harnröhre eines Mannes vor der Katheterisierung

Medikamente
- Lidocain 2–4 %
- Mepivacain 2 %

Inzwischen liegt mit der EMLA®-Creme eine Lokalanästhetikamischung vor, die bei ausreichend langer Einwirkzeit auch durch die intakte Haut dringen und diese anästhesieren kann. Die EMLA®-Creme wird insbesondere in der Kinderanästhesie zur schmerzlosen Anlage eines peripher-venösen Zuganges beim wachen Kind verwendet (s. S. 240).

Infiltrationsanästhesie

Bei der Infiltrationsanästhesie wird das Lokalanästhetikum intradermal, subkutan oder intramuskulär injiziert, wodurch die dort liegenden sensiblen Nervenendigungen blockiert werden. Dies ist eine gebräuchliche Methode in der so genannten **„kleinen Chirurgie"**, um z. B. eine zu versorgende Wunde zu umspritzen.

Beispiel
- Wundnaht

Medikamente
- Lidocain 0,5–1,0 %
- Mepivacain 0,5–1,0 %
- Bupivacain 0,25–0,5 %
- Prilocain 0,5–1,0 %

Bei der Infiltrationsanästhesie wird häufiger ein Lokalanästhetikum mit Adrenalinzusatz verwendet (s. S. 156).

Leitungs- oder Regionalanästhesie

Allgemeine Bemerkungen

Bei einer Leitungs- oder Regionalanästhesie wird das Lokalanästhetikum in die Nähe eines peripheren Nervs injiziert und diffundiert dann selbstständig vollends in den Nerv. Nervenfasern werden um so leichter durch ein Lokalanästhetikum blockiert, je dünner sie sind und je stärker ihr Myelinisierungsgrad ist. Die einzelnen Fasertypen (vgl. Tab. 2.2) werden normalerweise bei einer Spinal- oder Periduralanästhesie in

folgender Reihenfolge blockiert: B, C, A-Delta, A-Gamma, A-Beta, A-Alpha (Gefäßweitstellung [B-Fasern], Schmerzreduktion [C- und A-Delta-Fasern] vermindertes Temperaturempfinden [A-Delta], vermindertes Druck- und Berührungsempfinden [A-Beta], Einschränkung der Motorik [A-Alpha]). Die B-Fasern werden vor den noch dünneren C-Fasern blockiert, da sie im Vergleich zu den C-Fasern myelinisiert sind. Myelinisierte Fasern sind leichter blockierbar als nicht myelinisierte Fasern.

Zuerst werden die B-Fasern (präganglionäre sympathische Fasern) blockiert. Durch Blockade dieser sympathischen Fasern kommt es zur Gefäßweitstellung, was als Rötung, Wärmegefühl oder deutliches Hervortreten der venösen Gefäße im ausgeschalteten Gebiet erkennbar ist. Folge dieser Gefäßweitstellung kann ein Blutdruckabfall sein, vor allem, wenn große Gebiete des Körpers ausgeschaltet werden, wie z.B. bei der Spinal- oder Periduralanästhesie (s. S. 164). Zuletzt werden die **dicksten Fasern** eines Nervs, die für die Bewegung zuständigen motorischen Fasern, ausgeschaltet.

Tab. 2.2 Klassifizierung der Nervenfasertypen sowie ihre Blockierbarkeit durch Lokalanästhetika.

Fasertyp		Durchmesser (µm)	myelinisiert	Blockierbarkeit durch Lokalanästhetika	Funktion
A-Fasern	Alpha	12–20	ja	+	Motorik
	Beta	5–12	ja	++	Druck, Berührung
	Gamma	3–6	ja	+++	Muskelspindeln
	Delta	2–5	ja	++++	Temperatur und gut lokalisierbarer Erstschmerz
B-Fasern		< 3	ja	++++++	präganglionäre sympathische Fasern
C-Fasern		0,3–1,2	nein	+++++	schlecht lokalisierbarer Zweitschmerz

Vorbereitungen zur Leitungsanästhesie

Die anästhesiologische Überwachung bei der Leitungsanästhesie muss die gleiche sein **wie bei einer Vollnarkose**, das heißt, es muss gefordert werden:
- EKG-Ableitung
- peripher-venöser Zugang und Infusionstherapie (s. S. 129)
- Blutdruckmessung
- Sauerstoffgabe (z.B. 2 l/min über eine Nasensonde)
- Narkosegerät und Intubationsbesteck müssen bereitliegen.
- Medikamente (z.B. Atropin, Adrenalin, Akrinor®, Midazolam, Thiopental, Succinylcholin) müssen griffbereit sein.

Prinzipiell muss eine Leitungsanästhesie unter den gleichen Sterilitätsbedingungen wie eine Operation vorgenommen werden. Es sind also sterile Handschuhe, Mundschutz sowie eine Kopfhaube zu tragen. Nach mehrmaliger Desinfektion der Punktionsstelle wird diese steril abgedeckt.

Des Weiteren ist bei den rückenmarknahen Leitungsanästhesien (Spinalanästhesie, s. S. 164, und Periduralanästhesie, s. S. 172) sowie bei den Plexusblockaden (s. S. 160) eine vorherige **Kontrolle der Blutgerinnung** sinnvoll. Der Quick sollte nicht unter ca. 60 % (d. h., die inzwischen statt dem Quickwert häufig verwendete INR [= international normalized ratio] sollte nicht größer ca. 1,4 betragen), die PTT nicht länger als ca. 45 Sekunden und die Thrombozytenzahl nicht niedriger als ca. 100 000 sein. Nach Gabe von niedermolekularem (= fraktioniertem) Heparin zur Thromboseprophylaxe sollte vor einer rückenmarknahen Punktion ein mindestens 10–12-stündiges Sicherheitsintervall eingehalten werden. Nach Gabe von nichtfraktioniertem (= konventionellem) Heparin wird ein Sicherheitsintervall von 4 Stunden empfohlen. Auch nach Einnahme von Thrombozytenaggregationshemmern, z.B. Acetylsalicylsäure (bzw. einem Antirheumatikum, z.B. Diclofenac), sollte vor der rückenmarknahen Punktion ein

Sicherheitsintervall (Einnahmepause) von mehr als 3 Tagen (bzw. 1 Tag; beim langwirksamen Piroxicam [Felden®] 2 Tage) eingehalten werden. (Bei neueren gerinnungshemmenden Substanzen sind z.T. längere Einnahmepausen zu beachten: Fondaparinux [Arixtra®] > 20–22 Stunden, Clopidogrel [z.B. Plavix®, Iscover®] > 7 Tage). Bei selektiven Cyclooxygenase-(COX-2-)Hemmern (s. S. 323) braucht kein Sicherheitsintervall beachtet werden. Gerinnungsstörungen aufgrund von niedermolekularem, fraktioniertem Heparin oder z.B. Acetylsalicylsäurepräparaten können durch die üblichen Gerinnungstests nicht erfasst werden. In diesen Fällen wurde zum Teil die so genannte **subaquale** (= unter Wasser gemessene) **Blutungszeit** als Globaltest empfohlen. Gemessen wird nach einer Punktion in den Finger die Zeitspanne, bis der ausfließende Blutfaden abreißt (Normalwert: bis 300 Sekunden). Diese Methode ist jedoch sehr fehlerbehaftet und wird in ihrer Aussagekraft inzwischen angezweifelt. Seit kurzem steht ein neuer apparativer Test zur Verfügung (PFA = **P**lättchen**f**unktions**a**nalysator). Mit diesem Gerät kann anhand einer Blutprobe die z.B. durch Acetylsalicylsäure bedingte Thrombozytenfunktionsstörung objektiv gemessen werden.

Nervenblockade

▶ Unter einer Nervenblockade wird die vorübergehende Ausschaltung eines bestimmten peripheren Nervs durch ein Lokalanästhetikum verstanden.

Beispiel
- Ausschaltung des Nervus alveolaris inferior durch den Zahnarzt:
  Hierdurch wird eine Unterkieferseite betäubt.
- Nervenblockade nach Oberst:
  Hierbei werden die vier Nerven, die jeweils einen Finger versorgen, an der Fingerbasis (vgl. Abb. 2.2) mit Lokalanästhetikum umspritzt. Von einer Punktionsstelle aus werden drei Nerven betäubt (1, 2 und 3 in Abb.

2.3). Für den vierten Nerv muss ein zweites Mal punktiert werden (4 in Abb. 2.3). Pro Nerv werden ca. 0,5–1 ml Lokalanästhetikum injiziert.

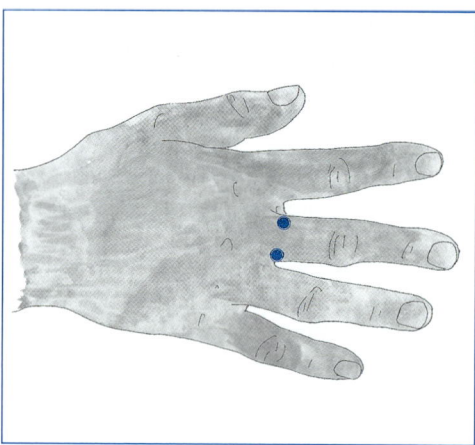

Abb. 2.2 An der Fingerbasis markierte Punktionsorte bei Durchführung einer Oberst-Nervenblockade.

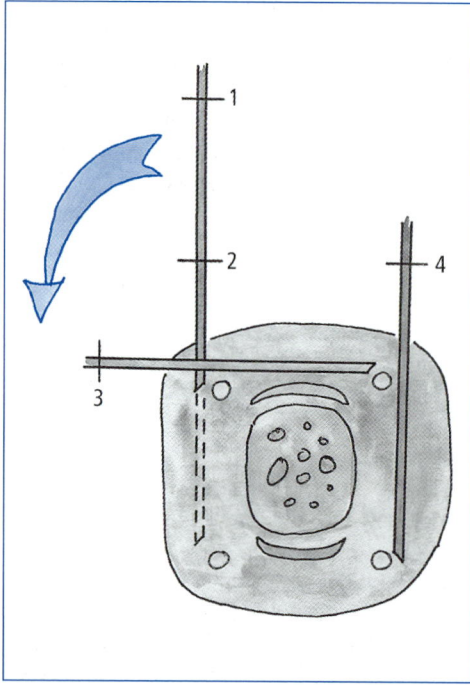

Abb. 2.3 Punktionstechnisches Vorgehen bei der Oberst-Nervenblockade (genaues Vorgehen siehe Text).

Medikamente
- Lidocain 1–1,5 %
- Mepivacain 1–1,5 %
- Prilocain 1 %
- Bupivacain 0,25–0,5 %

Blockade des Plexus brachialis

Jeder Arm wird von einem Nervengeflecht, dem Plexus brachialis, versorgt. Der Plexus brachialis kann im Halsbereich sowie unmittelbar oberhalb bzw. unterhalb des Schlüsselbeins oder in der Achselhöhle ausgeschaltet werden.

Axillare Blockadetechnik
Die häufigste und komplikationsärmste Methode ist die Blockade des Plexus brachialis in der Achselhöhle (= axillare Blockade). Hierdurch ist eine Schmerzausschaltung an der Hand, am Unterarm und teilweise am Oberarm möglich.

Material
- Einmalrasierer zur Rasur der Achselhöhle
- Desinfektionsspray und sterile Kompressen
- sterile Handschuhe, Mütze, Mundschutz
- steriles Lochtuch
- sterile 2-ml-Spritze, eine 26-G-Stahlkanüle und z. B. Lidocain 1 % für die Lokalanästhesie der Haut
- spezielle Punktionskanüle, (z. B. „immobile Nadel" oder) möglichst eine Elektrostimulationskanüle (s. u.)
- (30–)40 ml Lokalanästhetikum für die Plexusblockade sowie (3–)4 sterile 10-ml-Spritzen
- möglichst einen Nervenstimulator (s. u.)
- steriles Verbandsmaterial für die Punktionsstelle

Vorgehen

Im Bereich der Axilla verlaufen die Nerven des Plexus brachialis, nämlich der Nervus radialis, der Nervus medianus und der Nervus ulnaris, unmittelbar neben der Arterie

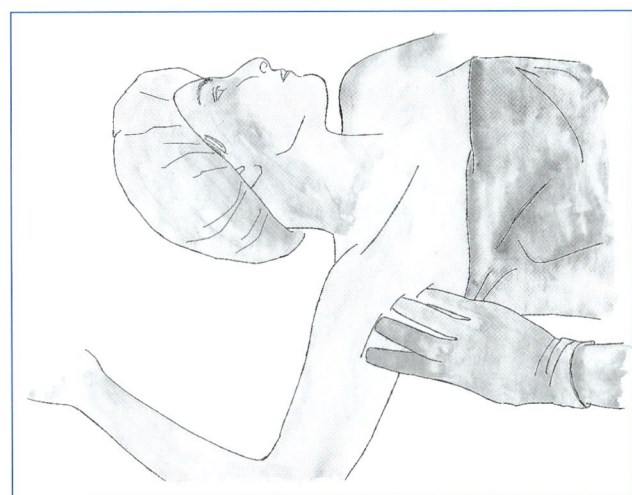

Abb. 2.4 Blockade des Plexus axillaris. Ertasten des Verlaufs der Arteria axillaris. (Zur besseren Detaildarstellung ist keine sterile Abdeckung dargestellt.)

axillaris. Gefäße und Nerven werden von einem faszienartigen Schlauch (so genannte Gefäß-Nerven-Scheide) umhüllt. Beim Aufsuchen dieser Nerven stellt deshalb der Verlauf der zu ertastenden Arteria axillaris die Orientierungshilfe dar.

Der auf dem Rücken liegende Patient abduziert den Oberarm ca. 90–100 Grad (vgl. Abb. 2.4). Nach sorgfältiger Rasur und mehrmaliger Desinfektion der Achselhöhle wird ein steriles Lochtuch über die Punktionsstelle geklebt. Am Oberarm, möglichst tief in der Axilla, wird die Arteria axillaris palpiert. In dieser Armposition liegt der Nervus radialis hinter und etwas oberhalb der Arteria axillaris, der Nervus ulnaris liegt hinter und etwas unterhalb der Arterie, der Nervus medianus liegt vor der Arteria axillaris. Die Arteria axillaris sowie die drei sie umgebenden Nerven werden von einer Faszienscheide umgeben. Direkt über der Arterie wird die voraussichtliche Punktionsstelle der Haut mit einer Hautquaddel betäubt.

Früher wurde die axillare Blockade meist folgendermaßen durchgeführt: Mit einer normalen Stahlkanüle wurde unmittelbar kranial der Arteria axillaris in verschiedene Richtungen punktiert, bis mit der Kanülenspitze z.B. der Nervus radialis mechanisch irritiert wurde. War dies der Fall, so gab der Patient ein elektrisierendes Gefühl, so genannte **Parästhesien,** im Versorgungsbereich des Nervus radialis an. Die Kanüle wurde nun minimal zurückgezogen und das Lokalanästhetikum injiziert. Ähnlich wurde der Nervus medianus aufgesucht. Nach erneuter Punktion unterhalb der Arteria axillaris wurde auf dieselbe Weise auch der Nervus ulnaris aufgesucht und blockiert.

Durch dieses Auslösen von Parästhesien kann es jedoch zu Nervenverletzungen mit bleibenden Nervenschäden kommen. Deshalb wird inzwischen versucht, das Auslösen von Parästhesien zu vermeiden.

Hierzu empfiehlt es sich, eventuell eine so genannte **„immobile Nadel"** zu verwenden. Dies ist eine spezielle, etwas stumpfere Kanüle, die über ein kurzes Schlauchstück mit der Injektionsspritze verbunden wird (vgl. Abb. 2.5a). Durch den stumpfen Anschliff kann meist ein Klick beim Durchstechen der Gefäß-Nerven-Scheide erfasst werden.

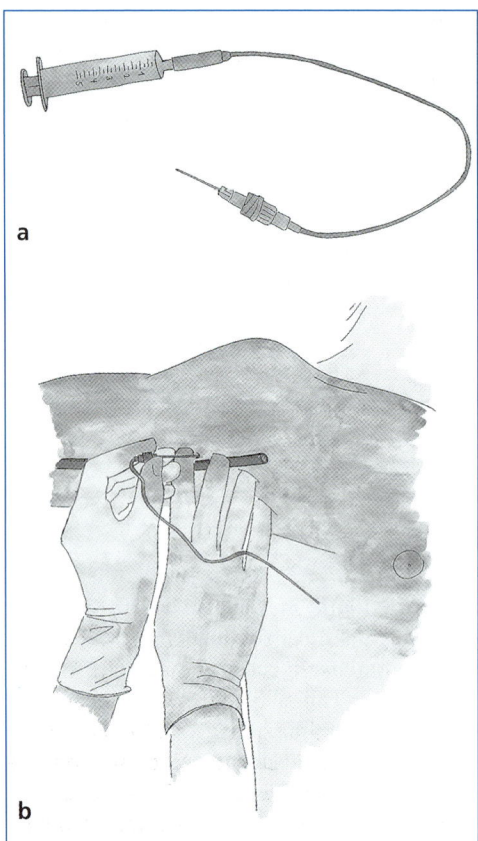

Abb. 2.5a „Immobile Nadel" (Kurzschliffkanüle mit kurzem Verbindungsschlauch). **b** Blockade des Plexus axillaris mit einer „immobilen Nadel". (Zur besseren Detaildarstellung ist keine sterile Abdeckung dargestellt.)

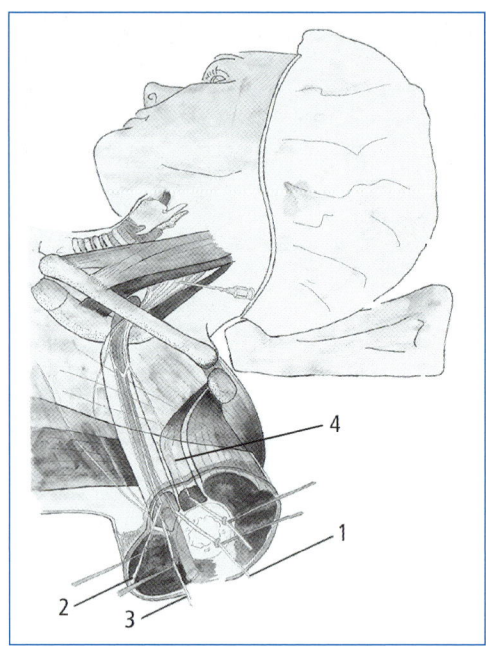

Abb. 2.6 Verlauf des N. radialis (= 1), N. medianus (= 2), N. ulnaris (= 3) und N. musculocutaneus (= 4).

> Wichtig ist, dass das Lokalanästhetikum sicher innerhalb dieser Gefäß-Nerven-Scheide injiziert wird. Dann genügt meist ein einziges Depot, um alle drei Nerven (vgl. Abb. 2.6) auszuschalten, da sich das Lokalanästhetikum nur innerhalb der Gefäß-Nerven-Scheide ausbreiten kann.

Da die „immobile Nadel" durch eine Perfusorleitung von der Spritze getrennt ist, braucht bei Manipulationen an der Spritze keine Verlagerung der Punktionskanüle befürchtet werden (vgl. Abb. 2.5b).

Zum Aufsuchen des Plexus brachialis sollte inzwischen möglichst ein so genannter **Nervenstimulator** verwendet werden (vgl. Abb. 2.7). Die hierzu benötigte spezielle Punktionskanüle (Elektrostimulationskanüle) wird über ein Kabel mit dem Nervenstimulator verbunden, an dem ein Reizstrom bestimmter Stärke und bestimmter Frequenz eingestellt werden kann. Ein zweites Kabel muss an eine in der Nähe der Punktionsstelle auf die Haut geklebte EKG-Elektrode („Erdungselektrode") angeschlossen werden. Ist die Spitze der Punktionskanüle in der Nähe des aufzusuchenden Nervs, so wird durch diesen Reizstrom eine Nervenstimulation und damit eine Muskelkontraktion ausgelöst.

Initial wird mit einer Stromstärke von ca. 1 mA (= Milliampere) stimuliert. Bei motorischen Reizantworten wird die Stromstärke soweit reduziert, bis die Zuckungen fast verschwinden. Die Kanüle wird weiter vorgeschoben, bis jetzt bereits bei geringer Stromstärke deutliche Zuckungen auftreten. Dieses Vorgehen wird gegebenenfalls mehrfach wiederholt.

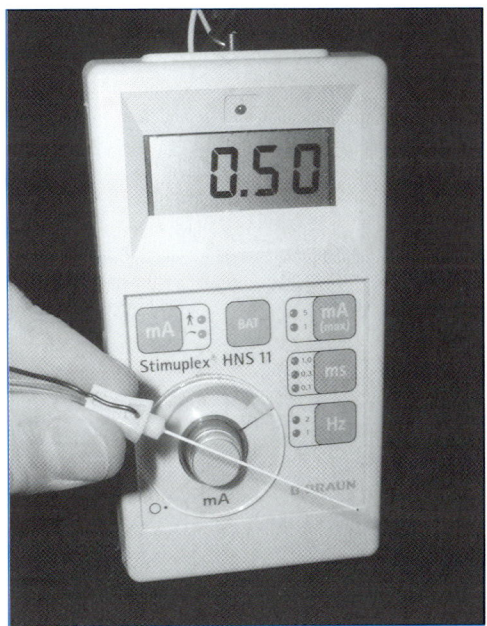

Abb. 2.7 Nervenstimulationsgerät mit angeschlossener Elektrostimulationskanüle.

Die Kanülenposition ist vermutlich korrekt platziert, wenn bereits mit einer Stromstärke von 0,2–0,5 mA **Zuckungen im Bereich der Hand** auslösbar sind. Das Lokalanästhetikum kann nun injiziert werden.
Bei der elektrischen Stimulation des Nervus radialis kommt es zur Streckung von Fingern, Hand und Ellenbogengelenk sowie zur Supination der Hand (= Drehen der Handfläche nach oben). Bei der Stimulation des Nervus medianus kommt es zur Beugung der Hand und des ersten, zweiten und dritten Fingers. Eine Stimulation des Nervus ulnaris führt zur Beugung des dritten bis fünften Fingers. Kommt es zur Beugung im Ellenbogengelenk und zur Supination der Hand, dann wurde der Nervus musculocutaneus stimuliert. Dieser Nerv versorgt die Haut im Bereich der radialen Unterarmseite. Der Nervus musculocutaneus verlässt die Gefäß-Nerven-Scheide bereits tief in der Axilla. Wird er stimuliert, liegt die Kanüle nicht in der Gefäß-Nerven-Scheide. Um den Plexus und den Nervus musculo-

cutaneus zu blockieren, sollte eine axillare Blockade möglichst tief in der Axilla durchgeführt werden.
Nach der Injektion des Lokalanästhetikums wird die Punktionsstelle mit sterilem Verbandsmaterial bedeckt.

> Bis die Blockade des Plexus brachialis komplett ist, vergehen mindestens 20 Minuten.

Medikamente
- Prilocain 1–1,5 %, (30–)40 ml
- Mepivacain 1 %, 30 ml
- Bupivacain 0,5–0,25 %, 30(–40) ml

Komplikationen
- Nervenverletzungen
- Hämatombildung nach versehentlicher Punktion der Arteria axillaris. Da die Ausbreitung des Hämatoms durch die Gefäß-Nerven-Scheide behindert ist, kann es durch das Hämatom innerhalb der Gefäß-Nerven-Scheide zu einer Kompression und einer Druckschädigung der dort verlaufenden Nerven kommen. 5 Minuten komprimieren!
- intravasale Injektion
- anaphylaktoide Reaktion
- systemische Toxizität

Kontraindikationen
- Ablehnung durch den Patienten
- Allergie gegen Lokalanästhetika
- Gerinnungsstörungen (s. S. 159)
- vorbestehende Nervenschädigungen
- entzündliche Hautveränderungen im Punktionsbereich
- entzündliche Veränderungen der Lymphgefäße (= Lymphangitis) oder Lymphknoten (= Lymphadenitis) am entsprechenden Arm, die häufig bei einer eitrigen Entzündung des Fingerbettes (= Panaritium) vorliegen; entzündliche Lymphknotenvergrößerungen in der Axilla sind stets vorher (!) auszuschließen.

Rückenmarknahe Leitungsanästhesien

Spinalanästhesie

▶ Unter einer Spinalanästhesie wird das Einbringen eines Lokalanästhetikums in den Spinalraum verstanden. Hierdurch kann eine Schmerzausschaltung an der unteren Körperhälfte erzielt werden.

Anatomie

Das Rückenmark endet normalerweise auf der Höhe des ersten bis zweiten Lendenwirbels (= L1/L2) (vgl. Abb. 2.8). Unterhalb davon befindet sich in dem von der Dura umgebenen Spinalraum nur noch die aus Nervenfasern bestehende Cauda equina (wörtlich übersetzt: „Pferdeschweif"). Spinalpunktionen dürfen daher nur unterhalb von L2 durchgeführt werden, damit das Rückenmark nicht versehentlich verletzt wird. Die Fasern der Cauda equina weichen dagegen einer eindringenden Kanüle leicht aus. Die häufigste Punktionsstelle ist zwischen dem dritten und vierten Lendenwirbel (= L3/L4).

Bei der Punktion des Spinalkanals dringt die Kanüle durch folgende Strukturen (vgl. Abb. 2.9):

- 1 = Haut
- 2 = subkutanes Fettgewebe
- 3 = Ligamentum supraspinale (Band, das von einer Dornfortsatzspitze zur nächsten zieht)
- 4 = Ligamentum interspinale (Band, das sich zwischen den Dornfortsätzen befindet)
- 5 = Ligamentum flavum (= gelbes, elastisches, aber sehr festes, derbes Band, das sich zwischen den Wirbelbögen befindet)
- 6 = Periduralraum (besteht aus lockerem Bindegewebe, Fettgewebe sowie reichlich Venengeflechten und ist nur einige Millimeter breit)
- 7 = Dura (= harte Hirnhaut)
- 8 = Spinalraum (mit Liquor und Cauda equina)

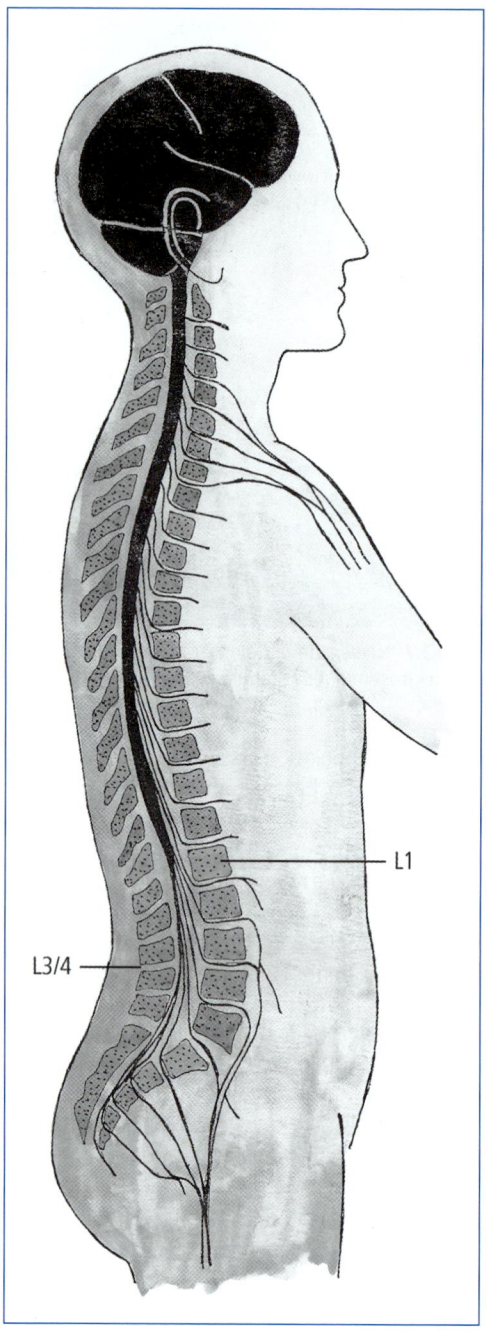

Abb. 2.8 Lage des Rückenmarks im Spinalkanal (Ende des Rückenmarks bei L1/L2; übliche Punktionshöhe L3/L4).

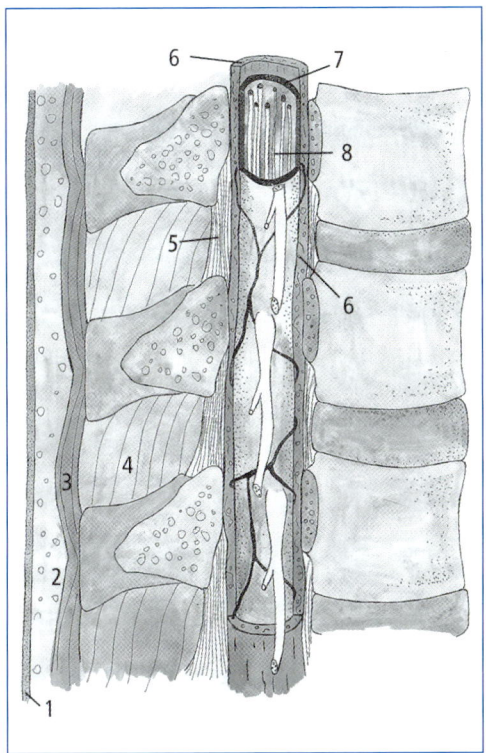

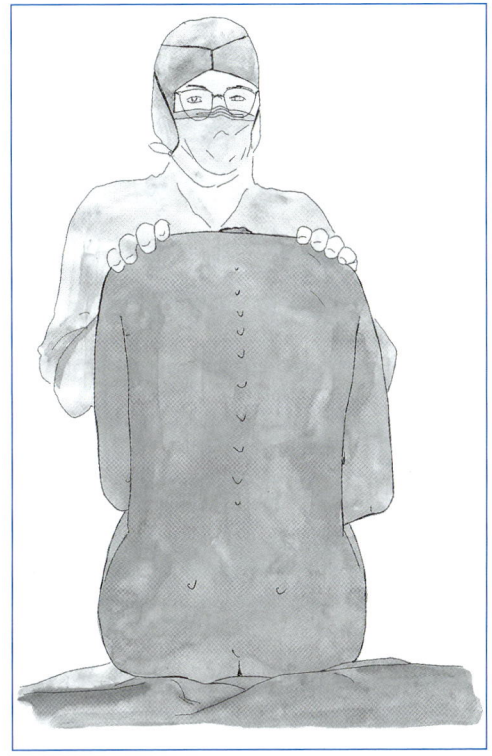

Abb. 2.9 Lendenwirbelsäule. 1 = Haut, 2 = subkutanes Fettgewebe, 3 = Ligamentum supraspinale, 4 = Ligamentum interspinale, 5 = Ligamentum flavum, 6 = Periduralraum, 7 = Dura, 8 = Spinalraum mit Cauda equina.

Abb. 2.10 Sitzende Lagerung zum Anlegen einer rückenmarknahen Leitungsanästhesie.

Material

- sterile Handschuhe, Mundschutz und Kopfhaube
- Desinfektionslösung
- Lokalanästhetikum für die lokale Betäubung der Punktionsstelle
- Lokalanästhetikum für die Spinalanästhesie
- Spinal-Set, das meist alle weiteren Utensilien enthält:
  – Gefäß für die Desinfektionslösung
  – sterile Tupfer und Kompressen
  – Stieltupfer
  – steriles Lochtuch
  – 2-ml-Spritze für die Lokalanästhesie
  – 5-ml-Spritze für die Spinalanästhesie

– Stahlkanülen zum Aufziehen der Medikamente und zur lokalen Betäubung der Punktionsstelle, außerdem eine dickere Führungskanüle (s. u.) für die dünne Spinalkanüle
– Spinalkanüle (z. B. 24 oder 25 G)
- steriles Verbandsmaterial für die Punktionsstelle

Technik

Eine Spinalpunktion kann am sitzenden (vgl. Abb. 2.10) oder am liegenden (vgl. Abb. 2.11) Patienten vorgenommen werden. Der Patient muss hierbei einen Rundrücken, einen so genannten „Katzenbuckel", machen.

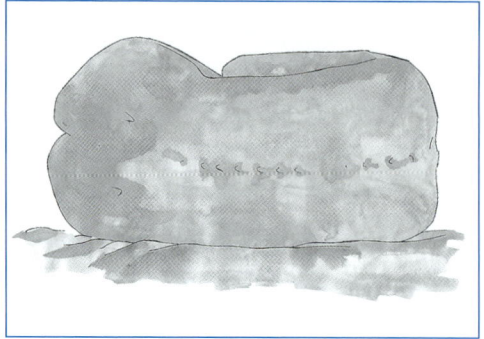

Abb. 2.11 Seitenlagerung zur Anlage einer rückenmarknahen Leitungsanästhesie.

Hierzu muss der Patient das Kinn auf die Brust nehmen bzw., bei der Punktion im Liegen, die Beine an den Bauch ziehen. Bei der Punktion im Sitzen muss der am Bettrand bzw. am Rand des OP-Tisches sitzende Patient die Beine auf eine Fußbank stellen. Durch diesen Rundrücken vergrößern sich die Abstände zwischen den Dornfortsätzen, was die Punktion zwischen den Dornfortsätzen hindurch in den Spinalraum wesentlich erleichtert.

Die Punktion am sitzenden Patienten ist technisch einfacher. Der Patient muss jedoch hierbei unbedingt von einer Hilfsperson festgehalten werden, da er aufgrund einer vasovagalen Synkope oder eines plötzlichen Blutdruckabfalls nach Injektion des Lokalanästhetikums unvermittelt kollabieren und vom Bett fallen könnte!

Die beabsichtigte Punktionsstelle muss aufgesucht werden. Als Orientierungsmarke gilt die Verbindungslinie der Beckenkämme, die die Wirbelsäule auf Höhe des Dornfortsatzes des vierten Lendenwirbels schneidet. Bei Auflegen der flachen Hände auf die Beckenkämme treffen sich die Daumen in der Höhe des Dornfortsatzes von L4 (vgl. Abb. 2.12). Zumeist wird zwischen L3/L4 punktiert. Die beabsichtigte Punktionsstelle kann nun z.B. durch einen längeren und kräftigen Druck mit dem Daumennagel markiert werden, damit sie auch nach der Desinfektion noch erkennbar ist.

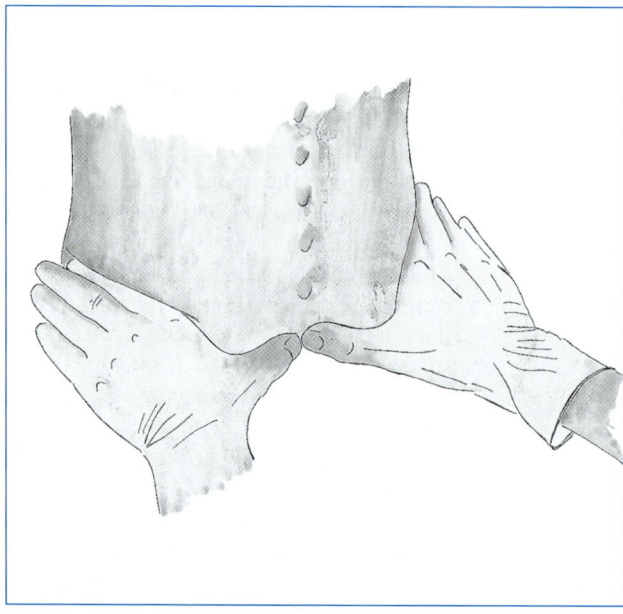

Abb. 2.12 Aufsuchen eines Zwischenraums zwischen 3. und 4. Lendenwirbel. Die flachen Handflächen liegen auf den Beckenkämmen auf.

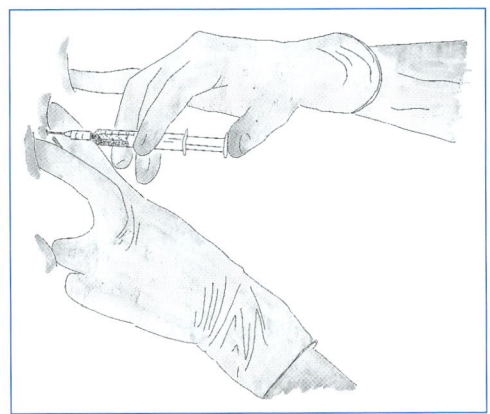

Abb. 2.13 Durchführung einer Lokalanästhesie.

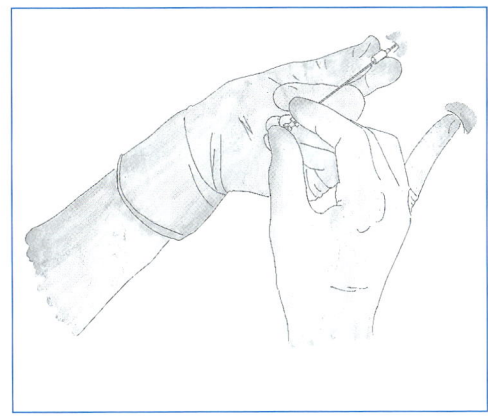

Abb. 2.15 Einführung der Spinalkanüle durch die Führungskanüle.

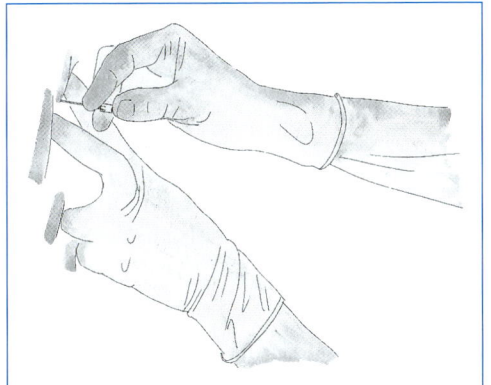

Abb. 2.14 Einstechen einer Führungskanüle.

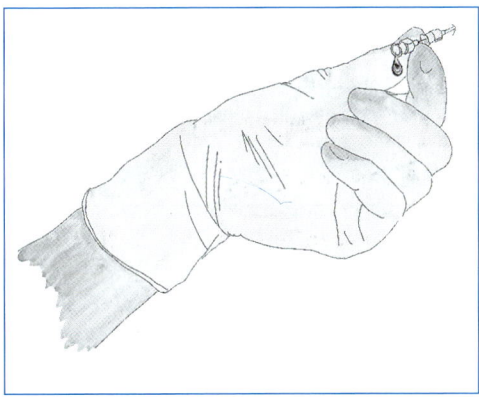

Abb. 2.16 Erfolgreiche Spinalpunktion: Abtropfen von Liquor cerebrospinalis.

Vorgehen

Nach mehrmaliger großflächiger Desinfektion der Punktionsstelle wird diese mit einem sterilen Lochtuch abgeklebt. Normalerweise wird zwischen dem Dornfortsatz des dritten und vierten Lendenwirbelkörpers (L3/L4) mit einem Lokalanästhetikum (z. B. Lidocain 1 %) eine Hautquaddel gesetzt, außerdem werden die tiefer liegenden Bandstrukturen betäubt (vgl. Abb. 2.13). Es empfiehlt sich nun, durch die Hautquaddel eine dicke **Führungskanüle** bis ins Ligamentum interspinale einzustechen (vgl. Abb. 2.14). Durch diese Führungskanüle wird eine möglichst dünne Spinalkanüle (z. B. 25 G) eingeführt (vgl. Abb. 2.15). Bei Verwendung einer Führungskanüle kommt die Spinalkanüle nicht in Kontakt mit der Haut und verbiegt sich nicht so leicht. Die Stichrichtung der Spinalkanüle sollte horizontal bis leicht nach kranial verlaufen. Da die Bindegewebsfasern der zu durchstechenden Dura von kranial nach kaudal verlaufen, empfiehlt es sich, den Anschliff der Spinalkanüle nach lateral zu halten. Hierdurch werden die Bindegewebsfasern der Dura beim Vorstechen auseinandergedrängt. Wird der Kanülenanschliff nach kranial oder kaudal gerichtet, so werden diese Bindegewebsfasern der Dura durchtrennt und es entsteht ein größeres Loch in der Dura. Durch Entfernen des Mandrins aus der Spinalkanüle kann geprüft werden, ob bereits Liquor abtropft, das heißt, ob die Kanülenspit-

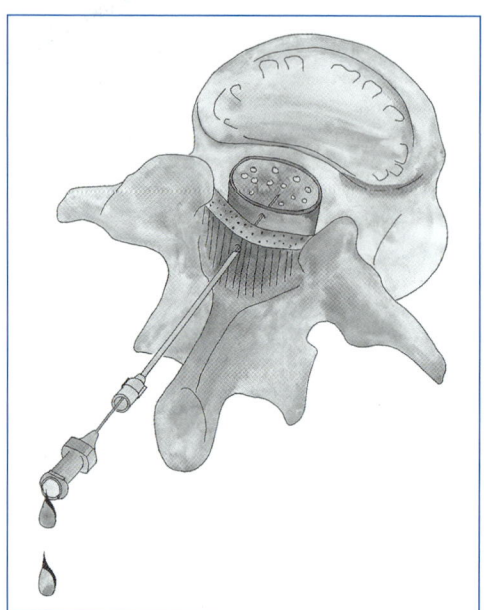

Abb. 2.17 Erfolgreiche Spinalpunktion: richtig platzierte Spinalkanüle.

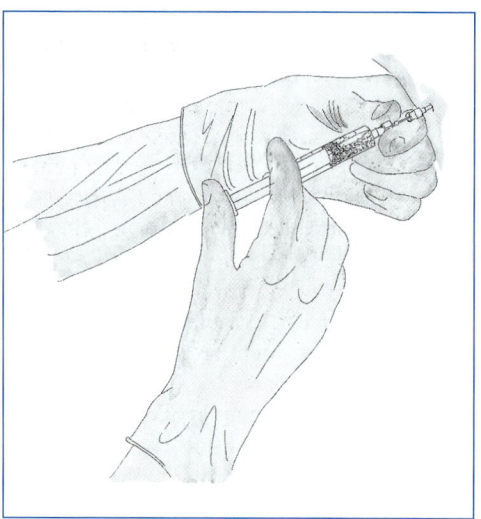

Abb. 2.18 Injektion von Lokalanästhetikum über die Spinalkanüle.

ze im Spinalraum liegt. Falls dies nicht der Fall ist, so muss der Mandrin wieder eingeführt und die Kanüle etwas weiter vorgeschoben werden. Kommt es beim Vorstechen zum Knochenkontakt, so muss die Stichrichtung

der Spinalkanüle korrigiert werden. Häufig kann die Duraperforation als zarter Klick empfunden werden. Nach der Entfernung des Mandrins tropft nun langsam Liquor ab (vgl. Abb. 2.16 und 2.17). Die Kanüle wird um 90 Grad gedreht, sodass der Kanülenschliff nun normalerweise nach kranial zeigt. Wenn versehentlich ein Gefäß perforiert wurde, sind manchmal die ersten Liquortropfen blutig gefärbt. Beim Abtropfen des Liquors werden die Tropfen jedoch bald klar.

> Es darf erst injiziert werden (vgl. Abb. 2.18), wenn klarer Liquor kommt. Vor der Injektion des Lokalanästhetikums wird mit der Spritze etwas Liquor aspiriert, um sich nochmals von der richtigen Lage der Kanüle zu überzeugen. Aspirierter Liquor ist in der mit Lokalanästhetikum gefüllten Spritze an einer Schlierenbildung erkennbar.

Nach Entfernen der Kanüle muss die Punktionsstelle mit sterilem Verbandsmaterial abgedeckt werden.

Medikamente
- 2–4 ml Bupivacain 0,5 % isobar oder hyperbar (s. u.)
- 3–4(–5) ml Ropivacain 0,5 % isobar
- 1–2 ml Lidocain 5 % hyperbar (s. u.)
- 1–2 ml Mepivacain 4 % hyperbar (s. u.)

▶ Die **hyperbaren Medikamente** sind schwerer als Liquor, das heißt, sie sinken im Liquorraum nach unten ab. Bei Punktion in Seitenlage und langsamer Injektion sinkt also ein hyperbares Lokalanästhetikum nach unten und betäubt das unten liegende Bein stärker und schneller.

Wird der Patient also auf die kranke Seite gelagert und wird ein hyperbares Lokalanästhetikum verwendet, so kann gezielt nur das kranke Bein betäubt werden. Bei langsamer Injektion eines hyperbaren Lokalanästhetikums am sitzenden Patienten sinkt das Lokalanästhetikum nach unten ab und betäubt nur die unteren, also die sakral gelegenen Nerven.

Dadurch werden nur der Anal-, der Damm- und der Genitalbereich sowie die Oberschenkelinnenseite betäubt, also die Bereiche, mit denen ein Reiter im Sattel sitzt. Diese Form der Spinalanästhesie wird deshalb als **Sattelblock** bezeichnet und eignet sich z.B. bei Eingriffen am Anus oder am Genitale. Hierzu werden ca. 0,5–1 ml Lokalanästhetikum benötigt. Die Kanüle sollte hierzu so gedreht werden, dass der Schliff der Kanülenspitze nach kaudal zeigt. Nach der Injektion muss der Patient ca. 5 Minuten sitzen bleiben.

Zumeist werden **isobare Lokalanästhetika** verwendet, sie sind gleich schwer wie Liquor. Die oben beschriebenen Manipulationen können daher mit ihnen nicht durchgeführt werden.

Ausbreitung

Die Höhe der Ausbreitung einer Spinalanästhesie lässt sich nicht genau vorhersagen. Sie ist von vielen Faktoren abhängig, z.B. von folgenden:

- Volumen des injizierten Lokalanästhetikums
- spezifisches Gewicht des Lokalanästhetikums (hyper- oder isobar)
- Lagerung des Patienten bei und nach der Injektion
- Höhe des Punktionsortes
- Injektionsgeschwindigkeit (je schneller die Injektion, desto stärkere Turbulenzen treten auf und desto weiter wird das Lokalanästhetikum nach oben gewirbelt)
- Liquormenge des Patienten

Angestrebt wird meist eine Ausbreitung der Analgesie bis ungefähr Nabelhöhe (= Th10, vgl. Abb. 2.19).

Die Wirkung der Spinalanästhesie beginnt fast unmittelbar. Die **dünnen Sympathikusfasern** (s.S. 158) werden als Erste blockiert. Da sie unter anderem für den Gefäßtonus verantwortlich sind, kommt es durch ihre Ausschaltung zu einer Vasodilatation, zu einer Rötung und einem Wärmegefühl in der betreffenden Region. Oft geben die Patienten noch während der Injektion ein beginnendes Wärmegefühl in den Beinen an.

Folge dieser Vasodilatation ist meist ein Blutdruckabfall, der sehr schnell auftreten und unter Umständen bedrohlich sein kann. Je höher die Spinalanästhesie aufsteigt, desto stärker ist der Blutdruckabfall. Es sollten deshalb bereits vor (!) Anlage einer Spinalanästhesie ungefähr 500 ml Flüssigkeit infundiert werden.

Therapie eines übermäßigen Blutdruckabfalls nach Anlegen einer Spinalanästhesie

- Infusion beschleunigen bzw. Austausch gegen einen Plasmaexpander (z.B. HES, s.S. 130)
- Vasopressorgabe (z.B. Akrinor®; s.S. 112)
- Beine hochlagern (= Autotransfusion)
- Sauerstoffgabe

Nach spätestens 10 Minuten sind normalerweise alle Empfindungsqualitäten einschließlich der Motorik vollständig ausgeschaltet, und die Spinalanästhesie breitet sich nicht mehr weiter aus. Steigt die Sympathikusblockade über das Brustwarzenniveau (= Th4, vgl. Abb. 2.19), so kann es zu einer Blockierung der aus diesen Segmenten kommenden sympathischen Fasern des Herzens kommen; das heißt, die parasympathische (Vagus-)Wirkung auf das Herz überwiegt und es tritt eine Bradykardie auf. Der eintretende Frequenzabfall kann z.B. mit Atropin (0,25–0,5 mg intravenös) oder Orciprenalin (Alupent®, 1 Amp. = 1 ml = 0,5 mg. 1 Amp. auf 10 ml verdünnen. 1 ml entspricht dann 0,05 mg. Dosierung: 0,1 mg intravenös) therapiert werden.

Austesten der Ausbreitung

Hierzu eignet sich am besten ein Eiswürfel oder ein alkoholgetränkter Tupfer bzw. ein Desinfektionsspray. Die Patienten empfinden im betäubten Gebiet keine Kälte mehr. Bei Ausbreitung der Spinalanästhesie z.B. bis zum Nabel (= Th10, Abb. 2.19) empfinden die Patienten oberhalb des Nabels einen normalen Kältereiz, im betäubten Gebiet unterhalb des Nabels geben sie eher ein Wärmegefühl bei Berührung mit dem Kältereiz an. Das Austesten der Spinalanästhesie durch Schmerzreize wie z.B. Kneifen, Nadelstiche und Ähnliches sollte möglichst vermieden werden.

Indikationen für eine Spinalanästhesie
- Operationen an der unteren Körperhälfte

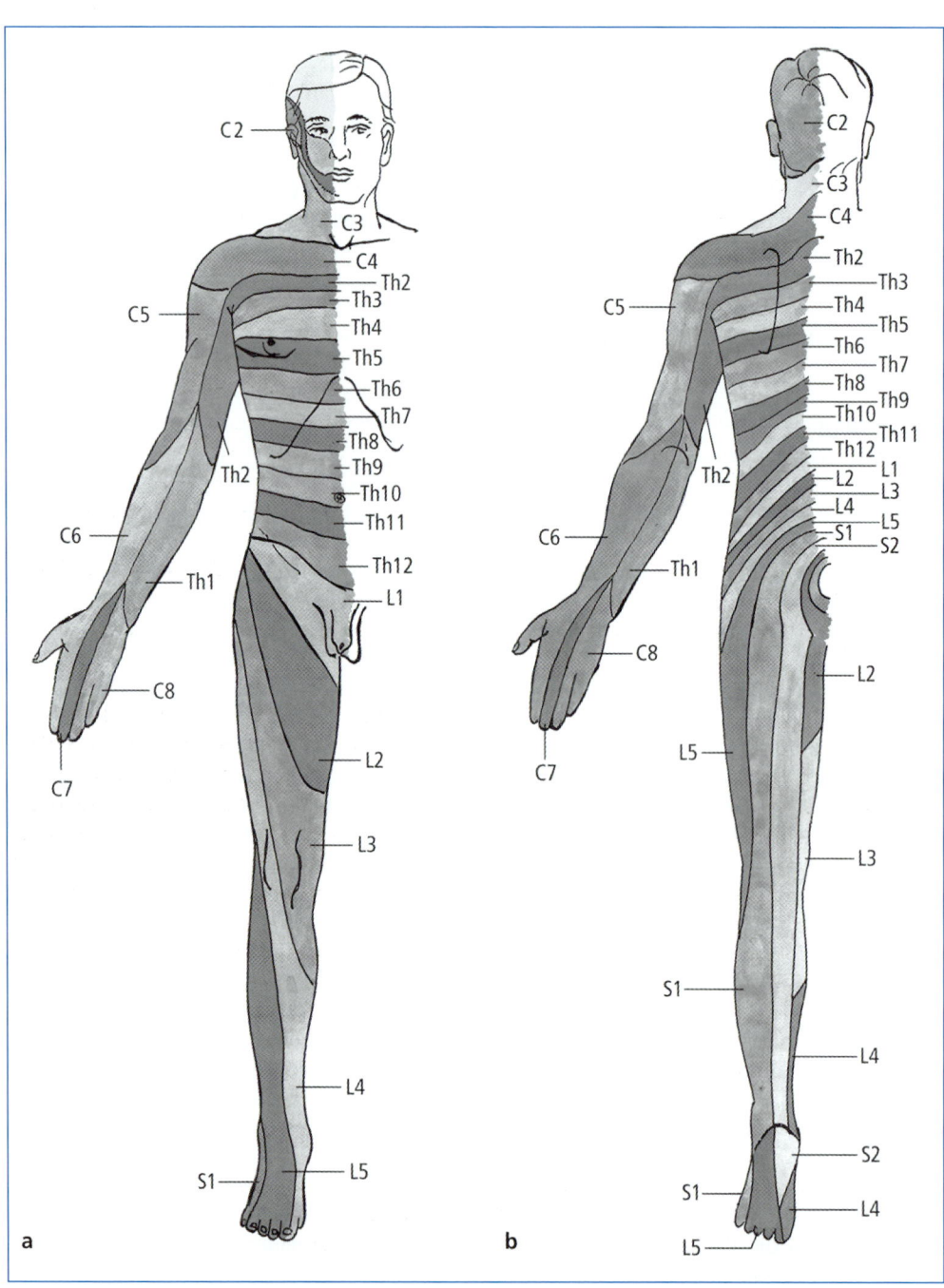

Abb. 2.19 Dermatome (Brustwarze: Th4, Nabel: Th10, Leiste: L1).

Komplikationen

- „postspinaler Kopfschmerz“:
Durch das in die Dura gestochene Loch kann Liquor aus dem Spinalraum in den Periduralraum abfließen. Durch diesen **Liquorverlust** kann es evtl. zu geringfügigen **Verlagerungen des Gehirns und des Rückenmarks mit Zug an den Hirnhäuten** kommen. Dadurch können starke, meist Analgetika-unempfindliche Kopfschmerzen auftreten. Je höher der Liquordruck, desto mehr Liquor wird abfließen und desto stärker wird der Kopfschmerz sein. Beim stehenden Patienten ist der Liquordruck im Bereich der Punktionsstelle besonders hoch. Hierdurch ist ein manchmal starker Kopfschmerz zu erklären, der auftritt, sobald sich der Patient erhebt. Durch prophylaktisches Flachliegen während der ersten 24 Stunden nach einer Spinalanästhesie können postspinale Kopfschmerzen allerdings nicht verhindert, sondern höchstens hinausgezögert werden. Die Häufigkeit eines postspinalen Kopfschmerzes soll bei jungen Patienten höher sein als bei älteren. Durch Verwendung einer möglichst dünnen Spinalkanüle (z. B. 24, 25, 26 oder 27 G) oder einer so genannten Whitacre- oder Sprotte-Kanüle (spitz zulaufende Kanüle mit seitlichem Loch; bleistiftspitzenartige Kanülenspitze; Pencil-Point-Kanüle) kann die Häufigkeit postspinaler Kopfschmerzen vermindert werden. Im Falle eines therapieresistenten, länger als 4–5 Tage anhaltenden, schweren postspinalen Kopfschmerzes sollte als Therapie ein so genannter **periduraler Blut-Patch (Blutplombe)** durchgeführt werden. Hierzu werden dem Patienten unter sterilen Bedingungen 5–10 ml Eigenblut abgenommen. Im Wirbelzwischenraum der ursprünglichen Spinalpunktion (bzw. ein Segment darüber oder darunter) wird mit der Periduraltechnik (vgl. S. 173) der Periduralraum aufgesucht und das Eigenblut injiziert. Das Blut gerinnt und verschließt damit das Loch in der Dura. Zumeist stellt sich meist innerhalb einer Stunde eine sehr schnelle Besserung der Symptomatik ein.

- Blutdruckabfall:
Er ist durch die **schnell einsetzende Sympathikusblockade** bedingt. Insbesondere bei Patienten mit Koronar- oder Zerebralsklerose, bei denen nur eine geringe Toleranz gegenüber Blutdruckabfällen besteht, muss ein stärkerer Blutdruckabfall unbedingt vermieden werden (Volumengabe, evtl. Akrinor®).
- Hirnnervenstörungen:
Durch den Liquorverlust kann es zu geringfügigen Verlagerungen des ZNS und damit zu Zug an Hirnnerven, insbesondere am VI. Hirnnerv (Nervus abducens), mit vorübergehenden Sehstörungen (Doppelbildern) kommen.
- Rückenmarkverletzungen:
bei zu hoher Punktion
- „hohe Spinalanästhesie“:
Bei zu hohem Aufsteigen der Spinalanästhesie kann es zur Hemmung der interkostalen Atemmuskulatur, zur Hemmung des Herzsympathikus mit Bradykardie und zu einem ausgeprägten Blutdruckabfall kommen.
- bakterielle Infektion mit Meningitis bei unsterilem Arbeiten
- peridurales Hämatom:
Nach einem oft unvermeidbaren Durchstechen eines der zahlreichen venösen Gefäße des Periduralraums kann es bei bestehenden Gerinnungsstörungen zur Ausbildung eines Hämatoms im Periduralraum kommen. Im Extremfall kann es hierdurch zur Kompression des Rückenmarks bis hin zur **Querschnittssymptomatik** kommen. Deshalb ist eine vorherige Kontrolle der Blutgerinnung (Einnahme gerinnungshemmender Medikamente? s. S. 159; Quick bzw. INR, PTT, Thrombozyten) sinnvoll. Eine genaue Anamnese bezüglich eventueller Gerinnungsstörungen ist zwingend notwendig.
- Sonstiges:
  - z. B. eine **vasovagale Synkope** beim Anlegen der Spinalanästhesie
  - vorübergehender Harnverhalt

Kontraindikationen

- Ablehnung durch den Patienten
- Allergie gegen Lokalanästhetika
- lokale Infektionen in Nähe der Punktionsstelle
- systemische bakterielle Infektionen (Sepsis)
- ZNS-Erkrankungen
- Volumenmangel (z. B. Schock)
- Gerinnungsstörungen (Einnahme gerinnungshemmender Medikamente? s. S. 159; Quick bzw. INR? PTT? Thrombozyten?)
- Verdacht auf erhöhten intrakraniellen Druck
- evtl. anatomische Veränderungen der Lendenwirbelsäule
- nicht kooperativer Patient
- Kopfschmerzanamnese (z. B. Migräne)
- evtl. Jugendliche aufgrund der häufigeren postspinalen Kopfschmerzen

Katheterspinalanästhesie

Seit einigen Jahren stehen sehr dünne (28–32 G) und gewebefreundliche Spinalkatheter zur Verfügung. Diese werden durch die liegende Spinalkanüle ca. 3–4 cm in den Liquorraum eingeführt. Hiermit ist aufgrund der **Möglichkeit zur Nachinjektion** eine kontinuierliche Spinalanästhesie möglich. Da das Lokalanästhetikum hierbei in mehreren kleinen Portionen (= fraktioniert) verabreicht werden kann, können Blutdruckabfälle weitgehend verhindert werden und es kann dadurch das gewünschte sensible Niveau sehr genau eingestellt werden. Bei längerer Liegedauer ist jedoch die Gefahr einer Liquorinfektion zu bedenken. Nach neueren Studien sollte im Rahmen einer kontinuierlichen Spinalanästhesie auf hyperbares Lidocain verzichtet werden, da hierdurch mehrfach eine Irritation der Cauda equina beschrieben wurde (Cauda-equina-Syndrom).

Periduralanästhesie (= PDA)

▶ Definition

Unter einer **Perid**ural**a**nästhesie (= PDA) wird das Einbringen eines Lokalanästhetikums in den Periduralraum zur Schmerzausschaltung verstanden.

Anatomie

Nach Durchstechen der Haut, des subkutanen Fettgewebes, des Ligamentum supraspinale und des Ligamentum interspinale trifft die Kanüle auf das Ligamentum flavum (= gelbes Band, Abb. 2.9). Direkt nach diesem derben, festen Band kommt der lockere Periduralraum. Der Periduralraum enthält zartes Fett- und Bindegewebe sowie Venengeflechte. Im Bereich von L3/L4 ist der Periduralraum ca. 4–5 mm breit. Danach kommt die Dura und dann der Spinalraum (vgl. Abb. 2.9). Dieser schmale Periduralraum muss mit der Kanülenspitze blind aufgefunden werden!

Bei einer korrekt durchgeführten Periduralanästhesie wird die Kanülenspitze nur bis in den Periduralraum vorgeschoben, die Dura wird also nicht verletzt. Deshalb kann eine PDA theoretisch auf jeder Höhe der Wirbelsäule durchgeführt werden. Im Normalfall wird jedoch wie bei einer Spinalanästhesie bei L3/L4 punktiert.

Falls bei Punktion im Bereich von L3/L4 dennoch eine versehentliche Durapunktion auftreten sollte, ist nun keine Rückenmarkverletzung zu befürchten, da das Rückenmark oberhalb davon (bei L1/L2) endet (s. S. 164). Wird dagegen eine **thorakale PDA** vorgenommen, so verlangt dies größte Vorsicht und Erfahrung. Wird der Periduralraum nicht erfasst und die Periduralkanüle weiter vorgeschoben, so droht eine Rückenmarkverletzung (!).
Die PDA ist im Vergleich zur Spinalanästhesie technisch wesentlich schwieriger. Korrekt durchgeführt hat sie jedoch zahlreiche Vorteile.

Material

- sterile Handschuhe, Mundschutz und Kopfhaube
- Desinfektionslösung
- Ampulle mit 10 ml NaCl 0,9 %
- Periduralkatheter, Partikelfilter und Adapter (s. S. 174)

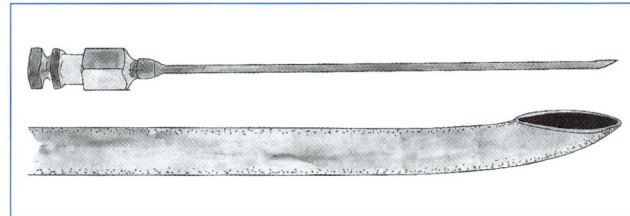

Abb. 2.20 Periduralkanüle (Tuohy-Kanüle).

- Lokalanästhetikum für die lokale Betäubung der Punktionsstelle, z.B. 1 Ampulle mit 5 ml Lidocain 1 %
- Lokalanästhetikum für die Periduralanästhesie, z.B. 1 Ampulle mit 20 ml Bupivacain 0,5 %
- Peridural-Set, das meist alle weiteren Utensilien enthält:
  - Gefäß für die Desinfektionslösung
  - sterile Tupfer und Kompressen
  - Stieltupfer
  - steriles Lochtuch
  - 2-ml-Spritze für die Lokalanästhesie
  - leichtgängige 10-ml-(Glas-)Spritze zum „Aufsuchen" des Periduralraumes mittels Widerstandsverlustmethode (s.u.)
- Stahlkanülen zum Aufziehen der Medikamente und zur lokalen Betäubung
- spezielle Periduralkanüle (= **Tuohy-Kanüle**, Abb. 2.20; sprich: Tuhi-Kanüle)
- steriles Verbandsmaterial für die Punktionsstelle und Pflaster zur Fixierung des PDA-Katheters

Technik

Am sitzenden oder liegenden Patienten. Der Patient muss einen „Katzenbuckel" machen (vgl. Abb. 2.10 und 2.11).

Vorgehen

- Aufsuchen und Markieren der üblichen Punktionsstelle bei L3/L4 (vgl. Abb. 2.12)
- Desinfektion der Punktionsstelle
- Aufkleben des sterilen Lochtuches
- lokale Betäubung der Haut und der tieferen Bandstrukturen (vgl. Abb. 2.13)

Nun wird die Periduralkanüle (= Tuohy-Kanüle, Abb. 2.20) bis ins Ligamentum interspinale (vgl. Abb. 2.21) vorgeschoben. Der Anschliff der Tuohy-Kanüle sollte nach lateral zeigen. So werden, falls es versehentlich zu einer Duraperforation kommen sollte, die von kranial nach kaudal verlaufenden Bindegewebsfasern der Dura nicht durchtrennt, sondern nur auseinandergedrängt. Nach Entfernen des Mandrins wird auf die Tuohy-Kanüle eine spezielle, besonders leichtgängige Spritze aufgesetzt, die mit NaCl 0,9 % gefüllt ist. Mit der rechten Hand wird auf die NaCl-gefüllte Spritze ein Stempeldruck ausgeübt. Die linke Hand wird am Rücken abgestützt und hält die Tuohy-Kanüle fest, damit bei plötzlichen Bewegungen des Patienten die Kanüle nicht unkontrolliert vordringen kann (vgl. Abb. 2.22). Mit der linken Hand wird die Tuohy-Kanüle langsam Millimeter um Millimeter vorgeschoben.

> Das Wesentliche beim Vorschieben der Tuohy-Kanüle ist es, den Moment zu erfassen, in dem die Kanülenspitze den Periduralraum erreicht. Es wird hierzu normalerweise die so genannte **„Widerstandsverlust-Methode"** verwendet, bei der die Kanüle mit der aufgesetzten Spritze unter Stempeldruck langsam Millimeter um Millimeter vorgeschoben wird.

Solange sich die Kanülenspitze in dem derben, festen Ligamentum flavum befindet, besteht ein hoher Injektionswiderstand. Es lässt sich keine Kochsalzlösung injizieren. In dem Moment, in dem die Kanülenspitze beim langsamen Vorschieben aus dem Ligamentum fla-

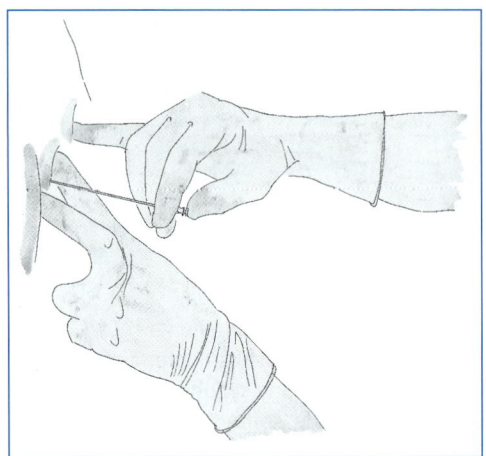

Abb. 2.21 Einführung der Periduralkanüle.

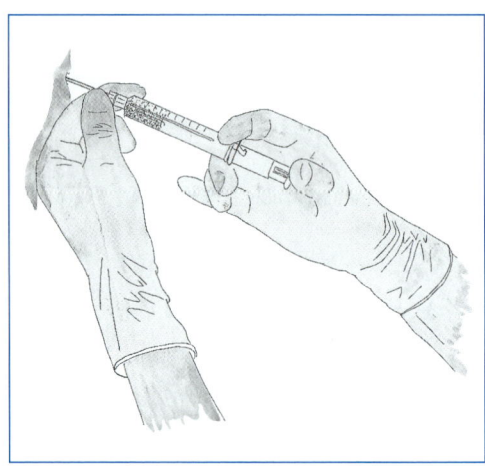

Abb. 2.22 Aufsuchen des Widerstandsverlustes. Vorschieben der Kanüle unter Stempeldruck.

vum in den lockeren Periduralraum eintritt, ist plötzlich dieser hohe Injektionswiderstand verschwunden. Das Kochsalz lässt sich leicht injizieren und dehnt den Periduralraum auf. Die Kanüle darf nicht weiter vorgeschoben werden. Die Tuohy-Kanüle wird um 90 Grad gedreht, sodass der Schliff nach kranial zeigt. (Manche Anästhesisten punktieren mit bereits nach kranial zeigendem Kanülenschliff.) Nun kann durch die Tuohy-Kanüle der Periduralkatheter vorsichtig eingeführt werden (vgl. Abb. 2.23, 2.24, 2.25), so sind später wiederholt Nachinjektionen möglich. Die Katheterspitze sollte ca. 3–5 cm tief im Periduralraum liegen. Nach Platzieren des Katheters wird die Tuohy-Kanüle über den Katheter herausgezogen und auf das Katheterende wird ein Adapter sowie ein Partikelfilter geschraubt.

Treten Probleme auf (z. B. Blut oder Liquor im Katheter), so darf niemals der Katheter durch die liegende Kanüle wieder herausgezogen werden, da hierbei ein Abscheren des Katheters mit Verbleib der Katheterspitze im Periduralraum droht (!!). Es muss also immer zuerst die Kanüle und danach evtl. der Katheter entfernt werden.

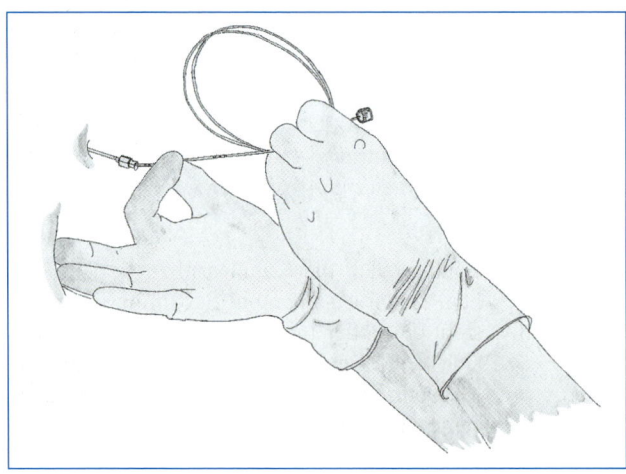

Abb. 2.23 Einführen des Periduralkatheters in die Periduralkanüle.

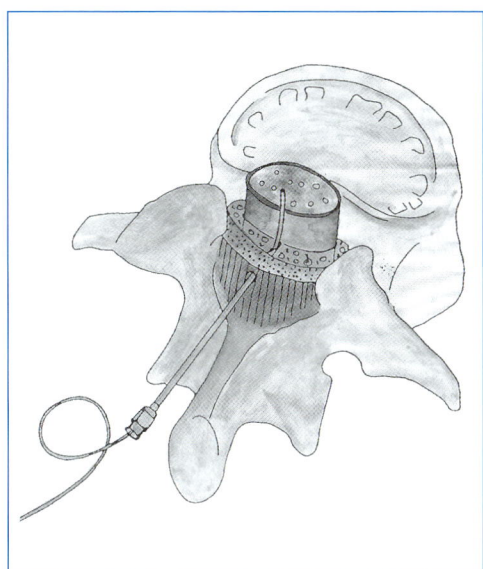

Abb. 2.24 Richtig platzierter Periduralkatheter.

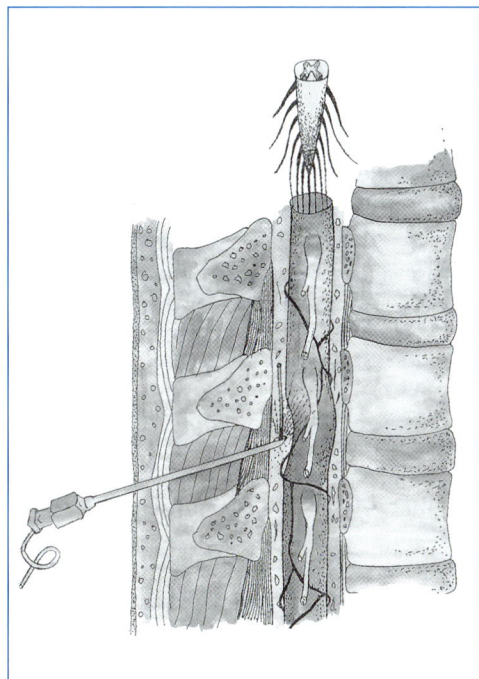

Abb. 2.25 Einführen des Periduralkatheters über die Tuohy-Kanüle in den Periduralraum. Der Periduralraum ist durch die zuvor injizierte Kochsalzlösung aufgedehnt.

Zum Ausschluss einer intraspinalen oder intravasalen Lage der Katheterspitze wird aspiriert. Kann kein Liquor oder Blut aspiriert werden, so wird eine „Testdosis" von ca. 3 ml Lokalanästhetikum gespritzt. Liegt der Katheter dennoch im Spinalraum, so treten sehr schnell die Zeichen einer Spinalanästhesie auf (s. S. 169). Liegt der Katheter korrekt, so wird sich das Empfinden an den unteren Extremitäten innerhalb von 5 Minuten kaum verändern. Erst jetzt darf die Hauptdosis von z. B. 12 ml (s. u.) gespritzt werden. Es empfiehlt sich stets, das Lokalanästhetikum über den Periduralkatheter in mehreren Teilportionen (= fraktioniert) zu injizieren. Bis zur vollständigen Ausbreitung der PDA vergehen meist ca. 20 Minuten.

Ausbreitung

> Die Ausbreitung der PDA hängt vor allem vom Volumen des injizierten Lokalanästhetikums ab. Je mehr Lokalanästhetikum injiziert wurde, desto höher wird die Betäubung nach kranial steigen.

Meistens wird ein Aufsteigen der PDA bis ungefähr Nabelhöhe, also bis zu Th10 (vgl. Abb. 2.19), angestrebt. Es müssen also die Segmente Th10–Th12, L1–L5 sowie meistens S1 und S2 (also 10 Segmente), betäubt werden. Bei 20-Jährigen werden ca. 1,5 ml Lokalanästhetikum benötigt, um ein Segment auszuschalten, insgesamt also ca. 15 ml. Mit zunehmendem Alter genügt ein immer geringeres Volumen, um die gleiche Ausbreitung der PDA nach kranial zu erreichen; bei 40-Jährigen werden ca. 1,2 ml, bei 60-Jährigen ca. 1 ml und bei 80-Jährigen ca. 0,7 ml pro auszuschaltendem Segment benötigt.

Bei Verwendung von niederprozentigen Lösungen, z. B. Bupivacain 0,25 % oder Ropivacain 0,2 %, werden nur die dünnen Nervenfasern, also die sympathischen Fasern sowie die für das Wärme-Kälte-Empfinden und die für die Schmerzleitung zuständigen Fasern, ausgeschaltet (s. S. 158).

Bei Schmerzzuständen (z. B. Karzinomschmerzen oder während der Geburt) kann mit einem **niederprozentigen Lokalanästhetikum** gezielt eine Schmerzausschaltung erreicht werden, während die Motorik (dicke Nervenfasern) noch erhalten ist.

Der Karzinompatient kann also mit seinem „Schmerzkatheter" noch die Beine bewegen, die Gebärende kann die Geburt trotz des „Schmerzkatheters" noch auf Aufforderung durch eine aktive Bauchpresse unterstützen. Auch bei arteriosklerotischen Durchblutungsstörungen oder z. B. nach einer Gefäßoperation kann durch peridural verabreichte niederprozentige Lokalanästhetika eine Sympathikusblockade mit einer Verbesserung der Durchblutung und eine Analgesie erzielt werden, während die Motorik erhalten bleibt.

Durch eine Sympathikusblockade kommt es auch zur Stimulierung der Darmtätigkeit.

Der Darm wird sowohl vom Sympathikus als auch vom Parasympathikus beeinflusst. Der Parasympathikus stimuliert, der Sympathikus hemmt die Darmtätigkeit. Wird der Sympathikus durch eine PDA blockiert, so überwiegt nun der stimulierende Effekt des Parasympathikus. Dies kann bei Patienten mit einem postoperativen Ileus (z. B. nach großen Bauchoperationen) ausgenützt werden. Wird hier zur Stimulierung der Darmtätigkeit eine PDA angelegt, so reicht ebenfalls das 0,25%ige Bupivacain oder das 0,2%ige Ropivacain aus. Wird bei einem Patienten mit einem akuten Ileus ein stärkerer intravasaler Volumenmangel vermutet, so stellt dies jedoch in der Regel eine relative Kontraindikation für eine Periduralanästhesie dar (es würde ein stärkerer Blutdruckabfall drohen).

Durch **höherprozentige Lokalanästhetikalösungen**, z. B. Bupivacain 0,5 % oder Ropivacain 0,75 % bzw. 1,0 %, werden auch die dickeren Fasern, also das Druck-Berührungs-Empfinden sowie die motorischen Nerven, blockiert.

Für Operationen müssen daher hochprozentige Lösungen verwendet werden, um auch eine Muskelerschlaffung zu erzielen.

Häufig benützte Medikamente

- ca. 15 ml Bupivacain 0,5 % für Operationen bei 20-Jährigen
- ca. 15 ml Ropivacain 0,75 % bzw. 1 % für Operationen bei 20-Jährigen
- ca. 15 ml Prilocain 2 % für Operationen bei 20-Jährigen
- ca. 15 ml Bupivacain 0,25 % bzw. ca. 15 ml Ropivacain 0,2 % ausschließlich zur Schmerztherapie oder zur Verbesserung der Durchblutung
- Lidocain 1–2 %
- Mepivacain 1,5–2 %

Es wurde zum Teil empfohlen, bei den mittellang wirkenden Lokalanästhetika etwas Natriumbikarbonat (= Natriumhydrogenkarbonat; im Volumenverhältnis 1:10) zuzumischen, wodurch die Diffusionsgeschwindigkeit des Lokalanästhetikums erhöht werden kann (da hierdurch der Anteil an ungeladenen Lokalanästhetikamolekülen, die für die Diffusion zuständig sind, erhöht werden kann; s. S. 153).

Bei **chronischen Schmerzzuständen** wird häufiger der PDA-Katheter 2–3-mal pro Tag mit 2–4 mg Morphin (Verdünnung mit NaCl 0,9 % auf 10 ml) angespritzt. Die Blockierung der Schmerzen erfolgt hierbei durch die Bindung des Morphins an Opioidrezeptoren im Bereich des Rückenmarks (s. S. 55). Im Rahmen der perioperativen Schmerztherapie wird manchmal auch ein Lokalanästhetikum in Kombination mit einem Opioid (z. B. 10–20 µg Sufentanil; selten auch 0,1 mg Fentanyl; 0,15 mg Buprenorphin) über den PDA-Katheter verabreicht werden. Allerdings ist im Rahmen der perioperativen Schmerztherapie nur die rückenmarksnahe Gabe der Opioide Sufentanil und Morphin offiziell zugelassen.

Bei der periduralen Gabe von Opioiden kann es jedoch sehr selten zu einer Atemdepression kommen, die u.U. erst 6–16 Stunden nach Opioidinjektion auftreten kann (!).

Dies ist dann der Fall, wenn das in den Liquorraum diffundierte Opioid über die Liquorzirkulation bis in den Hirnstamm zum Atemzentrum mittransportiert wurde. Diese Gefahr ist bei gut wasserlöslichen Opioiden wie Morphin größer (da sie längere Zeit im wässrigen Liquor verbleiben) als bei fettlöslichen Opioiden wie Sufentanil (oder Fentanyl oder Buprenorphin). Neben dieser **„verzögerten"** Atemdepression kann es evtl. innerhalb der ersten 60 Minuten nach Applikation zu einer **„frühen"** Atemdepression kommen. Diese ist durch eine schnelle systemische Resorption bedingt und bei gut fettlöslichen Opioiden wie Sufentanil (Fentanyl oder Buprenorphin) eher gegeben.

Die thorakale PDA (= PDA im Bereich der Brustwirbelsäule)

Eine thorakale PDA kann z.B. bei thorakalen Operationen oder nach Rippenserienfrakturen angelegt werden, damit diese pneumoniegefährdeten Patienten postoperativ gut durchatmen und schmerzarm abhusten können.

Hierbei sollte die Katheterspitze ungefähr in der Mitte der auszuschaltenden Segmente liegen. Bei einer thorakalen PDA muss wegen des Verlaufs der Wirbelkörperdornfortsätze relativ steil nach kranial gestochen werden.

Eine thorakale PDA ist nur dem erfahrenen Anästhesisten vorbehalten. Bei einer versehentlichen Duraperforation droht eine Rückenmarkverletzung (!).

Als Medikament für eine thorakale PDA zur Schmerztherapie eignet sich z.B. Bupivacain 0,25 % oder Ropivacain 0,2 %. Empfohlen werden ca. 0,5 ml pro auszuschaltendem Segment. Der thorakale PDA-Katheter kann auch mit einer Mischung aus niederprozentigem Lokalanästhetikum (z.B. 0,2%iges Ropivacain) plus 1 μg Sufentanil pro Milliliter angespritzt werden. Es können auch 2–3-mal pro Tag 2–3 mg Morhin injiziert werden. Es ist wiederum auf eine „frühe" oder eine unter Umständen erst nach Stunden eintretende „verzögerte" Atemdepression zu achten (s.S. 177). Der Vorteil einer Opioidgabe ist, dass es zu keinem Blutdruckabfall und zu keiner Bradykardie wie nach Verwendung eines Lokalanästhetikums kommt, da weder der Gefäß- noch der Herzsympathikus ausgeschaltet werden. Es wird eine reine Analgesie erzielt.

Sonstiges

Der den Außenknöchel mitversorgende Nerv (L5/S1, Abb. 2.19) ist der dickste Nerv des Plexus lumbosacralis, und häufig vermag bei der PDA das Lokalanästhetikum diesen Nerv nicht vollständig zu durchdringen. Deshalb kann bei der PDA im Bereich des Außenknöchels eine fleckförmige Schmerzempfindlichkeit erhalten bleiben. Dies kann insbesondere bei einer Außenbandnaht am oberen Sprunggelenk manchmal Probleme bereiten.

Austesten der Ausbreitung
- mit einem alkoholgetränkten Tupfer oder einem Eiswürfel (s.S. 169)

Indikationen
- Operationen vor allem an der unteren Körperhälfte
- zur ausschließlichen Schmerzbekämpfung (Schmerzkatheter, z.B. zur schmerzlosen vaginalen Entbindung)
- zur Verbesserung der Durchblutung (bei Durchblutungsstörungen der Beine oder nach Gefäßoperationen an den Beinen)
- Stimulierung der Darmtätigkeit bei Patienten mit einem chronischen Ileus (z.B. nach großen bauchchirurgischen Operationen)

Komplikationen

- Blutdruckabfall
  durch die Sympathikusblockade bei Injektion eines Lokalanästhetikums. Wird über den PDA-Katheter ein Opioid wie Sufentanil oder Morphin gespritzt, so tritt keine Sympathikusblockade und damit auch kein Blutdruckabfall auf.
- bakterielle Infektion
  bei nicht aseptischem Vorgehen
- versehentliche Duraperforation
  meist von starken postspinalen Kopfschmerzen gefolgt (s. S. 171)
- Katheterabscherung
  bei dem streng verbotenen Zurückziehen des Katheters durch die liegende Kanüle
- versehentliche intravenöse Katheterlage
  mit toxischen Nebenwirkungen bei intravenöser Injektion des Lokalanästhetikums. Um eine intravasale Katheterlage weitgehend ausschließen zu können, wird von manchen Anästhesisten eine adrenalinhaltige Testdosis verwendet. Bei intravasaler Injektion dieser Testdosis kommt es zumeist zu erkennbarer Tachykardie und Blutdrucksteigerung.
- zu hohe PDA
  durch zu hohes Aufsteigen des Lokalanästhetikums aufgrund einer Überdosierung oder aufgrund einer sehr schnellen Injektion
- peridurales Hämatom
  bei Gerinnungsstörungen und Verletzung einer Vene im Periduralraum (s. S. 171). Im Extremfall kann dies zur Kompression des Rückenmarks und zur Querschnittssymptomatik führen. Gerinnungskontrolle! Stets postoperative Überwachung, ob sich Sensibilität und Motorik wieder einstellen!
- Rückenmarkverletzungen
  bei versehentlicher Duraperforation und Punktion oberhalb von L2 (vgl. Abb. 2.8)
- Sonstiges
  z. B. Kollabieren des Patienten beim Legen der PDA

Therapie eines übermäßigen Blutdruckabfalls

- Infusion beschleunigen bzw. Austausch gegen einen Plasmaexpander (z. B. HES, s. S. 130)
- Vasopressorgabe (z. B. Akrinor®)
- Beine hochlagern (= Autotransfusion)
- Sauerstoffgabe

Da die Wirkung der PDA wesentlich langsamer einsetzt als bei der Spinalanästhesie, tritt auch der Blutdruckabfall hierbei sehr langsam ein und kann normalerweise problemlos abgefangen werden. Trotzdem sollten bereits vor Beginn der PDA ca. 500 ml Flüssigkeit infundiert werden.

Kontraindikationen

Die für eine PDA geltenden Kontraindikationen entsprechen weitgehend denen für die Spinalanästhesie (s. S. 172). Jugendliche Patienten sowie eine Kopfschmerzanamnese sind jedoch keine Kontraindikationen der PDA, da es bei korrekter Durchführung zu keinem „postspinalen Kopfschmerz" kommen kann.

Kombinierte Spinal-/Periduralanästhesie (CSE)

In den letzten Jahren wird häufiger eine kombinierte Spinal-/Periduralanästhesie (combined spinal and epidural analgesie = CSE) empfohlen. Hierbei wird mit einer Periduralkanüle der Periduralraum aufgesucht (s. o.). Danach wird über die liegende PDA-Kanüle mit einer sehr dünnen Spinalkanüle vollends bis in den Spinalraum vorgestochen und eine Spinalanästhesie durchgeführt. Da nur noch die zarte Dura mater perforiert zu werden braucht, kann eine extrem dünne Spinalkanüle verwendet werden, wodurch das Risiko postspinaler Kopfschmerzen deutlich vermindert ist. Anschließend wird ein Periduralkatheter in den Periduralraum eingeführt.
Die CSE verbindet die Vorteile der Spinalanästhesie (schneller Wirkungsbeginn, gute motorische Blockade) mit den Vorteilen der

Katheterperiduralanästhesie (Möglichkeit der Nachinjektion). Entscheidender Nachteil der CSE ist, dass der Periduralkatheter (nach Anlage der Spinalanästhesie) nicht mehr ausgetestet werden kann. Es ist daher eine besonders vorsichtige Dosistitration über den PDA-Katheter wichtig, um eine eventuelle intraspinale Lage dennoch erfassen zu können.

Wird eine spezielle (doppellumige) CSE-Kanüle verwendet, dann kann zuerst der PDA-Katheter gelegt und darüber eine Testdosis gespritzt werden. Anschließend wird über das zweite Kanülenlumen die Spinalpunktion vorgenommen. Hierbei muss aber die CSE-Kanüle so lange belassen werden, bis die Periduralanästhesie ausgetestet ist. Während dieser Zeit muss der Patient sehr ruhig in seiner Position verharren. Insgesamt ist die CSE noch nicht sehr weit verbreitet.

Intravenöse Regionalanästhesie (IVRA)

Die intravenöse Regionalanästhesie (= IVRA) wurde bereits 1908 von dem Kieler Chirurgen August Bier beschrieben (englisch: Bier's block).

Vorgehen

Am Oberarm, Oberschenkel oder evtl. am Unterschenkel wird eine spezielle, zweikammerige Blutdruckmanschette um die mit Watteband abgepolsterte Extremität gelegt. Es ist auf die richtige Platzierung der Manschette zu achten. Die als proximal (= körpernah) und distal (= körperfern) bezeichneten Manschettenkammern müssen korrekt zum Liegen kommen.

Nach Anlage einer peripher-venösen Verweilkanüle an der Hand bzw. am Fuß (sowie Platzierung einer zweiten Kanüle an dem nicht zu operierenden Arm für die Infusionstherapie) wird die Extremität von peripher nach zentral mit einer elastischen Gummibinde (Esmarch-Binde) ausgewickelt, um das Gefäßsystem blutleer zu machen. Ist verlet-

zungs- bzw. schmerzbedingt ein Auswickeln der Extremität nicht möglich, so ist die Extremität für ca. 5 Minuten lediglich nach oben zu halten und vorsichtig auszustreichen, um eine Blutarmut zu erzielen. Nun wird die proximal gelegene Manschette auf ca. 100–150 mmHg über den systolischen arteriellen Blutdruck aufgepumpt. Anschließend wird die elastische Binde wieder entfernt und das blutleere Gefäßsystem über den venösen Zugang mit Lokalanästhetikum gefüllt. Die Wirkung ist wohl dadurch zu erklären, dass das Lokalanästhetikum aus dem Gefäßsystem ins umgebende Gewebe diffundiert und die dort gelegenen peripheren Nervenendigungen blockiert. Die Wirkung ist also einer Infiltrationsanästhesie ähnlich. Es verbleiben lediglich 25–30 % des Lokalanästhetikums im entleerten Gefäßbett. Der Rest diffundiert ins Gewebe.

> Mit diesem Verfahren kann eine erfolgssichere und schnell (innerhalb von 5–10 Minuten) einsetzende Anästhesie erzielt werden. Die Operationszeit sollte ca. 90 Minuten möglichst nicht überschreiten.

Falls nach einiger Zeit ein Druckgefühl im Manschettenbereich auftritt, kann nun die distale Manschette ebenfalls geblockt werden. Da sich diese im nun bereits anästhesierten Bereich befindet, wird sie besser toleriert. Von der proximalen Manschette kann dann der Druck abgelassen werden.

Nachteile des Verfahrens sind, dass kurz nach Öffnen der Blutleere und wiedereinsetzender Durchblutung Motorik und Sensibilität innerhalb von 5–10 Minuten zurückkehren und damit sehr schnell postoperative Schmerzen auftreten. Eine Blutstillung und ein Wundverschluss nach Öffnen der Blutleere sind nicht mehr möglich. Die Operation muss also in Blutleere abgeschlossen werden. Da beispielsweise bei einer Dupuytren-Operation erst nach Öffnen der Blutsperre die relativ langwierige Blutstillung möglich ist, kann diese relativ häufig vorgenommene Operation nicht in intravenöser Regionalanästhesie durchgeführt werden.

Das entscheidende Risiko einer intravenösen Regionalanästhesie besteht darin, dass bei einem verfrühten Öffnen der Manschette das sich noch intravasal befindliche Lokalanästhetikum plötzlich in die systemische Zirkulation eingeschwemmt wird und es möglicherweise zu toxischen Nebenwirkungen der Lokalanästhetika kommt. Daher darf die Manschette frühestens nach 20–30 Minuten abgelassen werden, wenn bereits der Großteil des Lokalanästhetikums ins Gewebe abdiffundiert ist.

Bei Verwendung moderner Geräte wird die Gefahr eines ungewollten Druckverlustes in der Manschette mit Einschwemmung des Lokalanästhetikums weitgehend ausgeschlossen. Moderne Geräte werden an die zentrale Druckluftleitung angeschlossen. Sie pumpen bei einer eventuellen Undichtigkeit automatisch nach und halten so den eingestellten Manschettendruck konstant. Es empfiehlt sich am Ende der Operation stets ein intermittierendes Öffnen der Blutsperre durch kurzfristiges Ablassen des Drucks und ein anschließend erneutes Blocken auf den suprasystolischen Ausgangswert (ca. 10-Sekunden-Intervall). Moderne Geräte verfügen hierfür über einen speziellen Ablassknopf. Wird dieser gedrückt, entleert sich die Manschette; wird er losgelassen, wird automatisch wieder der Ausgangsdruck hergestellt. Wird der Druck dagegen langsam abgelassen, so droht bei Druckabfall unter den systolischen Druck ein arterieller Bluteinstrom bei noch gedrosseltem venösem Abfluss. Dadurch können Nachblutungen im Operationsgebiet begünstigt werden.

Intravenöse Regionalanästhesie am Arm
Die IVRA ist z.B. bei einer Ganglienoperation, Metallentfernung oder geschlossenen Reposition einer Radiusfraktur gut geeignet. Bei Anlegen einer Oberarmmanschette werden ca. 0,5–0,6 ml/kg KG Prilocain 0,5 % benötigt.

Intravenöse Regionalanästhesie am Bein
Die IVRA wird nur relativ selten an der unteren Extremität angewandt. Indikationen sind hier vor allem bei Eingriffen am distalen Unterschenkel und am Fuß gegeben. Bei Anlage einer Unterschenkelmanschette werden ca. 0,4–0,6 ml/kg KG, bei einer Oberschenkelmanschette ca. 1 ml/kg KG an Lokalanästhetikum (normalerweise Prilocain 0,5 %) benötigt.

Bei Anwendung am Unterschenkel ist darauf zu achten, dass die Manschette mindestens 6 cm unterhalb des Fibulaköpfchens oder in der Mitte des Unterschenkels platziert wird, um eine Druckschädigung des Nervus peronaeus zu verhindern. Die Manschette kann auch am Oberschenkel platziert werden, was von den Patienten allerdings öfters als unangenehmer empfunden wird als eine Platzierung am Unterschenkel.

Je distaler die Manschette angelegt wird, desto geringer ist das benötigte Volumen an Lokalanästhetikum.

Bei ca. 25–30 % der Patienten sind bei einer intravenösen Regionalanästhesie Schmerzen durch die Manschette, so genannte **Tourniquet-Schmerzen**, zu erwarten. Sie treten bei zunehmender Dauer der Blutsperre häufiger auf und können evtl. zu einem Blutdruckanstieg führen. Die Ursache des Tourniquet-Schmerzes ist unklar. Es handelt sich jedoch vermutlich um keinen Ischämieschmerz. Möglicherweise liegt ein nicht sicher blockiertes Druckempfinden vor. Dieser Tourniquet-Schmerz limitiert die Anwendungsdauer der IVRA.

Um das blutleere Gefäßsystem ausreichend mit Lokalanästhetikum zu füllen, werden relativ große Volumina benötigt. Aufgrund seiner großen therapeutischen Breite stellt Prilocain 0,5(–1,0) % das Lokalanästhetikum der Wahl dar. Adrenalinhaltige Lokalanästhetika dürfen nicht verwendet werden. Mittel der zweiten Wahl sind Lidocain und Mepivacain. Deren empfohlene Konzentrationen liegen zwischen 0,25 und 1 %.

Insbesondere bei ambulanten Eingriffen wird dieses Verfahren relativ häufig eingesetzt.

Kontraindikationen

- Herzrhythmusstörungen (vor allem bradykarder Art oder höhergradige Blockbilder)
- Gefäßerkrankungen (arterielle Durchblutungsstörungen, Thrombophlebitiden)
- Neuropathien
- Sichelzellanämie
- Epilepsie (keine absolute Kontraindikation)

3 Spezielle Narkose-vorbereitungen

3.1 Zentraler Venenkatheter

Allgemeine Bemerkungen

▶ Ein zentraler Venenkatheter (ZVK = **Kavakatheter**) ist ein über eine große Vene eingeführter Katheter, dessen Spitze bis in die klappenfreie Vena cava kurz vor deren Einmündung in den rechten Vorhof vorgeschoben wird.

Prinzipiell kann ein Kavakatheter über die Vena cava inferior (Punktionsstelle: Vena femoralis) oder über die Vena cava superior (Punktionsstellen: Vena jugularis interna, Vena jugularis externa, Vena subclavia oder Armvene in der Ellenbeuge) eingeführt werden. Da der Zugang über die Vena cava inferior mit einer wesentlich höheren Komplikationsrate (aufgrund von Thrombosen, Thrombophlebitiden und septischen Problemen) behaftet ist, wird nur noch der Zugang über die Vena cava superior gewählt. Inzwischen werden (vor allem bei Patienten, die auf der Intensivstation betreut werden) zunehmend häufiger mehrlumige zentrale Venenkatheter (meist zwei- oder dreilumig) verwendet. Bei diesen Kathetern kann z.B. der ZVD gemessen werden, während über einen anderen Schenkel weiterhin Medikamente (z.B. Katecholamine; s.S. 294) verabreicht werden können.

Indikationen für einen zentralen Venenkatheter

- Messung des zentralvenösen Drucks (= ZVD)
- voraussichtlich blutreiche Operationen oder grenzwertige Herzleistung (Beurteilung des ZVD s.S. 199)
- parenterale Ernährung
- Zufuhr hochosmolarer und hochkalorischer Lösungen
- Zufuhr stark venenreizender Medikamente
- Gabe von Zytostatika, Katecholaminen (s.S. 294)
- falls das Legen eines peripher-venösen Zugangs nicht gelingt, was z.B. in Schocksituationen möglich sein kann

Material

- Desinfektionsspray
- mehrere sterile Kompressen
- steriles Lochtuch
- Kavakatheter, z.B. Cavafix Certodyn-Katheter (Fa. Braun)
- sterile Handschuhe, Mundschutz, Kopfhaube (steriler Kittel bei so genannter Seldinger-Technik; s.S. 196)
- Lokalanästhetikum, z.B. Lidocain 1%ig
- physiologische Kochsalzlösung
- sterile 5-ml- und 10-ml-Spritze (zum Aufziehen des Lokalanästhetikums und der physiologischen Kochsalzlösung)
- sterile Stahlkanülen (zum Aufziehen des Lokalanästhetikums, der physiologischen Kochsalzlösung, zum Anlegen einer Lokalanästhesie sowie zur eventuellen Vorpunktion einer zentral gelegenen Vene)

Vorbereitung

- EKG anschließen
  da beim Vorschieben des Katheters Herz-rhythmusstörungen auftreten können
- peripher-venösen Zugang legen
  da während der Punktion therapiebedürftige Komplikationen auftreten können
- sterile Handschuhe, Mundschutz und Haube (steriler Kittel bei Seldinger-Technik; s. S. 196)
- mehrmalige Desinfektion der Punktionsstelle
- steriles Lochtuch aufkleben
- Anlegen einer Lokalanästhesie beim wachen Patienten
- richtige Lagerung des Patienten (s. u.)

Punktionsorte (vgl. Abb. 3.1)

▶ Es wird zwischen **peripher-venösen** (in der Ellenbeuge = 1) und **zentralvenösen Punktionsorten** (Vena jugularis interna = 2, Vena jugularis externa = 3 und Vena subclavia = 4) unterschie-

den. Bei allen Zugangswegen sollte möglichst rechtsseitig punktiert werden, um einen kurzen intravasalen Katheterverlauf zu erhalten.

Periphervenöse Punktion in der Ellenbeuge (vgl. Abb. 3.2)

Lagerung
Rückenlagerung, leicht ausgelagerter Arm. Venenstauung mit einer Blutdruckmanschette bzw. einem Stauschlauch.

Vorteil
Die Punktion in der Ellenbeuge gelingt meist leicht.

Gefahren
Das Vorschieben des Venenkatheters ist aufgrund von **Venenklappen** oft erschwert. Durch Außenrotation oder Abspreizen des Armes sowie Drehen des Kopfes lassen sich Hin-

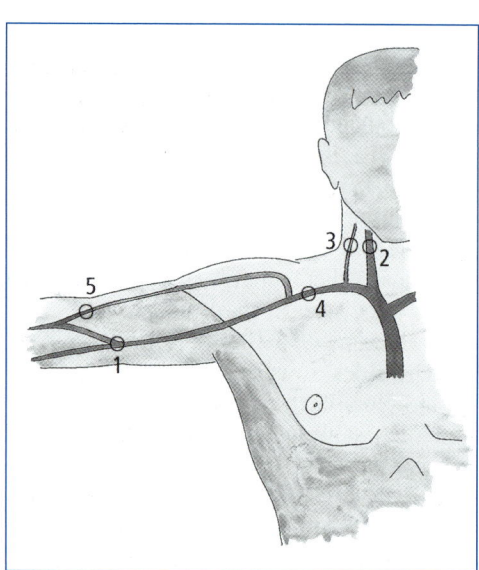

Abb. 3.1 Punktionsorte für die Anlage eines zentralen Venenkatheters. 1 = Vena basilica, 2 = Vena jugularis interna, 3 = Vena jugularis externa, 4 = Vena subclavia, 5 = Vena cephalica.

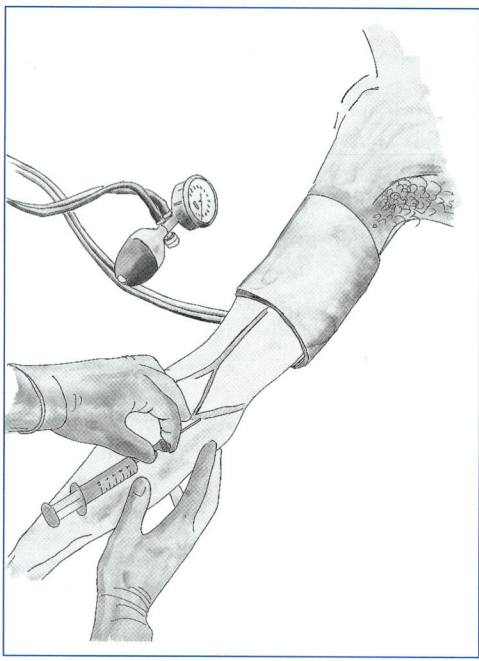

Abb. 3.2 Punktion der Vena basilica in der Ellenbeuge zur Anlage eines zentralen Venenkatheters. (Zur besseren Detaildarstellung ist keine sterile Abdeckung dargestellt.)

dernisse beim Vorschieben oft überwinden. Die Vena basilica, die an der Ellenbeugeninnenseite verläuft (1 in Abb. 3.1), sollte stets der Vena cephalica (5 in Abb. 3.1), die an der Ellenbeugenaußenseite verläuft, vorgezogen werden. Die Vena cephalica sollte nur ausnahmsweise punktiert werden, da sie im Bereich der Schulter fast rechtwinklig in die Vena axillaris einmündet (vgl. Abb. 3.1). Dadurch treten oft unüberwindbare Probleme beim Vorschieben des Katheters auf. Katheterfehllagen sind bei der peripher-venösen Punktion häufig. Bei Armbewegungen können **Lageveränderungen** der Katheterspitze um bis zu 15 cm (!) auftreten. Liegt der Katheter mehrere Tage, so drohen aufgrund des engen Venenlumens relativ schnell **Thrombosen** und **Thrombophlebitiden** der Armvenen.

Kontraindikationen
- entzündliche Hautveränderungen im Punktionsbereich
- voraussichtlich langfristige parenterale Ernährung

Zentralvenöse Punktionsorte

Punktion der Vena jugularis interna
(vgl. Abb. 3.3)

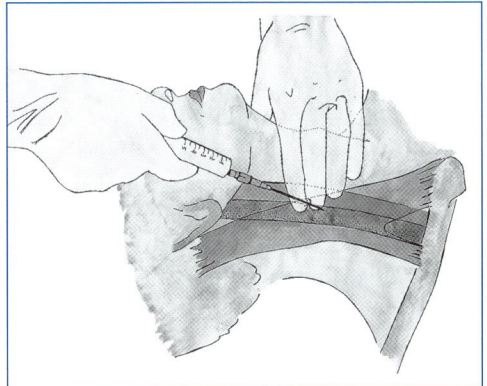

Abb. 3.3 Punktion der Vena jugularis interna. (Zur besseren Detaildarstellung ist keine sterile Abdeckung dargestellt.)

Lagerung
Durch Oberkörpertieflage sowie durch Einstellen eines PEEP (s. S. 24) bei beatmeten Patienten kann eine bessere Venenfüllung erzielt und damit die Punktion erleichtert werden. Außerdem kann hierdurch der Gefahr einer Luftembolie während der Punktion vorgebeugt werden. Der Kopf des Patienten sollte etwas zur Gegenseite gedreht werden. Der Katheter muss beim Erwachsenen durchschnittlich 16–17 cm tief eingeführt werden.

Punktion
Normalerweise wird die rechte V. jugularis interna punktiert. Hierzu wird mit der linken Hand der Verlauf der rechten A. carotis palpiert. Knapp lateral davon wird in Höhe des Kehlkopfes punktiert. Die Stichrichtung ist ungefähr in Richtung der rechten Brustwarze.

Vorteile
Die Gefahr eines Pneumo- oder Hämatothorax ist relativ gering. Thrombosen und Thrombophlebitiden sind eindeutig seltener als bei den anderen Punktionsorten. Die Punktion kann jedoch unter Umständen schwierig sein.

Gefahren
- versehentliche Punktion der unmittelbar medial verlaufenden Arteria carotis in ca. 1 % der Fälle (3–5 Minuten komprimieren!)
- Luftembolie
- Pneumo- oder Hämatothorax
- Verletzung des Plexus brachialis
- Verletzung des Halssympathikus (mit so genanntem Horner-Syndrom)
- Bei Patienten mit erhöhtem intrakraniellem Druck (z. B. SHT) sind eine Oberkörpertieflage sowie ein PEEP zu vermeiden (s. S. 266). Außerdem besteht die Gefahr, dass es bei einer versehentlichen arteriellen Punktion zu einem Hämatom mit Kompression der Vena jugularis interna und Drosselung des venösen Abflusses aus dem Gehirn kommt. Es empfiehlt sich z. B. die Punktion der Vena jugularis externa oder der Vena subclavia (s. u.).

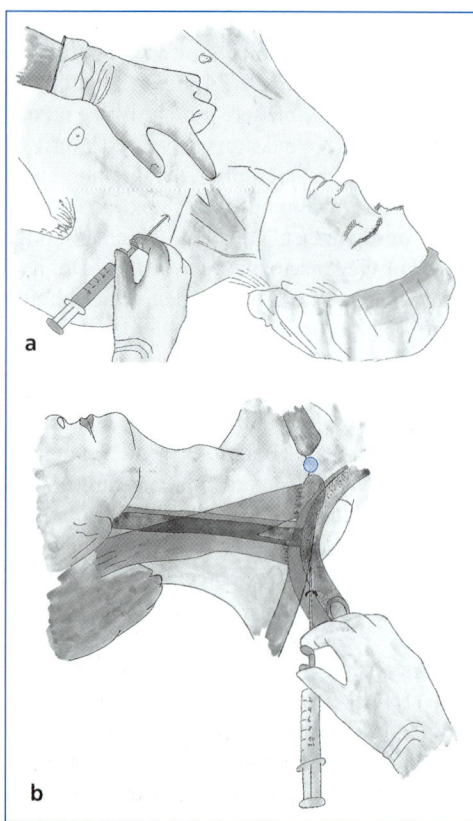

Abb. 3.4 Punktion der Vena subclavia. (Zur besseren Detaildarstellung ist keine sterile Abdeckung dargestellt.) Die Kanüle wird in Richtung Jugulum ◯ vorgeschoben (siehe Text).

Kontraindikationen
- Gerinnungsstörungen (Quick bzw. INR? PTT? Thrombozyten? s. S. 159)
- entzündliche Hautveränderungen im Punktionsbereich
- starke Schilddrüsenvergrößerung (große Struma)
- Voroperationen im Halsbereich (z. B. neck dissection; s. S. 280)

Punktion der Vena subclavia
(vgl. Abb. 3.4)

Vorteile
Durch eine bindegewebige Verspannung wird das Lumen der Vena subclavia immer, auch im hypovolämischen Schock, offen gehalten. Ins-

besondere bei schwer verletzten Patienten mit Volumenmangelschock wird daher häufig die V. subclavia punktiert. Zur Punktion ist also eine Oberkörpertieflagerung nicht prinzipiell notwendig. Daher wird die Vena-subclavia-Punktion bei Patienten mit Schädel-Hirn-Verletzungen, bei denen eine Kopftieflagerung vermieden werden muss (s. S. 266), oft vorgezogen. Zur Verhinderung einer eventuellen Luftembolie bei der Punktion empfiehlt sich dennoch, sofern erlaubt, eine Oberkörpertieflage.

Punktion
Direkt unterhalb der Mitte des Schlüsselbeines (Clavicula) wird die Kanüle eingestochen und zuerst nach kranial bis zum Knochenkontakt mit der Clavicula vorgeschoben. Danach wird die Stichrichtung geändert und die Kanüle wird direkt unterhalb des Schlüsselbeines (direkter Knochenkontakt) in Richtung Jugulum (Einkerbung direkt oberhalb des Brustbeines, des Sternums) unter ständiger Aspiration vorgeschoben. Das Jugulum sollte mit dem (Zeigefinger) der linken Hand aufgesucht werden (vgl. Abb. 3.4)

Gefahren
- Pneumothorax (!):
  Wegen der relativ großen Gefahr eines Pneumothorax darf bei erfolgloser Punktion nicht auf der anderen Seite ebenfalls punktiert werden!
- Hämatothorax
- Punktion der lateral verlaufenden Arteria subclavia (3–5 Minuten komprimieren!)
- Verletzung des Plexus brachialis
- Luftembolie
- Verletzung des Ductus thoracicus bei linksseitiger Punktion

Kontraindikationen
- Gerinnungsstörungen
- entzündliche Hautveränderungen im Punktionsbereich
- Frakturen des Schultergürtels (veränderte Anatomie!)
- schweres Lungenemphysem (erhöhte Gefahr eines Pneumothorax)

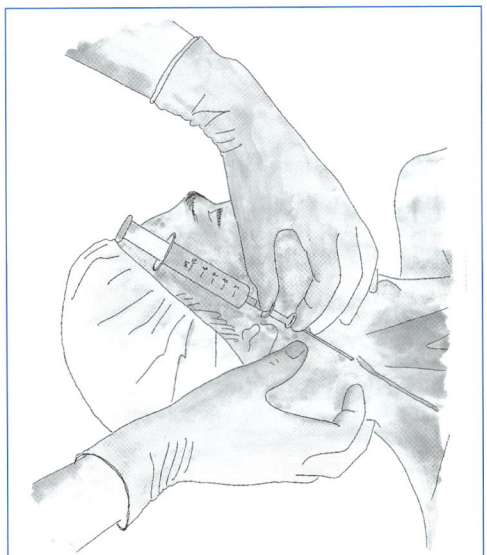

Abb. 3.5 Punktion der Vena jugularis externa (zur besseren Detaildarstellung ist keine sterile Abdeckung dargestellt).

Punktion der Vena jugularis externa
(vgl. Abb. 3.5)

Vorteile
Die Punktion ist meist einfach und komplikationslos (bei leichter Kopftieflage) möglich. Inzwischen wird die Punktion der Vena jugularis externa oft als zentraler Punktionsort der ersten Wahl bezeichnet.

Gefahren
Das Vorschieben des Katheters ist oft schwierig, da die Vena jugularis externa fast rechtwinklig in die Vena subclavia einmündet (vgl. Abb. 3.1). Bei Verwendung von Kathetern mit J-förmiger Spitze (z.B. Cavafix Certodyn-Katheter; Fa. Braun) lässt sich der Katheter auch über die Vena jugularis externa meist richtig platzieren.

Lagekontrolle des zentralen Venenkatheters

Die Spitze des Kavakatheters sollte in der Vena cava superior ca. 2 cm vor deren Einmündung in den rechten Vorhof liegen (= ca. 4 cm unterhalb des Sternoklavikulargelenks). Bei Punktion der V. jugularis externa oder interna auf der rechten Seite ist der Katheter meist ca. 16–17 cm einzuführen. Durch Auflegen des herausgezogenen Mandrins entlang des ungefähren Katheterverlaufs kann die Lage der Katheterspitze grob abgeschätzt werden. Wird der Kavakatheter oder ein Seldinger-Draht (s. S. 196) zu tief eingeführt, so können leicht Herzrhythmusstörungen auftreten.

Infusionsprobe
Wird eine angeschlossene Infusion unter Herzniveau gehalten, so muss Blut in den Katheter zurücklaufen (= **intravasale Lage**). (Bei Infusionssystemen mit Rückschlagventil ist diese Kontrolle nicht durchführbar. Zur Kontrolle ist hier eine Aspiration notwendig). Fängt die Infusion wieder an zu tropfen, wenn die Infusionsflasche 10–20 cm über Herzniveau gehalten wird, so spricht dies für eine korrekte **intravenöse Lage** des Katheters. Bei versehentlich **intraarterieller Lage** würde das Blut weiter in die Infusion hochsteigen. Die Tropfgeschwindigkeit der Infusion muss außerdem atemabhängig sein. Stets muss sich aus dem Katheter leicht Blut aspirieren lassen.

Thoraxröntgenaufnahme
Nach einer (auch gegebenenfalls erfolglosen) zentralvenösen Punktion scheint eine Röntgenaufnahme des Thorax sinnvoll. (Lediglich nach einer Punktion der Vena jugularis externa scheint dies nicht notwendig). Es sind folgende Fragen zu klären:
- Verlauf des Kavakatheters (z.B. Schlingenbildung)?
- Lage der Katheterspitze?
- Pneumo-/Hämatothorax?

Intrakardiale Elektrokontrolle
Inzwischen stehen auch zentrale **Venenkatheter mit integriertem EKG-Lagekontroll-System** zur Verfügung. Diese Katheter enthalten einen stromleitenden Mandrin, über den ein intrakardiales EKG abgeleitet werden kann (z.B. Cavafix Certodyn-Katheter). Hierzu wird ein steriles Verbindungskabel einerseits mit einer Kontaktbuchse am distalen Ende des Mandrins und andererseits mit einem

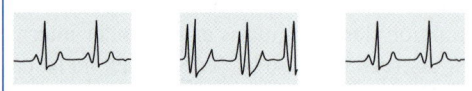

Abb. 3.6 Intrakardiale EKG-Ableitung über einen (stromleitenden) zentralen Venenkatheter. Links: Normales EKG. Mitte: Überhöhte P-Zacke, die Spitze des zentralen Venenkatheters liegt im Bereich des Sinusknotens. Rechts: Der zentrale Venenkatheter wurde zurückgezogen, bis sich die EKG-Kurve wieder normalisierte und danach nochmals um 1–2 cm zurückgezogen.

speziellen Patienten-EKG-Kabel verbunden. Dieses spezielle Patienten-EKG-Kabel muss dann vom externen auf den intrakardialen Ableitungsmodus umgeschaltet werden. Wird das EKG-Kabel unter intrakardialer Ableitung vorgeschoben, so kommt es zu einer starken P-Wellen-Erhöhung, sobald sich die Katheterspitze dem Sinusknoten nähert. Anschließend muss der Katheter wieder zurückgezogen werden, bis die P-Zacke wieder ihre normale Größe erreicht (vgl. Abb. 3.6). Nun muss der Katheter weitere 1–2 cm zurückgezogen werden, um die richtige Position zu erreichen. Danach kann das Patienten-EKG-Kabel wieder auf externe Ableitung umgeschaltet werden. Bei Verwendung solcher Kavakatheter kann evtl. (problemlose Punktion, P-Zackenüberhöhung nach üblicher Einführtiefe nachweisbar) auf eine anschließende röntgenologische Lagekontrolle verzichtet werden.

Liegt ein Vorhofflimmern bei dem Patienten vor, dann ist die intrakardiale Elektrokontrolle zumeist nicht möglich.

3.2 Blutige arterielle Druckmessung

Indikationen für eine blutige arterielle Druckmessung

Eine blutige arterielle Druckmessung sollte durchgeführt werden, falls engmaschige Kontrollen von

- **arteriellem Blutdruck** notwendig sind, z. B. bei Patienten im Schock; bei Durchführung einer kontrollierten Hypotension (s. S. 271); bei großen Herz-Thorax- oder Gefäßoperationen; bei Operationen mit voraussichtlich großen Blutverlusten; bei Patienten, die durch intraoperative Blutdruckschwankungen besonders gefährdet sind, z. B. bei der Operation eines zerebralen Aneurysmas; oder bei Patienten mit schwerer Koronarsklerose, einem frischen Herzinfarkt usw.
- **arteriellen Blutgasen** notwendig sind, z. B. bei der kontrollierten Hyperventilation (s. S. 270) usw.

Ort der blutigen arteriellen Druckmessung

Eine blutige arterielle Druckmessung sollte vorzugsweise in der Arteria radialis vorgenommen werden. Nur ausnahmsweise sollte die Messung in der Arteria femoralis oder gar in der Arteria dorsalis pedis, der Arteria brachialis oder der Arteria temporalis erfolgen, da hierbei mögliche Komplikationen wesentlich häufiger sind.

Allen-Test

Vor der Punktion der Arteria radialis wird häufig der so genannte Allen-Test empfohlen (die Aussagekraft des Allen-Tests wird allerdings zum Teil auch angezweifelt). Der Allen-Test beruht auf der Tatsache, dass die Hohlhand sowohl von der Arteria radialis als auch von der Arteria ulnaris versorgt wird.

Geprüft werden soll, ob die Arteria ulnaris notfalls allein ausreicht, um die Hohlhand genügend mit Blut zu versorgen.

Hierzu werden am Handgelenk die Arteriae radialis und ulnaris des Patienten abgedrückt. Der Patient wird aufgefordert, die Faust rhythmisch zu öffnen und zu schließen (vgl. Abb.

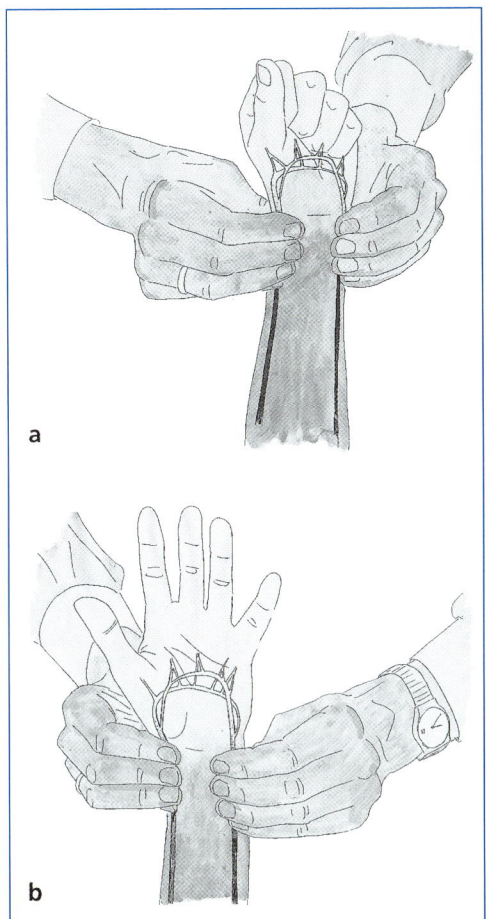

a

b

Abb. 3.7 a, b Durchführung des Allen-Tests. Unter kontinuierlichem Komprimieren der Arteria radialis und der Arteria ulnaris wird der Patient gebeten, rhythmisch die Hand **a** zu schließen und **b** zu öffnen.

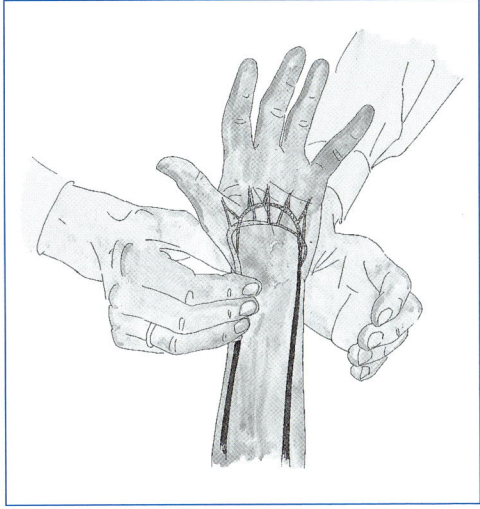

Abb. 3.8 Durchführung des Allen-Tests. Bei weiterhin komprimierter Arteria radialis wird die Arteria ulnaris freigegeben und die wieder einsetzende Durchblutung der Hand beobachtet.

bosierung der Arteria radialis braucht nun nicht mit einer Mangeldurchblutung der Hohlhand gerechnet werden.

Material

- Desinfektionsspray und sterile Tupfer
- 2-ml-Spritze mit z. B. Lidocain 1 % und 26-G-Stahlkanüle für die lokale Betäubung
- 20-G-Teflonkanüle für Erwachsene, 22-G-Teflonkanüle für Kinder (z. B. Abbocath-Kanülen) bzw. idealerweise ein spezieller arterieller Katheter, der mittels Seldinger-Technik (s. S. 196) gelegt wird (z. B. Leader cath; Fa. Vygon)
- 2 schmale und 2 breite Pflasterstreifen zum Fixieren des arteriellen Zugangs bzw. einen sterilen Faden mit Nadel, um die Kanüle festzunähen
- (rotes) Klebeschild, idealerweise mit der Aufschrift: „ARTERIE – keine Injektion"
- 2-ml-Spritze (mit NaCl 0,9 % gefüllt) zum Durchspülen des Zugangs nach erfolgreicher Punktion

3.7a und b). Innerhalb kurzer Zeit wird die Hohlhand aufgrund der Mangeldurchblutung blass und fahl. Wird nun plötzlich die Arteria ulnaris wieder freigegeben, während die Arteria radialis weiterhin komprimiert bleibt (vgl. Abb. 3.8), so kommt es nur dann relativ rasch zur normalen Rötung der Hohlhand, wenn die Blutversorgung der Hohlhand durch die Arteria ulnaris ausreicht. Kommt es zur Rötung der Hohlhand innerhalb von 10 Sekunden, so kann die Arteria radialis kanüliert werden. Auch im Falle einer vorübergehenden Throm-

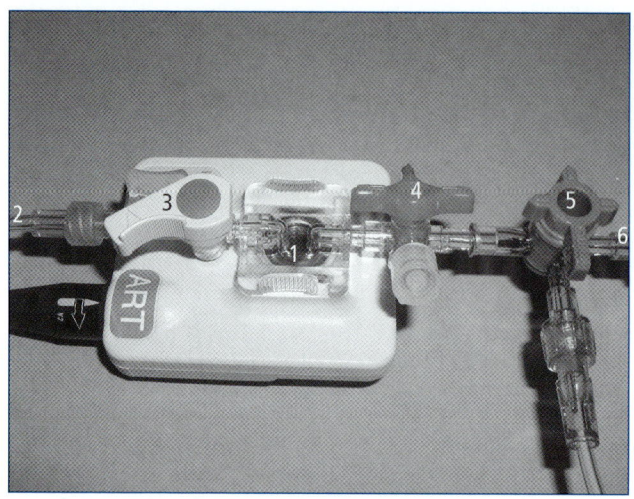

Abb. 3.9 Elektromechanischer Druckwandler. 1 = Druckdom, 2 = Zuleitung für Mikrospülsystem, 3 = Hebel für Schnellspülung, 4 = roter 3-Wegehahn für Nullpunkt-kalibrierung, 5 = blauer 3-Wegehahn für ZVD-Messung, 6 = starre Druck-leitung.

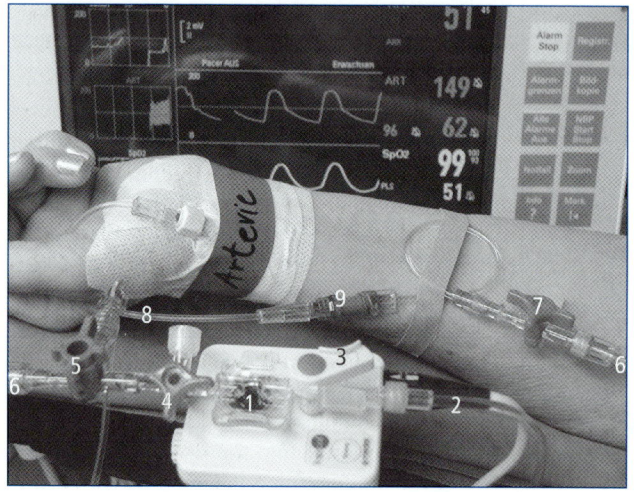

Abb. 3.10 Vorrichtung zur blutig arteriellen Druckmessung, die an einem entsprechenden Monitorgerät angeschlossen ist. 1 = Druckdom, 2 = Zuleitung für Mikrospülsystem, 3 = Hebel für Schnellspülung, 4 = roter 3-Wegehahn für Nullpunkt-kalibrierung, 5 = blauer 3-Wegehahn für ZVD-Messung, 6 = starre Druck-leitung, 7 = zweiter roter 3-Wege-hahn zur Abnahme von Blutproben, 8 = kurzes Druckleitungsstück (mit Rückschlagventil [= 9]).

- Druckmesssystem

  Inzwischen werden zumeist fertig zusammengebaute Druckmesssysteme verwendet, die meist aus folgenden Teilen zusammengesetzt sind:
  - Druckdom (1 in Abb. 3.9). Über den Druckdom wird der in der Druckleitung herrschende (arterielle) Druck auf den Druckwandler (s. u.; auf den der Druckdom aufgesetzt wird) übertragen.
  - Mikrospülsystem (2 in Abb. 3.9) zur langsamen, kontinuierlichen Spülung der Druckleitung. Die Spülflüssigkeit

wird mit einem Druckbeutel unter einen Druck von 250–300 mmHg gesetzt (1 in Abb. 3.13). Das Mikrospülsystem garantiert eine kontinuierliche Spülung mit 4 ml/Stunde. Bei Bedarf kann durch Drücken eines entsprechenden Kipphebels (3 in Abb. 3.9) auch eine Schnellspülung betätigt werden (z. B. nach einer Blutentnahme aus dem arteriellen Zugang).

- Zwei Druckdom-nahe Dreiwegehähne. Der dem Druckdom am nächsten liegende erste (rote) Dreiwegehahn (4 in Abb.

3.9) ist für die Nullpunktkalibrierung (s.u.), der zweite (blaue) Dreiwegehahn (5 in Abb. 3.9) ist für den Anschluss einer Druckleitung zur intermittierenden Messung des zentralen Venendrucks (ZVD).

- starre Druckleitung (6 in Abb. 3.9)
- weiterer (roter) Dreiwegehahn (7 in Abb. 3.10) zur Abnahme von Blutproben
- zweites kurzes Druckleitungsstück zum Anschluss an die intraarterielle Kanüle (8 in Abb. 3.10)
- Druckwandler (= Transducer). Zumeist werden wiederverwendbare Druckwandler verwendet. Zum Teil gibt es auch Druckmesssysteme, die einen Einwegdruckwandler enthalten.
- Monitor mit „Druckeinschub" (Abb. 3.10)
- Spülflüssigkeit (500 ml NaCl, die in manchen Kliniken mit 500–1000 IE Heparin versetzt wird) für eine kontinuierliche Spülung des arteriellen Zugangs. Da diese Spülflüssigkeit unter Druck gesetzt werden muss, wird noch ein Druckbeutel benötigt (1 in Abb. 3.13).

Vorbereitung

- Für die kontinuierliche Druckmessung werden inzwischen zumeist fertig zusammengebaute Druckmesssysteme für den Einmalgebrauch verwendet. Deren Vorbereitung ist relativ einfach und wenig zeitaufwändig. Dieser Einwegdruckdom sowie die bereits konnektierten Verbindungsschläuche brauchen lediglich mit NaCl 0,9 % luftblasenfrei durchgespült und einerseits an die arterielle Kanüle und andererseits an den Druckwandler angeschlossen werden. Das Kabel des Druckwandlers ist noch in das entsprechende Monitorgerät einzustecken und das Druckmesssystem muss noch kalibriert werden (Kalibration s.u.). Nun ist eine Druckmessung möglich.

Punktion der Arteria radialis und Anschluss der Druckmessung

Wenn immer möglich, sollte die arterielle Druckmessung bereits vor Narkoseeinleitung beim noch wachen Patienten vorgenommen werden. Denn hiermit ist die fortlaufende Blutdruckkontrolle während der Narkoseeinleitung, einem der gefahrenträchtigsten Momente jeder Narkose, möglich. Außerdem kann noch eine Blutprobe zur Bestimmung einer arteriellen **Blutgas**analyse (= BGA) vor Narkoseeinleitung, also unter Spontanatmung, abgenommen werden.

Für die Punktion sollte die Hand im Handgelenk über eine Tuchrolle nach dorsal überstreckt und in dieser Lagerung sollten die Finger mittels Pflasterstreifen fixiert werden (vgl. Abb. 3.11a). Nach mehrmaliger Desinfektion, dem Anlegen einer Lokalanästhesie beim wachen Patienten (vgl. Abb. 3.11b) und eventueller Vorpunktion der Haut mit einer Stahlkanüle wird bei Erwachsenen mit einer 20-G-Teflonkanüle oder vorzugsweise mit der Stahlkanüle eines Seldingerbestecks in einem Winkel von ca. 30 Grad die Arterie im Bereich des Handgelenks punktiert (vgl. Abb. 3.11c). Hierbei wird mit dem Zeige- und dem Ringfinger der anderen Hand der Arterienverlauf ertastet. Nach erfolgreicher Punktion der Arterie wird der Seldinger-Draht durch die Punktionskanüle (Abb. 3.11d) vorgeschoben. Die Punktionskanüle wird über den Seldinger-Draht entfernt und nun wird über den Seldinger-Draht die intraarterielle Kunststoffverweilkanüle vorgeschoben (Abb. 3.11e) und dann mittels Naht fixiert (Abb. 3.11f). Anschließend wird der Seldinger-Draht entfernt und die Druckleitung des Messsystems an die intraarterielle Verweilkanüle konnektiert. Nachdem die arterielle Kanüle mittels der Schnellspülung (3 in Abb. 3.9) des konnektierten Einwegdrucksystems durchgespült ist, wird sie penibel, z.B. wie in Abbildung 3.12,

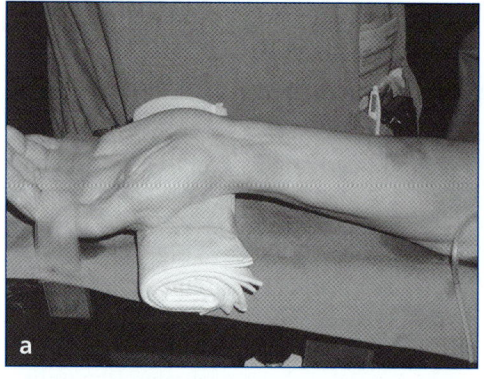

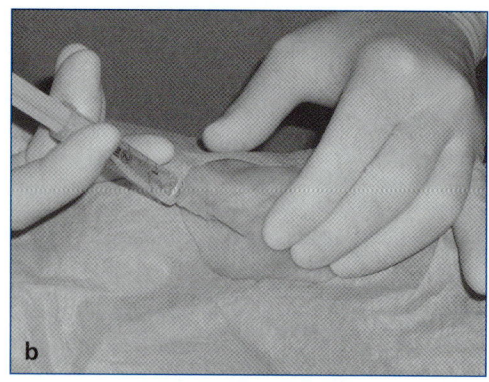

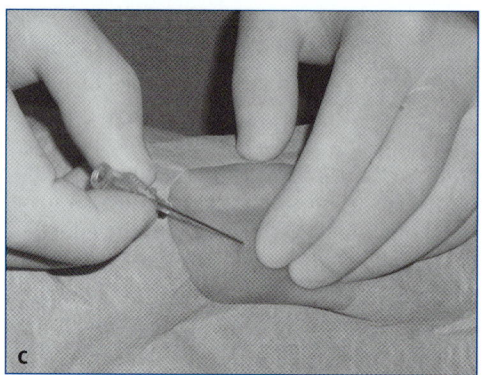

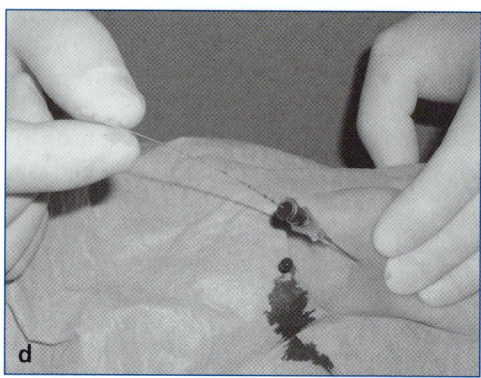

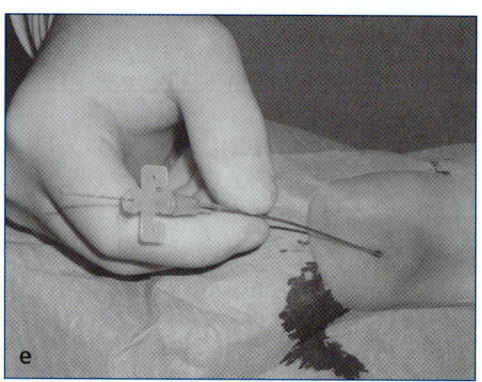

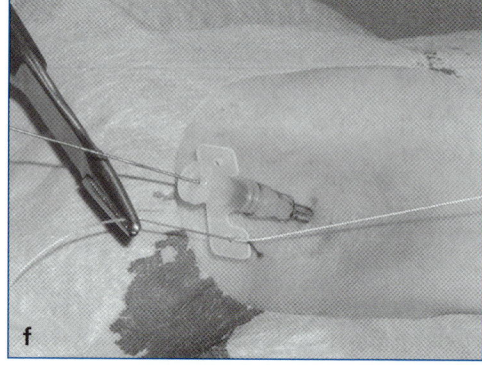

Abb. 3.11 Punktion der Arteria radialis mittels Seldinger-Technik. **a** richtige Lagerung und Fixierung des Armes zur Punktion der A. radialis, **b** sterile Anlage einer Lokalanästhesie, **c** Tasten des Arterienverlaufs und Punktion der Arterie, **d** nach erfolgreicher Punktion Vorschieben des Seldinger-Drahtes durch die Punktionskanüle, **e** nach Entfernen der Punktionskanüle über den Seldinger-Draht wird die intraarterielle Verweilkanüle über den Seldinger-Draht eingeführt und **f** fest genäht.

3.13 gezeigt, fixiert. Durch das zwischen der intraarteriellen Kanüle und dem dritten (roten) Dreiwegehahn (7 in Abb. 3.10) eingebaute kurze Druckleitungsstück (8 in Abb. 3.10) braucht z. B. beim Blutabnehmen aus dem arteriellen Zugang am Dreiwegehahn kein Wackeln, Abknicken oder Verrutschen der intraarteriellen Verweilkanüle befürchtet werden.

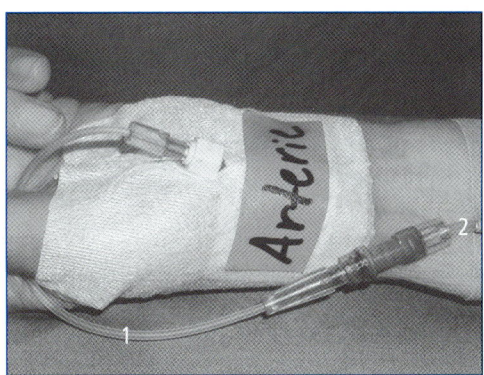

Abb. 3.12 Fixierte intraarterielle Kanüle und Markierung der intraarteriellen Kanüle durch entsprechenden Aufkleber. An die intraarterielle Kanüle ist ein Druckleitungsstück (mit Rückschlagventil) konnektiert (1). 2 = starre Druckleitung, die zum Druckwandler führt.

Absolut zwingend ist das Kenntlichmachen des Zugangs als **Arterie**, z.B. durch Aufkleben von vorgedruckten Klebeschildern oder deutliche Beschriftung eines aufgeklebten Pflasterstreifens (vgl. Abb. 3.12). Bei Verwechslung mit einem venösen Zugang und Injektion von z.B. Thiopental droht der Verlust der Hand (!) (s. S. 46).

Über die starre Druckleitung, die drei Dreiwegehähne und den Druckdom wird der arterielle Druck auf den elektromechanischen Druckwandler, der den mechanischen Druck in ein elektrisches Signal umwandelt, angeschlossen. Das Kabel des Druckwandlers (Abb. 3.10) ist in den Druckeinschub eines geeigneten Gerätes einzustecken, der das Signal des Druckwandlers verstärkt und auf einem Monitor digital als Zahlenwert und analog als Druckkurve anzeigt.

Druckmessung

Nullpunktabgleich und Kalibration

Der rote Dreiwegehahn direkt vor dem Druckwandler (4 in Abb. 3.9) wird so gestellt, dass die Verbindung Druckleitung/Druckwandler unterbrochen und der Druckwandler zur Atmosphäre hin geöffnet ist. Auf das Druckelement wirkt nun der atmosphärische Luftdruck. Dieser wird als Bezugspunkt gleich Null gesetzt. Nach Drücken der entsprechenden Nulltaste am Monitor muss die angezeigte Linie mit der Null-Linie des Monitors übereinstimmen (= **Nullpunktabgleich**). Mit der **Kalibrierung** wird kontrolliert, ob ein definierter Druck immer einen bestimmten Kurvenausschlag ergibt; z.B. muss ein Druck von 100 mmHg immer einen 5 cm hohen Ausschlag ergeben. Nach Drücken der entsprechenden Kalibrierungstaste muss eine Eichzacke definierter Höhe erscheinen. Auch während der Kalibrierung muss der Druckwandler zur Atmosphäre hin offen sein. Bei modernen Monitorgeräten genügt es, nach Öffnen des Druckwandlers zur Atmosphäre lediglich den Kalibrationsknopf zu drücken. Es werden dann sowohl die Nullpunktabgleichung als auch die Kalibration automatisch durchgeführt.

Nach dem Nullpunktabgleich und der Kalibrierung des Gerätes wird die Verbindung Druckleitung/Druckwandler wieder freigegeben. Der Druckwandler muss noch auf Höhe des rechten Vorhofs (ca. Mitte des Thoraxdurchmessers beim liegenden Patienten) angebracht werden. Nun kann der aktuelle Druck am Monitor abgelesen werden.

Anschließend sollte nochmals sorgfältig überprüft werden, ob alle Schraubverbindungen der Druckleitung fest angezogen sind, damit eine versehentliche Lösung mit einer drohenden Entblutung nicht möglich ist.

Probleme

- Abgerundeter, so genannter gedämpfter Kurvenverlauf:
  Ursache sind meist Luftblasen oder ein Blutkoagel im System oder eine ungünstige Lagerung des kanülierten Arms bzw. ein zu langer Druckschlauch.
- Falsch hohe oder falsch niedrige Druckanzeige:
  wenn der Druckwandler anstatt auf Herzniveau unterhalb oder oberhalb davon ange-

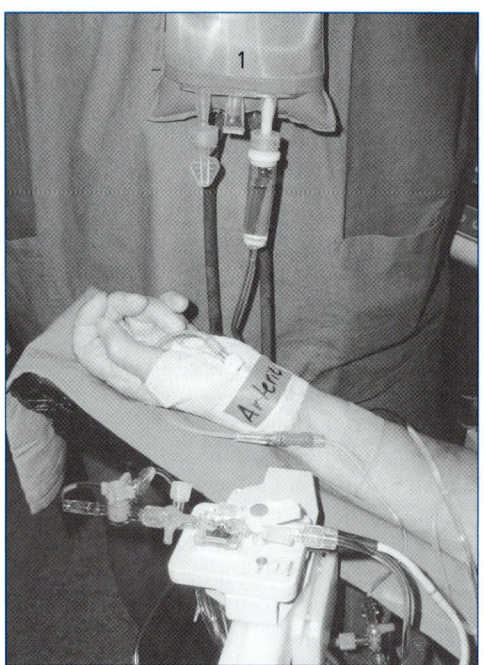

Abb. 3.13 Vorrichtung zur blutig arteriellen Druckmessung mit angeschlossenem Druckbeutel (1) mit Spülflüssigkeit für das Mikrospülsystem.

bracht ist. Dies ist vor allem dann möglich, wenn der Druckwandler ausnahmsweise nicht am Operationstisch oder am Patienten, sondern z.B. am Infusionsständer befestigt ist. Wird zu einem späteren Zeitpunkt von den Operateuren eine Verstellung der Operationstischhöhe gewünscht, so muss unbedingt die Höhe des Druckwandlers nachjustiert werden!

● Thrombosierung der arteriellen Kanüle: Falls das kontinuierliche Mikrospülsystem (s.S. 190, Abb. 3.10) nicht funktioniert (z.B. Spülflüssigkeit steht nicht unter Druck), droht eine Thrombosierung der intraarteriellen Verweilkanüle.

Komplikationen

● Hämatombildung im Punktionsbereich vor allem bei Fehlpunktionen oder nach Entfernen der arteriellen Kanüle; mindestens 3 Minuten komprimieren!

● Infektionen
● arteriovenöse Fistel
● Durchblutungsstörungen mit z.B. nekrotischen Fingern (extrem selten)
● versehentliche intraarterielle Medikamenteninjektion
● arterielle Entblutung
bei unbemerkter Diskonnektion in der arteriellen Druckleitung

3.3 Pulmonalarterienkatheter

▶ Ein Pulmonalarterienkatheter (= Pulmonaliskatheter, Swan-Ganz-Katheter, Einschwemmkatheter) ist ein meist 4-lumiger Katheter, dessen Spitze über das venöse System und durch das rechte Herz bis in einen Ast der Arteria pulmonalis eingeführt wird.

Mithilfe eines Pulmonaliskatheters können das **Herzminutenvolumen** (= HMV; englisch: cardiac output), der Druck in der Pulmonalarterie sowie der so genannte pulmonal-kapilläre Verschlussdruck (**p**ulmo-**c**apillary **w**edge-**p**ressure = PCWP, kurz **Wedge-Druck** genannt) sowie der ZVD gemessen werden. Werden diese Daten sowie die Körpergröße, das Körpergewicht, die aktuelle Herzfrequenz und der arterielle Blutdruck in ein entsprechendes Computerprogramm eingegeben, so können der Gefäßwiderstand im Lungenkreislauf, der Gefäßwiderstand im großen Kreislauf, der Herzindex (= HMV/Körperoberfläche) und die Schlagarbeit des linken und des rechten Ventrikels errechnet werden. Dieses errechnete „hämodynamische Profil" ist bei Risikopatienten wichtig für eine differenzierte Katecholamin-, Vasodilatanzien- und Volumentherapie.

Indikationen

● septischer Schock
● kardiovaskuläre Risikopatienten (z.B. nach kürzlich durchgemachtem Herzinfarkt oder bei vielen Operationen am Herzen; s.S. 291)

- multiples Organversagen
- Lungenversagen
- massive Volumenumsätze (z.B. Schwerstverbrannte)
- längerfristige Therapie mit Katecholaminen (z.B. Noradrenalin und Adrenalin, s.S. 296)

Aufbau eines Pulmonaliskatheters (vgl. Abb. 3.14)

Ballonzuleitung (1)

Sie dient zum Aufblasen (= blocken, wedgen) des kurz vor der Katheterspitze befindlichen Ballons (1b). Der Ballon wird mit 1–1,5 ml Luft aufgeblasen.

Distaler Schenkel (2)

Der distale Schenkel (häufig gelber Anschluss) endet an der Katheterspitze (2b) und dient zur Messung des Drucks in der Pulmonalarterie sowie des pulmonal-kapillären Verschlussdrucks (**p**ulmo-**c**apillary **w**edge-**p**ressure = PCWP, Wedge-Druck, s.u.) und zur Entnahme von gemischt-venösem Blut (s.u.).

Proximaler Schenkel (3)

Der proximale Schenkel (häufig blauer Anschluss) endet 30 cm vor der Katheterspitze (3b) und sollte kurz vor dem rechten Herzen liegen; über ihn kann der ZVD gemessen werden. Außerdem wird über diesen proximalen Schenkel die meist eisgekühlte 0,9%ige NaCl-Lösung zur Messung des HMV injiziert.

Thermistorzuleitung (4)

Sie dient zur Verbindung des kurz vor der Katheterspitze befindlichen Temperaturfühlers (= Thermistor; 4b) mit einem HMV-Gerät (= „Cardiac-output"-Monitor).
Daneben verfügen manche Pulmonaliskatheter über einen weiteren Schenkel (häufig weißer Anschluss), der unmittelbar neben dem proximalen Schenkel endet. Er wird meist zur herznahen Applikation von Medikamenten, vor allem von Katecholaminen, verwendet.

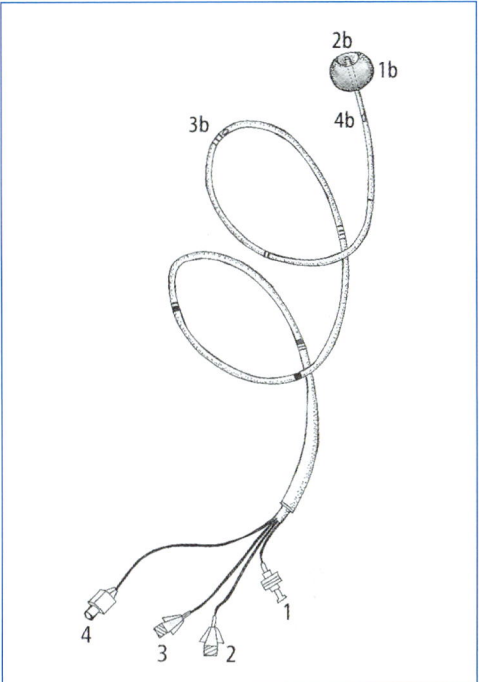

Abb. 3.14 Pulmonalarterienkatheter. 1 = Ballonzuleitung, 2 = distaler Schenkel, 3 = proximaler Schenkel, 4 = Thermistorzuleitung. Aufblasbarer Ballon (1b) sowie Mündung des distalen (2b) und proximalen (3b) Schenkels, 4b = Thermistor (Temperaturfühler) (nähere Beschreibung siehe Text).

Material und Vorbereitung

Material

- Kopfhaube, Mundschutz, sterile Handschuhe, steriler Kittel
- Hautdesinfektionsspray
- steriles Lochtuch
- 4 sterile Abdecktücher (ca. 100 × 100 cm) zum großflächigen Abdecken
- Lokalanästhetikum (z.B. Lidocain 1%)
- physiologische Kochsalzlösung
- sterile 5-ml- und 10-ml-Spritze (zum Aufziehen des Lokalanästhetikums und der physiologischen Kochsalzlösung)
- sterile Stahlkanülen (zum Aufziehen des Lokalanästhetikums, der physiologischen Kochsalzlösung, zum Anlegen der Lokalanästhesie sowie evtl. zum Vorpunktieren einer zentralvenösen Vene)

- mehrere sterile Kompressen
- 1 steriles, spitzes Skalpell
- 3 Dreiwegehähne (für einen 4-lumigen Pulmonaliskatheter)
- 1 Pulmonaliskatheter (Größe beim Erwachsenen: 7,5 Charr.)
- Einführungsschleuse (so genanntes Introducer-Set, s. u., Größe beim Erwachsenen: 9 oder evtl. 8,5 Charr.)
- Nahtmaterial, Nadelhalter und sterile Schere zum Festnähen des platzierten Katheters

Vorbereitung der Druckmessung

- Druckmesssysteme herrichten (zumeist werden inzwischen fertig zusammengebaute Systeme verwendet [s. S. 190])
- Druckdom des Messsystems auf den Druckwandler aufschrauben (s. S. 190)
- Druckwandler an ein Monitorgerät mit entsprechendem Druckeinschub anschließen (s. S. 190)
- Nullpunktabgleich (s. S. 193)
- Kalibrierung (s. S. 193)

Einführen eines Pulmonaliskatheters

Ein Pulmonaliskatheter wird vorzugsweise über die rechte Vena jugularis interna eingeführt. Prinzipiell kommen jedoch alle für einen Kavakatheter möglichen Punktionsorte (s. S. 184) in Frage. Ein Pulmonaliskatheter wird nach der **Seldinger-Technik** ins venöse Gefäßsystem eingeführt. Hierzu wird die ausgewählte Vene mit einer Stahlkanüle punktiert. Nach der erfolgreichen Punktion wird durch die Stahlkanüle ein flexibler Stahldraht (= **Seldinger-Draht**) eingeführt. Nun wird bei liegen bleibendem Seldinger-Draht die ursprüngliche Punktionskanüle entfernt und neben dem Seldinger-Draht mit einem spitzen Skalpell eine Stichinzision vorgenommen, damit eine großlumige Einführungsschleuse (= **Introducer**) über den Seldinger-Draht in die Vene vorgeschoben werden kann. Zuvor wird durch den großlumigen Introducer ein so genannter **Dilatator** gesteckt. Dieser Dilatator ragt etliche Zentimeter aus dem großlumigen

Introducer heraus und weist eine sich verjüngende Spitze auf. Dilatator und Introducer werden gemeinsam über den Seldinger-Draht vorgeschoben. Die sich verjüngende Spitze des Dilatators dehnt beim Vorschieben den Punktionskanal auf und ermöglicht dadurch das Einführen des großlumigen Introducers. Danach werden der Seldinger-Draht und der Dilatator entfernt, und der Pulmonaliskatheter kann über den Introducer eingeführt werden.
Vorher muss der Pulmonaliskatheter jedoch noch auf Funktionstüchtigkeit überprüft werden: Nachdem der Ballon des Pulmonaliskatheters versuchsweise mit Luft aufgeblasen und auf Dichtigkeit geprüft wurde, müssen alle Schenkel des Pulmonaliskatheters mit 0,9%iger NaCl-Lösung durchgespült werden. Der proximale Schenkel des Pulmonaliskatheters wird an den zweiten (blauen) Dreiwegehahn hinter dem Druckdom angeschlossen. Durch Umschalten dieses Dreiwegehahns kann über diesen proximalen Schenkel ggf. der zentrale Venendruck gemessen werden. Der distale Schenkel des Pulmonaliskatheters wird mit der an den Druckdom angeschlossenen Druckmessleitung verbunden. Der erste (rote) Dreiwegehahn nach dem Druckdom wird so eingestellt, dass die Verbindung Dom/distaler Schenkel freigegeben ist. Dann wird der an der Katheterspitze herrschende Druck registriert.
Nun wird der Katheter unter kontinuierlicher Kontrolle der Druckkurve über den Introducer in die Vena jugularis interna vorgeschoben. Nachdem die Katheterspitze ca. 15 cm eingeführt ist, wird der unmittelbar hinter der Katheterspitze befindliche Ballon mit 1–1,5 ml Luft aufgeblasen und der Katheter langsam vorgeschoben. Der aufgeblasene Ballon, und damit die Katheterspitze, wird mit dem Blutstrom über die Vena cava nach 20–30 cm in den rechten Vorhof, nach 30–45 cm in den rechten Ventrikel und nach 45–50 cm in die Arteria pulmonalis „eingeschwemmt". Der Pulmonaliskatheter wird deshalb zum Teil auch als **„Einschwemmkatheter"** bezeichnet. Da sich die Arteria pulmonalis in immer kleiner werdende Äste aufzweigt, bleibt der aufgeblasene Ballon meist nach 50–60 cm in einem kleineren Ast der A. pulmonalis stecken.

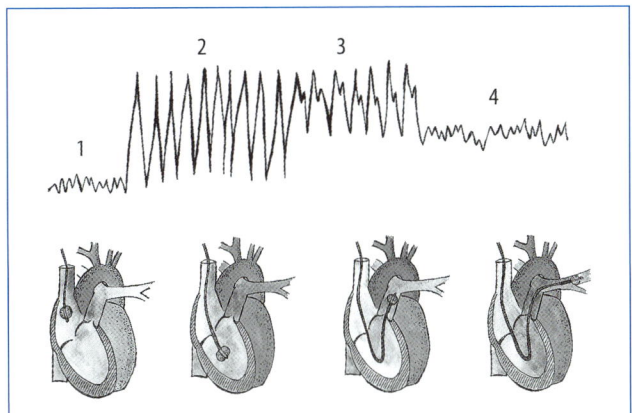

Abb. 3.15 Über den Pulmonal-arterienkatheter abgeleitete Druckkurve beim Einschwemmen des Katheters. 1 = zentraler Venen-druck, 2 = Druck im rechten Ventri-kel, 3 = Druck in der Arteria pulmo-nalis, 4 = pulmonalkapillärer Ver-schlussdruck.

Während der Pulmonaliskatheter bis in die Arteria pulmonalis „eingeschwemmt" wird, muss über den distalen Schenkel kontinuierlich der an der Katheterspitze herrschende Druck registriert werden.

Dabei ergibt sich eine charakteristische Kurve (vgl. Abb. 3.15):

- 1 in Abb. 3.15: Befindet sich die Katheter-spitze in der Vena cava, so kann eine typi-sche **atemverschiebliche ZVD-Kurve** ab-gelesen werden. Der normale Druckbereich in der Vena cava beträgt 1–5 mmHg.
- 2 in Abb. 3.15: Wenn die Katheterspitze in den rechten Ventrikel eingeschwemmt wird, verändert sich die Druckkurve ein-drucksvoll. Während der Systole des rech-ten Herzens lässt sich ein Druck von ca. 25 (± 8) mmHg, während der Diastole des rechten Herzens ein Druck von ca. 4 (± 3) mmHg ableiten.
- 3 in Abb. 3.15: Wird die Katheterspitze weiter durch die Pulmonalklappe bis in die Arteria pulmonalis geschwemmt, ändert sich die Druckkurve erneut. Der systoli-sche Druck bleibt mit 25 (± 8) mmHg gleich. In der Arteria pulmonalis herrscht jedoch ein diastolischer Druck von ca. 9 (± 4) mmHg, sodass der Druck jetzt nicht mehr so weit wie bei der Ventrikelkurve abfällt.

- 4 in Abb. 3.15: Wird die Spitze des Pulmo-naliskatheters soweit vorgeschoben, bis der aufgeblasene Ballon an der Katheterspitze einen Ast der Arteria pulmonalis total ver-schließt, dann verschwinden plötzlich diese Druckschwankungen zwischen 25 und 9 mmHg. Der Druck fällt auf durchschnitt-lich 9 (± 4) mmHg ab. Die Kurve zeigt nur noch minimale Druckschwankungen. Hin-ter der verschlossenen Pulmonalarterie fin-det jetzt keine Durchblutung mehr statt. Der nun an der Katheterspitze gemessene Druck entspricht dem im Lungenkapillar-system herrschenden Druck. Dieser wird als pulmonal-kapillärer Verschlussdruck (= **p**ulmo-**c**apillary **w**edge-**p**ressure = PCWP oder kurz: Wedge-Druck) bezeichnet (s. u.).
- 3 in Abb. 3.15: Wird nun der an der Kathe-terspitze befindliche Ballon wieder entleert (= entblockt), so wird der hinter der Kathe-terspitze befindliche Pulmonalarterienast wieder durchblutet. Es lässt sich jetzt wie-der die für die Arteria pulmonalis typische Druckkurve ableiten. Durch Aufblasen (= blocken, wedgen) des Ballons kann wieder-holt der Wedge-Druck gemessen werden.

Der Pulmonaliskatheter darf immer nur für kurze Zeit in Wedge-Position sein; ist er versehentlich längere Zeit in dieser Posi-tion, so droht ein Infarkt der hinter der Ka-theterspitze gelegenen Lungengebiete, die jetzt nicht durchblutet sind (!). Um dies zu vermeiden, muss die Druckkurve der Pulmonalarterie stets auf dem Monitor dargestellt sein, damit eine versehentliche Wedge-Position des Katheters sofort erkennbar ist.

Außer diesem distalen Schenkel zur Messung des Wedge-Drucks und des Drucks der Arteria pulmonalis verfügt ein Pulmonaliskatheter noch über einen proximalen Schenkel (häufig blauer Anschluss), der 30 cm vor der Katheterspitze mündet. Diese Öffnung sollte normalerweise kurz vor dem rechten Herzen liegen und erlaubt die **Messung des ZVD.** Hierzu wird der entsprechende (blaue) Dreiwegehahn (5 in Abb. 3.9) am Druckdom umgeschaltet und die Verbindung Dom/distaler Schenkel verschlossen und die Verbindung Dom/proximaler Schenkel freigegeben. Nach dem Messen des ZVD muss der Dreiwegehahn wieder so eingestellt werden, dass die Verbindung Dom/distaler Schenkel freigegeben ist. Auf dem Monitor muss normalerweise immer der pulmonalarterielle Druck (3 in Abb. 3.15) angezeigt werden. Der ZVD wird nur kurzfristig gemessen.

Zur **Bestimmung des Herzminutenvolumens** (HMV) wird über den proximalen Schenkel ein definiertes Volumen (z. B. 10 ml) einer meist eisgekühlten NaCl-Lösung möglichst schnell (in weniger als 5 Sekunden) injiziert. Diese meist eiskalte 0,9%ige NaCl-Lösung wird mit dem Blutstrom durch den rechten Vorhof und durch den rechten Ventrikel in die Arteria pulmonalis transportiert. Auf diesem Weg wird die Injektionslösung erwärmt und verdünnt. Kurz vor der Spitze des Pulmonaliskatheters befindet sich ein Temperaturfühler (= Thermistor, 4b in Abb. 3.14), mit dem Temperaturschwankungen in der Arteria pulmonalis registriert werden können. Die Thermistorzuleitung (4 in Abb. 3.14) wird an einen Computer angeschlossen, der anhand des Injektionszeitpunktes und der Temperaturänderungen am Thermistor das Herzminutenvolumen errechnen kann; das Gerät wird deshalb als HMV-Gerät oder meist als „Cardiac-

output"-Monitor bezeichnet. Dieses Verfahren zur Bestimmung des HMV beruht auf der **Kälteverdünnungsmethode (= Thermodilutionsmethode).** Es sollte der Mittelwert mehrerer Messungen verwendet werden.

Inzwischen sind auch Pulmonaliskathetermodelle verfügbar, die eine kontinuierliche Messung des Herzminutenvolumens erlauben (**c**ontinuous **c**ardiac **o**utput = **CCO**). In deren distalem Ende ist zusätzlich eine Heizspirale eingebaut. Die von dieser Heizspirale abgegebenen Wärmeimpulse führen zu lokalen Änderungen der Bluttemperatur. Diese werden vom Temperaturfühler (Termistor) registriert und ermöglichen die Errechnung des HMV. Bei CCO-Kathetern braucht keine NaCl-Lösung injiziert werden. Es entsteht dadurch keine Flüssigkeitsbelastung, was bei Intensivpatienten unter Umständen wichtig sein kann. Auf dem zugehörigen CCO-Monitor wird kontinuierlich das aktuelle HMV angezeigt. CCO-Katheter sind auch in der Lage, kontinuierlich die aktuelle gemischt-venöse Sauerstoffsättigung (s. u.) zu messen. Diese wird neben dem HMV fortlaufend angezeigt.

Interpretation der über einen Pulmonaliskatheter gemessenen Werte

Gemischt-venöse Sättigung

Über den distalen Schenkel des Pulmonaliskatheters kann gemischt-venöses Blut aus der Arteria pulmonalis entnommen werden. Dieses Blut wird als gemischt-venös bezeichnet, da in der Arteria pulmonalis Blut aus der Vena cava inferior (Blut aus der unteren Körperhälfte) und Blut aus der Vena cava superior (Blut aus der oberen Körperhälfte) gemischt ist. Aus einem Kavakatheter, dessen Spitze in der Vena cava superior liegt, wird zentralvenöses Blut entnommen. Es repräsentiert nur das Blut aus der oberen Körperhälfte. Gemischt-venöses Blut wird vor allem abgenommen, um die gemischt-venöse Sättigung zu messen. Der Normalwert beträgt ca. 75 %. Fällt die gemischt-venöse Sättigung ab, so hat dies (bei konstantem Hb-Wert, konstanter arterieller

Sättigung und gleichbleibendem Sauerstoffverbrauch) seine Ursache in einer vermehrten Ausschöpfung des Blutes aufgrund eines niedrigen HMV. Bei der Abnahme einer gemischt-venösen Blutprobe muss das Blut langsam aspiriert werden. Wird zu schnell aspiriert, so kann unter Umständen bereits oxygeniertes Blut aus dem Lungenkapillargebiet angesaugt werden, was eine falsch hohe Sauerstoffsättigung ergibt.

Inzwischen gibt es bereits Pulmonaliskathetermodelle (CCO-Katheter; s.o.), die eine kontinuierliche Messung der gemischt-venösen Sättigung an der Katheterspitze ermöglichen (**Reflektionsspektrophotometrie**), ohne dass hierzu eine Blutprobe entnommen werden muss.

Herzminutenvolumen (HMV = cardiac output)

Das HMV des Erwachsenen beträgt normalerweise 4–8 l/min; erniedrigt ist es bei einer Herzinsuffizienz und im Volumenmangelschock; im septischen Schock ist es meist erhöht.

Herzindex

Er wird errechnet, indem das HMV durch die Körperoberfläche des Patienten geteilt wird (HMV/Körperoberfläche). Der Normalwert liegt bei 2,5–4 l/min × m^2.

Wedge-Druck

Der Wedge-Druck entspricht weitgehend dem Druck im linken Vorhof. Unter der Voraussetzung, dass das Blut während der Diastole ungehindert vom linken Vorhof in den linken Ventrikel fließen kann, dass also keine Stenose der Mitralklappe besteht (s.S. 305), entspricht der Druck vor dem linken Herzen annähernd dem linksventrikulären enddiastolischen Füllungsdruck (s.S. 292). Dieser ist ein Maß für die Leistungsfähigkeit des linken Ventrikels. Mithilfe des Wedge-Drucks kann also die Leistungsfähigkeit des linken Ventrikels beurteilt werden.

ZVD

Der ZVD entspricht weitgehend dem Druck im rechten Vorhof. Er wird jedoch auch durch die Atmung/Beatmung, durch einen PEEP (s.S. 24), durch die Körperlage sowie durch den Kontraktionszustand und den Füllungszustand des venösen Gefäßsystems beeinflusst. Deshalb kann der ZVD nur mit Vorbehalt dem rechtsventrikulären enddiastolischen Druck und damit der rechtsventrikulären Leistungsfähigkeit gleichgesetzt werden.

Gefäßwiderstand im großen Kreislauf (systemic vascular resistance = SVR)

Er wird mithilfe eines Computers (aus dem arteriellen Mitteldruck, dem ZVD und dem HMV) errechnet. Er fällt ab bei einer Sepsis und bei Gabe von gefäßerweiternden Medikamenten (= Vasodilatanzien, z.B. Nitroprussidnatrium oder Nitroglycerin, s.S. 298) und wird erhöht z.B. durch die Gabe von gefäßverengenden Medikamenten, z.B. Noradrenalin (s.S. 296). Der Normalwert beträgt 1400–2500 dyn × sec × cm^{-5}.

Gefäßwiderstand im Lungenkreislauf (pulmonal vascular resistance = PVR)

Er wird mithilfe eines Computerprogrammes (aus dem arteriellen Mitteldruck, dem Wedge-Druck und dem HMV) errechnet. Er ist erhöht z.B. bei einer Lungenembolie. Der Normalwert beträgt 140–250 dyn × sec × cm^{-5}.

Druck in der Pulmonalarterie (pulmonary artery pressure = PAP)

Der pulmonalarterielle Druck wird über den distalen Schenkel des Pulmonaliskatheters gemessen. Er ist erhöht z.B. bei einer Lungenembolie. Der Normalwert für den Mitteldruck in der Pulmonalarterie beträgt 9–19 mmHg.

Veränderung der Kreislaufparameter bei Herzinsuffizienz, Volumenmangel und Sepsis

Rechtsherzinsuffizienz

Der rechte Ventrikel ist nicht mehr in der Lage, das ihm angebotene Blutvolumen adäquat wegzupumpen. Das Blut staut sich vor dem rechten Herzen. Klinische Zeichen sind z.B.

gestaute Halsvenen und prätibiale Ödeme. Der ZVD ist erhöht, das HMV erniedrigt, die Herzfrequenz kompensatorisch erhöht.

Linksherzinsuffizienz

Der linke Ventrikel ist nicht mehr in der Lage, das ihm angebotene Blutvolumen adäquat wegzupumpen. Das Blut staut sich vor dem linken Herzen. Unter Umständen kann sich das Blut bis in die Lungen zurückstauen und zum Lungenödem führen. Der über den Pulmonaliskatheter messbare Wedge-Druck entspricht weitgehend dem Druck im linken Vorhof und ist damit erhöht. Das HMV ist erniedrigt, die Herzfrequenz ist kompensatorisch erhöht.

Insuffizienz
des rechten und des linken Herzens
(= biventrikuläre Herzinsuffizienz)

ZVD und Wedge-Druck sind erhöht. Das HMV ist erniedrigt, die Herzfrequenz ist kompensatorisch erhöht.

Volumenmangel

Der ZVD, der Wedge-Druck, das HMV und der Blutdruck sind erniedrigt. Die Herzfrequenz ist kompensatorisch erhöht.

Sepsis

Während einer Sepsis ist das Gefäßsystem durch Bakterientoxine weitgestellt. Der Gefäßwiderstand im großen Kreislauf ist deutlich erniedrigt. Folge der Gefäßweitstellung ist ein relativer Volumenmangel mit niedrigem ZVD und niedrigem Wedge-Druck. Das HMV und die Herzfrequenz sind kompensatorisch erhöht.

Gefahren

- Herzrhythmusstörungen beim Einführen des Pulmonaliskatheters
- Ruptur eines Pulmonalarterienasts bei zu starkem Blocken des Ballons
- Lungeninfarkt bei versehentlicher länger dauernder Wedge-Position des Katheters
- Verletzungen der Herzklappen des rechten Herzens und der Papillarmuskeln

- erhöhte Thrombosegefahr aufgrund des dicken Katheterlumens
- Infektionsgefahr
- Knotenbildung des Katheters im Herzen, vor allem bei zu schnellem Vorschieben
- Komplikationen der Gefäßpunktion (Pneumo-/Hämatothorax, arterielle Punktion, s. S. 185). Aus diesem Grunde muss nach dem Legen eines Pulmonaliskatheters (auch nach einem vergeblichen Versuch) stets eine Röntgenaufnahme des Thorax durchgeführt werden!
- Sonstiges:
  Mittels Pulmonaliskatheter können zahlreiche hämodynamische Parameter genau überwacht werden. Es konnte jedoch bisher nicht bewiesen werden, dass durch Einführung des Pulmonalarterienkatheters die Überlebensrate schwerst kranker Patienten erhöht werden konnte. In den letzten Jahren wurden heftige Diskussionen über Zweck, Nutzen und Risiken des Pulmonaliskatheters geführt. Eine unkritische Anwendung kann von Nachteil für den Patienten sein. Bei korrekter Indikationsstellung und Beherrschung der Methode wird dieses Überwachungsverfahren jedoch weiterhin positiv eingeschätzt.

3.4 PiCCO

1997 wurde mit PiCCO ein neues Verfahren zur wenig invasiven Bestimmung hämodynamischer Parameter (z.B. Herzminutenvolumen) und sog. volumetrischer Parameter (z.B. extravasales Lungenwasser) eingeführt. PiCCO ist bei Erwachsenen sowie auch bei Kindern (ab ca. 2 kg KG) einsetzbar. Hierzu wird ein (eventuell bereits platzierter) zentraler Venenkatheter (an den ein sog. Injektat-Temperatur-Sensor-Kabel angeschlossen wird) und ein spezieller arterieller PiCCO-Katheter (der z.B. in der A. femoralis oder A. radialis platziert wird) benötigt. Ein Pulmonalarterienkatheter ist nicht notwendig.

PiCCO beruht auf der transpulmonalen Thermodilution und der sog. Pulskonturanalyse der arteriellen Druckkurve. Bei der transpulmonalen Thermodilution wird über den ZVK ein definiertes Volumen an eiskaltem oder raumtemperiertem Injektat injiziert. Hierbei kann ein patientypischer Kalibrationsfaktor ermittelt werden. Anhand der kontinuierlichen Pulskonturanalyse der arteriellen Druckkurve können u.a. das Pulskontur-Herzminutenvolumen (PC-HMV), das Schlagvolumen (SV) und der systemische Gefäßwiderstand (SVR) ermittelt werden. Die Ermittlung der PC-HMV erfolgt anhand der Fläche unter der arteriellen Druckkurve, der Form der Druckkurve, der Herzfrequenz, einem patientypischen Kalibrationsfaktor (s.o.) und der Compliance der Aorta (die anhand der transpulmonalen Thermodilution und der Blutdruckkurve ermittelt wird).

Anhand der transpulmonalen Thermodilution können u.a. das transpulmonale HMV, das intrathorakale Blutvolumen (ITBV), das extravasale Lungenwasser (EVLW), das globale enddiastolische Volumen (GEDV = Summe aus dem enddiastolischen Volumen des rechten sowie linken Vorhofs und Ventrikels) gemessen werden. Die transpulmonale Messung des HMV soll mindestens so genau sein wie das mit Hilfe eines Pulmonalarterienkatheters ermittelte Herzminutenvolumen. Die Interpretation der ermittelten PiCCO-Werte ist einfacher als die mittels Pulmonalarterienkatheter erhobenen Werte.

Als mögliche Indikationen für PiCCO werden v.a. schwere Herzinsuffizienz, Schock, ARDS, Polytrauma und Verbrennungen genannt.

3.5 Echokardiographie

In den letzten Jahren wird die Echokardiographie zunehmend von Anästhesisten und Intensivmedizinern angewandt.

Mittels Echokardiographie können zahlreiche wichtige anästhesiologische, intensiv- und notfallmedizinische Fragestellungen untersucht werden (Tab. 3.1). Damit können vor allem bei solchen Patienten Informationen erhalten werden, bei denen die Ursache einer Kreislaufinstabilität unklar ist, bei denen eine unklare intravasale Volumensituation (Hypo- oder Hypervolämie) besteht oder bei denen der Erfolg einer medikamentösen Herz-Kreislauf-Stützung (z.B. mit Katecholaminen; s.S. 294) beurteilt werden muss. Die sachgerechte Anwendung der Echokardiographie und die korrekte Interpretation der Ergebnisse setzen eine große Erfahrung voraus und die Geräte sind noch relativ teuer.

Bei der Echokardiographie werden Schallwellen mit hoher Frequenz (Ultraschall) in den Körper geleitet. Diese werden an Organoberflächen sowie an Innenstrukturen der Organe – je nach deren Strukturdichte – mehr oder weniger stark reflektiert bzw. absorbiert. Die reflektierten Schallwellen werden vom Schallkopf wieder registriert. Damit ist es möglich, (ein- oder) zweidimensionale Bilder der inneren Organe zu erstellen. Das Auflösungsvermögen moderner Echokardiographiegeräte beträgt inzwischen 1–2 mm.

Die zweidimensionale Echokardiographie (= 2D-Echokardiographie) stellt inzwischen das Standardverfahren dar.

Doppler-Effekt

Während unbewegte Grenzflächen von Organen den Ultraschall lediglich reflektieren, führen bewegte Grenzflächen dazu, dass sich zusätzlich die Frequenz der reflektierten Ultraschallwellen ändert. Dieser Frequenzunterschied zwischen ausgesendeten und empfangenen Ultraschallwellen ist proportional zu der Geschwindigkeit der Organbewegungen. Dieses Phänomen wird als Doppler-Effekt bezeichnet. Mithilfe dieses Doppler-Effektes ist es möglich, die Fließgeschwindigkeit von Blut, z.B. im Bereich der Herzklappen, darzustellen.

Das Doppler-Verfahren sowie die 2D-Echokardiographie können kombiniert werden. Es wird dann von Doppler-Echokardiographie gesprochen. Wird hierbei die Richtung des

Tab. 3.1 Fragestellungen, die mittels echokardiographischer Untersuchung beurteilt werden können.

Fragestellung	mögliche Befunde/Bemerkungen
Größe der Vorhöfe und Ventrikel?	Dilatation?
Herzklappen?	Beweglichkeit, Klappenfunktion, Klappengröße, endokarditische Auflagerungen?
Wandbeweglichkeit?	regionale Wandbeweglichkeitsstörungen, die Hinweis auf eine Infarktnarbe oder eine myokardiale Ischämie sind
Wanddicke?	Myokardhypertrophie
Vorhof-, Ventrikelseptum?	Septumdicke, Verlagerung
Luft in den Herzbinnenräumen?	empfindlichste Methode zum Nachweis einer Luftembolie (v.a. bei neurochirurgischer Operation in sitzender Lage; einzige Nachweismethode für stattfindende paradoxe Luftembolie; s. S. 269)
Herztumor?	z. B. Vorhofmyxom
Darstellung der linken proximalen Koronararterie?	z. B. Stenose
Kontraktilität?	Herzinsuffizienz
kongenitaler Herzfehler?	
Aortendissektion?	
Vorhof-, Herzohrthromben?	
Perikarditis? Perikarderguss?	Nachweisgrenze bereits bei ca. 50 ml
Herzwandaneurysma?	
Lungenarterienembolie?	hämodynamisch wirksame Lungenembolien verursachen Vergrößerung des rechten Ventrikels, Erweiterung der A. pulmonalis, abnorme Bewegungen des Ventrikelseptums
intrakardiale Shunts?	Untersuchung ggf. nach Injektion einer kontrastgebenden Lösung

Blutstroms farbkodiert, wird von Farbdoppler-Echokardiographie gesprochen. Blutfluss zur Sonde hin wird bei fast allen Geräten mit roter Farbe, Blutfluss von der Sonde weg wird normalerweise mit blauer Farbe kodiert.

Die Echokardiographie kann transthorakal oder transösophageal erfolgen. Bei der transthorakalen Echokardiographie (= TTE) wird der Schallkopf entweder direkt unterhalb des Rippenbogens und neben dem Brustbeinfortsatz (im Rippenwinkel), direkt oberhalb des Brustbeins im Bereich des Jugulum sternae oder im Rippenzwischenraum auf die Haut aufgesetzt. Bei der transösophagealen Echokardiographie wird ein kleiner Schallkopf, der in einen gastroskopähnlichen, steuerbaren Schlauch integriert ist, durch den Mund in den Ösophagus eingeführt. Das unmittelbar ventral des Ösophagus liegende Herz kann bei der TEE ohne störende Zwischenstrukturen gut beurteilt werden.

Tab. 3.2 Wichtige Indikationen für die transösophageale Echokardiographie in Anästhesiologie, Intensiv- und Notfallmedizin.

TEE-Indikationen in der Anästhesie
• Patienten mit hohem kardialem Risiko
• chirurgische Eingriffe mit hohem Risiko einer hämodynamischen Entgleisung embolieträchtige Eingriffe (z. B. neurochirurgische Operation in sitzender Lagerung; s. S. 269)
• Operationen am Herzen (z. B. Klappenrekonstruktionen, Korrektur angeborener Herzfehler, Klappenprothetik, Verdacht auf myokardiale Ischämien, minimalinvasive kardiochirurgische Operationen)
TEE-Indikationen in der Intensivmedizin
• Diagnostik bei unklarer Kreislaufinstabilität (Kontraktilität? Volumenstatus? grobe, diskontinuierliche HZV-Abschätzung)
• Beurteilung der Klappenfunktion
• Verdacht auf kardiale Ischämie
• Beurteilung der rechts- und linksventrikulären Füllung
• Verdacht auf Lungenembolie
• Verdacht auf Perikardtamponade

Tab. 3.3 Kontraindikationen für die transösophageale Echokardiographie.

absolute Kontraindikationen	relative Kontraindikationen
• unzureichende Ausbildung des Untersuchers • Tumoren des oberen Gastrointestinaltrakts (Pharynx, Larynx, Ösophagus, Magen)	• anatomische Missbildungen des oberen Verdauungstraktes • Z. n. chirurgischen Eingriffen am oberen Verdauungstrakt • schwieriges Einführen der TEE-Sonde in den Ösophagus • Ösophagusvarizen • klinisch relevante Blutungen im Bereich des oberen Verdauungstraktes

Die zweidimensionale transoesophageale Echokardiographie (= TEE) findet zunehmenden Einsatz auch in der Anästhesiologie und Intensivmedizin. Die häufigsten Indikationen sind vor allem die Überwachung während kardiochirurgischer Eingriffe, die Überwachung neurochirurgischer Patienten in sitzender Position (bei denen das erhöhte Risiko einer Luftembolie besteht) sowie anästhesiologische oder intensivmedizinische Patienten mit hohem kardialem Risiko. Indikationen zur transösophagealen Überwachung in der Anästhesiologie und Intensivmedizin bestehen vor allem bei den in Tabelle 3.2 dargestellten Krankheitsbildern oder operativen Eingriffen. Bei der Durchführung einer TEE sind die in Tabelle 3.3 angegebenen Kontraindikationen zu beachten.

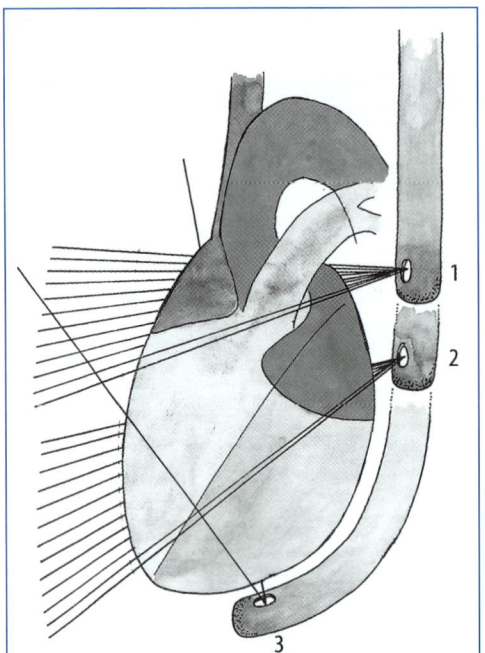

Abb. 3.16 Schallkopfpositionen bei der transösophagealen Echokardiographie (TEE); standardisierte Schallkopfposition und quere Schnittebenen durch das Herz, 1 = hohe ösophageale, 2 = tiefe ösophageale, 3 = transgastrische Sondenposition.

Vor Beginn der TEE-Untersuchung ist eine Vertiefung der Narkose bzw. bei Intensivpatienten eine Vertiefung der Analgosedierung

wichtig. Falls bei dem Patienten eine Magensonde liegt, sollte über diese das Magensekret abgesaugt und anschließend sollte die Magensonde vorher entfernt werden. Bei beatmeten Patienten kann durch den Endotrachealtubus das Einführen der TEE-Sonde erschwert sein. Stets ist darauf zu achten, dass bei einer TEE ein zirkulärer Beißring zwischen die Zahnreihen eingeführt wird, durch den die TEE-Sonde eingeführt wird. Hierdurch kann eine Beschädigung des Gerätes verhindert werden, falls der Patient die Zähne zusammenbeißen sollte.

Mögliche Komplikationen sind z.B. Stimmbandverletzungen, Ösophagusverletzung; Ösophagusperforation, Aspiration, Bronchospasmus, Herzrhythmusstörungen.

Für die Position der TEE-Sonde sind v.a. folgende 3 Schallkopfpositionierungen wichtig (Abb. 3.16):

● hohe ösophageale Sondenpositionen
● tiefe ösophageale Sondenpositionen
● transgastrische Sondenpositionen

Anhand der echokardiographisch erhobenen Daten können die in Tabelle 3.4 aufgelisteten Parameter ermittelt und daraus weitere Größen abgeleitet werden.

Mit der transösophagealen 2D-Echokardiographie können Myokardischämien sehr gut beurteilt werden. Die TEE ist bei intraoperativ

Tab. 3.4 Mittels Echokardiographie ermittelbare Größen.

● Schlagvolumen (SV)

● Herzminutenvolumen (HF x SV)
  das mittels TEE ermittelte Herzminutenvolumen ist weniger zuverlässig als das mittels Pulmonalarterienkatheter (s. S. 194)

● Ejektionsfraktion (wieviel Prozent des Ventrikelvolumens werden während der Systole ausgeworfen, Normalwert: 55 – 75 %). Die EF stellt einen Anhaltswert für die myokardiale Kontraktilität dar (s. S. 292)

● Abschätzung der Vorlast (anhand des enddiastolischen Ventrikelvolumens; s. S. 292)

● Abschätzung der Nachlast (anhand der Zunahme der Ventrikeldicke während der Systole; s. S. 292)

● Druckgradienten

● Klappenöffnungsfläche

● Regurgitationsvolumen

auftretenden Myokardischämien empfindlicher als das EKG. Neu auftretende regionale Wandbewegungsstörungen sind früher zu erwarten als entsprechende EKG-Veränderungen oder ein Anstieg des pulmonal-kapillären Verschlussdrucks bzw. pektanginöse Beschwerden. Bei einer Myokardischämie tritt innerhalb von Sekunden eine nachweisbare Wandbewegungsstörung (Hypokinesie, Akinesie, Dyskinesie) auf.

Stressechokardiographie

Falls bei einem Patienten mit einer koronaren Herzerkrankung, z.B. aufgrund von Nebenerkrankungen (z.B. einer Arthrose) kein Belastungs-EKG durchführbar ist, kann zur präoperativen Beurteilung eine sog. Stress-Echokardiographie durchgeführt werden. Hierbei wird eine pharmakologische Belastung des Myokards, zumeist mit Dobutamin oder Dipyridamol, durchgeführt. Es kann hierzu auch ein Phosphodiesterasehemmer (z.B. Milrinon, Enoximon) verwendet werden. Bei z.B. der Dobutamin-Stress-Echokardiographie wird das Katecholamin Dobutamin (s. S. 294) in steigender Dosierung verabreicht. Hierdurch können – ähnlich wie bei einer körperlichen Belastung – Herzfrequenz, Herzkraft (Inotropie), Schlagvolumen und Herzminutenvolumen gesteigert werden. Es wird nach Änderungen der Wandbewegungen, des arteriellen Blutdrucks sowie nach Änderungen in der 12-Kanal-EKG-Ableitung gesucht. Bei der Dipyridamol-Stress-Echokardiographie wird die Tatsache ausgenutzt, dass Dipyridamol in den gesunden Myokardarealen zu einer starken koronaren Vasodilatation mit Anstieg des Blutflusses um den Faktor 4–5 führt. Aufgrund der Dilatation gesunder Koronararterien mit Luxusperfusion kommt es zu einer Minderdurchblutung mit Ischämie distal von Koronarstenosen. Hierdurch kann es zu nachweisbaren, neu auftretenden Wandbewegungsstörungen kommen.

4 Typische Narkoseprobleme

4.1 Der nicht nüchterne Patient

Allgemeine Bemerkungen

Für eine geplante Operation wird beim Erwachsenen normalerweise eine Nahrungskarenz von mindestens sechs Stunden gefordert (s.S. 6, 139, 239). In den letzten Jahren erschienen jedoch mehrere Publikationen, die die Gabe von klarer (!) Flüssigkeit bis zu ca. 3 Stunden vor Narkosebeginn befürworten (s.S. 6). Liegt der Zeitpunkt der letzten Aufnahme von fester (bzw. klarer flüssiger) Nahrung weniger als sechs (bzw. drei) Stunden zurück oder ist der Zeitpunkt der letzten Nahrungsaufnahme nicht bekannt, so ist der Patient als nicht nüchtern zu betrachten. Auch jeder Notfallpatient ist als nicht nüchtern zu betrachten, da hier eine gestörte Magen-Darm-Tätigkeit anzunehmen ist. Außerdem gelten prinzipiell als nicht nüchtern:

- Patienten mit einem Ileus (daher der Name „Ileuseinleitung", s.u.)
- Patientinnen ab dem zweiten Drittel der Schwangerschaft (ab ca. 14. Schwangerschaftswoche). (Z.T. wird auch erst die 20. Schwangerschaftswoche als Grenze angegeben.)
- Patienten nach einem Unfall (verzögerte Magenentleerung durch starke Schmerzen und Schock)
- Patienten mit einer Peritonitis
- Patienten mit Blutungen im Nasen-, Rachen- oder Ösophagusbereich (Verschlucken von Blut) und Patienten mit Magenblutungen

- Patienten mit einer Magenausgangsstenose, einem Ösophagusdivertikel oder einer Hiatushernie

Bei einem nicht nüchternen Patienten besteht während einer Allgemeinnarkose die große Gefahr einer Regurgitation (= passives Zurücklaufen von Mageninhalt entlang eines Druckgradienten zwischen Magen und Pharynx) oder eines Erbrechens (aktiver reflektorischer Vorgang). Ist der narkotisierte Patient hierbei nicht intubiert, so droht, da die Schutzreflexe bei einer Allgemeinnarkose ausgeschaltet sind, ein Eindringen von Mageninhalt in das Tracheobronchialsystem (= Aspiration, s.S. 209).

Narkoseführung bei nicht nüchternen Patienten

Wenn irgend möglich, ist eine Lokal- oder Regionalanästhesie vorzuziehen, da hierbei die Schutzreflexe stets erhalten sind. Falls eine Vollnarkose nicht vermeidbar ist, muss (!) eine Intubationsnarkose durchgeführt werden (Sicherung der Luftwege gegen eine Aspiration, s.S. 75). Eine Maskennarkose (s.S. 107) sowie eine Narkose unter Verwendung einer Larynxmaske verbieten sich (!).
Um die Gefahr einer schweren Lungenschädigung im Falle einer Aspiration zu vermindern, kann eine medikamentöse Prophylaxe bei notwendiger Intubationsnarkose durchgeführt werden. Hierdurch kann der pH-Wert des Magensekrets angehoben und/oder das Magensaftvolumen vermindert werden.

Mittels Antazida kann die Magensäure neutralisiert und der pH-Wert des Magens angehoben werden. Zumeist werden hierfür bei Erwachsenen 30 ml Natriumcitrat (ca. 5–10 Minuten vor Narkoseeinleitung) verwendet.

Mittels H$_2$-Rezeptorenentblocker kann die Bildung von Magensäure blockiert und der pH-Wert des Magensekrets angehoben werden. Hierfür wird oft eine orale Gabe von z.B. Cimetidin (Tagamet®) oder Ranitidin (Sostril®) ca. 1–2 Stunden vor Narkoseeinleitung empfohlen.

Durch Gabe von Metoclopramid (Paspertin®) kann die Magenentleerung beschleunigt und der Tonus des Mageneinganges (des unteren Ösophagussphinkters) erhöht werden. Es werden hierfür beim Erwachsenen 10 mg Metoclopramid i.v. empfohlen.

Auch durch Gabe eines so genannten Protonenpumpenhemmers kann die Bildung von Magensäure und eine Anhebung des pH-Wertes des Magensekretes erzielt werden. Hierfür wird Omeprazol (Antra®) oder Pantoprazol (Pantozol) ca. 2 Stunden präoperativ oral oder 1 Stunde präoperativ intravenös empfohlen.

Narkoseeinleitung bei nicht nüchternen Patienten (= so genannte „Ileuseinleitung")

Die Aspirationsgefahr ist bei der Narkoseeinleitung am größten. Mit Beginn der Narkose fallen die Schutzreflexe aus, die Luftwege müssen aber erst noch durch die Intubation gesichert werden. Um in diesem Zeitraum die Gefahr eines Erbrechens oder einer Regurgitation zu vermindern, wird eine spezielle Einleitungsform, eine so genannte „Ileuseinleitung" gewählt.

Es hat sich folgendes Vorgehen bewährt:

- Legen einer großlumigen Magensonde und Absaugen des Mageninhaltes:
  Eine komplette Magenentleerung ist damit jedoch nicht garantiert. Meist wird empfohlen, unmittelbar vor der Narkoseeinleitung die Magensonde wieder zu entfernen, da sie als Leitschiene für eine mögliche Regurgitation während der Narkoseeinleitung dienen könnte. (Manchmal wird auch empfohlen, die abgeleitete Magensonde zur Intubation zu belassen.)

- Lagerung:
  Der Oberkörper wird ca. 30 Grad hochgelagert, um eine Regurgitation zu vermeiden. Selten (vor allem bei akuten Blutungen im Nasen-/Rachenraum) kann es auch sinnvoll sein, eine starke Oberkörpertief-Lage durchzuführen.

- eingeschaltete, funktionsgeprüfte Absaugvorrichtung griffbereit legen

- Präoxygenierung (s. S. 107)

- Präcurarisierung (s. S. 110)

- Einleitungshypnotikum (s. S. 108)

- Keine Maskenbeatmung (!):
  Bei Maskenbeatmung kann Luft in den Magen eingeblasen und eine Regurgitation provoziert werden.

- Succinylcholin
  sofort nach dem Einleitungshypnotikum spritzen. Obwohl die routinemäßige Gabe von Succinylcholin bei Wahleingriffen inzwischen wegen möglicher Nebenwirkungen (maligne Hyperthermie; Rhabdomyolyse; s. S. 69) abgelehnt wird, stellt die Ileuseinleitung (falls keine absolute Kontraindukation gegen Succinylcholin vorliegt) noch eine klare Indikation für Succinylcholin dar. Der sehr schnelle Wirkungseintritt überwiegt hier normalerweise die möglichen Nebenwirkungen. Besteht eine Kontraindikation gegen Succinylcholin, dann ist das schnell wirkende Rocuronium das Relaxans der Wahl. In diesem Falle kann auf eine Präcurarisierung verzichtet werden (s. S. 110).

- Sellik-Handgriff:
  Ein Helfer drückt vom Eintritt des Bewusstseinsverlusts beim Patienten bis kurz nach der Intubation (mit Daumen und Zeigefinger) auf den Ringknorpel des Patienten. Durch dieses „Nach-hinten-Drücken" des Ringknorpels wird der Ösophagus zwischen Ringknorpel und Halswirbelsäule komprimiert, dadurch kann eine passive Regurgitation verhindert werden. Der Sellik-Handgriff muss jedoch während eines

aktiven Erbrechens unterlassen werden, da hierbei unter Umständen eine Ösophagusruptur drohen kann.

- Blitzintubation (= crash intubation)
- Sofortiges Blocken des Tubus:
  Unmittelbar nach der gelungenen Intubation muss der Tubus schnell und sicher geblockt werden. Diese erste Blockung erfolgt bei einer Ileuseinleitung nicht wie normalerweise nach Gehör (s. S. 91), sondern so schnell wie möglich, da der Patient eventuell kurz nach der Intubation regurgitieren oder erbrechen könnte. Zu einem späteren Zeitpunkt kann dann die Blockung des Tubus nochmals nach Gehör neu vorgenommen werden.
- Lagekontrolle des Tubus (s. S. 92):
  Nach der Intubation kann die Narkose als (T)IVA (s. S. 119), als Inhalationsanästhesie (s. S. 113), als balancierte Anästhesie (s. S. 117) oder selten noch als Neuroleptanästhesie (s. S. 126) weitergeführt werden. Falls die Magensonde zur Intubation wieder entfernt wurde, muss erneut eine Magensonde gelegt und abgeleitet werden. Da während der Narkoseausleitung ebenfalls ein Erbrechen oder eine Regurgitation droht, darf die Extubation erst durchgeführt werden, wenn die Schutzreflexe wieder voll zurückgekehrt sind und der Patient den Tubus fast „aushustet".

4.2 Aspiration

▶ Unter einer Aspiration wird das Eindringen von Fremdkörpern in das Tracheobronchialsystem verstanden.

Häufig handelt es sich um die Aspiration von erbrochenem oder regurgitiertem Magen-Darm-Inhalt. Bei einer Aspiration von Magen-Darm-Inhalt drohen eine Epithelschädigung des Bronchialsystems mit Schleimhautödem und spastischer Bronchitis sowie eine Schädigung des Alveolarepithels bzw. ein Lungenödem. Folgen sind Tachypnoe, Zyanose, Hypoxämie, Tachykardie und Hypotonie. Weitere

mögliche Probleme sind Lungenatelektasen, Lungenentzündungen sowie Lungenabszesse.

Therapie

- sofortige Intubation
- 100 % Sauerstoff
- PEEP (s. S. 24)
- Bronchialtoilette:
  Aspirierte Flüssigkeiten müssen umgehend abgesaugt werden, evtl. unter mehrmaliger Spülung mit kleinen Mengen physiologischer Kochsalzlösung (5–10 ml), falls es sich um halbfestes Material handelt. Wurde reine Magensäure aspiriert, dann sollte auf eine Spülung verzichtet werden, damit hierdurch nicht eine weitere Ausbreitung in die Lungenperipherie provoziert wird. Es empfiehlt sich stets eine gezielte Absaugung mit dem flexiblen Fiberbronchoskop. Größere feste Partikel müssen auf jeden Fall bronchoskopisch entfernt werden, um die Ausbildung von Atelektasen distal des Fremdkörpers zu verhindern.
- Steroidtherapie
  wird normalerweise abgelehnt
- Antibiotikatherapie:
  Eine prophylaktische Antibiotikatherapie wird inzwischen abgelehnt. Erst beim Auftreten von Sekundärinfektionen werden Antibiotika entsprechend dem Bronchialabstrich und dessen Austestung verordnet. Nur bei Aspiration von infiziertem Material (z. B. fäkulentem Material oder Eiter aus einem Peritonsillarabszess) muss eine sofortige Antibiotikatherapie begonnen werden.
- Beta-2-Mimetikum
  bei spastischer Bronchitis. Beta-2-Mimetika werden per inhalationem verabreicht. Sie stimulieren die Beta-2-Rezeptoren des Bronchialsystems und verursachen eine starke Bronchodilatation (s. S. 474). Eventuell kann auch Theophyllin (Bronchoparat®) verabreicht werden, das ebenfalls bronchodilatierend wirkt.
- Verlegung auf eine Intensivstation
  auch wenn es dem Patienten relativ gut geht. Pulmonale Probleme können unter Umständen erst nach einigen Stunden auftreten.

- Arterielle Blutgasanalysen sind engmaschig durchzuführen. Eine entsprechende Korrektur der inspiratorischen Sauerstoffkonzentration und des PEEP-Niveaus (s. S. 24) können notwendig werden.
- Röntgenaufnahmen des Thorax sind wiederholt durchzuführen

4.3 Maligne Hyperthermie (= MH)

Allgemeine Bemerkungen

Bei der malignen Hyperthermie handelt es sich um eine sehr seltene, aber gefürchtete Narkosekomplikation. Die Häufigkeit bei Jugendlichen und Kindern beträgt 1:15 000, bei Erwachsenen 1:50 000. Bei Kindern unter 2 Jahren und bei älteren Patienten ist die MH extrem selten. Die Neigung zur malignen Hyperthermie ist erblich (Familienanamnese?!).

> Die Ursache liegt in einer noch nicht ganz geklärten Störung der Skelettmuskulatur. Durch eine plötzlich ausgelöste Störung im Kalziumhaushalt der Muskulatur (mit erhöhter intrazellulärer Kalziumkonzentration) kommt es zu einer Muskelrigidität und zu einer exzessiven Stoffwechselsteigerung in der Muskulatur mit enormer Wärmeproduktion.

Während die Mortalität vor 20 Jahren noch bei ca. 75 % lag, konnte sie durch neue Therapiemöglichkeiten drastisch reduziert werden. Bei frühzeitiger Diagnosestellung und Therapie sollte die Mortalität inzwischen nahezu Null sein.

Hinweise auf eine MH

- Muskelrigidität:
  Früher, als zur Intubation zumeist routinemäßig Succinylcholin verwendet wurde, fiel meist als erstes Zeichen bei der Intubation eine ungenügende Erschlaffung der Unterkiefermuskulatur auf (= Kieferklemme). Wurde wegen anscheinend ungenügender Wirkung Succinylcholin nachinjiziert, dann kam es meist zu einer weiteren Verstärkung der Muskelsteifheit (Frühsymptom).
- Tachykardie und tachykarde Rhythmusstörungen (Frühsymptom)
- Hypoxämie/Zyanose
- Metabolische und respiratorische Azidose (pH-Abfall):
  Durch die massive Stoffwechselsteigerung in der Muskulatur kommt es zu einer exzessiven CO_2-Produktion. Bei relaxierten und volumenkonstant beatmeten Patienten entwickelt sich ein enormer Anstieg des arteriellen CO_2-Wertes. Bei spontan atmenden Patienten ergibt sich eine auffällige Steigerung von Atemzugvolumen und Atemfrequenz. Die CO_2-Absorber sind bald erschöpft und verfärben sich schnell. Außerdem kommt es zur Ausbildung einer metabolischen Azidose. Ursache ist eine Gewebshypoxie mit beginnender anaerober Glykolyse und Laktatbildung.
- Hyperkaliämie:
  Durch eine Rhabdomyolyse (= Auflösung quergestreifter Muskelfasern) wird Kalium aus den Muskelzellen freigesetzt (s. S. 69).
- Fieber bis über 42 °C:
  Fieber ist nicht die Ursache der MH, sondern die Folge des erhöhten Muskelstoffwechsels. Daher ist der Fieberanstieg kein Früh- sondern ein **Spätsymptom** der MH. Je höher der Fieberanstieg, desto schlechter ist die Prognose.
- Myoglobinämie, Myoglobinurie durch auftretende Rhabdomyolyse
- instabiler Blutdruck (Hypertonie/Hypotonie)
- Anstieg der Kreatinkinase (CK)
- Oligurie

Mögliche auslösende Faktoren

- verdampfbare Inhalationsanästhetika (Halothan, Enfluran, Isofluran, Sevofluran, Desfluran, Ether)
- Succinylcholin
- Stress

Therapie

- entscheidend ist die frühe Diagnosestellung(!)
- sofort Zufuhr möglicher auslösender Faktoren unterbrechen
- 100% Sauerstoff
- sofort Erhöhung des Atemminutenvolumens auf den ca. 3–4fachen Ausgangswert (Frischgasfluss für Sauerstoff auf den Maximalwert (ca. 15 l/min) erhöhen, um den Anteil der Rückatmung zu minimieren; s.S. 13f.). Es sind ein normaler arterieller CO_2-Wert und eine normale arterielle Sauerstoffsättigung anzustreben.
- Dantrolen mit einer Dosierung von 2,5 mg/kg KG intravenös als Schnellinfusion. Diese Dosis von 2,5 mg/kg KG ist (gegebenenfalls mehrfach) zu wiederholen, bis sich eindeutige Zeichen eines Therapieerfolges einstellen oder bis zu einer Gesamtdosis von > 20 mg/kg KG intravenös. Innerhalb von 20–30 Minuten nach Infusionsbeginn ist ein Wirkungsbeginn zu erwarten. Falls innerhalb dieser Zeit keine eindeutige Wirkung erkennbar wird, ist die Diagnose in Zweifel zu ziehen. Dantrolen greift in den Kalziumhaushalt ein.

Die bisher genannten Maßnahmen sind mit Abstand die wichtigsten. Sie sind sofort durchzuführen. Von nachgeordneter Wichtigkeit sind:

- Kontrolle der Kaliumplasmakonzentration (ggf. Therapie einer Hyperkaliämie)
- pH-Korrektur
durch Gabe von Natriumbikarbonat (= Natriumhydrogenkarbonat; initial 1,0 mmol/kg KG)

- Oberflächenkühlung des Patienten bis ca. 38 °C (Eispackung, kalte Infusionen)
- Legen eines Blasenkatheters
- Einleitung einer forcierten Diurese:
falls durch das im Dantrolen enthaltene Mannit (osmotisches Diuretikum) keine Ausscheidung von 1,5 ml/kg KG/h erreicht wird; gleichzeitig gesteigertes Volumenangebot sowie Lasix®-Gabe
- nach dem Abklingen einer MH-Krise sollte noch über mindestens 36 Stunden eine Dantrolenkurzinfusion mit 10 mg/kg KG pro Tag durchgeführt werden.
- mehrere intravenöse Zugänge sowie eine intraarterielle Kanüle platzieren
- intensivmedizinische Überwachung
- engmaschige Laborbestimmungen:
Plasma: K, Na, CK, GOT, GPT, LDH, Blutzucker, Gerinnungsstatus, Laktat, BGA; im Serum und Urin: Myoglobin
- „MH-Hotline": 0 71 31-48 20 50 (Städt. Krankenhaus Heilbronn)

Sonstiges:

- die MH-Krise muss am Ort des Auftretens beherrscht werden. Erst danach Verlegung (z.B. auf Intensivstation oder in ein anderes Krankenhaus)
- initial keine Therapie des Fiebers. Initial Therapie des Hypermetabolismus!
- keine Kalziumantaonisten (z.B. Verapamil) verabreichen (Unverträglichkeit mit Dantrolen)
- keine Digitalispräparate verabreichen

Patienten mit Verdacht auf eine Neigung (= Prädisposition) zur MH – sowie auch seinen Verwandten – sollte eine definitive Abklärung mittels Muskelbiopsie empfohlen werden.

Anästhesie bei bekannter Neigung zur MH

Es ist auf eine tiefe präoperative Anxiolyse und Sedierung des Patienten zu achten, um den möglichen Auslösemechanismus „Stress" zu vermeiden! Hierzu eignet sich z.B. eine Prämedikation mit Midazolam. Es scheint ausreichend, Dantrolen in Bereitschaft zu haben (selten wird noch eine präoperative intravenöse Dantrolen-Therapie empfohlen: 2,5 mg/kg KG Dantrolen 45 Minuten vor Narkosebeginn als Infusion über 20 Minuten).

> Das Narkosegerät muss vor Gebrauch „dekontaminiert" werden, d.h. Absorber und Atemschläuche sind zu erneuern und der Vapor ist zu entfernen. Anschließend ist das Gerät für mindestens 10 Minuten mit einem Frischgasfluss von ca. 10 l/min durchzuspülen.

An zusätzlichen Überwachungsmaßnahmen sind mindestens notwendig: kontinuierliche endexspiratorische CO_2-Messung, Pulsoxymetrie, kontinuierliche Temperaturmessung, wiederholt arterielle BGAs, Bestimmung der CK-Aktivität prä-, intra- und postoperativ. Postoperativ sollte der Patient für 24 Stunden auf einer anästhesiologisch betreuten Intensivstation überwacht werden.
Erlaubte Medikamente:
- Barbiturate, Propofol, Etomidat
- Opioide
- nichtdepolarisierende Relaxanzien wie Atracurium, Cis-Atracurium, Pancuronium, Vecuronium, Rocuronium, Mivacurium
- Lachgas
- Droperidol
- Benzodiazepine (z.B. Midazolam, s.S. 6)
- Lokalanästhetika vom Amid- und Ester-Typ (vgl. Tab. 2.1)
- Propofol
- Katecholamine und Vasodilatanzien können, falls notwendig, eingesetzt werden
- Eine Antagonisierung von Opioiden oder nichtdepolarisierenden Muskelrelaxanzien ist möglich.

4.4 Laryngospasmus

▶ Unter einem echten Laryngospasmus wird ein Krampfzustand der gesamten Kehlkopfmuskulatur verstanden. Neben den Stimmbändern verschließen sich auch die so genannten Taschenfalten (= falsche Stimmbänder) und die so genannten aryepiglottischen Falten.

Der Kehlkopfeingang ist zumeist ganz verschlossen und jegliche Atmung unmöglich. Ein Laryngospasmus ist oft nur schwer zu durchbrechen, und es kann schnell eine akute Hypoxie entstehen.
Bei einem **Glottiskrampf** (= Stimmritzenkrampf) sind dagegen nur die echten Stimmbänder mehr oder weniger verschlossen. Die Einatmung ist deutlich behindert. Der Glottiskrampf ist meist nur inkomplett und lässt sich leichter überwinden. Im klinischen Sprachgebrauch werden allerdings unkorrekterweise die Begriffe Laryngospasmus und Glottiskrampf oft gleichgesetzt.
Unter einem Stridor wird ein pfeifendes Atemgeräusch verstanden. Ein exspiratorischer Stridor ist meist durch eine teilweise Verengung der distalen Atemwege, ein inspiratorischer Stridor meist durch eine teilweise Verlegung der oberen Luftwege bedingt.

Zeichen eines Laryngospasmus

Bei dem meist kompletten Verschluss des Kehlkopfeingangs ist keine Luftströmung möglich. Der Patient versucht normalerweise verzweifelt, das Atemhindernis zu überwinden, was an den krampfhaften Thorax- und Bauchbewegungen erkennbar wird. Bei der vergeblichen Inspiration kommt es zur Senkung des Brustkorbs und zur Vorwölbung des Bauches, also zu einer paradoxen Atembewegung (= **Schaukelatmung**). Ein Laryngospasmus führt schnell zu Atemnot, Sauerstoffmangel und Zyanose. Löst er sich nicht innerhalb weniger Minuten oder kann er nicht durchbrochen werden, so droht der Tod durch Sauerstoffmangel. Insbesondere bei Kleinkindern entsteht sehr schnell eine kritische Situation (s.S. 232).

Mögliche Ursachen

- Ein Laryngospasmus kann vor allem nach der Extubation auftreten, wenn der Kehlkopfeingang durch Sekret, Blut oder sonstige Fremdkörper gereizt wird.
- Auch ein Intubationsversuch oder das Einführen eines Guedel-Tubus bei zu oberflächlicher Narkose oder eine Extubation während des Exzitationsstadiums (s. S. 100) können einen Laryngospasmus hervorrufen.
- Des Weiteren tritt manchmal während einer Maskennarkose ein Laryngospasmus auf, wenn sehr schmerzhafte Manipulationen in zu oberflächlicher Narkose vorgenommen werden.

Therapie

Der Versuch, durch eine Maskenbeatmung mit hohem Beatmungsdruck zu beatmen, mag bei einem Glottiskrampf meist gelingen. Bei einem echten Laryngospasmus ist dies nicht (!) möglich. Hier besteht lediglich die große Gefahr, das Beatmungsgemisch in den Magen zu blasen. Dem Patienten sollte die Maske mit einem hohen Sauerstofffluss nur dicht vors Gesicht gehalten werden. Auch der zumeist unkluge und vergebliche Versuch, sofort einen Tubus durch den spastischen Kehlkopf zu zwängen, sollte vermieden werden. Hierdurch können schwere Verletzungen des Kehlkopfes gesetzt werden. Der manchmal empfohlene Versuch, den Laryngospasmus mit intravenöser Atropingabe zu durchbrechen, ist ebenfalls nicht erfolgreich.

Die einfachste Maßnahme, um einen Laryngospasmus zu durchbrechen, ist, den auslösenden Stimulus, also den irritierenden Fremdkörper (z. B. Guedel-Tubus), am Kehlkopfeingang zu entfernen oder die schmerzhafte Manipulation in zu flacher Maskennarkose zu unterbrechen.

Durch die energische Anwendung des **Esmarch-Handgriffs** (= Überstreckung des Kopfes und Subluxation des Unterkiefers nach vorn; s. S. 315) kann es gelingen, den Laryngospasmus zu durchbrechen.

Kommt es bei der Narkoseeinleitung zu einem Laryngospasmus, so kann durch eine Vertiefung des Narkosestadiums mit einem intravenösen Hypnotikum der Reflex zentral im Gehirn durchbrochen werden. Alternativ kann auch (frühzeitig!) Succinylcholin verabreicht werden. Der Patient muss dann kurzfristig mit der Maske beatmet werden. Nach einer Relaxation mit Succinylcholin kann der Patient gegebenenfalls auch intubiert werden.

Zumeist lässt sich der Laryngospasmus durch die beschriebenen Maßnahmen beheben. Durch einen Laryngospasmus kann u. U. eine hochdramatische Situation, die z. B. das Einstechen mehrerer großlumiger Stahlkanülen durch das Ligamentum cricothyreoideum (s. S. 228) oder eine Notkoniotomie (s. S. 228) notwendig macht, entstehen.

Prophylaxe

Durch korrektes Vorgehen kann ein Laryngospasmus meistens vermieden werden. Vor der Extubation ist der Mund-Rachen-Raum von Blut und Sekreten sorgfältig zu reinigen. Bei Operationen im Mund-Rachen-Bereich oder sonstigem Verdacht auf Fremdkörper im Rachenraum sollte immer eine Absaugung unter laryngoskopischer Sicht durchgeführt werden. Eine Extubation im so genannten Exzitationsstadium muss vermieden werden. Ebenso ist das Einlegen eines Guedel-Tubus oder die Intubation in zu flacher Narkose zu unterlassen.

4.5 Bronchospasmus

▶ Bei einem Bronchospasmus kommt es zu einer plötzlichen Engstellung der Bronchialwege, vergleichbar einem akuten Asthma-bronchiale-Anfall. Typisch sind hohe Beatmungsdrücke, verlängertes Exspirium sowie Giemen und Brummen. Ursachen eines Bronchospasmus sind häufig operative bzw. sonstige Manipulationen im Bereich der Atemwege (z. B. endotracheale Intubation) in zu flacher Narkose.

Bronchospasmus gefährdet sind v.a. Patienten mit Asthma bronchiale, akutem Atemwegsinfekt, chronisch obstruktiver Lungenerkrankung, Nikotinabusus, allergischer Rhinitis oder Neigung zu allergischen Reaktionen. Auch eine Aspiration bzw. eine anaphylaktoide Reaktion führt häufig zu einem Bronchospasmus.

> Häufig wird allerdings ein schwerer Bronchospasmus nur vorgetäuscht. Mögliche Ursachen hierfür sind abgeknickter oder fast verlegter Tubus, Pneumothorax, Aspiration, einseitige Intubation, Lungenödem, Lungenembolie oder anaphylaktoide Reaktion.

Zeichen eines Bronchospasmus

Während eines Bronchospasmus sind die Atemwegswiderstände und die notwendigen Beatmungsdrücke deutlich erhöht. Das verabreichbare Atemhubvolumen nimmt ab. Im Extremfall ist der Patient (fast) nicht mehr zu beatmen. Es drohen Hyperkapnie und Hypoxie. Die Kapnographiekurve zeigt einen verzögerten exspiratorischen CO_2-Anstieg.

Therapie

Es empfiehlt sich eine manuelle Beatmung mit erhöhter inspiratorischer Sauerstoffkonzentration. Zumeist kann ein Bronchospasmus durch Vertiefung der Narkose (vorzugsweise mit einem der bronchodilatierend wirkenden volatilen Inhalationsanästhetika) durchbrochen werden. Auch die intravenöse Gabe von Propofol (ca. 2 mg/kg KG) kann zur Vertiefung der Narkose sinnvoll sein. Propofol scheint deshalb besonders geeignet, da es die laryngobronchialen Reflexe besser dämpft als andere Induktionshypnotika. Lässt sich der Bronchospasmus durch eine Vertiefung der Narkose nicht überwinden, muss ggf. ein Beta-2-Mimetikum intravenös (Reproterol, Bronchospasmin®; 1 Amp = 90 µg) oder per inhalationem (Berotec®, Bricanyl®, Sulta-

nol®) verabreicht werden. Es werden z.B. mindestens 2 Hübe alle 10 Minuten empfohlen. Bei schwerem Bronchospasmus kann evtl. auch die intravenöse Gabe von Ketamin (ca. 1–2 mg/kg KG) erfolgreich sein. Falls ein Bronchospasmus trotz Therapie mit Beta-2-Agonisten fortbesteht, kann eine zusätzliche Gabe von Kortikosteroiden (z.B. 1–2 mg/kg KG Methylprednisolon) und Theophyllin (initial bis 5 mg/kg KG langsam i.v.; dann 0,5–1,0 mg/kg KG/h i.v.) indiziert sein.

Häufiger ist ein Bronchospasmus durch eine anaphylaktoide Reaktion bedingt. Die Therapie einer anaphylaktoiden Reaktion wird ausführlich auf S. 218 beschrieben.

Bei einem Bronchospasmus ist zumeist noch eine gewisse Ventilation möglich, sodass nur relativ selten eine akut bedrohliche Situation auftritt. Unter anästhesiologischen Gesichtspunkten stellt ein schwerer Laryngospasmus (s.o.) das größere praktische Problem dar.

Prophylaxe

Bei Patienten, die für einen Bronchospasmus prädisponiert sind, sollte eine suffiziente Prämedikation durchgeführt werden. Prophylaktisch können auch 2–4 Hübe eines Beta-2-Mimetikums 20–40 Minuten vor der geplanten Intubation verabreicht werden. Es sollte ein Regionalanästhesieverfahren vorgezogen werden, da die endotracheale Intubation den wichtigsten Auslösefaktor darstellt. Ist eine Allgemeinanästhesie notwendig, kann eine Maskennarkose oder die Verwendung einer Larynxmaske vorteilhaft sein, da die Atemwege dabei weniger irritiert werden als bei einer Intubationsnarkose. Falls eine Intubationsnarkose notwendig ist, stellt eine tiefe Narkoseführung zumeist die beste Prophylaxe dar. Als Induktionshypnotikum ist insbesondere Propofol geeignet, da es die Atemwegsreflexe stärker dämpft als andere Hypnotika. Auch Ketamin ist gut geeignet. Zur Aufrechterhaltung der Narkose bieten sich ein volatiles Inhalationsanästhetikum und die zusätzliche Gabe eines Opioids an. Es sollten Medikamente vermieden werden, von denen bekannt ist, dass sie häufiger eine Histamin-Freisetzung verursachen (z.B. Atracurium, Mivacurium).

4.6 Singultus

Intraoperativ kann es manchmal zu einem hartnäckigen Singultus (= Schluckauf) kommen.

Therapie
- Vertiefung der Narkose
- mäßige Hyperventilation
- Legen einer Magensonde
- 10 mg Psyquil® (= Triflupromazin, gehört zu den Neuroleptika, s.S. 8) oder 25 mg Promethazin (s.S. 8) intravenös
- gegebenenfalls Relaxation

4.7 Arrhythmien

Manchmal treten während einer Narkose Herzrhythmusstörungen auf. Zumeist handelt es sich hierbei um ventrikuläre Extrasystolen.

▶ **Ventrikuläre Extrasystolen** zeichnen sich dadurch aus, dass der QRS-Komplex im Vergleich zum normalen Rhythmus verfrüht einfällt, stark deformiert (also völlig anders aussieht als die anderen QRS-Komplexe) und von einer kompensatorischen Pause gefolgt ist (vgl. Abb. 7.6).

Ursachen für ventrikuläre Extrasystolen
- Zu flache Narkose:
  Ventrikuläre Extrasystolen treten häufig bei der Intubation in zu flacher Narkose auf. Die Narkose muss rasch vertieft werden. Auch bei der Narkoseausleitung treten manchmal ventrikuläre Extrasystolen auf, wenn der noch intubierte Patient den Tubus als sehr schmerzvoll empfindet.
- Elektrolytstörungen:
  Es muss vor allem an einen Kaliummangel gedacht werden, der bei Patienten, die mit

Diuretika behandelt sind, häufig anzutreffen ist. Digitalisierte Patienten reagieren auf einen Kaliummangel besonders empfindlich. Außerdem ist zu beachten, dass durch eine Hyperventilation (= respiratorische Alkalose) der Kaliumwert abfällt. Kalium muss in Form von Kaliumchlorid zentralvenös substituiert werden. Nur im Ausnahmefall darf Kaliumchlorid über einen peripher-venösen Zugang verabreicht werden (venenreizend und schmerzhaft!). Es sollten nicht mehr als 20 mmol/Stunde verabreicht werden. Es können gegebenenfalls auch 1–3 Ampullen Tromcardin® intravenös verabreicht werden (enthält Kalium und Magnesium).

- Katecholamingabe oder Katecholaminausschüttung:
  Von den verdampfbaren Inhalationsanästhetika sensibilisiert vor allem Halothan das Herz gegen Katecholamine (s.S. 35). Werden während einer Halothannarkose Katecholamine verabreicht (z.B. adrenalinhaltige Lokalanästhetika in der HNO/Kieferchirurgie, s.S. 278) oder werden bei zu flacher Narkose durch den Stress Katecholamine von der Nebennierenrinde ausgeschüttet, so treten leicht Rhythmusstörungen auf. Prophylaktisch sollte eine zu flache Narkose ebenso vermieden werden wie Halothan in Kombination mit Katecholaminen.
- Herzmuskelschädigung
- Hypoxie
- Hyperkapnie
- Digitalisüberdosierung

Wenn ventrikuläre Extrasystolen häufiger als 5-mal pro Minute auftreten und nicht kausal therapierbar sind (z.B. durch Vertiefung der Narkose) oder wenn sie hämodynamische Probleme bereiten, so ist meist Lidocain intravenös (1 mg/kg KG initial; gegebenenfalls anschließend eine kontinuierliche intravenöse Infusion) das Mittel der Wahl. Treten ventrikuläre Extrasystolen als Folge einer Digitalisüberdosierung auf, so sollte zunächst versucht werden, die Kaliumkonzentration in den oberen Normbereich (4,5–5,0 mmol/l) anzuheben. Sollen diese ventrikulären Extrasystolen schnell therapiert werden, dann ist Phenytoin das Mittel der Wahl (bis zu 5 mg/kg KG langsam intravenös). Es kann auch Ajmalin (Gilurytmal®; 50 mg) langsam intravenös verabreicht werden.

4.8 Hypotonie

Ursachen einer Hypotonie sind fast immer in einer Überdosierung von Medikamenten (z.B. von verdampfbaren Inhalationsanästhetika, Thiopental, Propofol usw.) oder in einem nicht adäquat therapierten Volumenmangel zu sehen. Auch beim Anlegen einer rückenmarknahen Leitungsanästhesie kommt es häufig zu einem Blutdruckabfall.

Selten tritt während der Narkose eine kardiale Dekompensation auf, die eine Unterstützung der Herz-Kreislauf-Funktion mit Katecholaminen (s.S. 294) notwendig macht. Ursache ist zumeist eine übermäßige Infusionstherapie bei Patienten mit vorbestehender Herzinsuffizienz. Manchmal kann auch eine allergische Reaktion die Ursache eines plötzlichen Blutdruckabfalls sein.

4.9 Hypertonie

Ursache einer Hypertonie in der perioperativen Phase ist meist ein schmerzbedingter Blutdruckanstieg bei zu flacher Narkoseführung oder eine unzureichende postoperative Schmerzmedikation (s.S. 320).

Die Therapie besteht in einer Vertiefung der Narkose oder einer adäquaten postoperativen Analgesie. Auch bei einer Überdosierung von Medikamenten wie Katecholaminen (s.S. 294), Akrinor® (s.S. 112) oder Theophyllin (s.S. 474) kann ein übermäßiger Blutdruckan-

stieg auftreten. Des Weiteren kann es bei der Antagonisierung eines postoperativen Opioidüberhangs zu einem plötzlichen Blutdruckanstieg kommen (da hierdurch die opioidbedingte Dämpfung der postoperativen Schmerzen plötzlich wegfällt und akut Schmerzen auftreten können, s.S. 55). Diese Medikamente müssen entsprechend vorsichtig dosiert werden. Manchmal kann es sich aber auch um einen Patienten mit einem schlecht eingestellten Bluthochdruck handeln. Die Therapie wird auf S. 317 beschrieben.

4.10 Anaphylaktoide Reaktionen

Allgemeine Bemerkungen

Unter einer **Allergie** werden immunologische Reaktionen verstanden, die durch Kontakt mit solchen körperfremden Substanzen ausgelöst werden, gegen die eine vorausgegangene Sensibilisierung besteht. Unter einer **Anaphylaxie** wird die Maximalvariante einer allergischen Reaktion verstanden. Unter dem Begriff **Pseudoallergie** werden dagegen Unverträglichkeitsreaktionen verstanden, die klinisch einer allergischen Reaktion gleichen, denen jedoch keine immunologische Reaktion zugrunde liegt. Eine pseudoallergische Reaktion kann bereits beim Erstkontakt mit einer bestimmten Substanz auftreten, während bei einer echten allergischen Reaktion immer eine Sensibilisierung vorausgehen muss. Klinisch sind allergische und pseudoallergische Reaktionen nicht zu unterscheiden. Allergische und pseudoallergische Reaktionen werden unter dem Oberbegriff **anaphylaktoide Reaktionen** zusammengefasst. Sowohl bei den allergischen als auch bei den pseudoallergischen Reaktionen kommt es zur Freisetzung einer großen Anzahl von Mediatoren (= chemischen Überträgerstoffen). Einer der bedeutendsten Mediatoren ist das **Histamin**. Histamin wird insbesondere aus Mastzellen sowie basophilen Leukozyten freigesetzt. Histamin übt seine

Wirkungen über spezifische H_1- und H_2-Rezeptoren aus. H_1-Rezeptoren vermitteln eine Gefäßweitstellung (= Vasodilatation) mit Zunahme der Gefäßdurchlässigkeit (= Permeabilität) sowie eine Bronchokonstriktion und eine Konstriktion im Bereich des Magen-Darm-Traktes. H_2-Rezeptoren vermitteln Tachykardie, Herzrhythmusstörungen, Steigerung der Magensaftproduktion sowie eine verzögert auftretende und länger andauernde Vasodilatation mit Steigerung der Gefäßpermeabilität. Für die H_2-vermittelte Vasodilatation und Zunahme der Gefäßpermeabilität (= kapilläres Leck) sind allerdings relativ hohe Histaminkonzentrationen notwendig.

Einteilung der Schweregrade

Anaphylaktoide Reaktionen können in verschiedene Schweregrade unterteilt werden (vgl. Tab. 4.1). Die Stadieneinteilung gibt aber keineswegs die Reihenfolge des Auftretens der einzelnen Symptome wieder. Es kann auch initial ein Kreislaufstillstand auftreten und erst nach erfolgreicher Therapie können

dann z.B. Hautquaddeln (= eine Urtikaria) erkennbar werden.

Häufigkeit

In ca. 1–5% aller Narkosen kommt es zu einer klinisch nachweisbaren anaphylaktoiden Reaktion unterschiedlichster Ausprägung. Bei ca. 1:5 000 bis 1:25 000 Narkosen kommt es zu einer schweren anaphylaktoiden Reaktion. Lediglich bei ca. 30% der Fälle liegt eine immunologisch vermittelte Allergie zu Grunde. Die häufigste Ursache für eine anaphylaktoide Reaktion bei Erwachsenen sind Muskelrelaxanzien. Weitere wichtige Auslöser sind Knochenzement, Latex, Röntgenkontrastmittel, Antibiotika und Protamin.

> Muskelrelaxanzien sind in 60–80% der Fälle die Ursache für eine anaphylaktoide Reaktion während der Narkose.

In ca. 85% der Fälle handelt es sich um Frauen. Eine Sensibilisierung gegen Muskelrelaxanzien tritt deshalb vor allem bei Frauen auf, da Muskelrelaxanzien quaternäre Ammoni-

Tab. 4.1 Stadieneinteilung und Symptomatik anaphylaktoider Reaktionen.

	Stadium	Symptomatik
0	Lokal (am Ort des Kontakts mit dem Auslöser)	Lokal begrenzte kutane Reaktion
1	Leichte Allgemeinreaktion	Disseminierte kutane Reaktion (z.B. Flush, generalisierte Urtikaria, Pruritus) Schleimhautreaktion (z.B. Nase, Konjunktiven) Allgemeinreaktionen (z.B. Unruhe, Kopfschmerz)
2	Ausgeprägte Allgemeinreaktion	Kreislaufregulationsstörungen (Blutdruck-, Pulsveränderung) Luftnot (leichte Dyspnoe, beginnender Bronchospasmus)
3	Lebensbedrohliche Allgemeinreaktion	Schock (schwere Hypotension, Blässe) Bronchospasmus mit bedrohlicher Dyspnoe Bewusstseinstrübung/-verlust gegebenenfalls mit Stuhl- bzw. Urinabgang
4	Vitales Organversagen	Atem-/Kreislaufstillstand

umverbindungen darstellen. Quaternäre Ammoniumverbindungen sind auch in Kosmetika, industriellen Lösungsmitteln und Chemikalien (z. B. Haushaltsreinigern) weit verbreitet, wodurch es bei Frauen relativ oft zu einer Sensibilisierung kommt.

Vermeidung anaphylaktoider Reaktionen

Um anaphylaktoide Reaktionen zu vermeiden, ist eine angstfreie Atmosphäre (Stress des Patienten begünstigt anaphylaktoide Reaktionen) sowie die langsame Injektion möglichst verdünnter Medikamentenlösungen zu empfehlen. Medikamente, die selten zu einer anaphylaktoiden Reaktion führen, sind z. B.:
- Inhalationsanästhetika
- Etomidat
- Propofol
- Ketamin
- Midazolam
- Fentanyl/Alfentanil/Sufentanil
- Bupivacain ohne Adrenalin

Therapie

Bei Auftreten einer anaphylaktoiden Reaktion muss – falls noch möglich – die weitere Zufuhr des auslösenden Präparates sofort gestoppt werden. Zur Therapie einer anaphylaktoiden Reaktion haben sich nur wenige Medikamente bzw. Maßnahmen bewährt.

Stadium 0/I:
Therapie normalerweise nicht notwendig. Lediglich bei subjektiven Beschwerden kann eine H_1-/H_2-Blockade durchgeführt werden.
Stadium II:
Sauerstoffgabe, Volumengabe, H_1-/H_2-Blockade, pulmonale Probleme können meist mit Beta-2-Mimetika gebessert werden. Wird ein fortschreitendes Geschehen vermutet, kann ein Glukokortikoid verabreicht werden.

Stadium III:
Volumengabe, Katecholamingabe, bei pulmonaler Symptomatik sollten Beta-2-Mimetika und Kortikosteroide verwendet werden. Wird ein fortschreitendes Geschehen vermutet, zusätzlich H_1-/H_2-Blockade.
Stadium IV:
Vorgehen nach den Richtlinien für die kardiopulmonale Reanimation.

Volumengabe
Da Elektrolytlösungen zum großen Teil innerhalb kurzer Zeit aus dem Intravasalraum ins Gewebe diffundieren, haben sie einen relativ geringen Volumeneffekt und sind bei anaphylaktoid bedingter Kreislaufdepression schlecht zur Volumensubstitution geeignet. In dieser Situation ist außerdem die Gefäßpermeabilität deutlich gesteigert. Volumenersatzmittel der Wahl ist HES. Die Volumenzufuhr hat bei deutlicher Kreislaufreaktion großzügig zu erfolgen, oft sind 2 000–3 000 ml innerhalb kurzer Zeit notwendig. Gelingt bereits initial eine großzügige Volumenzufuhr, so ist eine medikamentöse Therapie oft nicht notwendig.

Katecholamine
Katecholamine sind indiziert, wenn eine stärkere Kreislaufproblematik und/oder Bronchokonstriktion vorliegen. Das Katecholamin der ersten Wahl ist Adrenalin. Adrenalin bewirkt eine Stimulation der Alpha-Rezeptoren mit Vasokonstriktion. Über eine Stimulation der Beta-2-Rezeptoren führt es zu Tachykardie und Bronchodilatation. Ein großer Vorteil des Adrenalins ist darin zu sehen, dass es meist sofort verfügbar ist. Außerdem kann es sowohl intravenös als auch z. B. endotracheal verabreicht werden, falls kein intravenöser Zugang verfügbar ist.

▶ Für die intravenöse Therapie empfiehlt es sich, 1 mg Adrenalin auf 10 ml mit NaCl 0,9 % zu verdünnen und beim Erwachsenen 0,1 mg (= 1 ml dieser Verdünnung) im Abstand von ca. einer Minute, gegebenenfalls mehrfach zu repetieren. Einzeldosen von 0,1 mg Adrenalin beim Erwachsenen entsprechen einer Dosierung von ca.

1–2 µg/kg KG. Liegt ein Kreislaufzusammen-bruch vor, so empfehlen sich höhere Einzeldosen von 2–5 µg/kg KG. Zumeist wird nicht mehr als 1 mg Adrenalin benötigt.

Für die endotracheale/endobronchiale Gabe sollten zwei- bis dreifach höhere Boli verabreicht werden. Ist eine kontinuierliche Adrenalinzufuhr notwendig, dann empfiehlt sich eine Infusion von 0,1–0,3 µg/kg KG/min.

> Falls sich innerhalb von ca. 10 Minuten keine ausreichende Kreislaufstabilisierung mit Adrenalin erzielen lässt, bietet sich vor allem das Alpha-stimulierend wirkende **Noradrenalin** an. Es empfiehlt sich gegebenenfalls die wiederholte Gabe von 0,05–0,1 mg (= 0,5–1 ml) einer verdünnten Lösung (1 mg auf 10 ml NaCl 0,9%) im 1-Minuten-Abstand.

Beta-2-Mimetika

Zur Therapie pulmonaler Reaktionen bieten sich auch Beta-2-Mimetika wie Terbutalin, Fenoterol und Salbutamol als Dosieraerosol oder Reproterol (Bronchospasmin®) zur intravenösen Gabe an.

Antihistaminika

Antihistaminika werden vor allem zur Prophylaxe anaphylaktoider Reaktionen (s.u.) sowie zur Therapie kutaner Reaktionen verabreicht. Es liegen inzwischen auch Berichte vor, dass eine schwere akute anaphylaktoide Reaktion durch die Gabe eines H_1- und H_2-Antagonisten positiv beeinflusst werden kann. Diese Therapie scheint insbesondere dann gerechtfertigt, wenn die Gabe von Katecholaminen und Volumen nicht innerhalb kurzer Zeit zur Kreislaufstabilisierung führt. In diesem Fall kann evtl. eine anhaltende Histaminfreisetzung vorliegen.

Glukokortikoide

Die Wirkungen der Glukokortikoide können in **spezifische** und **unspezifische Wirkungen** unterteilt werden. Unter den spezifischen Wirkungen wird der Einfluss der Glukokortikoide

auf die Produktion verschiedener Zellproteine verstanden. Diese spezifischen Zellantworten, die an eine veränderte Neusynthese von Proteinen gebunden sind, können frühestens nach 1–2 Stunden wirksam werden. Unter unspezifischen Wirkungen der Glukokortikoide werden deren allgemein membranstabilisierende Wirkungen verstanden. Diese können bereits nach 10–30 Minuten wirksam werden. Indikationen für Glukokortikoide werden im Rahmen anaphylaktoider Reaktionen vor allem bei kutanen und pulmonalen Problemen gesehen. Im Rahmen langsam zunehmender Haut- und Schleimhautsymptome im Stadium I hat sich die Gabe von 50–125 mg Prednisolonäquivalent als sinnvoll erwiesen. Bei pulmonalen Reaktionen kann durch eine Kortikoidgabe die Wirkung der zusätzlich verabreichten Beta-2-Mimetika verstärkt werden. Im Stadium II reichen meist 50–150 mg Prednisolonäquivalent aus.

> Kortikosteroide bieten sich auch für die Rezidivprophylaxe an. Beispielsweise kann es nach Kontrastmittelunverträglichkeiten oder nach anaphylaktoiden Reaktionen nach einem Insektenstich zu einer zweiten, verspätet auftretenden Symptomverschlimmerung kommen. Hier erscheint eine Rezidivprophylaxe mit z.B. dreimal 40–125 mg Prednisolonäquivalent (über 24 Stunden) sinnvoll.

Theophyllin

Theophyllin hat bei der Therapie anaphylaktoider Reaktionen mit bronchopulmonaler Konstriktion nur einen engen Indikationsbereich. Theophyllin wirkt deutlich schwächer bronchodilatatorisch als Beta-2-Mimetika und sollte nur dann zum Einsatz kommen, wenn eine Resistenz gegen Beta-2-Mimetika und Glukokortikoide vorliegt.

▶ Die Dosierung für Theophyllin (Bronchoparat®) beträgt initial 5 mg/kg KG. Gegebenenfalls ist eine anschließende Dosierung von 0,5–1,0 mg/kg KG/h möglich (optimale Plasmakonzentration: 8 µg/ml; toxische Grenze: 20 µg/ml).

Kalzium

Kalzium hat keinen nachweisbar positiven Effekt bei anaphylaktoiden Reaktionen.

Prophylaxe (H$_1$-/H$_2$-Blockade)

Bei der Anamnese ist der Patient nach eventuell bekannten Unverträglichkeiten zu fragen. Sind anaphylaktoide Zwischenfälle anamnestisch bekannt, das auslösende Agens aber unbekannt, dann sollte diskutiert werden, ob ein Lokal- oder ein Regionalanästhesieverfahren mit einem Amidlokalanästhetikum möglich ist. Hierbei sind allergische Reaktionen extrem selten.

> Wird eine Allgemeinnarkose durchgeführt, dann sollten Medikamente mit geringem anaphylaktoidem Risiko verwendet werden. Wichtig ist auch die langsame Injektion möglichst verdünnter Medikamentenlösungen. Da Angst und Stress anaphylaktoide Reaktionen begünstigen, ist auf eine entsprechende Prämedikation zu achten.

Es konnte gezeigt werden, dass eine Vorbehandlung mit H$_1$- und H$_2$-Rezeptorantagonisten die Histaminwirkungen vermindern oder verhindern kann. Die Prophylaxe mit H$_1$- plus H$_2$-Rezeptorenantagonisten ist sowohl bei erwarteten allergischen als auch pseudoallergischen Reaktionen sinnvoll.

▶ Als Prophylaxe wird der H$_1$-Blocker Dimetinden (Fenistil®) in einer Dosierung von 0,1 mg/kg KG sowie der H$_2$-Blocker Cimetidin (Tagamet®) in einer Dosierung von 5 mg/kg KG ca. 15 Minuten vor Narkoseeinleitung über mindestens 5 Minuten empfohlen (1 Ampulle = 200 mg Tagamet®, 1 Ampulle = 4 mg Fenistil®).

Auch mit der Kombination von Dimetinden (Fenistil®) plus Ranitidin (Sostril®: 1 mg/kg KG) oder Clemastin (Tavegil®: 0,05 mg/kg KG) plus Cimetidin (Tagamet®) liegen positive Ergebnisse vor.

Für folgende Risikogruppen wird z.B. meist eine Vorbehandlung mit H$_1$- und H$_2$-Blockern empfohlen:

- Patienten, die eine Überempfindlichkeit gegen intravenös applizierte Medikamente oder Röntgenkontrastmittel aufweisen
- Patienten, die eine Neigung zu anaphylaktoiden Reaktionen in der Anamnese haben, wie z.B. Heuschnupfen, Nahrungsmittelallergie
- Patienten, bei denen eine Implantation von Knochenzement (z.B. Palacos®) vorgenommen wird
- Patienten, bei denen eine große Gefäßoperation (z.B. Bauchaortenaneurysma) durchgeführt wird

4.11 Vorgehen bei (un-)erwarteten Intubationsproblemen

Allgemeine Bemerkungen

Zirka 30% der anästhesiebedingten Todesfälle sind darauf zurückzuführen, dass ein Offenhalten der Atemwege und eine suffiziente Ventilation nicht gelingen. Bei ca. 1–18% der Patienten sind mehrfache Intubationsversuche notwendig, und bei 0,05–0,35% der Patienten gelingt die laryngoskopische endotracheale Intubation nicht. Bei 0,0001–0,02% der Patienten ist weder die endotracheale Intubation noch die Maskennarkose möglich („can't ventilate, can't intubate").

Von einer schwierigen Intubation wird meist dann gesprochen, wenn zur Intubation

- Hilfsmittel eingesetzt werden müssen
- mehr als drei Intubationsversuche notwendig sind
- ein erfahrener Arzt unterstützend hinzugezogen werden muss
- die Intubation von einem erfahrenen Anästhesisten als schwierig eingeschätzt wird

Bei Intubationsproblemen lässt sich zumeist die Glottis nicht oder nur unzureichend mit

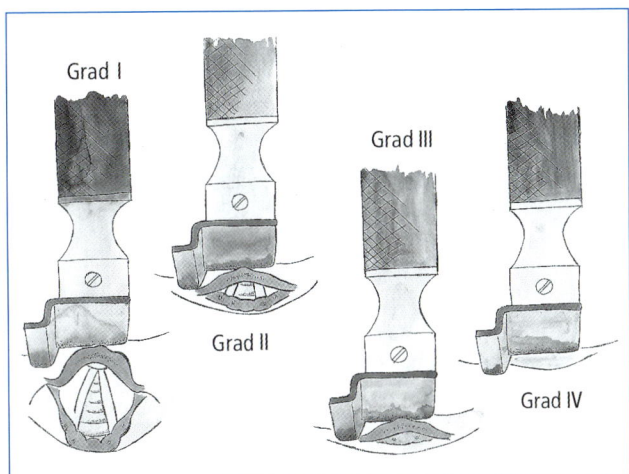

Abb. 4.1 Sicht auf die Glottis bei laryngoskopischer Einstellung. Von links nach rechts: Grad I bis IV.

dem Laryngoskop einstellen. Die Einstellbarkeit der Glottis mithilfe des Laryngoskops kann (nach Cormack) in Grad I bis IV unterteilt werden (vgl. Abb. 4.1).

Grad I:
Die gesamte Larynxöffnung ist einsehbar.
Grad II:
Lediglich der hintere Anteil der Larynxöffnung ist erkennbar.
Grad III:
Lediglich die Epiglottis ist erkennbar.
Grad IV:
Weder Larynxeingang noch Epiglottis sind sichtbar. Es ist lediglich der Zungengrund erkennbar.

Bei Intubationsschwierigkeiten muss unterschieden werden zwischen **erwarteten** und **unerwarteten Intubationsproblemen.**

Sind Intubationsschwierigkeiten zu erwarten?

Um beurteilen zu können, ob möglicherweise Schwierigkeiten bei der endotrachealen Intubation zu erwarten sind, bieten sich folgende Beurteilungskriterien an:

- Beurteilung der Zungengröße in Relation zum Pharynx
- Überstreckbarkeit im Atlantookzipitalgelenk
- Größe des Mandibularraumes
- (Beurteilung des Zahnstatus)

Beurteilung der Zungengröße in Relation zum Pharynx

Von Mallampati wurde vorgeschlagen, die Zungengröße im Verhältnis zur Mundhöhle zu beurteilen. Hierbei wird der aufrecht sitzende Patient, dessen Kopf in neutraler Position ist, gebeten, seinen Mund soweit wie möglich zu öffnen und die Zunge möglichst weit herauszustrecken. Die Patienten sollten beim Beurteilen des „**Mallampati-Zeichens**" nicht zum „A"-Sagen aufgefordert werden. Es wird beurteilt, welche Pharynxstrukturen sichtbar sind.

Bei Patienten mit Mallampati Grad I (vgl. Abb. 4.2) lässt sich laryngoskopisch in 99–100% der Fälle die Glottis voll einstellen (Grad I nach Cormack). Bei Patienten mit Mallampati-Zeichen Grad IV (vgl. Abb. 4.2) ist in nahezu 100% der Fälle lediglich die Epiglottis (Grad III nach Cormack) oder lediglich der Zungengrund (Grad IV nach Cormack) laryngoskopisch einstellbar. Bei Patienten mit einem Mallampati-Zeichen Grad II oder III

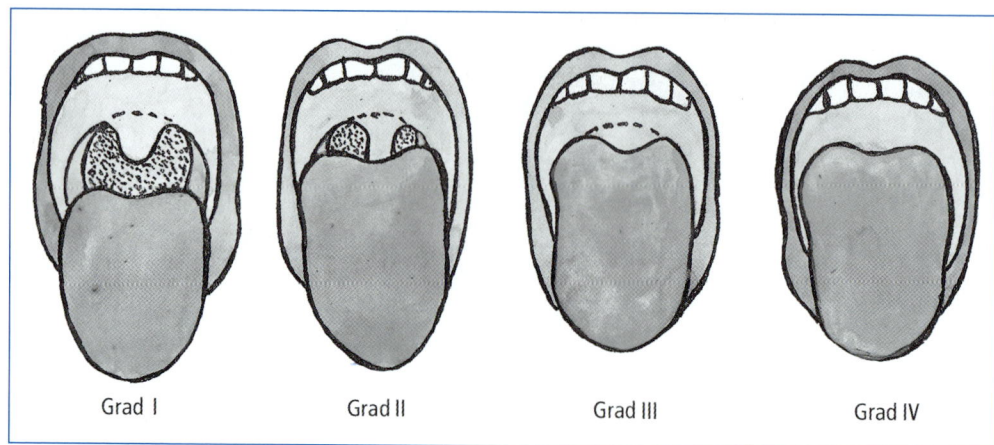

Grad I   Grad II   Grad III   Grad IV

Abb. 4.2 Mallampati I bis IV.

(vgl. Abb. 4.2) kann die Einstellbarkeit der Glottis sehr unterschiedlich sein.

Überstreckbarkeit im Atlantookzipitalgelenk

Der aufrecht sitzende Patient mit geradeaus gerichtetem Kopf (horizontaler Biss der oberen Zahnreihe) wird gebeten, den Kopf im Atlantookzipitalgelenk zu überstrecken (Schnüffelposition). Normalerweise ist eine Überstreckung um ungefähr 35° möglich. Ist eine Überstreckung im Atlantookzipitalgelenk gut möglich, so können Mund, Pharynx und Larynx leicht in eine gemeinsame Achse (Schnüffelposition) gebracht werden.

Größe des Mandibularraumes

Der Mandibularraum (der Raum vor dem Larynx) kann in Form des Abstandes zwischen Kinn und Zungenbein oder des Abstandes zwischen Kinn und Kieferwinkel abgeschätzt werden. Je größer dieser Mandibularraum ist, desto besser kann der Pharynx mithilfe des Laryngoskops eingestellt werden. Ist beim Erwachsenen der Abstand zwischen Kinn und Zungenbein größer als 6 cm oder der Abstand zwischen Kinn und Unterkieferwinkel größer als 9 cm, dann lässt sich der Rachen mithilfe des Mallampati-Zeichens (s.o.) normalerweise gut einsehen, und die laryngoskopische Einstellbarkeit des Kehlkopfeingangs ist meist relativ einfach.

Mallampati-Zeichen, Überstreckbarkeit im Atlantookzipitalgelenk und Beurteilung der Größe des Mandibularraumes sind schnell und leicht durchführbar. Sie können zur präoperativen Beurteilung des Schwierigkeitsgrades der endotrachealen Intubation empfohlen werden. Werden alle drei Kriterien berücksichtigt, so kann relativ sicher der zu erwartende Schwierigkeitsgrad einer endotrachealen Intubation abgeschätzt werden.

Zahnstatus

Zusätzlich ist es wichtig, den Zahnstatus des Patienten zu beurteilen. Vor allem instabile Frontzähne können die Intubation deutlich erschweren.

Vorgehen bei erwarteten Intubationsproblemen

Falls abzusehen ist, dass die endotracheale Intubation (oder die Maskenbeatmung) schwierig sein wird, dann sollte die endotracheale Intubation beim wachen, noch spontan (!) atmenden Patienten durchgeführt werden. Es kommen vor allem folgende Möglichkeiten am spontan atmenden Patienten in Frage:
- fiberoptische Intubation

- (laryngoskopischer Intubationsversuch in tiefer Inhalationsanästhesie)
- (laryngoskopischer Intubationsversuch unter Schleimhautanästhesie, Sedierung und Analgesie)

Die fiberoptische (fiberbronchoskopische) Intubation stellt das Vorgehen der Wahl dar.

Fiberoptische Intubation
Die wichtigsten Indikationen für eine fiberbronchoskopische Intubation sind:
- erwartete Intubationsschwierigkeiten
- Die Halswirbelsäule darf nicht überstreckt werden.

Die fiberoptische Intubation kann vorzugsweise nasotracheal, ausnahmsweise aber auch orotracheal durchgeführt werden. Der Erfolg der fiberoptischen Intubation hängt vor allem davon ab, dass deren Notwendigkeit frühzeitig erkannt wird und dass entsprechende Vorbereitungen getroffen werden. Wird die fiberoptische Intubation allerdings erst dann erwogen, nachdem mehrfache frustrane konventionelle Intubationsversuche durchgeführt wurden (und die Schleimhaut des Rachens bereits blutet), dann ist die Erfolgsrate gering. Inzwischen stehen auch sehr dünne flexible Fiberbronchoskope zur Verfügung, die selbst durch 2,5–3,0er Endotrachealtuben eingeführt werden können. Es empfiehlt sich die Verwendung der in Tabelle 4.2 dargestellten Tuben bzw. Fiberbronchoskope.
Entscheidende Maßnahme bei der Vorbereitung eines Patienten zur Wachintubation ist die Lokalanästhesie. Wird diese sorgfältig durchgeführt, so toleriert der Patient oft allein dadurch die folgenden Maßnahmen. Zur Betäubung der Nasenschleimhaut eignet sich Lidocain 2%. (Alternativ wird manchmal auch die Betäubung mit Kokainlösung [5–10%; 0,5 ml je Nasenöffnung] empfohlen. Kokain ist das einzige gefäßverengende Lokalanästhetikum.) Außerdem sollte eine schleimhautabschwellende Lösung (z.B. Nasivin®) in die Nase gegeben werden. Zusätzlich zur Schleimhautanästhesie sind eine entsprechende psychologische Patientenführung, die Aufrechterhaltung einer suffizienten Spontanatmung und Oxygenierung sowie gegebenenfalls eine bedarfsadaptierte Sedierung und Analgesie wichtig.

Nasale fiberoptische Intubation
Wichtig ist eine entsprechende Vorbereitung des Patienten (z.B. Lokalanästhesie der Nasenschleimhaut; s.o.). Nach Entfernen des Adapters wird der Tubus zuerst maximal weit auf das Bronchoskop aufgefädelt und in dieser Stellung am Fiberbronchoskop mit einem Pflasterstreifen fixiert. Nun wird das aus der Tubusspitze herausragende Ende des Fiberbronchoskops über die Nase bis in den Rachenraum eingeführt. Es ist nun der Kehlkopfeingang einzustellen. Über den Biopsiekanal des flexiblen Fiberbronchoskops sollte nun der Kehlkopfeingang mit Lidocain betäubt werden. Es hat sich bewährt, hierzu z.B. drei 10-ml-Spritzen mit jeweils 2 ml Lokalanästhetikum (vorzugsweise Lidocain 2%) und ca. 8 ml Luft aufzuziehen. Unter fiberoptischer

Tab. 4.2 Die maximalen Fiberbronchoskopdurchmesser, die gerade noch durch die entsprechenden Endotrachealtuben einführbar sind.

Patient	Tubusgröße Innendurchmesser (mm)	Fiberbronchoskop Außendurchmesser (mm)
Erwachsener	6,0–7,5	5,0; 4,0
Kind	4,5–5,5 4,0	4,0 3,7
Säugling	3,0–3,5	2,7
Neugeborenes	2,5–3,0	2,2 (kein Arbeitskanal)

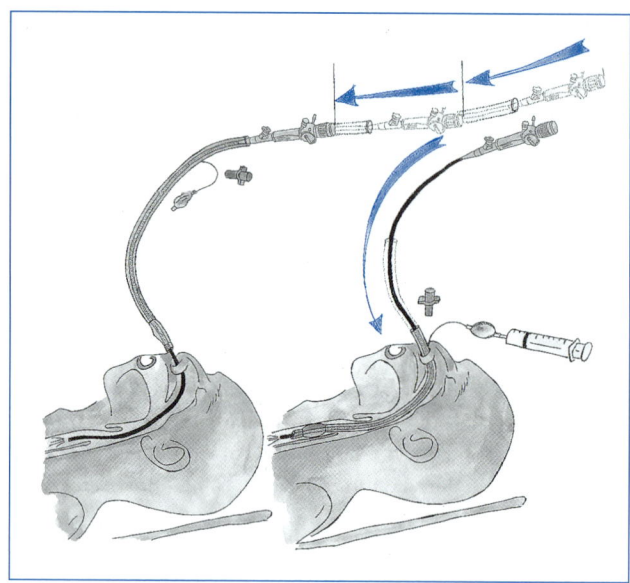

Abb. 4.3 Schematische Darstellung der nasotrachealen fiberbroncho-skopischen Intubation.

Sicht wird nun das Lokalanästhetikum auf den Kehlkopfeingang gespritzt. Mit den ca. 8 ml Luft wird der Arbeitskanal anschließend durchgespült, sodass das Lokalanästhetikum mit Druck versprüht werden kann.

Das Fiberbronchoskop sollte normaler-weise so gehalten werden, dass ausgelöste Bewegungen der flexiblen Fiberbroncho-skopspitze nach ventral bzw. dorsal gerich-tet sind. Manchmal wird empfohlen, während der fiberoptischen Intubation nicht über den Biopsiekanal abzusaugen, da hierdurch die Objektivlinse leicht ver-legt wird. Es sollte gegebenenfalls über einen zusätzlichen, oral eingeführten Ka-theter abgesaugt werden.

Während der fiberbronchoskopischen Intuba-tion sollte zusätzlich Sauerstoff verabreicht werden (ggf. über den Absaugkanal des Fiber-bronchoskops). Um das anschließende Ein-führen des Fiberbronchoskops in die Trachea zu erleichtern (vgl. Abb. 4.3), sollte der Pa-tient mehrfach zum tiefen Durchatmen aufge-

fordert werden. Dadurch öffnet sich die Glot-tis weit. Nachdem das Fiberbronchoskop er-folgreich durch die Glottis vorgeschoben und die Trachealspangen und die Karina sicher identifiziert wurden, wird der nasotracheale Tubus über das (nun als Führungsschiene die-nende) Fiberbronchoskop in die Trachea vor-geschoben. Wenn sichergestellt ist, dass der Tubus richtig liegt (Luftströmungen am Ende des Tubus bzw. Bewegungen des Volumeters nach Anschluss des Narkosegerätes), wird die Allgemeinnarkose mittels intravenöser Gabe eines Induktionshypnotikums eingeleitet.

Orale fiberoptische Intubation

Relativ selten wird eine primäre orotracheale fiberoptische Intubation vorgenommen. Nach entsprechender Lokalanästhesie des Rachens wird ein Beißschutz mittig zwischen die Zahn-reihe eingeführt, um eine Beschädigung des Fiberbronchoskops durch Zusammenbeißen der Zähne zu verhindern. Nach Entfernung des Adapters wird der Endotrachealtubus ganz auf das Fiberbronchoskop aufgefädelt und mit einem kurzen Pflasterstreifen am proximalen Ende des Fiberbronchoskops fixiert.

Die orale fiberbronchoskopische Intubation erfordert mehr Geschicklichkeit als die nasale fiberoptische Intubation, da beim Vorschieben vom Oro- in den Hypopharynx ein fast rechter Winkel überwunden werden muss.

Wenn das Fiberbronchoskop erfolgreich in die Trachea eingeführt wurde (s.o.), wird der Endotrachealtubus über das nun als Führungshilfe dienende Fiberbronchoskop in die Trachea vorgeschoben.

Die orale fiberoptische Intubation wird vor allem dann durchgeführt, wenn beim bereits narkotisierten Patienten eine unerwartet schwierige Intubation auftritt und sich der Patient gut über eine Gesichtsmaske beatmen lässt. Bei der Durchführung der Maskennarkose kann nun zwischen Winkelstück und Gesichtsmaske ein Spezialadapter (Mainzer Universaladapter) eingesetzt werden, der ein Einführen des Fiberbronchoskops unter Maskenbeatmung durch die Gesichtsmaske in den Mund und Rachen ermöglicht (vgl. Abb. 4.4). Zum Teil stehen auch spezielle Gesichtsmasken mit integriertem Adapter zur Verfügung (vgl. Abb. 4.5).

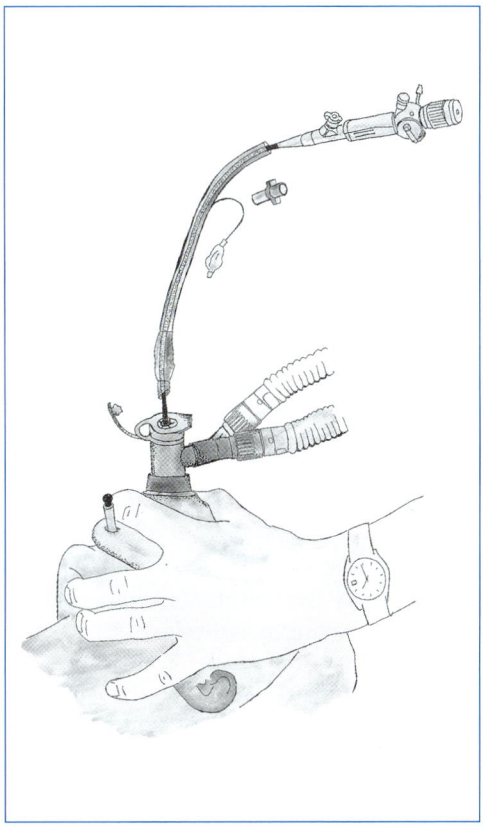

Abb. 4.4 Adapter (Mainzer Universaladapter).

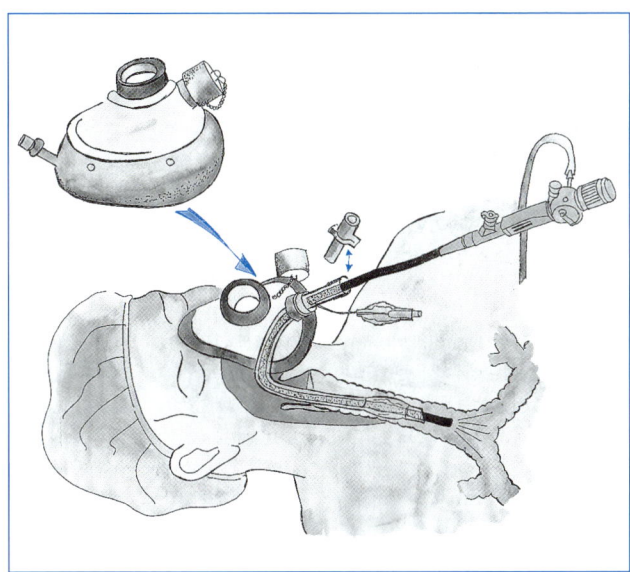

Abb. 4.5 Schematische Darstellung der orotrachealen fiberbronchoskopischen Intubation über eine spezielle Gesichtsmaske.

Laryngoskopischer Intubationsversuch in tiefer Inhalationsanästhesie

Bei einem Intubationsversuch in tiefer Inhalationsanästhesie unter erhaltener Spontanatmung wird eine Narkoseeinleitung per inhalationem (s. S. 116) vorgenommen oder dem Patienten eine geringe Dosis eines Einleitungshypnotikums verabreicht, sodass er einschläft, aber die Spontanatmung erhalten bleibt. Nun wird ebenfalls ein Inhalationsanästhetikum zugesetzt, bis die gewünschte Narkosetiefe erreicht ist. Jetzt kann eine laryngoskopische Inspektion oder ein Intubationsversuch unter Sicht beim noch spontan atmenden Patienten durchgeführt werden. Seit die Möglichkeit zur fiberbronchoskopischen Intubation besteht, wird auch dieses Vorgehen nur noch sehr selten durchgeführt.

Laryngoskopischer Intubationsversuch unter Schleimhautanästhesie, Sedierung und Analgesie

Bei einem Intubationsversuch am wachen Patienten ist vor allem eine gute Schleimhautanästhesie vorzunehmen. Zusätzlich haben sich zur Sedierung und Analgesie z. B. wiederholte geringe Fentanyldosen (à 0,025–0,05 mg) intravenös und wiederholte geringe Dosen eines Hypnotikums, z. B. 1,0 mg Midazolam intravenös, bewährt. Diese kleinen Dosen müssen meist mehrmals nachinjiziert werden, bis der gewünschte Zustand des Patienten (sediert, aber ansprechbar und die Intubation tolerierend) erreicht ist. Der Patient muss dabei aufgrund der atemdämpfenden Wirkung des Fentanyls immer wieder zum tiefen Durchatmen aufgefordert werden. Nun wird mit dem Laryngoskop versucht, die Glottis einzustellen. Falls dies gelingt, kann unter diesen Bedingungen meist auch endotracheal intubiert werden. Erst nach sicherer endotrachealer Platzierung des Tubus sollte der Patient anästhesiert werden. Seit die Möglichkeit zur fiberbronchoskopischen Intubation besteht, wird dieses Vorgehen jedoch nur noch sehr selten durchgeführt.

Werden große Intubationshindernisse erwartet, dann ist es ratsam, dass die HNO-Ärzte zuerst in Lokalanästhesie eine Tracheostomie durchführen. Während der nachfolgenden Narkose wird der Patient über das Tracheostoma beatmet.

Unerwartete Intubationsprobleme beim bereits anästhesierten Patienten

Ein entscheidendes Problem bei Intubationsschwierigkeiten besteht häufig darin, dass frustrane Intubationsbemühungen so lange fortgeführt werden, bis es aufgrund von Schwellungen und Blutungen im Rachenraum letztlich nicht mehr möglich ist, den Patienten mittels Maske zu beatmen.

Werden mehrere vergebliche Intubationsversuche durchgeführt, so ist es wichtig, zwischen den einzelnen Versuchen eine suffiziente Maskenbeatmung sicherzustellen. Wenn sich der Patient trotz Verbesserung der Kopflagerung und trotz Verwendung der richtigen Spatelgröße nicht intubieren lässt, sollte bereits nach wenigen frustranen Intubationsversuchen ein besonders erfahrener Anästhesist zur Unterstützung hinzugezogen werden. Falls die Operation nicht dringend durchgeführt werden muss, sollte man bei großen Operationen den Patienten wach werden lassen und ihn später nach entsprechender Vorbereitung primär fiberbronchoskopisch (s.o.) intubieren. Falls die Operation dringend ist und sich der Patient gut mit Maske ventilieren lässt, kann eine kleinere, periphere Operation evtl. auch in Maskennarkose durchgeführt werden. Falls sich der Patient gut über Maske beatmen lässt, es sich um eine dringende und größere Operation handelt, kann nun versucht werden, den Patienten unter Maskenbeatmung fiberbronchoskopisch oral zu intubieren (s.o.).

Bei unerwarteten Intubationsproblemen kann insbesondere auch versucht werden, dem Patienten eine Larynxmaske einzulegen, über die dann blind oder idealerweise mithilfe eines Fiberbronchoskops ein Tubus eingeführt wird.

▶ Über eine erfolgreich platzierte Kehlkopfmaske kann (möglichst nicht blind, sondern unter fiberoptischer Kontrolle) ein dünnerer Endotrachealtubus (der auf ein Fiberbronchoskop aufgefädelt wurde) in die Trachea eingeführt werden. Durch eine 1er-, 2er- bzw. 2,5er-Larynxmaske kann maximal ein 3,5er-, 4,5er- oder 5,0er-Tubus (ohne Blockermanschette) eingeführt werden. Durch eine 3er-, 4er- bzw. 5er-Larynxmaske kann maximal ein 6,0er-, 6,5er- bzw. ein 6,5er-Tubus (mit Blockermanschette) eingeführt werden.

Für dieses Vorgehen stehen inzwischen auch spezielle Larynxmasken (so genannte Intubationslarynxmasken; LM-Fastrach) zur Verfügung. Nachteilig bei diesem Verfahren ist, dass ein relativ kleiner Endotrachealtubus verwendet werden muss. Nach erfolgreicher endotrachealer Intubation kann der Cuff der Larynxmaske entblockt werden.

Bei unerwarteten Intubationsschwierigkeiten bei Patienten, die sich auch mittels Gesichtsmaske nicht beatmen lassen, sollte sofort ein erfahrener Anästhesist zu Hilfe gerufen werden. Häufig lässt sich auch bei diesen Patienten eine Larynxmaske erfolgreich platzieren, über die dann beatmet und gegebenenfalls fiberoptisch endotracheal intubiert werden kann (s.o.).

Falls die Larynxmaske nicht erfolgreich eingeführt werden kann, bieten sich vor allem eine transtracheale Jet-Ventilation oder Koniotomie an.

Transtracheale Jet-Ventilation

Falls ein narkotisierter Patient weder intubiert noch mittels Maske beatmet werden kann (und das Platzieren einer Larynxmaske nicht gelingt), bietet sich die transtracheale Jet-Ventilation an. Hierzu wird eine großkalibrige Verweilkanüle durch das Ligamentum cricothyreoideum eingeführt. Der Plastikteil der intravenösen Verweilkanüle wird so weit als möglich vorgeschoben und der Stahlmandrin entfernt. Die Punktion erfolgt in ca. 30° nach kaudal. Zur Bestätigung der erfolgreichen Punktion der Trachea muss es möglich sein, 20 ml Luft über die intravenöse Verweilkanüle zu aspirieren. Es stehen hierfür auch spezielle Transtrachealkatheter (nach Ravussin) zur Verfügung, die ähnlich einer Trachealkanüle beim tracheostomierten Patienten mit einem um den Hals geschlungenen Band fixiert werden.

Für Erwachsene werden 13-G-Transtrachealkatheter, für Kinder 14-G-Transtrachealkatheter und für Säuglinge 18-G-Transtrachealkatheter empfohlen.

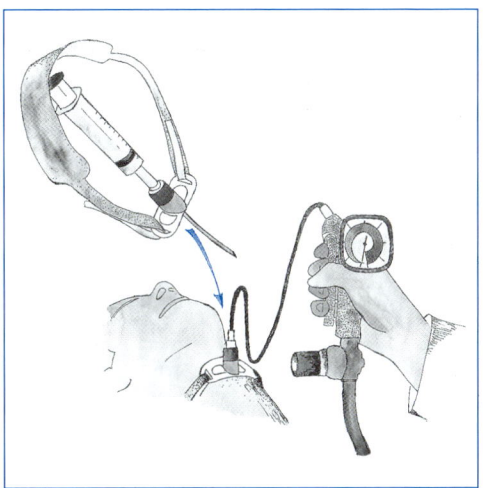

Abb. 4.6 Manujet-III.

Tab. 4.3 Wichtige Parameter zur Durchführung der transtrachealen Jet-Ventilation mit dem Manujet-III-Gerät.

Patient	Katheter (nach Ravussin)	Beatmungs- frequenz	Ausgangsdruck (bar)	Beatmungs- volumen (l/min)
Frühgeborenes	18 G	40	0,5	3–3,5
Säugling	18 G	40	1	4–6
Kind	14 G	20–30	2	16–21
Erwachsener	13 G	12–13	3	24–30

Die manuelle Beatmung, z.B. mit einem Ambu®-Beutel oder einem Beatmungsbeutel des Kreissystems, ist über eine solche Kanüle nicht möglich. An eine solche transtracheal platzierte Kanüle muss nun ein Jet-System angeschlossen werden. Es sind hierfür Jet-Pistolen verfügbar, die an die zentrale Sauerstoff- oder Druckluftversorgung konnektiert und von Hand bedient werden (Manujet-III-Gerät, Abb. 4.6). An dem Manujet-III muss durch Betätigen eines Druckreglerknopfes noch der gewünschte Druck eingestellt werden.

Für Säuglinge ist ein Druck von < 1,0 bar, für Kinder ein Druck von 1–2,5 bar und für Erwachsene ein Druck von 2,5–4,0 bar einzustellen.

Empfehlenswert ist es, mit einem niedrigen Druck zu beginnen und diesen dann gegebenenfalls zu steigern. Da bei dieser Beatmung ein Teil des insufflierten Volumens über die oberen Atemwege entweicht, sind höhere Volumina pro Minute zur Beatmung notwendig. Die empfohlenen Parameter sind in Tabelle 4.3 angegeben.

Bei Durchführung dieser transtrachealen Jet-Ventilation muss sichergestellt werden, dass das eingeführte Gas über die Glottis und den Mund-Rachen-Raum nach oben sicher entweichen kann, da ansonsten ein Barotrauma der Lunge droht!! Sehr wichtig ist es, dass die Thoraxbewegungen während der transtrachealen Jet-Beatmung beobachtet und die Lungen auskultiert werden.

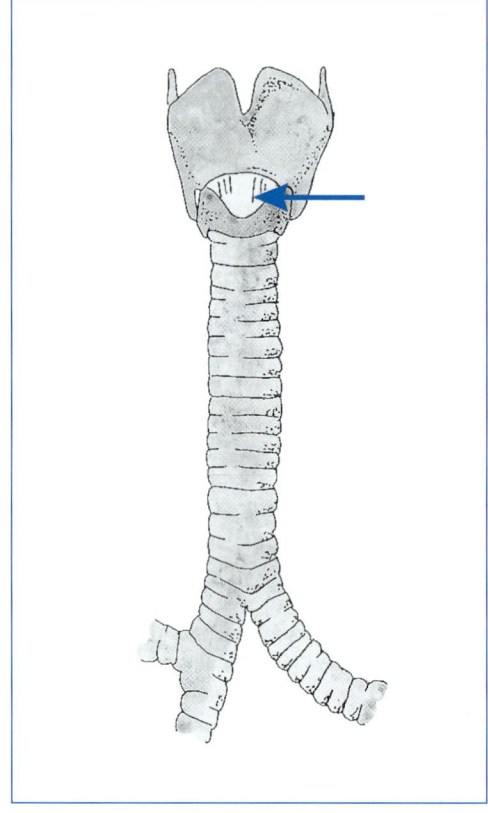

Abb. 4.7 Kehlkopf, Trachea und Hauptbronchien: (Pfeil = Ort der Koniotomie = Lig. cricothyreoideum).

Koniotomie

▶ Unter einer Koniotomie wird die notfallmäßige Durchtrennung des Bandes zwischen Schild- und Ringknorpel (Ligamentum cricothyreoideum; Abb. 4.7) verstanden.

Sie ist indiziert bei Erstickungsgefahr infolge einer Atemwegsverlegung oberhalb oder im Bereich der Stimmbänder, und falls die oben beschriebenen Maßnahmen nicht gelingen. Die Haut wird hierbei längs, das Ligamentum cricothyreoideum wird quer eingeschnitten. Durch die Koniotomieöffnung kann nun eine Trachealkanüle oder ein Tubus eingeführt und der Patient beatmet werden.

Extubation
nach schwieriger Intubation

Bei der Extubation von Patienten, die schwierig zu intubieren waren, sollte so vorgegangen werden, dass gegebenenfalls eine sichere Reintubation möglich ist. Hierfür bietet sich die Extubation unter Verwendung eines speziellen Katheters an (Tubuswechselstab mit Luftzufuhransatz; Firma Cook). Ein solcher Tubuswechselstab ist ein langer, relativ rigider, hohler, zigarettendicker Stab, der vor der Extubation über den Endotrachealtubus bis in die Trachea vorgeschoben wird. Nun kann der Endotrachealtubus über diesen Tubuswechselstab zurückgezogen oder ganz entfernt werden. Auf das orale Ende dieses Katheters kann ein spezieller Konnektor aufgesteckt werden, sodass eine Steckverbindung mit dem Y- bzw. Winkelstück des Beatmungsgerätes (bzw. mit einem Beatmungsbeutel) möglich ist. Dem spontan atmenden Patienten kann Sauerstoff über diesen endotracheal liegenden Katheter zugeführt werden. Falls Probleme auftreten, kann gegebenenfalls erneut ein Endotrachealtubus über diesen relativ rigiden Tubuswechselstab vorgeschoben werden.

> Anstatt eines solchen Tubenwechselkatheters kann auch ein Fiberbronchoskop verwendet werden.

Nach Einführen des Fiberbronchoskops bis in die Trachea wird der Tubus über das Fiberbronchoskop zurückgezogen. Über den Absaugkanal des Fiberbronchoskops kann gegebenenfalls Sauerstoff direkt in die Trachea insuffliert werden. Gegebenenfalls kann bei auftretenden Problemen der Tubus über das Fiberbronchoskop wieder endotracheal vorgeschoben werden. Atmet der Patient ausreichende Zeit suffizient spontan, dann wird dieser Tubuswechselstab bzw. das Fiberbronchoskop entfernt.

4.12 **Perioperative Unterkühlung**

Perioperativ drohen beim Patienten erhebliche Wärmeverluste. Bis zu 60 % der Patienten sind am Ende der Operation unterkühlt. Mangelnde Bekleidung, kalte Desinfektions- oder Infusionslösungen, Gefäßweitstellung durch Anästhetika, fehlendes Kältezittern in Narkose sowie die Beatmung mit kalten Atemgasen begünstigen die Auskühlung des Patienten. Eine Unterkühlung wiederum begünstigt Wundheilungsstörungen, beeinträchtigt die Blutgerinnung, vermindert den Metabolismus von Medikamenten (Wirkungsverlängerung) und führt in der frühen postoperativen Phase zu Kältezittern, erhöhtem Sauerstoffverbrauch, zu Tachykardie und Blutdruckanstieg, wodurch vor allem kardiovaskuläre Risikopatienten gefährdet werden. Um eine Unterkühlung zu vermeiden, sind folgende Maßnahmen wichtig:
- Warmluftsysteme (fönartige Gebläse, die Warmluft in eine spezielle Körperdecke blasen, z.B. Warm Touch®; Fa. Mallinckrodt). Diese Systeme sind besonders effektiv.
- Warmwasserzirkulationsmatte
- Heizstrahler (bei Säuglingen, Neugeborenen)
- Aufheizen des Operationssaales (bei Neugeborenen)
- Abdecken des Patienten
- Anwärmen der Infusions- und Transfusionslösungen

Die Therapie von postoperativem Kältezittern wird auf S. 325 beschrieben.

5 Anästhesie – Spezieller Teil

5.1 Anästhesie bei Kindern

Allgemeine Bemerkungen

Zwischen Kindern und Erwachsenen bestehen nicht nur hinsichtlich Größe und Gewicht (vgl. Tab. 5.1) erhebliche Unterschiede. Auch bezüglich der Anatomie, Physiologie und Pathophysiologie und der Psychologie sind zum Teil große Unterschiede zu beachten.
Daraus ergibt sich:

> Ein Kind ist keine Miniaturausgabe eines Erwachsenen!

In der Kinderanästhesie müssen folgende Altersgruppen unterschieden werden:
- Frühgeborene: vor der 38. Schwangerschaftswoche geborene Kinder. Oft wird auch bei einem Geburtsgewicht unter 2500 g von einem Frühgeborenen gesprochen.

Tab. 5.1 Richtwerte für Gewicht und Größe im Kindesalter.

Alter	Gewicht	Größe
Neugeborenes	3 kg KG	50 cm
6 Monate	8 kg KG	67 cm
1 Jahr	10 kg KG	77 cm
6 Jahre	20 kg KG	117 cm
10 Jahre	30 kg KG	140 cm

Im Alter von 1–7 Jahren beträgt die jährliche Gewichtszunahme ca. 2 kg.

- Neugeborene: bis zum 28. Lebenstag
- Säuglinge: bis zum Ende des ersten Lebensjahrs
- Kleinkinder: 2.–5. Lebensjahr
- Schulkinder: 6.–14. Lebensjahr

Anästhesiologisch wichtige Besonderheiten im Kindesalter

Besonderheiten des respiratorischen Systems

Kinder haben einen relativ großen Kopf und einen kurzen Hals. Bei der Intubation fällt eine große Zunge sowie eine überdimensionierte, sehr weiche Epiglottis auf, was die Kehlkopfeinstellung mit dem Laryngoskop erschweren kann. Häufig imponieren Wucherungen der Rachenmandeln oder der Gaumenmandeln. Der **Kehlkopf** steht beim Kind höher und weiter vorn, seine engste Stelle ist nicht wie beim Erwachsenen die Stimmritze, sondern liegt bis zum Alter von 8–10 Jahren kurz unterhalb der Stimmritze im Bereich des Ringknorpels (= Cartilago cricoidea, s. S. 76). Das zarte Gewebe des Kehlkopfes und der Trachea neigt bei Traumatisierung besonders leicht zur Ödembildung.
Die **Luftröhre** ist sehr kurz und beim Neugeborenen nur ca. 4 cm, beim 5-Jährigen nur ca. 5 cm lang. Bei zu tiefem Einführen des Tubus droht deshalb sehr schnell eine einseitige Intubation in einen Hauptbronchus. Zumeist gleitet der Tubus – wie auch beim Erwachsenen – in den rechten Hauptbronchus.
Bedingt durch einen nahezu horizontalen Rippenverlauf und eine nur schwach ausgebildete

Interkostalmuskulatur kann das Kind fast nur mit dem Zwerchfell atmen. Jegliche Einschränkung der **Zwerchfellatmung**, z.B. durch eine Erhöhung des intraabdominellen Drucks, kann daher schnell zu einer unzureichenden Ventilation führen. Die **alveoläre Ventilation** pro kg KG ist im Verhältnis zum Erwachsenen 2- bis 3-mal höher. Die Ursache liegt in einer entsprechend höheren Stoffwechselrate und einem 2- bis 3fach höheren Sauerstoffverbrauch. Da beim Kind die funktionelle Residualkapazität (s.S. 332) pro kg KG vergleichbar groß ist wie beim Erwachsenen, die alveoläre Ventilation und der Sauerstoffverbrauch pro kg KG und Minute aber deutlich höher sind, wird verständlich, dass es bei Ventilationsstörungen des Kindes viel schneller zu einem Sauerstoffmangel und zu einer Zyanose kommt als beim Erwachsenen.

Die **Atemfrequenz** des Neugeborenen liegt bei 40–60/min, beim Säugling bei 30–60/min, beim 3-Jährigen bei 30–40/min und beim 8-Jährigen bei ca. 20/min. Das **spontane Atemzugvolumen** von Kindern beträgt ca. 7 ml/kg KG, beim Neugeborenen also nur ca. 20 ml; davon sind 1/3 (= 7 ml) Totraumventilation. Jegliche **Vergrößerung des Totraums** geht auf Kosten der alveolären Ventilation.

> Bereits eine Vergrößerung des Totraums um 3 ml bedeutet beim Neugeborenen, dass der Totraum jetzt 10 ml, also schon 50 % des Atemzugvolumens, beträgt.

Bei Verwendung von Anästhesiezubehör wie einer Gesichtsmaske, eines Winkel- oder Y-Stückes oder einer Messküvette für die endexspiratorische CO_2-Messung zwischen Tubus und Winkel- bzw. Y-Stück, kommt es zwangsläufig zu einer Vergrößerung des Totraumvolumens. Es darf daher nur spezielles Kinderzubehör mit minimalem Totraum verwendet werden (s.u.). Wegen dieses unvermeidbaren Apparatetotraums empfiehlt es sich, bei der kontrollierten Beatmung intubierte Kinder mit einem Atemhubvolumen von ca. 10–12 ml/kg KG und einer etwas erniedrigten Atemfrequenz (s.o.) zu beatmen.

Besonderheiten des Herz-Kreislauf-Systems

Kurz nach der Geburt kommt es zum vorerst nur funktionellen (und erst später, ca. am Ende des 3. Lebensmonats, zum definitiven) Verschluss der für den fetalen Kreislauf notwendigen **Kreislaufkurzschlüsse**. Das Foramen ovale (= Verbindung zwischen rechtem und linkem Vorhof) und der Ductus arteriosus Botalli (= Verbindung zwischen Aorta und Arteria pulmonalis) verschließen sich.

> Bei Auftreten eines Sauerstoffmangels oder einer Azidose in der Neugeborenenzeit droht eine Widerstandserhöhung im Lungenkreislauf mit Wiedereröffnen dieser fetalen Kurzschlüsse!

Hierdurch kommt es zu einer weiteren Verschlechterung der Kreislaufsituation, wodurch Hypoxie und Azidose verstärkt werden. Ein Teufelskreislauf beginnt.

Eine Hypoxie sowie eine Azidose müssen vermieden werden!

Die Herzfrequenz des Kindes ist relativ hoch, der Blutdruck relativ niedrig (vgl. Tab. 5.2). Eine Steigerung des Herzminutenvolumens ist nur über eine Steigerung der Herzfrequenz möglich, jedoch kaum durch eine Vergrößerung des Schlagvolumens des Herzens. Bei Auftreten eines Sauerstoffmangels reagiert das kindliche Herz, im Gegensatz zu dem des Erwachsenen, typischerweise mit einer sofortigen Frequenzverlangsamung.

> Bei Auftreten einer Bradykardie ist bei Kindern immer zuerst an einen Sauerstoffmangel zu denken! Bei unklarer Bradykardie ist Sauerstoff die Therapie der Wahl!

Führt dies nicht sofort zum Erfolg, sollte zusätzlich Atropin intravenös (0,01–0,02 mg/kg KG) verabreicht werden.

Durch die intravenöse Gabe von Atropin können oft Frequenzsteigerungen von 160–190/min auftreten.

Tab. 5.2 Richtwerte für Herzfrequenz und Blutdruck im Kindesalter.

Alter	Herzfrequenz	Blutdruck systolisch	Blutdruck diastolisch
Neugeborenes	130	75	50
3 Monate	130	80	50
1 Jahr	125	90	65
5 Jahre	100	95	50
10 Jahre	90	100	60

Bei Neugeborenen sind der **Hb-Wert** mit 18–20 g % und der **HK-Wert** mit 45–55 % relativ hoch. Bis zum dritten Monat fallen diese Werte auf ein Minimum ab (= **Trimenonanämie**). Der Hb beträgt hier ca. 10 g %, der HK ca. 35 %. In den folgenden Jahren werden die Erwachsenenwerte erreicht. Das **Blutvolumen** beträgt beim Neugeborenen ca. 8,5 % des Körpergewichts und ist damit etwas höher als das Blutvolumen des Erwachsenen (ca. 7,5 % des Körpergewichts).

Ein Neugeborenes mit 3 kg KG hat also nur ca. 250 ml Blut! Bereits „geringe" Blutverluste können zu einem bedrohlichen Volumenmangel und Blutdruckabfall führen!

Besonderheiten der Temperaturregulation

> Je kleiner das Kind, desto größer ist dessen Körperoberfläche bezogen auf das Körpergewicht. Hierdurch werden ein großer Wärmeverlust und eine schnelle Unterkühlung begünstigt.

Des Weiteren sind Neugeborene und Kleinkinder noch nicht in der Lage, durch **Muskelzittern** Wärme zu produzieren. Eine Wärmeproduktion ist nur über eine Steigerung des Stoffwechsels möglich. Da hierbei Glykogen, Fett und Sauerstoff verstoffwechselt werden, drohen eine metabolische Azidose durch die bei der Fettverstoffwechselung entstehenden Ketonkörper sowie eine Hypoglykämie und Hypoxie. Perioperativ ist eine Unterkühlung der Kinder unbedingt zu vermeiden! Neugeborene dürfen erst unmittelbar vor Narkoseeinleitung aus dem Inkubator genommen werden. Der Operationssaal sollte auf 26–28 °C geheizt sein. Der Operationstisch sollte über eine beheizbare Wärmematte verfügen, idealerweise sollte ein Warmluftsystem (z.B. Warm Touch®; Fa. Mallinckrodt) verwendet werden (s. S. 229). Zur Ein- und Ausleitung sollte das Früh- bzw. Neugeborene in warme Tücher eingewickelt werden. Solange es aufgedeckt sein muss, sollte es unter eine Wärmelampe (Infrarotlampe) gelegt werden. Des Weiteren dürfen keine kalten Infusions- oder Transfusionslösungen verwendet werden.

Bei Eingriffen, die länger als 30 Minuten dauern, sollte stets die Körpertemperatur gemessen werden, am besten mittels einer ösophagealen oder rektalen Temperatursonde. Da bei jungen Säuglingen eine Hypothermie zu einer Hypoventilation führt, sollten unterkühlte Kinder am Ende der Operation bis zur Wiedererwärmung nachbeatmet werden.

Besonderheiten des Wasser- und Elektrolythaushalts

> Während beim Erwachsenen der Flüssigkeitsanteil ca. 60 % des Gesamtkörpergewichts ausmacht, beträgt er beim Neugeborenen und beim Kleinkind ca. 75 %. Insbesondere der extrazelluläre Flüssigkeitsanteil ist relativ hoch.

Da sich wasserlösliche, intravenös applizierte Medikamente vor allem im Extrazellulärraum verteilen, benötigen Kleinkinder meist eine relativ hohe Dosierung dieser Medikamente. Eine auf das Körpergewicht bezogene Dosierung von Medikamenten ist bei Kindern nicht sehr zuverlässig. Wesentlich genauer wäre es, die Dosierung der Medikamente an der Größe des Extrazellulärraums zu orientieren, dessen Größe eng mit der Körperoberfläche korreliert. Auf diesem Prinzip (**Dosierung nach der Körperoberfläche**) beruhen die meisten pädiatrischen Dosierungsempfehlungen.

Kinder haben einen relativ hohen Basisbedarf an Flüssigkeit. Flüssigkeitsverluste werden sehr schlecht toleriert. Die **Niere des Neugeborenen** ist noch unreif. Bei Störungen des Wasserhaushalts ist sie kaum in der Lage, den Urin stärker zu konzentrieren bzw. vermehrt Wasser auszuscheiden. Des Weiteren verliert sie verhältnismäßig viel Natrium, selbst bei einem bestehenden Natriummangel. Es ist also auf eine sehr genaue Bilanzierung des Wasser-Elektrolyt-Haushalts zu achten. Als Richtlinien für die intraoperative Infusionstherapie gelten die auf S. 138 angegebenen Richtwerte.

Spezielles Narkosezubehör für die Anästhesie bei Kindern

Gesichtsmasken

Bei der Anästhesie von Kindern haben sich die so genannten **Rendell-Baker-Masken** bewährt (vgl. Abb. 5.1). Sie passen sich optimal der kindlichen Gesichtsform an und zeichnen sich im Gegensatz zu den Masken für Erwachsene (vgl. Abb. 5.2) durch einen minimalen Totraum aus (vgl. Abb. 5.3). Der Innenraum dieser Masken wird fast vollständig vom kindlichen Gesicht ausgefüllt.

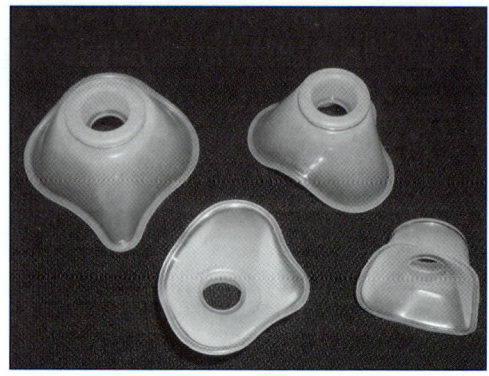

Abb. 5.1 Rendell-Baker-Masken der Größen 0, 1, 2, 3.

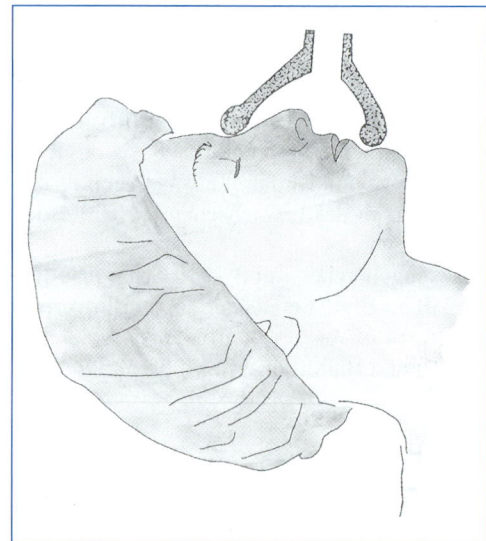

Abb. 5.2 Gesichtsmaske für Erwachsene. Beachte: relativ großer Totraum.

Die Rendell-Baker-Masken liegen in vier Größen vor:
0 für Frühgeborene = ca. 2 ml Totraum
1 für Neugeborene = ca. 4 ml Totraum
2 für das 1.–3. Lebensjahr
 = ca. 8 ml Totraum
3 für das 4.–8. Lebensjahr
 = ca. 15 ml Totraum

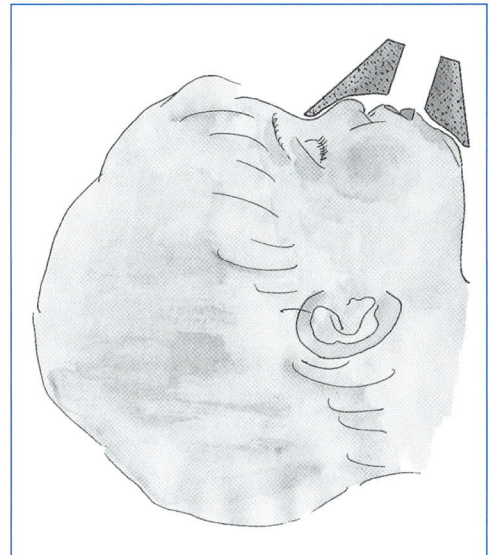

Abb. 5.3 Rendell-Baker-Maske. Beachte: minimaler Totraum. Die Maske passt sich optimal der kindlichen Gesichtsform an.

Endotrachealtuben

Die Größe des benötigten Endotrachealtubus kann der Tabelle 5.3 entnommen werden.

Als Anhalt für die Tubusgröße kann auch dienen, dass der Tubus ungefähr die Dicke des kleinen Fingers des Kindes haben sollte. Für die Intubation muss jeweils der nächstkleinere und der nächstgrößere Tubus bereitgelegt werden!

Laryngoskope (s. S. 82)

Neben dem gebogenen Laryngoskop nach MacIntosh kommt in der Kinderanästhesie oft auch der gerade Laryngoskopspatel (z. B. nach Miller) zur Anwendung. Für ein MacIntosh-Laryngoskop sollten in der Kinderanästhesie die Spatelgrößen 0, 1 und 2, für ein gerades Miller-Laryngoskop ebenfalls die Spatelgrößen 0, 1 und 2 vorhanden sein.

Guedel-Tuben

In der Kinderanästhesie kommen vor allem die Größen 00, 0, 1, 2 und 3 zur Anwendung.

Magill-Zange (s. S. 84)

Für die Kinderanästhesie steht eine kleine Magill-Zange zur Verfügung.

Tab. 5.3 Richtwerte für die Tubuswahl im Kindesalter.

Alter	Gewicht	Innendurchmesser	Einführtiefe ab Zahnleiste
Frühgeborene	unter 2,5 kg KG	2,5 mm	7 cm
Neugeborene	3,3 kg KG	3,0 mm	9 cm
6 Monate	8 kg KG	3,5 mm	10 cm
1 Jahr	10 kg KG	4,0 mm	12 cm
2–3 Jahre	13 kg KG	5,0 mm	13 cm
4–5 Jahre	17–19 kg KG	5,5 mm	15 cm
6 Jahre	22 kg KG	6,0 mm	15 cm
8 Jahre	28 kg KG	6,5 mm	16 cm

Bei Kindern unter 8–10 Jahren sollte immer ein ungeblockter Tubus verwendet werden.

Narkosesysteme für die Anästhesie bei Kindern

Ein Narkosesystem für Kinder unter 15 kg KG muss folgenden Anforderungen gerecht werden:

- minimaler Totraum
- minimaler Atemwiderstand

Während früher für Kinder unter 15 kg KG normalerweise das so genannte Kuhn-System verwendet wurde, wird inzwischen fast immer ein modifiziertes Narkosekreissystem verwendet (s. u.).

Kuhn-System

Beim Kuhn-System handelt es sich um ein halboffenes System (s. S. 11), das heißt, es findet keinerlei Rückatmung statt. Das gesamte Exspirationsgemisch gelangt in die Absaugung bzw. in den umgebenden Raum. Das Kuhn-System ist durch seine unkomplizierte Konstruktion bestechend. Durch den Verzicht auf jegliche In- und Exspirationsventile wird ein minimaler Atemwiderstand erreicht. Sein Funktionsprinzip basiert auf dem so genannten Ayre-T-Stück (vgl. Abb. 5.4, 5.5 und 5.6).

Funktionsprinzip des Ayre-T-Stücks

Einatmung (vgl. Abb. 5.4): Bei der spontanen Einatmung über das Ayre-T-Stück wird Frischgas aus der Frischgaszufuhr (1) sowie Frischgas, das sich im Exspirationsschenkel (2) befindet, angesaugt.

Ausatmung (vgl. Abb. 5.5): Bei der Ausatmung wird das in den Exspirationsschenkel (2) ausgeatmete Gas schnell durch den Frischgasfluss (1) ausgespült. Damit es bei der nächsten Einatmung zu keiner Rückatmung des abgeatmeten Gases aus dem Exspirationsschenkel (2) kommen kann (CO$_2$-Rückatmung), muss der Frischgasfluss mindestens das 2- bis 3fache des Atemminutenvolumens betragen.

Manuelle Beatmung (vgl. Abb. 5.6): Durch intermittierenden Verschluss (3) des Exspirationsschenkels mit dem Finger kann der Pa-

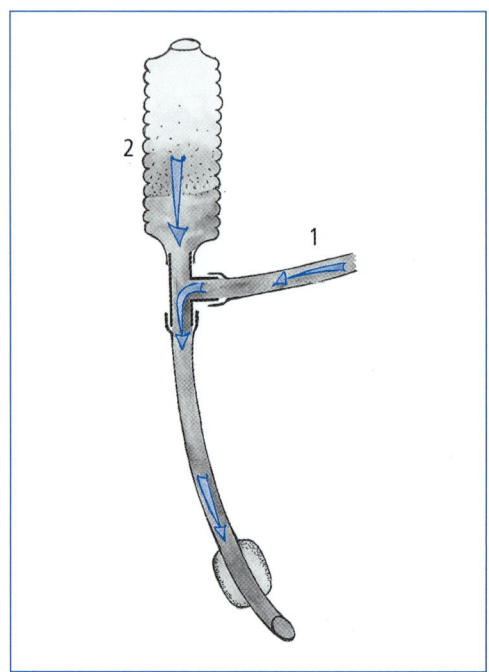

Abb. 5.4 Das Ayre-T-Stück; Einatmung. 1 = Frischgaszufuhr, 2 = Exspirationsschenkel.

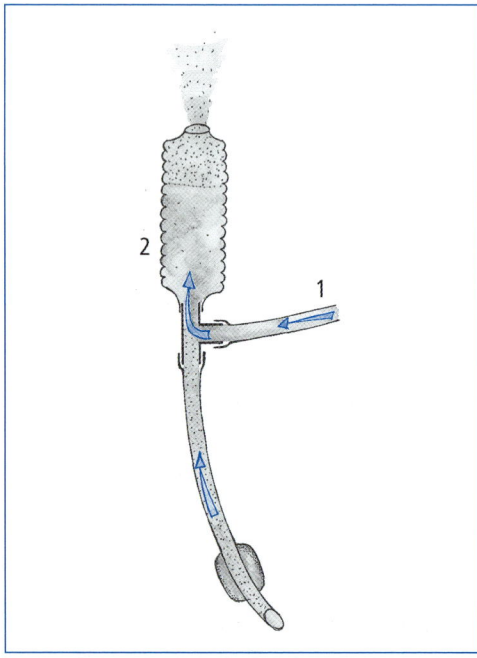

Abb. 5.5 Das Ayre-T-Stück; Ausatmung. 1 = Frischgaszufuhr, 2 = Exspirationsschenkel.

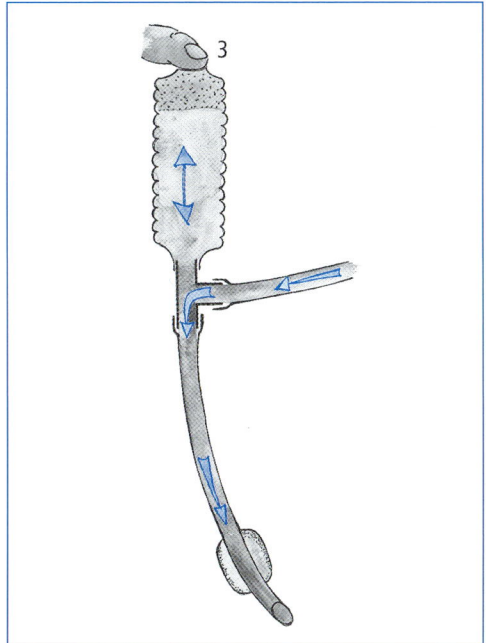

Abb. 5.6 Manuelle Beatmung mit dem Ayre-T-Stück durch intermittierenden Verschluss des Exspirationsschenkels mit dem Finger.

tient über das Ayre-T-Stück beatmet werden. Die spontane Ausatmung erfolgt wiederum wie oben beschrieben. Mit dem Ayre-T-Stück ist also sowohl eine Spontanatmung als auch eine Beatmung möglich.

Das Kuhn-System

Das Kuhn-System ist eine Weiterentwicklung des Ayre-T-Stücks. Bei der Beatmung wird das Ausflussloch am Beutel verschlossen und der Beutel etwas komprimiert (vgl. Abb. 5.7). Während der passiven Exspiration wird das Ausflussloch wieder freigegeben (vgl. Abb. 5.8).

Nachteile des Kuhn-Systems sind, dass ein Messen der Atemvolumina (= Volumetrie) sowie ein kontinuierliches Messen des endexspiratorischen CO_2 nicht möglich sind. Außerdem bedingt der notwendige hohe Frischgasbedarf (ca. das 2- bis 3fache des Atemminutenvolumens) sowie eine fehlende Anfeuchtungsmöglichkeit große Wärme- und Feuchtigkeitsverluste über die Atmung (s. S. 11). Die Messung der Atemwegsdrücke (= Manometrie) sowie eine Absaugung der Narkosegase sind nur bei speziellen Modifikationen möglich. Das Kuhn-System wird inzwischen fast immer durch ein modifiziertes Kreissystem ersetzt.

Modifiziertes Narkosekreissystem für Kinder unter 15 kg KG

Neuere Untersuchungen haben gezeigt, dass das konventionelle Narkosekreissystem (s. S. 12) auch bei Kindern unter 15 kg KG einge-

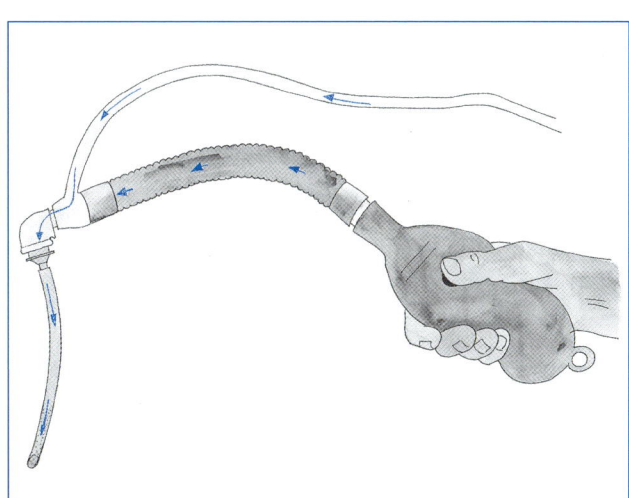

Abb. 5.7 Kuhn-System. Blähung der Lunge durch Verschluss des Ausflussloches mit dem Daumen und leichte Kompression des Beatmungsbeutels.

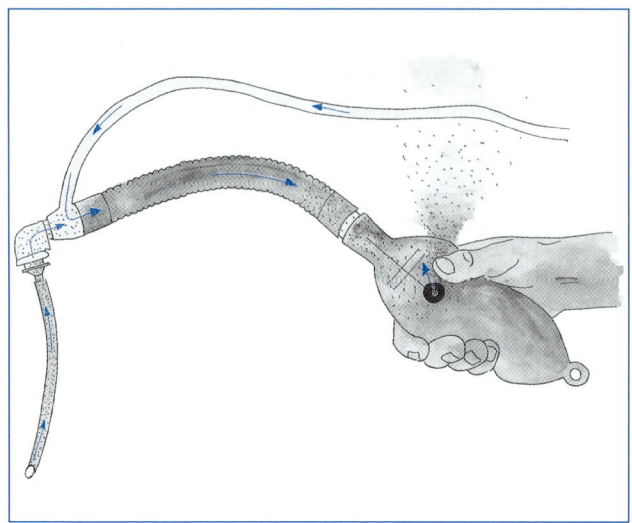

Abb. 5.8 Kuhn-System. Ausatmung durch Freigabe des Ausflussloches.

setzt werden kann, wenn bestimmte Bedingungen erfüllt werden:
- Es müssen dünnere, kleinvolumige Beatmungsschläuche verwendet werden.
- Es darf nur ein (!) Kalkabsorber verwendet werden.
- Es müssen spezielle Winkel- bzw. Y-Stücke mit besonders kleinem Totraum verwendet werden.
- Es müssen ein kleiner Beatmungsbeutel und ein kleiner Beatmungsbalg verwendet werden (vgl. Abb. 5.9).

Durch diese Maßnahme soll das (kompressible) Volumen sowie die Compliance des Systems minimiert werden.

Vorteile des modifizierten Kreissystems sind die Möglichkeiten zur Messung der Atemvolumina (= Volumetrie), der Atemwegswiderstände (= Manometrie) sowie der endexspiratorischen CO_2-Konzentration. Bei der CO_2-Messung im Hauptstrom, das heißt zwischen Tubus und Winkel- bzw. Y-Stück, muss eine spezielle Kinderküvette mit minimalem Totraum verwendet werden. Da bei diesem modifizierten Kinderkreissystem ein relativ geringer Frischgasfluss ausreicht sowie die Möglichkeit zur Anwärmung und Befeuchtung der Atemgase besteht, sind die Wärme- und Feuchtigkeitsverluste über die Lunge im

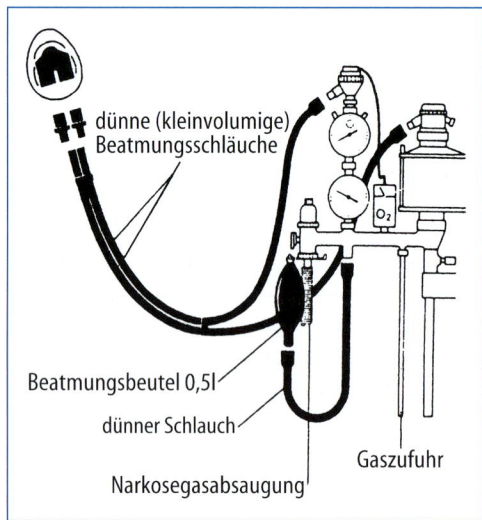

Abb. 5.9 Kinderkreissystem.

Vergleich zum Kuhn-System wesentlich geringer. Die Beatmung über dieses Kinderkreissystem ist inzwischen zur Routinemethode geworden!

Für Kinder, die schwerer als 15 kg sind, kann bedenkenlos ein übliches Erwachsenenkreissystem verwendet werden (s. S. 12).

Praktische Durchführung von Narkosen bei Kindern

Präoperative Visite

Wenn irgend möglich, sollte die Anamnese des Kindes nicht nur aus den Akten, sondern auch durch ein Gespräch mit den Eltern erhoben werden. Bei der körperlichen Untersuchung ist besonders auf akute Infekte der Luftwege zu achten. Bei bestehendem Infekt muss ein Wahleingriff verschoben werden. Bei kürzlich durchgemachten Kinderkrankheiten sollte bei einem Wahleingriff ein Mindestabstand von 4–6 Wochen eingehalten werden. Nach einer Tot- bzw. Lebendimpfung sollte ein Abstand von mindestens 3 bzw. 14 Tagen beachtet werden. Besonders geachtet werden muss bei Kindern auch auf evtl. lockere Zähne.

Anhand neuerer Studien dürfen Patienten und insbesondere Kinder bis ca. 3 Stunden vor der Operation noch klare (!) Flüssigkeit zu sich nehmen (s. S. 6). Diese Karenzzeiten sollten nicht wesentlich überschritten werden, damit die Kinder nicht mit einem ausgeprägten Flüssigkeitsmangel zur Operation kommen (s. S. 139). Für partikelhaltige Flüssigkeiten (z.B. Milch) wird weiterhin eine 6-stündige Karenzzeit verlangt. Neugeborene und Säuglinge sollten stets am Anfang des Operationsprogramms operiert werden.

Prämedikation

Intramuskuläre Prämedikation

Bei Säuglingen wurde früher zumeist Atropin intramuskulär verabreicht. Auf diese intramuskuläre Gabe sollte verzichtet werden und es sollte ggf. – falls dies notwendig erscheint – eine intravenöse Atropingabe vor der Intubation durchgeführt werden. Ab 1(–2) Jahr(en) wurde früher zumeist eine intramuskulär Prämedikation (s. S. 10) mit Dolantin® (1 mg/kg KG), Atosil® (1 mg/kg KG) und Atropin (0,02 mg/kg KG) verabreicht.

Nachteil der intramuskulären Prämedikation ist, dass sie schmerzhaft ist und die meisten Kinder große Angst davor haben; sie sollte deshalb unbedingt vermieden werden.

Orale Prämedikation

Bei der oralen Prämedikation wird eine Medikamentenflüssigkeit oder eine Tablette mit einem Schluck Wasser verabreicht. Durch die geringe Menge der hierbei nötigen Flüssigkeit wird das Nüchternheitsgebot (s. S. 6, 207) nicht gebrochen. Zur oralen Prämedikation kann vorzugsweise Midazolamflüssigkeit (0,4–0,5 mg/kg KG) verabreicht werden. Die Kinder schlafen hierbei meist nicht ein, sondern werden lediglich schläfrig und heiter-gelassen. Nach ca. 10 Minuten setzt die Wirkung ein, die ungefähr 30 Minuten anhält. Aufgrund des bitteren Geschmacks von Midazolam sollten geschmackskorrigierte Lösungen verwendet werden. So ist z.B. der Zusatz von Fanta oder Orangenaroma zu der handelsüblichen Midazolamlösung möglich. In der Regel können solche speziellen Midazolam-Säfte von der Krankenhausapotheke hergestellt werden. Sinnvoll erscheint eine Konzentration von 2 mg/ml.

Großer Vorteil der oralen Prämedikation ist ihre Schmerzfreiheit bei der Applikation.

Rektale Prämedikation

Zur rektalen Prämedikation von Kindern hat sich insbesondere Midazolam (s. S. 49) bewährt. Die rektale Prämedikation wird zugunsten der oralen Prämedikation jedoch nur noch selten durchgeführt. Die Medikamente für die rektale Prämedikation werden in einer Spritze aufgezogen, auf deren Konus das abgeschnittene und mit Xylocain®-Gel bestrichene Ende eines Absaugkatheters aufgesetzt wird. Es stehen aber auch spezielle, auf den Spritzenkonus aufsteckbare Applikatoren zur Verfügung. Hiermit wird das Medikament rektal (kurz hinter den Analsphinkter) injiziert.

Der große Vorteil der rektalen Prämedikation liegt in der Schmerzfreiheit. Außerdem wird sie von Kindern meist gut toleriert, da ihnen diese rektalen Maßnahmen vom Fiebermessen oder von „Fieber-" und „Schmerzzäpfchen" her bekannt sind.

Für die rektale Prämedikation mit Midazolam wird eine Dosierung von 0,5–1,0 mg/kg KG empfohlen. Es wird die für die intravenöse Injektion übliche Lösung (1 ml = 1 mg) rektal verabreicht. Die Kinder schlafen meist nicht tief ein. Nach 5–7 Minuten tritt aber ein Stimmungswandel von „ängstlich-traurig" zu „heiter-gelöst" auf, in der die Kinder die intravenöse Einleitung oder die Maskeneinleitung gut tolerieren.

Auf die Prämedikation kann auch (selten) zugunsten einer rektalen Narkoseeinleitung (s. u.) im Operationssaal verzichtet werden.

Narkoseeinleitung

Die Narkoseeinleitung beim Kind verlangt Zeit und Einfühlungsvermögen. Kleinere Kinder weinen oft, da sie Trennungsängste empfinden, wenn sie die Eltern verlassen müssen. Ältere Kinder haben daneben noch direkte Angst vor der Operation und der Narkose. Durch gutes Zureden, Spielenlassen, z. B. mit einem aufgeblasenen Latexhandschuh oder mit einer Spritze, können die Kinder meistens abgelenkt werden. Wichtig ist es, die Kinder niemals bezüglich der durchzuführenden Maßnahmen zu belügen, da sie sonst sehr schnell jegliches Vertrauen verlieren.

Intravenöse Narkoseeinleitung

Sie ist die sicherste Einleitungsmethode und sollte bei allen Risikokindern zur Anwendung kommen. Bei den anderen Kindern ist sie wünschenswert, scheitert jedoch in der Praxis oft an der Venenpunktion beim wachen Kind. Um die Venenpunktion beim wachen Kind weitgehend schmerzlos zu ermöglichen, hat sich bestens die so genannte EMLA®-Creme (**e**utectic **m**ixture of **l**ocal **a**nesthetics; eine

spezielle Mischung aus Lidocain und Prilocain) bewährt. Diese Salbe ist in der Lage, auch die intakte Haut zu anästhesieren, während normale Lokalanästhetika lediglich die Schleimhaut betäuben können. Die EMLA®-Creme muss jedoch ca. 30–60 Minuten zuvor auf die voraussichtliche Venenpunktionsstelle aufgetragen und mit einem Okklusionsverband versehen werden.

Rektale Narkoseeinleitung

Die rektale Narkoseeinleitung mit Methohexital (s. S. 46) war vor Einführung der rektalen oder oralen Prämedikation mit Midazolam relativ beliebt. Auf eine übliche Prämedikation kann hierbei verzichtet werden (500 mg Methohexital werden in 20 ml Aqua ad injectionem aufgelöst, 1 ml = 25 mg; Dosierung: 1 ml pro kg KG). Manchmal wird hierbei Methohexital mit 0,02 mg/kg KG Atropin rektal kombiniert. Sobald das Kind nach ca. 6–8 Minuten eingeschlafen ist, muss es in die Seitenlage gebracht werden, um eine Verlegung der Atemwege durch die in Rückenlage evtl. zurückfallende Zunge zu vermeiden (!). Die rektale Narkoseeinleitung verlangt eine intensive Überwachung, da die Kinder tief „einschlafen" (bewusstlos sind). In diesem Zustand wird eine Maskennarkose problemlos toleriert. Bei manchen Kindern kommt es nach der rektalen Applikation zum Absetzen von Stuhl.

Prinzipielle **Kontraindikationen** für die rektale Narkoseeinleitung sind:

- nicht nüchterne Kinder
- schmerzhafte Analleiden
- Schockzustand

Zurückhaltend sollte die rektale Narkoseeinleitung auch unter folgenden Bedingungen durchgeführt werden:

- HNO-Eingriffe wie Adenotomien oder Tonsillektomien (s. u.)
- Kinder unter 6 Monaten (es liegen hier zu wenige Erfahrungen vor)

Für die rektale Narkoseeinleitung werden 25 mg/kg KG Methohexital verwendet. Da die Kinder postoperativ oft verzögert aufwachen, ist die rektale Einleitung mit Methohexital bei

Adenotomien und Tonsillektomien zu vermeiden. Hier müssen die Kinder schnell wach werden, um Blutreste und Speichel aushusten zu können. Inzwischen wird anstatt der rektalen Narkoseeinleitung mit Methohexital zumeist eine rektale oder v.a. eine orale Prämedikation mit Midazolam (s. S. 49) vorgezogen.

Einleitung per inhalationem (= „Maskeneinleitung")

Voraussetzung für eine Einleitung per inhalationem ist zumeist eine sedierende Prämedikation. Nach Einstellen eines hohen Frischgasflusses (z. B.: 2 Liter Sauerstoff/4 Liter Lachgas pro Minute) wird dem Kind die Maske leicht vor das Gesicht gehalten. Sobald das Kind durch das Lachgas benommen wird, kann die Maske fest aufs Gesicht gesetzt und vorzugsweise Sevofluran oder Halothan in steigender Dosierung zugesetzt werden. Bei ängstlichen Kindern kann durch Ablenken meist dennoch per Maske eingeleitet werden. Wehrt sich ein Kind energisch gegen diese „Maskeneinleitung", so sollte zugunsten einer anderen Narkoseeinleitungsform darauf verzichtet werden. Die Einleitung per inhalationem erfolgt bei Kindern schneller als bei Erwachsenen. Grund ist vor allem die höhere alveoläre Ventilation (s. S. 32, 232) sowie das ungünstige Verhältnis von alveolärer Ventilation zu funktioneller Residualkapazität (5:1; beim Erwachsenen 1,5:1) (s. S. 332).

> Zu beachten ist, dass bei älteren Säuglingen und Kleinkindern höhere Konzentrationen der verdampfbaren Inhalationsanästhetika benötigt werden; Grund hierfür ist der bei Kindern etwas erhöhte MAC-Wert (s. S. 34).

Beim Kind sollte die Maskenbeatmung folgendermaßen durchgeführt werden: Ring- und Kleinfinger liegen wie beim Erwachsenen hinter dem Unterkieferwinkel. Gleichzeitig sollte jedoch der Mund mit dem unteren Pol der Gesichtsmaske und mit dem Zeigefinger offen (!) gehalten werden (vgl. Abb. 5.10 und 5.11).

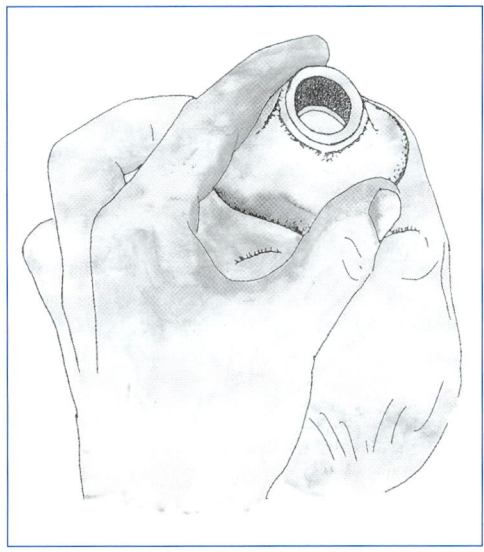

Abb. 5.10 Maskenhaltung beim Säugling.

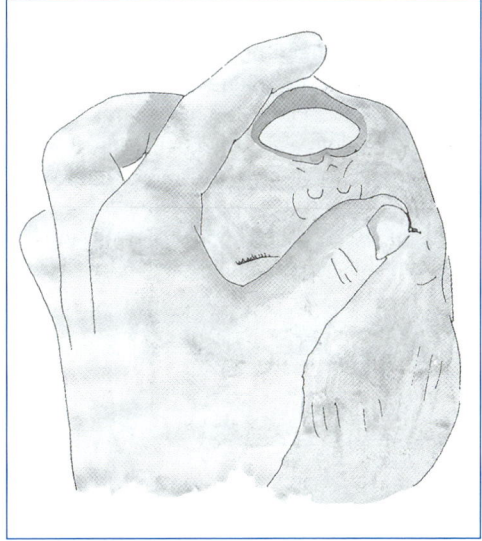

Abb. 5.11 Fingerhaltung bei der Maskenbeatmung eines Säuglings (möglichst bei geöffnetem Mund).

Wenn das Kind in tiefer Inhalationsnarkose ist, wird es normalerweise das Legen eines peripher-venösen Zugangs widerstandslos tolerieren. Während der Maskenbeatmung sollte das Kind stets mit einem präkordialen Stethoskop überwacht werden.

Intramuskuläre Narkoseeinleitung

Hierzu kann z.B. Ketamin bzw. Esketamin in einer Dosierung von ca. 4–8 mg/kg KG bzw. 2–4 mg/kg KG verwendet werden. Intramuskuläre Injektionen sollten jedoch bei Kindern eine seltene Ausnahme darstellen.

Venöser Zugang

Bei jeder Narkose – selbst wenn sie nur wenige Minuten dauert – muss ein venöser Zugang gelegt werden!

Der venöse Zugang muss spätestens vor Intubations- bzw. Operationsbeginn gelegt sein. Hierzu werden die Handrückenvenen bevorzugt (vgl. Abb. 1.24). Auch an der Handgelenkinnenseite (vgl. Abb. 5.12) sowie an den Füßen, insbesondere im Bereich des Innenknöchels, finden sich oft gut zu punktierende Venen. Bei Säuglingen muss manchmal auf die Schädelvenen zurückgegriffen werden. Ist die Venenpunktion gelungen, so ist auf eine besonders gute Fixierung des venösen Zugangs zu achten. Soll der Zugang auch noch postoperativ liegen bleiben, so empfiehlt sich die Ruhigstellung der entsprechenden Extremität auf einer Schiene oder das Eingipsen eines Zugangs am Schädel.

Intubation (s.S. 86)

Die Indikation zur Intubation sollte bei Neugeborenen und Säuglingen aufgrund der physiologischen Schwäche des respiratorischen Systems (s.S. 231) eher großzügig gestellt werden. Alle Risikokinder sollten stets intubiert werden. Teilweise wird auch empfohlen, Neugeborene und Säuglinge unter 6 Monaten prinzipiell zu intubieren.

Bei Kindern unter 8–10 Jahren sollte ein **Tubus ohne Blockung** verwendet werden. Durch die Wahl der richtigen Tubusgröße ist eine gute Abdichtung im Bereich des Ringknorpels zu erzielen; dazu muss der größte Tubus, der gerade noch problemlos einzuführen ist, gewählt werden. Bei der Beatmung muss bei einem Druck von über 20 cm H_2O noch etwas Luft am Tubus vorbei entweichen. Es sollte nicht gezögert werden, einen Tubus, der nicht dicht sitzt bzw. zu groß ist (d.h. nicht problemlos durch die Stimmritze eingeführt werden kann bzw. ab einem Druck von ca. 20 cm H_2O nicht undicht wird), sofort gegen den nächstgrößeren bzw. nächst kleineren auszutauschen. Bei der Intubation muss auf ein steriles Tubusmaterial und besonders behutsames Vorgehen geachtet werden.

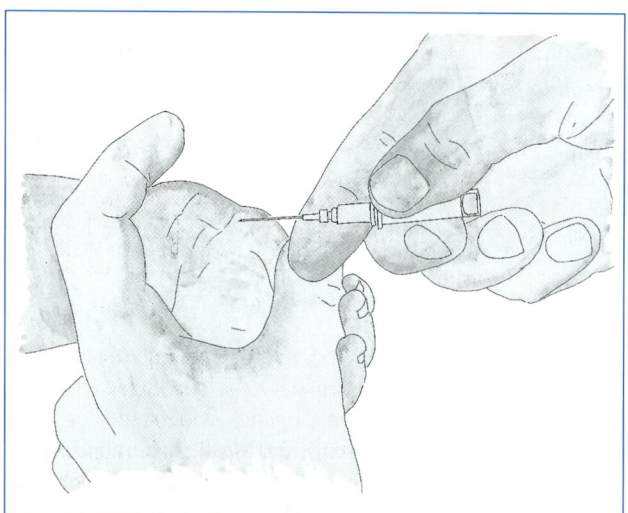

Abb. 5.12 Venenpunktion beim Kind.

Gegen die früher übliche routinemäßige Intubation von Kindern unter Relaxation mit Succinylcholin spricht insbesondere die Gefahr, dass es zu einer Rhabdomyolyse kommen kann, falls bei Kindern evtl. eine hierzu prädestinierende Muskelerkrankung vorliegt, die aber klinisch noch nicht (sondern meist erst im späteren Lebensalter) erkannt werden kann (s. S. 69). Die routinemäßige Verwendung von Succinylcholin wird inzwischen offiziell abgelehnt. Falls ausnahmsweise Succinylcholin sinnvoll ist (Ileuseinleitung, akutes Atemwegsproblem; s. S. 70), ist eine Dosierung von ca. 1,5–2,0 mg/kg KG zu empfehlen. Die Vorgabe eines nichtdepolarisierenden Muskelrelaxans ist bei Kindern unter ca. 6 Jahren nicht notwendig, da bei diesen Kindern keine Muskelfaszikulationen nach Succinylcholingabe auftreten. Bei Gabe von Succinylcholin treten jedoch bei Kindern häufiger reflektorische Bradykardien auf (s. S. 69). Deshalb sollte vorweg immer Atropin intravenös gegeben werden. Succinylcholin ist langsam und unter Kontrolle der Herzfrequenz zu injizieren.

> Es hat sich bewährt, das 2%ige Succinylcholin (1 ml = 20 mg) zu verdünnen:
> z.B. 1 ml = 20 mg + 4 ml NaCl 0,9 % = 5 ml; 1 ml dieser Lösung = 4 mg Succinylcholin.

Für die voraussichtlich unkomplizierte Intubation sollte eine Vollrelaxierung mit einem nichtdepolarisierenden Muskelrelaxans (z.B. Rocuronium, Mivacurium, Atracurium, Vecuronium) durchgeführt werden.
Der Kopf des Kindes braucht zur Intubation wegen des großen Hinterhauptes nicht hochgelagert werden. Zur Fixierung des Kopfes haben sich in der Kinderanästhesie vor allem Ringe oder eine mit einem Loch versehene Schaumstoffplatte bewährt, die unter das Hinterhaupt gelegt werden. Es kann auch eine Nackenrolle aus zusammengerolltem Stoff unter den Nacken gelegt werden. Der Kopf wird aber kaum überstreckt, es sollte möglichst in neutraler Kopfposition intubiert werden. Das Laryngoskop wird vorsichtig zwi-

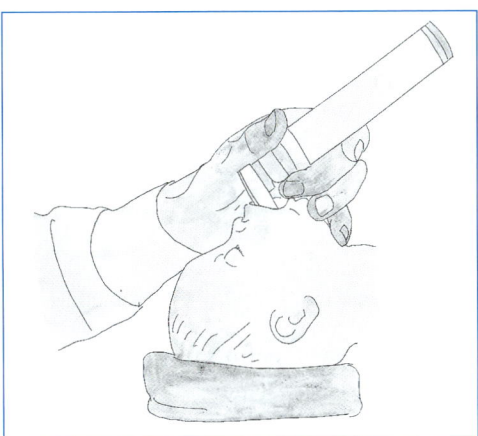

Abb. 5.13 Einstellung des Kehlkopfes beim Kind.

schen Daumen, Zeige- und Ringfinger der linken Hand gehalten. Mit dem kleinen Finger der linken Hand wird gegebenenfalls auf den Kehlkopf gedrückt, um die Glottis besser einzustellen (vgl. Abb. 5.13). Auch bei Kleinkindern sollte im Regelfall eine orotracheale Intubation vorgezogen werden. Bei der nasalen Intubation droht durch den Tubus eine Keimverschleppung aus der Nase in die Trachea sowie eine Verletzung von Nasenschleimhaut und evtl. vergrößerten Rachenmandeln (= Adenoide).

Narkoseführung

Lediglich bei kurzen, unproblematischen Narkosen ist eine Maskennarkose zu empfehlen. Zunehmend häufiger wird auch in der Kinderanästhesie eine Larynxmaske eingesetzt. Dies erfordert jedoch entsprechende Erfahrung mit dieser Methode und der Anästhesie bei Kindern. Bei Risikokindern oder Unsicherheit des Anästhesisten sollte eine Intubationsnarkose durchgeführt werden.

> Im Zweifelsfalle immer Intubation!

Die Narkoseform der Wahl ist im Kindesalter die Inhalationsnarkose, vorzugsweise mit Sevofluran oder Halothan. Zunehmend häufiger wird bei Kindern auch eine IVA bzw. TIVA (s. S. 119) durchgeführt. Es ist jedoch zu beachten, dass die meisten Propofolpräparate erst bei Kindern nach dem 3. Lebensjahr zugelassen sind. Z.B. Propofol Fresenius 1 % (Fa. Fresenius) ist schon für Säuglinge älter als ein Monat zugelassen. Als Einleitungsdosis werden bei Kindern (2–)3(–5) mg/kg KG, als Erhaltungsdosis für eine IVA/TIVA werden ca. 5–15 mg/kg KG/h Propofol empfohlen.

Intraoperatives Monitoring

- Klinische Überwachung:
  Mindestens eine Hand oder ein Fuß des Kindes sollte stets sichtbar (!) sein. Eine eventuelle Zyanose ist am Finger- bzw. Zehennagelbett relativ gut zu erkennen.
- Präkordial aufgeklebtes Stethoskop:
  Der Anästhesist sollte über ein Ohrstück ständige Verbindung zu einem linksthorakal aufgeklebten, so genannten präkordialen Stethoskop haben. Mit dem Stethoskop kann sowohl die Herzfrequenz als auch die Lautstärke der Herztöne beurteilt werden. Die Lautstärke der Herztöne verändert sich bei Kleinkindern parallel zum Blutdruck. Außerdem kann natürlich das Atemgeräusch beurteilt und damit eine Kontrolle des Atemhubvolumens vorgenommen werden. Ist ein präkordiales Stethoskop aus operationstechnischen Gründen nicht zu platzieren, sollte ein Ösophagusstethoskop eingeführt werden.

> Das präkordiale Stethoskop ist bei Kindern die mit Abstand wichtigste Überwachungsmaßnahme!

- Messung der Körpertemperatur:
  rektal oder tief ösophageal
- Blutdruckmessung:
  Es ist auf eine korrekte Manschettenbreite zu achten. Die Breite der Blutdruckmanschette sollte ca. 2/3 der Oberarmlänge betragen. Zu breite Manschetten ergeben zu niedrige, zu schmale Manschetten zu hohe Blutdruckwerte. Die Blutdruckmessung ist der zuverlässigste Parameter für die Kreis-

laufüberwachung beim Kind. Der systolische Blutdruck ist ein guter Gradmesser für einen Volumenmangel. Die Blutdruckmessung nach Riva-Rocci ist jedoch insbesondere bei Säuglingen und Kleinkindern schwierig und oft unzuverlässig. Bewährt hat sich die Blutdruckmessung mit der oszillometrischen Methode (z. B. mit dem Dinamap®-Gerät). Nur bei sehr kritischen Operationen mit hohen Volumenumsätzen und bei Kindern mit kardiorespiratorischem Versagen wird eine blutige arterielle Druckmessung notwendig werden.

- Messung der arteriellen Sauerstoffsättigung mittels Pulsoxymetrie (s. S. 388)
- EKG-Ableitung:
  ist obligat.
- Endexspiratorische CO_2-Messung:
  Da in der Kinderanästhesie häufig eine manuelle Ventilation durchgeführt wird und manche Volumeter bei sehr kleinen Atemhubvolumina nicht ausreichend genau arbeiten, empfiehlt sich bei jeder Intubationsnarkose eine kontinuierliche endexspiratorische CO_2-Messung (s. S. 388). Bei der Messung im Hauptstrom, das heißt zwischen Tubus und Y- bzw. Winkelstück, müssen spezielle Kinderküvetten mit besonders kleinem Totraumvolumen verwendet werden.
- Blutgasanalyse:
  Hierzu eignet sich arterialisiertes Kapillarblut, z. B. aus der hyperämisierten Fingerbeere, der Ferse oder dem Ohrläppchen. Zur exakten Beurteilung des Sauerstoffpartialdrucks ist jedoch arterielles Blut notwendig.
- Blutzuckerkontrolle:
  ist vor allem bei Frühgeborenen wegen der Gefahr einer Hypoglykämie notwendig.

Perioperative Infusionstherapie

Bezüglich der perioperativen Infusions- und Transfusionstherapie sei auf die ausführlichen Beschreibungen auf S. 138 verwiesen.
Als Infusionslösung hat sich bei Kindern eine 2,5–5%ige Glukoselösung mit 50–100 mmol Natriumchlorid/l bewährt. Damit können der Basis- und Nachholbedarf sowie die Seques-

tration in das traumatisierte Gewebe ersetzt werden. An handelsüblichen Lösungen wird oft z.B. eine Glukose 2,5-%-Natrium-0,45-%-Lösung eingesetzt (Fa. DeltaSelect; 77 mmol/l Natrium, 2,5% Glukose). Bei großen Operationen (z.B. Omphalozele u.Ä.) wird meist auch eine großzügige Eiweißzufuhr durchgeführt.

Blutverluste sind sehr genau zu registrieren. Bei älteren Säuglingen und Kindern können Blutverluste bis ca. 25–30% des Blutvolumens (Hb-Abfall bis auf ca. 7 g/dl), bei Frühgeborenen, Neugeborenen und jungen Säuglingen können meist Blutverluste bis (10–)15% (Hb-Abfall bis auf ca. 10 g/dl) durch 5%iges Humanalbumin oder HES (Voluven®; s.S. 130) ersetzt werden. Bei noch größeren Blutverlusten wird eine Bluttransfusion notwendig. Die Substitution von Blut, Humanalbumin oder HES erfolgt am besten über 10-ml-Spritzen oder eine Spritzenpumpe, um eine möglichst genaue Dosierung zu garantieren.

> Als Parameter für eine ausreichende intraoperative Volumensubstitution können der systolische Blutdruck, die Urinausscheidung sowie der ZVD (falls ein Kavakatheter liegt) gelten.

Extubation

Da Kinder zu einer stärkeren Speichelbildung neigen, ist der Mund vor der Extubation stets sorgfältig von Speichel freizusaugen. Bei Operationen im Nasen-Rachen-Bereich muss das Blut vor der Extubation gezielt (möglichst unter laryngoskopischer Sicht) abgesaugt werden. Ein endobronchiales Absaugen sollte bei der Extubation normalerweise nicht vorgenommen werden. Falls dies unbedingt notwendig erscheint, muss danach die Lunge mehrmals gebläht werden.

> Auf keinen Fall darf beim Herausziehen des Tubus endotracheal abgesaugt werden. Die Gefahr der Ausbildung von Atelektasen ist bei Kindern sehr groß.

Säuglinge unter 3 Monaten sollten immer erst extubiert werden, wenn sie wieder richtig wach sind. Auch bei älteren Kindern empfiehlt sich die Extubation erst dann, wenn die Kehlkopfreflexe zurückgekehrt sind. Eine Extubation in tiefer Narkose sollte nur in Ausnahmefällen, z.B. bei bekanntem Asthma bronchiale oder bei Neigung zu Laryngospasmen, durchgeführt werden. Eine Extubation während des Exzitationsstadiums ist zu vermeiden, da hier die große Gefahr eines Laryngospasmus besteht. Zur Extubation hat es sich bewährt, die Lunge nochmals zu blähen und den Tubus unter Blähen herauszuziehen. Hiermit wird eine Sauerstoffreserve in der Lunge geschaffen und die Kinder werden nach der Extubation zur Ausatmung gezwungen.

Postoperativ sollte das Kind in stabiler Seitenlage in ein vorgewärmtes Bett gelegt werden. Die Seitengitter der Betten müssen unbedingt hochgezogen werden, damit die Kinder nicht herausfallen können, falls sie sich unruhig hin und her wälzen.

Dosierungsempfehlungen für die in der Kinderanästhesie häufig benützten Medikamente sind der Tabelle 5.4 zu entnehmen.

5.2 Anästhesie im hohen Lebensalter

Allgemeine Bemerkungen

Herz-Kreislauf-System

Bei älteren Patienten liegt häufig eine arteriosklerotische Veränderung der Zerebral- und Koronararterien vor. Das Herz weist oft eine latente oder manifeste Schwäche (= Insuffizienz) auf. Das Herzminutenvolumen ist vermindert, die Kreislaufzeit kann dadurch deutlich verlängert sein. Ältere Patienten leiden außerdem häufig an Bluthochdruck. Das Gefäßsystem zeigt einen chronischen Volumenmangel. Da diese Patienten oft Digitalispräparate, blutdrucksenkende Medikamente sowie Diuretika einnehmen, ist auf Elektrolytverschiebungen (vor allem Kaliummangel) zu

Tab. 5.4 Dosierungsempfehlungen für die in der Kinderanästhesie gebräuchlichen Medikamente.

Medikament	Dosierung
Adrenalin zur Reanimation (s. auch S. 506, 508)	Neugeborene: 0,01–0,03 mg/kg KG 1 ml = 1 mg mit 9 ml NaCl 0,9% verdünnen; davon: 0,1–0,3 ml/kg KG i.v. bzw. endotracheal
	Säuglinge und Kinder bis 8 J.: 0,01 ml/kg KG i.v. oder intraossär 1 ml = 1 mg mit 9 ml NaCl 0,9% verdünnen; davon: 0,1 ml/kg KG
	für endotracheale Gabe 0,1 mg/kg KG = 0,1 ml/kg KG der unverdünnten Lösung Wiederholungsdosen gegebenenfalls alle 3–5 Minuten
Atracurium	Vollrelaxierung: 0,3–0,5 mg/kg KG i.v. Wiederholungsdosis: 0,15–0,3 mg/kg KG i.v.
Atropin	0,01–0,02 mg/kg KG i.v. Folgende Verdünnung hat sich bewährt: 1 ml = 0,5 mg + 4 ml NaCl 0,9% = 5 ml 1 ml = 0,1 mg
Diazepam	0,1–0,3 mg/kg KG i.v.
Fentanyl	Initialdosierung: 0,005–0,01 mg/kg KG i.v. bei großen Operationen (z.B. Zwerchfellhernie) Wiederholungsdosis: 0,001–0,002 mg/kg KG i.v.
Ketamin	Initialdosierung: 1–2 mg/kg KG i.v. Wiederholungsdosis: 0,5 mg/kg KG i.v. oder 4–8 mg/kg KG i.m. (Bei Esketamin jeweils halbe Dosierung)
Lidocain	1 mg/kg KG i.v.
Methohexital	1–2 mg/kg KG i.v.
Mivacurium	Vollrelaxierung: 0,2 mg/kg KG (erst ab dem 2. Lebensmonat zugelassen)
Naloxon	0,001–0,003 mg/kg KG bei unzureichender Wirkung: als Wiederholungsdosis ca. die Hälfte der Initialdosis Narcanti®: 1 ml = 0,4 mg Narcanti® Neonatal: 2 ml = 0,04 mg
Natriumbikarbonat zur Reanimation (s. auch S. 506, 509)	BE x 1/3 x kg KG = mmol Natriumbikarbonat (= Natriumhydrogencarbonat) 8,4%, 1 ml = 1 mmol Natriumbikarbonat ist bei Neugeborenen 1:1 mit Glukose 5% zu verdünnen. Bei längerem Kreislaufstillstand trotz guter Beatmung und Herzdruckmassage 1 mmol/kg KG zur „Blindpufferung"
Neostigmin	0,07 mg/kg KG i.v.
Pancuronium	Vollrelaxierung: 0,08–0,1 mg/kg KG Wiederholungsdosis: 0,02 mg/kg KG i.v.
Pethidin	0,25–0,5 mg/kg KG i.v. (mittlere Erfolgsdosis im Rahmen der postoperativen Schmerztherapie)

Tab. 5.4 (Fortsetzung)

Medikament	Dosierung
Phenobarbital	5–10 mg/kg KG i.v.
Piritramid	0,05–0,1 mg/kg KG i.v.
Prednisolon	im anaphylaktischen Schock: 10 mg/kg KG i.v.
Promethazin	0,5 mg/kg KG i.v. 1,0 mg/kg KG i.m.
Propofol	(2–)3(–5) mg/kg KG zur Narkoseeinleitung Aufrechterhaltung einer (T)IVA: ca. 5–15 mg/kg KG/h (die meisten Präparate sind erst nach dem 3. Lebensjahr zugelassen; z.B. Propofol Fresenius 1% [Fa. Fresenius] ist schon ab dem 2. Lebensmonat zugelassen)
Pyridostigmin	0,1–0,2 mg/kg KG i.v.
Rocuronium	Vollrelaxierung: 0,6 mg/kg KG
Succinylcholin	1,5–2 mg/kg KG i.v. Wiederholungsdosis: 0,25 mg/kg KG i.v. Folgende Verdünnung hat sich bewährt: 1 ml 2%ige Lösung = 20 mg + 4 ml NaCl 0,9% = 5 ml in einer 5-ml-Spritze 1 ml = 4 mg (2 mg/kg KG i.m.)
Thiopental	5(–8) mg/kg KG i.v.
Vecuronium	0,08 mg/kg KG i.v.
Volumenzufuhr	bei Hypovolämie und Schock 5–10–20 ml/kg KG HES (Voluven®) oder Humanalbumin 5%, bei Bedarf wiederholen

achten. Die Herzfrequenz ist meist langsam und nicht selten durch Rhythmusstörungen beeinträchtigt. Das Gesamteiweiß kann vermindert sein, was bei stark an Eiweiß gebundenen intravenösen Medikamenten zu beachten ist (s.S. 43).

Atmung

Eine zunehmende Thoraxstarre im hohen Alter bedingt eine bevorzugte Bauchatmung. Häufig ist ein Altersemphysem anzutreffen. Die funktionelle Residualkapazität ist vergrößert, was ein verzögertes An- und Abfluten der Inhalationsanästhetika zur Folge hat (s.S. 32).

Präoperative Visite (s.S. 3)

Einer der wichtigsten Punkte bei der Anästhesie von älteren Patienten ist die gründliche Vorbereitung des älteren Patienten auf Operation und Narkose. Besonderes Augenmerk ist auf die Atmung zu richten.

Die Abnahme einer präoperativen arteriellen Blutgasanalyse sollte bei jedem Verdacht auf eine ernste Lungenerkrankung oder bei der Möglichkeit einer postoperativen Nachbeatmung auf einer Intensivstation vorgenommen werden (Ausgangswert!). Besonders wichtig ist es auch, darauf zu achten, dass die Patienten bereits präoperativ Atemgymnastik erlernen.

Präoperativ bestehende Entgleisungen eines Diabetes mellitus, eines arteriellen Hypertonus oder einer Herzinsuffizienz müssen bei einem Wahleingriff erst medikamentös gebessert werden.

Prämedikation

Es ist auf eine niedrige Dosierung der Medikamente für die Prämedikation zu achten. Oft muss weniger verordnet werden, als z.B. anhand des Körpergewichts theoretisch errechnet wird. Bei Patienten über ca. 80 Jahren sollten keine Benzodiazepine verabreicht werden, da eine stärkere Atemdepression und eine paradoxe Reaktion (Erregungszustand anstatt Anxiolyse/Sedierung) auftreten können. Eventuell kann die sedierende Nebenwirkung eines Antihistaminikums (z.B. Dimenhydrinat; Vomex®; s.S. 325) ausgenutzt werden.

Narkoseführung

Wahl des Narkoseverfahrens

Prinzipiell kommen die gleichen Narkoseverfahren wie in anderen Altersgruppen zur Anwendung. Operationen an der unteren Körperhälfte, wie z.B. urologische oder traumatologische Eingriffe, werden häufig in Spinalanästhesie durchgeführt. Bei älteren Patienten mit pulmonalen Problemen scheint es vorteilhaft zu sein, auf die Intubation zugunsten einer rückenmarknahen Leitungsanästhesie zu verzichten. Gute Ergebnisse lassen sich oft auch durch die Kombination einer Regionalanästhesie mit einer oberflächlichen Vollnarkose erzielen. Der endgültige Beweis, dass die Methoden der rückenmarknahen Regionalanästhesie einer Vollnarkose überlegen sind, steht allerdings noch aus. Bei bestehender Herzinsuffizienz oder einem Volumenmangel sollte eine Allgemeinanästhesie einer rückenmarknahen Regionalanästhesie vorgezogen werden.

Medikamente

Prinzipiell kommen die gleichen Medikamente wie in anderen Altersgruppen zur Anwendung. Wichtig erscheint nur eine sehr vorsichtige, bedarfsorientierte Dosierung.

Kreislauf

Aufgrund der verlängerten Kreislaufzeit tritt die Wirkung von intravenösen Medikamenten oft wesentlich verzögert ein. Vor einem voreiligen Nachinjizieren wegen vermeintlich zu niedriger Dosierung ist zu warnen.

Besonderes Augenmerk gilt dem **Blutdruckverhalten**. Insbesondere müssen stärkere Blutdruckabfälle vermieden werden, um bei einem arteriosklerotischen Patienten keine Mangeldurchblutung vor allem des Herzens oder des Gehirns zu riskieren. Ebenso sind übermäßige Blutdrucksteigerungen zu vermeiden. Zur besseren Blutdrucküberwachung sollte großzügig von der blutigen arteriellen Druckmessung Gebrauch gemacht werden. Sie sollte bereits vor (!) Narkoseeinleitung angeschlossen werden, da die Einleitungsphase einen besonders kritischen Moment jeder Narkose darstellt. Falls noch nicht geschehen, sollte hierbei auch eine arterielle Blutgasanalyse vor (!) der Narkoseeinleitung bestimmt werden. Die spätere Extubation sollte nicht an einer bereits vorbestehenden, aber unerkannt gebliebenen Gasaustauschstörung scheitern!

Bei Verdacht auf eine vorbestehende oder sich intraoperativ manifestierende **Herzinsuffizienz** ist auf negativ inotrope Medikamente, wie z.B. Thiopental oder Halothan, zugunsten kreislaufneutraler Medikamente, wie z.B. Etomidat und Fentanyl, zu verzichten. Zur eventuell notwendigen Stärkung der Herzkraft sollte intraoperativ vorzugsweise Dobutamin (Dosierung: bis zu 15 µg/kg KG/min, s.S. 297) verabreicht werden.

Ventilation

Bei der Respiratoreinstellung sollte eine Normoventilation angestrebt werden. Eine stärkere Hyperventilation ist zu vermeiden, da hierdurch auch eine zerebrale und koronare Gefäßengstellung (s. S. 270) eintritt. Bei bereits grenzwertiger Durchblutung aufgrund einer Arteriosklerose könnte dies zu einer Mangeldurchblutung führen.

Bei optimaler Narkoseführung ist die intraoperative anästhesiologisch bedingte Mortalität beim älteren Patienten nicht wesentlich höher als in anderen Altersgruppen.

Postoperative Nachbehandlung

Das größte Problem in der Alterschirurgie ist die postoperative Phase. Insbesondere sind hier pulmonale Probleme, wie die Ausbildung einer Pneumonie, oft nicht zu vermeiden. Ganz entscheidend ist daher die Fortsetzung der bereits präoperativ geübten Atemgymnastik sowie die möglichst frühzeitige Mobilisation der Patienten.

Bei älteren Patienten treten in der postoperativen Phase öfters vorübergehende Verwirrtheitszustände auf. Als mögliche Ursachen werden v.a. der perioperative Stress, Störungen des Wasser-Elektrolyt-Haushaltes, zerebrale Minderperfusion, Nachwirkungen von Anästhetika, die postoperative Analgetikatherapie und viele andere perioperative Veränderungen angeschuldigt. Die Inzidenz solcher Verwirrtheitszustände ist unabhängig vom Narkoseverfahren und bestimmten Narkosemedikamenten.

5.3 Anästhesie in der Geburtshilfe

Allgemeine Bemerkungen

Im Verlauf einer Schwangerschaft kommt es zu zahlreichen physiologischen Veränderungen des mütterlichen Organismus. Für den Anästhesisten sind besonders wichtig:

Veränderungen des Herz-Kreislauf-Systems

Der systolische Blutdruck bleibt weitgehend unverändert, und der diastolische Blutdruck fällt während der Schwangerschaft leicht ab. Ursache ist eine Ausweitung des Kapillarbettes und eine Abnahme des peripheren Gefäßwiderstandes. Erst unter der Geburt steigt der Blutdruck wieder an. Der Venendruck bleibt in der oberen Körperhälfte weitgehend normal. In der unteren Körperhälfte ist er deutlich erhöht, da der venöse Rückfluss durch den vergrößerten Uterus behindert wird. Das Herzminutenvolumen nimmt durch eine Steigerung der Herzfrequenz (um 10–12 Schläge pro Minute) sowie durch eine Zunahme des Schlagvolumens um bis zu 50% zu. Das Blutvolumen ist um 30–50% erhöht. Da jedoch das Plasmavolumen stärker zunimmt als die Erythrozytenzahl, resultiert eine Blutverdünnung mit leichter Abnahme des Hb- und HK-Wertes.

Kavakompressionssyndrom

Bereits ab der 20. Schwangerschaftswoche, vor allem aber im letzten Drittel der Schwangerschaft, kann das so genannte Kavakompressionssyndrom auftreten. Ursache ist ein Zurückfallen des schwangeren Uterus in Rückenlage mit Kompression der Vena cava inferior. Die dadurch bedingte Verminderung des venösen Rückflusses verursacht einen plötzlichen Abfall des Herzminutenvolumens mit den Zeichen eines **Volumenmangelschocks**.

Die Symptome sind:
- Schwindel, Benommenheit, Bewusstlosigkeit
- Blässe, Schwitzen, kalte Haut
- Blutdruckabfall
- Tachykardie

Die Symptome treten nur bei ca. 10% der hochschwangeren Frauen auf, da normalerweise ein ausreichender venöser Kollateralkreislauf (über paravertebrale und peridurale Venengeflechte und die Vena azygos) vorhanden ist.

Durch den zurückfallenden Uterus kann es auch zu einer Kompression der Aorta kommen, wodurch die Uterusdurchblutung gedrosselt werden kann (= aortokavales Kompressionssyndrom).

Therapie

Sofortige Linksseitenlagerung der Patientin. Damit wird der venöse Rückfluss wieder ermöglicht, und die Kreislaufverhältnisse normalisieren sich meist rasch.

Veränderungen der Atmung

Während der Schwangerschaft kommt es zu einer Steigerung der alveolären Ventilation um ca. 40–50%. Ursache dieser **physiologischen Hyperventilation** ist vor allem eine Zunahme des Atemzugvolumens bei kaum erhöhter Atemfrequenz (Normalwerte bei Hochschwangeren: p_aCO_2 = 32–33 mmHg; p_aO_2 = ca. 106 mmHg). Der schwangere Uterus verdrängt das Zwerchfell nach kranial und schränkt dessen Beweglichkeit ein. Daraus resultiert ein vor allem thorakaler Atmungstyp sowie eine Abnahme der funktionellen Residualkapazität (s.S. 332).

> Die Steigerung der alveolären Ventilation sowie die Abnahme der funktionellen Residualkapazität bedingen ein schnelleres An- und Abfluten der Inhalationsanästhetika (s.S. 32) und damit eine schnellere Ein- und Ausleitung einer Inhalationsnarkose bei einer Schwangeren.

Veränderungen des Magen-Darm-Traktes

Der sich ausdehnende Uterus verdrängt Därme und Magen nach kranial. Hierdurch kommt es zur Kompression des Magens mit Zunahme des Mageninnendrucks. Außerdem wird der Verschlussmechanismus am Übergang vom Ösophagus in den Magen gestört. Des Weiteren wird durch eine Verminderung

der Magen-Darm-Aktivität die Magenentleerung verzögert. Auch Angst und Schmerz sowie eine analgetische Medikation während der Geburt verzögern die Magenentleerung zusätzlich. Hieraus ergibt sich:

> Jede Schwangere ab der ca. 14. Schwangerschaftswoche muss prinzipiell als nicht nüchtern betrachtet werden! (Manchmal wird als Grenze auch die 20. Schwangerschaftswoche angegeben.)

Physiologie der Geburt

Der **Geburtsbeginn** wird durch verschiedene hormonelle Vorgänge eingeleitet. Besonders wichtig erscheint hierbei das aus dem Hypophysenhinterlappen vermehrt freigesetzte Hormon **Oxytozin**. Es bewirkt eine Kontraktion der Uterusmuskulatur und damit eine Austreibung des Kindes. Bei unzureichender Wehentätigkeit kann mit künstlichen Oxytozin-Präparaten (z.B. Syntocinon®, Orasthin®) die Geburt eingeleitet oder unterstützt werden (so genannter **Wehentropf**).

Der Geburtsablauf wird normalerweise in drei Perioden eingeteilt.

1. Eröffnungsperiode:

▶ Sie ist definiert von den ersten regelmäßigen Wehen bis zur vollständigen Eröffnung des Muttermundes auf ca. 10 cm.

In dieser Phase der Geburt entsteht der Schmerz vor allem durch die Dehnung des Muttermundes aufgrund des tiefertretenden kindlichen Kopfes. Da der Muttermund von sensiblen Fasern aus den Thorakalsegmenten 10, 11 und 12 sowie dem Lumbalsegment 1 (Th10–L1) versorgt wird (1 in Abb. 5.14), kann durch Blockade dieser Bahnen mittels einer Periduralanästhesie (s.S. 172) der Eröffnungsschmerz gezielt ausgeschaltet werden.

2. Austreibungsperiode:

▶ Sie ist definiert von der vollständigen Eröffnung des Muttermundes bis zur Geburt des Kindes.

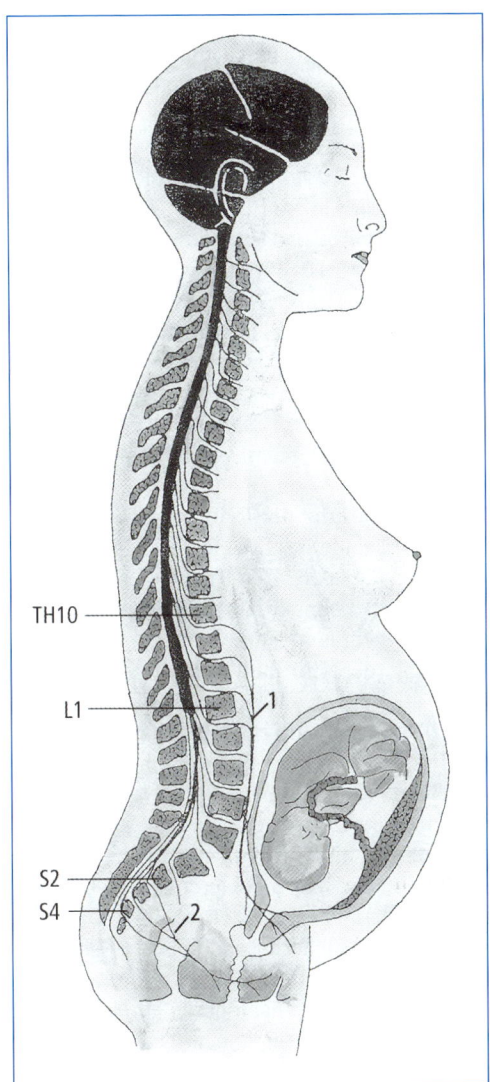

Abb. 5.14 Die schmerzleitenden Fasern aus Muttermund und Uterus (= 1) ziehen zu den Rückenmarksegmenten Th10 bis L1. Die schmerzleitenden Fasern des Damms (= 2) ziehen über die Nervi pudendi zu den Segmenten S2 bis S4.

Die Aktivität des Uterus erreicht dabei ihr Maximum. Charakteristisch für die Austreibungsperiode ist, dass die Gebärende neben den schmerzhaften Wehen einen starken Zwang zum aktiven Mitpressen verspürt. Während dieser Austreibungsperiode entsteht der Schmerz außer durch Dehnung des Mut-

termundes (Th10–L1) auch durch Dehnung der Scheide und des Dammes. Die Scheide und der Damm werden durch die Sakralsegmente 2–4 (= S2–S4) innerviert (2 in Abb. 5.14). Durch die Blockade der Segmente Th10–S4 (vgl. auch Abb. 2.19) mittels einer PDA (s. S. 172) kann also der Austreibungsschmerz ausgeschaltet werden.

3. Nachgeburtsperiode:
▶ Sie ist definiert von der Geburt des Kindes bis zur Ausstoßung der Plazenta.

Während dieser Phase sowie noch einige Zeit danach besteht wegen einer **Nachblutungsgefahr aus dem Uterus** ein besonders hohes mütterliches Risiko. Um in dieser Phase atonische Uterusblutungen zu therapieren oder um ihnen vorzubeugen, wird vom Anästhesisten – auf Verlangen des Operateurs – nach einem Kaiserschnitt häufig ein Oxytozin-Präparat (Syntocinon® oder Orasthin® = synthetische Oxytozin-Präparate) oder gar Methylergometrin (Methergin® = ein Mutterkornpräparat) injiziert. Manchmal kommt auch ein Mischpräparat aus Oxytozin und Methylergometrin (Syntometrin®) oder ein Prostaglandin (Sulproston, Nalador®) zur Anwendung. Diese Medikamente bewirken eine starke Uteruskontraktion und vermindern damit eine Blutung aus dem Uterus.

Narkoseführung in der Geburtshilfe

PDA zur vaginalen Entbindung

Bezüglich Anatomie, Technik, Vorgehen sowie Komplikationen und Kontraindikationen für die Periduralanästhesie (= PDA) sei auf S. 172 verwiesen. Hier sollen nur die Besonderheiten hervorgehoben werden, die bei der PDA im Kreißsaal zu beachten sind.

Vorgehen
● Peripher-venösen Zugang legen: ca. 500(–1000) ml kristalloide Lösung vor Anlage der PDA infundieren, da Schwan-

gere oft mit einem stärkeren Blutdruckabfall nach Einsetzen der sympathischen Blockade reagieren.

- Lagerung
  sitzend oder in Linksseitenlage
- Punktion:
  Bedingt durch die hormonellen Veränderungen während der Schwangerschaft kommt es zu einer Wassereinlagerung ins Gewebe und auch zu einer Auflockerung der Gewebs- und Bandstrukturen im Bereich der Wirbelsäule. Damit kann das Auffinden des Peridualraums mit der Widerstandsverlustmethode erschwert werden. Das Anlegen einer PDA bei einer Schwangeren sollte daher dem erfahrenen Anästhesisten vorbehalten sein.
- Lokalanästhetikum:
  Bupivacain bzw. Ropivacain sind die Lokalanästhetika der Wahl, da nur ein relativ geringer Anteil von der Mutter auf das Kind übertritt. Durch Verwendung des niederprozentigen (0,25%igen !) Bupivacain bzw. des 0,2%igen Ropivacain kann eine selektive Blockade nur der dünnen Nervenfasern, also der sympathischen Fasern, der Temperaturfasern und der Schmerzfasern, erzielt werden (s. S. 158). Die dicken motorischen Fasern werden hierbei nicht blockiert, das heißt, die Patientin kann die Geburt durch die Bauchpresse unterstützen. Da jedoch der Wehenschmerz ausgeschaltet ist, verspürt die Patientin bei einer Wehe keinen unwillkürlichen Drang zum Pressen mehr, sondern muss von der Hebamme zum Mitpressen aufgefordert werden.
- Injektion und Dosierung:
  Das Lokalanästhetikum sollte immer in einer Wehenpause injiziert werden, da es bei der Injektion während einer Wehe (durch einen Druckanstieg im Periduralraum) zu einem unkontrollierbar hohen Aufsteigen der Blockade kommen kann.
  Bei 20-jährigen Patienten müssen normalerweise ca. 1,5 ml Lokalanästhetikum pro auszuschaltendem Segment verabreicht werden (s. S. 175). Bei Schwangeren wird aufgrund des erhöhten Drucks im Peridu-

ralraum empfohlen, ca. ein Drittel weniger Volumen an Lokalanästhetikum zu geben, bei einer 20-jährigen Frau also ca. 1,0 ml/Segment.

- Evtl. Zusatz von Sufentanil:
  In den letzten Jahren wird im Rahmen einer geburtshilflichen PDA zunehmend häufiger zum Lokalanästhetikum noch Sufentanil (meist 10 µg; 1 Ampulle Sufentanil epidural = 2 ml = 10 µg) zugemischt. Dadurch kann eine deutliche Verbesserung der Analgesie erzielt werden. Ggf. kann im Laufe der Geburt im Rahmen von Nachinjektionen eine maximale Gesamtdosis von 30 µg Sufentanil verabreicht werden.

Zur **Ausschaltung der Eröffnungswehen** würde die Blockade der Segmente Th10–L1, also die Blockade von 4 Segmenten, ausreichen. Im Idealfall könnten hierfür 4 ml Lokalanästhetikum genügen. Zumeist werden zur Ausschaltung der Eröffnungswehen jedoch 6–8 (–10) ml Bupivacain 0,25 % (!) bzw. Ropivacain 0,2 % (!) benötigt. Der Grund, warum in der Praxis ein höheres als das theoretisch so errechnete Volumen benötigt wird, liegt darin, dass die Katheterspitze meist bei L2/L3 zu liegen kommt, also nicht in der Mitte, sondern unterhalb der zu blockierenden Segmente. Das Medikament wird sich von der Katheterspitze jedoch nicht nur nach oben zu den auszuschaltenden Segmenten hin ausbreiten, sondern auch teilweise nach unten abfließen. Daher muss das Volumen höher als die berechnete Dosis liegen.

Zur **Ausschaltung der Austreibungsschmerzen** müssen die Segmente Th10–S4 blockiert, also insgesamt 12 Segmente (Th10–Th12, L1–L5, S1–S4) ausgeschaltet werden. Hierzu werden ca. 12 ml Bupivacain 0,25 % (!!) bzw. Ropivacain 0,2 % (!!) benötigt. Da hierbei insbesondere die tiefen Sakralsegmente S2–S4 betäubt werden müssen, empfiehlt es sich, die Hauptdosis an der sitzenden Patientin zu injizieren und sie danach ca. 5–10 Minuten sitzen zu lassen. Hierdurch kann ein Absinken des Lokalanästhetikums begünstigt werden und die tiefen Sakralsegmente werden sicherer ausgeschaltet.

Die mit Bupivacain bzw. Ropivacain erzielte Analgesie hält bei einer Schwangeren ca. 2 Stunden an und verlangt dann gegebenenfalls eine meist gleichvolumige Nachinjektion.

Indikationen für eine PDA

- Wunsch einer schmerzfreien Geburt
- Mehrlingsschwangerschaft
- Diabetes mellitus (großes Kind!)
- Präeklampsie (s.S. 256)
- Beckenendlage (ist häufig jedoch eine Indikation für einen primären Kaiserschnitt)
- Frühgeburt
- Einleitung der Geburt mit einem Wehentropf
- Herz- und/oder Lungenerkrankung der Mutter
- Zustände, bei denen ein starkes Pressen der Mutter vermieden werden muss (z.B. Hernie, Ablatio retinae, erhöhter intrakranieller Druck, Hirnödem usw.)

Kontraindikationen für eine PDA

- prinzipielle Kontraindikationen für eine PDA (s.S. 178)
- Zustand nach Kaiserschnitt:
  Bei Patientinnen, die bei einer früheren Geburt durch einen Kaiserschnitt entbunden haben, besteht die erhöhte Gefahr einer Uterusruptur an der alten Uterusnaht. Da dies unter einer PDA nur schwer zu erkennen ist, besteht eine relative Kontraindikation für eine PDA. Falls dennoch eine PDA angelegt wird, wird häufig zusätzlich eine **intrauterine Druckmessung (IUD)** durchgeführt.
- Notfallmäßiger Kaiserschnitt (= „Notsectio"):
  Hierbei geht es um Minuten, deshalb muss immer die schneller durchführbare Intubationsnarkose gewählt werden.

Nachteile einer PDA

- Öfters wird die Geburtsdauer verlängert.
- Zangen- und Saugglockenentbindungen werden häufiger.

- Die Anlage einer PDA ist bei Schwangeren schwieriger und sollte nur von einem erfahrenen Anästhesisten vorgenommen werden **(Duraperforation!)**.
- Ein eventueller übermäßiger Blutdruckabfall kann zu einer Verminderung der Uterusdurchblutung und damit zu einer Gefährdung des Kindes führen. Die Therapie eines übermäßigen Blutdruckabfalls besteht in:
  - Volumengabe
  - Hochlagerung der Beine (= Autotransfusion)
- Gefäßkontrahierende Medikamente: sollten möglichst vermieden werden, da sie auch am Uterus zu einer Gefäßengstellung mit Mangeldurchblutung führen können. Wenn ein gefäßkontrahierendes Medikament unvermeidbar ist, so stellt Ephedrin (10–20 mg intravenös) das Mittel der Wahl dar, da es die Uterusdurchblutung am geringsten beeinträchtigt. Ephedrin ist momentan in Deutschland nicht im Handel. Alternativ kann Akrinor® (s.S. 112) verabreicht werden.

Geplanter Kaiserschnitt in PDA

(s.S. 172)

Lokalanästhetikum und Dosierung

Es ist eine Blockade von Th4 (knapp unterhalb der Brustwarze) bis S4, also von 18 Segmenten (Th4–Th12, L1–L5, S1–S4) anzustreben (vgl. Abb. 2.19). Bei ca. 20-jährigen Schwangeren wird ca. 1 ml pro auszuschaltendem Segment empfohlen (s.S. 252), insgesamt ist also ein Volumen von ca. 18 ml Bupivacain bzw. Ropivacain notwendig. Um neben einer Analgesie auch eine Muskelerschlaffung der Bauchdecke, also eine Blockade der dicken motorischen Nervenfasern zu erreichen, wird 0,5%iges (!) Bupivacain bzw. 0,75%iges Ropivacain benötigt (s.S. 176).

Injektion

Damit auch die tiefen Sakralsegmente betäubt werden, empfiehlt es sich, ca. die Hälfte der Dosis an der sitzenden Patientin zu injizieren.

Die Patientin sollte danach ca. 5–10 Minuten sitzen bleiben. Hierdurch soll ein Absinken des Lokalanästhetikums und eine Betäubung der Sakralsegmente begünstigt werden.

Geplanter Kaiserschnitt in Spinalanästhesie (s. S. 164)

In den letzten Jahren wird zunehmend häufiger auch eine Spinalanästhesie für eine geplante Sectio caesarea empfohlen. Es wird die gleiche Ausbreitung der sensiblen und motorischen Blockade wie bei einer PDA (s.o.) angestrebt. Als Lokalanästhetikum werden ca. 2,5–3,0 ml Bupicavain 0,5 % isobar oder 2,0–2,5 ml Bupivacain hyperbar verwendet. Nachteil ist ein eventuell schnell auftretender Blutdruckabfall, der durch Vorgabe von ca. 1 000–1 500 ml Elektrolytlösung bzw. Gabe von Akrinor® zumeist verhindert bzw. schnell therapiert werden kann.

Geplanter Kaiserschnitt in Vollnarkose

Da eine Schwangere ab dem zweiten Drittel der Schwangerschaft (ca. 14. Schwangerschaftwoche; z.T. wird als Grenze auch die 20. Schwangerschaftswoche angegeben) stets als nicht nüchtern zu betrachten ist (s.S. 250), darf ein in Vollnarkose durchgeführter Kaiserschnitt normalerweise nicht in Maskennarkose bzw. unter Verwendung einer Larynxmaske erfolgen, sondern muss immer als Intubationsnarkose durchgeführt werden. Dabei muss stets eine so genannte Ileuseinleitung (s.S. 208) vorgenommen werden.

Der Schwangeren ist zu erklären, dass die Narkose aus Rücksicht auf ihr Kind erst begonnen wird, wenn die Operateure den Bauch desinfiziert und steril abgedeckt haben und schnittbereit sind. Die Zeit zwischen Narkosebeginn und Abnabelung ihres Kindes muss so kurz wie möglich gehalten werden.

Bei einem Kaiserschnitt (einer Sectio caesarea) hat sich folgendes **anästhesiologisches Vorgehen** bewährt:

- Lagerung:
  Oberkörperhochlagerung zur Verminderung der Regurgitationsgefahr und damit der Aspirationsmöglichkeit, und Linksseitenlagerung (ca. 15–20 Grad) zur Vermeidung eines Kavakompressionssyndroms
- Absaugung:
  Funktionsgeprüfte, eingeschaltete Absaugvorrichtung muss griffbereit sein.
- Präoxygenieren (s.S. 107)
- Präcurarisierung (s.S. 110),
  z.B. 1 mg Vecuronium, 2 mg Mivacurium
- Einleitungshypnotikum:
  vorzugsweise Thiopental (4–5 mg/kg KG intravenös) oder Methohexital (ca. 1,5–2 mg/kg KG intravenös), und sofort hinterher
- Succinylcholin:
  ca. 1,5 mg/kg KG intravenös
- keine Maskenbeatmung (!!!)
- Sellik-Handgriff (= Krikoid-Druck, s.S. 208)
- Blitzintubation
- sofortiges Blocken des Tubus und Lagekontrolle
- sofortiger Beginn der operativen Entbindung:
  Zur Verbesserung der Operationsbedingungen wird der Operationstisch meist noch in Kopftieflage gebracht (und die Linksseitenlage wird manchmal aufgehoben.)
- $N_2O:O_2 = 1:1$,
  z.B. 2 Liter N_2O und 2 Liter O_2 pro Minute. Manchmal wird vor der Abnabelung auf Lachgas verzichtet und statt Sauerstoff/ Lachgas ein Gemisch aus Sauerstoff/Luft oder reiner Sauerstoff verabreicht.
- volatiles Inhalationsanästhetikum,
  z.B. bis ca. 0,8 Vol. % Isofluran bzw. 1 Vol. % Enfluran Vaporeinstellung
- gegebenenfalls Nachinjektion von Thiopental oder Succinylcholin
- gegebenenfalls auf Wunsch des Operateurs z.B. 0,025 mg Partusisten® intravenös zur Verminderung von Uteruskontraktionen. 1 Ampulle Partusisten® intrapartal = 1 ml =

0,025 mg. 1 ml wird normalerweise mit 4 ml Glukose 5% (oder NaCl 0,9%) aufgezogen.

- 2–3 Minuten vor Abnabelung, meist mit Beginn der Uterusincision: 100% Sauerstoff
- nach der Abnabelung:
  - Nachrelaxierung, z.B. mit 10 mg Mivacurium oder 4 mg Vecuronium. Meist kann aber auch auf eine Nachrelaxation verzichtet werden.
  - volatiles Inhalationsanästhetikum, z.B. Isofluran oder Enfluran, wieder einschalten:
    Die Konzentration sollte jedoch möglichst niedrig gehalten werden, um nicht die Gefahr einer atonischen Nachblutung aus dem Uterus zu erhöhen. Aus diesem Grunde können nach (!!) der Abnabelung z.B. 0,1–0,15 mg Fentanyl verabreicht werden. Dadurch kann die notwendige Konzentration des Inhalationsanästhetikums niedrig gehalten werden.
- Volumensubstitution:
  Die Blutverluste betragen normalerweise 500(–1000) ml und müssen durch ein Plasmaersatzmittel, z.B. HES steril 6%, ersetzt werden; eine Bluttransfusion ist nur sehr selten notwendig.
- Tonisierung des Uterus:
  Auf Wunsch des Operateurs müssen meist 3 IE Syntocinon® (oder Orasthin®) als Bolus intravenös und anschließend 9 IE Syntocinon® (oder Orasthin®) in einer Infusion verabreicht werden. Manchmal wird auch die Gabe von z.B. Methergin® (z.B. 1 Ampulle = 0,2 mg = 1 ml) oder Sulproston (Naladon®) notwendig, um eine anhaltende, intensive Uteruskontraktion zu erzielen und damit eine atonische Nachblutung aus dem Uterus zu vermeiden (s.S. 251).
- Extubation:
  erst, wenn die Schutzreflexe wieder sicher zurückgekehrt sind, der Magen abgesaugt wurde und die Patientin den Tubus fast aushustet (s.S. 209)

Notfallmäßiger Kaiserschnitt (= „Notsectio")

Eine Notsectio ist immer eine Indikation für eine Intubationsnarkose und verläuft prinzipiell genauso wie ein geplanter Kaiserschnitt in Intubationsnarkose (s.o.). Jedoch ist dabei ein zielgerichtetes, schnelles Arbeiten nötig. Es geht um Minuten (!!).

> Eine Notsectio wird notwendig, wenn es während der Geburt plötzlich zu einer Gefährdung von Kind und/oder Mutter kommt.

Mögliche Ursachen für eine Notsectio sind:
- Nabelschnurvorfall (Minderperfusion des Kindes!)
- schwere Eklampsie (s.S. 256)
- Tetanus uteri (Rupturgefahr des Uterus)
- vorzeitige Plazentaablösung
- blutende Placenta praevia:
  Bei einer Placenta praevia reicht die Plazenta untypischerweise bis in den Gebärmutterhals. Bei der Dehnung des Gebärmutterhalses kann es zu massiven Blutungen aus der Placenta praevia kommen.
- Geburtsstillstand

Unerwünschte Medikamentenwirkungen auf Uterus, Wehentätigkeit und das Kind

> Substanzen mit einem niedrigen Molekulargewicht, einer guten Fettlöslichkeit und einer geringeren Ionisierung passieren gut die Plazentaschranke, treten damit leicht in den kindlichen Kreislauf über und können zu einer Beeinträchtigung des neugeborenen Kindes führen.

Nahezu alle zentralwirkenden Medikamente, die in der Anästhesie verwendet werden, weisen diese Merkmale auf (z.B. Thiopental, Methohexital, Inhalationsanästhetika u.a.). Auch Opioide passieren leicht die Plazentaschranke. Fentanyl darf deshalb bei einer Sectio nicht vor (!) der Abnabelung des Kindes gegeben werden, da sonst mit einer Atemdepression des Neugeborenen zu rechnen ist. Muss aus irgend einem Grunde ein Opioidüberhang beim Neugeborenen antagonisiert werden, so wird Naloxon (Narcanti® neonatal, s.S. 55) in einer Initialdosierung von 0,01 mg/kg KG intravenös empfohlen, gegebenenfalls sind Wiederholungsdosen notwendig.

Lokalanästhetika können in unterschiedlichem Maße die Plazenta überschreiten.

> Bupivacain und Ropivacain zeichnen sich durch sehr niedrige Plasmakonzentrationen beim ungeborenen Kind aus und eignen sich daher besonders zur Anwendung in der Geburtshilfe.

Kommt es dennoch zu toxisch hohen Blutkonzentrationen beim ungeborenen Kind, so drohen Nebenwirkungen von Seiten des Herzens (bradykarde Rhythmusstörungen, s.S. 156) und des zentralen Nervensystems (s.S. 155).

> Die gebräuchlichen Muskelrelaxanzien sind wasserlöslich, von höherem Molekulargewicht und ionisiert. Sie passieren daher die Plazentaschranke nicht.

In üblichen Dosierungen können daher depolarisierende sowie nichtdepolarisierende Muskelrelaxanzien zu keiner kindlichen Muskelerschlaffung führen; sie haben auch keinen Effekt auf die Uterusmuskulatur (glatte Muskulatur!).

Verdampfbare Inhalationsanästhetika führen dosisabhängig zu einer Uteruserschlaffung bis hin zur Uterusatonie. Dies kann nach der Entbindung eine verstärkte Blutung aus dem Uterus begünstigen.

Präeklampsie und Eklampsie

Allgemeine Bemerkungen

Präeklampsie und Eklampsie sind Krankheitsbilder, die nur bei Schwangeren ab der 20. Schwangerschaftswoche auftreten können und meist innerhalb von 48 Stunden nach der Entbindung wieder verschwinden.

▶ Hauptsymptome einer **Präeklampsie** sind:
  – Hypertonie (> 140/90 mmHg bei vorher normotonen Schwangeren)
  – Proteinurie (> 0,3 g Protein pro Liter im 24-Stunden-Urin)

Ödeme sind für die Diagnosestellung Präeklampsie kein zwingendes Zeichen mehr. Lediglich bei massiver Ödembildung (> 2 kg Gewichtszunahme pro Woche) sind sie auf eine Präeklampsie hinweisend. Von einer schweren Präeklampsie wird gesprochen, wenn mindestens eines der folgenden Symptome vorliegt:

● Blutdruck > 160/110 mmHg
● Proteinurie > 5 g/Tag
● zerebrale Symptome wie Kopfschmerzen, Schwindel, Sehstörungen u.Ä.
● Oligurie (< 400 ml Urin pro Tag)
● Schmerzen im Oberbauch
● Lungenödem/Zyanose
● Thrombozytopenie
● HELLP-Syndrom (s.u.)

Beim Auftreten zerebraler Symptome wie Kopfschmerz, Schwindel, Ohrensausen, Sehstörungen, motorische Unruhe und Hyperreflexie wird auch von einer drohenden Eklampsie gesprochen. Beim Vollbild der Eklampsie kommt es durch das Auftreten von tonisch-klonischen Krämpfen zu einem dramatischen Verlauf.

Nach einem eklamptischen Anfall sinkt die Patientin in einen vorübergehenden komatösen Zustand. Folgt ein eklamptischer Anfall auf den anderen, ohne dass die Patientin dazwischen wieder zu Bewusstsein kommt, so wird von einem **Status eclampticus** gesprochen. Ca. 50% der eklamptischen Anfälle ereignen sich unter der Geburt, jeweils ca. 25% ereignen sich während der Schwangerschaft bzw. kurz nach der Geburt.

Die **Ursache einer Präeklampsie und Eklampsie** ist noch umstritten. Eine wichtige Rolle scheint eine uteroplazentare Entwicklungsstörung mit nachfolgender Minderdurchblutung der Plazenta zu spielen. Es wird auch eine Antigen-Antikörper-Reaktion für möglich gehalten, die durch eine Einschwemmung von fetalen Elementen in den mütterlichen Kreislauf ausgelöst werden soll. Viele Symptome können auch durch eine Störung in der Synthese von Thromboxan und Prostazyklin erklärt werden. Bei gesunden Schwangeren ist die Konzentration des gefäßerweiternden Prostazyklins ca. doppelt so hoch wie die Konzentration des gefäßverengenden Thromboxans, wodurch es zu der für die normale Schwangerschaft typischen Gefäßweitstellung mit leichtem Blutdruckabfall kommt. Bei präklamptischen Schwangeren ist dagegen die Konzentration des gefäßverengenden Thromboxans 5–7-mal höher als die des gefäßerweiternden Prostazyklins.

Selbst bei den leichten Formen einer Präeklampsie ist die kindliche Mortalität erhöht. Die Ursache ist vor allem eine plazentare Mangeldurchblutung. Bei schweren Formen der Präeklampsie kann die kindliche Mortalität bis 30% betragen. Beim Auftreten von eklamptischen Anfällen besteht daneben auch eine Gefahr für das Leben der Mutter (10–15% Letalität).

Wichtigste Organstörungen

Im Mittelpunkt der Präeklampsie steht ein generalisierter Gefäßspasmus, der sowohl die Hypertonie als auch lokale Gefäßspasmen in den verschiedensten Organen mit entsprechenden funktionellen Veränderungen verursachen kann.

Das zentrale Nervensystem (ZNS)

kann durch intravasale Fibrin- und Thrombozytenablagerungen, durch petechiale Hirnblutungen und Nekrosen geschädigt werden. Hierdurch kann ein eklamptischer Anfall ausgelöst werden. Während eines eklamptischen Anfalls kann es zu Hypoxie, Aspiration und Azidose kommen. Vor allem bei der Intubation kann evtl. ein massiver Blutdruckanstieg auftreten, der unter Umständen sogar zu einer Hirnblutung führen kann.

Das Herz-Kreislauf-System

ist durch einen meist erhöhten peripheren Gefäßwiderstand und ein erhöhtes Herzminutenvolumen gekennzeichnet. Unter Umständen kann ein Herzversagen mit Lungenödem auftreten. Die Patientinnen reagieren sehr empfindlich auf Katecholamine. Das intravasale Volumen ist reduziert (= relative Hypovolämie), was sich oft an erhöhten Hb- (> 14 g %) und HK-Werten (> 40%) zeigt.

Die uteroplazentare Durchblutung

ist deutlich reduziert, was eine Mangeldurchblutung des Kindes bedeutet.

Die Lunge

neigt zum interstitiellen Lungenödem. Ursache ist der erniedrigte Eiweißgehalt mit einem Abfall des kolloidosmotischen Drucks sowie eine erhöhte Kapillarpermeabilität. Bei einem eklamptischen Anfall besteht außerdem die Gefahr einer Aspiration mit nachfolgenden Komplikationen.

Die Blutgerinnung

kann gestört sein, häufiger besteht ein Thrombozytenmangel.

Die Niere

wird schlechter durchblutet, was sich in einer Abnahme der Urinproduktion bis hin zum anurischen Nierenversagen äußern kann. Bei abnehmender Harnausscheidung sollte nicht versucht werden, mittels Furosemid (Lasix®) und Mannit (einem Osmodiuretikum) eine Diuresesteigerung zu erzwingen, da das intravasale Volumen bereits vermindert ist. Es ist eine vorsichtige Volumengabe notwendig. Zur Kontrolle der Urinausscheidung muss ein Dauerkatheter gelegt werden.

Die Leber

wird vermindert durchblutet, was sich in einem Anstieg der Leberenzyme bis hin zum Leberversagen äußern kann. Stehen die Lebersymptomatik und die Gerinnungsproblematik ganz im Vordergrund, liegt ein **HELLP-Syndrom** vor. HELLP ist die Abkürzung für **h**emolysis (Hämolyse: LDH > 600 IE, freies Hämoglobin erhöht, Haptoglobin erniedrigt, Bilirubin erhöht), **e**levated **l**iver enzymes (erhöhte Leberwerte: SGOT und SGPT erhöht) und **l**ow **p**latelet count (niedrige Thrombozytenzahl).

Allgemeine Therapieprinzipien

> Die einzige kausale Therapie der Präeklampsie ist die Entbindung. Es wird deshalb meist eine vorzeitige Entbindung zwischen der 36. und 38. Schwangerschaftswoche angestrebt.

Beim Vollbild der Eklampsie wird teilweise eine sofortige Entbindung durch einen Kaiserschnitt notwendig. In letzter Zeit geht die Tendenz dazu, einen Status eclampticus medikamentös zu durchbrechen und 24–48 Stunden nach dem letzten eklamptischen Anfall die Geburt durch einen Wehentropf (s. S. 250) einzuleiten. Ist der Status eclampticus nicht zu durchbrechen oder ist die Patientin länger als 24 Stunden komatös oder tritt eine Anurie ein, so muss umgehend ein Kaiserschnitt durchgeführt werden.

> Als allgemeine Therapieprinzipien gelten blutdrucksenkende Medikamente, vorsichtige Volumengabe, strenge Bettruhe und eine Abschirmung gegenüber Umweltreizen.

Zur Blutdrucksenkung wird vor allem Dihydralazin (Nepresol® ca. 5 mg/h; 50 mg/50 ml in Spritzenpumpe) eingesetzt. Inzwischen ist hierfür auch Urapidil (Ebrantil®) zugelassen. Der Blutdruck sollte langsam auf einen diastolischen Wert von ca. 90–100 mmHg gesenkt werden. Ein abruptes Absenken kann zu einer weiteren Gefährdung der uteroplazentaren Durchblutung führen. Die Patientin sollte möglichst in Seitenlage liegen. In Rückenlage behindert der vergrößerte Uterus die Blutströmung in der Aorta, in der Vena cava inferior sowie in den Nierengefäßen (s. S. 249).

> Bei einer drohenden Eklampsie wird versucht, die Erregbarkeit des ZNS durch Magnesiumsulfat-Gabe zu erniedrigen.

Als Initialdosis werden 4 g intravenös über ca. 10–15 Minuten empfohlen. Anschließend wird ca. 1 g Magnesiumsulfat/Stunde per Spritzenpumpe verabreicht. Unter dieser Therapie muss der Patellarsehnenreflex noch auslösbar bleiben. Als Antidot muss Kalzium griffbereit sein. Da Magnesium über die Nieren ausgeschieden wird, muss es bei eingeschränkter Nierenfunktion vorsichtig dosiert werden. Bei einer Überdosierung droht eine periphere Atemlähmung und evtl. ein Herzstillstand. Bei der Gabe höherer Magnesiumdosen muss eine Wirkungsverstärkung und Wirkungsverlängerung der Muskelrelaxanzien beachtet werden.

> Ein eklamptischer Anfall muss umgehend mit einem kurz wirksamen Barbiturat (z. B. Thiopental) oder z. B. mit Diazepam durchbrochen werden. Wichtig ist stets die Verabreichung von Sauerstoff.

Lässt sich ein Status eclampticus nicht durchbrechen, so muss die Patientin sofort intubiert, relaxiert, kontrolliert beatmet und auf eine Intensivstation verlegt werden.

Anästhesiologische Probleme bei der Präeklampsie und Eklampsie

> An präoperativer Diagnostik sind Blutdruck, Eiweißausscheidung im Urin, Blutbild, Elektrolyte, Kreatinin und Harnstoff,

Gesamteiweiß, Transaminasen, LDH und Bilirubin, der Gerinnungsstatus einschließlich den Thrombozyten sowie eine arterielle Blutgasanalyse erforderlich.

Durch die generalisierte **Vasokonstriktion und Ödembildung** ist bei diesen Patientinnen meist mit einem intravasalen Volumenmangel und einer Verschiebung des Elektrolythaushaltes zu rechnen. Die meist vorbehandelte **Hypertonie** schränkt die hämodynamische Kompensation ein. Bei der Narkoseeinleitung droht meist ein starker Blutdruckanstieg oder evtl. ein stärkerer Blutdruckabfall. Auf eine ausreichende Volumensubstitution mit Normalisierung des zentralen Venendrucks (ZVD) ist sowohl vor einer Vollnarkose als auch vor Anlage einer PDA zu achten. Folge der **Proteinurie** ist meist eine erniedrigte Albuminkonzentration. Bei den zumeist stark an Albumin gebundenen intravenös verabreichten Narkosemedikamenten führt dies allerdings noch zu keinen klinisch relevanten Veränderungen.

Die **kontinuierliche PDA** wird seit vielen Jahren **als Therapie** bei der Präeklampsie durchgeführt. Hierdurch kann der Blutdruck graduell gesenkt und die uteroplazentare Durchblutung gesteigert werden. Zur Schmerztherapie während der vaginalen Geburt ist bei diesen Patientinnen eine PDA die Methode der Wahl. Vor der Durchführung einer PDA muss stets eine bei diesem Krankheitsbild häufigere Blutgerinnungsstörung ausgeschlossen werden! Außerdem ist auf eine ausreichende Volumengabe zu achten. Eine akute Senkung des Blutdrucks muss auf alle Fälle vermieden werden. Eine Spinalanästhesie zur Durchführung einer Sectio caesarea ist aufgrund eines evtl. schnell auftretenden stärkeren Blutdruckabfalles nicht geeignet. Bei Vorliegen eines HELLP-Syndroms (s.S. 258) verbietet sich eine Spinal- oder Periduralanästhesie.

Muss bei eklamptischen Patienten ein **Kaiserschnitt** in Vollnarkose durchgeführt werden, dann müssen sowohl weitere Blutdruckanstiege als auch starke Blutdruckabfälle vermieden

werden. Eine engmaschige, möglichst blutigarterielle Druckmessung (s.S. 188) ist angezeigt. Zur Therapie eines evtl. massiven Blutdruckanstiegs unter der Intubation sollte ein gut steuerbares Antihypertensivum (z.B. Nitroglycerin 1:100 verdünnt) bereitliegen. Da auch die oberen Luftwege oft ödematös geschwollen sind, ist meist ein kleinerer Tubus notwendig. Muskelrelaxanzien sind vorsichtig zu dosieren, da sowohl verabreichtes Magnesiumsulfat als auch Diazepam die Wirkung von nichtdepolarisierenden Muskelrelaxanzien verstärken; gegebenenfalls ist die Gabe von Kalzium oder eine Nachbeatmung nötig.

5.4 Anästhesie in der Gynäkologie

Allgemeine Bemerkungen

Lagerung
Die meisten gynäkologischen Operationen werden in der Steinschnittlagerung (vgl. Abb. 5.15) durchgeführt.

Gynäkologische Operationen

Ausschabung (= Curettage)

Die zumeist nur ca. 10 Minuten dauernde Operation wird normalerweise in **Maskennarkose** (s.S. 107) durchgeführt. Durch die starke sensible Versorgung der Dammregion und des Gebärmutterhalses kann es bei einer zu flachen Narkoseführung eventuell zum Auslösen von vegetativen Reflexen wie Laryngospasmus (s.S. 212) oder Singultus (s.S. 215) kommen.

Singultus und Husten der Patientin müssen bei einer Ausschabung unbedingt vermieden werden, um nicht eine versehentliche Uterusperforation bei der Ausschabung zu riskieren. Inzwischen wird in vielen Klini-

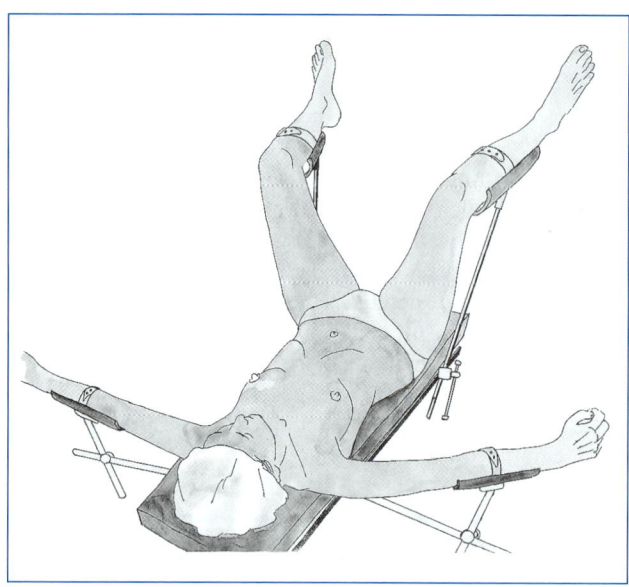

Abb. 5.15 Steinschnittlagerung.

ken eine Kombination aus Propofol (initial 1,5–2,5 mg/kg KG, Nachinjektionen à ca. 20–30 mg ungefähr alle 3 Minuten oder bei Gabe per Spritzenpumpe von ca. 6–8 mg/kg KG/h), Alfentanil bzw. Fentanyl (z. B. 0,5–1,0 mg bzw. 0,05–0,1 mg), Sauerstoff und Lachgas für diese Kurznarkosen verwendet, und auf die Gabe eines volatilen Anästhetikums wird meist ganz verzichtet (vgl. IVA, s. S. 119).

Bei einer Ausschabung nach einem Spätabort müssen großlumige peripher-venöse Zugänge gelegt werden, da es unter Umständen zu erheblichen Blutungen kommen kann. Blutkonserven müssen bereitgestellt sein und die Patientin muss intubiert werden (mit Ileuseinleitung).

Abdominelle Uterusexstirpation (= Hysterektomie)

Ein solcher Eingriff wird stets in **Intubationsnarkose** durchgeführt.

Laparoskopie (= Bauchspiegelung)

Eine **Intubation** und eine kontrollierte Beatmung sind zwingend. Um die Bauchspiegelung besser durchführen zu können, wird die Bauchhöhle nach Einstechen eines Trokars zuerst mit CO_2 aufgeblasen. Außerdem muss die Patientin in eine starke Kopftieflage gebracht werden. Dadurch rutschen die Därme aus dem kleinen Becken nach kopfwärts. Da ein Teil des eingeblasenen CO_2 resorbiert wird und zum anderen die starke Kopftieflage die Beatmung behindert, droht ein Anstieg des CO_2-Gehalts im Blut. Zur genauen Ventilationskontrolle ist eine endexspiratorische CO_2-Messung (s. auch minimal invasive Chirurgie S. 285) empfehlenswert.

Hysteroskopie

Unter einer Hysteroskopie wird die endoskopische Inspektion der Gebärmutterhöhle verstanden. Hierbei wird gegebenenfalls mithilfe einer Elektroschlinge und unter kontinuierlicher Spülung mit einer elektrolytfreien Spül-

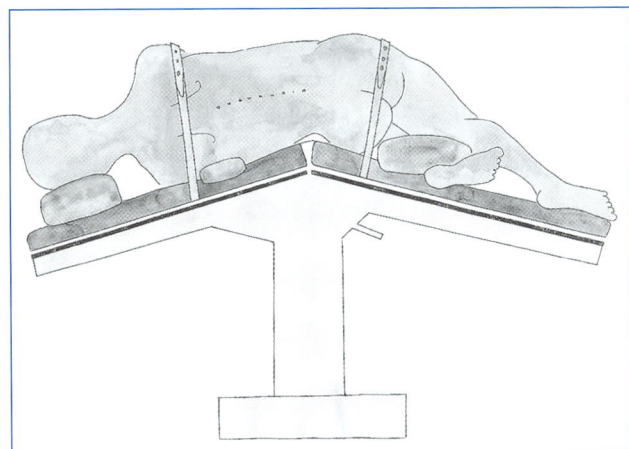

Abb. 5.16 Lagerung für Nierenoperationen.

lösung die Uterushöhle freigespült. Dabei können Probleme auftreten, wie sie auch bei der transurethralen Resektion der Prostata auftreten können (vgl. TUR-Prostatasyndrom; s. S. 263).

Extrauteringravidität (= EU)

Da es hierbei unter Umständen zu starken Blutungen kommen kann, müssen mehrere großlumige peripher-venöse Zugänge gelegt werden, außerdem muss Blut bereitgestellt sein. Die Operation wird in **Intubationsnarkose** durchgeführt.

5.5 Anästhesie in der Urologie

Allgemeine Bemerkungen

Häufig sind in der Urologie ältere Patienten mit entsprechenden Nebenerkrankungen zu operieren (s. S. 245). Die Eingriffe werden oft in einer **rückenmarknahen Leitungsanästhesie**, insbesondere einer Spinalanästhesie, durchgeführt (s. S. 164).

Urologische Operationen

Nierenoperationen

Lagerung
Seitliche Lagerung mit extremer Abknickung des Operationstisches (= **Nierenlagerung**, Abb. 5.16).

> Durch diese Nierenlagerung kommt es zur Beeinträchtigung der Lungendurchblutung (= Perfusion) und der Lungenbelüftung (= Ventilation).

Die untere Lunge ist zwar gut durchblutet (perfundiert), aber schlecht belüftet (ventiliert). Die obere Lunge dagegen ist schlecht perfundiert, aber gut ventiliert. Es wird von **Störungen des Ventilations-Perfusions-Verhältnisses** gesprochen. In Lungenbezirken, die gut durchblutet, aber schlecht belüftet werden, fließt das Blut durch das Lungenkapillargebiet, ohne dass es ausreichend mit Sauerstoff aufgesättigt wird. Folge dieser Ventilations-Perfusions-Störungen ist also, dass ein Teil des Blutes vom rechten Herzen durch die Lunge zum linken Herzen fließt, ohne dass es ausreichend mit Sauerstoff gesättigt wird. Dieses Phänomen wird als **Rechts-Links-Shunt** bezeichnet und bedingt eine entsprechende Verminderung des Sauerstoffgehaltes im arteriellen Blut.

Außerdem neigt die untere Lunge durch die schlechte Belüftung zum Kollabieren der Alveolen, das heißt zur Ausbildung von Atelektasen, wodurch ein Rechts-Links-Shunt noch verstärkt wird. Durch diese Lagerung werden auch die Bewegungen des Zwerchfells deutlich eingeschränkt. Des Weiteren kann bei dieser „Nierenlagerung" unter Umständen die Vena cava inferior komprimiert werden, wodurch der venöse Rückstrom zum Herzen behindert ist. Folge davon kann ein deutlicher Blutdruckabfall sein.

Narkoseführung

Die beschriebenen Ventilationsprobleme machen immer eine **Intubationsnarkose** notwendig, um eine möglichst gute Ventilation zu garantieren. Aus den erwähnten Gründen sollen in dieser Lagerung ca. 50% Sauerstoff eingeschaltet werden. Ein PEEP kann bei dieser Lagerung zu einer Verbesserung, unter Umständen aber auch zu einer Verschlechterung der Oxygenierung führen. Der Grund für eine eventuelle PEEP-bedingte Verschlechterung der Oxygenierung wäre darin zu sehen, dass sich der PEEP vor allem auf die leichter dehnbare oben liegende Lunge auswirkt, weniger aber auf die schlechter dehnbare und minder ventilierte unten liegende Lunge. Dadurch können die vorbestehenden Ventilations-Perfusions-Störungen unter Umständen sogar verstärkt werden. Der **Erfolg eines PEEP** ist daher anhand einer arteriellen Blutgasanalyse zu **überprüfen**. Vor der Extubation muss der Patient erst in Rückenlage gebracht und die Lunge muss mehrmals manuell gebläht werden, um eventuelle Atelektasen wieder aufzudehnen.

Mögliche operative Komplikationen

Neben einer Verletzung von großen venösen Gefäßen mit der Gefahr einer akuten Blutung oder einer Luftembolie kann auch eine Verletzung von großen arteriellen Gefäßen auftreten. Des Weiteren kommt es manchmal zu einer Verletzung der Pleurahöhle. Wird hierbei keine Pleuradrainage eingelegt, sondern nach manuellem Blähen der Lungen die Pleurahöhle wieder verschlossen, so muss die Narkose ohne (!) Lachgas zu Ende geführt werden (s. S. 34). Postoperativ ist eine Thoraxröntgenaufnahme durchzuführen.

Transurethrale Resektion eines Blasentumors (= TUR-Blase)

Lagerung

Steinschnittlagerung (vgl. Abb. 5.15).

Narkoseführung

Es bieten sich eine rückenmarknahe Leitungsanästhesie, vor allem eine Spinalanästhesie, an (s. S. 164). Liegt der Tumor an der lateralen Blasenwand, dann sollte zusätzlich zu einer rückenmarknahen Regionalanästhesie noch ein 3-in-1-Block angelegt werden. Hierbei soll versucht werden, in der Leiste von einer Punktionsstelle aus (ca. 1 cm lateral der dort tastbaren A. femoralis) drei Nerven (Nervus femoralis, Nervus obturatorius, Nervus cutaneus femoralis lateralis) zu blockieren. Hierdurch kann der so genannte **Obturatoriusreflex** (manchmal) unterdrückt werden, der bei der Elektroresektion eines Blasentumors an der lateralen Blasenwand ausgelöst werden kann und zu störenden Zuckungen des Beines (Adduktion des Beines) führen kann. Hierfür werden meist ca. 30 ml Prilocain 1% verwendet. (In den letzten Jahren wird allerdings darauf hingewiesen, dass es meist nicht gelingt, alle drei genannten Nerven auf einmal zu blockieren. Deshalb wird die Bezeichnung 3-in-1-Block zunehmend als nicht zutreffend bezeichnet).

Mögliche operative Komplikationen

Eine eventuelle **Blasenperforation** äußert sich bei einer rückenmarknahen Leitungsanästhesie meist in plötzlichen Bauchschmerzen, in gespanntem Abdomen, in Übelkeit, Blässe und Hypotonie. Bei beatmeten Patienten äußert sich eine Perforation meist nur in einem Anstieg des Beatmungsdrucks.

Transurethrale Resektion der Prostata (= TUR-Prostata)

Lagerung
Steinschnittlagerung (vgl. Abb. 5.15).

Narkoseführung
Es bietet sich eine rückenmarknahe Leitungsanästhesie, insbesondere eine Spinalanästhesie, an (s. S. 164). Falls eine Vollnarkose durchgeführt wird, sollten bei der Extubation sowie postoperativ kräftigeres Husten und Pressen des Patienten vermieden werden, da hierdurch eine verstärkte Nachblutung begünstigt werden kann.

Mögliche operative Komplikationen
- sog. TUR-Prostatasyndrom:
  Während der transurethralen Resektion der Prostata mit der Elektroschlinge muss das Operationsfeld laufend mit einer nicht stromleitenden, daher elektrolytfreien Spülflüssigkeit klargespült werden. Da elektrolytfreies, destilliertes Wasser stark hypoton ist und bei einer Einschwemmung ins Gefäßsystem großteils nach intrazellulär (auch in die Erythrozyten) abdiffundieren würde, käme es zu einem Platzen der Erythrozyten, zu einer Hämolyse. Daher werden der elektrolytfreien Spülflüssigkeit hochmolekulare Zucker (z. B. 27 g/l Mannit, 5,4 g/l Sorbit; Osmolarität: 178 mOsmol) zugesetzt. Dadurch ist die Spülflüssigkeit weniger hypoton, eine Hämolyse kann somit vermieden werden. Da bei der Elektroresektion der Prostata zahlreiche Venen der Prostatakapsel unvermeidbar eröffnet werden, droht ein Einschwemmen der Spülflüssigkeit durch diese eröffneten Venen in den Kreislauf. Kommt es zur Einschwemmung großer Mengen von Spülflüssigkeit, so kann es zur Kreislaufüberladung mit einem Lungenödem kommen. Da die Spülflüssigkeit elektrolytfrei ist, kommt es bei größeren Einschwemmungen durch den Verdünnungseffekt zu einer Erniedrigung des Natriumgehalts im Blut. Folge dieser Verdünnungshyponatriämie kann ein Hirnödem mit Unruhe, Verwirrtheit und Brech-

reiz sein. Außerdem kann es auch zu einer metabolischen Azidose kommen. Von einer schweren **Verdünnungshyponatriämie** wird gesprochen, wenn der Natriumwert bis auf 120 mmol oder weniger abgesunken ist. Es empfiehlt sich eine wiederholte Elektrolytbestimmung.
Prophylaxe: Zurückhaltende Infusionstherapie. Es sollten jedoch ausschließlich Vollelektrolytlösungen eingesetzt werden. Hypotone Lösungen wie Glukose 5% sind kontraindiziert!
Therapie: Lasix® 20–40 mg intravenös. Bei schwerer Hyponatriämie: 5,85%ige NaCl-Lösung intravenös (1 ml = 1 mmol).

$$\text{(Natrium soll – Natrium ist)} \times \text{kg KG} \times 0{,}2 = \text{mmol des Natriumdefizits}$$

- Perforation der Prostatakapsel:
  Eine versehentliche Perforation der Prostatakapsel äußert sich bei einer rückenmarknahen Leitungsanästhesie zumeist in plötzlichen Bauchschmerzen, in gespannten Bauchdecken, in Übelkeit und Blutdruckabfall. Bei beatmeten Patienten äußert sich eine Perforation meist nur in einer Erhöhung des Beatmungsdrucks.
- Sepsis:
  Bei Operationen an einem infizierten harnableitenden System kann es durch die operative Manipulation zum Einschwemmen von (gramnegativen) Bakterien mit einem meist in der frühen postoperativen Phase beginnenden septischen (Endotoxin-) Schock kommen. Bei einem postoperativen Zittern und einem Fieberanstieg nach urologischen Operationen muss unbedingt an eine beginnende Sepsis gedacht werden!
- größere Blutverluste:
  Wegen der permanenten Spülung des Operationsfeldes mit Spülflüssigkeit ist die verlorene Blutmenge oft sehr schwer abzuschätzen.
- Nachblutung:
  evtl. mit einer Blasentamponade (= Ausfüllung der Blase mit Blutgerinnseln)

● Blutgerinnungsstörungen:
Das Prostatagewebe enthält reichlich Substanzen, die die Fibrinolyse steigern. Bei Einschwemmung dieser Substanzen in den Kreislauf kann es über eine gesteigerte Fibrinolyse zu einer verstärkten Blutungsneigung kommen. Die Therapie besteht in der Gabe von Fibrinolysehemmern (z. B. Anvitoff® intravenös).

● stärkere Auskühlung
der Patienten, da die Spüllösung normalerweise nur Raumtemperatur hat.

Nierenentnahme beim hirntoten Patienten (= Spendernephrektomie)

> Absolute Voraussetzung für eine Organentnahme ist ein nachgewiesener und schriftlich bestätigter Hirntod des Patienten, also ein irreversibler Ausfall aller (!) Hirnfunktionen. Daneben muss ein Organspenderpass des Hirntoten oder die Einwilligung der Angehörigen vorliegen. Sind keine Angehörigen bekannt, so ist die Einwilligung der Staatsanwaltschaft notwendig.

Da mit dem Ausfall aller zerebraler Funktionen auch die zentrale Kreislaufregulation versagt, müssen diese Toten unter Volumen- und Katecholamingabe (z. B. Dopamin, Dobutamin, s. S. 296) kreislaufstabil gehalten werden. Die Diurese sollte nicht unter 100 ml/Stunde abfallen. Die Beatmung erfolgt während der Explantation immer mit 100 % Sauerstoff. Es ist eine Normoventilation anzustreben. Die Gabe von Narkosemedikamenten ist bei einem Toten (!) nicht notwendig.

In Absprache mit den Operateuren werden Heparin (ca. 100 IE/kg KG) sowie 100 mg Phenoxybenzamin (Dibenzyran®) verabreicht. Phenoxybenzamin ist ein starker Alpha-Blocker (s. S. 56) und erzeugt eine Vasodilatation mit entsprechendem Blutdruckabfall, der mit Volumengabe (jedoch kein HES) aufzufangen ist. Nach der Organentnahme wird der Tote extubiert. Bis auf zentralvenöse Katheter sollten alle Zugänge entfernt werden.

Als Todeszeitpunkt gilt der Zeitpunkt der Hirntodfeststellung.

Nierentransplantation

Da Patienten, bei denen eine Transplantation vorgenommen werden soll, meist seit vielen Jahren nierenkrank und dialysepflichtig sind, liegen oft folgende Befunde vor:
● Hypertonus
● schwere, chronische Anämie
● Störungen des Wasser-, Elektrolyt- und Säure-Basen-Haushaltes
● Gerinnungsstörungen
● Diabetes mellitus, der eine perioperative Blutzuckerkontrolle notwendig macht
● deutlich reduzierter Allgemeinzustand
● häufig eine koronare Herzerkrankung oder eine latente Herzinsuffizienz
● Eiweißmangel

Innerhalb der letzten 24 Stunden vor der Operation werden die Patienten dialysiert. Die Elektrolytwerte sowie die Blutgerinnungswerte und der Säure-Basen-Haushalt müssen nach der Dialyse nochmals kontrolliert werden.

Narkoseführung
Peripher-venöse Zugänge sowie die Blutdruckmanschette dürfen nicht am Shunt-Arm angelegt werden! Der Shunt-Arm muss gut gepolstert und geschützt werden!

> Da die Patienten bei einer Organtransplantation immunsuppressiv behandelt werden (mit Prednisolon und Ciclosporin A), sind sie besonders infektionsgefährdet. Aus diesem Grunde ist bei allen Injektionen, Infusionen, Zugängen usw. auf eine absolut sterile Vorgehensweise zu achten!

Als Anästhesieverfahren wird meist eine Inhalationsanästhesie bzw. eine balancierte Anästhesie durchgeführt. Zumeist wird hierbei dem Isofluran bzw. Desfluran der Vorzug gegeben, da bei der Metabolisierung von Enfluran bzw. Sevofluran geringe Mengen an nierentoxischen Fluoridionen entstehen. Die Intubation sollte unter einer Vollrelaxierung mit einem nichtdepolarisierenden Muskelrelaxans durchgeführt werden. Dafür bietet sich vor allem Atracurium oder Cis-Atracurium an, da deren Metabolisierung unabhängig von der Nierenfunktion ist. Auch Mivacurium kann gut eingesetzt werden. (s. S. 65). Die anderen nichtdepolarisierenden Muskelrelaxanzien müssen vorsichtig dosiert werden. Zur Intubation kann bei normalen Kaliumwerten – falls indiziert – auch Succinylcholin verwendet werden.

Vor Perfusionsfreigabe der angeschlossenen Niere wird die Gabe von 125 ml Mannit 15 % empfohlen. Der ZVD sollte bis dahin auf ca. 10 cmH$_2$O angehoben sein. Die Patienten kommen oft mit einem Volumenmangel zur Operation. Zur Steigerung der Diurese wird zumeist auch Dopamin in Nierendosis (1–3 µg/kg KG/min) sowie manchmal zusätzlich Furosemid verabreicht.

Da die Patienten an ihre chronische Anämie gut adaptiert sind, sollte eine Transfusion nur zurückhaltend durchgeführt werden. Gegebenenfalls ist die Gabe von Erythrozytenkonzentraten notwendig. (Die immunsuppressive Wirkung einer Bluttransfusion ist bei Patienten mit Nierentransplantation ausnahmsweise erwünscht.) Als kristalloide Lösung empfiehlt sich z. B. das kaliumfreie Normofundin® (s. S. 128). Als zusätzliche Überwachungsmaßnahmen sind ein zentralvenöser Katheter (s. S. 183) sowie ein Dauerkatheter unverzichtbar. Eine arterielle Druckmessung sollte nur im Ausnahmefall vorgenommen werden (zukünftiger Shunt an diesem Arm?).

5.6 Anästhesie in der Neurochirurgie

Allgemeine Bemerkungen

Hirndurchblutung

> Durch eine **Autoregulation des zerebralen Gefäßsystems** kann die Hirndurch-

blutung im Bereich eines arteriellen Mitteldrucks von 60–150 mmHg nahezu konstant gehalten werden. Damit ist die Hirndurchblutung beim Gesunden fast unabhängig vom arteriellen Blutdruck. Verändert wird die Hirndurchblutung vor allem durch den arteriellen CO$_2$-Partialdruck (p$_a$CO$_2$).

Eine Hypoventilation mit Anstieg des p$_a$CO$_2$ führt zu einer zerebralen Gefäßweitstellung (= Vasodilatation) mit Zunahme der Hirndurchblutung. Eine Hyperventilation mit einem Abfall des p$_a$CO$_2$ führt zu einer zerebralen Gefäßengstellung (= Vasokonstriktion) mit Abnahme der Hirndurchblutung.

Intrakranieller Druck (= „Hirndruck")

> Er entspricht dem intrakraniellen Liquordruck und kann mit einem in einen Hirnventrikel gelegten Katheter (= Ventrikelkatheter), einer vorzugsweise im Hirngewebe liegenden (und optisch arbeitenden) Drucksonde (Camino-Sonde) oder mittels einer epiduralen Drucksonde gemessen werden.

Der intrakranielle Druck beträgt normalerweise im Liegen 10–15 mmHg. Da das Gehirn von dem unnachgiebigen, knöchernen Schädel umgeben ist, hat es fast keine Möglichkeit, sich bei krankhaften Prozessen (Ödem, Tumor, Hämatom) auszudehnen. Bereits eine geringe Zunahme des Hirnvolumens oder des intrakraniellen Blut- bzw. Liquorvolumens kann bei einem erhöhten intrakraniellen Druck zu einem weiteren exponentiellen Anstieg des intrakraniellen Drucks führen (vgl. Abb. 5.17).

Erhöhung des intrakraniellen Drucks

Eine Erhöhung des intrakraniellen Drucks ist möglich, wenn der Schädelinhalt, also das Hirnvolumen, das zerebrale Blutvolumen oder das zerebrale Liquorvolumen zunimmt.

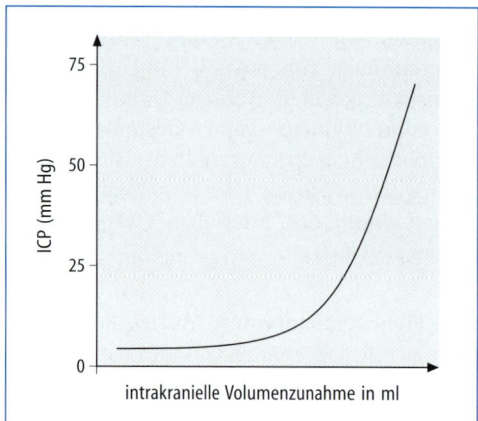

Abb. 5.17 Druckvolumenkurve des Gehirns.

- Eine Zunahme des **Hirnvolumens** ist möglich bei einem Hirnödem oder einem Hirntumor.
- Eine Zunahme des zerebralen **Blutvolumens** ist möglich bei
  - zerebraler Vasodilatation aufgrund einer Hypoventilation (s.o), der Anwendung von Inhalationsanästhetika wie Halothan, Enfluran, Isofluran, Sevofluran, Desfluran, Lachgas (s. S. 34) oder der Anwendung von Vasodilatanzien wie z. B. Nitroglycerin (= Glyceroltrinitrat; s. u.) und Ähnlichem.
- Behinderung des venösen Rückflusses aus dem Gehirn bei einer Kopftieflagerung, bei Husten oder Pressen infolge zu flacher Narkose, bei einem PEEP (s. S. 24) oder seitlich gedrehtem Kopf und bei Faszikulationen nach Succinylcholingabe.
- intrakranieller Blutung, z. B. einer epiduralen, subduralen oder intraparenchymatösen Blutung.
- Eine Zunahme des intrakraniellen **Liquorvolumens** ist möglich bei einem Hydrozephalus aufgrund einer gesteigerten Liquorproduktion, einer gestörten Liquorresorption oder einer Liquorzirkulationsstörung.
- Sonstiges:
  Eine Hypoxie führt zu einer Steigerung des intrakraniellen Drucks. Ketanest® kann eventuell den intrakraniellen Druck steigern.

Senkung des intrakraniellen Drucks

Eine Senkung des intrakraniellen Drucks ist dagegen möglich, wenn das zerebrale Blutvolumen, das Hirnvolumen oder das zerebrale Liquorvolumen abnimmt.

- Eine Verminderung des intrakraniellen Blutvolumens ist möglich durch
  - zerebrale Vasokonstriktion aufgrund einer kontrollierten Hyperventilation (s. S. 270), Barbituratgabe oder Hypothermie
  - Verbesserung des venösen Rückflusses aus dem Gehirn aufgrund einer Oberkörperhochlagerung von ca. 30 Grad und einem geradeaus blickend gelagerten Kopf, einer tiefen Narkoseführung und dem Vermeiden von Husten und Pressen
  - operative Ausräumung einer intrakraniellen Blutung
- Eine Reduktion des Hirnvolumens ist möglich durch
  - Osmodiuretika wie Mannit, die dem Gehirn Wasser entziehen (s. u.)
  - Steroide, die ein Hirnödem vermindern sollen. Erfolgversprechend sind Steroide beim peritumorösen Ödem. Beim Hirnödem nach einem Schädel-Hirn-Trauma (SHT) sind sie dagegen wirkungslos.
- Eine Verminderung des intrakraniellen Liquorvolumens ist möglich durch
  - Liquordrainage mittels Ventrikelkatheter

Gefahren eines erhöhten intrakraniellen Drucks

Bei einer Verletzung des Gehirns (z. B. einem Hirnödem) ist die Autoregulation des zerebralen Gefäßsystems (s. S. 265) gestört. Damit wird die Hirndurchblutung direkt abhängig vom so genannten zerebralen Perfusionsdruck.

Der **zerebrale Perfusionsdruck** (**c**erebral **p**erfusion **p**ressure = CPP) ist abhängig vom arteriellen Mitteldruck (**m**ean **a**rterial **p**ressure = MAP) und vom intrakraniellen Druck (**i**ntra**c**ranial **p**ressure = ICP). Es gilt die Beziehung CPP = MAP–ICP.

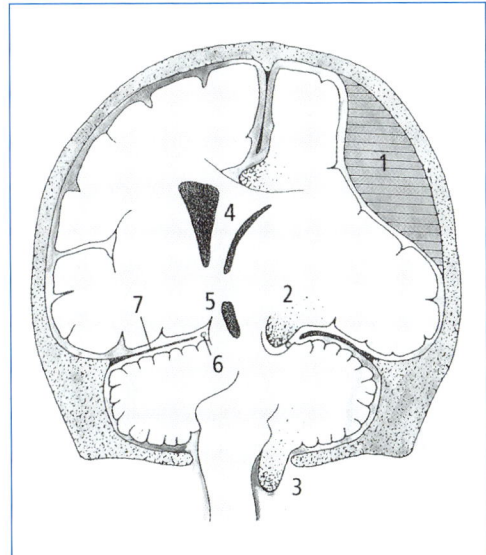

Abb. 5.18 Querschnitt durch den Schädel eines Patienten mit epiduralem Hämatom. Aufgrund des Hämatoms droht die Verlagerung von Hirnanteilen mit eventueller Hirnschädigung. 1 = epidurales Hämatom, 2 = Einklemmung am Tentoriumschlitz, 3 = Einklemmung ins Foramen occipitale magnum, 4 = verlagerte Seitenventrikel, 5 = 4. Hirnventrikel, 6 = Nervus oculomotorius, 7 = Tentorium.

Eine Erhöhung des intrakraniellen Drucks bewirkt eine Verminderung des zerebralen Perfusionsdrucks (CPP) und damit eine Verminderung der Hirndurchblutung, unter Umständen bis zur Mangeldurchblutung. Ist der intrakranielle Druck (ICP) im Extremfall gleich dem arteriellen Mitteldruck (MAP), so findet keine Hirndurchblutung mehr statt (CPP = MAP–ICP).

Durch einen hohen intrakraniellen Druck kann es außerdem zu einer Druckschädigung des Gehirns, unter Umständen auch zur **druckbedingten Verlagerung von Hirnteilen** kommen. Möglich ist z.B. eine Herniation (= Hineinpressen) von Teilen des Temporallappens in den Tentoriumschlitz (vgl. Abb. 5.18). Hierdurch kommt es zu einer Kompression („Einklemmung") des Mittelhirns mit Ausbildung einer einseitig weiten Pupille auf der Seite der Einklemmung, da hierbei auch der Nervus oculomotorius (mit seinen pupil-

lenverengenden parasympathischen Fasern) gequetscht wird. Wird diese Situation nicht erkannt oder unzureichend therapiert und steigt der „Hirndruck" weiter an, so können auch Teile der Kleinhirntonsillen ins Foramen magnum occipitale hineingepresst werden und eine Kompression des unteren Hirnstamms verursachen. Dadurch kann es zu beidseits weiten Pupillen und durch Kompression des Kreislaufzentrums zum so genannten **Cushing-Reflex** kommen. Der Cushing-Reflex ist gekennzeichnet durch einen plötzlichen Blutdruckanstieg und einen Abfall der Herzfrequenz.

> Die Entwicklung einer weiten und lichtstarren Pupille stellt eine lebensgefährliche Situation dar und zwingt zum sofortigen Handeln. Der intrakranielle Druck muss sofort gesenkt werden. Es geht um Minuten (!!!).

Therapie
- Oberkörperhochlagerung (ca. 30 Grad)
- Intubation und sofortiger Beginn einer Hyperventilation evtl. bis zu einem p_aCO_2 von 28–30 mmHg (3,7–4,0 kPa) (= forcierte Hyperventilation, s. S. 270)
- sofort Barbiturat intravenös (z.B. wiederholt 250 mg Thiopental)
- evtl. Osmodiuretikum (Mannit), das dem Gehirn Wasser entzieht. Nach Gabe eines Osmodiuretikums kommt es zu einem initialen Abfall des intrakraniellen Drucks. Später kann es jedoch unter Umständen zu einem überschießenden ICP-Anstieg kommen **(Rebound-Effekt)**. Die Ursache für einen möglichen Rebound-Effekt ist darin zu sehen, dass die Osmodiuretika bei einer Schädigung der Blut-Hirn-Schranke evtl. auch ins Gehirngewebe gelangen. Fällt die Konzentration des Osmodiuretikums im Plasma (durch z.B. schnelle Ausscheidung) deutlich (unter die Konzentration im Gehirn) ab, dann entwickelt sich ein umgekehrter osmotischer Gradient, der dazu führt, dass Wasser aus dem Gefäßsystem ins Gehirn diffundiert und ein ICP-Anstieg provoziert wird.

- weitere Maßnahmen zur Senkung eines erhöhten intrakraniellen Drucks s. S. 266
- sofortige Abklärung der Ursache, evtl. mittels zerebralem Computertomogramm (Frage: Hirnödem oder operativ angehbare intrakranielle Blutung?)
- Na, K, Hb, p_aO_2 und Blutzucker normalisieren

Spezielle neurochirurgische Lagerungen (siehe auch S. 29)

Knie-Ellenbogen-Lage (= Mekka-Lage)

Diese Lagerung (vgl. Abb. 5.19) wird oft bei Operationen an der Wirbelsäule gewählt (z.B. bei Bandscheibenoperationen). Nach Narkoseeinleitung wird der Patient auf einen anderen Operationstisch in die Knie-Ellenbogen-Lage umgelagert. Hierbei kann es zu erheblichen Blutdruckabfällen kommen, da die Kreislaufregulationsmechanismen narkosebedingt zum Teil ausgeschaltet sind. Es muss auf eine druckfreie Lagerung der zugeklebten Augen sowie des Bauches geachtet werden. Eine sichere Tubusfixierung ist notwendig, da bei versehentlicher Extubation eine Reintubation in dieser Lagerung nicht möglich ist. Für die Extubation wird der Patient zuerst wieder in die Rückenlage gebracht.

Bauchlagerung

Die Bauchlagerung wird manchmal bei Eingriffen in der hinteren Schädelgrube vorgenommen. Nach Narkoseeinleitung wird der Patient vorsichtig umgelagert. Zu achten ist auf eine gute Tubusfixierung, auf mögliche Blutdruckabfälle bei der Umlagerung sowie eine druckfreie Lagerung der Augen und des Bauches. Für die Extubation wird der Patient zuerst wieder in die Rückenlage gebracht.

Sitzende Lagerung

Die sitzende Lagerung (vgl. Abb. 5.20) wird vor allem bei Operationen in der hinteren Schädelgrube gewählt. Nach Narkoseeinleitung darf der Patient nur vorsichtig unter Blutdruckkontrolle schrittweise aufgesetzt werden. Dem hierbei drohenden Blutdruckabfall kann durch Wickeln der Beine vorgebeugt werden. Die sitzende Position ist eine der gefahrenträchtigsten Operationslagerungen, da sie das Entstehen einer Luftembolie begünstigt (s. u.).

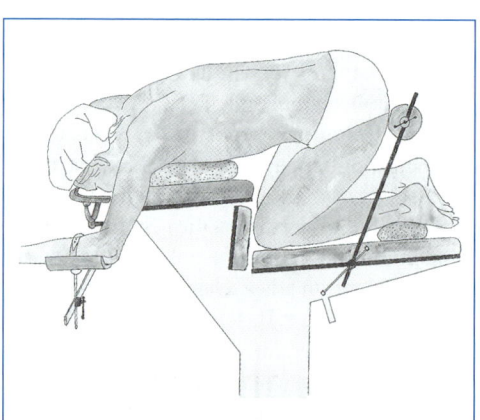

Abb. 5.19 Lagerung für Bandscheibenoperationen.

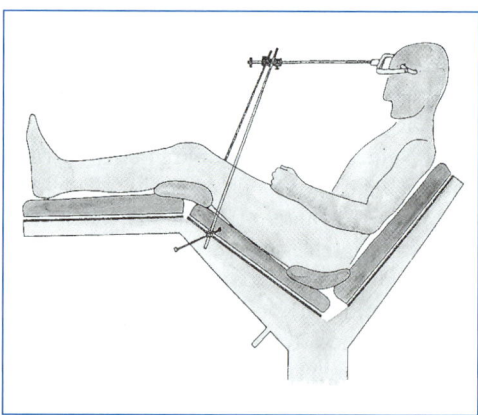

Abb. 5.20 Sitzende Lagerung für neurochirurgische Operationen in der hinteren Schädelgrube.

Luftembolie bei der sitzenden Lagerung

In der sitzenden Position ist der Venendruck im Kopfbereich negativ. Beim Eröffnen von Venen kann es daher zu einem Lufteintritt in die venösen Gefäße mit der Folge einer Luftembolie kommen.

Eingetretene Luft kann sich im rechten Herzen ansammeln, wodurch die Pumpfunktion des rechten Herzens versagen kann. Gelangen größere Luftmengen durch das rechte Herz bis in die Lungenstrombahn, dann kann es zu einer **Verlegung der Lungenstrombahn** durch Luftblasen kommen (= Luftembolie), wodurch der Widerstand im Lungenkreislauf so stark zunehmen kann, dass das rechte Herz nicht mehr in der Lage ist, dagegen anzupumpen. Unter Umständen tritt ein akutes Rechtsherzversagen ein. Hat der Patient zufällig noch ein funktionell offenes Foramen ovale (was bei ca. 20–30 % der Erwachsenen der Fall ist), dann könnte bei einem Lufteintritt ins Gefäßsystem ein Teil dieser Luft aus dem rechten in den linken Vorhof übertreten und zu einer sogenannten paradoxen Luftembolie im arteriellen Systemkreislauf führen. Bei einer Embolisation in den Bereich der Koronararterien bzw. des Zerebralkreislaufes kann es zu einem Herz- bzw. Hirninfarkt kommen. Um ein evtl. noch vorhandenes offenes Foramen ovale zu erfassen, wird inzwischen eine präoperative transthorakale Echokardiographie empfohlen (s.S. 201). Falls das Foramen ovale noch funktionell offen ist, wird zumeist auf eine Operation in sitzender Lagerung verzichtet und in Seiten- oder Bauchlage operiert.

Hinweise auf eine Luftembolie

- präkordiale Dopplersonographie:
  Die präkordiale Dopplersonographie ist ein empfindliches Verfahren, um selbst kleine Luftblasen festzustellen. Eine Dopplersonde wird rechts parasternal im 3.–5. Interkostalraum festgeklebt. Zur Überprüfung der korrekten Lage werden einige Milliliter physiologische Kochsalzlösung schnell über einen (ausnahmsweise mit der Spitze im rechten Vorhof liegenden) Kavakatheter (s.S. 183) gespritzt. Bei korrekter Lage der Dopplersonde ist das für eine Luftembolie typische fauchende Geräusch zu hören.
- plötzlicher Abfall des endexspiratorischen CO_2-Wertes:
  Die durch eine Luftembolie verlegten Anteile der Lungenstrombahn werden plötzlich nicht mehr durchblutet. In diesen Lungenbereichen kann daher auch kein CO_2 mehr ausgeschieden werden. Der CO_2-Partialdruck im Blut steigt an. Der CO_2-Gehalt der Ausatemluft nimmt plötzlich ab.

Durch eine kontinuierliche Messung der CO_2-Konzentration im endexspiratorischen Gasgemisch (z.B. mittels Kapnometer) kann also eine Luftembolie sofort erkannt werden. Die Alarmgrenzen der CO_2-Messung müssen stets sehr eng eingestellt sein!

- Transösophageale Echokardiographie (TEE):
  Neuerdings wird auch die intraoperative transösophageale Echokardiographie (TEE) als ein sehr empfindliches Verfahren zum Nachweis eventueller Luftembolien empfohlen (s.S. 201). Bei dieser Ultraschalldiagnostik des Herzens erfolgt die Schalleinstrahlung über einen in den Ösophagus eingeführten schlauchförmigen Schallkopf.
  Wird nach Narkoseeinleitung eine TEE-Sonde in den Ösophagus eingeführt (s.S. 201), dann können im Falle einer Luftembolie die durch das rechte Herz strömenden Luftbläschen online auf dem TEE-Bildschirm erkannt werden. Die TEE-Überwachung wird bisher noch relativ selten durchgeführt.
- Blutdruckabfall, Tachykardie, Herzrhythmusstörungen
- Zyanose
- Pulmonaliskatheter (falls vorhanden):
  Durch die Verlegung der Lungenstrombahn kommt es zu einem plötzlichen Anstieg des Drucks in der Pulmonalarterie (s.S. 194).

Therapie einer Luftembolie

- sofort den Operateur informieren, der das Gefäß zuhält, unterbindet oder, wenn es nicht auffindbar ist, das Operationsgebiet unter Wasser setzt, um einen weiteren Lufteintritt zu verhindern.
- Absaugen der Luft aus dem rechten Vorhof/Herzen:
  Über einen Kavakatheter, dessen Spitze bei solchen Operationen ausnahmsweise im rechten Vorhof platziert wird, kann versucht werden, die Luft abzusaugen. Um eine schnelle Absaugmöglichkeit zu garantieren, muss eine 20-ml-Spritze oder besser eine Vakuumflasche über einen geschlossenen Dreiwegehahn bereits vor Operationsbeginn an den Kavakatheter angeschlossen werden. Am Ende der Operation ist beim liegenden Patienten der Kavakatheter wieder einige Zentimeter zurückzuziehen, sodass die Spitze kurz vor Einmündung der Vena cava superior in den rechten Vorhof zu liegen kommt (s. S. 187).
- Lachgas sofort abstellen und 100% Sauerstoff einschalten. Lachgas diffundiert in die embolisierten Luftblasen (s. S. 34) und führt zu deren Größenzunahme und damit zur Verschlimmerung der Symptomatik. Inzwischen wird bei einer Operation in sitzender Lagerung zumeist prinzipiell auf eine Lachgasgabe verzichtet.
- PEEP einschalten:
  Hierdurch wird der venöse Rückfluss aus dem Gehirn reduziert; weiteren Luftembolien soll dadurch vorgebeugt werden. Die prophylaktische Anwendung eines PEEP ist dagegen sehr umstritten.
- (evtl. Senken des Kopfteils des Operationstisches)
- (evtl. manuelle Kompression der Venae jugularis internae)
- evtl. medikamentöse Unterstützung des rechten Herzens, z.B. mit einer Dobutamin-Infusion (s. S. 296)

Anästhesiologische Besonderheiten in der Neurochirurgie

Volumenzufuhr

Bei Gehirnoperationen ist eine übermäßige Volumenzufuhr zu vermeiden. Blutverluste sollten durch Plasmaersatzmittel oder Blut ersetzt werden. Auf reine Glukoselösungen (z.B. Glukose 5%) muss verzichtet werden, da nach Metabolisierung der Glukose freies Wasser, also eine hypotone Lösung, übrig bleibt. Dieses freie Wasser diffundiert großteils ins Gewebe und kann zu einer Verstärkung eines Hirnödems führen.

Kontrollierte Hyperventilation

Bei vielen neurochirurgischen Patienten besteht bereits präoperativ ein erhöhter intrakranieller Druck. Durch die Hirnoperation kommt es meist zu einem Ödem des Gehirns mit Gefahr der weiteren postoperativen Steigerung des intrakraniellen Drucks (s. S. 266).

> Durch eine kontrollierte mäßige Hyperventilation mit einem angestrebten arteriellen p_aCO_2-Wert von ca. 4,0–4,7 kPa (= 30–35 mmHg) kann eine zerebrale Vasokonstriktion (s. S. 265) mit Abnahme der Hirndurchblutung und damit des intrakraniellen Drucks (s. S. 265) erzielt werden. In Ausnahmefällen kann auch eine forcierte Hyperventilation durchgeführt werden, wobei ein p_aCO_2 von 3,7–4,0 kPa (= 28–30 mmHg) notwendig ist.

Die normale Hirndurchblutung beträgt ca. 50 ml/100 g Hirngewebe pro Minute. Durch eine Änderung des p_aCO_2 um 1 mmHg ändert sich die Hirndurchblutung um 1 (–1,5) ml/100 g Hirngewebe pro Minute. Wird beispielsweise der p_aCO_2 von normalerweise 40 auf 30 mmHg gesenkt, dann nimmt die Hirndurchblutung von ca. 50 auf 40(–35) ml/100 g Hirngewebe pro Minute ab. In den letzten Jahren wird eine starke Hyperventilation zunehmend kritisch beurteilt.

Die kontrollierte Hyperventilation ist anhand einer kontinuierlichen endexspiratorischen CO_2-Messung zu überwachen. Zur exakten Beurteilung der endexspiratorischen CO_2-Messung muss mehrmals eine arterielle Blutgasanalyse vorgenommen werden. Beim Vergleich des kontinuierlich angezeigten endexspiratorischen CO_2-Wertes mit dem CO_2-Wert der arteriellen Blutgasanalyse lässt sich feststellen, dass der arterielle Wert etwas höher ist. Diese alveoloarterielle CO_2-Partialdruckdifferenz ($AaDCO_2$) ist bei gleichbleibender Lungenfunktion konstant. Je schlechter die Lungenfunktion, desto größer ist dieser Differenzbetrag. Der genaue arterielle CO_2-Wert ist also um diesen Differenzbetrag höher als der aktuell angezeigte endexspiratorische CO_2-Wert.

Kontrollierte Hypotension

Durch eine vorübergehende, medikamentös erzielte Blutdrucksenkung (= kontrollierte Hypotension) bis auf einen minimalen arteriellen Mitteldruck von ca. 50 mmHg kann Folgendes erreicht werden:

- Bei voraussichtlich sehr blutreichen Operationen kann der Blutverlust (um ca. 50%) reduziert werden (z.B. gefäßreiche Hirntumoren).
- Durch Verminderung der Blutungen im Operationsgebiet können bessere Operationsbedingungen geschaffen werden. Dies ist vor allem wichtig bei mikrochirurgischen Operationen (z.B. mikrochirurgische Eingriffe am Gehirn oder Mittelohr).
- Die Rupturgefahr eines Aneurysmas einer Hirnarterie kann während der operativen Freilegung vermindert werden.

Insgesamt wird eine kontrollierte Hypotension aufgrund verbesserter Operationsbedingungen nur noch selten durchgeführt.

Medikamente für die kontrollierte Hypotension

Glyceroltrinitrat (früher meist bezeichnet als Nitroglycerin) (Trinitrosan®)

Glyceroltrinitrat (= Nitroglycerin; in der Praxis oft nur als Nitro bezeichnet) wirkt vor allem auf die venösen Kapazitätsgefäße dilatierend.

Vorteile

Keine Toxizität, gute Steuerbarkeit, kurze Plasmahalbwertszeit.

Nachteile

Auch die intrakraniellen venösen Gefäße werden weitgestellt mit der Gefahr, dass ein bereits erhöhter intrakranieller Druck weiter ansteigt (s.S. 266). Bei neurochirurgischen Patienten mit Verdacht auf einen erhöhten intrakraniellen Druck darf Nitroglycerin deshalb erst nach Eröffnung der Dura eingesetzt werden.

In ca. 20% ist die blutdrucksenkende Wirkung des Nitroglycerins jedoch nicht ausreichend.

Lösung

Zum Beispiel 1 Ampulle Trinitrosan® = 50 mg/10 ml in einer Perfusorspritze auf 50 ml aufziehen (1 mg/ml).

Dosierung

Nach Wirkung, bis zu 10 (–15) ml/Stunde über einen Perfusor.

Nitroprussid-Natrium (nipruss®)

Nitroprussid-Natrium (NPN) wird nur relativ selten eingesetzt. Es sollte jedoch für kritische Situationen (z.B. Aneurysmaruptur) möglichst aufgezogen griffbereit sein. NPN wirkt vor allem auf die arteriellen, zum Teil auch auf die venösen Gefäße dilatierend.

Vorteile

Die Wirkung setzt sofort ein und ist nach Infusionsstop sofort wieder beendet. Es kann jede beliebige Blutdrucksenkung erzielt werden. Die Dosierung muss streng nach Wirkung erfolgen!

Nachteile

- reflektorische Tachykardie, die unter Umständen die Gabe eines Beta-Blockers notwendig macht
- Weitstellung auch der intrakraniellen Gefäße:
Bei neurochirurgischen Patienten mit einem erhöhten intrakraniellen Druck darf NPN erst nach Eröffnen der Dura eingesetzt werden, um einen weiteren Anstieg des intrakraniellen Drucks zu vermeiden (s. S. 265).
- Tachyphylaxie:
Unter Umständen tritt dann eine sehr schnelle „Gewöhnung" an das Medikament (= Tachyphylaxie) auf. Für die gleiche Wirkung werden immer höhere Dosen benötigt.
- Toxizität:
Beim Abbau von NPN wird Zyanid freigesetzt. Bei hoher Zyanidkonzentration wird die Sauerstoffverwertung im Gewebe blockiert. Es kommt daher zur anaeroben Glykolyse mit Ausbildung einer metabolischen Azidose (Abfall von pH-Wert und Standardbikarbonat). Durch Zusatz von Natriumthiosulfat kann die Zyanidtoxizität des NPN vermindert werden.
- Rebound-Effekt:
Das heißt, bei plötzlichem Abbrechen der NPN-Infusion kann ein überschießender Blutdruckanstieg auftreten. Deshalb muss NPN immer langsam reduziert werden.

Lösung

Nitroprussid-Natrium (nipruss®) liegt als Trockensubstanz vor und muss aufgelöst werden. Die Lösung darf erst kurz vor Anwendung hergestellt werden, da sie nur ca. 4 Stunden haltbar ist. Aufgrund der Lichtempfindlichkeit müssen eine schwarze (oder mit Aluminiumfolie umwickelte) Perfusorspritze und Perfusorleitung benützt werden. Es hat sich folgende Lösung bewährt:

Stammlösung
1 Amp. = 60 mg Trockensubstanz mit 5 ml Lösungsmittel auflösen. 1 ml verwerfen.
= 50 mg nipruss® in 5 ml Lösungsmittel
+ 45 ml Glukose 5 %

= 50 ml in Perfusorspritze (1 ml = 1 mg)

In einer zweiten Spritzenpumpe sollten 5 ml 10%ige Natriumthiosulfatlösung und 45 ml Glukose 5 % auf 50 ml (1 ml = 10 mg) aufgezogen werden. Die Natriumthiosulfatlösung sollte mit der gleichen Infusionsgeschwindigkeit wie die NPN-Lösung verabreicht werden, sodass ein Milligrammverhältnis von NPN zu Natriumthiosulfat wie 1 zu 10 gewährleistet ist.

Dosierung

Streng nach Wirkung: 0,2–10 µg/kg KG/min. Beginn mit 0,2 µg/kg KG/Stunde; langsame, bedarfsorientierte Dosissteigerung. Maximale Gesamtdosis: 1–1,5 mg/kg KG innerhalb von 2–3 Stunden.

Inhalationsanästhetika

Im Prinzip kann mit einem Inhalationsanästhetikum jede gewünschte Blutdrucksenkung eingestellt werden. Hierzu wären jedoch zum Teil sehr hohe Konzentrationen mit entsprechenden Nebenwirkungen notwendig. Inhalationsanästhetika werden heute nur noch in Kombination mit Nitroglycerin (oder Nitroprussid-Natrium) eingesetzt. Bei neurochirurgischen Patienten mit Verdacht auf einen erhöhten intrakraniellen Druck dürfen Inhalationsanästhetika nur nach Eröffnen der Dura eingesetzt werden, da sie eine zerebrale Vasodilatation mit der Gefahr einer Steigerung des intrakraniellen Drucks verursachen (s. S. 265). Vorzugsweise wird hierzu Isofluran verwendet, da es von den verdampfbaren Inhalationsanästhetika den intrakraniellen Druck am wenigsten steigert. Außerdem führt Isofluran zu einer deutlichen Verminderung des Hirnstoffwechsels.

Propofol (Disoprivan®)

Zunehmend häufiger wird bei der kontrollierten Hypotension auf die Gabe eines volatilen Anästhetikums verzichtet und eine totale intravenöse Anästhesie (s. S. 119) unter Verabreichung von Propofol und Remifentanil über eine Spritzenpumpe durchgeführt. Durch eine relativ hohe Propofol- und Remifentanildosierung kann zumeist ebenfalls eine mäßige Hypotension erzielt werden.

Durchführung der kontrollierten Hypotension

Es hat sich folgendes Vorgehen bewährt: Mittel der ersten Wahl ist Trinitrosan® (s. o.). Falls die Hypotension unzureichend sein sollte, kann zusätzlich bis 1 Vol. % Isofluran zugegeben oder notfalls auf NPN übergewechselt werden. Bei Durchführung einer totalen intravenösen Anästhesie (s. S. 119) unter Gabe von Propofol und Remifentanil mittels Spritzenpumpe gelingt mittels zusätzlicher Trinitrosan®-Gabe meist eine ausreichende Blutdrucksenkung.

Überwachungsmaßnahmen
- kontinuierliche blutig-arterielle Druckmessung (s. S. 188)
- regelmäßige Messung des ZVD
- EKG
- Kontrolle der Körpertemperatur
- Kontrolle der Urinausscheidung:
  Oft wird noch die Verabreichung von Dopamin in „Nierendosis" zur Verbesserung der Nierendurchblutung empfohlen (bis 3 µg/kg KG/min, s. S. 296).
- Laborkontrollen:
  regelmäßig arterielle Blutgasanalysen, Säure-Basen-Haushalt, Hb, HK
- Während der Hypotension müssen mindestens 50% Sauerstoff verabreicht werden.
- langsames Ausschleichen der blutdrucksenkenden Medikamente

Kontraindikationen
- koronare oder zerebrale Durchblutungsstörungen
- Anämie
- Niereninsuffizienz
- Hypertonus

Überwachungsmaßnahmen bei intrakraniellen Eingriffen

- arterielle Blutdruckmessung (s. S. 188)
- Kavakatheter (s. S. 183):
  Bei Gefahr einer Luftembolie muss die Spitze des Kavakatheters ausnahmsweise im rechten Vorhof platziert werden. Über einen Dreiwegehahn muss eine 20-ml-Spritze oder besser eine Vakuumflasche für ein eventuelles schnelles Absaugen von Luft aus dem rechten Herzen angeschlossen werden (s. S. 269).
- kontinuierliche Temperaturmessung über eine rektale oder ösophageale Temperatursonde. Der Auskühlungsgefahr sollte durch eine Wärmedecke/Wolldecke/Aluminiumfolie vorgebeugt werden (s. S. 229).
- Dauerkatheter
- Ultraschall-Dopplersonographie oder transösophageale Echokardiographie bei der Gefahr einer Luftembolie (s. S. 269)
- EKG mit akustischem Signal:
  Bei Operationen am Hirnstamm können plötzliche Rhythmusstörungen, insbesondere Bradykardien, auftreten. Diese müssen sofort dem Operateur mitgeteilt werden.
- kontinuierliche endexspiratorische CO_2-Messung (s. S. 269)
- Relaxometrie:
  Während intrakranieller Eingriffe ist es wichtig, dass sich der Patient sicher nicht bewegt. Aus diesem Grunde sind eine tiefe Relaxation sowie eine Überwachung des Relaxationsgrades mittels Relaxometrie (s. S. 70) angezeigt.
- Laborbestimmungen:
  Arterielle Blutgasanalysen, Na, K, Blutzucker, bei Bedarf Hb, Gerinnung. Bei unklarer Polyurie: BZ, Urinzucker und spezifisches Gewicht des Urins zur Unterscheidung zwischen „Zuckerdiurese" und Diabetes insipidus.

Eine **Zuckerdiurese** entsteht normalerweise, wenn die Blutzuckerkonzentration über 180 mg % ansteigt. Dann wird Zucker über den Urin ausgeschieden (= Glukosurie). Da Zucker Wasser an sich bindet, kommt es zusätzlich zur vermehrten Urinausscheidung (osmotische Diurese). Es lässt sich Zucker im Urin nachweisen. Therapie: Insulingabe zur Senkung des Blutzuckers. Um die Blutzuckerkonzentration um 100 mg % zu senken, werden ca. 4 IE Alt-Insulin benötigt.

Ein **Diabetes insipidus** kann z.B. entstehen, wenn es aufgrund einer Schädigung des Gehirns zu einer verminderten Ausschüttung des **anti**diuretischen **H**ormons (ADH) aus dem Hypophysenhinterlappen kommt. Folge ist eine massive Diurese (fast wasserklarer Urin). Ein spezifisches Gewicht von 1004 g/l oder weniger spricht für einen Diabetes insipidus. Therapie: Desmopressin (Minirin®).

- Sonstiges:
Befeuchtung der Einatmungsgase bei langen Operationen. Bei Operationen von Hirntumoren muss die bereits präoperativ begonnene Steroidtherapie weitergeführt werden (z.B. 8 mg Fortecortin® alle 4 Stunden).

Allgemeine Bemerkungen zur Narkoseführung bei neurochirurgischen Operationen

Prämedikation

Bewusstseinsgetrübte Patienten dürfen zur Prämedikation kein sedierendes oder atemdepressives Medikament erhalten. Bei Krampfneigung muss auf Neuroleptika verzichtet werden (s. S. 7).

Narkoseeinleitung

Bei Patienten mit Verdacht auf einen erhöhten intrakraniellen Druck muss eine besonders schonende Narkoseeinleitung vorgenommen werden. Jegliche Maßnahme, die zu einer weiteren Steigerung des intrakraniellen Drucks führen kann, ist zu vermeiden (s. S. 265). Als Einleitungshypnotikum eignet sich insbesondere Thiopental (s. S. 44), da es den intrakraniellen Druck senkt. Barbiturate führen zu einer Verminderung des zerebralen Stoffwechsels. Da die Hirndurchblutung eng an den Hirnstoffwechsel gekoppelt ist, führt eine deutliche Senkung des zerebralen Stoffwechsels auch zu einer Erniedrigung der zerebralen Durchblutung. Diese Abnahme des zerebralen Blutvolumens führt zu einem Abfall des intrakraniellen Drucks.

Narkoseführung

Bei erhöhtem intrakraniellem Druck müssen Maßnahmen zur Senkung des intrakraniellen Drucks unternommen werden (z.B. mäßige kontrollierte Hyperventilation, s. S. 270) und Maßnahmen unterlassen werden, die zu einer Steigerung des intrakraniellen Drucks führen können (z.B. Halothan-/Enfluran-/Isofluran-/Sevofluran-/Desfluran-Gabe). Es ist eine totale intravenöse Anästhesie (TIVA; s. S. 119) durchzuführen.

Narkoseausleitung

Eine schonende Narkoseausleitung ohne Husten und Pressen ist anzustreben, um einen Anstieg des intrakraniellen Drucks und um das erhöhte Risiko von Nachblutungen zu vermeiden. Falls die Gefahr eines Hirnödems besteht, der Patient nicht ansprechbar ist, Schluckstörungen oder keine gesicherte Spontanatmung zu erwarten sind, muss der Patient intubiert auf die Intensivstation verlegt werden. In den letzten Jahren wird nach unkomplizierten Hirnoperationen häufig eine primäre Extubation noch auf dem Operationstisch angestrebt.

Neurochirurgische Operationen

Bandscheibenvorfall (= BSV)

Prämedikation
Bei stärkeren präoperativen Schmerzen sollte gegebenenfalls ein Analgetikum im Rahmen der Prämedikation verabreicht werden. Besser scheint die intravenöse bedarfsadaptierte Opioidtitration z.B. beim Umlagern des Patienten vom Bett auf den Operationstisch zu sein (s.S. 10).

Lagerung
Knie-Ellenbogen-Lage (vgl. Abb. 5.19).

Extubation
In Rückenlage schonende Extubation ohne Husten und Pressen, um Nachblutungen zu vermeiden.

Mögliche operative Komplikationen
Ein unklarer Blutdruckabfall kann Hinweis auf eine operationsbedingte Verletzung der Aorta oder der Arteria iliaca sein (sehr selten).

Hämatomausräumung bei chronischer Steigerung des ICP aufgrund eines chronischen sub-/epiduralen Hämatoms oder eines chronischen Hydrozephalus

Narkoseführung
Es ist eine TIVA (s.S. 119) durchzuführen. Bei diesen Patienten ist ein erhöhter intrakranieller Druck (ICP = intracranial pressure) anzunehmen. Jegliche Maßnahme, die eine weitere Steigerung des intrakraniellen Drucks provozieren könnte, ist zu unterlassen (s.S. 265). Mindestens bis zur Eröffnung der Dura sollte der Patient leicht kontrolliert hyperventiliert werden (s.S. 270).

Extubation
Nach Rücksprache mit dem Operateur ist postoperativ die Extubation oder die Verlegung des intubierten Patienten auf die Intensivstation anzustreben.

Hämatomausräumung bei akuter Steigerung des ICP aufgrund eines akuten epi-/subduralen Hämatoms, einer intrakraniellen Blutung oder eines akuten Hydrozephalus

Allgemeine Bemerkungen
Es handelt sich um eine absolut dringliche Operationsindikation (!!), da ein stark erhöhter intrakranieller Druck (ICP) mit all seinen Gefahren anzunehmen ist (s.S. 265). Es darf keine Zeit mit dem Legen eines Dauerkatheters, eines Kavakatheters usw. verlorengehen. Diese Maßnahmen dürfen erst nach der operativen Entlastung vorgenommen werden. **Es geht um Minuten (!!).**

Narkoseführung
Es ist eine TIVA (s.S. 119) durchzuführen. Jegliche Maßnahme, die eine Steigerung des intrakraniellen Drucks provozieren könnte, ist streng zu vermeiden (s.S. 265). Maßnahmen zur Senkung des intrakraniellen Drucks sind durchzuführen (s.S. 266). Postoperativ wird der Patient intubiert auf die Intensivstation verlegt.

Operationen an der Halswirbelsäule

Lagerung
Rückenlagerung oder sitzende Lagerung (s.S. 268). Bei Operationen in sitzender Lagerung muss die Gefahr einer Luftembolie beachtet werden (s.S. 269).

Extubation
Bei komplizierten Operationen ist die Extubation nur nach Rücksprache mit dem Operateur durchzuführen, da evtl. postoperativ eine ödembedingte, vorübergehende Querschnittssymptomatik mit einer Atemlähmung droht. Ist dies zu befürchten, so muss der intubierte Patient auf die Intensivstation verlegt werden.

Aneurysma-Clipping

Allgemeines

Bei zerebralen Aneurysmaoperationen droht die Gefahr, dass das Aneurysma rupturiert (platzt), vor allem beim Freipräparieren des Aneurysmas oder während eines Blutdruckanstiegs.

Einleitung

Es muss unbedingt ein Blutdruckanstieg vermieden werden. Als Einleitungshypnotikum eignet sich Thiopental wegen seiner blutdrucksenkenden Nebenwirkung. Zur Intubation empfehlen sich Fentanyl oder Sufentanil in hoher Dosierung und ein Verzicht auf Succinylcholin zugunsten einer Vollrelaxation mit einem nichtdepolarisierenden Muskelrelaxans (z.B. Rocuronium).

Narkoseführung

Tiefe Narkose, um Blutdruckanstiege zu vermeiden. Erweiterte Überwachungsmaßnahmen (s.S. 273). Bei schwierigen Operationsbedingungen ist nach Rücksprache mit dem Operateur ggf. eine kontrollierte Hypotension (s.S. 271) durchzuführen, um die Rupturgefahr zu vermindern. Da bei Patienten mit einem zerebralen Aneurysma eine Neigung zu zerebralen Gefäßspasmen besteht, sollte höchstens eine mäßige Hyperventilation (s.S. 270) durchgeführt werden. Bei einer forcierten Hyperventilation besteht die Gefahr, dass ein Gefäßspasmus mit Mangeldurchblutung und Infarkt provoziert wird. Kommt es zur Aneurysmaruptur, so muss sofort eine extreme kontrollierte Hypotension durchgeführt werden, bis die Blutung im Griff ist. Postoperativ wird der nasal umintubierte Patient auf die Intensivstation verlegt.

Kraniotomien bei Hirntumoren

Narkoseführung

Erweiterte Überwachungsmaßnahmen (s.S. 273). Kontrollierte mäßige Hyperventilation (s.S. 270). Bei gefäßreichen Tumoren evtl.

kontrollierte Hypotension (s.S. 271). Postoperativ wird der intubierte Patient auf die Intensivstation verlegt (vgl. Aneurysma-Clipping S. 276).

Besonderheiten

8 mg Fortecortin® alle 4 Stunden (s.S. 266) zur Therapie des perifokalen Hirnödems.

Tumoren der hinteren Schädelgrube

Lagerung

Meist sitzende Lagerung (s.S. 268) oder Bauchlagerung.

Narkoseführung

Gefahr einer Luftembolie (s.S. 269). Bei gefäßreichen Tumoren evtl. Durchführung einer kontrollierten Hypotension (s.S. 270). Postoperativ wird der intubierte Patient auf die Intensivstation verlegt.

Besonderheiten

8 mg Fortecortin® alle 4 Stunden (s.S. 266) zur Therapie des perifokalen Hirnödems.

Hypophysentumoren

Lagerung

Rückenlagerung, halbsitzende Lagerung oder Seitenlagerung.

Tubus

Bei transnasaler Operation muss mit einem Woodbridge-Tubus (s.S. 79) oral intubiert werden.

Narkoseführung

Kontrollierte mäßige Hyperventilation (s.S. 270). Bei halbsitzender Lagerung: Gefahr einer Luftembolie (s.S. 269).

Besonderheiten

Am Operationstag: 3×100 mg Hydrocortison in 500 ml Glukose 5% über jeweils 8 Stunden.

5.7 Anästhesie in der HNO-/Kieferchirurgie

Allgemeine Bemerkungen

Ungünstigerweise liegt in der HNO-/Kiefer-chirurgie das Operationsgebiet zumeist im Bereich der Luftwege. In diesen Fällen ist zur Sicherung der Luftwege normalerweise eine Intubationsnarkose durchzuführen.

Tubus

Zum Teil werden flexible, nicht knickbare Wo-odbridge-Tuben, zunehmend häufiger aber speziell vorgeformte Plastik-Tuben (vgl. Abb. 5.21) verwendet. Wird bei Kindern, bei denen ein Tubus ohne Blockung verwendet werden

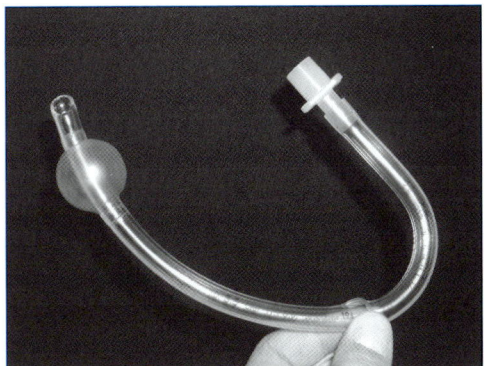

Abb. 5.21 Vorgeformter Tubus für HNO- oder kiefer-chirurgische Eingriffe (so genannter RAE-Tubus).

muss (s. S. 235), im Nasen-Mund-Rachen-Raum operiert, so sollte der Rachen austam-poniert werden, damit es nicht neben dem lie-genden Tubus zu einer Aspiration kommen kann. Bei HNO-/kieferchirurgischen Narko-sen kommt es überdurchschnittlich häufig zum versehentlichen **Lösen der Steckverbin-dungen:** Tubus–Konnektor–Y-Stück–Atem-schläuche. Da während der Operation diese Steckverbindungen zumeist unter den Ab-decktüchern liegen und nicht einsehbar sind, sollten diese Steckverbindungen mit Pflaster-streifen gesichert werden. Die Pflasterstreifen sollten am Ende leicht umgeschlagen sein, da-mit notfalls sofort das Pflaster gefasst und ab-gezogen werden kann (vgl. Abb. 5.22). Außer-dem empfiehlt es sich, mittels eines linkstho-rakal über der Herzspitze aufgeklebten so ge-nannten präkordialen Stethoskops Kontakt zum Patienten zu halten. Es sollte auch stets eine Kapnographie (endexspiratorische CO_2 Mes-sung) durchgeführt werden. An der Kapnogra-phiekurve kann eine Diskonnektion oder eine versehentliche Extubation sofort erkannt wer-den. Bei laserchirurgischen Eingriffen müssen spezielle Laser-Tuben verwendet werden.

Intubation

Sehr häufig ist in der HNO-/Kieferchirurgie mit Intubationsproblemen zu rechnen, z. B. bei Patienten mit einem Zungengrundkarzinom oder einem Kehlkopfkarzinom oder bei Pa-tienten, bei denen ein Halstumor bereits ope-riert wurde (und nun atypische pathologisch-

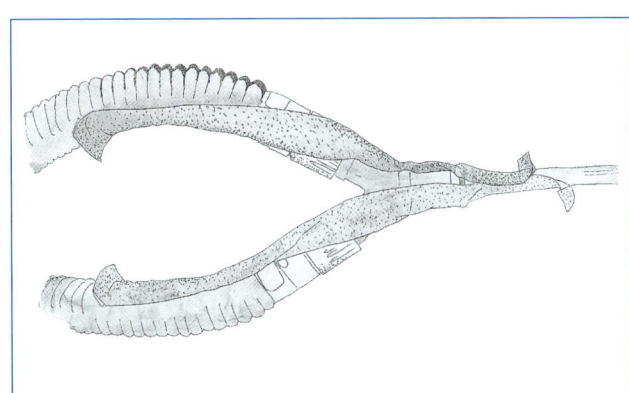

Abb. 5.22 Sicherung der Steck-verbindungen zwischen Beatmungs-schläuchen, Y-Stück und Tubus durch Pflasterstreifen.

anatomische Verhältnisse vorliegen) oder bei Patienten mit einer Kieferklemme usw. Bei diesen Patienten ist vor der Intubation eine sehr genaue Inspektion der oberen Luftwege, notfalls unter leichter Sedierung und mithilfe des Laryngoskops, durchzuführen. Außerdem ist Rücksprache mit dem HNO-Arzt zu halten, ob er aufgrund seiner präoperativen Kehlkopf-spiegelung Intubationsprobleme vermutet. Sind Intubationsprobleme zu vermuten, so sollte ein **Intubationsversuch nur am spontan atmenden Patienten** vorgenommen werden. Es sollte möglichst eine fiberbronchoskopische Intubation am spontan atmenden Patienten angestrebt werden.

Narkoseführung

Häufig werden in der HNO-/Kieferchirurgie adrenalinhaltige Lösungen in das Operationsgebiet eingespritzt, um eine Verminderung der Blutung anzustreben. Da es durch Katecholamingabe (z. B. adrenalinhaltige Lokalanästhetika) während einer Halothannarkose gehäuft zu Herzrhythmusstörungen (s. S. 35) kommen kann, wird deshalb in der HNO-/Kieferchirurgie Halothan bei Kindern zugunsten von Sevofluran oder einer IVA/TIVA vermieden.

Extubation

Bei Operationen im Bereich der oberen Luftwege sollte vor der Extubation der Mund-Rachen-Raum möglichst unter laryngoskopischer (!) Sicht abgesaugt werden, um zu vermeiden, dass verbliebene Blut- oder Sekretreste oder eine zurückgelassene Rachentamponade nach der Extubation aspiriert werden oder zu einer Reizung des Kehlkopfes mit Auslösung eines Laryngospasmus (s. S. 212) führen könnten.

> Die Extubation sollte immer erst vorgenommen werden, wenn die Schutzreflexe sicher zurückgekehrt sind (!).

Nach der Extubation sollte der Patient, falls möglich, in Seitenlage und leichte Kopftieflage gebracht werden, damit Blut aus dem Mund-Rachen-Raum abfließen kann.

HNO- und kieferchirurgische Operationen

Entfernung der Rachenmandeln (= Adenotomie = AT) und der Gaumenmandeln (= Tonsillektomie = TE)

AT und TE sind sehr häufige Operationen im Kindesalter. Bei den meist sonst gesunden Kindern muss gezielt nach aktuellen Infekten der oberen Luftwege und nach gelockerten Zähnen gefragt werden. Für die Intubation werden oft speziell vorgeformte Plastiktuben verwendet (RAE-Tuben; Abb. 5.21). Der Tubus sollte mittig über die Unterlippe abgeleitet und am Unterkiefer fixiert werden.

> Bei einer AT oder TE besteht während der Operation die große Gefahr, dass der Tubus versehentlich aus der Trachea herausrutscht oder zu tief in die Trachea gleitet (= einseitige Intubation, s. S. 92).

Der Grund sind notwendige Manipulationen des Operateurs am Tubus und am Kopf des Patienten, z. B. das Einsetzen und Herausnehmen eines Mundspreizers. Außerdem wird für diese Operationen der Kopf des Kindes massiv überstreckt und abgesenkt (=„hängender Kopf"). Auch bei Änderung dieser Kopflagerung kann der Tubus verrutschen. Des Weiteren kann der Tubus durch den Mundsperrer abgedrückt werden. Es empfiehlt sich daher ein präkordial festgeklebtes Stethoskop. Außerdem sollte eine endexspiratorische CO_2-Messung durchgeführt werden. Hierdurch können eine versehentliche Extubation oder Diskonnektion sofort erkannt werden. Die Extubation sollte erst erfolgen, nachdem die Schutzreflexe sicher zurückgekehrt sind. Öfters ist bei diesen Patienten nach der Extubation mit dem Auftreten eines Glottiskrampfes oder eines Laryngospasmus zu rechnen (s. S. 212). In der postoperativen Phase muss auf mögliche Nachblutungen geachtet werden. Die Patienten sollten postoperativ aufgefordert werden, das Blut nicht zu verschlucken, sondern auszuspucken. Hierdurch ist eine bessere Kontrolle einer eventuellen Nachblutung möglich.

> Muss ein Patient wegen einer Nachblutung nach einer AT oder einer TE nochmals operiert werden, so ist davon auszugehen, dass er bereits größere Mengen Blut verschluckt hat und nicht mehr nüchtern ist (!).

Es muss also eine Ileuseinleitung (!) vorgenommen werden (s. S. 208). Bei stärkeren Blutungen empfiehlt es sich, während der Intubation über einen nasal eingeführten Absaugkatheter das Blut laufend abzusaugen. Da die Patienten infolge der oft erheblichen Blutungen meist hypovolämisch sind, muss vor Narkoseeinleitung ein Plasmaersatzmittel oder gegebenenfalls Blut verabreicht werden. Es müssen Blutkonserven gekreuzt werden.

Gesichts- und Kieferverletzungen

Bei schweren derartigen Verletzungen ist mit Intubationsschwierigkeiten zu rechnen. Daher sollte ein Intubationsversuch möglichst am spontan (!) atmenden Patienten vorgenommen werden (s. S. 222). Bei Verdacht auf einen Schädelbasisbruch darf der Patient nicht nasal intubiert werden!

Kehlkopfuntersuchung (= Laryngoskopie) und Mikrochirurgie im Kehlkopfbereich

Damit die Operateure neben dem Tubus im Bereich des Kehlkopfes noch inspizieren und operieren können, muss ein sehr dünner Tubus (beim Erwachsenen ein 5,0er bis 6,5er Tubus) verwendet werden (sog. MLT-Tubus; Mikrolaryngeal-Tubus). Auch die Anwendung der Hochfrequenz-Jet-Ventilation (= high frequency jet ventilation) ist möglich.

▶ Bei der **Hochfrequenz-Jet-Ventilation** wird das Atemgas über einen sehr dünnen Katheter in die Trachea geleitet. Dieser Katheter wird wie ein nasaler Tubus in die Trachea eingeführt. Die Atemgase können aber auch über eine dünne Kanüle (z. B. 14 G), die durch das Ligamentum cricothyreoideum (s. S. 228) gestochen wird, in die Trachea geleitet werden.

Mithilfe eines speziellen Hochfrequenz-Jet-Ventilators werden nun kleine Gasstöße mit hoher Geschwindigkeit und sehr hoher Frequenz (bis mehrere Hundert pro Minute) in das Tracheobronchialsystem geblasen. Hiermit ist bei minimalem Platzbedarf im eng begrenzten Operationsgebiet eine ausreichende Beatmung möglich. Die Hochfrequenz-Jet-Ventilation hat sich inzwischen für Laryngoskopien, Bronchoskopien und mikrochirurgische Eingriffe im Kehlkopf bewährt. Gegebenenfalls kann – wie im Falle einer nicht möglichen Intubation und nicht möglichen Beatmung empfohlen – eine transtracheale (manuelle) Jet-Ventilation durchgeführt werden (s. S. 227).

Zur guten Einsicht des Kehlkopfes wird dieser vom Operateur oft mit einem so genannten Stützautoskop eingestellt (vgl. Abb. 5.23). Es gibt auch spezielle Stützautoskope, die eine eingebaute Düse für die Hochfrequenz-Jet-Ventilation besitzen.

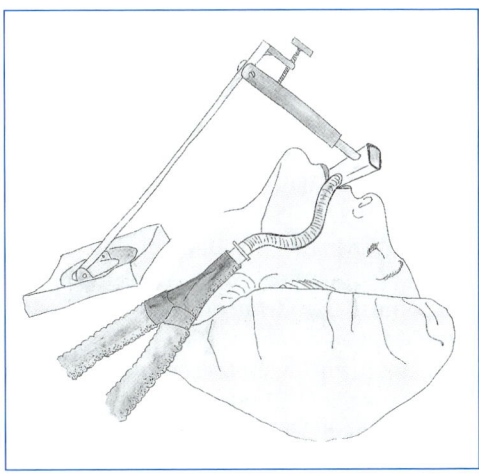

Abb. 5.23 Stützautoskopie.

Tympanoplastik

Bei einer Tympanoplastik wird der Schallleitungsapparat im Mittelohr operativ wiederhergestellt. Da hierbei mit dem Operationsmikroskop gearbeitet wird, darf der Operationstisch nicht versehentlich erschüttert werden! Vor dem operativen Verschluss des Trommelfells muss das Lachgas abgestellt werden. Bei Verwendung von Lachgas muss mit einer Lachgasdiffusion in die luftgefüllte Paukenhöhle gerechnet werden. Falls die Ohrtrompete (Verbindung: Mittelohr – Rachenraum) nicht durchgängig sein sollte, würde es hierdurch zur Drucksteigerung im Mittelohr kommen, wodurch unter Umständen das wieder adaptierte Trommelfell bzw. ein Trommelfelltransplantat abgehoben werden könnte.

Parazentese

Da die Operation (Parazentese = Durchstechen des Trommelfells bei Mittelohrentzündungen) nur einige Minuten dauert, wird meist eine Maskennarkose durchgeführt (s. S. 103).

Halsdissektion (= neck dissection)

Bei Halsdissektionen (= subtotale operative Ausräumung der Halsweichteile bei einem Karzinom im Halsbereich) handelt es sich meist um sehr lange Operationen. Die Patienten benötigen einen Kavakatheter (s. S. 183), der jedoch nicht an der Halsseite, an der operiert wird, gelegt werden darf. Oft wird auch eine arterielle Blutdruckmessung vorgenommen (s. S. 188).
Bei der Präparation am Hals im Bereich des Nervus vagus oder des Sinus caroticus kann es zum Auslösen von **bradykarden Herzrhythmusstörungen** kommen. Die Operation muss dann kurzfristig unterbrochen werden. Wird hierdurch keine sofortige Unterbrechung des Reflexes erzielt, sollten 0,5 mg Atropin intravenös verabreicht werden.

Häufig können im Verlaufe dieser vielstündigen Operationen erhebliche Blutverluste auftreten. Bei der Eröffnung größerer Venen besteht die Gefahr einer Luftembolie (s. S. 269). Zur Verringerung der Gefahr einer Luftembolie wird oft ein PEEP (s. S. 343) von ca. 5–8 cm Wassersäule eingestellt. Oft werden die Patienten während dieser Operation tracheostomiert. Falls nicht, so werden sie meist auf der Intensivstation nachbeatmet, bis die Schwellung wieder weitgehend abgeklungen ist. Eine unmittelbar postoperative Extubation sollte nur dann vorgenommen werden, wenn der Operateur keine Schwellungsgefahr befürchtet. Die unmittelbar postoperative **Extubation** dieser Patienten ist oft problematisch, da postoperativ die gesamten Halsweichteile stark angeschwollen sind. Da eine eventuelle Reintubation erfahrungsgemäß sehr schwierig oder unmöglich sein kann, sollte eine eventuelle Extubation möglichst im Beisein eines HNO-Arztes (in Koniotomie-Bereitschaft, s. S. 228) vorgenommen werden. Eventuell bietet sich auch die Verwendung eines so genannten Tubuswechselstabes an, über den gegebenenfalls erneut intubiert werden kann (s. S. 229).

Entzündliche Prozesse im Mund- und Halsbereich

Bei Patienten mit einem Peritonsillarabszess muss immer überprüft werden, ob der Patient den Mund noch genügend weit öffnen kann oder ob evtl. eine Kieferklemme vorliegt. Bei der Intubation ist darauf zu achten, dass der Abszess nicht aufplatzt und der Patient Eiter aspiriert. Ein großer, reifer Abszess sollte deshalb vorher abpunktiert werden. Besteht bei einem Patienten eine Kieferklemme, so kann nicht davon ausgegangen werden, dass diese durch eine Relaxierung sicher aufgehoben wird. Es muss dann eine Intubation am spontan atmenden Patienten vorgenommen werden (s. S. 222).

5.8 Anästhesie in der Augenheilkunde

Allgemeine Bemerkungen

Augeninnendruck

Im Auge herrscht normalerweise ein Augeninnendruck von 15 ($\pm$ 5) mmHg. Eine chronische Erhöhung oder Herabsetzung des Augeninnendrucks führt zu einer Schädigung des Auges. Für den Anästhesisten besonders wichtig sind akute Änderungen des Augeninnendrucks während der Narkose.

> Ist der Augapfel operativ oder traumatisch eröffnet, so kann eine plötzliche Erhöhung des Augeninnendrucks zum Herauspressen von Augeninhalt und damit zum Verlust der Sehkraft führen (!).

Eine **Erhöhung des Augeninnendrucks** ist möglich durch: Ketamin, Succinylcholin, Hypoventilation, Hypoxie, Erhöhung des Venendrucks beim Husten, Pressen, Würgen, eine zu flache Narkose, durch Druck auf das Auge bei unvorsichtiger Maskenbeatmung während der Narkoseeinleitung oder bei lokaler Anwendung von Atropin.

Eine **Senkung des Augeninnendrucks** ist möglich durch: Hypnotika, Neuroleptika, Opioide, Tranquilizer, Inhalationsanästhetika, nichtdepolarisierende Muskelrelaxanzien, Hyperventilation und eine tiefe Narkoseführung. Außerdem kann durch verschiedene Medikamente, wie z. B. Acetazolamid (Diamox®) die Produktion des Augenkammerwassers vermindert und damit der Augeninnendruck gesenkt werden. Auch durch die Gabe von Osmotherapeutika wie Mannit kann der Augeninnendruck gesenkt werden.

Okulokardialer Reflex

▶ Bei Druck auf den Augapfel oder bei Zug an den äußeren Augenmuskeln (vor allem bei Schieloperationen) kann der so genannte okulokardiale Reflex ausgelöst werden. Hierbei kommt es über eine indirekte Stimulierung des Nervus vagus zu einer Bradykardie, einer AV-Blockierung oder gar einem Herzstillstand.

Der Operateur muss sofort die Manipulationen am Auge unterbrechen. Verschwinden hierdurch die Reflexsymptome nicht umgehend, so muss Atropin (beim Erwachsenen 0,5 mg; bei Kindern 0,01–0,02 mg/kg KG) intravenös injiziert werden. Bei allen augenchirurgischen Operationen muss deshalb eine kontinuierliche EKG-Ableitung mit relativ lautem akustischem Signal angebracht werden, sodass eine Bradykardie gehört werden kann. Außerdem muss Atropin stets griffbereit sein. (Wird im Rahmen einer ausnahmsweise noch intramuskulären Prämedikation auch Atropin intramuskulär verabreicht, dann kann dadurch der okulokardiale Reflex nicht sicher unterdrückt werden.) Besteht bei einer Operation (z. B. einer Schiel-Operation) die erhöhte Gefahr eines oculokardialen Reflexes (ORC), dann empfiehlt sich die prophylaktische intravenöse Atropingabe.

Prämedikation

Inzwischen wird auch vor augenchirurgischen Operationen meist eine orale Prämedikation mit z. B. Midazolam bevorzugt.

Tubus/Larynxmaske

Es empfiehlt sich die Verwendung der flexiblen Woodbridge-Tuben oder speziell vorgeformter Plastik-Tuben (sog. RAE-Tubus, vgl. Abb. 5.21). Zunehmend häufiger werden auch (v.a. flexible) Larynxmasken eingesetzt.

Narkoseführung

Falls eine Vollnarkose nötig ist, muss diese fast ausnahmslos in Intubationsnarkose oder unter Verwendung einer Larynxmaske durchgeführt werden. Hierbei ist auf eine schonende Narkoseeinleitung, -führung und -ausleitung zu achten, um einen akuten Anstieg des Augeninnendrucks zu vermeiden. Bei augenchirurgischen Eingriffen wird oft eine Dosis von 0,625–1,25 mg Droperidol zur Narkoseeinleitung empfohlen, um der nach diesen Operationen häufig auftretenden Übelkeit vorzubeugen. Auch, falls Propofol zur Aufrechterhaltung einer Narkose verwendet wird (IVA/TIVA; s.S. 119), ist die Häufigkeit von postoperativer Übelkeit deutlich erniedrigt. Inzwischen wird vielerorts für die meist kurzen augenchirurgischen Eingriffe eine (T)IVA unter Verwendung von Propofol, Remifentanil und Mivacurium durchgeführt. Zunehmend häufiger wird bei ophthalmologischen Operationen prinzipiell auf Lachgas verzichtet. Da während der Narkose die Steckverbindungen Tubus – Konnektor – Y-Stück – Beatmungsschläuche unter den Abdecktüchern nicht einsehbar sind, sollten diese Steckverbindungen fest konnektiert und ggf. noch durch Pflasterstreifen gesichert werden, um einer Diskonnektion vorzubeugen (vgl. Abb. 5.22). Die Pflasterstreifen sollten jedoch am Ende umgeschlagen sein, sodass sie notfalls sofort gefasst und abgezogen werden können. Zusätzlich empfiehlt sich noch die Überwachung der Atmung mithilfe eines linkspräkordialen Stethoskops. Während der Operation ist eine **Ruhigstellung des Auges** Voraussetzung für den Operationserfolg. Dies kann durch eine tiefe Inhalationsnarkose oder durch eine (T)IVA mit tiefer Relaxation erzielt werden. Da insbesondere bei augeneröffnenden Operationen Augenbewegungen sowie andere Bewegungen des Patienten unbedingt zu vermeiden sind, wird meist eine tiefe Relaxation vorgenommen. Es empfiehlt sich die Überwachung des Relaxationsgrades mithilfe eines Relaxometers (s.S. 70). Auch postoperativ ist auf eine ausreichende Ruhigstellung sowie eine Analgesie des Patienten zu achten, um übermäßige Augenbewegungen, Husten und Pressen zu vermeiden. Die Patienten sollten mit leicht erhöhtem Oberkörper auf die Seite des nicht operierten Auges gelagert werden. Je nach Anweisung des Augenarztes muss der Patient p.op. für einige Zeit auch z.B. eine Bauchlagerung oder eine andere Lagerung einnehmen. Insbesondere bei Kindern ist darauf zu achten, dass sie nicht nach dem operierten Auge fassen und den Verband abreißen.

Stand-by

Wird der Anästhesist zu einem Stand-by für eine ophthalmologische Operation in Regional-/Lokalanästhesie gebeten, so ist auf das übliche Monitoring (EKG, Pulsoxymetrie, nicht invasive Blutdruckmessung) zu achten. Gut bewährt hat sich die fraktionierte Dosierung von Fentanyl und/oder die Gabe kleiner Propofol-Boli. Stets sollte der Patient dabei noch kooperativ und ansprechbar bleiben. Um eine gute Überwachung der Atmung dieser intraoperativ großteils abgedeckten Patienten zu ermöglichen, ist eine Kapnometrie im Seitenstrom sehr wertvoll. Hierzu wird – wie bei der nasalen Applikation von Sauerstoff – ein kleines Schläuchlein in ein Nasenloch eingelegt, an dem aber der Probenabsaugschlauch der Seitenstromkapnometrie angeschlossen wird. Eine durch die Analgosedierung evtl. bedingte stärkere Dämpfung der Atmung kann hierdurch frühzeitig erkannt werden und so können die Analgosedativa sicherer dosiert werden. Jedem Patienten sollten ca. 5 Liter Sauerstoff pro Minute vor das Gesicht geleitet werden. Dadurch kann eine Ansammlung von CO_2-haltiger Exspirationsluft unter den Abdecktüchern (die über das Gesicht des Patienten gelegt werden) verhindert bzw. weggespült werden und eine erhöhte FiO_2 erzielt werden.

Augenchirurgische Operationen

Strabismus-(= Schiel-)Operation

Es handelt sich zumeist um ansonsten gesunde Kinder. Bei einer Schieloperation besteht durch Zug an den äußeren Augenmuskeln die erhöhte Gefahr, einen okulokardialen Reflex auszulösen (s.S. 281). Atropin muss griffbereit sein. Eventuell kann es prophylaktisch i.v. gegeben werden.

Perforierende Augenverletzung

Bei jeder augeneröffnenden Verletzung (und Operation) kann eine akute Steigerung des Augeninnendrucks zum Herauspressen von Augeninhalt mit Verlust der Sehkraft führen (!). Jegliche akute Erhöhung des Augeninnendrucks ist absolut zu vermeiden (!).

Patienten mit einer perforierenden Augenverletzung müssen notfallmäßig operiert werden, sie sind daher als nicht nüchtern zu betrachten. Es muss deshalb eine so genannte Ileuseinleitung durchgeführt werden (s. S. 208). Allerdings darf nicht, wie sonst üblich, vorher eine Magensonde gelegt werden, da die Patienten hierbei meist würgen und pressen, wodurch ein akuter Anstieg des Augeninnendrucks mit Gefahr für die Sehkraft droht (!). **Die Intubation** muss in tiefer Narkose durchgeführt werden. Bei der Relaxation zur Intubation sollte auf Succinylcholin zugunsten eines nichtdepolarisierenden Muskelrelaxans verzichtet werden, da es nach Succinylcholin zu einem Anstieg des Augeninnendrucks kommen kann (s. S. 281). Durch eine entsprechende Präcurarisierung können diese Muskelfaszikulationen und damit der Anstieg des Augeninnendrucks jedoch zumeist vermieden werden. Daher wird Succinylcholin meist nicht als absolut kontraindiziert angesehen. Dennoch scheint es ratsam zu sein, Succinylcholin möglichst zu vermeiden. Es empfiehlt sich die Gabe des schnell wirkenden, nichtdepolarisierenden Relaxans Rocuronium (ca. 0,9 mg/kg KG). Während der **Narkose** muss bei augeneröffnenden Operationen eine tiefe Relaxation sichergestellt werden, sodass auch das auf Muskelrelaxanzien relativ unempfindliche Zwerchfell gelähmt ist und keine Zwerchfellkontraktionen (z. B. Schluckauf) möglich sind. Eine relaxometrische Überwachung ist empfehlenswert (s. S. 69). Bei der **Extubation** sollten Husten, Pressen und Würgen am Tubus vermieden werden. Falls z. B. bei Glaskörperentfernung (= Vitrektomie) das Auge mit Gas gefüllt wird, sollte vorher das Lachgas ausgestellt werden. Inzwischen wird zunehmend häufiger bei augeneröffnenden Operationen prinzipiell auf Lachgas verzichtet und eine TIVA durchgeführt.

Glaukomoperation

▶ Unter einem Glaukom (= grüner Star) wird eine chronische Erhöhung des Augeninnendrucks verstanden, die zur Erblindung des Patienten führen kann.

Ein Anstieg des Augeninnendrucks muss während der Narkose unbedingt vermieden werden. Bei einem so genannten Engwinkelglaukom ist eine Atropingabe zu vermeiden, da durch die Pupillenerweiterung der Abfluss des Augenkammerwassers behindert wird und der Augeninnendruck ansteigt.

Kataraktoperation

▶ Unter einer Katarakt wird eine Linsentrübung (= grauer Star) verstanden.

Bei Kataraktoperationen muss ein Anstieg des Augeninnendrucks intra- und postoperativ unbedingt vermieden werden.

5.9 Anästhesie in der Abdominalchirurgie

Allgemeine Bemerkungen

Narkoseverfahren
Eingriffe in der Abdominalchirurgie werden in der überwiegenden Zahl in Vollnarkose durchgeführt. Oberbaucheingriffe müssen (!) in Intubationsnarkose mit kontrollierter Beatmung durchgeführt werden. Eingriffe im Unterbauch (z. B. Leistenbruchoperationen) können auch in Spinal- oder Periduralanästhesie bzw. unter Verwendung einer Larynxmaske durchgeführt werden.

Prämedikation
Prinzipiell gilt das auf den Seiten 6 f. Gesagte. Je älter der Patient und je schlechter sein Allgemeinzustand, desto niedriger müssen die Prämedikationsmedikamente dosiert werden.

Sowohl bei alten Patienten als auch bei Patienten mit einem Oberbaucheingriff sollte auf eine bereits präoperativ begonnene Atemgymnastik geachtet werden. Dies erleichtert dem Patienten die postoperativ notwendig werdenden Maßnahmen wesentlich. Wird mit postoperativen Lungenproblemen gerechnet, so sollte auf jeden Fall eine präoperative Blutgasanalyse abgenommen werden, um einen „Ausgangswert" zu haben.

Narkoseeinleitung

Bei sämtlichen **als nicht nüchtern zu betrachtenden Patienten**, also Patienten, die z.B. einen Ileus, eine Magenausgangsstenose, eine Magenblutung oder Peritonitis haben, sowie bei Patienten, die über Brechreiz klagen, ist die große **Gefahr einer Aspiration** vor allem bei der Narkoseeinleitung zu beachten. Deshalb muss vor Einleitung, falls noch nicht vorhanden, eine Magensonde gelegt und eine so genannte Ileuseinleitung durchgeführt werden (s. S. 208).

Bei Operationen, die voraussichtlich länger als ca. 2–3 Stunden dauern, sollte überlegt werden, ob ein Dauerkatheter benötigt wird. Häufig ist es auch notwendig, einen Kavakatheter (meist nach Narkoseeinleitung) zu platzieren (Indikationen für einen Kavakatheter s. S. 183).

Narkoseführung

Eine Vollnarkose kann in der Abdominalchirurgie fast immer sowohl als Inhalationsanästhesie, balancierte Anästhesie oder (T)IVA durchgeführt werden. Zumeist wird eine balancierte Anästhesie gewählt. Auch bei Patienten mit einer leichten Erhöhung der Leberwerte, wie z.B. bei einer Gallenoperation (= Cholezystektomie), muss nicht auf Inhalationsanästhetika verzichtet werden.

> Eine besondere Anforderung an eine Narkose bei intraabdominellen Operationen ist eine gute Muskelerschlaffung, um dem Operateur möglichst optimale Operationsbedingungen zu schaffen. Der Verbrauch an Muskelrelaxanzien ist in der Abdominalchirurgie hoch.

Aufgrund der großen intraoperativen Wundfläche nach Eröffnen des Abdomens ist von einem **hohen Infusionsbedarf** auszugehen. Bezüglich der perioperativen Infusionstherapie sei auf die Ausführungen auf den Seiten 140 ff. verwiesen. Der Blutverlust in der Abdominalchirurgie ist oft sehr schwer abzuschätzen, da große Blutmengen in die Operationstücher und Operationstupfer verloren gehen. Auch Verluste über Sonden, Drainagen oder das Absaugen von größeren Aszitesmengen müssen berücksichtigt werden.

> Intraoperativ ist zu beachten, dass der Zug am Peritoneum oder an inneren Organen, insbesondere an der Mesenterialwurzel, sehr schmerzhaft ist und zur Auslösung von vegetativen Reflexen führen kann; vor allem kann hierdurch eine Vagusreizung mit Bradyarrhythmie ausgelöst werden.

Ein weiteres alltägliches Problem in der Abdominalchirurgie ist der **Wiederverschluss der Bauchdecken**, vor allem des Peritoneums. Hierzu ist meist eine gute Muskelerschlaffung notwendig. Da beim Verschluss der Bauchdecken das baldige Ende der Operation abzusehen ist, muss bei Nachinjektion eines zumeist verwendeten mittellang wirkenden nichtdepolarisierenden Muskelrelaxanzes mit der Gefahr eines postoperativen Relaxansüberhangs gerechnet werden. Daher wird dieses Vorgehen meist abgelehnt. Empfehlenswert ist der Versuch einer kurzfristigen Narkosevertiefung durch Erhöhung oder Zugabe eines Inhalationsanästhetikums sowie eine manuelle Beatmung, um die Ventilation der momentanen Operationssituation besser anpassen zu können.

> Die Kunst einer guten abdominalchirurgischen Narkoseführung besteht unter anderem darin, beim Verschluss des Abdomens, insbesondere bei der Naht des Peritoneums, eine ausreichende Narkosetiefe und eine ausreichende Relaxation zu garantieren und kurz danach bei Operations-

ende einen spontan atmenden, extubations-
bereiten Patienten zu haben.

Extubation

Bei nicht nüchternen Patienten darf die Extubation erst nach völliger Rückkehr der Schutzreflexe durchgeführt werden. Bei bestimmten
Operationen (z.B. einer Leistenbruchopera-
tion) sollten die Patienten im Rahmen der Extubation möglichst wenig husten (s.S. 116).

Postoperative Nachbetreuung

Vor allem nach Oberbaucheingriffen ist postoperativ eine schmerzbedingte **Atemschonhaltung** zu beobachten. Die Patienten atmen
meist unzureichend durch und husten kaum
ab. Eine ausreichende postoperative Analgesie
sowie eine intensive, bereits präoperativ er-
lernte Atemgymnastik sind von besonderer
Wichtigkeit. Zur postoperativen Schmerztherapie hat sich die Anlage eines Periduralkatheters (s.S. 172) bewährt.

Anästhesie bei minimalinvasiver Chirurgie (MIC)

Sehr häufig werden in den letzten Jahren laparoskopische Eingriffe (minimalinvasive Chirurgie; „Knopflochchirurgie") durchgeführt.
Neben der laparoskopischen **Cholezystektomie** wird inzwischen auch häufiger die laparoskopische **Herniotomie** oder **Appendektomie** durchgeführt. Bei laparoskopischen Eingriffen wird der Peritonealraum mit CO_2 aufgefüllt (Pneumoperitoneum). Die dadurch
bedingte Steigerung des intraabdominellen
Drucks führt zur Behinderung der Zwerchfell-
beweglichkeit. Der Beatmungsdruck steigt an.
Eine CO_2-Resorption bewirkt einen Anstieg
des arteriellen CO_2-Partialdrucks. Es ist stets
eine Intubationsnarkose mit kontrollierter Beatmung und kapnometrischer CO_2-Überwa-
chung notwendig. Beim Einführen des Trokars in die Bauchhöhle kommt es in ca. 5%
der Fälle zu vasovagalen Reaktionen mit vor
allem einer Sinusbradykardie. Bei Operationen im Oberbauch (z.B. Cholezystektomie)

wird eine Kopf-hoch-Bein-tief-Lagerung, bei
Operationen im Unterbauch (z.B. Herniato-
mie oder gynäkologische Eingriffe im kleinen
Becken) wird eine Kopftief- und Beinhochla-
gerung vorgenommen, damit die Gedärme
nicht auf das Operationsgebiet drücken. Die
Erhöhung des intraabdominellen Drucks führt
zu einer Behinderung des venösen Rückstroms zum Herzen (Vorlasterniedrigung).
Außerdem kommt es durch eine Kompression
der intraabdominellen Gefäße zu einer Steigerung des peripheren Gefäßwiderstandes
(Nachlasterhöhung). Auch die vermehrte Freisetzung des gefäßverengenden Hormons Vasopressin führt zu einer Steigerung des peripheren Gefäßwiderstandes. Folge ist eine Steigerung des arteriellen Blutdrucks. Aufgrund
der Vorlasterniedrigung und der Nachlasterhöhung kommt es zum Abfall des Herzminutenvolumens. Die hämodynamischen Veränderungen während eines Pneumoperitoneums
können durch die Anwendung eines PEEP
noch verstärkt werden, sodass eine Beatmung
mit höherem PEEP möglichst vermieden werden sollte. Postoperativ treten nach laparoskopischen Eingriffen häufiger Übelkeit und Erbrechen auf.

> Vorteile minimalinvasiver Operationstech-
> niken sind die geringere postoperative
> Schmerzintensität, die schnellere Mobili-
> sierbarkeit der Patienten, ein kürzerer
> Krankenhausaufenthalt, weniger intraab-
> dominelle Verwachsungen sowie ein schö-
> neres kosmetisches Ergebnis (kleinere
> Narben).

Abdominalchirurgische Operationen

Cholezystektomie

Trotz meist leicht erhöhter Leberwerte kann
für eine Cholezystektomie auch eine Inhalationsnarkose bzw. eine balancierte Anästhesie,
vorzugsweise mit Isofluran, Sevofluran oder
Desfluran, durchgeführt werden. Cholezyst-

ektomien werden inzwischen zunehmend laparoskopisch durchgeführt (s. laparoskopische Operationen, S. 260)

Operationen bei Ileus

Die Gesamtmenge der täglich sezernierten Magen-Darm-Sekrete beträgt ca. 8 Liter (!). Bei Patienten mit einem Ileus (= Darmverschluss) können diese ins Darmlumen sezernierten Sekretmengen aufgrund einer Resorptionsstörung der Darmschleimhaut nicht mehr rückresorbiert werden. Wenn diese Sekretmengen nicht über eine Sonde abgeleitet werden, dann droht das Erbrechen dieser oft riesigen Sekretmengen.

> Bei einem Patienten mit Ileus ist deshalb vor allem während der Narkoseeinleitung die Gefahr der Regurgitation mit Aspiration zu beachten (!). Außerdem ist bei einem solchen Patienten erfahrungsgemäß mit einem entsprechend ausgeprägten intravasalen Volumenmangel zu rechnen.

Vor Narkoseeinleitung muss deshalb bereits eine Volumentherapie mit möglichst isotonen Lösungen begonnen werden. Ansonsten kann es durch die Narkoseeinleitung zu einem ausgeprägten Blutdruckabfall kommen. Daneben kommt es bei einem Darmverschluss meist auch zu einer Entgleisung des Elektrolythaushaltes (Kaliummangel!) sowie des Säure-Basen-Haushaltes.

Leberchirurgie

Auf die Bereitstellung einer großen Zahl von Blutkonserven sowie auf eine ausreichende Zahl von großlumigen peripher-venösen Zugängen ist zu achten. Bei operativ-technischen Problemen muss stets mit einem plötzlichen **großen Blutverlust** gerechnet werden. Besondere Überwachungsmaßnahmen:
- Kavakatheter (s. S. 183)
- blutig arterielle Blutdruckmessung (s. S. 188)

Operationen bei Leberzirrhose

> Aufgrund der Leberschädigung ist von einer Störung der Syntheseleistung der Leber auszugehen, die vor allem die Gerinnungsfaktoren, das Albumin sowie die Cholinesterase betrifft. Folge ist eine Gerinnungsstörung mit typischerweise niedrigem Quick-Wert.

Bei intraoperativen Blutungen ist an die großzügige Gabe von frisch gefrorenem Plasma (enthält Gerinnungsfaktoren, s. S. 133) zu denken. Durch den niedrigen Albumingehalt kann unter Umständen bei stark an Eiweiß gebundenen, intravenös verabreichten Medikamenten die Bindungskapazität des Albumins überschritten werden (s. S. 43). Dadurch ist der nicht an Albumin gebundene Anteil, der für die Wirkung entscheidend ist, erhöht. Eine entsprechend vorsichtige Dosierung und langsame Injektion von stark an Albumin gebundenen Medikamenten (z. B. Thiopental) ist zu beachten.
Eine erniedrigte Cholinesterase kann unter Umständen einen verlangsamten Abbau von Mivacurium und Succinylcholin verursachen, was durch eine entsprechend niedrigere Dosierung zu berücksichtigen ist.

> Bei Transfusion mehrerer Konserven sollte beim lebergeschädigten Patienten ausnahmsweise zusätzlich Kalzium verabreicht werden, denn die geschädigte Leber ist nicht mehr in der Lage, das im Stabilisator des konservierten Blutes enthaltene Citrat schnell genug abzubauen.

Die dadurch evtl. auftretenden hohen Citratkonzentrationen binden das körpereigene Kalzium, wodurch es für Gerinnungsvorgänge, für die es unabdingbar ist, nicht mehr in ausreichender Menge zur Verfügung steht. Die Folge wäre eine Verstärkung der bereits vorbestehenden Gerinnungsstörung (s. o.).

Operationen bei gastrointestinalen Blutungen

Eine akute gastrointestinale Blutung, die z.B. gastroskopisch nicht zu stillen ist, stellt eine absolut dringliche Operationsindikation dar. Der Blutverlust wird oft unterschätzt.

> Zu beachten ist, dass bei einer akuten Blutung der Hb- und der HK-Wert keine zuverlässigen Parameter für den Blutverlust sind. Sie sind bei akuten Blutungen falsch hoch (!). Aussagekräftiger ist zumeist ein Blick in die anämische Bindehaut (Konjunktiva) des Patienten (!).

Die Bereitstellung einer ausreichenden Zahl von evtl. vorerst noch ungekreuzten Blutkonserven ist notwendig. Unter laufender Transfusion ist eine Ileuseinleitung (s.S. 208) vorzunehmen.

Kolon- und Rektumoperationen

Bei der anterioren **Rektumresektion nach Dixon** werden das Colon sigmoideum und das Rektum (der Mastdarm) bis kurz vor den Analkanal entfernt. Es wird eine den Schließmuskel (die Kontinenz) erhaltende End-zu-End-Anastomose angelegt. Bei einer abdominoperinealen **Rektumexstirpation** wird das gesamte Rektum und das distale Sigma entfernt. Es wird ein Anus praeter naturalis sigmoideus angelegt.
Bei einer **Operation nach Hartmann**, die z.B. bei einer Perforation des Sigmas durchgeführt wird, werden das Colon sigmoideum und das proximale Rektum entfernt. Das verbleibende Rektum wird blind verschlossen. Das Colon descendens wird endständig ausgeleitet. Später kann die Darmkontinuität wiederhergestellt werden.
Bei der gleichzeitig von abdominal und perineal durchgeführten Rektumresektion bzw. Rektumexstirpation ist auf einen meist **großen Blutverlust** zu achten, der allerdings schwer zu kalkulieren ist und deshalb oft

unterschätzt wird. Große Mengen von Blut können in die Abdecktücher verloren gehen. Inzwischen werden auch größere Darmoperationen zunehmend häufiger laparoskopisch operiert.
Besondere Überwachungsmaßnahmen:
- Kavakatheter (s.S. 183)
- evtl. blutig arterielle Druckmessung (s.S. 188)

Operationen in der Analregion

Als Narkoseform bei Operationen in der Analregion (z.B. Analfissuren, -fisteln, Hämorrhoiden) bietet sich die Spinalanästhesie, ein Sattelblock, eine Masken- oder Larynxmaskennarkose oder eine Intubationsnarkose an. Bei zu flacher Narkoseführung kann es durch die starke sensible Versorgung dieser Region zum Auslösen von heftigen Schmerzreaktionen kommen. Außerdem kann es (z.B. bei der Analspreizung) zum Auslösen einer Bradykardie oder eines Laryngospasmus kommen.

5.10 Anästhesie in der Traumatologie/ Orthopädie

Notfallmäßige Eingriffe in der Traumatologie

Verletzte Patienten werden normalerweise über die Notfallaufnahme eingeliefert. Bei der Versorgung von Schnittwunden kommen vor allem die verschiedenen Formen der **Lokalanästhesie**, z.B. die Infiltrationsanästhesie (s.S. 153), zur Anwendung. Diese Lokalanästhesien werden vom versorgenden Operateur selbst vorgenommen. Bei größeren Operationen, wie z.B. der sofortigen Versorgung einer Fraktur am Bein oder am Arm, einer Sehnennaht an der Hand oder der Replantation eines abgetrennten Fingers, bieten sich vor allem die Methoden der **Regionalanästhesie** wie

z. B. eine axillare Blockade des Plexus brachialis an. Großer Vorteil der Regionalanästhesien ist, dass die Schutzreflexe dieser als nicht nüchtern zu betrachtenden Notfallpatienten erhalten bleiben. Die große Gefahr einer Aspiration bei der Ein- und Ausleitung einer Vollnarkose dieser nicht nüchternen Patienten kann damit umgangen werden. Muss jedoch eine Intubationsnarkose durchgeführt werden, so sind die Ausführungen des Kapitels „Der nicht nüchterne Patient" (s. S. 207) zu berücksichtigen. Bei Patienten mit Mehrfachverletzungen sei auf das Kapitel „Der polytraumatisierte Patient" (s. S. 308) verwiesen. Bei Patienten mit Schädel-Hirn-Verletzungen und Verdacht auf einen erhöhten intrakraniellen Druck ist außerdem das Kapitel „Anästhesie in der Neurochirurgie" (s. S. 265) zu beachten.

Geplante traumatologische Operationen

Bei den geplanten (= elektiven) Eingriffen in der Traumatologie handelt es sich vor allem um Operationen an den Extremitäten. An den Extremitäten werden oft Osteosynthesen, Metallentfernungen, Bänder- und Sehnennähte usw. durchgeführt. Hierzu eignen sich bei Operationen an den unteren Extremitäten eine Spinal- oder Periduralanästhesie (s. S. 164). Bei Operationen an den oberen Extremitäten bietet sich z. B. eine axillare Blockade des Plexus brachialis an.

Traumatologische/orthopädische Operationen

Operationen im Bereich der Hüfte

Eine häufige Operation ist die Versorgung einer Oberschenkelhalsfraktur, die meist bei alten Patienten vorkommt. Es sei deshalb auch auf das Kapitel „Anästhesie im hohen Lebensalter" (s. S. 245) verwiesen. **Oberschenkel-**

halsfrakturen können z. B. durch Verschraubung oder durch Resektion des Oberschenkelkopfes und Ersatz durch eine künstliche Oberschenkelkopfprothese (= Kopfendoprothese) operativ behandelt werden.

Bei degenerativen Veränderungen der Hüfte muss oft eine künstliche Oberschenkelkopfprothese sowie eine künstliche Hüftgelenkpfanne (= Totalendoprothese = TEP) eingesetzt werden.

Für die operative Versorgung einer Schenkelhalsfraktur hat sich mancherorts eine **Spinalanästhesie** gut bewährt. Wird zum Anlegen der Spinalanästhesie der Patient auf die kranke Seite gelegt und außerdem ein hyperbares Lokalanästhetikum verwendet (s. S. 168), so kann gezielt nur das kranke Bein anästhesiert werden. Hierdurch kann auch der nach einer Spinalanästhesie oft auftretende Blutdruckabfall vermindert werden. Wird für diese Operation eine **Periduralanästhesie** mit Katheter gewählt, dann kann durch wiederholte Nachinjektion auch eine postoperative Analgesie ermöglicht werden. Vor Anlage einer Spinal- oder Periduralanästhesie sollten diesen Patienten z. B. 0,05–0,15 mg Fentanyl verabreicht werden, damit sie die notwendigen Lagerungsmanöver tolerieren können. Alternativ kann auch in Rückenlage zuerst in der Leiste ein so genannter 3-in-1-Block (s. S. 262) angelegt werden, wodurch eine Schmerzlinderung möglich ist und Lagerungsmanöver relativ gut toleriert werden. Häufig werden diese Operationen aber auch in einer Allgemeinanästhesie durchgeführt.

Ist mit einem größeren Blutumsatz zu rechnen, wie z. B. beim Auswechseln einer lockeren Totalendoprothese (= **TEP-Wechsel**), so sind die alleinigen rückenmarknahen Leitungsanästhesien nicht zu empfehlen. Häufig kann hier mittels einer Periduralanästhesie in Kombination mit einer Intubationsnarkose eine schonende Anästhesie und gute postoperative Schmerztherapie durchgeführt werden. Der Periduralkatheter sollte jedoch möglichst erst nach Stillung stärkerer Blutungen, also erst gegen Ende der Operation, mittels Lokalanästhetikum bestückt werden. Ansonsten droht bei einer stärkeren Blutung aufgrund der Nervenblockaden (mit Gefäßweitstellung) unter Umständen ein massiver Blutdruckabfall, falls keine ausreichende Volumensubstitution durchgeführt wurde (Blockade der körpereigenen kompensatorischen Vasokonstriktion). Bei einer TEP-Operation ist zu beachten, dass oft große Blutmengen in die Abdecktücher verloren gehen können.

Um die Zahl der transfundierten Konserven zu reduzieren, empfiehlt es sich, bei blutreichen traumatologischen Operationen eine so genannte maschinelle **Autotransfusion** durchzuführen. Hierbei wird das abgesaugte Wundblut (nach entsprechender vollautomatischer Aufbereitung in einem Autotransfusionsgerät) retransfundiert. Die Zahl der Fremdblutkonserven kann hiermit oft deutlich reduziert werden. Eine Autotransfusion darf jedoch niemals durchgeführt werden, wenn im Wundbereich eine Infektion besteht oder wenn im Bereich eines Karzinoms operiert wird (!). Bei voraussichtlich blutreichen Operationen wird inzwischen bei vielen Patienten **eine präoperative Eigenblutspende** durchgeführt. Die Patienten müssen inzwischen über diese Möglichkeit aufgeklärt werden, falls das Transfusionsrisiko größer als 10 % ist. Falls intraoperativ Blutkonserven benötigt werden, müssen stets zuerst die Eigenblutkonserven transfundiert werden, bevor evtl. zusätzlich Fremdblut verabreicht wird.

Wird bei Hüftoperationen ein **Knochenzement** verwendet, so muss bei dessen Einbringung besonders auf hierbei mögliche, unter Umständen drastische Blutdruckabfälle geachtet werden. Die Indikation zur arteriellen Blutdruckmessung sollte hierbei großzügig gestellt werden. Zumeist wird vor Narkoseeinleitung ein H_1- und H_2-Rezeptorenblocker empfohlen (s. S. 220), da als mögliche Ursachen des Blutdruckabfalls unter anderem anaphylaktoide Reaktionen auf den Knochenzement angenommen werden.

5.11 Anästhesie in der Thoraxchirurgie

Allgemeine Bemerkungen

Die meisten Eingriffe in der Thoraxchirurgie werden in Seitenlage durchgeführt. Oft wird zusätzlich noch der Operationstisch abgeknickt, ähnlich wie bei der Nierenlagerung (s. S. 261). Hierdurch sind deutliche Störungen der Lungendurchblutung und Lungenbelüftung, so genannte Ventilations-Perfusions-Störungen (s. S. 261, 334), zu erwarten. Folge ist ein **Rechts-Links-Shunt** mit einer entsprechenden Verminderung des Sauerstoffgehalts im arteriellen Blut. Außerdem kommt es in der unteren Lunge durch die schlechte Belüftung zu einem Kollabieren der Alveolen, das heißt zur Ausbildung von Atelektasen; hierdurch wird der Rechts-Links-Shunt noch verstärkt.

Präoperative Visite

Vor Thoraxoperationen ist auf eine ausführliche Beurteilung der Lungenfunktion anhand einer Lungenfunktionsprüfung und einer arteriellen Blutgasanalyse zu achten. Außerdem muss bedacht werden, dass die Patienten bereits präoperativ die Atemgymnastik erlernen, die postoperativ wichtig für sie ist.

Intubation

Bei bestimmten Operationen muss nach Rücksprache mit dem Operateur ein **Doppellumentubus** (z. B. ein Broncho-Cath; s. S. 81) verwendet werden, mit dem eine seitengetrennte Beatmung der beiden Lungen erreicht werden kann. Auf Wunsch des Operateurs kann nun z. B. nur eine Lunge belüftet werden, während die andere kollabiert ist. Außerdem kann hierdurch wirkungsvoll verhindert werden, dass Material wie Eiter, Sekret, Blut oder Tumormassen während der Operation von der kranken in die gesunde Lungenseite verschleppt werden. Die korrekte Lage des Tubus muss auch nach Lagerung des Patienten auskultatorisch mehrmals überprüft werden (!). Gegebenenfalls kann eine fiberbronchoskopische Lagekontrolle des Doppellumentubus notwendig sein.

Narkoseführung

Wird intraoperativ durch den Operateur eine Lunge komprimiert oder eine Lunge auf Wunsch des Operateurs gar vollständig von der Belüftung abgeschaltet (durch Abklemmen eines Schenkels des Doppellumentubus), so ist mit einer massiven Zunahme des bereits durch die Lagerung bedingten Rechts-Links-Shunts zu rechnen. Es muss deshalb auf eine **entsprechend hohe inspiratorische Sauerstoffkonzentration** sowie auf regelmäßige arterielle Blutgaskontrollen geachtet werden. Notwendig ist eine kontinuierliche Überwachung der arteriellen Sauerstoffsättigung mittels Pulsoxymetrie. Es sollten stets mindestens 50 % Sauerstoff im Inspirationsgemisch eingestellt werden. Oft ist vorübergehend eine manuelle Ventilation der maschinellen Beatmung vorzuziehen. Hierdurch kann die Beatmung meist besser der aktuellen Operationssituation angepasst werden.

Bei thorakalen Eingriffen werden zumeist eine oder mehrere **Thoraxsaugdrainagen** eingelegt, über die evtl. aus der operierten Lunge noch entweichende Luft abgesaugt werden kann. Vor dem definitiven Verschluss des Thorax ist auf eine manuelle Blähung der Lunge zu achten. Hierdurch entfaltet sich die Lunge wieder und legt sich der Thoraxwand an. An die Thoraxdrainagen muss ein Absaugsystem angeschlossen werden; bewährt hat sich z. B. das Einmalgerät Pleur-evac (s. u.; s. S. 420; Abb. 7.14b). Meist muss mit einem Sog von –15 bis –20 cm Wassersäule gesaugt werden. Wurde jedoch eine Lungenhälfte total entfernt, so darf nicht gesaugt werden, da hierdurch eine massive **Verlagerung des Mediastinums** zur resezierten Seite hin drohen würde. Folge einer starken Mediastinalverlagerung kann eine Abklemmung der herznahen Gefäße mit schweren Kreislaufproblemen sein. In diesem Falle sollen die Drainagen zwar über ein Pleur-evac-System abgeleitet werden (s. u.), es darf aber nicht abgesaugt werden.

Spezielle Überwachungsmaßnahmen:
- blutige arterielle Druckmessung (s. S. 188): Bei Punktion der Arteria radialis sollte der bei der Seitenlagerung oben liegende Arm vorgezogen werden. Die arterielle Kanüle ist außer für die kontinuierliche Druckmessung auch für engmaschige Blutgasanalysen notwendig.
- Kavakatheter (s. S. 182)

Transport des Patienten auf die Intensivstation

Falls möglich, sollte der Patient am Ende der Operation extubiert werden. Manchmal ist das jedoch nicht möglich. Nach Austausch eines Doppellumentubus gegen einen normalen nasotrachealen Tubus wird der Patient dann auf die Intensivstation gebracht. Während des Transports kann an der Thoraxdrainage nicht gesaugt werden.

> Es ist jedoch unbedingt zu beachten, dass beim beatmeten Patienten eine Thoraxdrainage niemals (!) abgeklemmt werden darf.

Öfters besteht nach einer Lungenoperation eine kleine Fistel zwischen Lunge und Pleuraspalt, durch die bei maschineller Beatmung Luft in den Pleuraspalt entweicht (so genannte **Fistelung**). Kann diese Luft nicht über die Thoraxdrainage aus dem Pleuraspalt nach außen entweichen, so droht über kurz oder lang ein **Spannungspneumothorax**. Deshalb muss also die Thoraxdrainage entweder steril abgedeckt werden und offen (!) bleiben oder besser, das Pleur-evac-System wird auch während des Transports angebracht, obwohl nicht gesaugt werden kann. Hiermit ist die Thoraxdrainage steril abgeschlossen. Außerdem verfügt dieses Pleur-evac-System über ein so genanntes **Wasserschloss**; das heißt, im Pleuraspalt befindliche Luft kann bei Überdruck über dieses Wasserschloss entweichen. Bei

Unterdruck im Pleuraspalt kann jedoch keine Luft in den Pleuraspalt eintreten. Sobald als möglich sollte auf der Intensivstation wieder die Saugung angeschlossen werden.

Postoperative Nachbehandlung

Die postoperative Analgesie ist bei Thoraxeingriffen sehr wichtig, um einer schmerzbedingten Atemschonhaltung mit mangelhafter Sekretabhustung und damit einer Pneumoniegefahr vorzubeugen.

5.12 Anästhesie in der Herzchirurgie

Allgemeine Bemerkungen

Die Herzkranzgefäße (= Koronararterien)

Die Herzmuskulatur wird von zwei Koronararterien (vgl. Abb. 5.24) mit Blut versorgt. Beide, sowohl der Hauptstamm der linken (1) als auch die rechte Koronararterie (2), entspringen aus der Aortenwurzel (3), also unmittelbar oberhalb der Aortenklappe. Der Hauptstamm der linken Koronararterie teilt sich in zwei Äste (Ramus circumflexus und Ramus interventricularis anterior) auf und versorgt vor allem die Muskulatur des linken Ventrikels und der Herzscheidewand. Patienten mit einer Hauptstammstenose sind besonders gefährdet. Die rechte Koronararterie verläuft um das rechte Herz zur Herzhinterwand, wo sie zur Herzspitze absteigt. Die rechte Koronararterie versorgt den größten Teil der Muskulatur des rechten Herzens.

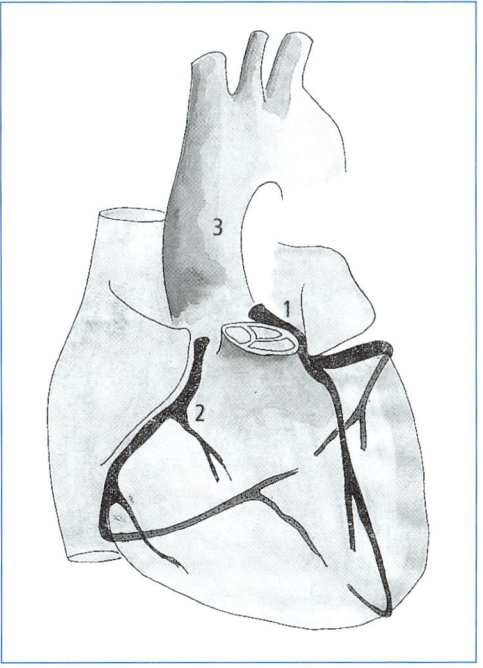

Abb. 5.24 Herzkranzgefäße. 1 = Hauptstamm der linken Koronararterie, 2 = rechte Koronararterie, 3 = Aortenwurzel.

Sauerstoffbedarf des Herzmuskels (= myokardialer Sauerstoffbedarf)

Die Sauerstoffausschöpfung des Koronararterienbluts beträgt ca. 70% und ist damit höher als in allen anderen Organen. Steigt der Sauerstoffbedarf der Herzmuskulatur unter Belastung an, so ist eine stärkere Sauerstoffausschöpfung des Blutes kaum noch möglich.

> Ein vermehrter Antransport von Sauerstoff ist nur durch eine Zunahme der Koronardurchblutung möglich. Ein gesundes Koronarsystem kann die Durchblutung auf das 5- bis 7fache (!) der Ruhedurchblutung steigern (= **Koronarreserve**).

Der Sauerstoffbedarf des Herzmuskels wird vor allem von drei Faktoren beeinflusst, die als Hauptdeterminanten des myokardialen Sauerstoffbedarfs bezeichnet werden.

Herzfrequenz

Eine Beschleunigung der Herzfrequenz erhöht die Arbeit des Herzmuskels und damit den Sauerstoffverbrauch des Herzmuskels.

Kontraktilität des Herzmuskels (= Inotropie)

Unter Kontraktilität wird die Verkürzungsgeschwindigkeit der Herzmuskulatur verstanden. Je schneller sich der Herzmuskel kontrahiert (= zusammenzieht) und je schneller damit während der Systole der Druck im Herzen ansteigt, desto höher ist der Sauerstoffbedarf des Herzmuskels.

Wandspannung des Herzmuskels

Während der Systole wird Blut in den großen Kreislauf gepumpt. In der Diastole (= Füllungsphase) strömt wieder Blut aus dem kleinen Kreislauf der Lungengefäße in den linken Ventrikel. Dadurch nimmt am Ende der Diastole die Wandspannung im Ventrikel zu.

▶ Diese enddiastolische Wandspannung (Vordehnung) der Ventrikelmuskulatur wird als **Vorlast (= preload)** bezeichnet.

Eine Steigerung der Vorlast, d.h. eine Zunahme der Wandspannung des Herzmuskels führt zu einem vermehrten Sauerstoffbedarf. Die Vorlast des linken Ventrikels kann unter bestimmten Voraussetzungen vereinfachend mit dem enddiastolischen Druck im linken Ventrikel gleichgesetzt werden. Dieser kann jedoch nicht direkt gemessen werden. Der **linksventrikuläre enddiastolische Druck** entspricht normalerweise (falls z.B. keine Mitralklappenstenose vorliegt) weitgehend dem über einen Pulmonaliskatheter messbaren pulmonalkapillären Verschlussdruck (= **Wedge-Druck**, s. S. 199). Während der systolischen Kontraktion des Herzmuskels steigt der Druck im Ventrikel und gleichzeitig die Wandspannung des Herzmuskels.

▶ Die **Nachlast (= afterload)** des linken (rechten) Ventrikels ist die notwendige Wandspannung, die während der Systole aufgebracht werden muss, damit sich die Aortenklappe (Pulmonal-

klappe) öffnet und Blut aus dem linken (rechten) Herzen ausgeworfen werden kann.

Je höher die Nachlast, desto höher die Wandspannung und damit der Sauerstoffbedarf. Die Nachlast des linken Ventrikels hängt entscheidend vom diastolischen Aortendruck und vom linksventrikulären enddiastolischen Volumen ab.

Koronardurchblutung

Die Koronardurchblutung weist beim Gesunden eine Autoregulation auf. Sie ist daher weitgehend unabhängig vom Blutdruck und wird vor allem durch den myokardialen Sauerstoffbedarf gesteuert. Liegt eine Koronarstenose vor, dann ist diese Autoregulation jedoch beeinträchtigt und die Koronardurchblutung hängt vor allem von den folgenden Faktoren ab:

Koronarer Perfusionsdruck

Die Koronardurchblutung erfolgt fast ausschließlich während der Diastole. Die Kraft, die das Koronarblut durch die Herzkranzgefäße treibt, ist der diastolische arterielle Druck. Dem wirkt der im Ventrikel herrschende enddiastolische Druck entgegen.

> Der koronare Perfusionsdruck des linken Ventrikels ergibt sich also aus der Differenz des diastolischen arteriellen Drucks bzw. des Drucks distal einer Koronarstenose minus dem linksventrikulären enddiastolischen Druck.

Dem linksventrikulären enddiastolischen Druck kann normalerweise der über einen Pulmonaliskatheter messbare Wedge-Druck (s. S. 199) gleichgesetzt werden.

Koronarwiderstand

Eine Erhöhung des Koronararterienwiderstands, z.B. aufgrund einer arteriosklerotischen Verengung der Koronararterien, behindert die Koronardurchblutung.

Herzfrequenz

Die Durchblutung der Koronararterien erfolgt fast ausschließlich in der Diastole. Bei einer Steigerung der Herzfrequenz wird vor allem die Dauer der Diastole und damit die Dauer der Koronardurchblutung verkürzt.

Herz-Lungen-Maschine

(vgl. Abb. 5.25)

Bei den meisten Herzoperationen muss das Herz aus operationstechnischen Gründen völlig ruhiggestellt werden. Das Herz kann also seiner Pumpfunktion vorübergehend nicht mehr nachkommen. Deshalb muss hierbei eine so genannte **H**erz-**L**ungen-**M**aschine (**HLM**) verwendet werden, also eine Apparatur, welche die Pumpfunktion des Herzens und die Gasaustauschfunktion der Lunge übernehmen kann. Beim Anschluss an eine Herz-Lungen-Maschine wird zunächst die Aorta (oder selten die Arteria femoralis) und dann in der Regel der rechte Vorhof kanüliert (bei manchen Operationen werden auch aus technischen Gründen die Vena cava inferior und die Vena cava superior kanüliert). Das venöse Blut wird über ein Schlauchsystem in diese Herz-Lungen-Maschine geleitet. In einem so genannten **Oxygenator** werden die Gasaustauschfunktion der Lunge, also die Oxygenierung des Blutes mit Sauerstoff sowie die Elimination des Kohlendioxids, übernommen. Eine so genannte **Rollerpumpe** übernimmt die Funktion des Herzens und pumpt das Blut über eine Filtereinrichtung zurück in die kanülierte Aorta (oder die Arteria femoralis). Dieser beschriebene, außerhalb des Körpers (= extrakorporal) stattfindende Kreislauf (= Zirkulation) wird auch als **extra**korporale **Z**irkulation (= **EKZ**) bezeichnet.

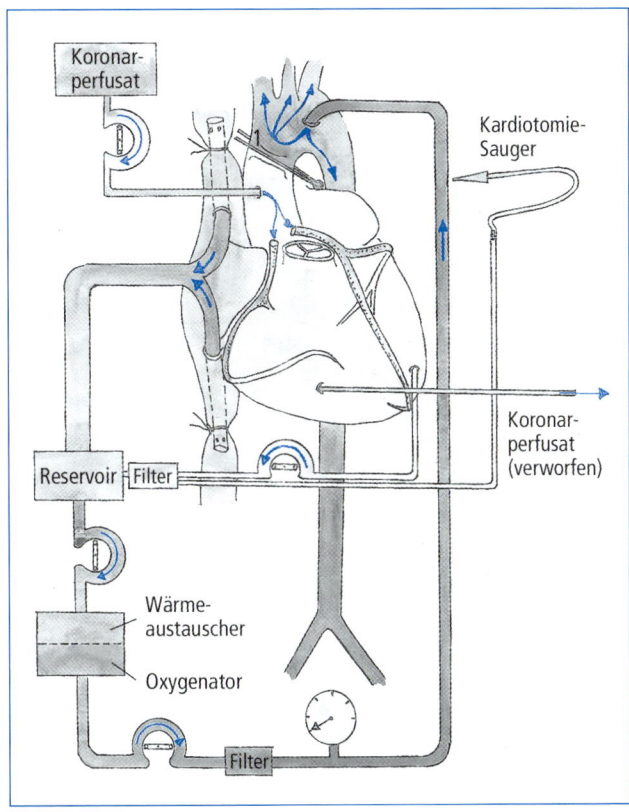

Abb. 5.25 Funktionsprinzip der Herz-Lungen-Maschine, 1 = Aortenklemme.

▶ Wird das gesamte venöse Blut über die Herz-Lungen-Maschine geleitet, wird von einem „**totalen" Bypass** gesprochen.

Das Herz sowie die Lunge werden nicht mehr durchblutet. Der Patient braucht hierbei nicht beatmet zu werden. Die Beatmung würde den Operateur nur stören. Vor Beginn und nach Beendigung des „totalen" Bypasses wird für einige Minuten ein so genannter „partieller" (= teilweiser) Bypass vorgenommen.

▶ Bei einem „**partiellen" Bypass** wird nur ein Teil des venösen Blutes durch die Herz-Lungen-Maschine geleitet, der andere Teil wird noch vom rechten Herzen durch die Lungen zum linken Herzen gepumpt.

Während des partiellen Bypasses wird der Patient mit 100 % Sauerstoff beatmet.
Da während dieser Herzoperationen die Koronararterien nicht durchblutet sein dürfen, wird die Aortenwurzel mit einer so genannten **Aortenklemme** abgeklemmt (1 in Abb. 5.25). Das von der HLM in die Aorta zurückgepumpte Blut kann also nicht in die Aortenwurzel und in die dort entspringenden Koronararterien fließen. Aufgrund dieser „Nichtdurchblutung" der Koronararterien droht eine ischämische Schädigung der Herzmuskulatur. Um die **Ischämietoleranz des Herzens** zu erhöhen, wird das Herz mit eisgekühlter Ringer-Laktat-Lösung oder mit eisgekühlter 0,9%iger NaCl-Lösung übergossen. Außerdem wird noch eine

spezielle, ebenfalls eisgekühlte, so genannte kardioplegische Lösung über die Aortenwurzel ins Koronarsystem gepresst (= Koronarperfusat). Diese kardioplegische Lösung erzeugt einen schlaffen, asystolischen Zustand des Herzens (= Kardioplegie) und senkt den Stoffwechsel der Herzmuskulatur weiter. Ein Herzstillstand ist (meist) dafür notwendig, dass der Operateur die mikrochirurgischen Koronaranastomosen durchführen kann (vgl. S. 295).
Während der EKZ wird außerdem eine Abkühlung des Blutes auf z.T. 28°C oder tiefer vorgenommen, um den Sauerstoffbedarf des Körpers zu senken. Inzwischen wird in zunehmend mehr Zentren nur noch in einer milden Hypothermie (ca. 34°C) oder gar in Normothermie operiert.

Anästhesiologische Besonderheiten in der Herzchirurgie

Katecholamine (vgl. Tab 5.5)

In der herzchirurgischen Anästhesie werden zur Herz-Kreislauf-Unterstützung sehr häufig Katecholamine eingesetzt. Zumeist werden sie per Spritzenpumpe intravenös verabreicht.

> Katecholamine kommen normalerweise als Überträgersubstanzen (= Transmitter) im sympathischen Nervensystem vor.

Tab. 5.5 Wichtige Katecholamine und deren Wirkung auf die Alpha-, Beta- und Dopaminrezeptoren.

Katecholamin	Alpha-Rezeptoren	Beta-1-Rezeptoren	Beta-2-Rezeptoren	Dopamin-Rezeptoren
Noradrenalin	+++	+	0	0
Adrenalin in niedriger Dosierung	+	+++	++	0
Adrenalin in hoher Dosierung	+++	+++	+	0
Dopamin in niedriger Dosierung	+	++	0	++
Dopamin in hoher Dosierung	++	++	0	++
Dobutamin (Dobutamin Solvay® Infus)	0	+++	+	0
Dopexamin (Dopacard®)	0	(+)	+++	++

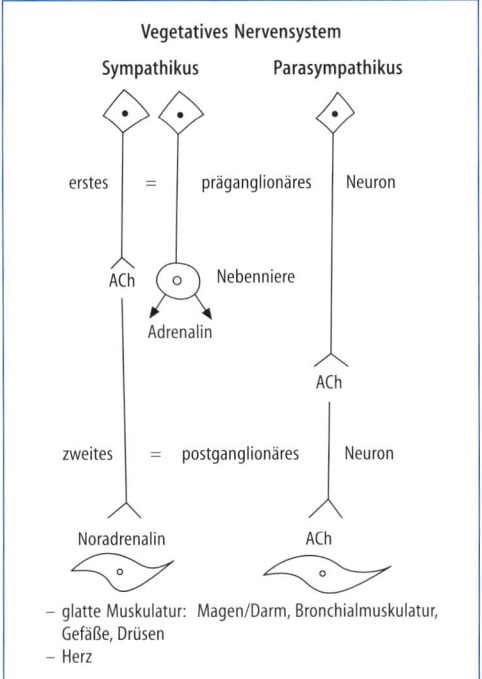

Vegetatives Nervensystem

Sympathikus   Parasympathikus

erstes   =   präganglionäres   Neuron

ACh   Nebenniere

Adrenalin

ACh

zweites =   postganglionäres   Neuron

Noradrenalin   ACh

– glatte Muskulatur: Magen/Darm, Bronchialmuskulatur, Gefäße, Drüsen
– Herz

Abb. 5.26 Schematische Darstellung des sympathischen und parasympathischen Nervensystems. ACh = Acetylcholin.

Zum besseren Verständnis der Katecholamine sollen ihre Wirkung im sympathischen Nervensystem sowie der Aufbau des sympathischen Nervensystems kurz wiederholt werden (vgl. Abb. 5.26, s. auch S. 61). Alle sympathischen Nerven bestehen aus jeweils zwei hintereinander geschalteten Nervenzellen (= Neuronen). Das erste Neuron wird als präganglionäres Neuron, das zweite Neuron als postganglionäres Neuron bezeichnet. Die Impulsübertragung vom ersten auf das zweite Neuron erfolgt durch die Überträgersubstanz **Acetylcholin** (ACh). Die Übertragung vom zweiten Neuron auf das Erfolgsorgan, z. B. auf die Gefäßmuskulatur oder das Herz, erfolgt durch den Transmitter Noradrenalin.

Noradrenalin wird von diesen postganglionären Neuronen freigesetzt und wirkt nur lokal (!), also nur an dem von diesen sympathischen Nerven versorgten Erfolgsorgan.

Zum sympathischen Nervensystem wird auch das **Nebennierenmark** gezählt. Es wird als eine Anhäufung von sympathischen, postganglionären Neuronen aufgefasst. Bei einer Stimulierung des Sympathikus setzt daher das Nebennierenmark seine Überträgersubstanz frei. Die Überträgersubstanz des Nebennierenmarks ist jedoch nicht Noradrenalin, sondern Adrenalin. Das Nebennierenmark gibt bei Stimulation das Adrenalin ins Blut ab.

Da **Adrenalin** über das Blut zu den verschiedensten Organen transportiert wird, entfaltet es keine lokale, sondern generalisierte systemische (!) Wirkungen im gesamten Körper.

In den Nervenzellen und im Nebennierenmark wird aus der Aminosäure L-Tyrosin über mehrere Zwischenstufen **Dopamin** hergestellt. In verschiedenen Gehirnarealen, vor allem im extrapyramidalen System, wird Dopamin als Transmitter freigesetzt. In den postganglionären Nervenzellen des sympathischen Nervensystems wird Dopamin weiter zu Noradrenalin umgewandelt, welches als Transmitter freigesetzt wird. Nur im Nebennierenmark wird Noradrenalin noch weiter umgewandelt, nämlich bis zum Adrenalin, welches dann als Transmitter ins Blut freigesetzt wird.

Dopamin, Noradrenalin und Adrenalin werden als **physiologische** (= körpereigene) **Katecholamine** bezeichnet. Diese Katecholamine wirken an den Erfolgsorganen über spezifische Rezeptoren.

Es kann zwischen Alpha-Rezeptoren, Beta-1- und Beta-2-Rezeptoren sowie Dopamin-Rezeptoren unterschieden werden.

Alpha-Rezeptoren
Eine Stimulation der Alpha-Rezeptoren führt vor allem zu einer Gefäßkonstriktion und damit zu einem Anstieg des systolischen und diastolischen Blutdrucks. Inzwischen werden die Alpha-Rezeptoren in Alpha-1- und Alpha-2-Rezeptoren unterteilt (subklassifiziert).

Beta-1-Rezeptoren

Eine Stimulierung der Beta-1-Rezeptoren führt vor allem zu einer Steigerung der Herzkraft (= positiv inotrope Wirkung) mit Zunahme des Schlagvolumens und des Herzminutenvolumens sowie zu einer Zunahme der Herzfrequenz.

Beta-2-Rezeptoren

Eine Stimulierung der Beta-2-Rezeptoren bewirkt vor allem eine Weitstellung der Bronchien sowie eine Weitstellung der Gefäße mit Blutdruckabfall. Außerdem bewirkt eine Erregung der Beta-2-Rezeptoren eine positiv inotrope Wirkung sowie eine Stimulierung des Stoffwechsels.

Dopamin-Rezeptoren

Eine Stimulation der Dopamin-Rezeptoren führt zu einer Gefäßweitstellung vor allem im Bereich der Nieren und des Darmbereichs (aber auch im Bereich der Koronar- und Hirngefäße). Inzwischen werden die Dopamin-Rezeptoren in Dopamin-1- und Dopamin-2-Rezeptoren subklassifiziert.

Noradrenalin (Arterenol®)

Noradrenalin wirkt vor allem auf die Alpha-Rezeptoren, das heißt, je nach Dosierung kommt es über eine starke Vasokonstriktion zu einer ausgeprägten Blutdrucksteigerung. Seine Wirkung auf die Beta-1-Rezeptoren ist deutlich schwächer als bei den anderen Katecholaminen. Eine Steigerung der Herzfrequenz bleibt zudem aus, da es aufgrund der Blutdrucksteigerung oft zu einer Reizung der Barorezeptoren mit einer reflektorischen Bradykardie kommt. Als Dosierungsempfehlung für Noradrenalin werden 0,015–0,25 µg/kg KG/min angegeben, es kann jedoch im Extremfall (z.B. Sepsis) auch deutlich höher dosiert werden. Die Dosierung muss streng nach Wirkung erfolgen.

Adrenalin (Suprarenin®)

Adrenalin wirkt sowohl auf die Alpha- als auch auf die Beta-1- und Beta-2-Rezeptoren. Welche Wirkung überwiegt, hängt von der Dosierung ab. In niedrigen Konzentrationen (0,015–0,03 µg/kg KG/min) überwiegt die Beta-1- und Beta-2-Wirkung. Die Beta-1-Stimulation bewirkt eine Steigerung der Herzfrequenz und des Herzminutenvolumens mit Anstieg des systolischen Drucks, die Beta-2-Wirkung eine Gefäßdilatation vor allem in der Muskulatur mit Abnahme des diastolischen Drucks. Der arterielle Mitteldruck bleibt oft konstant. Bei mittlerer Dosierung (0,03–0,15 µg/kg KG/min) kommt es sowohl zu einer Stimulierung der Alpha- als auch der Beta-Rezeptoren. In hoher Konzentration (0,15–0,3 µg/kg KG/min) überwiegt die vasokonstriktorische Wirkung der Alpha-Rezeptoren mit einer Blutdrucksteigerung. Durch Stimulation der Beta-2-Rezeptoren wirkt Adrenalin auf das Bronchialsystem erweiternd. Auf den Stoffwechsel wirkt Adrenalin über die Beta-2-Erregung stimulierend und steigert den Fett- und Glykogenabbau.

Dopamin (Dopamin®)

Dopamin ist die Vorstufe von Noradrenalin. Dopamin bewirkt eine Stimulierung der Alpha- und Beta-1-Rezeptoren. Daneben wirkt es an spezifischen dopaminergen Rezeptoren, die sich vor allem im Bereich der Nierengefäße und der Darmgefäße (aber auch im Bereich der Koronar- und Hirngefäße) befinden. Vor allem in niedrigen (1–3 µg/kg KG/min), aber auch in mittleren (3–8 µg/kg KG/min) Dosierungen führt Dopamin über eine Stimulierung dieser dopaminergen Rezeptoren zu einer Steigerung der Darm- und Nierendurchblutung mit einer vermehrten Urinproduktion. Dass durch Gabe von Dopamin in „Nierendosis" (1–3 µg/kg KG/min) allerdings das Risiko eines Nierenversagens vermindert werden kann, ist inzwischen widerlegt. Dopamin in „Nierendosis" wird daher nur noch selten eingesetzt. Bei mittlerer Dosierung kommt es über eine zusätzliche Stimulierung der Beta-1-Rezeptoren zu einer Steigerung der Herzkraft und zu einer Zunahme des Herzminutenvolumens mit leichtem Blutdruckanstieg. Bei hoher Dosierung (> 10 µg/kg KG/min bis maximal 30 µg/kg KG/min) kommt es über eine zunehmende Stimulierung der Alpha-Rezeptoren zu einer Vasokonstriktion (auch im Nieren- und Darmbereich) mit einer deutlichen Blutdrucksteigerung.

Dobutamin (Dobutamin Solvay® Infus)

Dobutamin ist ein synthetisches Katecholamin. Es verfügt über eine ausgeprägte Beta-1-Wirkung. Die positiv inotrope Wirkung mit Steigerung des Herzminutenvolumens steht also deutlich im Vordergrund. Die Wirkung auf die Beta-2-Rezeptoren ist nur gering. Vor allem in hohen Dosierungen kann es zu einer Vasodilatation durch Stimulierung der Beta-2-Rezeptoren kommen. Mit einer Steigerung der Herzfrequenz ist vor allem bei hohen Dosierungen zu rechnen. Als Dosierung wird die Gabe von 2 bis maximal 15 µg/kg KG/min empfohlen.

Dopexamin (Dopacard®)

Dopexamin ist ein relativ neuer Dopaminabkömmling. Er führt vor allem zu einer Stimulation der Beta-2-Rezeptoren (mit Gefäßweitstellung) und der Dopamin-Rezeptoren (mit verbesserter Durchblutung vor allem im Nieren- und Darmbereich). Außerdem hemmt Dopexamin die Wiederaufnahme von freigesetztem Noradrenalin in die Nervenendigungen und verstärkt damit dessen Wirkung. Dopexamin führt zu einer Steigerung des Herzminutenvolumens aufgrund einer Verminderung des peripheren Widerstandes (Stimulation der Beta-2- und Dopamin-Rezeptoren) und einer positiv inotropen Wirkung (Beta-2-Stimulation und Hemmung der Wiederaufnahme von Noradrenalin). Die Dosierung wird von 0,5 µg/kg KG/min schrittweise gesteigert, bis die erwünschte hämodynamische Wirkung erreicht ist. Die maximale Dosierung beträgt ca. 6 µg/kg KG/min. Dopexamin wird bei der schweren Herzinsuffizienz dann empfohlen, wenn andere Therapiemaßnahmen nicht ausreichend sind.

> Katecholamine führen also am Herzen zu einer Steigerung der Inotropie, der Herzfrequenz und des Blutdrucks. Hierdurch wird jedoch auch der Sauerstoffbedarf des Herzmuskels erhöht (s. S. 291), und zwar

unter Umständen mehr, als es der gesteigerten Herzleistung entspricht. Deshalb können bei vorgeschädigtem Koronarkreislauf durch die Anwendung von Katecholaminen unter Umständen pektanginöse Beschwerden ausgelöst werden (!).

Phosphodiesterasehemmer

Katecholamine wirken über die an den Zellmembranen sitzenden Katecholaminrezeptoren. Durch deren Stimulation wird in der Zelle zyklisches Adenosinmonophosphat (cAMP) gebildet, das über eine Erhöhung der intrazellulären Kalziumkonzentration seine Wirkungen entfaltet. Zyklisches Adenosinmonophosphat wird durch das Enzym Phosphodiesterase inaktiviert. Phosphodiesterasehemmer blockieren die Phosphodiesterase, hemmen den Abbau von cAMP und führen daher (wie Katecholamine) zu einer Konzentrationssteigerung von cAMP in den Zellen. Phosphodiesterasehemmer wirken also über die gleiche Endstrecke wie die Katecholamine.

Zu den Phosphodiesterasehemmern gehören z. B. **Amrinon** (Wincoram®), **Enoximon** (Perfan®) und **Milrinon** (Corotrop®). Phosphodiesterasehemmer werden vor allem bei einer schweren Herzinsuffizienz mit niedrigem Herzminutenvolumen (= low cardiac output syndrome) als zusätzliche Medikation empfohlen.

Amrinon (Wincoram®): Initialdosis: 0,5–1,5 mg/kg KG langsam als Bolus; Erhaltungsdosis: 5–10 µg/kg KG/min. Enoximon (Perfan®): Initialdosis: 0,5 mg/kg KG langsam als Bolus; Erhaltungsdosis: 2,5–10 µg/kg KG/min. Milrinon (Corotrop®): Initialdosis: 50 µg/kg KG sehr langsam i.v.; Erhaltungsdosis: 0,375–0,75 µg/kg KG/min.

Vasodilatatoren

▶ Vasodilatatoren sind gefäßerweiternde und damit blutdrucksenkende Medikamente. Sie spielen in der Herzchirurgie eine wichtige Rolle und werden zur Senkung eines erhöhten Blutdrucks sowie (in Kombination mit Katecholaminen) zur Therapie einer Herzinsuffizienz angewandt.

In der Herzchirurgie werden als Vasodilatatoren vor allem Nitroglycerin, Nifedipin, Urapidil und Nitroprussid-Natrium verwendet, da sie sich durch einen schnellen Wirkungseintritt und eine gute Steuerbarkeit auszeichnen. Zumeist werden diese Medikamente per Spritzenpumpe intravenös verabreicht.

Nitroglycerin
(= Glyceroltrinitrat; Trinitrosan®) (s. S. 271)
Nitroglycerin (oft nur als „Nitro" bezeichnet) wirkt vor allem auf die venösen Kapazitätsgefäße dilatierend. Das Blut „versackt" in den venösen Kapazitätsgefäßen **(= venöses Pooling)**. Dadurch nimmt der venöse Rückstrom zum Herzen ab. Folge ist eine verminderte Füllung des Herzens in der Diastole, also eine Abnahme des enddiastolischen Füllungsdrucks und der enddiastolischen Wandspannung (Vorlast = preload, s. S. 292). Die rechts- und linksventrikulären Füllungsdrücke, also der ZVD (s. S. 199) und der Wedge-Druck (s. S. 199, 292), sinken ab. Eine Abnahme der Vorlast bedeutet eine Entlastung und damit eine Abnahme des Sauerstoffbedarfs des Herzens (s. S. 291).
Nitroglycerin wirkt auch in geringem Maße auf die arteriellen Gefäße dilatierend, wodurch der arterielle Blutdruck und damit die Nachlast (= afterload, s. S. 292) abfällt. Ein Abfall der Nachlast bedeutet ebenfalls einen Abfall des myokardialen Sauerstoffbedarfs. Nach Nitroglyceringabe kommt es manchmal zu einer reflektorischen Tachykardie.
Wirkungen und Indikationen für Nitroglycerin in der Herzchirurgie:

Wirkungen	Indikationen
Abfall des systolischen und diastolischen Blutdrucks	Senkung eines erhöhten Blutdrucks (vgl. kontrollierte Hypotension)
Abfall des ZVD	Senkung eines erhöhten ZVD, z. B. bei Rechtsherzinsuffizienz
Abfall des Wedge-Drucks	Senkung eines erhöhten Wedge-Drucks, z. B. bei Linksherzinsuffizienz
Abnahme des Sauerstoffbedarfs des Herzens	Senkung des Sauerstoffbedarfs bei ischämischer Herzerkrankung, z. B. Koronarsklerose, Herzinfarkt

Urapidil (Ebrantil®)
Urapidil bewirkt durch eine Blockade der Alpha-Rezeptoren vor allem eine Dilatation der arteriellen Gefäße und dadurch einen Blutdruckabfall. Initial werden zumeist 5–25 mg intravenös langsam als Bolus injiziert. Gegebenenfalls können Wiederholungsdosen verabreicht und evtl. eine kontinuierliche Gabe von initial 2 mg/min und danach im Mittel von 9 mg/h durchgeführt werden. Eine reflektorische Tachykardie oder ein stärkerer Blutdruckanstieg beim Absetzen des Medikamentes (sog. Rebound-Hypertonie) tritt nicht auf.

Nifedipin (Adalat®)
Nifedipin hemmt die Kalziumkanäle und vermindert dadurch den Gefäßtonus. Nach intravenöser Gabe kommt es innerhalb weniger Minuten zu einem Abfall des Blutdrucks und zu einer Dilatation der Koronararterien. Es wird zur kontrollierten Blutdrucksenkung und zur Therapie der Angina pectoris eingesetzt. Zur intravenösen Infusion kommt das Adalat® pro infusione (5 mg/50 ml) zur Anwendung. Die Dosierung beträgt 0,4–1,7 mg/Stunde beim erwachsenen Patienten (= 0,1–0,4 µg/kg KG/min). Es muss über eine lichtgeschützte (schwarze oder umwickelte) Perfusorspritze und -leitung verabreicht werden.

Nitroprussid-Natrium
(NPN, nipruss®) (s. S. 271)
NPN bewirkt eine Dilatation der Arteriolen. Der arterielle Blutdruck und damit die Nachlast des linken Ventrikels sinkt. Die Herzarbeit

und der myokardiale Sauerstoffbedarf werden gesenkt. NPN führt außerdem zu einer Dilatation der venösen Kapazitätsgefäße mit einem venösen Pooling (s.o.). Der Rückstrom zum Herzen ist vermindert, der enddiastolische Füllungsdruck und damit die enddiastolische Wandspannung und die Vorlast fallen ab. Folge ist eine weitere Verminderung des myokardialen Sauerstoffbedarfs. Die Verbesserung der Pumpfunktion bei Herzinsuffizienz beruht also auf einer mechanischen Entlastung des Herzens. Nach NPN-Gabe tritt oft eine ausgeprägte reflektorische Tachykardie auf.

Indikationen für Nitroprussid-Natrium in der Herzchirurgie
- Senkung eines erhöhten Blutdrucks
- Senkung der linksventrikulären Nachlast und damit des linksventrikulären Sauerstoffbedarfs

Nachteile von NPN
Ausführliche Beschreibung s.S. 271.

Herstellung der Lösung
Ausführliche Beschreibung s.S. 272.

Dosierung in der Herzchirurgie
0,3–2 µg/kg KG/min.

Allgemeine Bemerkungen zur Narkoseführung bei herzchirurgischen Operationen

Präoperative Visite
Bei der präoperativen Visite (s.S. 3) muss besondere Aufmerksamkeit der zugrunde liegenden Herzerkrankung gelten. Die vorliegenden Ergebnisse der Herzkatheteruntersuchungen, die EKG-Befunde, die Thoraxröntgenbilder und der Lungenfunktionstest müssen eingehend bewertet werden.

> Bei Erhebung der Anamnese ist detailliert nach den aktuellen Herzbeschwerden, der kardialen Belastbarkeit sowie nach der medikamentösen Dauertherapie zu fragen.

Da die Patienten häufig mit Digitalispräparaten, mit Diuretika und einer Hochdruckmedikation eingestellt sind, ist insbesondere auch auf die möglicherweise durch Diuretika bedingten Störungen des Kaliumhaushalts (Hypokaliämie) zu achten. Digitalisierte Patienten neigen bei einer Hypokaliämie leicht zu Herzrhythmusstörungen. Nimmt der Patient Beta-Blocker (Hemmung vor allem der Beta-1-Rezeptoren zur Senkung der Herzfrequenz, der Inotropie und des Blutdrucks und damit des myokardialen Sauerstoffbedarfs, s.S. 291) oder Hochdruckmedikamente ein, so dürfen diese Medikamente nicht vor der Operation abgesetzt werden. Bei plötzlichem Absetzen z.B. einer Hochdruckmedikation kann es zu unerwünschten, überschießenden Blutdruckanstiegen kommen. Auch Nitroglycerinpräparate (z.B. Nitrolingual®), die die Patienten wegen ihrer pektanginösen Beschwerden einnehmen, müssen bis zum Operationstermin verabreicht werden. Dagegen muss eine eventuelle Marcumar®-Therapie ausreichend lange vor der Operation abgesetzt werden. Ist eine Therapie mit Antikoagulanzien jedoch unbedingt notwendig, so muss auf Heparin umgestellt werden. Falls vertretbar, sollten Diuretika und Digitalis 1–2 Tage vor der Operation abgesetzt werden. Eine Digitalisierung bis zum Operationstermin sollte z.B. nur bei manifester Herzinsuffizienz und bei Vorhofflimmern durchgeführt werden.

> Bei der Verordnung der **Prämedikation** ist auf eine ausreichende anxiolytische und sedierende Wirkung zu achten.

Bei unzureichender Dosierung droht eine stressbedingte Herzfrequenz- und Blutdrucksteigerung in der unmittelbar präoperativen Phase, wodurch die engen kardialen Reserven unter Umständen überschritten werden könnten (!). Insbesondere bei Patienten mit schwerer Koronarsklerose oder schwerer Mitralstenose kann dies evtl. fatale Folgen haben.

Als Schlafmedikation für die präoperative Nacht haben sich Benzodiazepine wie z.B.

Flunitrazepam (Rohypnol®, 1–2 mg oral, s.S. 6) bewährt. Auch zur Prämedikation hat sich der anxiolytische Effekt der Benzodiazepine bewährt. Bei Erwachsenen empfehlen sich z.B. 1–2 mg Flunitrazepam oral. (Auf eine Atropingabe im Rahmen der Prämedikation sollte wegen der dadurch drohenden Tachykardie verzichtet werden.) Nur im Ausnahmefall, z.B. bei einer Bradykardie bei der Narkoseeinleitung, wird bei kardiochirurgischen Patienten Atropin verabreicht.

Narkoseeinleitung

Sind die Patienten, wenn sie in den Narkosevorbereitungsraum kommen, noch ängstlich-aufgeregt und haben sie eine Tachykardie sowie einen hohen Blutdruck, dann empfiehlt sich zuerst eine intravenöse Gabe z.B. von Midazolam, Flunitrazepam oder Diazepam zur stärkeren Anxiolyse und Sedierung. Die Dosierung muss streng nach Wirkung erfolgen. Klagt ein Patient gar über **pektanginöse Beschwerden**, muss ein Nitrospray oder eine Nitrolingual®-Kapsel verabreicht werden. Zusätzlich empfiehlt sich ebenfalls eine Sedierung und Anxiolyse. **Nitroglycerin** bewirkt eine Weitstellung der venösen Kapazitätsgefäße (= venöses Pooling). Dadurch wird der venöse Rückstrom zum Herzen vermindert. Das Herz muss weniger Blut pumpen und wird entlastet. Der Sauerstoffbedarf des Herzens ist damit geringer. Nitroglycerin ist daher das Mittel der Wahl bei pektanginösen Beschwerden (s.S. 298).

Da die Narkoseeinleitung eine besonders kritische Situation darstellt, muss bereits vorher eine blutige arterielle Druckmessung angelegt werden (s.S. 188). Die Platzierung eines (unter Umständen mehrlumigen) zentralen Venenkatheters kann nach der Narkoseeinleitung vorgenommen werden. Er dient der herznahen Applikation von Medikamenten und der Kontrolle des zentralen Venendrucks.

Bei besonderen Indikationen muss evtl. ein Pulmonaliskatheter eingeführt werden (s.S. 194), mit dem das Herzminutenvolumen, der Druck in der Arteria pulmonalis sowie der pulmonal-kapilläre Verschlußdruck (= Wedge-Druck) gemessen werden können. Das Ein-

führen eines Pulmonaliskatheters ist z.B. bei schweren Formen einer Mitralstenose angezeigt. In manchen Kliniken wurde früher grundsätzlich ein Pulmonalarterienkatheter für alle Herzoperationen gelegt. In den letzten Jahren wird in der Kardioanästhesie allerdings zunehmend häufiger auf das Einschwemmen eines Pulmonaliskatheters verzichtet.

Wird ein Pulmonaliskatheter bereits vor Narkoseeinleitung gelegt, so sind bei der Narkoseeinleitung optimale Überwachungsmöglichkeiten gegeben. Außerdem können dann bereits vor Narkoseeinleitung der ZVD, das HMV sowie der Wedge-Druck gemessen werden. Diese Ausgangswerte bieten wichtige Vergleichsmöglichkeiten für intraoperativ gemessene Werte.

Als Narkoseform wird normalerweise eine (T)IVA oder balancierte Anästhesie (s.S. 119, 117) gewählt.

> Alle Medikamente müssen stets sehr langsam und nach Bedarf unter Kontrolle der hämodynamischen Parameter injiziert werden (!!).

Die Narkoseeinleitung kann z.B. folgendermaßen durchgeführt werden:

- Anxiolytikum
  Falls der Patient nicht ausreichend angst- und stressfrei ist, sollte im Einleitungsraum während der Vorbereitungen intravenös ein Anxiolytikum verabreicht werden (z.B. Boli à 0,5 mg Midazolam bzw. 0,25 mg Flunitrazepam).
- Präoxygenierung (s.S. 107)
- Priming-Dosis (s.S. 110)
- großzügige Opioidgabe; z.B. 0,5–0,7 mg Fentanyl oder eine entsprechende Dosis an Sufentanil (70–100 µg). Es ist auf eine langsame Injektion zu achten.
- den Patienten zum Einatmen auffordern (Kommandoatmung)
- Hypnotikum
  z.B. Etomidat (0,2–0,3 mg/kg KG), Propofol (ca. 2 mg/kg KG) oder Midazolam (ca. 0,1 mg/kg KG). Bei Patienten mit eingeschränkter Ventrikelfunktion kann Propofol

zu einem deutlichen Abfall des Blutdrucks führen.
- Vollrelaxierung mit z. B. Vecuronium oder Pancuronium (6–8 mg bei Erwachsenen) bzw. Rocuronium (ca. 50 mg beim Erwachsenen)
- evtl. Lokalanästhesie der Kehlkopfschleimhaut durch Besprühen z. B. mit einem Lidocainspray
- schonende Intubation:
Die Narkoseeinleitung ist besonders schonend mit möglichst konstantem Verhalten von Blutdruck und Herzfrequenz durchzuführen.
Nach der Intubation müssen neben einem Dauerkatheter und einer Magensonde noch eine rektale und eine ösophageale Temperatursonde gelegt werden. Es ist auf eine ausreichende Anzahl venöser Zugänge zur Volumensubstitution zu achten.

Inzwischen wird auch in der Kardioanästhesie zunehmend häufiger eine TIVA unter Verwendung von Remifentanil (meist 0,25–0,5 µg/kg KG/min), Propofol (3–6 mg/kg KG/h), Relaxans und Sauerstoff durchgeführt.

Narkoseführung bis zum Anschluss an die Herz-Lungen-Maschine

Während dieser Narkosephase ist auf eine ausreichende Opioidgabe zu achten. 5–10 Minuten vor dem Hautschnitt sollte nochmals eine entsprechende Fentanyl- bzw. Sufentanildosis (z. B. 0,5 mg bzw. 70 µg) nachinjiziert werden. Bis zum Hautschnitt werden meist ungefähr 1,5 mg Fentanyl oder ca. 200 µg Sufentanil verabreicht. Vor allem zum Hautschnitt, zur Sternotomie und bei der Freipräparierung der herznahen großen Gefäße ist eine tiefe Narkose erforderlich. Treten trotz ausreichender Analgesie und Narkosetiefe nicht beherrschbare Blutdrucksteigerungen auf, so muss gegebenenfalls eine kontrollierte Blutdrucksenkung (s. S. 271) durchgeführt werden, z. B. mittels Vasodilatanzien wie Nitroglycerin oder einem Inhalationsanästhetikum. Bei der Beatmung wird eine Normoventilation angestrebt. Der Patient wird meist mit 50% Sauerstoff beatmet.

Narkoseführung während der extrakorporalen Zirkulation

Die Aufrechterhaltung der Narkose wird zumeist mit einem Opioid (z. B. Fentanyl oder Sufentanil oder Remifentanil), einem nicht-depolarisierenden Relaxans (z. B. Vecuronium, Rocuronium oder Pancuronium) und einem Hypnotikum (z. B. Propofol, Midazolam oder Flunitrazepam) durchgeführt. Eventuell kann auch ein verdampfbares Inhalationsanästhetikum, vor allem Isofluran oder zunehmend Sevofluran, über den Oxygenator der Herz-Lungen-Maschine verabreicht werden. Der Bedarf an Narkosemitteln ist individuell recht unterschiedlich und hängt auch von dem Ausmaß der Hypothermie ab.

> Während der extrakorporalen Zirkulation sollten Medikamente möglichst über den venösen Schenkel der Herz-Lungen-Maschine (und nicht über die zentralen Venenkatheter) appliziert werden, weil dadurch der Applikationsweg sicherer ist.

Während der extrakorporalen Zirkulation darf kein Lachgas verabreicht werden, denn sollten im Bereich des Operationsgebietes oder im Bereich der Herz-Lungen-Maschine eventuell Luftblasen ins Blut eingeschwemmt werden, dann würden diese unter Lachgasgabe eine Größenzunahme erfahren (s. S. 270).
Während der extrakorporalen Zirkulation müssen vor allem die folgenden Größen kontinuierlich überwacht werden:

Gerinnung

Um während der EKZ eine Blutgerinnung in der Herz-Lungen-Maschine zu verhindern, wird der Patient kurz vor der operativen Kanülierung der großen Gefäße (s. S. 293) initial mit ca. 300–400 IE Heparin/kg KG heparinisiert. Die ausreichende Heparinisierung kann z. B. mithilfe der so genannten **a**ctivated **c**lotting **t**ime (**ACT**) kontrolliert werden. Wird hierzu das automatische Hemochron-Gerät verwendet, dann müssen 2 ml Blut in ein Spezialröhrchen injiziert werden. Danach wird die Zeitmessung des Hemochron-Gerätes gestartet, das Röhrchen ca. 5 Sekunden lang geschüttelt und anschließend in die Messkammer des Hemochron-Gerätes gesteckt. Bei Beendigung der Messung zeigt das Gerät den entsprechenden ACT-Wert an.

> Der Normalwert der ACT liegt bei ca. 105–165 Sekunden. Während der EKZ sollte ein Wert von ca. 400–600 Sekunden angestrebt werden.

Der ACT-Wert sollte ungefähr alle 30 Minuten kontrolliert werden und bei Abfall unter 400 Sekunden muss Heparin (ca. 1/3 der Initialdosis) nachinjiziert werden. Nach Beendigung der EKZ wird das Heparin durch die Gabe von Protaminsulfat antagonisiert und ein dem Ausgangswert entsprechender ACT-Wert angestrebt. Mit ca. 100–130 IE Protaminsulfat können 100 IE Heparin antagonisiert werden. Wegen der erhöhten Gefahr einer anaphylaktoiden Reaktion und eines Blutdruckabfalls muss Protamin sehr langsam verabreicht werden.

Blutungsprophylaxe

Durch die Gabe des Proteaseninhibitors Aprotinin (Trasylol®) könnte bei kardiochirurgischen Operationen der perioperative Blutverlust um ca. 50% vermindert werden. Bei Beginn der Narkoseeinleitung werden daher meist ca. 2 Millionen Einheiten Aprotinin über ca. 30 Minuten als Bolus und anschließend ca. 0,5 Millionen Einheiten pro Stunde empfohlen. Zusätzlich werden meist 1–2 Millionen Einheiten in das Priming-Volumen der HLM gegeben.

Arterieller Druck

> Während der extrakorporalen Zirkulation sollte der arterielle Perfusionsdruck bei 60–100 mmHg liegen.

Bei einem konstanten Perfusionszeitvolumen der Herz-Lungen-Maschine hängt der arterielle Perfusionsdruck nur vom peripheren Widerstand ab. Der periphere Gefäßwiderstand wird vor allem durch den Sympathikotonus, die Anästhesie, die Temperatur, den pH-Wert und durch vasoaktive Medikamente beeinflusst.

Ein systolischer, arterieller Blutdruck von mehr als 100 mmHg spricht bei einem normalen Perfusionszeitvolumen der Herz-Lungen-Maschine für einen hohen peripheren Gefäßwiderstand. Durch eine Vertiefung der Narkose sowie durch Vasodilatanzien, wie z.B. Nitroprussid-Natrium (s. S. 298), kann der periphere Widerstand und damit der arterielle Druck gesenkt werden. Falls der arterielle Perfusionsdruck trotz eines normalen oder erhöhten Perfusionszeitvolumens mit der Herz-Lungen-Maschine unter 60 mmHg abfällt, so scheint eine Drucksteigerung durch Vasopressoren wie Noradrenalin und/oder eine Senkung der Körpertemperatur notwendig.

EKG

Während der Kardioplegie ist das Herz asystolisch.

Neurologie

Nach Herzoperationen mit der Herz-Lungen-Maschine kann es vor allem aufgrund einer intraoperativen zerebralen Mangeldurchblutung oder durch Luftembolisationen in den Hirnkreislauf zu zerebralen Komplikationen kommen. Sinnvoll ist daher die wiederholte Kontrolle und Dokumentation der Pupillenweite, die unter Fentanyl-, Sufentanil- oder Remifentanilgabe beidseits eng sein muss.

ZVD

Der zentrale Venendruck (**ZVD**) sollte während der extrakorporalen Zirkulation bei oder unter 0 mmHg liegen.

Urinausscheidung

Die Urinproduktion sollte nicht unter 1 ml/kg KG/Stunde abfallen. Kommt es zu einer starken Hämolyse (zumeist aufgrund einer mechanischen Schädigung der Erythrozyten vor allem durch das Absaugen des Blutes) mit einer Verfärbung des Urins, so sollte die Diurese mit Furosemid (z.B. Lasix®) oder einem Osmodiuretikum wie Mannit gesteigert werden.

Beatmung

Direkt nach Beginn der EKZ müssen die O_2- und CO_2-Partialdrücke, der pH-Wert sowie die Sauerstoffsättigung sowohl im arteriellen als auch im zentral- oder gemischt-venösen Blut kontrolliert werden. Der arterielle pO_2 liegt meist bei 150 bis 300 mmHg (= 20–40 kPa), der gemischt-venöse pO_2 (s. S. 198) sollte mindestens 40 mmHg (= 5,3 kPa) betragen. Eine Hyperventilation ist zu vermeiden. Der arterielle pCO_2 sollte bei ca. 40 ± 4 mmHg (= 5,3 kPa) liegen (Normoventilation). Die arterielle Sättigung muss mindestens 95 % betragen, der pH-Wert sollte im Normbereich von 7,4 ± 0,04 liegen. Eine metabolische Azidose (pH-Wert kleiner als 7,36 und Standardbikarbonat unter 22 mmol/l) ist meist Folge einer ungenügenden Perfusion!

Relaxierung

Um den für die Operation notwendigen Stillstand des Zwerchfells zu garantieren, ist auf eine ausreichende Relaxierung zu achten. Durch spontane Inspirationsversuche könnte im Operationsgebiet auch eine Luftembolie begünstigt werden.

Labor

Die Elektrolyte Natrium, Kalium und Kalzium sowie die Blutzuckerkonzentration müssen mehrfach kontrolliert werden. Außerdem ist der Hb-Wert regelmäßig zu überprüfen. Während der extrakorporalen Zirkulation liegt er meist zwischen 20 und 30 %, er sollte jedoch nicht unter 20 % abfallen. Bei einem Abfall unter diesen Wert ist eine Bluttransfusion notwendig. Während der EKZ wird der Patient über den Wärmeaustauscher der HLM meist mehr oder weniger stark gekühlt. Inzwischen wird meist nur noch eine milde Hypothermie (ca. 34 °C) durchgeführt. Ca. 10 Minuten vor Beendigung der EKZ wird die Körpertemperatur wieder auf den Normalwert angehoben. Durch Erniedrigung der Körperkerntemperatur um jeweils 1 °C kann der Sauerstoffverbrauch des Körpers um je ca. 7 % vermindert werden.

Temperatur

Die Temperatur wird mittels einer ösophagealen und einer rektalen Temperatursonde überwacht. Daneben wird mit der HLM die Bluttemperatur kontrolliert.

Beendigung der extrakorporalen Zirkulation

Gegen Ende der Herzoperation wird mit der **Wiedererwärmung** des Patienten begonnen. Bei einer zu schnellen Erwärmung kann es zu einer starken Gefäßdilatation mit einem Abfall des arteriellen Drucks kommen, was den Einsatz von vasokonstringierenden Medikamenten erforderlich machen kann.

Nachdem der Operateur das Herz sorgfältig entlüftet hat, wird die Aortenklemme (vgl. Abb. 5.25) entfernt. Das aus der HLM in die Aorta gepumpte Blut strömt nun auch in die Aortenwurzel, und es kommt wieder zur Durchblutung der Koronararterien. Die so genannte **Reperfusionsphase** beginnt. Meist stellt sich innerhalb weniger Minuten wieder ein normaler Herzrhythmus ein. Bleibt jedoch ein Kammerflimmern bestehen, muss das Herz durch direktes Auflegen von Defibrillatorelektroden mit ca. 10–30–50 Wattsekunden defibrilliert werden. Tritt wiederholt Kammerflimmern auf, so empfiehlt sich vor einer erneuten Defibrillation die Gabe von 1–2 mg/kg KG Lidocain oder 5 mg/kg KG Amiodaron (Cordarex®) intravenös.

> Vor dem Abgehen von der HLM sollte die Bluttemperatur wieder auf 37 °C angehoben werden, die Blutgase, der pH-Wert sowie die Elektrolyte sollten im Normbereich liegen. Wurde während der extrakorporalen Zirkulation ein verdampfbares Inhalationsanästhetikum verwendet, so sollte es mindestens 20 Minuten vor Abgang von der HLM abgestellt werden.

Die Entwöhnung von der HLM, der „Abgang von der Maschine", beginnt mit dem schrittweisen Übergang zum **partiellen Bypass**. Im partiellen Bypass muss der Patient mit 100 % Sauerstoff beatmet werden. Der venöse Rückstrom in die HLM wird gedrosselt, das Herz muss einen zunehmend größeren Anteil des Herzminutenvolumens wieder übernehmen. Ist der vollständige Abgang von der HLM gelungen und sind die venöse sowie die arterielle Kanüle entfernt, wird nach Rücksprache mit dem Operateur das Heparin mittels langsamer Protamininfusion antagonisiert (s. S. 301).

Der Abgang von der HLM kann je nach Myokardfunktion wenige Minuten bis einige Stunden dauern. Während der Entwöhnung können unter Umständen erhebliche **hämodynamische Probleme** auftauchen. Wichtig ist der direkte Blick auf das schlagende Herz. Eine gezielte Unterstützung des Kreislaufs in dieser Situation ist möglich, wenn der arterielle Druck, das Herzminutenvolumen sowie der ZVD und der Wedge-Druck bekannt sind. Mithilfe dieser Größen können außerdem die Gefäßwiderstände im Lungenkreislauf sowie im großen Kreislauf errechnet werden. Je nach Situation müssen die folgenden Maßnahmen getroffen werden:

- HMV niedrig,
  Blutdruck niedrig,
  ZVD niedrig,
  Wedge-Druck niedrig:
  → Dem Patienten muss Volumen zugeführt werden.
- HMV niedrig,
  Blutdruck niedrig,
  ZVD normal oder leicht erhöht,
  Wedge-Druck normal oder leicht erhöht:
  → Die Gabe von Katecholaminen (z. B. Dopamin) zur Unterstützung der Herzleistung ist notwendig.
- HMV niedrig,
  Gefäßwiderstand hoch,
  ZVD hoch,
  Wedge-Druck hoch:
  → Die Gabe von Vasodilatatoren (z. B. Nitroprussid-Natrium, s. S. 298) in Kombination mit Katecholaminen (z. B. Dopamin) ist zu empfehlen.
- HMV weitgehend normal,
  arterieller Druck weitgehend normal,
  ZVD hoch,
  Wedge-Druck hoch:

→ Die Gabe von Nitroglycerin (s. S. 298) ist zu empfehlen.
- HMV hoch,
  Blutdruck niedrig,
  Gefäßwiderstand im großen Kreislauf niedrig:
  → Die Infusion von Noradrenalin ist indiziert.

Bei bradykarden Rhythmusstörungen kann auch die Gabe von Atropin, Orciprenalin oder eine Herzschrittmacherstimulation notwendig werden. (Bei den Patienten werden meist intraoperativ passagere Schrittmacherelektroden am Vorhof und am linken Ventrikel platziert. Die elektrische Stimulation ist dann der medikamentösen Stimulation vorzuziehen.)

Bleibt trotz einer differenzierten medikamentösen Therapie die Herzleistung zu niedrig (= **low cardiac output syndrome**), kann zur Unterstützung des insuffizienten Herzens über die Arteria femoralis ein aufblasbarer Ballon in die thorakale Aorta eingeführt werden. Abhängig vom EKG wird dieser Ballon während der frühen Diastole aufgepumpt und während der Systole entleert. Dieser Ballon pulsiert entgegengesetzt zum Herzen; das Prinzip wird deshalb als **intraaortale Ballongegenpulsation** bezeichnet. Der in der frühen Diastole aufgepumpte Ballon verhindert den schnellen Abfluss des in die Aorta ausgeworfenen Blutes und verbessert damit die koronare und zerebrale Durchblutung. Kurz vor der Systole entleert sich der Ballon schlagartig, wodurch der Druck in der Aorta plötzlich abfällt und die Nachlast (s. S. 292) und damit auch der Sauerstoffbedarf für das sich jetzt kontrahierende linke Herz reduziert wird.

Häufige Herzoperationen

Die häufigsten Operationen in der Herzchirurgie sind Operationen an arteriosklerotisch verengten (= stenosierten) Koronararterien. Im Bereich einer **Gefäßstenose** ist die Durchblutung gedrosselt. Die maximal noch durch die Stenose fließende Blutmenge reicht bei Belastung nicht mehr aus, um die Herzmuskulatur

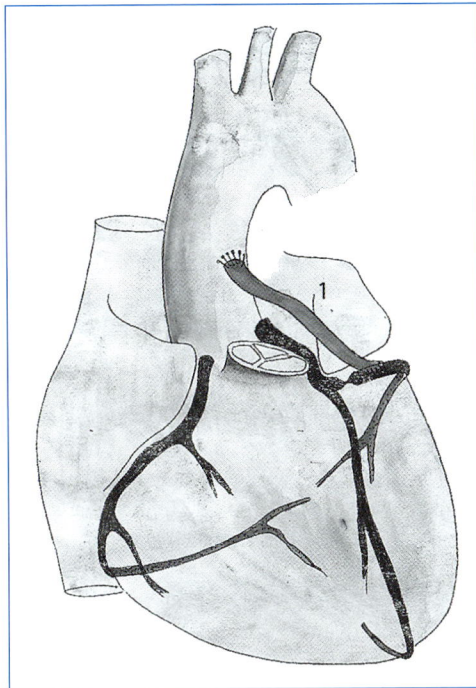

Abb. 5.27 Aortokoronarer Bypass (1) bei Stenosierung der Arteria circumflexa.

hinter der Stenose mit genügend Sauerstoff zu versorgen. Folge dieser Mangeldurchblutung des Herzmuskels sind pektanginöse Beschwerden oder schlimmstenfalls ein Herzinfarkt. Da der Sauerstoffbedarf der Herzmuskulatur bei einer Blutdrucksteigerung und vor allem bei einer Beschleunigung der Herzfrequenz erhöht ist (s.o.), wird verständlich, dass bei diesen Patienten stärkere Blutdruckanstiege und insbesondere Herzfrequenzsteigerungen zu vermeiden sind. Diese Stenosen der Koronararterien können operativ dadurch behandelt werden, dass mit einem autologen (= körpereigenen) Venentransplantat (meist aus der Vena saphena magna) ein künstlicher Umgehungskreislauf (= Bypass) von der Aorta zur poststenotischen Koronararterie hergestellt wird (1 in Abb. 5.27). Diese Operation wird als **aortokoronarer Venenbypass** (= **a**orto **c**oronary **v**ein **b**ypass = **ACVB**) bezeichnet. Es kann auch eine direkte Anastomosierung zwischen der Arteria mammaria

interna und der betroffenen Koronararterie durchgeführt werden.

Andere häufige Operationen in der Herzchirurgie sind z.B. Operationen an **veränderten Herzklappen**, insbesondere an der Aortenklappe und der Mitralklappe. Meistens müssen diese veränderten Klappen entfernt und durch Klappenprothesen ersetzt werden.

▶ Die **Mitralklappe** ist die Herzklappe zwischen linkem Vorhof und linkem Ventrikel. Während der Diastole fließt das Blut durch die Mitralklappe aus dem linken Vorhof in den linken Ventrikel.

Bei Patienten mit einer hochgradigen Verengung der Mitralklappe (= **Mitralstenose**) kann das Blut während der Diastole nur noch ungenügend vom linken Vorhof in den linken Ventrikel einströmen. In schweren Fällen wird sich das Blut vor der Mitralklappe, also im linken Vorhof, oder bis zurück in die Lungenstrombahn stauen. Folge einer Rückstauung bis in die Lungenstrombahn ist ein Lungenödem. Kommt es bei Patienten mit einer Mitralstenose zu einer Beschleunigung der Herzfrequenz, so wird sich die Symptomatik akut verschlechtern, denn bei einer Herzfrequenzsteigerung wird vor allem die Dauer der Diastole verkürzt (s.o.). Hierdurch hat das Blut weniger Zeit, durch die enge Mitralklappe zu fließen und wird sich deshalb stärker vor dem linken Herzen anstauen. Durch eine Tachykardie können diese Patienten akut in ein Lungenödem kommen. Bei einer **Mitralinsuffizienz** ist dagegen eine Bradykardie zu vermeiden, da ansonsten während der relativ langsamen Ventrikelsystole viel Blut in den Vorhof zurückfließen kann.

Minimalinvasive kardiochirurgische Operationstechniken

Seit einigen Jahren kommen in der Kardiochirurgie zunehmend sog. minimalinvasive Techniken zum Einsatz. Hierbei wird zum Teil am schlagenden Herzen ohne Einsatz der Herz-Lungen-Maschine operiert. Von minimalinvasiver Herzchirurgie wird aber auch dann gesprochen, wenn eine HLM eingesetzt, aber auf eine komplette Sternotomie verzichtet und der Thorax nur minimal eröffnet wird. Unter einer nur minimalen Eröffnung des Thorax wird z.B. eine partielle Sternotomie oder eine Mini-Thorakotomie (vor allem eine linksanteriore Mini-Thorakotomie; left-anterior small thoracotomy; LAST; zumeist im 4. oder 5. Interkostalraum links) verstanden. Minimalinvasive Eingriffe ohne HLM am schlagenden Herzen sind nur bei Operationen an den Koronararterien möglich. Bei minimalinvasiven Eingriffen unter Verwendung der HLM ist fast das gesamte Spektrum der kardiochirurgischen Operationen möglich.

Insgesamt wird jedoch bisher erst ein geringer Prozentsatz der kardiochirurgischen Operationen minimalinvasiv durchgeführt. Die Tendenz ist allerdings steigend. In mehr als 75% der Fälle handelt es sich hierbei um koronarchirurgische Eingriffe. Zu den minimalinvasiven kardiochirurgischen Eingriffen gehören vor allem:

- koronarchirurgische Eingriffe
  - minimalinvasive direkte koronar-arterielle Bypässe (= minimally invasive direct-[vision] coronary artery bypass; MIDCAB) am schlagenden Herzen; Zugang über LAST (left anterior small thoracotomy; s.o.). Für eine MIDCAB eignen sich vor allem Patienten mit einer Stenose des R. interventricularis anterior der linken Koronararterie. Um während der Gefäßanastomose gute Operationsbedingungen zu ermöglichen, wurden mechanische Haltesysteme verwendet, die im Bereich der Anastomosennaht eine „mechanische Ruhigstellung" ermöglichen.
  - off-pump coronary artery bypass (= OPCAB) am schlagenden Herzen; Zugang über mediane Sternotomie
- Operationen an Aortenklappe, Mitralklappe oder Vorhofseptum unter Verwendung der HLM bei Vermeidung einer kompletten Sternotomie (über eine Mini-Sternotomie)
- thorakoskopische Präparation der A. mammaria

Vorteil der minimalinvasiven kardiochirurgischen Techniken am schlagenden Herzen ist u.a., dass die Risiken der EKZ (z.B. zerebrale Mikroembolien, systemische Entzündungsreaktionen durch Aktivierung von Mediatoren aufgrund des Kontaktes von Blutzellen mit den inneren Oberflächen der Herz-Lungen-Maschine, stärkere postoperative Beeinträchtigung der Lungen- und Nierenfunktion) vermieden werden können. Bei minimalinvasiven kardiochirurgischen Operationen sind jedoch zum Teil deutlich längere Operationszeiten zu beachten. Da der Zugang zum Herzen bei diesen Techniken begrenzt ist, müssen neue, herzferne Kanülierungstechniken zum Anschluss an die HLM eingesetzt werden (Zugang über die Femoralgefäße durch den Chirurgen, zum Teil Zugang über die Vena jugularis interna durch den Anästhesisten). Lediglich bei der partiellen Sternotomie ist noch eine direkte Kanülierung der Aorta möglich. Bei minimalinvasiven Operationen am schlagenden Herzen wird die Überwachung der Herzaktionen mittels transösophagealer Echokardiographie notwendig.

Zumeist können die Patienten am Ende einer minimalinvasiven koronarchirurgischen Operation am schlagenden Herzen früh extubiert werden (vgl. Fast Track; s.u.). Bei minimalinvasiven herzchirurgischen Eingriffen, vor allem denjenigen, die am schlagenden Herzen (d.h. unter Umgehung der HLM) durchgeführt werden, sollen die peri- und postoperative Morbidität und Mortalität geringer, die Krankenhausverweildauer kürzer, der Blutverlust kleiner, die Nachbeatmungszeiten kürzer und die Kosten niedriger sein.

Bei minimalinvasiven Herzoperationen hat der Anästhesist eine besonders große Verantwortung und muss einen wichtigen Beitrag zum Gelingen der Operation leisten. Dem Operateur ist eine direkte Beurteilung und Befühlung des Herzens deutlich erschwert. Der Anästhesist muss hämodynamische Störungen oder myokardiale Ischämien sofort richtig erkennen, therapieren und dem Operateur mitteilen. An zusätzlichem erweitertem Monitoring ist bei minimalinvasiven kardiochirurgischen Eingriffen vor allem die transösophageale Echokardiographie zu nennen (s.S. 201). Während die TEE beispielsweise bei der konventionellen Klappenchirurgie *wünschenswert* ist, ist sie bei minimalinvasiver Klappenchirurgie *zwingend*, um Volumenstatus, Kontraktilität und eventuelle Luftblasen erkennen zu können.

Im Rahmen der operationstechnisch bedingten Herzdislokation und beim Einsatz mechanischer Stabilisationssysteme kann eine hämodynamische Instabilität auftreten. Zum Teil wird auch eine Einlungenanästhesie (z.B. bei MIDCAB-Operationen) zwingend notwendig. Eine entsprechende präoperative Überprüfung der Lungenfunktion (Beurteilung von Lungenfunktionstests, Blutgasanalyse, Röntgenthorax und eine ausführliche pulmonale Anamnese) ist wichtig.

Zur Narkoseeinleitung empfiehlt sich z.B. die Gabe von Sufentanil, Etomidat sowie eines nicht depolarisierenden Relaxans (häufig Atracurium oder Vecuronium). Öfters wird für Operationen am schlagenden Herzen inzwischen auch das Opioid Remifentanil verwendet. Die Narkose wird oft als IVA/TIVA weitergeführt. Zur Aufrechterhaltung der Narkose werden häufig auch 50% O_2, 50% N_2O, Propofol plus eine thorakale PDA (Punktion vor allem bei Th5/6; Injektionen von Bupivacain plus Sufentanil) empfohlen. Die thorakale PDA ist bereits am Vortag anzulegen, da intraoperativ Heparin verabreicht wird oder da u.U. bei operationstechnischen Problemen auf eine Operation unter Einsatz der Herz-Lungen-Maschine gewechselt werden muss und damit eine Vollheparinisierung notwendig werden kann.

Verlegung auf die Intensivstation

Unter kontinuierlichem Monitoring wird der Patient anschließend auf die Intensivstation transportiert. Der Patient wird weiterhin analgesiert und sediert, bis Körpertemperatur und Oxygenierung eine Entwöhnung vom Respirator zulassen. Es ist auch darauf zu achten, dass eine gute periphere Durchblutung vorliegt. Hämodynamisch instabile Patienten werden erst dann von der Beatmung entwöhnt, wenn die Katecholamin- und Vasodilatanziendosis auf ein vertretbares Maß reduziert werden konnten. In der Aufwachphase können durch Stresssituationen erhebliche Kreislaufbelastungen auftreten.

Fast Track

Während früher nach kardiochirurgischen Operationen meist routinemäßig eine postoperative Nachbeatmung bis zum nächsten Morgen durchgeführt wurde, wird in den letzten Jahren versucht, diese Nachbeatmung zu verkürzen und die Patienten früh zu extubieren (innerhalb von ca. 1–6 Stunden nach Operationsende). Die zunehmend häufigeren minimalinvasiven kardiochirurgischen Eingriffe sowie Änderungen des perioperativen anästhesiologischen Managements (Verwendung von Propofol plus Sufentanil oder Remifentanil) begünstigen ein solches Vorgehen. Dieses Vorgehen wird in der Literatur als sog. Fast Track („Schnellspur-Verfahren") bezeichnet.

Durch eine frühzeitige Extubation können Risiken einer Nachbeatmung vermieden werden (z.B. pulmonale Infekte) und es kann ein Beitrag zur Effektivitätssteigerung geleistet werden. Ziel des Fast Track ist es auch, die Verweildauer des Patienten auf der Intensivstation sowie die gesamte Krankenhausverweildauer zu verkürzen. Eine zu frühzeitige Extubation kann aber auch zu einer nachteiligen Stresssituation mit erhöhtem myokardialem Sauerstoffbedarf führen. Wichtig ist daher eine richtige Patientenselektion, d.h., es müssen diejenigen Patienten erfasst werden, die für eine Frühextubation ohne Risikoerhöhung geeignet sind bzw. solche Patienten erkannt werden, bei denen keine Frühextubation zu empfehlen ist.

5.13 Polytraumatisierte Patienten

Allgemeine Bemerkungen

▶ Unter einem Polytrauma (= einer Mehrfachverletzung) werden gleichzeitig entstandene Verletzungen mehrerer Körperteile verstanden, wobei wenigstens eine oder die Kombination mehrerer Verletzungen lebensbedrohlich ist.

Ein polytraumatisierter Patient kann die unterschiedlichsten Verletzungsmuster aufweisen. Trotzdem enden die auftretenden pathophysiologischen Veränderungen immer in einem Volumenmangelschock mit all seinen Folgen. Bei Aufnahme eines Mehrfachverletzten in den Notfallbehandlungsraum bietet sich daher meist folgendes Bild:
- Hypovolämie (= Volumenmangel)
- Hypotonie
- Tachykardie
- Azidose:
  Einerseits kommt es im Volumenmangelschock zu einer Störung der Mikrozirkulation mit Beginn einer anaeroben Glykolyse und einem Anfall von Milchsäure (Laktat). Hierdurch entsteht eine **metabolische Azidose**. Andererseits kommt es durch eine fast obligatorische Ventilationsstörung (z.B. durch eine schmerzbedingte Atemschonhaltung) zu einem CO_2-Anstieg, wodurch eine zusätzliche **respiratorische Azidose** entsteht. Außerdem besteht bei einem Mehrfachverletzten zusätzlich fast immer auch eine Hypoxie.
- Oligurie oder Anurie
- evtl. Gerinnungsstörungen
- Hyperkaliämie (durch Azidose und Zerstörung von Zellen)

Ganz entscheidend für den Behandlungserfolg eines polytraumatisierten Patienten ist die **optimale Organisation und Koordination** der bei der Diagnostik und Behandlung mitwirkenden Helfer.

Diagnostik

Nach einer kurzen Anamneseerhebung durch Befragen des begleitenden Notarztes oder einer eventuellen Begleitperson muss sofort mit Diagnostik und Therapie begonnen werden.

Anästhesiologische Untersuchung

Es sind die Vitalfunktionen Atmung und Herz/Kreislauf zu beurteilen.

Atmung
- normale Atmung?
- unzureichende Atmung (= Ateminsuffizienz)?
- Atemstillstand (= Apnoe)?

Kreislauf
- normale Kreislaufverhältnisse?
- Kreislaufverhältnisse wie im Volumenmangelschock (das heißt niedriger Blutdruck und hohe Herzfrequenz)?
- Kreislaufstillstand?

Während der Anästhesist sich sofort um die Sicherung und Stabilisierung der Atmung und des Herz-Kreislauf-Systems bemüht, sollte der Patient von einem Neurochirurgen und einem Traumatologen kurz untersucht werden.

Neurologische Untersuchung
Bewusstsein
- klar orientiert (= adäquat)?
- somnolent (= schlaftrunkener Zustand, leicht weckbar)?
- soporös (= durch starke Reize nur kurzfristig erweckbar)?
- komatös (= Bewusstlosigkeit)?

Die genaue Beurteilung und Überwachung der Hirnfunktion (z.B. mittels Glasgow-Koma-Skala) sowie die Einteilung des Schädel-Hirn-Traumas in unterschiedliche Schweregrade (SHT I°, II°, III°) wird im Kapitel über Intensivmedizin (Überwachung der Hirnfunktion, S. 390) beschrieben. Besteht der Verdacht auf ein Schädel-Hirn-Trauma (= **SHT**), auf ein Hirnödem oder eine Hirnblutung?

Sind die Pupillenreflexe normal? Daneben gehört zur orientierenden neurologischen Untersuchung noch die Frage nach einer möglichen (Hals-)Wirbelsäulenverletzung oder gar **Querschnittslähmung** sowie nach peripheren Nervenverletzungen. Kann der Patient die Beine bewegen? Hat er eine intakte Sensibilität in den Beinen? Bei einer Querschnittslähmung sind Motorik und Sensibilität in den Beinen ausgefallen. Die Beine sind warm, die Gefäße unterhalb der Querschnittshöhe weitgestellt (querschnittsbedingte Gefäßweitstellung).

Traumatologische Untersuchung

Die Frage nach Knochenbrüchen, nach einem Pneumo- oder Hämatothorax, einer intraabdominellen Blutung oder einer retroperitonealen Blutung ist zu klären. Verletzungen der Wirbelsäule sind auszuschließen. Besteht auch nur der Verdacht auf eine intraabdominelle Blutung (z. B. stumpfes Bauchtrauma, zunehmender Bauchumfang, zunehmende Bauchdeckenspannung), so muss umgehend eine Sonographie des Bauchraumes durchgeführt werden. Bei positivem Befund sind eine sofortige Laparotomie und operative Blutstillung angezeigt.

Versorgungsphasen

Phase 1:
Sicherung der Vitalfunktionen Atmung und Kreislauf

Sicherung der Atmung

- Freimachen der Atemwege:
  Beim bewusstlosen Patienten müssen gegebenenfalls Fremdkörper aus Mund und Rachen entfernt und durch Überstrecken des Kopfes ein Zurückfallen der Zunge und eine Verlegung der oberen Luftwege verhindert werden (s. S. 315).
- Sicherstellung einer ausreichenden Ventilation:
  Hierbei gilt:

> Jeder polytraumatisierte Patient sollte intubiert werden!

Die Gründe für die Intubation sind vielfältig. Oft besteht eine Verletzung des knöchernen Thorax (z. B. Rippenserienfraktur), eine Lungenkontusion oder die Gefahr einer Aspiration (s. S. 209), da der Patient (z. B. aufgrund eines Schädel-Hirn-Traumas) bewusstlos ist. Oft haben die Patienten bereits am Unfallort erbrochenen Mageninhalt aspiriert. Außerdem haben diese Patienten meist schmerzbedingt eine deutliche Atemschonhaltung. Daneben ist aus der Erfahrung bekannt, dass aufgrund des Schockzustandes bei Mehrfachverletzten sich bald pulmonale Probleme einstellen **(Schocklunge).** Dies alles sind Gründe, den Patienten zu intubieren. Bestehen keine Kontraindikationen, z. B. ein SHT mit Verdacht auf einen erhöhten intrakraniellen Druck (s. S. 265), so sollte der Patient mit PEEP beatmet werden.

Bei der Intubation ist stets davon auszugehen, dass der Patient nicht nüchtern ist, deshalb muss eine so genannte Ileuseinleitung (s. S. 208) durchgeführt werden. Wegen der meist besonderen Dringlichkeit zur Intubation oder dem häufigen Verdacht auf einen erhöhten intrakraniellen Druck (SHT?) muss auf das Legen einer Magensonde vor (!) Intubation zumeist verzichtet werden. Vor Narkoseeinleitung sollte aber eine adäquate Volumentherapie bereits begonnen werden, um drastische Blutdruckabfälle durch die Narkosemedikamente zu vermeiden.

Prinzipiell müssen bei Patienten im Schock die Medikamente vorsichtig dosiert werden. Außerdem muss auf blutdrucksenkende Medikamente (z. B. Propofol, Inhalationsanästhetika u. ä.) verzichtet werden. Die Narkose wird meist mit einem Hypnotikum wie Etomidat oder Thiopental eingeleitet und mit Sauerstoff/Luft, einem Opioid (z. B. Fentanyl oder Sufentanil), einem nicht depolarisierenden Relaxans (z. B. Rocuronium, Vecuronium) und einem Hypnotikum (z. B. Midazolam) aufrechterhalten. Bei Patienten mit starker Hypotonie kann die Intubation auch nach intravenöser Gabe von Ketamin durchgeführt werden. Hierbei bleibt ein weiterer Blutdruckabfall normalerweise aus.

Sicherung des Kreislaufs

Die einzige kausale Therapie des vorliegenden Volumenmangelschocks ist die Volumengabe! Nur damit ist eine Normalisierung des Kreislaufs, eine kausale Therapie der metabolischen Azidose sowie ein Wiedereinsetzen der Urinausscheidung zu erwarten. Ebenso können einer drohenden Fettembolie sowie möglichen Gerinnungsstörungen am besten dadurch vorgebeugt werden, dass der Volumenmangelschock schnell unterbrochen wird. Daher gilt:

> Sofortige großzügige Volumengabe!

Bei jedem Mehrfachverletzten müssen folgende Maßnahmen erfolgen:
- sofort (!) EKG und Pulsoximeter anschließen
- sofort (!) Blutdruck messen
- sofort (!) mehrere, möglichst großlumige peripher-venöse Zugänge legen:
  Bei schlechten peripheren Venenverhältnissen sollte frühzeitig ein großlumiger Katheter (z.B. ein Shaldon-Katheter) in der Vena subclavia oder Vena femoralis platziert werden.
- sofort (!) Beginn der Volumensubstitution (!), auch dann, wenn der Blutdruck noch scheinbar ausreichend ist und keine großen äußeren Blutungen erkennbar sind (innere Blutungen?!, Weichteilblutungen?!). Es handelt sich dann meist um einen durch maximale Kreislaufzentralisation gerade noch kompensierten Schockzustand, der jederzeit dekompensieren kann!
- sofort (!) Abnahme von Kreuzblut zur Bestimmung der Blutgruppe und Anforderung von mindestens 6–8 vorerst noch ungekreuzten Blutkonserven. Nur in absolut lebensbedrohlichen Ausnahmefällen sollten als „Universalspenderblut" Erythrozytenkonzentrate der Blutgruppe Null

Rhesus-negativ transfundiert werden (s.S. 132). In der Regel können jedoch einige Minuten abgewartet werden, bis die Blutgruppe festgestellt und ungekreuztes, blutgruppengleiches Blut bereitgestellt ist. Dies ist bei guter Organisation innerhalb von wenigen Minuten möglich! Bis dahin sollten vor allem Plasmaersatzmittel wie **H**ydroxy**e**thyl**s**tärke (**HES**) zur Anwendung kommen (s.S. 130). Transfusionen und Infusionen müssen mithilfe eines Druckbeutels vorgenommen werden.

> Bei einer evtl. notwendigen Massivtransfusion ist daran zu denken, dass Erythrozytenkonzentrate keinerlei funktionsfähige Thrombozyten mehr enthalten und eine verminderte Aktivität v.a. der Gerinnungsfaktoren V und VIII aufweisen.

- Es muss deshalb frühzeitig zusätzlich „**f**resh **f**rozen **p**lasma" (= FFP; enthält Gerinnungsfaktoren, s.S. 133) und manchmal gegen Ende der operativen Blutstillung Thrombozytenkonzentrat transfundiert werden, um einer Entgleisung der Blutgerinnung vorzubeugen.
- sofort (!) Abnahme von Laborwerten wie Na, K, Hb, HK, Quick, PTT, Thrombozyten, BZ

> Bei einer akuten Blutung sind Hb- und HK-Wert keine zuverlässigen Parameter für das Ausmaß des Blutverlustes. Sie sind bei akuten Blutungen oft falsch hoch! Aussagekräftiger ist zumeist ein Blick in die anämische Bindehaut (Konjunktiva) des Patienten (!).

- Möglichst bald sollte eine arterielle Blutdruckmessung (s.S. 188) angelegt und eine arterielle Blutgasanalyse abgenommen werden.
- Möglichst bald sollte ein Dauerkatheter gelegt werden, um die Urinausscheidung und damit die Suffizienz der Volumentherapie beurteilen zu können.

- Das Platzieren eines Kavakatheters ist wünschenswert, aber zweitrangig (s. S. 183). Bei schlechten Kreislaufverhältnissen bietet hierbei die Punktion der Vena subclavia die besten Erfolgsaussichten (s. S. 186). Treten trotz ausreichender Volumenzufuhr unklare Kreislaufprobleme auf, muss stets auch an die Möglichkeit eines Spannungspneumothorax gedacht werden.

Phase 2: Lebensrettende Notoperationen

Liegen Verletzungen vor, die eine endgültige Stabilisierung der Vitalfunktionen Atmung und Kreislauf nicht erlauben, z. B. ein Pneumothorax oder eine Milzruptur, so müssen entsprechende lebensrettende Eingriffe (Thoraxdrainage bzw. Milzexstirpation) ohne jegliche Verzögerungen durchgeführt werden.

> Liegen mehrere lebensbedrohliche Verletzungen vor, z. B. eine Milzruptur und ein epidurales Hämatom, so haben die kreislaufstabilisierenden Maßnahmen – falls ein gleichzeitiges Operieren von zwei Operationsteams nicht möglich ist – den Vorrang.

Die Ausräumung eines epiduralen Hämatoms wäre sinnlos, wenn der Patient inzwischen an seiner Milzruptur verblutet. Sofort anschließend muss dann das epidurale Hämatom entlastet werden.

Im Anschluss an diese lebensrettenden Notoperationen wird eine **ausführliche röntgenologische Diagnostik** durchgeführt. Besteht der Verdacht auf ein Schädel-Hirn-Trauma, so muss, sobald die Vitalfunktionen einigermaßen stabilisiert sind, ein kranielles Computertomogramm (= **c**ranial **c**omputerized **t**omography = **CCT**) durchgeführt werden. Die Frage nach einem therapiebedürftigen Hirnödem oder nach einer operativ angehbaren intrakraniellen Blutung oder nach einer Verletzung der Halswirbelsäule muss beantwortet werden. Bereits im Zweifelsfalle müssen Manipulationen unterlassen werden, die den intrakraniellen Druck steigern könnten und Maßnahmen durchgeführt werden, die zu einem Abfall des intrakraniellen Drucks führen (vgl. dazu die ausführliche Darstellung im Kapitel „Der intrakranielle Druck" auf S. 265). Das knöcherne Skelett sowie die Lunge müssen geröntgt werden. Ergeben sich hieraus keine neuen operativen Konsequenzen, so wird der Patient auf eine operative Intensivstation zur Stabilisierung seines Zustandes verlegt.

Phase 3: Stabilisierungsphase

Alle anderen nicht unmittelbar lebensbedrohlichen Verletzungen sollten erst operiert werden, wenn sich der Zustand des Patienten durch eine entsprechende intensivmedizinische Therapie stabilisiert hat (= Stabilisierungsphase).

Phase 4: Zweite Operationsphase

Hat sich der Zustand des Patienten stabilisiert, so wird er – im Rahmen der **zweiten Operationsphase** – von der Intensivstation in den Operationssaal gebracht. Als Narkoseform ist die (T)IVA (oder Neuroleptanästhesie) das Verfahren der Wahl, wobei meist ein enormer Medikamentenverbrauch auffällt. Aufgrund der inzwischen längeren Immobilisation und der oft großen Muskelverletzungen verbietet sich die Anwendung von Succinylcholin (s. S. 66). Als Relaxans sind z. B. Rocuronium oder Vecuronium geeignet.

Phase 5: Erholungsphase

Die Erholungsphase umfasst das Ausschleichen der intensivmedizinischen Therapie sowie die Entwöhnung vom Beatmungsgerät.

6 Aufwachraum

6.1 Allgemeine Bemerkungen

Nach Beendigung der Narkose wird der Patient vom Operationstisch in ein frisches, möglichst vorgewärmtes Bett gelegt und darin in den Aufwachraum gefahren. Der Aufwachraum sollte sich in enger räumlicher Verbindung zum Operationstrakt befinden und untersteht der Anästhesie. Im Aufwachraum werden die Patienten so lange überwacht, bis sie wach und wieder im Vollbesitz ihrer Schutzreflexe sind und eine Gefährdung durch eine narkose- oder operationsbedingte Atmungs- oder Kreislaufproblematik ausgeschlossen werden kann. Im Normalfall beläuft sich der Aufenthalt im Aufwachraum auf mindestens 30 Minuten bis höchstens ca. 3 Stunden. Anschließend werden die Patienten wieder auf ihre jeweilige Station gebracht. In problematischen Fällen sollte der Patient auf eine Intensivstation verlegt werden.

6.2 Übernahme des Patienten

Bei der Übernahme eines Patienten in den Aufwachraum muss eine „Übergabe" des Patienten stattfinden; das heißt, der für die Narkose verantwortliche Anästhesist berichtet der für den Aufwachraum zuständigen Pflegekraft bzw. dem zuständigen Arzt, welche Operation und welches Narkoseverfahren durchgeführt wurden und welche Probleme während der Narkose aufgetreten sind. Wichtig ist auch zu berichten, an welchen Nebenerkrankungen der Patient leidet. Besonderer Erwähnung be-

darf es, ob bei dem Patienten z.B. ein Opioid oder ein nichtdepolarisierendes Muskelrelaxans antagonisiert werden musste, ob der Verdacht auf einen Medikamentenüberhang besteht, welche Infusionen der Patient im Aufwachraum erhalten soll, welche Schmerzmedikation er bei Bedarf erhalten kann und was die Aufwachraumschwester bei diesem Patienten besonders zu beachten hat.

Nach der Übernahme des Patienten muss sich die Pflegekraft im Aufwachraum selbst einen Eindruck vom Patienten verschaffen. Insbesondere muss sie den Wachheitsgrad (= die Vigilanz) des Patienten, die Effektivität seiner Spontanatmung sowie seine Kreislaufsituation und seine Hautbeschaffenheit (Zyanose, zentralisiert und kalt?) kontrollieren.

6.3 Überprüfung des Wachheitsgrades

Der Wachheitsgrad kann folgendermaßen unterteilt werden:

- wach und adäquat:
  Der Patient ist wach und kommt Aufforderungen korrekt nach.
- somnolent:
  schlaftrunkener Zustand. Der Patient kann leicht erweckt werden. Wird er in Ruhe gelassen, so schläft er wieder ein.
- soporös:
  Nur auf lautes Zurufen versucht sich der Patient kurz zu orientieren. Auf Schmerzreize reagiert er mit gezielten Abwehrbe-

wegungen. Er ist aber unfähig zu jeglicher spontanen Aktivität.

- komatös:
  Der Patient ist bewusstlos.

6.4 Überprüfung der Atmung

Die Überwachung der Atmung erfolgt klinisch und wünschenswerterweise auch apparativ-technisch mithilfe der Pulsoxymetrie und bei drohender Apnoe (z.B. Frühgeborene) auch mittels Apnoematratze oder mittels Bioimpedanzverfahren. Beim Bioimpedanzverfahren können über die EKG-Elektroden atemabhängige Widerstandsänderungen des Thorax und damit die Atemfrequenz erfasst werden (s.S. 387; Überwachung der Atmung). Ein Opioid-überhang (z.B. Fentanyl) sowie ein Überhang an Muskelrelaxanzien sind häufigere Ursachen einer unzureichenden postoperativen Spontanatmung des Patienten.

Opioidüberhang?

Die Aufwachraumschwester muss sich stets darüber informieren, wann der Patient das letzte Mal ein Opioid (z.B. Fentanyl) erhalten hat. Mit einer Atemdepression nach Fentanyl oder Sufentanil muss gerechnet werden, wenn die letzte Opioidgabe weniger als 30 Minuten zurückliegt, die letzte Fentanyl- bzw. Sufent-anildosis mehr als 0,1 mg bzw. 15 µg betrug oder während der Operation eine relativ hohe Gesamtdosis an Opioid verabreicht wurde. Auf direkte Aufforderung atmen diese Patienten kurzfristig tief durch.

> Wird ein Patient mit Opioidüberhang ganz in Ruhe gelassen, so hat er eine sehr langsame Atemfrequenz mit relativ großem Atemzugvolumen oder er „vergisst" gar ganz zu atmen und „schläft" ein.

Die Pupillen sind typischerweise eng (steck-nadelkopfgroße Pupillen, s.S. 390). Der Pa-tient gibt an, keine Schmerzen zu haben. Bei Verdacht auf einen Opioidüberhang muss der verantwortliche Anästhesist informiert werden, der über eine evtl. notwendige Antagonisierung des Opioids (s.S. 55) entscheiden muss. Patienten, bei denen ein Fentanyl- oder Sufentanilüberhang antagonisiert wurde, sollten mindestens noch 2 Stunden im Aufwachraum verbleiben, denn in seltenen Fällen kann nach Wirkungsende des Antidots (= Gegenmittels) der Opioidüberhang erneut auftreten. Nach Verwendung des ultrakurz wirkenden Remifentanils ist ein postoperativer Überhang weitgehend ausgeschlossen.

Relaxansüberhang?

Bei einem noch anrelaxierten Patienten ist die Kraft der Atemmuskulatur unzureichend, außerdem droht in Rückenlage die Zunge aufgrund des schlaffen Muskeltonus nach hinten zu fallen und die oberen Luftwege zu verlegen. Bei der Aufforderung, die Augen ganz zu öffnen, wird ein noch anrelaxierter Patient die Stirn runzeln, versucht also unter Mithilfe der Stirnmuskulatur die Augen zu öffnen. Der Aufforderung, die Hand zu drücken, den Kopf hochzuheben oder die Zunge herauszustrecken, kann der Patient nur andeutungsweise nachkommen.

> Der Atemtyp ist eher tachypnoisch mit kleinen Atemzugvolumina.
> Zumeist sind die Patienten sehr unruhig und machen ungezielte, unkoordinierte Bewegungen.

Bei Verdacht auf einen Relaxansüberhang muss der verantwortliche Anästhesist informiert werden, der über eine evtl. notwendige Antagonisierung (s.S. 65) entscheiden muss.

Überhang an Narkosegas?

Bei Patienten mit einem Halothan-, Enfluran-, Isofluran, Sevofluran- oder Desfluran-Überhang kann die Bewusstseinslage von somnolent bis bewusstlos (s.o.) reichen.

> Der Atemtypus ist eher tachypnoisch mit kleinen Atemzugvolumina.
> Die Ausatemluft weist den für das jeweilige Narkosegas typischen Geruch auf.

Bei bewusstlosen Patienten kann es in Rückenlage zu einer Verlegung der oberen Luftwege durch die zurückfallende Zunge kommen.

Verlegung der oberen Luftwege?

Bei Patienten mit Operationen im Halsbereich, wie z.B. einer Strumektomie, kann es postoperativ zu einer Einengung der oberen Luftwege und vor allem einem inspiratorischen Stridor aufgrund einer Schwellung, eines Hämatoms oder einer intraoperativen Nervenverletzung kommen. Bei einer erschwerten Atmung sind der Operateur und der Anästhesist zu informieren, gegebenenfalls muss z.B. ein Hämatom operativ ausgeräumt werden. Bei einem starken Ödem ist unter Umständen die Gabe eines abschwellenden Medikamentes notwendig (z.B. 250 mg Solu-Decortin®-H intravenös). Bei bewusstlosen Patienten oder bei Patienten mit einem Medikamentenüberhang (z.B. Relaxansüberhang) kann es in Rückenlage zu einem Zurückfallen der Zunge und damit zu einer teilweisen oder totalen Verlegung der oberen Luftwege kommen (vgl.

Abb. 6.1). Durch Überstreckung des Kopfes und Anwendung des so genannten Esmarch-Handgriffs wird die Zunge von der Rachenhinterwand abgehoben (vgl. Abb. 6.2), und der Patient kann wieder frei durchatmen.

▶ Beim **Esmarch-Handgriff** wird mit den am Unterkieferwinkel angreifenden Zeige- und Mittelfingern der Unterkiefer hochgezogen und hierdurch gleichzeitig der Kopf überstreckt. Zusätzlich wird mit beiden Daumen gegen das Kinn gedrückt und so der Mund geöffnet (vgl. Abb. 6.3).

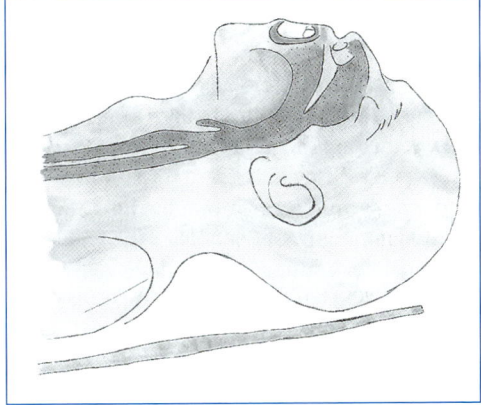

Abb. 6.2 Freie obere Luftwege bei überstrecktem Kopf.

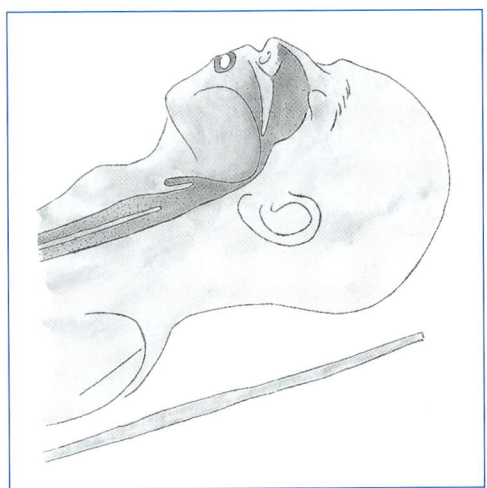

Abb. 6.1 Verlegung der oberen Luftwege durch zurückgefallene Zunge.

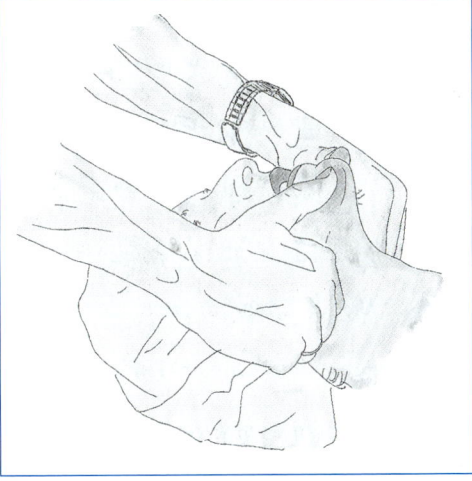

Abb. 6.3 Durchführung des Esmarch-Handgriffs.

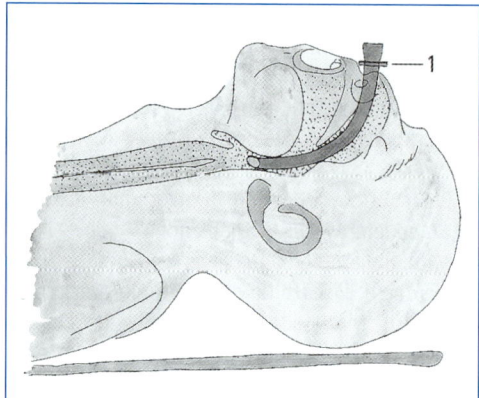

Abb. 6.4 Eingeführter Wendl-Tubus. 1 = Verstellbare Ringplatte zur Fixierung des Wendl-Tubus.

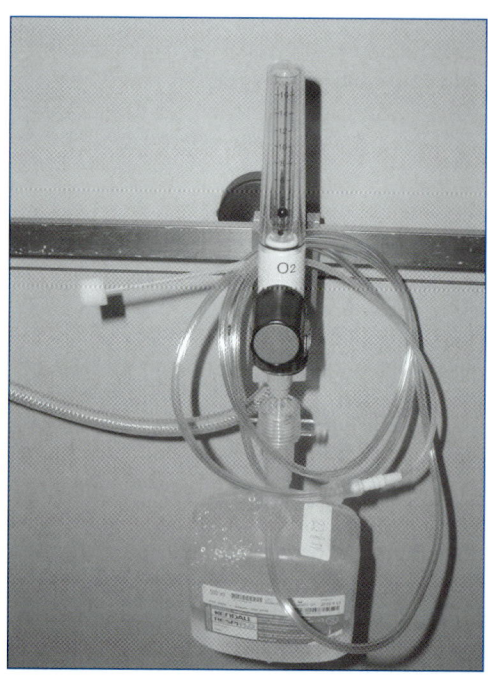

Abb. 6.5 Sauerstoffsprudler.

Häufig ist der Esmarch-Handgriff auch wirksam, wenn die ungenügende Atmung nicht durch eine Verlegung der oberen Luftwege, sondern z. B. durch eine opioidbedingte Atemdepression verursacht ist. Da der Esmarch-Handgriff bei kräftiger Anwendung sehr unangenehm ist, führt er in diesem Falle zu einer schmerzbedingten Ventilationssteigerung. Anschließend muss dann gegebenenfalls der Opioidüberhang antagonisiert werden.

Auch durch das Einführen eines **Wendl-Tubus** (= Nasopharyngealtubus, Abb. 6.4) kann ein Offenhalten der oberen Luftwege erzielt werden. Der Wendl-Tubus muss über den unteren Nasengang, also nach dorsal (und nicht nach kranial-dorsal!) so weit vorgeschoben werden, wie es dem Abstand Ohr-Nasolabialfalte (Nasen-Mund-Falte) des Patienten entspricht. Bei korrekter Lage des Wendl-Tubus ist eine deutliche Luftströmung am Ende des Tubus zu hören. Durch eine verstellbare Ringplatte, die nach korrekter Positionierung bis an den Naseneingang vorgeschoben wird, kann der Wendl-Tubus in dieser Position fixiert werden.

Das Einführen eines **Guedel-Tubus** (s. S. 84) sollte vermieden werden, da dieser zu einer wesentlich stärkeren Reizung des Zungengrundes und der Rachenwand führt und evtl. einen Würge- und Brechreiz auslösen kann.

Sind die Schutzreflexe eines Patienten noch nicht zurückgekehrt, so sollte er, falls es die Operation erlaubt, in eine flache Seitenlage gebracht werden. Hierdurch kann einer Verlegung der oberen Luftwege durch die zurückfallende Zunge sowie einer Aspiration im Falle eines Erbrechens vorgebeugt werden.

Nach Überprüfung der Spontanatmung erhält normalerweise jeder Patient im Aufwachraum über eine **Nasensonde** ca. 2 Liter O_2/min. Der Sauerstoff sollte über einen Sprudler angefeuchtet werden (vgl. Abb. 6.5). Ein zu hoher Sauerstofffluss ist für den Patienten unangenehm und führt sehr schnell zum Austrocknen der Luftwege. Mehr als ca. 6 Liter O_2/min über eine Nasensonde sind sinnlos (entweicht über Mund und Nase)! Die Nasensonde wird korrekterweise so weit in die Nase eingeführt, wie der Abstand Ohr – Nasolabialfalte des Patienten beträgt. Zu tiefes Einführen kann zum Aufblasen des Magens führen. Bei ungenügend tiefer Einführung wird ein großer Teil des Sauerstoffs wieder über die Nasenlöcher entweichen.

Bei **Patienten mit schwerem chronischem Lungenleiden** ist bei der Sauerstoffgabe Vorsicht geboten. Diese Patienten haben sich oft an ihre pathologisch hohe CO_2-Konzentration gewöhnt, und der Atemantrieb erfolgt bei ihnen nicht mehr über einen erhöhten CO_2-Wert, sondern über ihren gleichzeitig erniedrigten O_2-Wert.

> Wird Patienten mit schwerem chronischem Lungenleiden Sauerstoff verabreicht, so kann ihnen der Atemantrieb genommen werden. Sauerstoff wirkt bei diesen Patienten also unter Umständen atemdepressiv! Bei notwendiger Sauerstoffgabe ist also eine engmaschige Überwachung dieser Patienten wichtig.

6.5 Kreislaufüberwachung

Die Kontrolle des Kreislaufes erfolgt idealerweise mittels oszillometrischer Blutdruckmessung (z. B. Dinamap®-Gerät) oder ersatzweise anhand der auskultatorischen Blutdruckmessung. Bei kritisch-kranken Patienten sollte auch im Aufwachraum eine bereits intraoperativ vorgenommene arterielle Blutdruckmessung oder ZVD-Kontrolle vorübergehend weitergeführt werden. Im Folgenden sollen kurz die häufigsten Komplikationen von Seiten des Kreislaufes besprochen werden.

Frequenz- und Blutdruckanstieg

Frequenz- und Blutdruckanstieg in der unmittelbaren postoperativen Phase haben ihre Ursache meist im Auftreten von Wundschmerzen und machen eine Schmerztherapie nötig (s. u.). Daneben können aber auch eine überfüllte Blase sowie eine Ventilationsstörung mit Hypoxie und Hyperkapnie einen Blutdruck- und einen Frequenzanstieg verursachen. Insbesondere nach Narkosen, bei denen nur das sehr kurz wirksame Opioid Remifentanil verwendet wurde, treten im Aufwachraum meist frühzeitig starke Schmerzen auf.

Frequenzanstieg und Blutdruckabfall

Frequenzanstieg und Blutdruckabfall sind meist Ausdruck eines intravasalen Volumenmangels. Ursachen können eine ungenügende intraoperative Volumenzufuhr oder eine postoperative Nachblutung sein. Hinweise hierauf können neben der Frequenzsteigerung und dem Blutdruckabfall ein niedriger ZVD, eine geringe Urinproduktion von weniger als 1 ml/kg KG/Stunde, eine schnelle Füllung der Redonflaschen, eine Zunahme des Bauchumfangs nach Bauchoperationen, anämische Bindehäute sowie ein niedriger Hb- und HK-Wert sein. Der zuständige Anästhesist und gegebenenfalls der Operateur müssen benachrichtigt werden. Eine Blutung in die Bauchhöhle kann mittels Ultraschalluntersuchung bestätigt oder ausgeschlossen werden! Eine Volumengabe und eventuell eine Reoperation sind notwendig.

Blutdruckanstieg

Manchmal treten postoperative Blutdruckanstiege auf, bei denen keine Schmerzreaktion, keine Ventilationsstörung, keine überfüllte Blase und keine Übertransfusion oder Ähnliches als Ursache in Frage kommt. Oft handelt es sich um Patienten mit bekanntem Hochdruckleiden, bei denen manchmal eine medikamentöse Blutdrucksenkung notwendig wird. Dazu eignen sich folgende Medikamente:

Urapidil (Ebrantil®)
Urapidil wirkt über eine Blockade der Alpha-Rezeptoren vor allem auf das arterielle Gefäßsystem dilatierend und bewirkt dadurch einen Blutdruckabfall.

Darreichungsform
1 Ampulle à 5/10 ml zu 25/50 mg; 1 ml = 5 mg.

Dosierung
Initial werden meist 10 oder 25 mg intravenös verabreicht. Gegebenenfalls kann nach ca. 5 Minuten eine Wiederholungsdosis erfolgen.

Nebenwirkungen

Urapidil führt zu keiner reflektorischen Tachykardie.

Nitrendipin (Bayotensin®)

Nitrendipin ist ein Kalziumantagonist und eignet sich vor allem bei älteren Patienten zur Hochdruckbehandlung.

Darreichungsform

Phiole à 5 mg.

Dosierung

Zum sofortigen Wirkungsbeginn sollte der Inhalt der Phiole unter der Zunge ausgedrückt werden. Die Wirksubstanz wird sublingual resorbiert.

Nitroglycerin (s. S. 298)

Nitroglycerin eignet sich vor allem bei Patienten mit zusätzlicher Koronarsklerose zur Blutdrucksenkung.

Darreichungsform

Zum Beispiel Nitrolingual® Kapseln à 0,8 mg; 1–2 Kapseln sublingual oder Nitrolingual® Spray: 1 Sprayhub à 0,4 mg; 1–3 Sprayhübe in die Mundhöhle bei angehaltenem Atem. Evtl. Nitroglycerin (Glyceroltrinitrat; Trinitrosan®) Injektionslösung: 1 Ampulle mit 1 ml = 5 mg. Es hat sich eine Verdünnung 1:100 bewährt. 1 ml = 5 mg wird mit 9 ml NaCl 0,9% verdünnt. 9 ml dieser Mischung werden verworfen. Der verbleibende 1 ml = 0,5 mg wird wiederum mit 9 ml NaCl 0,9% verdünnt. 1 ml enthält nun 0,05 mg Nitroglycerin.

Dosierung

0,05–0,1 mg intravenös (= 1–2 ml dieser Verdünnung); gegebenenfalls mehrere Wiederholungsdosen.

Dihydralazin (Nepresol®)

Dihydralazin bewirkt eine Tonusverminderung vor allem der Arteriolen und damit eine Blutdrucksenkung.

Nebenwirkungen

Tachykardie.

Darreichungsform

1 Ampulle mit 25 mg.

Dosierung

1/4–1/2 Ampulle intravenös; gegebenenfalls eine Wiederholungsdosis.

Diazoxid (Hypertonalum®)

Diazoxid bewirkt eine Tonusveränderung vor allem der Arteriolen und damit eine Blutdrucksenkung.

Nebenwirkungen

Tachykardie.

Darreichungsform

1 Ampulle = 20 ml = 300 mg.

Dosierung

1/2 Ampulle = 10 ml = 150 mg relativ zügig intravenös; gegebenenfalls eine Wiederholungsdosis.

Beta-Blocker

Beta-Blocker (z.B. Esmolol [Brevibloc®], Acebutolol [Prent®]) eignen sich vor allem bei jüngeren Patienten zur Hochdruckbehandlung.
Esmolol ist ein kardioselektiver Beta-Blocker (der nur über Beta-1-Rezeptoren wirkt) und die Beta-2-Rezeptoren des Bronchialsystems nicht relevant beeinflusst. Er ist durch einen schnellen Wirkungsbeginn und eine ultrakurze Wirkdauer gekennzeichnet. Die Wirkdauer beträgt nur wenige Minuten, da die Substanz schnell (durch Esterasen) gespalten wird. Esmolol stellt inzwischen den Beta-Blocker der ersten Wahl in der Anästhesie dar.

Nebenwirkungen

Kontraindiziert bei Herzinsuffizienz, bei AV-Block 2. oder 3. Grades, bei obstruktiven Lungenerkrankungen (z.B. Asthma bronchiale) und bei Bradykardie, da diese Symptome durch Beta-Blocker verstärkt werden können.

Darreichungsform von Brevibloc®
Durchstechflasche à 10 ml = 100 mg (10 mg/ml) für Bolusinjektionen; Ampulle à 10 ml = 2,5 g (250 mg/ml) zur kontinuierlichen Infusion; stets verdünnen auf 10 mg/ml.

Dosierung
initial: 0,5 mg/kg KG/min über 2–3 min.
Erhaltungsdosis: 0,1–0,2 mg/kg KG/min.

Darreichungsform von Prent®
1 Ampulle = 5 ml = 25 mg; 1 ml = 5 mg.

Dosierung
1 ml = 5 mg; gegebenenfalls eine Wiederholungsdosis.

Sind der Wachheitszustand, die Atmung sowie die Kreislaufsituation des Patienten überprüft und als zufriedenstellend befunden, wird dem Patienten ein frisches Flügelhemd angezogen und er wird warm zugedeckt.

Der Arm, an dem der Zugang liegt, muss jedoch sichtbar auf (!) der Bettdecke liegen, damit eine eventuelle Diskonnektion mit Blutung aus der Kanüle sofort erkennbar ist (dies gilt insbesondere auch bei liegender arterieller Kanüle). Außerdem ist eine Zyanose zuerst an den Fingernägeln des Patienten zu erkennen.

Tab. 6.1 Postanästhetische Checkliste (**P**ostanesthetic **r**ecovery **s**core = PARS).

Kriterium	Punktzahl
Bewusstseinslage	
Adäquate Reaktion auf Ansprache	2 Punkte
Erweckbar durch Ansprache	1 Punkt
Keine Reaktion auf Ansprache	0 Punkte
Atmung	
Auf Aufforderung tiefes Durchatmen, ausreichender Hustenstoß	2 Punkte
Luftnot oder eingeschränkte Atmung	1 Punkt
Apnoe	0 Punkte
Kreislauf	
Systolischer Blutdruck < 20 % Abweichung vom Ausgangswert	2 Punkte
Systolischer Blutdruck 20–50 % Abweichung vom Ausgangswert	1 Punkt
Systolischer Blutdruck > 50 % Abweichung vom Ausgangswert	0 Punkte
Motorik	
4 Extremitäten zielgerichtet bewegbar	2 Punkte
2 Extremitäten zielgerichtet bewegbar	1 Punkt
0 Extremitäten zielgerichtet bewegbar	0 Punkte
SaO$_2$ (pulsoximetrische Sauerstoffsättigung)	
S_aO_2 > 92 % bei Raumluft	2 Punkte
S_aO_2 > 90 % mit Sauerstoffgabe	1 Punkt
S_aO_2 < 90 % trotz Sauerstoffgabe	0 Punkte
	Gesamtpunktzahl

Die Kreislaufparameter Herzfrequenz und Blutdruck müssen nun mindestens in 10- bis 15-minütigem Abstand kontrolliert und im Narkoseprotokoll dokumentiert werden (s. S. 142). Gleichzeitig müssen immer auch die Atmung und der Wachheitszustand des Patienten überprüft und der Patient zum tiefen Durchatmen aufgefordert werden.

Zu den weiteren Aufgaben der Pflegekraft im Aufwachraum gehört es, die angeordnete Infusionstherapie durchzuführen und regelmäßig den Verband des Patienten zu kontrollieren, um zu prüfen, ob der Verband aufgrund einer stärkeren Nachblutung durchnässt ist. Außerdem müssen Sonden, Drainagen und Redonflaschen korrekt abgeleitet und regelmäßig kontrolliert bzw. gewechselt werden; gegebenenfalls ist der verantwortliche Anästhesist oder Operateur auf Auffälligkeiten hinzuweisen.

Postanästhetische Checkliste

Zur postoperativen Beurteilung des Patienten können auch bestimmte Checklisten verwendet werden. In Tabelle 6.1 ist der PARS (= postanesthetic recovery score) beschrieben (s. S. 319). Auf dieser Checkliste kann der Patient maximal 10 Punkte (Score von 10) erreichen. Hat der Patient 7 oder weniger Punkte, dann ist eine engmaschige Kontrolle notwendig. Eine Punktzahl von 8–10 wird als sichere Punktzahl bezeichnet. Normalerweise sollten Patienten vor ihrer Verlegung eine Punktzahl von 10 erreicht haben.

6.6 Schmerzbekämpfung

Eine der wichtigsten Aufgaben im Aufwachraum ist die Schmerzbekämpfung. Nach einer Halothan-, Enfluran-, Isofluran, Sevofluran- oder Desfluran-Narkose treten nach Erwachen des Patienten meist relativ bald Schmerzen auf, sodass frühzeitig ein Analgetikum notwendig wird. Nach einer Narkose unter Verwendung des ultrakurz wirkenden Opioids

Remifentanil treten typischerweise sehr schnell nach dem Erwachen aus der Narkose meist starke Schmerzen auf. Es wird daher schon eine intraoperative Gabe von z. B. Piritramid oder eine unmittelbar postoperative Piritramidtitration (s. u.) empfohlen.

Bedarfsadaptierte Opioiddosierung

Das Schmerzempfinden und damit auch der Opioidbedarf kann von Patient zu Patient zum Teil enorm schwanken. Die Verabreichung einer mittleren Erfolgsdosis kann daher beim einen Patienten unzureichend sein, beim nächsten Patienten aber eine Atemdepression verursachen. Das sicherste Vorgehen ist eine bedarfsadaptierte intravenöse Opioidtitration.

Für eine **bedarfsadaptierte intravenöse Opioidtitration** haben sich Geräte zur patientenkontrollierten Analgesie (**p**atient **c**ontrolled **a**nalgesia = **PCA**) bestens bewährt. Per Knopfdruck kann sich hierbei der Patient von einer mikroprozessorgesteuerten Infusionspumpe, die an einen intravenösen Zugang angeschlossen ist, so oft kleine intravenöse Opioidboli abverlangen, bis er sich an seinen individuellen Opioidbedarf herantitriert hat und weitgehend schmerzfrei ist (vgl. Abb. 6.6). Aus Sicherheitsgründen kann an diesen PCA-Geräten programmiert werden, wie viele Milligramm Opioid sich der Patient pro Bolus abverlangen kann und wie lange das so genannte Sperrintervall ist, also die Zeitspanne, bis die PCA-Maschine auf einen erneuten Knopfdruck wieder mit der Abgabe eines Opioidbolus reagiert, und wie hoch zum Beispiel die Stunden- oder Vier-Stunden-Maximaldosis sein darf. Zumeist wird eine PCA-Maschine mit einer verdünnten Piritramid-Lösung (s. u.) gefüllt (z. B. 1 ml = 2 mg). Als Bolus werden bei Erwachsenen zumeist 2 mg und als Sperrintervall meist 10 Minuten programmiert. Die Vier-Stunden-Maximaldosis wird z. B. mit 25 mg eingestellt. Es sollte keine Hintergrundinfusion (Basalinfusion) eingestellt werden. Mit einem solchen PCA-Gerät kann eine sehr gute und sehr sichere postoperative Schmerzlinderung erzielt werden.

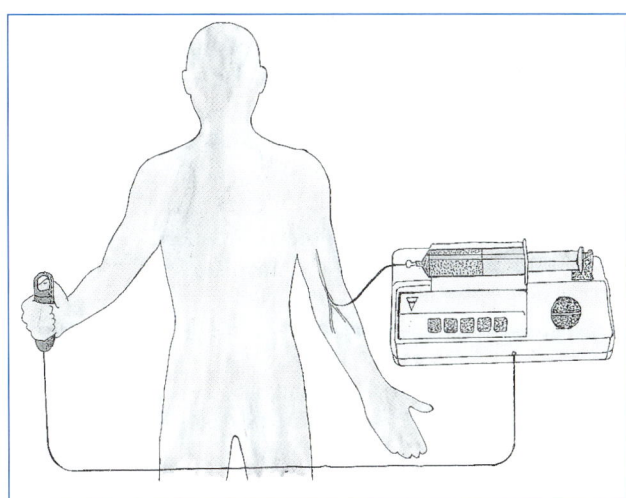

Abb. 6.6 Patientenkontrollierte Analgesie.

Ein Problem ist jedoch, dass diese mikroprozessorgesteuerten PCA-Geräte relativ teuer sind (ca. 1 500 Euro).

Zur postoperativen Schmerztherapie eignen sich besonders die Analgetika vom Opioidtyp. Die Wirkungen und Nebenwirkungen dieser Analgetika werden auf S. 8 ausführlich beschrieben. Für den Aufwachraum eignen sich vor allem die folgenden **Opioide**:

Piritramid (Dipidolor®)

Wirkungsdauer
ca. 6 Stunden.

Nebenwirkungen
bei Überdosierung Atemdepression, relativ selten Übelkeit.

Darreichungsform
1 Ampulle = 2 ml = 15 mg.

Mittlere Erfolgsdosis
Mittlere Erfolgsdosis: 1/3 bis 1/2 bis 1/1 Ampulle (intramuskulär oder) intravenös bei Erwachsenen (s. u.). Dosierung bei PCA s. o.

Buprenorphin (Temgesic®)

Wirkungsdauer
6–8 Stunden.

Nebenwirkungen
Müdigkeit/Schlaf, bei Überdosierung Atemdepression, manchmal Übelkeit. Relativ langsamer Wirkungsbeginn.

Darreichungsform
1 Ampulle = 1 ml = 0,3 mg.

Mittlere Erfolgsdosis
1/2–1/1 Ampulle (intramuskulär oder) intravenös (s. o.) bei Erwachsenen.

Sonstiges
Eine Überdosierung ist durch die üblichen Opioidantagonisten nicht sicher aufhebbar! Buprenorphin hat eine höhere Rezeptoraffinität als Naloxon oder andere Opioide.

Praktisches Vorgehen im Aufwachraum
Für die postoperative Schmerztherapie im Aufwachraum hat sich, falls keine PCA-Geräte (s. o.) zur Verfügung stehen, folgendes Vorgehen bestens bewährt: 1 Ampulle Dipidolor® (2 ml = 15 mg) wird mit NaCl 0,9 % auf 10 ml verdünnt. 1 ml entspricht 1,5 mg Dipidolor®. Der Anästhesist protokolliert auf dem Narkosebogen: „Dipidolor® bitte nach Bedarf titrieren. Initial beim Erwachsenen (z.B.) 3,0 oder 4,5 (oder 6) mg." Die Pflegekraft im Aufwachraum verabreicht bei Bedarf diese relativ

niedrige Initialdosis. Sollte diese nicht ausreichen, so kann alle 10 Minuten ca. 1/3 bis 1/2 der Initialdosis nachinjiziert werden, bis der Patient weitgehend schmerzfrei ist. Sollte eine zweite Ampulle Dipidolor® benötigt werden, muss die Pflegekraft vorher den zuständigen Anästhesisten informieren.

Dieses Vorgehen scheint die beste Annäherung an die Prinzipien der PCA darzustellen und erlaubt ebenfalls eine bedarfsadaptierte intravenöse Opioidtitration.

Zur postoperativen Schmerztherapie eignet sich oft auch ein Medikament aus der Gruppe der antipyretischen Analgetika, die vor allem die Bildung der Entzündungssubstanzen (z.B. Prostaglandine) im Wundgebiet blockieren. Dies wird dadurch erreicht, dass sie das für die Bildung der Entzündungsmediatoren wichtige Enzym Cyclooxygenase hemmen (s.u.). Diese Substanzen werden daher oft auch als Cyclooxygenasehemmer bezeichnet. Ihr großer Vorteil besteht darin, dass sie im Gegensatz zu den Opioiden nicht (!) atemdepressiv wirken. Für den Aufwachraum haben sich vor allem die folgenden **antipyretischen Analgetika** bewährt.

Acetylsalicylsäure (Aspisol®)

Nebenwirkungen
Kontraindiziert bei Patienten mit Asthma bronchiale (unter Umständen Auslösung eines asthmatischen Anfalls).

Darreichungsform
1 Stechampulle mit 500 mg Wirksubstanz sowie 5 ml Lösungsmittel.

Dosierung
0,5–1–2,0 Ampullen intravenös bei Erwachsenen.

Metamizol (Novalgin®)

Nebenwirkungen
Blutdruckabfall vor allem bei schnellerer intravenöser Injektion, selten Blutbildungsstörungen (hochgradige Verminderung der weißen Blutkörperchen, der Granulozyten; Agra-

nulozytose) und allergische Reaktionen. (Aufgrund der Gefahr einer Agranulozytose ist Metamizol in manchen Ländern nicht [mehr] zugelassen). Eine zurückhaltende Anwendung scheint sinnvoll (s.u.). Es empfiehlt sich die Gabe über eine Kurzinfusion. Metamizol wird oft als das Analgetikum der Wahl bei ehemaligen opioidabhängigen Patienten bezeichnet. Eine Allergie auf Metamizol muss stets ausgeschlossen werden.

Darreichungsform
1 Ampulle zu 2 oder 5 ml, 1 ml = 500 mg.

Dosierung
1–2 ml = 500–1 000 mg intravenös bei Erwachsenen.

Sonstiges
Als Anwendungsindikationen für Metamizol werden offiziell nur „akute starke Schmerzen nach Verletzungen und Operationen, Koliken, Tumorschmerzen, sonstige akute oder chronische starke Schmerzen, soweit andere therapeutische Maßnahmen nicht indiziert sind" sowie „hohes Fieber, das auf andere Maßnahmen nicht anspricht", genannt.

Paracetamol

Nebenwirkungen
Leberschädigung bei Überdosierung.

Darreichungsformen
- Suppositorien zu 75/125/250/500/1000 mg.
- Tropfen.
- Infusionslösung (Perfalgan®) à 100 ml = 1 000 mg.

Dosierung für ben-u-ron® Suppositorien
(Oft werden für Paracetamol folgende, weniger genaue schematische Dosierungsempfehlungen angegeben:
1. Lebensjahr: ca. 75–125 mg rektal.
1.–6. Lebensjahr: ca. 250 mg rektal.
Schulkinder: ca. 500 mg rektal.
Erwachsene: ca. 1 000 mg rektal).
Empfehlenswert sind für Paracetamol die folgenden Dosierungsempfehlungen:

Bei Säuglingen > 6 Monaten, bei Kleinkindern, Kindern, Jugendlichen und Erwachsenen werden ca. 20 mg/kg KG 4-mal pro Tag empfohlen. Die Maximaldosierung wird bei Säuglingen > 6 Monaten, bei Kleinkindern, Kindern, Jugendlichen und Erwachsenen mit ca. 90 mg/kg KG pro Tag angegeben; ab ca. 150 mg/kg KG pro Tag muss mit einer Leberschädigung gerechnet werden. Bei Säuglingen < 6 Monaten sollten nur 3 Dosen à 20 mg/kg KG pro Tag und bei Frühgeborenen maximal 2 Dosen à 20 mg/kg KG pro Tag verabreicht werden. Die Maximaldosierung wird bei Neugeborenen und Säuglingen < 6 Monaten mit 60 mg/kg KG pro Tag angegeben.

Dosierung für Perfalgan®
Ab 33 kg KG (ca. 11 Jahre) zugelassen. Maximale Tagesdosierung: 60 mg/kg KG.
- 33 bis 50 kg KG: 15 mg Paracetamol pro kg KG = 1,5 ml pro kg KG pro Anwendung. Maximal 4 mal pro Tag. Mindestabstand zwischen zwei Infusionen 4 Stunden.
- über 50 kg KG: bis 4 x 1 Infusionsflasche à 1 g (Mindestabstand zwischen zwei Infusionen 4 Stunden).

Diclofenac (Voltaren®)
Es weist gute entzündungshemmende (= antiphlogistische) Wirkungen auf, ist daher vor allem bei orthopädischen oder traumatologischen Operationen gut geeignet.

Darreichungsform
Suppositorien à 12,5, 25, 50, 100 mg.

Dosierung
Kleinkinder ab dem 1. Lebensjahr:
0,5–2 mg/kg KG/Tag.
Ältere Kinder: 2–3 mg/kg KG/Tag.
Erwachsene: 50–70–100 mg/Tag.

Selektive Cyclooxygenase-2-(COX-2-)Hemmer
Seit einigen Jahren ist bekannt, dass das Enzym Cyclooxygenase (s.o.) 2 Isoenzymformen aufweist, die Cyclooxygenase 1 (COX-1) und die Cyclooxygenase 2 (COX-2). Die oben beschriebenen antipyretischen Analgetika blockieren sowohl die COX-1 als auch die COX-2.
- Die Hemmung der COX-2 wird vor allem für die analgetische, antipyretische und entzündungshemmende Wirkung verantwortlich gemacht.
- Die Hemmung der COX-1 wird für eine Reihe von Nebenwirkungen der antipyretischen Analgetika (gastrointestinale Erosionen, Thrombozytenfunktionsstörungen) verantwortlich gemacht.

Seit einigen Jahren stehen die ersten selektiven COX-2-Hemmer zur Verfügung. Selektive COX-2-Hemmer führen auch bei maximaler Dosierung zu keiner klinisch relevanten Hemmung der COX-1. Die COX-2-Hemmer scheinen vergleichbar gute analgetische Wirkungen zu besitzen wie die konventionellen antipyretischen Analgetika, aber **gastrointestinal besser verträglich zu sein**. An Nebenwirkungen sind vor allem mögliche Nierenfunktionsstörungen zu beachten.

Valdecoxib (Bextra®)
Valdecoxib ist ein neuer, selektiver COX-2-Hemmer, der sich durch eine schnell einsetzende und starke analgetische Wirkung auszeichnet. Indikationen sind Arthrose, Arthritis und Dysmenorrhoe. (Z.T. wird Bextra® außerhalb dieser Indikationszulassung zur perioperativen Schmerztherapie eingesetzt.)

Rofecoxib (Vioxx®, Vioxx® Dolor)
Rofecoxib ist ein selektiver COX-2-Hemmer, der u.a. für die Behandlung akuter Schmerzen bei Erwachsenen zugelassen war. 2004 ist es überraschenderweise weltweit vom Markt genommen worden, da bei Langzeitanwendung eine Begünstigung von Herzinfarkten und zerebralen Schlaganfällen bekannt wurde.

Celecoxib (Celebrex®)
Celecoxib ist ein selektiver COX-2-Hemmer. Die maximale Plasmakonzentration ist bei oraler Gabe nach ca. 2–4 Stunden zu erwarten. Celecoxib ist zur Behandlung der chronischen Polyarthritis und der Osteoarthrose zugelassen.

Darreichungsform
Hartkapseln à 100/200 mg.

Dosierung
2 Dosen/Tag.
Osteoarthrose: 100 bis maximal 200 mg/Tag.
Chronische Polyarthritis: 200 bis maximal 400 mg/Tag.
Maximaldosierung: 400 mg/Tag.

Parecoxib (Dynastat®)
Parecoxib ist ein selektiver COX-2-Hemmer. Es ist seit 2002 verfügbar und stellt den ersten Cyclooxygenase-2-Hemmer dar, der intravenös verabreicht werden darf. Er ist für die Behandlung von (postoperativen) Schmerzen bei Erwachsenen zugelassen.

Darreichungsform
Durchstechflasche mit Pulver à 20 oder 40 mg, das mit NaCl 0,9 % aufzulösen ist.

Dosierung
40 mg initial, ggf. Nachinjektion à 20–40 mg nach 6–12 Stunden.
Maximaldosierung: 80 mg/Tag.

In zahlreichen Untersuchungen konnte gezeigt werden, dass durch den perioperativen Einsatz eines antipyretischen Analgetikums eine signifikante Einsparung an Opioiden erzielt werden kann. Als alleiniges Analgetikum reicht ein antipyretisches Analgetikum in der frühen postoperativen Phase nach größeren Operationen jedoch meistens nicht aus. Antipyretische Analgetika werden inzwischen oft als Basisanalgetikum im Rahmen einer sog. balancierten (kombinierten) Analgesie eingesetzt. Bei der rektalen Gabe eines antipyretischen Analgetikums ist der langsame Wirkungsbeginn zu beachten. Wird z. B. ein Paracetamol-Suppositorium erst am Ende der Operation verabreicht, dann ist keine signifikante Schmerzlinderung in den ersten 60 postoperativen Minuten zu erwarten.

> Ein antipyretisches Analgetikum sollte spätestens zu Beginn der Operation rektal, idealerweise aber schon im Rahmen der Prämedikation oral oder rektal verabreicht werden. Zunehmend häufiger werden intra- oder postoperativ auch intravenöse Gaben von Perfalgan® (oder Dynastat®) verabreicht.

6.7 Übelkeit und Brechreiz

Ein weiteres, häufig auftretendes Problem im Aufwachraum ist eine postoperative Übelkeit mit Brechreiz. Dies kann sowohl nach einer Inhalationsnarkose als auch nach einer balancierten Anästhesie, seltener auch nach einer IVA/TIVA auftreten. Bei Patienten, bei denen die Schutzreflexe noch nicht sicher zurückgekehrt sind, kann Erbrechen zu einer Aspiration führen (s. S. 209). Sind die Schutzreflexe eines Patienten noch nicht zurückgekehrt, so sollte er, falls es die Operation erlaubt, in eine Seitenlage gebracht werden. Hierdurch kann einer Verlegung der oberen Luftwege durch die zurückfallende Zunge sowie einer Aspiration im Falle eines Erbrechens vorgebeugt werden. Zur **Therapie von Übelkeit und Brechreiz** eignen sich im Aufwachraum vor allem die folgenden Medikamente:

Droperidol (Dehydrobenzperidol®)
(s. S. 56)

Darreichungsform
1 Ampulle = 2 ml = 5 mg, 1 ml = 2,5 mg.

Dosierung
0,25–0,5(–1) ml = 0,625–1,25(–2,5) mg intravenös.

Metoclopramid (Paspertin®)

Nebenwirkungen
Bewegungsstörungen (nicht bei Kindern unter 14 Jahren anwenden).

Darreichungsform
1 Ampulle = 2 ml = 10 mg.

Dosierung
10 mg intravenös bei Erwachsenen.

Dimenhydrinat (Vomex-A®)

Darreichungsform
Suppositorien mit 40/70/150 mg.

Dosierung
Säuglinge und Kleinkinder: 40 mg.
Schulkinder: 70 mg.
Erwachsene: 150 mg.

Serotonin-Antagonisten

Serotoninantagonisten wurden ursprünglich mit großem Erfolg zur Therapie von Übelkeit und Brechreiz im Rahmen von Chemotherapien (und Bestrahlungen) eingesetzt, denn hierbei werden aus der Darmschleimhaut größere Mengen an Serotonin freigesetzt. In den letzten Jahren wurde versucht, Serotoninantagonisten auch in die Anästhesie einzuführen. Ondansetron (Zofran®) ist der Prototyp der Serotonin-Antagonisten. Es stellt einen selektiven Serotonin-Antagonisten (5-Hydroxytryptamin-Antagonisten; 5-HT-Antagonisten) dar. Bei den 5-HT-Rezeptoren können 4 Subtypen unterschieden werden, wobei insbesondere der $5-HT_3$-Rezeptortyp Übelkeit und Brechreiz vermittelt. $5-HT_3$-Antagonisten scheinen vor allem dann wirksam zu sein, wenn Übelkeit und Erbrechen durch eine Freisetzung von Serotonin bedingt sind. Typische Ursachen hierfür sind Dehnung und mechanische Reizung der Magen- und Darmwand sowie peritoneale Reize, z.B. bei laparoskopischen Eingriffen. Hierdurch kann 5-HT aus Zellen der Mukosa des oberen Gastrointestinaltrakts freigesetzt werden.
Bei Übelkeit und/oder Erbrechen aufgrund vagaler Reize, einer Opioid-Gabe oder einer Stimulation des Gleichgewichtsorgans sind Serotonin-Antagonisten wenig wirksam.
Die prophylaktische Gabe von Ondansetron war perioperativ in mehreren Studien allerdings nicht signifikant besser antiemetisch wirksam als Droperidol.
Neben Ondansetron (Zofran®) sind auch Dolasetron (Anemet®) und Granisetron (Ke-

vatril®) zur Therapie der postoperativen Übelkeit zugelassen. Serotoninantagonisten sind sehr teuer. Beim Einsatz von z.B. 4–8 mg Ondansetron intravenös sind die beträchtlichen Therapiekosten von ca. 25–35 Euro pro Dosis zu beachten. Bei vergleichbarer Effektivität betragen die Kosten für 10 mg Metoclopramid ca. 2,00 Euro.

Ondansetron (Zofran®)

Darreichungsform
1 Ampulle à 4/8 mg.
Filmtablette à 4/8 mg.

Dosierung
4–8 mg i.v. oder 8 mg oral bei Erwachsenen. Bei jeweils 3% der Patienten ist mit Kopfschmerzen bzw. einem Anstieg der Leberwerte durch Ondansetron zu rechnen. Sonstige relevante Nebenwirkungen sind selten.

Dolasetron (Anemet®)

Darreichungsform
1 Ampulle = 0,625 ml à 12,5 mg.
Tabl. à 50 mg.

Dosierung
12,5 mg i.v. oder 50 mg oral im Rahmen der Prämedikation bei Erwachsenen.

Granisetron (Kevatril®)

Darreichungsform
1 Ampulle = 1 ml/3 ml = 1 mg/3 mg.

Dosierung
1–3 mg i.v. bei Erwachsenen.

6.8 Kältegefühl

Häufig klagen Patienten im Aufwachraum über ein ausgeprägtes Kältegefühl.

Die Ursache liegt in der intraoperativen Auskühlung der Patienten vor allem aufgrund der ungenügenden Bekleidung und Bedeckung in den kalten Operationsräumen, einem Wärmeverlust über die Lungen aufgrund der kalten Atemgase (s. S. 14) sowie in einer oft medikamentös bedingten Gefäßweitstellung, was die Wärmeabgabe über die Haut noch verstärkt. Perioperativ sind daher wärmekonservierende Maßnahmen (s. S. 229) wichtig.

Postoperativ klagen daher viele Patienten nicht nur über ein starkes Kältegefühl, sondern es tritt oft **ein nicht kontrollierbares Kältezittern** auf. Durch dieses Kältezittern kann es zu einem stark erhöhten Sauerstoffbedarf kommen, was insbesondere bei koronarsklerotischen Patienten vermieden werden muss (s. S. 291). Die Therapie besteht neben der Vorbeugung, das heißt z. B. einem intraoperativen Abdecken der Patienten oder dem Einsatz von Warmluftdecken (z. B. Warm Touch®; Fa. Mallinckrodt) und der Verwendung angewärmter Infusions- und Transfusionslösungen, vor allem auch in einem Vorwärmen der Betten und evtl. im Gebrauch von heizbaren Wärmedecken im Aufwachraum. Außerdem muss über eine Nasensonde Sauerstoff zugeführt werden. In besonderen Fällen kann versucht werden, z. B. mit Clonidin (oder Pethidin) dieses postoperative Zittern (= shivering) zu blockieren.

Clonidin (Catapresan®)
In zahlreichen Studien konnte gezeigt werden, dass sich das (sympathikolytisch wirkende) Antihypertensivum Clonidin (Catapresan®) zur Therapie des Kältezitterns (= shivering) eignet.

Hauptwirkung
Clonidin blockiert die Alpha-Rezeptoren und führt daher zu einem Blutdruckabfall. Es wird daher primär zur Blutdrucksenkung eingesetzt.

Darreichungsform
1 Ampulle = 1 ml = 0,15 mg.

Dosierung
1(–2) µg/kg KG; ca. 75(–150) µg = 0,075 (–0,15) mg bei Erwachsenen intravenös bei Kältezittern.

Pethidin (Dolantin®) (s. S. 8)
Vor der Einführung von Clonidin zur Therapie des Kältezitterns wurde hierfür zumeist Pethidin verwendet.

Hauptwirkung
Analgetikum vom Opioidtyp.

Nebenwirkungen
Evtl. Atemdepression! Häufiger Übelkeit!

Darreichungsform
1 Ampulle = 1 ml, 1 ml = 50 mg.

Mittlere Erfolgsdosis
12,5(–25) mg intravenös bei Kältezittern; gegebenenfalls eine Wiederholungsdosis.

Nachbeatmung
Intraoperativ stark unterkühlte Patienten werden meist intubiert in den Aufwachraum gebracht, wo sie so lange nachbeatmet und gewärmt werden sollten, bis die Temperatur wieder ausreichend (bis ca. 36 °C) angestiegen ist. Zur Sedierung und Analgesie bieten sich hierfür z. B. Propofol (oder Midazolam) plus Sufentanil oder Fentanyl an.

6.9 Unruhe

Fällt ein Patient im Aufwachraum durch besondere Unruhe auf, so muss unbedingt nach der Ursache gesucht werden. Als Gründe kommen vor allem in Frage:
- Schmerzen (s. S. 320)
- Durchlaufen eines Exzitationsstadiums nach einer Inhalationsnarkose
- eine überfüllte Blase aufgrund einer postoperativ häufig auftretenden Blasenentleerungsstörung. Der Patient muss katheterisiert werden, falls eine spontane Blasenentleerung nicht möglich ist.

- pulmonale Probleme:
  - Hypoxie und Hyperkapnie, z.B. aufgrund eines Relaxansüberhangs oder einer Verlegung der oberen Luftwege
  - beginnendes Lungenödem aufgrund einer Überinfusion oder Übertransfusion oder durch eine kardiale Dekompensation
  - Pneumothorax, z.B. aufgrund einer Pleuraverletzung bei einer Fehlpunktion für einen zentralvenösen Katheter (s.S. 183) oder aufgrund eines Barotraumas mit Pneumothorax unter maschineller Beatmung

Kinder sind postoperativ meist sehr unruhig. Damit ein Sturz aus dem Bett verhindert werden kann, müssen Kleinkinder in ein Gitterbett gelegt werden. Es ist darauf zu achten, dass die Gitter stets hochgezogen sind! Bei größeren Kindern hat es sich bewährt, die Bettdecke quer zu legen und rechts und links unter die Matratze zu stecken. Dies verhindert das Wegstrampeln der Decke und bietet einen gewissen Schutz vor einem Sturz aus dem Bett; gegebenenfalls sind Gitter an das Bett anzubringen.

In seltenen Fällen kann eine postoperative Unruhe oder Verwirrung auch durch ein so genanntes **z**entrales **a**nticholinerges **S**yndrom (ZAS) bedingt sein (s.S. 56). Dieses kann durch zahlreiche Medikamente ausgelöst werden. Die Therapie besteht in der langsamen intravenösen Gabe von 1–2 mg Physostigmin (Anticholium®).

6.10 Rückenmarknahe Leitungsanästhesien

Bei Patienten, die eine rückenmarknahe Leitungsanästhesie, also eine Spinalanästhesie oder eine PDA hatten, muss im Aufwachraum mehrmals die Höhe der Blockade kontrolliert werden. Dies kann am besten mit einem Kältespray oder Eiswürfel erfolgen (s.S. 169). Im noch betäubten Gebiet hat der Patient kein Kälteempfinden. Vor der Verlegung muss die Höhe der Blockade eindeutig rückläufig sein und mindestens unterhalb von Th10 (= Nabelhöhe, Abb. 2.19) liegen.

6.11 Verlegung auf die Allgemeinstation

Damit ein Patient aus der Überwachung des Aufwachraumes entlassen werden kann, müssen folgende Punkte erfüllt sein:
- Der Patient muss wach sein.
- Die Schutzreflexe müssen sicher vorhanden sein.
- Die Spontanatmung muss zufriedenstellend sein.
- Der Kreislauf muss stabil sein.

Zur Überprüfung der Verlegungsfähigkeit bieten sich gegebenenfalls spezielle Check-Listen (siehe PARS-Score; s.S. 320) an. Die beabsichtigte Verlegung eines Patienten auf die Normalstation muss vom verantwortlichen Anästhesisten bestätigt werden. Der Zeitpunkt der Verlegung auf die Normalstation sollte im Narkoseprotokoll vermerkt werden. Anschließend muss eine Pflegekraft derjenigen Station, auf der der Patient normalerweise liegt, informiert werden, dass der Patient im Aufwachraum abgeholt werden kann. Bei der Übergabe an die Pflegekraft der Station müssen intraoperativ und postoperativ aufgetretene Probleme des Patienten mitgeteilt werden. Außerdem müssen Anordnungen für die folgende Zeit weitergegeben werden, z.B. dass der Patient ab jetzt alle 8 Stunden ein Antibiotikum erhalten muss, dass noch Laborkontrollen notwendig sind oder dass eine Infusionstherapie bzw. eine Schmerztherapie angeordnet sind.

7 Intensivmedizin

7.1 Allgemeine Bemerkungen zur Intensivmedizin

▶ Unter einer **Intensivstation** wird eine spezielle Betteneinheit für die intensive Diagnostik und **Therapie** lebensbedrohlich oder kritisch erkrankter Patienten verstanden. Hierzu gehören z. B. Patienten mit akutem Herzinfarkt, Polytrauma, schwerer akuter Blutung, Vergiftung, Verbrennungen, Schädel-Hirn-Trauma, bedrohlichen Atmungsstörungen oder Schock.

Eine **Hauptaufgabe der Intensivmedizin** ist neben der Therapie, d. h. der Wiederherstellung bzw. Erhaltung der bedrohten Vitalfunktionen, das exakte **Überwachen** (= Monitoring) des Patienten. Auf Intensivstationen wird außerdem ein weit über das normale Maß hinausgehender **pflegerischer Aufwand** betrieben. Intensivmedizinische Maßnahmen können daher unterteilt werden in:

– Intensivtherapie,
– Intensivüberwachung und
– Intensivpflege.

Die empfohlene Anzahl an Intensivbetten wird mit ungefähr 5 % der Gesamtbettenzahl eines Krankenhauses angegeben. Eine Intensivstation sollte etwa fünf bis zwölf Betten umfassen.

Eine Intensivstation sollte nicht nur durch einen hohen apparativen Standard, sondern auch durch besonders qualifiziertes ärztliches und pflegerisches Personal ausgezeichnet sein.

Der Tätigkeits- und auch der Verantwortungsbereich von Ärzten und Pflegepersonal einer Intensivstation überschneiden sich deutlich und machen daher eine gute Zusammenarbeit notwendig.

Zu den wichtigsten **ärztlichen Aufgaben** gehören:

● klinische und apparative Überwachung des Patienten
● Verordnung von Medikamenten
● Erstellung eines Ernährungsplanes
● Durchführung bzw. Organisation von diagnostischen und therapeutischen Maßnahmen
● Überwachung der fachgerechten Ausführung ärztlicher Anordnungen
● Dokumentation
● Teilnahme an Stationsvisiten

Zu den wichtigsten **Aufgaben des Pflegepersonals** gehören:

● Überwachung des Patienten
● Kontrolle der Überwachungsgeräte
● allgemeine und spezielle pflegerische Maßnahmen am Intensivpatienten
● fachgerechte Lagerung des Patienten
● Inhalationstherapie
● Durchführung von enteraler und parenteraler Ernährung
● Bereitstellung und Funktionsprüfung von Geräten
● Erkennung und sachgerechte Beseitigung von Gerätestörungen
● Vorbereitungen von und Assistenz bei ärztlichen Tätigkeiten
● Pflegedokumentation
● Teilnahme an Stationsvisiten

Obwohl bei schwerkranken Intensivpatienten eine Vielzahl von Organfunktionen apparativ überwacht wird, darf sich das Interesse von

Ärzten und Pflegepersonal nicht nur auf die Kontrolle von Überwachungsgeräten und Laborwerten beschränken. Unverzichtbar ist eine engmaschige klinische Überwachung der Patienten.

Die Arbeit auf einer Intensivpflegestation bedeutet sowohl für Ärzte als auch für das Pflegepersonal eine große körperliche und seelische Belastung. Da das Pflegepersonal zumeist einen engeren Kontakt zum Patienten hat als der Arzt, scheint dessen seelische Belastung besonders hoch zu sein.

7.2 Beatmungstherapie

Der Großteil der Intensivpatienten muss vorübergehend künstlich beatmet werden. Die Beatmungstherapie sowie die entsprechenden Grundlagen sollen daher ausführlich dargestellt werden.

Physiologie/ Pathophysiologie der Atmung

Blut-Luft-Schranke

▶ Aufgabe der Atmung ist der Gasaustausch des Organismus mit der Umgebung. Sauerstoff wird als lebensnotwendiges Substrat über die Lungen in den Organismus aufgenommen, und Kohlendioxid wird als Abfallprodukt des Stoffwechsels abgeatmet.

Die **Arteria pulmonalis** (welche aus dem rechten Herzen kommt und sauerstoffarmes Blut enthält) teilt sich entsprechend dem Bronchialbaum in immer kleinere Gefäße auf. Die Kapillaren liegen geflechtartig unmittelbar den Alveolen auf.

▶ Die aneinandergrenzenden Kapillar- und Alveolarmembranen bilden die so genannte Blut-Luft-Schranke.

Der in die Alveolen eingeatmete Sauerstoff diffundiert durch die Blut-Luft-Schranke in die (in den Kapillaren fließenden) Erythrozyten. In den Erythrozyten bindet sich der Sauerstoff an das Hämoglobin. Das sauerstoffbeladene Blut fließt dann über die Venae pulmonales zum linken Herzen.

Zwischen den Alveolarendothelzellen gibt es vereinzelt so genannte große Alveolarzellen. Diese sind die Produzenten eines **Antiatelektasefaktors** (des so genannten **Surfactants**).

▶ Der Surfactant kleidet die Alveolen als eine dünne Schicht aus, erniedrigt deren Oberflächenspannung und vermindert deren Tendenz, zu kollabieren.

Ein Mangel an Surfactant spielt z.B. beim Atemnotsyndrom des Frühgeborenen eine große Rolle.

Atemmechanik

Der knöcherne Thorax funktioniert nach dem Prinzip einer Saug-Druck-Pumpe. Bei der aktiven **Einatmung** (= Inspiration) werden die schräg (nach ventrokaudal) verlaufenden Rippen durch die äußeren Interkostalmuskeln angehoben. Der (dorsoventrale) Durchmesser des Thorax nimmt zu (**thorakale Atmung**). Gleichzeitig kontrahiert sich das Zwerchfell und bewegt sich nach kaudal. Die (kraniokaudale) Ausdehnung der Lunge nimmt zu (**Bauchatmung**). Die Lunge folgt dieser Volumenzunahme des Thoraxraumes. Hierdurch entsteht ein Unterdruck in der Lunge und Luft strömt in die Lungen. Bei körperlicher Anstrengung können vor allem die Halsmuskeln, die Brustmuskeln und die Schultermuskeln als zusätzliche Atemhilfsmuskeln zur Einatmung benutzt werden.

Die **Ausatmung** (= Exspiration) erfolgt normalerweise passiv aufgrund der elastischen Rückstellkräfte von Lunge und Thorax sowie der Erschlaffung des Zwerchfelles. Bei erschwerter Ausatmung können die inneren Interkostalmuskeln sowie die Bauchmuskeln die Rippen kraftvoll nach unten ziehen. Gleichzeitig wird meist der Oberkörper gebeugt, wodurch die Baucheingeweide und damit auch das Zwerchfell nach kranial gedrückt und eine forcierte Ausatmung unterstützt wird.

Aufgrund der elastischen Eigenschaft des Lungengewebes und der Oberflächenspannung der Alveolen tendiert die Lunge zum Kollabieren. Im Pleuraspalt herrscht daher ein Negativdruck von ca. minus 4 cmH$_2$O.

Compliance der Lunge

▶ Die Compliance (C) der Lunge ist ein Maß für die elastische Dehnbarkeit der Lunge. Sie ist definiert als Volumenänderung (ΔV) pro Druckänderung (ΔP). Es gilt: C = ΔV/ΔP (ml/mbar).

Bei einem Atemzug von ca. 600 ml sinkt der Druck im Pleuraspalt um ca. 3 cmH$_2$O. Die Volumenänderung pro Druckänderung beträgt damit 0,6 Liter pro 3 cmH$_2$O, also normalerweise ca. 0,2 l/cmH$_2$O. Bei vielen Lungenerkrankungen, z.B. einer Pneumonie, einem Lungenödem oder einer Fibrose, ist das Lungengewebe nicht mehr so elastisch; die Lunge folgt nur schwer der Vergrößerung des knöchernen Thorax. Bei der Inspiration entsteht ein größerer Negativdruck im Pleuraspalt. Die elastische Dehnbarkeit, die Compliance, ist vermindert.

> Die leicht messbare Vitalkapazität, das heißt die Summe aus Atemzugvolumen und in- und exspiratorischem Reservevolumen (s. S. 332), ist ein Parameter für die Compliance.

Resistance

▶ Die Resistance (R) ist ein Maß für die nichtelastischen (= viskösen) Strömungswiderstände in den Atemwegen, die sowohl bei der Inspiration als auch bei der Exspiration zu überwinden sind. Die Resistance ist definiert als Druckdifferenz (ΔP) zwischen Anfang und Ende des gemessenen Luftweges pro Atemstromstärke (Vol/Zeit). Es gilt: R = ΔP/Vol/sec (mbar/L/sec).

Sie setzen sich zum größeren Teil (ca. 80–90%) aus den Strömungswiderständen in den Luftwegen (bedingt durch Turbulenzen, die vor allem bei schnellem Gasfluss an den Aufzweigungen des Trachealbaumes entstehen) und zum kleineren Teil (10–20%) aus nichtelastischen Gewebswiderständen zusammen. Die Resistance ist insbesondere bei asthmatischen Erkrankungen, bei Trachealstenosen oder bei Sekretansammlung in den Luftwegen erhöht.

> Die Resistance kann anhand des Atemstoßtests nach Tiffeneau (= 1-Sekunden-Kapazität oder FEV$_1$ = **f**orciertes **e**xspiratorisches **V**olumen in **1** Sekunde) beurteilt werden. Der Normalwert beträgt ca. 75% der Vitalkapazität (VK) (FEV$_1$/VK). Der Absolutwert beträgt ca. 3–3,5 l/s. Normalerweise wird der Quotient FEV$_1$/VK angegeben.

Atemarbeit

Bei der aktiven Einatmung müssen die elastischen und die viskösen Widerstände überwunden werden. Die Ausatmung erfolgt passiv, da die elastischen Rückstellkräfte die viskösen Widerstände übertreffen. Bei Lungenerkrankungen mit einer Erniedrigung der Compliance oder Erhöhung der Resistance kann die Atemarbeit enorm zunehmen. Im Extremfall droht die körperliche Erschöpfung.

> Eine drohende Erschöpfung durch erhöhte Atemarbeit kann, trotz normaler Blutgase, eine Intubationsindikation darstellen.

Lungenvolumina

Die meisten Lungenvolumina (vgl. Abb. 7.1) können mithilfe eines Blasebalgs (= Spirometers) oder eines modernen Pneumotachographen gemessen werden. Sie hängen von Alter, Geschlecht, Körpergröße, Körperlage, Körperbau und anderen Faktoren ab.

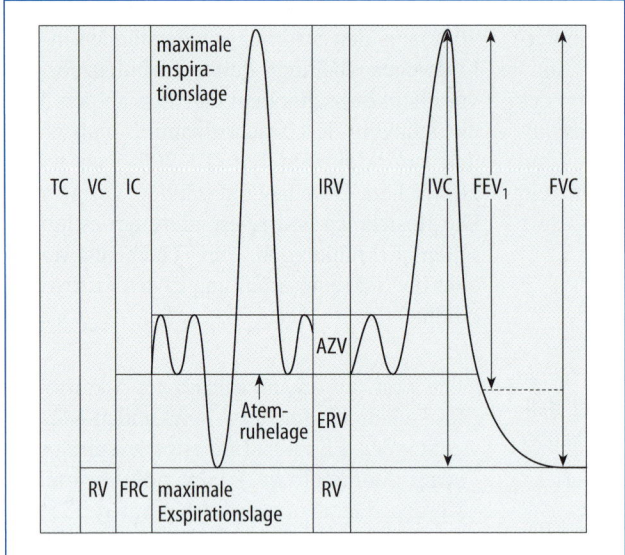

Abb. 7.1 Messbare Lungenvolumina und Lungenkapazitäten (weitere Erläuterungen vgl. Text).

Atemzugvolumen

Dies ist das Luftvolumen, das bei einem normalen Atemzug spontan ventiliert wird. Das **spontane A**temzugvolumen (AZV) beträgt in allen Lebensaltern ca. 7 bis 8 ml/kg KG. Beim Erwachsenen sind dies ca. 500 ml. Etwa ein Drittel des Atemzugvolumens ist Totraumvolumen, lediglich zwei Drittel des Atemzugvolumens nehmen an der alveolären Ventilation (also am Gasaustausch) teil (s. S. 340).

▶ Während bei Spontanatmung definitionsgemäß von Atem**zug**volumen gesprochen wird, wird bei der Beatmung eines Patienten von Atem**hub**volumen gesprochen.

Inspiratorisches Reservevolumen

Dies ist das Luftvolumen, das nach einer normalen Einatmung zusätzlich noch maximal eingeatmet werden kann. Beim Erwachsenen sind dies ca. 3,0 Liter.

Exspiratorisches Reservevolumen

Dies ist das Luftvolumen, das nach einer normalen Ausatmung noch maximal ausgeatmet werden kann. Beim Erwachsenen sind dies ca. 1,3 Liter.

Residualvolumen

Dies ist das Luftvolumen, das nach einer maximalen Ausatmung noch in der Lunge verbleibt. Beim Erwachsenen sind dies ca. 1,2 Liter.

Funktionelle Residualkapazität

Sie stellt die Summe aus exspiratorischem Reservevolumen und Residualvolumen dar. Beim Erwachsenen sind dies ca. 2,5 Liter. Die funktionelle Residualkapazität (FRC) ist eine für den Anästhesisten und Intensivmediziner besonders wichtige Größe.
Die FRC übernimmt eine Art Pufferfunktion. Das Volumen eines Atemzuges/-hubes verteilt sich zuerst in der FRC.

Vitalkapazität

Dies ist die Summe aus exspiratorischem Reservevolumen, inspiratorischem Reservevolumen und Atemzugvolumen. Beim Erwachsenen sind dies ca. 4,5 Liter. Bei einer Erniedrigung der Compliance ist die Vitalkapazität vermindert.

Totalkapazität

Dies entspricht der Summe aus Vitalkapazität und Residualvolumen. Beim Erwachsenen sind dies ca. 6,0 Liter.

Atemfrequenz

Sie ist altersabhängig. Sie beträgt beim Frühgeborenen ca. 60/min, beim reifen Neugeborenen in Ruhe ca. 40–50/min, beim sechs Monate alten Säugling ca. 30/min, beim Einjährigen ca. 25/min, beim Sechsjährigen ca. 20/min und beim Erwachsenen ca. 12–16/min.

Atemminutenvolumen

Es ergibt sich durch Multiplikation des Atemzug/-hubvolumens mit der Atemfrequenz. Der 70 kg schwere Patient hat ein spontanes Atemminutenvolumen von 0,5 l/Atemzug × 15 Atemzüge/min = 7,5 l/min. Ein Neugeborenes mit 3 kg Körpergewicht hat ein spontanes Atemminutenvolumen von 21 ml × 50 Atemzüge/min = 1 050 ml/min.

Sauerstoffkaskade

Der Luftdruck beträgt auf Meereshöhe ungefähr 760 mmHg (101,3 kPa). Luft besteht zu 79 % aus Stickstoff und zu 20,9 % aus Sauerstoff. Die Konzentrationen der anderen noch vorhandenen Gase sind mit insgesamt 0,1 % vernachlässigbar niedrig. Der Sauerstoffdruck macht damit ca. 21 % von 760 mmHg = 159 mmHg (21,2 kPa) aus. Dies wird als Teil- oder als **Partialdruck des Sauerstoffes** bezeichnet. Da die eingeatmete Luft in den Luftwegen maximal angefeuchtet wird, entsteht dadurch ein zusätzlicher **Wasserdampfdruck** von 47 mmHg (6,3 kPa). Der Gesamtdruck der Gase in den Atemwegen bleibt konstant. Der Sauerstoffpartialdruck in den zuleitenden Strukturen macht daher nur noch 21 % von (760 mmHg – 47 mmHg =) 149 mmHg (19,8 kPa) aus. Im Bereich der Alveolen befindet sich auch das aus den Lungenkapillaren in die Lunge abdiffundierte Kohlendioxid. Zur Errechnung des Sauerstoffpartialdrucks in den Alveolen muss der dort vorhandene Kohlendioxidpartialdruck noch subtrahiert werden. Der **Kohlendioxidpartialdruck** in den Alveolen ist normalerweise nahezu identisch mit dem Kohlendioxidpartialdruck im arteriellen Blut, also ca. 40 mmHg (5,3 kPa).

> Der Sauerstoffpartialdruck in den Alveolen beträgt damit näherungsweise $(760 - 47) \times 21\,\% - p_aCO_2$ = 109 mmHg (14,5 kPa).

Aus dieser Formel wird auch ersichtlich, warum z.B. ein hypoxischer Patient mit einer Lungenentzündung hyperventiliert. Durch eine Hyperventilation fällt der p_aCO_2-Wert von 40 mmHg (5,3 kPa) auf z.B. 30 mmHg (4,0 kPa) ab. Der alveoläre Sauerstoffpartialdruck $(760 - 47) \times 21\,\% - p_aCO_2 = 149 - 30$ beträgt jetzt 119 mmHg (15,9 kPa) anstatt nur 109 mmHg (14,5 kPa), ist also höher.

> Je höher der Sauerstoffpartialdruck in der Alveole (p_AO_2), desto höher ist der **a**rterielle Sauerstoffpartialdruck (p_aO_2).

Beim lungengesunden Patienten ist der arterielle Sauerstoffpartialdruck (p_aO_2) bei Atmung von Raumluft nur wenige mmHg niedriger als der alveoläre Sauerstoffpartialdruck (p_AO_2) und liegt damit bei ca. 100 mmHg. Bei Atmung von 100 % Sauerstoff beträgt die **D**ifferenz zwischen **A**lveolen-pO$_2$ und **a**rteriellem **p**O$_2$ (= AaDO$_2$) ca. 25 bis 60 mmHg (3,3–8,0 kPa). Bei einer pulmonalen Insuffizienz ist diese AaDO$_2$ wesentlich höher und ein guter Gradmesser für deren Ausmaß (s.S. 336). Zur Beurteilung der Oxygenierungsfunktion der Lunge wird oft auch der Quotient aus dem p_aO_2, der bei einer bestimmten F_iO_2 erreicht wird, angegeben (sog. Oxygenierungsindex = p_aO_2/F_iO_2; Normalwert: ca. 500; bei mäßigem Lungenschaden, z.B. ALI: < 300 [s.S. 425], bei schwerem Lungenschaden, z.B. ARDS: < 200 [s.S. 425]).

Sauerstoffdiffusionskapazität

▶ Die Sauerstoffdiffusionskapazität besagt, wieviel Sauerstoff pro Zeiteinheit durch die Blut-Luft-Schranke diffundiert. Sie ist abhängig von der O_2-Partialdruckdifferenz zwischen den Alveolen und dem Kapillarblut, der Diffusionsfläche sowie von der Dicke der Diffusionsstrecke.

Normalerweise beträgt die Sauerstoffdiffusionskapazität ca. 250–300 ml/min beim Erwachsenen. Der Erwachsene verbraucht also ca. 250–300 ml O_2/min. Daher muss auch z. B. beim geschlossenen Narkosesystem (s. S. 12) ein Frischgasfluss von mindestens 250–300 ml O_2/min, d. h. ca. 4 ml/kg KG/min sichergestellt sein.

Die Diffusionskapazität für Sauerstoff nimmt bei einer Verringerung der Diffusionsfläche (z. B. Resektion eines Lungenflügels), einer Verlängerung der Diffusionsstrecke (Ödem der alveolokapillären Membran bei einem Lungenödem) und einer Verringerung des Partialdruckgefälles (erniedrigte F_iO_2) ab.

Ventilations-Perfusions-Verhältnis

Wie effektiv der Gasaustausch in der Lunge ist, hängt nicht nur von der alveolären Ventilation und der Diffusionskapazität, sondern auch noch von der Durchblutung (Perfusion) der Alveolen ab.

Normalerweise sind Ventilation und Perfusion gut aufeinander abgestimmt. Es wird von einem normalen Ventilations-Perfusions-Verhältnis gesprochen. In Lungengebieten, die gut durchblutet, aber schlecht belüftet sind, fließt das Blut durch die Lungenkapillaren, ohne dass es ausreichend mit Sauerstoff aufgesättigt wurde. Folge eines solchen Ventilations-Perfusions-Missverhältnisses ist, dass ein Teil des Blutes vom rechten Herzen durch die Lunge zum linken Herzen fließt, ohne dass es ausreichend mit Sauerstoff aufgesättigt wurde. Dieses Phänomen wird als **Rechts-Links-Shunt** bezeichnet und bedingt eine entsprechende Verminderung des Sauerstoffgehaltes im arteriellen Blut. Die Therapie besteht hierbei nicht in der (fast erfolglosen) Erhöhung der inspiratorischen Sauerstoffkonzentration, sondern in der Beseitigung des Rechts-Links-Shunts, z. B. durch Einschalten eines PEEP (s. S. 24, 262, 343).

▶ Die inspiratorische Sauerstoffkonzentration wird oft als F_iO_2 (= fraction of inspired oxygen) bezeichnet. 70 % inspiratorische Sauerstoffkonzentration entsprechen einer F_iO_2 von 0,7.

Sauerstofftransport im Blut

Der über die Lungen aufgenommene Sauerstoff wird durch das Blut zu den verschiedenen Organen transportiert. Im Blut wird der Sauerstoff zum größten Teil an das Hämoglobin gebunden. 1 g Hämoglobin kann bei Vollsättigung 1,34 ml Sauerstoff transportieren (= **Hüfner-Zahl**). Normalerweise ist das Hämoglobin des arteriellen Blutes zu ca. 97–99 % mit Sauerstoff gesättigt.

Der Gehalt des chemisch an das Hämoglobin gebundenen Sauerstoffes in 100 ml arteriellem Blut bei einem Hb von 15 g % beträgt damit: 15 × 1,34 × 0,97 = 19,5 ml O_2/100 ml Blut.

Dass die Sauerstoffsättigung des Hämoglobins nicht 100 % beträgt, hat seinen Grund darin, dass immer ca. 2–4 % des **Herzminutenvolumens** (HMV) über physiologische Rechts-Links-Shunts die Oxygenierung umgehen.

Der Sauerstoff ist zu einem verschwindend kleinen Teil auch physikalisch im Blut gelöst (genauso wie Sauerstoff in Quellwasser gelöst ist). Der **physikalisch gelöste Sauerstoff** ist abhängig vom Sauerstoffpartialdruck im Blut. Pro 1 mmHg (0,13 kPa) p_aO_2 werden 0,003 ml O_2 gelöst. Im arteriellen Blut beträgt der p_aO_2 bei Atmung von Raumluft normalerweise ca. 100 mmHg (13,3 kPa). Damit beträgt der physikalisch gelöste Sauerstoff 100 × 0,003 =

0,3 ml O_2/100 ml Blut. Der gesamte Sauerstoffgehalt des Blutes errechnet sich also aus dem physikalisch gelösten und dem ca. 60- bis 65-mal größeren Anteil des chemisch an das Hämoglobin gebundenen Sauerstoffanteils.

> Insgesamt ergibt sich: physikalisch gelöster Sauerstoff (0,3 ml O_2/100 ml) plus chemisch gebundener Sauerstoff (19,5 ml/ 100 ml O_2) = ca. 19,8 ml O_2/100 ml Blut, also ca. 20 Vol %.

Wird ein lungengesunder Patient anstatt mit einer F_iO_2 von 0,21 mit einer F_iO_2 von 1,0 beatmet, so beträgt der p_aO_2 anstatt ungefähr 100 mmHg ca. 650 mmHg (86,6 kPa). Während der chemisch an das Hämoglobin gebundene Sauerstoff nicht mehr gesteigert werden kann, da bereits bei einer F_iO_2 von 0,21 beim lungengesunden Patienten eine maximale Sättigung von 97–99% vorliegt, nimmt hierbei nur der physikalisch gelöste Sauerstoffanteil zu. Er beträgt nun 0,003 × 650 = 1,95 ml/100 ml Blut.

> Der gesamte Sauerstoffgehalt bei einer F_iO_2 von 1,0 beträgt also beim lungengesunden Patienten 19,5 + 1,95 = 21,45 Vol % anstatt 19,8 Vol % bei Atmung von Raumluft (s.o.).

Damit wird deutlich, dass bei einer Vollsättigung des Hämoglobins bei 97–99% der Sauerstoffgehalt im Blut nur noch über den physikalisch gelösten Sauerstoffanteil gesteigert werden kann. Dieser Effekt ist jedoch verschwindend klein und hat normalerweise keine Vorteile.

Respiratorische Insuffizienz

Hypoxämie/Hypoxie

▶ Hypoxämie ist definiert als **Sauerstoffmangel** im Blut, Hypoxie als Sauerstoffmangel im Gewebe. Eine Hypoxämie führt sehr schnell zu einer Hypoxie.

Eine Hypoxie versucht der Körper über eine Stimulierung des Sympathikus zu kompensieren. Es kommt dabei anfänglich zu Tachykardie, Steigerung des Herzminutenvolumens und Blutdruckanstieg mit dem Ziel, die Organdurchblutung zu verbessern. Außerdem tritt eine Hyperventilation auf. Zeichen der ungenügenden zerebralen und peripheren Oxygenierung sind Unruhe, Verwirrtheit, Zyanose. Bei längerbestehender, schwerer Hypoxie kommt es zu den Zeichen der Organinsuffizienz wie Bradykardie, Blutdruckabfall, Rhythmusstörungen und Schläfrigkeit.

Hyperkapnie/Hypokapnie

▶ Eine zu hohe alveoläre Ventilation (Hyperventilation) führt zum vermehrten Abatmen von CO_2 und damit zu einem Abfall des arteriellen Kohlendioxidpartialdrucks (p_aCO_2) (Hypokapnie). Eine zu geringe alveoläre Ventilation (Hypoventilation) führt zu einem Anstieg des p_aCO_2 (Hyperkapnie).

Zeichen der Hypoventilation:
● Schwitzen
● Tachykardie
● Herzrhythmusstörungen
● Blutdruckanstieg
● in extremen Fällen „CO_2-Narkose" mit Somnolenz und Bewusstlosigkeit

Indikationen zur Beatmung

Für die Beatmung eines intensivpflichtigen Patienten wird ein reines Beatmungsgerät (Respirator) verwendet. Dieser Respirator wird normalerweise an den Endotrachealtubus, eventuell auch an eine Trachealkanüle angeschlossen. Selten kann auch eine maschinelle Unterstützung der Spontanatmung über eine Gesichts-(Nasen-)Maske erfolgen (s.u.). Eine Indikation zur Beatmung besteht, wenn bei Spontanatmung eine ausreichende Sauerstoffaufnahme über die Lungen und/oder eine ausreichende Kohlendioxidabatmung nicht mehr gewährleistet sind (vgl. Tab. 7.1).

Tab. 7.1 Richtwerte für die Intubation/Beatmung.

	Normalwerte	Indikation zur Intubation/Beatmung
Atemfrequenz/min	12–16	> 35
p_aO_2	75–100 mmHg (10–13,3 kPa)	< 60 mmHg (< 8 kPa) trotz Sauerstoffgabe
p_aCO_2	35–45 mmHg (4,6–6 kPa)	> 55 mmHg (> 7,3 kPa)
Totraum/Atemzug	25–40 %	> 60 %
Vitalkapazität	65–75 ml/kg KG	< 15 ml/kg KG
FEV_1	50–60 ml/kg KG	< 10 ml/kg KG
$AaDO_2$ **bei 100 %**	25–60 mmHg (3,3–7,9 kPa)	> 400 mmHg (>53,3 kPa)
Inspiratorische Atemstromstärke	75–100 cmH$_2$O	< 25 cmH$_2$O
Atemminutenvolumen in Ruhe	5–8 l/min	> 10 l/min (deutliche Hyperventilation)

▶ Ist nur der p_aO_2 zu niedrig, so wird von einer **Partialinsuffizienz** gesprochen. Ist der p_aO_2 zu niedrig und gleichzeitig der p_aCO_2 zu hoch, so wird von einer **Globalinsuffizienz** gesprochen.

Die Entscheidung zur Beatmung muss individuell gestellt werden. Sie lässt sich nur schwer schematisieren, auch wenn es klinische und laborchemische Grenzwerte gibt, bei deren Überschreitung die **Intubation/Beatmung indiziert** erscheint (vgl. Tab. 7.1). Im Allgemeinen ist die Trendentwicklung für die Entscheidung wichtiger als das Abweichen einzelner Werte von der Norm.

Therapeutische Beatmung

Der Grund für eine therapeutische Beatmung ist meist eine respiratorische Insuffizienz (Partial- oder Globalinsuffizienz).

Deren Ursachen können sein:
- zentrale Atemlähmung,
z.B. aufgrund einer Depression des Atemzentrums durch Medikamente (Barbiturate, Opioide, Gifte), einer Schädigung des Atemzentrums im Rahmen eines Schädel-Hirn-Traumas (SHT) oder eines Hirntumors.
- periphere Atemlähmung,
z.B. aufgrund einer hohen Querschnittslähmung oder der Wirkung von Muskelrelaxanzien.
- pulmonale Insuffizienz,
z.B. wegen Lungenödem, Pneumonie, Atelektasen, Lungenkontusion, Lungenembolie o.Ä.
- gestörte Atemmechanik,
z.B. durch Rippenserienfraktur, Sternumfraktur.
- enorme Zunahme der Atemarbeit,
z.B. bei stark erhöhter Resistance oder stark erniedrigter Compliance mit drohender Erschöpfung.

Prophylaktische Beatmung

▶ Wird eine Beatmung durchgeführt, obwohl im Moment (noch) keine respiratorische Insuffizienz vorliegt, so handelt es sich um eine prophylaktische Beatmung.

Eine prophylaktische Beatmung ist z.B. indiziert:

- bei bewusstlosen Patienten,
  um einer möglichen Aspiration vorzubeugen, da hierbei die Schutzreflexe ausgeschaltet sind.
- nach einer schweren Aspiration,
  da sich hierbei innerhalb kurzer Zeit eine pulmonale Insuffizienz einstellen wird.
- bei einem prolongierten Schock.
- bei einer Sepsis.
- bei einer großflächigen Verbrennung.
- bei gewünschter Verminderung der kardiopulmonalen Belastung,
  z.B. während der Wiedererwärmung eines ausgekühlten koronarsklerotischen Patienten nach einer langen Operation. Durch das Kältezittern eines unterkühlten Patienten kann es zu einem starken Anstieg des Sauerstoffverbrauches kommen. Bei einem koronarsklerotischen Patienten mit bereits grenzwertiger Sauerstoffversorgung des Myokards könnte hierdurch eine Myokardischämie verursacht werden.
- bei erhöhtem intrakraniellem Druck (z.B. SHT), um eine kontrollierte Ventilation und gegebenenfalls kontrollierte Hyperventilation durchzuführen.

Auswahl des Beatmungsweges

Eine längerfristige Beatmung kann über
- einen Endotrachealtubus oder über
- ein Tracheostoma
erfolgen.

Langzeitintubation

Bei der Langzeitintubation (> 48 Stunden) wurde früher oft folgendes Vorgehen gewählt: Eine orotracheale Intubation wurde meist nicht länger als 24 Stunden vorgenommen, dann wurde eine nasotracheale Intubation angestrebt. In den letzten Jahren zeigte sich, dass ein oraler Tubus problemlos auch länger belassen werden kann. Inzwischen wird für eine Langzeitintubation zumeist eine orotracheale Intubation bevorzugt. Eine nasotracheale

Langzeitintubation wird inzwischen nur noch sehr selten bei erwachsenen Intensivpatienten durchgeführt (ca. 2–3 %).

Die **nasotracheale Intubation** hat gegenüber der orotrachealen Intubation zwar folgende **Vorteile**:
- bessere Fixierungsmöglichkeit des Tubus
- wird vom Patienten langfristig besser toleriert
- gute Mundpflege möglich (Säuglinge können z.B. trotz nasalem Tubus trinken)

Die **nasotracheale Intubation** hat gegenüber der orotrachealen Intubation jedoch v.a. folgende **Nachteile:**
- Sie ist technisch wesentlich schwieriger durchzuführen.
- Bei der Nasenpassage droht eine Kontamination des Tubus.
- Entzündungen der Nasennebenhöhlen sind häufiger.
- Oft ist ein englumigerer Tubus nötig.
- Es drohen mögliche Knorpelschädigungen der Nasenscheidewand.
- Die endotracheale Absaugung ist schwieriger.

Tracheostomie

Öfters wird die Tracheostomie der längerfristigen endotrachealen Intubation vorgezogen. **Indikationen** für eine Tracheostomie sind:
- Verletzungen des Kehlkopfes
- Erkrankungen, Verletzungen oder ein Tumor der oberen Luftwege, wodurch eine Intubation unmöglich ist
- eine frontobasale Schädelfraktur, die eine nasotracheale Intubation verbietet (Infektionsgefahr)
- Kehlkopf- bzw. Trachealläsionen nach Langzeitintubation
- kieferchirurgische bzw. HNO-chirurgische Operationen
- Öfters wird eine Tracheostomie auch dann angelegt, wenn absehbar ist, dass der ansonsten stabile Patient noch für längere Zeit nicht extubiert werden kann und/oder nur langwierig vom Beatmungsgerät ab-

trainiert werden kann (Entwöhnung des langzeitbeatmeten Patienten; s. S. 359). Eine Verlegung solcher Patienten in ein kleineres Krankenhaus ist auch oft nur dann möglich, wenn ein (pflegeleichteres) Tracheostoma angelegt ist. Über ein Tracheostoma kann der Patient intermittierend spontan atmen, aber auch zu jeder Zeit wieder an das Beatmungsgerät angeschlossen werden.

Die Tracheostomie wurde früher normalerweise vom HNO-Arzt als geplanter Eingriff im Operationssaal vorgenommen. Dabei wird zwischen der epithelialisierten Stomaanlage, bei der die äußere Haut in die Trachea eingenäht wird, und der nichtepithelialisierten Stomaanlage unterschieden. Zunehmend häufiger werden auch perkutane Tracheostomietechniken angewandt (Punktion und mehrfache Aufbougierung des Punktionskanals = Dilatationstracheostoma; s. u.). Notfallmäßige Tracheostomien bei Erstickungsgefahr werden nur noch sehr selten durchgeführt. In diesen Fällen ist die Koniotomie oder die transtracheale Jet-Ventilation meist das Verfahren der Wahl (s. S. 227).

Nach einer operativen Tracheostomie wird vom Operateur die Trachealkanüle (mit einem high volume, low pressure cuff, s. S. 77) eingesetzt und fixiert. Nach normalerweise 48 Stunden wird zum ersten Mal die Trachealkanüle gewechselt. Den ersten Wechsel sollte ein Arzt der HNO-Abteilung vornehmen. Falls sich der Tracheostomiekanal noch nicht vollständig ausgebildet hat, kann das Einsetzen der neuen Kanüle sehr schwierig bis unmöglich sein! Es müssen stets ein Trachealspreizer (zur evtl. notwendigen Aufdehnung des Tracheostomas) sowie ein Intubationsbesteck und eine Beatmungsmöglichkeit griffbereit sein. Eventuell ist es auch sinnvoll, die Trachealkanüle über einen zuvor (als Leitschiene) eingeführten dünnen Katheter (z. B. Absaugkatheter) vorzuschieben. Später wird die Kanüle ca. 2-mal pro Woche gewechselt.

Falls ein Patient spontan atmet und falls keine Aspirationsgefahr besteht, kann die Trachealkanüle entblockt werden. Vor dem Entblo-

cken sind Mund und Rachen und unmittelbar nach dem Entblocken ist die Trachea sorgfältig abzusaugen. Zum Essen und Trinken muss die Kanüle jedoch vorübergehend geblockt werden.

Inzwischen wird zunehmend häufiger eine **so genannte Punktions-(Dilatations-)Tracheostomie** angelegt. Zwischen dem 1. und 2. oder dem 2. und 3. Trachealring wird die Haut inzidiert und das Gewebe mittels Schere stumpf auseinandergedrängt. Danach erfolgt eine Punktion der Trachea mittels einer Kanüle, über die dann ein Seldinger-Draht bis in die Trachea vorgeschoben wird. Anschließend erfolgt über den Draht eine Aufdehnung mittels Dilatator, über den dann die Trachealkanüle vorgeschoben wird. Diese Punktions-Tracheostomie wird normalerweise auf der Intensivstation durchgeführt. Später braucht die Kanüle nur gezogen zu werden. Es kommt dann zum Spontanverschluss, es ist keine Verschlussoperation notwendig.

Pflege des Tracheostomas

Das Tracheostoma muss normalerweise einmal pro Schicht gepflegt werden, je nach Sekretion und Hautverhältnissen gegebenenfalls auch häufiger oder seltener. Hierbei wird der alte Tracheostomaverband entfernt, Bronchialsekret aus dem Tracheostoma und um das Stoma herum wird abgesaugt, die Haut gereinigt und getrocknet. Je nach Pflegestandard wird das Tracheostoma auch desinfiziert und anschließend mit Olivenöl eingerieben, um die Haut geschmeidig zu halten. Danach wird eine neue sterile Schlitzkompresse zwischen Haut und Abschlussplatte der Trachealkanüle eingebracht und die Trachealkanüle wird dann mit einem Fixierband um den Hals befestigt.

Bronchialtoilette

Beim intubierten oder tracheostomierten Patienten ist je nach den Bedürfnissen des Patienten eine mehr oder weniger häufige Bronchialtoilette notwendig. Mittels Auskultation (grobblasige Rasselgeräusche? s. S. 387) kann am besten festgestellt werden, wann wieder ein endobronchiales Absaugen nötig ist. Die **endobronchiale Absaugung** muss unter sterilen Bedingungen durchgeführt werden. Jeder Patient benötigt sein eigenes Absauggerät. Es sind ein Mundschutz, sterile Handschuhe und ein steriler Absaugkatheter zu benutzen. Vor dem Absaugmanöver wird dem Patienten für einige Minuten reiner Sauerstoff verabreicht, falls die F_iO_2 mehr als 0,5 beträgt.

Während der **Absaugkatheter** eingeführt wird, darf bei üblichen Kathetern nicht (!) gesaugt werden. Es gibt inzwischen allerdings auch Absaugkatheter, die unter Sog eingeführt werden (AERO-JET®-Katheter, Fa. Sherwood Medical). Der Absaugkatheter – dessen Durchmesser höchstens 50% des Tubusinnendurchmessers betragen darf – wird bis zum Auftreten eines Widerstandes eingeführt. Nun wird der Katheter einen Zentimeter zurückgezogen, mit dem Finger das Y-Ventil bzw. der Fingertip verschlossen und der Katheter unter Sog langsam herausgezogen (Erwachsene 0,4 bar, Kinder 0,2 bar Sog). Inzwischen gibt es auch geschlossene Systeme zur endotrachealen Absaugung (z.B. TRACH CARE®, Fa. Kendall). Der Absaugkatheter befindet sich in einer Schutzhülle. Das T-Stück dieses Systems wird zwischen Endotrachealtubus und Y-Stück der Beatmungsschläuche konnektiert. Dieser Absaugschlauch kann nun wiederholt aus seiner Umhüllung endotracheal eingeführt und wieder in seine sterile Umhüllung zurückgezogen werden. Der Katheter kann eingeführt werden, ohne dass die Beatmung unterbrochen werden muss und ohne dass z.B. ein hoher positiver endexspiratorischer Druck (PEEP; s.S. 24) verloren geht. Diese geschlossenen Absaugsysteme können jeweils für 24 Stunden verwendet werden. Ob das geschlossene Verfahren im Hinblick auf die Inzidenz nosokomialer Pneumonien Vorteile im Vergleich zum herkömmlichen Absaugverfahren hat, ist bisher nicht belegt.

> Das Absaugmanöver sollte nicht länger als 10–15 Sekunden dauern. Insbesondere bei schwerkranken Patienten mit einer hohen F_iO_2 (s.S. 333) kann es bei längeren Absaugmanövern zu schweren Hypoxämien (s.S. 335) und auch Bradykardien kommen.

Zum Absaugen der linken Lunge wird empfohlen, den Kopf des intubierten Patienten nach rechts zu drehen, zum Absaugen der rechten Lunge wird empfohlen, den Kopf nach links zu drehen. Der Nutzen dieses Vorgehens scheint jedoch nicht sicher belegt. Nach dem Absaugmanöver empfiehlt sich ein mehrmaliges kräftiges Blähen der Lunge mit 100% O_2. Anschließend wird der Patient wieder an den Respirator angeschlossen und kurz danach wird wieder die übliche Sauerstoffkonzentration eingestellt.

Eine Gefahr beim endotrachealen Absaugen liegt immer in der Möglichkeit, einen Vagusreiz mit akuter Bradykardie auszulösen.

Das Bronchialsekret sollte regelmäßig mikrobiologisch untersucht werden (s.S. 374).

Langzeitbeatmung

Beatmungsparameter

Die eingestellten Beatmungsparameter müssen in regelmäßigen Abständen sowie bei einer Veränderung von Parametern in einem Beatmungsprotokoll schriftlich dokumentiert werden. Wird eine computergestützte Dokumentation vorgenommen, dann ist es sinnvoll, dass die Beatmungsparameter direkt in den Dokumentationscomputer eingespeist werden.

Inspiratorische Sauerstoffkonzentration

Es ist wichtig, eine unnütz hohe Sauerstoffkonzentration (F_iO_2, s.S. 333) zu vermeiden. Anzustreben ist eine (fast) normale Sauerstoffsättigung von 97–99% und ein (fast) normaler p_aO_2 (ca. 12–13 kPa). Die Gefahren einer zu hohen F_iO_2 werden auf S. 359 beschrieben. Für die meisten klinischen Situationen reicht aber ggf. auch ein p_aO_2 von > 60 mmHg bzw. eine Sättigung von > 90 % aus (z. B. bei ARDS; s. S. 425).

Atemhubvolumen

Bei der Spontanatmung ist ca. 1/3 des **A**tem**z**ug**v**olumens (AZV) Totraumventilation (anatomischer Totraum der zuleitenden Atemwege: Mund, Nase, Rachen, Trachea und Bronchien). Beim Erwachsenen sind dies 1/3 von 500 ml und damit ca. 150 ml Totraum. Die restlichen 2/3 = 350 ml des AZV entsprechen der alveolären Ventilation, die für den Gasaustausch entscheidend ist. Würde ein Patient bei gleichem AMV mit einer erhöhten Atemfrequenz, dafür aber mit nur 300 ml pro Atemhub beatmet, würde die Totraumventilation von 150 ml bereits 50 % des Atemhubvolumens betragen.

Entscheidend ist jedoch die alveoläre Ventilation. Um diese zu vergrößern, wird bei der konventionellen künstlichen Beatmung des Erwachsenen mit normaler Compliance mit einem etwas über dem spontanen Atemzugvolumen (von ca. 7 ml/kg KG) liegenden Atemhubvolumen von ca. 10(–12) ml/kg KG und mit einer etwas unter der normalen Atemfrequenz (von 12–16/min) liegenden Atemfrequenz von ca. 8–10/min beatmet. Ziel ist ein normaler p_aCO_2 (40 ± 5 mmHg). (Nur in bestimmten Ausnahmesituationen wird ein erhöhter p_aCO_2 [z. B. permissive Hyperkapnie; s. S. 427] oder ein erniedrigter p_aCO_2 [z. B. kontrollierte Hyperventilation; s. S. 270] angestrebt).

Durch das relativ hohe Atemhubvolumen bei relativ niedriger Atemfrequenz kann die prozentuale Totraumventilation verringert und der Entstehung von Atelektasen vorgebeugt werden. Ob allerdings die Beatmung mit hohem Hubvolumen und niedriger Atemfrequenz tatsächlich einer höherfrequenten Beatmung mit geringerem Hubvolumen überlegen ist, ist nicht bewiesen. Handelt es sich um eine gesunde Lunge, dann sind vermutlich beide Konzepte vergleichbar gut. Sehr große Atemhubvolumina sind jedoch auf jeden Fall zu vermeiden, da eine Überdehnung der Lunge und hohe Beatmungsdrücke (> 35 mbar) sehr schädlich sind. Hierdurch nimmt die Gefahr

einer druckbdedingten bzw. volumenbedingten Lungentraumatisierung (Barotrauma bzw. Volutrauma) zu (vgl. protektive Beatmung, z. B. bei ARDS; s. S. 425). Bei schlechter Lungencompliance sollte daher ein eher niedriges Hubvolumen engestrebt werden. Oft wird dann ein Atemhubvolumen von ca. 6 ml/kg KG eingestellt. Während der maschinellen Beatmung kann ggf. die Lunge in regelmäßigen Abständen (z. B. 1 pro 100 Atemhübe) durch ein übergroßes Atemhubvolumen (inspiratorischer **Seufzer**) kräftig gebläht werden. An vielen Beatmungsmaschinen können die Frequenz und das Volumen dieser Seufzer eingestellt werden. Es kann auch alle paar Minuten für ca. zwei Atemzyklen ein erhöhter PEEP programmiert werden (sog. exspiratorischer Seufzer). Inzwischen wird nur noch selten ein intermittierender Seufzer eingestellt, da hierdurch die Gefahr eines Baro- oder Volutraumas erhöht wird und da meist ohnehin ein relativ hoher PEEP eingestellt wird.

> Bei der Ausbildung z. B. einer schweren Pneumonie nimmt die Compliance der Lunge ab. Bei Beatmung mit einem konstanten Beatmungsvolumen werden die Beatmungsdrücke daher höher.

Da zu **hohe Beatmungsdrücke** die Gefahr einer druckbedingten Lungenschädigung (z. B. Pneumothorax) beinhalten (so genanntes Barotrauma), wird versucht, den Beatmungsdruck möglichst nicht zu hoch ansteigen zu lassen. Vor allem durch folgende Methoden kann der Beatmungsspitzendruck vermindert werden:

- Erniedrigung des Atemhubvolumens (ca. 6 ml/kg KG) bei gleichzeitiger Erhöhung der Atemfrequenz
- Verlängerung der Inspirationszeit (s. u.)
- Verminderung des Flows (s. u.)
- inspiratorische Druckbegrenzung (≤ 30–35 cm H_2O)

Konventionelle Beatmungskonzepte und die sog. protektive Beatmung (zur Minimierung des Beatmungsspitzendruckes) werden ausführlich auf S. 426 diskutiert. Da hohe Beatmungsdrücke eine Lungenschädigung begünstigen, wird bei bestimmten Lungenerkrankungen (z.B. ARDS s.S. 425; COPD s.S. 430; schwerem Asthma bronchiale s.S. 472) das Atemminutenvolumen u.U. sogar unter die Norm vermindert, um den Beatmungsdruck möglichst gering zu halten. Es wird dabei ein erhöhter p_aCO_2 in Kauf genommen (so genannte permissive Hyperkapnie).

Atemminutenvolumen

Das Atemminutenvolumen ist so einzustellen, dass der gewünschte p_aCO_2 erreicht wird. Häufig reicht beim Erwachsenen ein Atemminutenvolumen von ca. 6–7 Litern/min aus. Im Extremfall kann aber ein AMV zwischen 4 l/min (z.B. bei Hypothermie) bis ca. 30 l/min (z.B. bei massiver Stoffwechselsteigerung) notwendig werden.

Flow

▶ Unter einem Flow wird die Geschwindigkeit verstanden, mit der das Atemhubvolumen in den Patienten geblasen wird. Im Prinzip gibt es verschiedene Flow-Profile: einen dezelerierenden (während der Inspiration abnehmenden), einen sinusförmigen, einen akzelerierenden (d.h. während der Inspiration zunehmenden, jedoch nicht sinnvollen) und einen Rechteck-Flow. Bei der druckkontrollierten Beatmung handelt es sich stets um einen dezelerierenden Flow (s.u.).
Bei Verwendung eines dezelerierenden Flows ist der Beatmungsspitzendruck relativ niedrig und es wird eine gleichmäßigere Verteilung des Atemhubvolumens in der Lunge erreicht.

Der Flow kann v.a. an älteren Beatmungsgeräten noch direkt eingestellt werden (dieser Flow darf nicht mit dem Frischgasflow am Narkosegerät verwechselt werden; s.S. 15). An anderen älteren Respiratoren muss der **Flow** aus der Inspirationszeit und dem Atemhubvolumen **errechnet** werden. Wird ein Patient z.B. mit einem Atemhubvolumen von 700 ml und einer Atemfrequenz von 10/min beatmet, so dauert ein Atemzyklus 6 Sekunden. Beträgt das I:E Verhältnis (Inspiration zu Exspiration) 1:2, so dauert die Inspiration 2

Sekunden, das heißt, der Patient erhält ein Atemvolumen von 700 ml/2 s. Wird dies auf eine Minute extrapoliert, so würde der Patient in 60 Sekunden mit 21000 ml (= 21 l/min) beatmet, also mit einem Flow von 21 l/min. Bei einem I:E-Verhältnis von 1:2 steht also für die Inspiration lediglich 1/3 des Atemzyklus zur Verfügung. Damit der Patient ausreichend beatmet wird, muss der Flow unter diesen Bedingungen also mindestens dem dreifachen Wert des Atemminutenvolumens entsprechen.
Der Flow wird meist mit ca. 30–60 l/min eingestellt. Bei Wahl eines sehr **hohen Flows** kommt es an den Aufzweigungen des Bronchialsystems zu stärkeren Turbulenzen, und der Beatmungs(spitzen)druck steigt an. Hierdurch wird auch eine ungleichmäßige Belüftung der verschiedenen Lungenabschnitte begünstigt. Durch **Erniedrigung des Flows** entstehen weniger Turbulenzen und der Beatmungsdruck sinkt. Die Luftverteilung erfolgt bei niedrigem Flow gleichmäßiger in den verschiedenen Lungenbereichen. Bei der Wahl eines zu niedrigen Flows wird jedoch unter Umständen das eingestellte AMV nicht mehr erreicht.

Inspirations- zu Exspirationszeit = I:E

Das normale Atemzeitverhältnis Inspiration : Exspiration (I:E) beträgt beim Erwachsenen 1,5:1 bis 1:2, beim Säugling und Kind 1:1. Bei der Beatmung eines lungengesunden Patienten wird meist das normale Atemzeitverhältnis gewählt. Mit zunehmender Lungenschädigung nimmt die Compliance der Lunge ab (s.S. 331), und der Beatmungsdruck steigt an. Durch **Verlängerung der Inspirationszeit** können der Beatmungsspitzendruck gesenkt werden, die Atemgase gleichmäßiger in den terminalen Luftwegen verteilt sowie auch eine bessere Oxygenierung des Patienten, das heißt ein Anstieg des p_aO_2 erzielt werden.

> Je schlechter die Lungenfunktion und je höher der Beatmungsdruck, desto länger sollte die Inspirationszeit gewählt werden (z.B. beim ARDS).

Unter Umständen kann das normale Atemzeitverhältnis von 1:2 verändert werden in 1:1, 2:1, 3:1, im Extremfall bis 4:1. Da nun die Inspirationsphase länger als die Exspirationsphase ist (I:E > 1:1), wird von einem **umgekehrten Atemzeitverhältnis** oder von „**Inversed ratio**"-Beatmung gesprochen. Eine inversed ratio Ventilation (IRV) kann druckkontrolliert oder volumenkontrolliert (s.u.) durchgeführt werden. Um die Gefahr einer Überdehnung der Lunge zu vermeiden, sollte eine Druckbegrenzung (s.u.) eingestellt werden oder eine druckkontrollierte IRV durchgeführt werden. Die kardiovaskulären Nebenwirkungen sind bei einer IRV stärker ausgeprägt als bei einem normalen Arbeitszeitverhältnis. Da für die Exspiration relativ wenig Zeit zur Verfügung steht, ist eine IRV bei Asthma bronchiale oder COLD zu vermeiden (bei diesen Erkrankungen ist die Exspiration verzögert). Es drohen sonst Air-trapping und intrinsic PEEP, d.h. bevor die Ausatmung ganz beendet wurde, beginnt schon die nächste Einatmung. Es verbleibt also damit am Ende der Ausatmung vermehrt Beatmungsgemisch in der Lunge (sog. Air-trapping; englisch: air = Luft, trapp = Falle). Es bildet sich ein von der Lunge selbst ausgehender, sog. intrinsic PEEP aus.

Bei vielen Beatmungsgeräten können die Dauer der Inspiration sowie die Dauer einer Inspirationspause in Prozent des Atemzyklus eingestellt werden.

▶ Während der **Inspirationspause** wird das aktiv in den Patienten geblasene Volumen noch für einen kurzen Zeitraum im Patienten zurückgehalten. Während der inspiratorischen Pause strömt kein Beatmungsgemisch mehr in den Patienten (No-flow-Phase). Es kommt zur Umverteilung des Atemhubvolumens innerhalb der Lungen. Auch Lungenbezirke, die langsamer aufdehnbar sind, werden nun verzögert aufgebläht. Allerdings verfügen nicht alle Beatmungsmuster über eine inspiratorische Pause (nur bei zeitgesteuerter, nicht bei volumengesteuerter Beatmungsform möglich). Nach der inspiratorischen Pause fängt die passive Exspiration an.

Während einer volumenkontrollierten Beatmung zeigt der **Beatmungsdruck** den in Abb. 7.2a dargestellten charakteristischen Kurvenverlauf. Der Atemwegsspitzendruck überträgt sich nur zum Teil auf die Alveolen. Der (endinspiratorische) Plateaudruck (vgl. Abb 7.2a) entspricht ungefähr dem Druck in den Alveolen. Er sollte möglichst nicht über ca. 35 cmH_2O betragen. (Beim Husten oder Niesen können Atemwegsspitzendrücke von 100–200 cmH_2O auftreten).

Der Druck fällt während der Exspiration bis auf Null oder nur bis auf einen eventuell eingestellten positiven endexspiratorischen Druck (PEEP) ab (8 in Abb. 7.2a).

▶ Flow-Phase und Inspirationspause (vgl. Abb. 7.2a) werden zusammen als die **Inspirationsdauer** bezeichnet.

25% Flow-Phase und 10% inspiratorische Pause bedeuten, dass die gesamte Inspirationsphase 35% des kompletten Atemzyklus dauert, dies entspricht einem Atemzeitverhältnis I:E von 35% : 65% = 1:1,9.

Das I:E-Verhältnis kann jedoch nicht bei allen Beatmungsformen eingestellt werden (nur bei zeitgesteuerter Beatmung).

Arbeitsdruck

Der an älteren Respiratoren noch einstellbare Arbeitsdruck gibt an, welchen Druck der Respirator maximal aufbringen kann.

> Der Arbeitsdruck sollte normalerweise 30–40 cmH_2O über dem notwendigen Beatmungsdruck liegen, das heißt im Normalfall bei 60–70 cmH_2O.

Wird der Druck zu niedrig gewählt, existiert keine ausreichende Druckreserve, und bei steigendem Beatmungsdruck würde das Gerät nicht mehr volumenkonstant arbeiten. Über eine Reduktion des Arbeitsdruckes auf z.B. 40 cmH_2O kann eine Art Druckbegrenzung eingestellt werden.

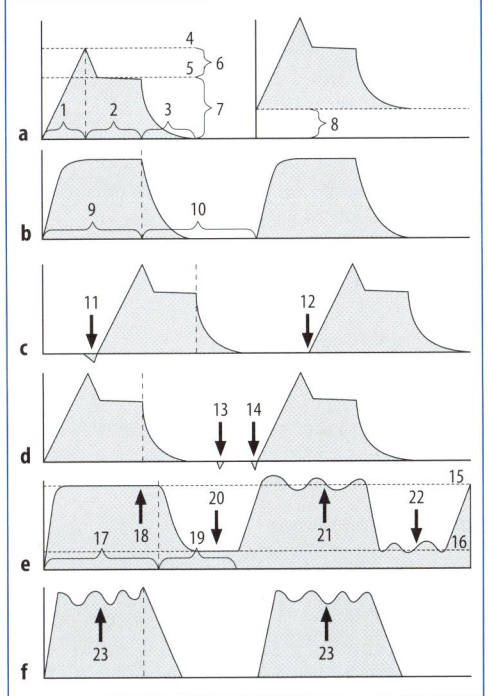

Abb. 7.2 Typische Beatmungsdruckkurven.
a Volumenkontrollierte Beatmung; 1 = Flow-Phase, 2 = No-flow-Phase (= inspiratorische Pause); (1 + 2 = Inspirationszeit); 3 = Exspirationszeit, 4 = Atemwegs-spitzendruck, 5 = Plateaudruck, 6 = Druck, der zur Überwindung der Resistance notwendig ist, 7 = Druck, der zur Überwindung der Compliance notwendig ist, 8 = positiver endexspiratorischer Druck. (An modernen Beatmungsgeräten kann zusätzlich noch der Atemwegsmitteldruck abgelesen werden. Dieser entspricht dem mittleren Druckniveau während des gesamten Atemzyklus).
b Druckkontrollierte Beatmung. Initial wird – bis das inspiratorische Druckniveau erreicht ist – ein hoher Flow verabreicht. Danach nimmt der Flow soweit ab (dezelerierender Flow), wie für die Aufrechterhaltung des Druckniveaus bis zum Ende der Inspirationszeit notwendig ist. 9 = Inspiration, 10 = Exspiration.
c Assistierte/kontrollierte Beatmung. 11 = Patiententriggerung mit nachfolgendem assistiertem Atemhub. 12 = keine Patiententriggerung, es folgt ein kontrollierter Atemhub.
d SIMV (= **s**ynchronized **i**ntermittent **m**andatory **v**entilation). 13 = spontaner Atemzug außerhalb des „Erwartungsfensters", der deshalb keinen assistierten Atemhub auslöst. 14 = spontaner Atemzug während des Erwartungsfenster, der dadurch einen assistierten Atemhub triggert.
e BIPAP (= **bi**phasic **p**ositive **a**irway **p**ressure). 15 = oberes Atemwegsdruckniveau, 16 = unteres Atemwegsdruckniveau, 17 = Inspiration, 18 = keine überlagerte Spontanatmung, 19 = Exspiration, 20 = keine überlagerte Spontanatmung, 21 = überlagerte Spontanatmung, 22 = überlagerte Spontanatmung.
f APRV (**a**irway **p**ressure **r**elease **v**entilation). 23 = überlagerte Spontanatmung.

PEEP

▶ PEEP (= **p**ositive **end**e**x**spiratory **p**ressure = positiver endexspiratorischer Druck) bedeutet, dass der Beatmungsdruck am Ende der Ausatmung nicht wie normalerweise auf Null, sondern nur bis auf einen eingestellten positiven Druck abfällt.

Ein eventueller PEEP wird meistens zwischen 5 und 15 cmH$_2$O (= mbar) eingestellt.

Ziel eines PEEP ist die Verbesserung des arteriellen p$_a$O$_2$-Wertes und damit die Erniedrigung der F$_i$O$_2$.

Erreicht wird dies dadurch, dass mithilfe des PEEP das am Ende der Ausatmung in der Lunge verbleibende Volumen vergrößert, d.h. die funktionelle Residualkapazität (FRC) (s.S. 332) erhöht wird. Dadurch werden Atelektasen aufgebläht und Rechts-Links-Shunts werden vermindert. Besteht kein Rechts-Links-Shunt, so kann durch den PEEP keine Verbesserung der Oxygenierung erzielt werden.
Bei einem **Patienten mit Lungenödem** ist das Einschalten eines relativ hohen PEEP aus verschiedenen Gründen sinnvoll. Durch einen PEEP wird der venöse Rückfluss zum rechten Herzen behindert (s.S. 347). Dies hat eine ähnliche Wirkung wie ein Aderlass oder die Gabe von Nitroglycerin und entlastet das Herz.

Des Weiteren wird durch den erhöhten mechanischen Druck in den Alveolen das aus den Kapillaren ins Lungengewebe ausgepresste Lungenödem wieder zurückgedrängt bzw. in der Entstehung behindert. Als weitere Indikationen für einen PEEP werden z.B. Pneumonie, ARDS und Lungenkontusion genannt. Ob ein prophylaktischer PEEP sinnvoll ist, ist nicht eindeutig geklärt. (Mögliche Nebenwirkungen eines höheren PEEP s.S. 266, S. 347).

Beatmungsgeräte

Mit einem Beatmungsgerät wird ein bestimmtes Hubvolumen mit Überdruck in die Lungen des Patienten gepresst. Es wird von intermittierender Überdruckbeatmung (IPPV = intermittent positive pressure ventilation) gesprochen. Beatmungsgeräte können nach verschiedenen Funktionsprinzipien arbeiten.
Die Einteilung der mit den verschiedenen Beatmungsgeräten (Respiratoren) durchführbaren Beatmungsformen erfolgt am besten anhand der so genannten Kontrollvariablen, anhand des Steuerungsprinzips und anhand der so genannten Begrenzung. Es gibt allerdings noch zahlreiche andere Einteilungskriterien.

Kontrollvariable

Je nachdem, welche Variable vom Narkosegerät beeinflusst wird, um das Inspirationsvolumen abzugeben, wird von
- volumenkontrollierter Beatmung (VCV; volume controlled ventilation; vgl. Abb. 7.2a)
- druckkontrollierter Beatmung (PCV; pressure controlled ventilation; vgl. Abb. 7.2b)
- flowkontrollierter Beatmung
- zeitkontrollierter Beatmung

gesprochen. Zumeist kommt die PCV oder VCV zur Anwendung. Fast alle neueren Beatmungsformen sind druckkontrolliert. Eine druckkontrollierte Beatmung (vgl. Abb. 7.2b) ist stets auch druckbegrenzt (s.u.). Bei der flow-kontrollierten Beatmung kann durch Anwendung eines dezelerierenden (während der Inspiration abnehmenden) Flows der Beatmungsspitzendruck vermindert werden.

Steuerung

Wie weiß der Respirator, dass er die Einatmung nun abbrechen und mit der Ausatmung beginnen soll? Dieser Umschaltmechanismus von der Inspiration in die Exspiration wird als Steuerung bezeichnet. Dieser Mechanismus kann
- volumengesteuert
- druckgesteuert
- zeitgesteuert
- flowgesteuert

sein.

Volumensteuerung

> Nach Abgabe eines einstellbaren Beatmungsvolumens schaltet der Respirator in die Ausatmung.

Die volumengesteuerten Geräte sind in der Intensivmedizin sehr beliebt. Bei einer Diskonnektion oder bei einem Leck im Schlauchsystem wird der Patient allerdings nicht richtig beatmet. Obwohl der Patient hierbei zu wenig oder kein Atemhubvolumen erhalten hat, schaltet das Gerät nach Abgabe des eingestellten Volumens in die Ausatmung um.

> Bei diesen Geräten muss das Atemminutenvolumen immer im Ausatemschenkel gemessen werden. Bei der Messung im Inspirationsschenkel würde ein Leck zwischen Volumeter und Patient nicht erfasst werden.

Eine Änderung der Compliance von Lunge oder Thorax hat fast keinen Einfluss auf das Beatmungsvolumen. Volumengesteuerte Geräte beatmen nahezu volumenkonstant. Allerdings kann bei einer Verschlechterung der Compliance der Beatmungsdruck stark ansteigen (Gefahr des Barotraumas). Daher sollten bei solchen Beatmungsgeräten die Druckgrenzen (s.u.) genau eingestellt werden.

Drucksteuerung

> Bei Erreichen eines einstellbaren Druckes schaltet der Respirator in die Ausatmung.

Solange die Compliance konstant ist, kann mit diesen Geräten volumenkonstant beatmet werden. Vermindert sich jedoch die Compliance, weil der Patient z.B. nicht mehr relaxiert ist, wach wird, verspannt ist oder gegen die Maschine atmet, so wird der Beatmungsdruck, bei dem in die Exspiration umgeschaltet wird, schon erreicht, bevor das nötige Atemhubvolumen in den Patienten geblasen ist. Damit nimmt das Atemminutenvolumen (AMV) ab, die Atemfrequenz steigt an. Sobald sich also die Compliance der Lunge oder des Thorax oder die Resistance ändert, muss das Gerät neu eingestellt werden.

> Druckgesteuerte Geräte können also eine Änderung des Atemwiderstandes nicht kompensieren.

Deshalb sollten solche Geräte immer in Kombination mit einem Kapnometer (s.S. 388) betrieben werden, damit eine Änderung des AMVs am Kapnometer erkannt werden kann. Außerdem sollten die Grenzwerte für das Atemminutenvolumen eng eingestellt werden. Ein anderer Nachteil älterer druckgesteuerter Geräte besteht auch darin, dass mit ihnen meist kein endinspiratorisches Plateau (s.S. 343) und oft auch kein PEEP eingestellt werden kann. Moderne druckgesteuerte Geräte besitzen inzwischen eine PEEP-Funktion. Druckgesteuerte Geräte werden aus obigen Gründen nur selten zur maschinellen Beatmung, sondern fast nur im Rahmen der Atemtherapie extubierter Patienten eingesetzt (als IPPB = intermittent positive pressure breathing). Inzwischen wird aber auch hierfür zumeist eine Form der druckunterstützten Spontanatmung (PSV = pressure support ventilation; s.u.) eingesetzt.

Flowsteuerung

> Ein flowgesteuerter Respirator schaltet von der Inspiration auf die Exspiration, wenn ein bestimmter Minimalflow (s.S. 341) von z.B. 25% des Spitzenflows unterschritten wird.

Eine Flowsteuerung wird v.a. bei Beatmungsformen verwendet, die die Spontanatmung unterstützen (s.u.).

Zeitsteuerung

> Nach Ablauf eines einstellbaren Zeitintervalles schaltet der Respirator in die Ausatmung.

Viele der modernen Respiratoren sind zeitgesteuert.

Begrenzung

Wenn ein volumengesteuertes Beatmungsgerät einem Patienten das eingestellte Beatmungsvolumen von z.B. 700 ml einbläst, aber der Patient gerade hustet oder ausatmet, so kann es unter Umständen zu einem enormen Druckanstieg im Bronchialsystem kommen, da das volumengesteuerte Gerät rücksichtslos die eingestellten 700 ml Hubvolumen abgibt. Es ist nun möglich, eine Druckbegrenzung einzuschalten.

> Eine **Druckbegrenzung** von 30 cmH$_2$O bedeutet, dass das volumengesteuerte Gerät mit z.B. 700 ml Atemhubvolumen beatmet, wobei ein Beatmungsdruck von 30 cmH$_2$O nicht überschritten wird.

Wird hierbei jedoch ein Beatmungsdruck von 30 cmH$_2$O erreicht, so wird der Druck auf 30 cmH$_2$O begrenzt, die Inspiration wird jedoch nicht abgebrochen, sondern fortgesetzt. Es handelt sich damit um ein volumengesteuertes, druckbegrenztes Beatmungsmuster.

Es gibt folgende prinzipielle Begrenzungs-möglichkeiten:
- Volumenbegrenzung
- Druckbegrenzung
- Flowbegrenzung

Die beiden wichtigsten Begrenzungsprinzi-pien sind die Volumen- und die Druckbegren-zung. Es können in einem Respirator auch gleichzeitig z.B. eine Druck- und eine Volu-menbegrenzung vorhanden sein. Eine druck-gesteuerte Beatmung kann nicht druckbe-grenzt (oder druckkontrolliert) sein. Sie ist meist flowbegrenzt (und flowkontrolliert).

Zuordnung von häufig verwendeten Respiratoren

Viele der modernen Respiratoren sind Misch-formen bezüglich Steuerung und Begrenzung.
- EVITA (Fa. Dräger):
  Volumen-Zeit- oder Druck-Zeit-gesteuert,
  volumen-, zeit- oder druckbegrenzt
- Servo-Ventilator 900/900 B/900 C;
  300 (Siemens):
  zeitgesteuert, druck- oder volumen-begrenzt
- Bennett 7200®:
  zeit- oder druckgesteuert, volumen-,
  zeit- oder druckbegrenzt

Formen der Atmung/Beatmung

Es können vier prinzipielle Atmungs-/Beat-mungstypen unterschieden werden:
- kontrollierte Beatmung
- Mischformen aus kontrollierter/assistier-ter/spontaner Beatmung/Atmung
- unterstützte (augmentierte) Spontanatmung
- Spontanatmung

Kontrollierte Beatmung

Atemmuster und Atemzyklus werden vor-bestimmt und können vom Patienten nicht beeinflusst werden. Die Atemhübe sind maschinell getriggert, maschinell begrenzt und maschinell gesteuert. Die kontrollierte (mandatorische), vom Gerät aufgezwunge-ne Beatmungsform (CMV = **c**ontinuous **m**andatory **v**entilation) kann unterteilt wer-den in eine volumenkontrollierte (VC = **v**olume **c**ontrolled; Abb. 7.2a) und eine druckkontrollierte (PC = **p**ressure **c**on-trolled; Abb. 7.2b) Beatmung (VC-CMV; PC-CMV).

Die kontrollierte Beatmungsform setzt vor-aus, dass der Patient nicht mehr spontan at-met. Der Patient muss also zumindest sediert, im Extremfall relaxiert sein. Die kontrollierte Beatmung wird intraoperativ und bei pulmo-nal und kardiovaskulär schwerstkranken In-tensivpatienten sowie bei Patienten mit einem frischen Schädel-Hirn-Trauma durchgeführt. Da der Patient intermittierend mit Überdruck beatmet wird, wird von einer **IPPV** (**i**ntermit-tent **p**ositive **p**ressure **v**entilation)-Beatmung gesprochen. Hierbei fällt der Atemwegsdruck am Ende der Exspiration auf Null ab. Fällt der Druck nur bis auf einen eingestellten PEEP-Wert ab, dann wird von **CPPV** (**c**ontinuous **p**ositive **p**ressure **v**entilation) gesprochen. Zunehmend seltener wird bei Intensivpatien-ten eine VC-CMV durchgeführt. Atemhub- und Atemminutenvolumen sind hierbei fest vorgegeben. Auch bei einer Änderung der Compliance bleiben die eingestellten Parame-ter unverändert. Es kommt dann jedoch zu ei-ner Änderung der Beatmungsdrücke. Bei Ab-nahme der Compliance steigt der Beatmungs-druck (und die Gefahr eines Barotraumas) an. Bei einer Leckage erhält der Patient weniger als das eingestellte Hubvolumen. Seit einigen Jahren wird zunehmend häufiger eine PC-CMV (v.a. bei schlechter Lungenfunktion) durchge-führt. Ein vorgewählter maximaler Atem-wegsdruck (meist ≤ 35 cmH$_2$O) wird hierbei nicht überschritten, auch nicht bei einer Ab-nahme der Compliance. Die Geräte arbeiten mit einem dezelerierenden Flow. Das Risiko eines Barotraumas (und Volutraumas) ist ver-mindert. Eine Leckage wird bis zu einem ge-wissen Grad kompensiert. Bei einer Änderung der Compliance ändert sich allerdings das abgegebene Minutenvolumen. Bei einer Abnahme der Compliance nimmt das AMV ab. Durch den dezelerierenden Flow kann eventuell eine bessere, gleichmäßigere Eröffnung der verschiedenen Alveolarbereiche erreicht werden. Bisher ist es zwar nicht bewiesen, dass bei schweren respiratorischen Problemen modernere Beatmungsformen (s.u.) vorteilhafter wären als eine kontrollierte Beatmung, dennoch sollte eine kontrollierte Beatmung nur so kurz wie möglich durchgeführt werden, z.B. während schwerer respiratorischer Probleme, einer kontrollierten Hyperventilation oder einer notwendigen Muskelrelaxation. Bei einer kontrollierten Beatmung ist eine tiefere Analgosedierung notwendig als bei den moderneren Beatmungsformen (z.B. ASB, BIPAP, s.u.).

Die kontrollierte Beatmung kann jedoch eine Reihe von Nachteilen bzw. Nebenwirkungen haben. Beim spontan atmenden Patienten entsteht bei der Einatmung ein Unterdruck in der Lunge. Der Druck in der Lunge und im Pleuraspalt fällt ab. Luft wird angesaugt. Gleichzeitig wird der venöse Rückfluss in die großen intrathorakalen Gefäße erleichtert. Außerdem wird durch das sich nach unten bewegende Zwerchfell der Druck im Bauchraum erhöht, und das Blut aus dem Bauchraum wird ausgepresst. Es wird von einem **Saug-Pump-Mechanismus** gesprochen. Bei der Ausatmung steigt der Druck in der Lunge und im Pleuraspalt an, die Luft wird ausgepresst.

> Beim beatmeten Patienten sind die Druckverhältnisse umgekehrt. Während der Einatmung steigt der Druck in der Lunge und im Pleuraspalt an. Während der Ausatmung fällt der Druck in der Lunge und im Pleuraspalt ab.

Durch die Erhöhung des intrathorakalen Drucks bei der maschinellen Einatmung nimmt auch der Druck im rechten Vorhof zu. Der venöse Rückfluss zum Herzen ist gedrosselt. Dies ist um so gravierender, je höher die Beatmungsdrücke und je höher das PEEP-Niveau sind. Die **Drosselung des venösen**

Rückflusses zum Herzen hat folgende Auswirkungen:

- Anstieg des zentralen Venendrucks (ZVD)
- Anstieg eines bereits erhöhten intrakraniellen Drucks
- Verminderung der Nierendurchblutung und der Urinausscheidung
- Abfall des Herzminutenvolumens (HMV)
- Abfall des arteriellen Blutdrucks
- Wasserretention:
  Dies ist als Kompensationsmechanismus des Körpers zu verstehen, wodurch der verminderte venöse Rückstrom zum Herzen ausgeglichen werden soll.
- Verminderung der Leberdurchblutung, wodurch es zu einem Anstieg der Transaminasen und des Bilirubins kommen kann
- Rechtsherzbelastung:
  Vor allem bei hohen Beatmungsdrücken kann es zur Kompression der Lungenkapillaren mit einer Druckerhöhung im Lungenkreislauf und damit zu einer Rechtsherzbelastung kommen.
- erhöhte Gefahr eines Barotraumas (s.S. 358)

Die bei der kontrollierten Beatmung auftretenden Nebenwirkungen (z.B. hämodynamische Nebenwirkungen, Inaktivitätsatrophie der Atemmuskulatur, hoher Bedarf an Sedativa u.Ä.; s.S. 356) können dadurch minimiert werden, dass versucht wird, die Spontanatmung soweit als möglich zu erhalten und sie gegebenenfalls maschinell nur zu unterstützen. Es sollte also möglichst eine der unten aufgeführten Mischformen der Beatmung/Atmung oder eine Form der assistierten Spontanatmung durchgeführt werden.

Mischformen aus kontrollierter/assistierter/spontaner Beatmung/Atmung

Assistierte/kontrollierte Beatmung

> Die assistierte/kontrollierte Beatmung ist eine Kombination aus kontrollierter Beatmung (PC-CMV oder VC-CMV; s.o.) plus assistierter Beatmung. Bei der assistierten/

kontrollierten Beatmung (A/C = **a**ssist/**c**ontrol ventilation) kann der Patient versuchen, selbst zu atmen und dadurch bei der Einatmung einen Negativdruck erzeugen. Wird hierbei ein einstellbarer Negativdruck unterschritten, so beginnt der Respirator mit der volumen- oder druckkontrollierten Inspiration (Abb. 7.2 c). Wichtig ist ein ausreichend hoher initialer Flow.

Diese Schwelle, bei deren Unterschreiten der Respirator sich einschaltet, wird als **Triggerschwelle**, der Vorgang als Triggern der Maschine bezeichnet. Die Triggerschwelle wird meist ca. 1–3 cmH_2O unterhalb des endexspiratorischen Drucks eingestellt, das heißt 1–3 cmH_2O unterhalb des PEEP-Wertes, oder 1–3 cmH_2O unterhalb des Nullwertes. Wird diese Triggerschwelle versehentlich über dem endexspiratorischen Druck eingestellt, so triggert sich die Maschine selbst. Bevor der Druck bis auf den endexspiratorischen Druck abgefallen ist, ist die Triggerschwelle schon unterschritten und die Maschine beginnt bereits mit der Inspiration. Der Patient wird dadurch fälschlicherweise stark hyperventiliert. Die so genannte Triggerlatenz, d.h. die Zeitspanne zwischen Triggerung und Auslösung des Inspirationsflows, sollte ≤ 0,1 Sekunden betragen.

Triggert der Patient das Beatmungsgerät jedes Mal, dann wird von assistierter Beatmung gesprochen. Triggert der Patient das Gerät manchmal über einen bestimmten Zeitraum nicht, dann beginnt das Beatmungsgerät mit einem maschinellen Beatmungshub (= assistierte/kontrollierte Beatmung). Bei einer A/C-Beatmung benötigen die Patienten meist eine etwas tiefere Analgosedierung als unter einer IMV oder SIMV (s.u.). Bei der A/C-Beatmung kann durch jeden Inspirationsversuch des Patienten ein maschineller Atemhub getriggert werden.

IMV
▶ IMV ist die Abkürzung für **i**ntermittent **m**andatory **v**entilation, was mit intermittierender maschi-

neller Ventilation übersetzt werden kann. IMV verbindet die maschinelle Beatmung mit der Spontanatmung des Patienten.

Der Respirator arbeitet mit einer vorgegebenen, niedrigen Beatmungsfrequenz (z.B. 7/min). Die maschinellen Atemhübe können volumen- oder druckkontrolliert sein (VC-IMV, PC-IMV). Dazwischen kann der Patient beliebig selbst atmen. Es wechseln also maschinelle Atemhübe mit Phasen der Spontanatmung. Es kann jedoch sein, dass der Patient gerade ausatmen will, die Maschine ihm aber den jetzt fälligen Atemhub aufzwingt.

SIMV (Abb. 7.2d)
▶ SIMV ist die Abkürzung für **s**ynchronized **i**ntermittent **m**andatory **v**entilation, was mit synchronisierter intermittierender maschineller Beatmung übersetzt werden kann. SIMV verbindet maschinelle Beatmung, Spontanatmung und assistierte Beatmung.

SIMV ist eine logische Weiterentwicklung der IMV. Hierbei können die intermittierenden maschinellen Atemhübe an die Spontanatmung des Patienten angepasst werden. Damit es nicht wie bei der IMV vorkommen kann, dass der Patient gerade ausatmen will, die Maschine aber in dem Moment mit dem Atemhub beginnt, wurde bei der SIMV vor jedem maschinellen Atemhub ein gewisser Zeitraum, ein so genanntes **Erwartungsfenster** eingebaut. Innerhalb dieses Zeitraumes kann der Patient den maschinellen Atemhub triggern und damit an seine Atmung anpassen. Triggert er die Maschine in diesem Erwartungsfenster nicht, so beginnt der Atemhub nach Ablauf des Erwartungsfensters (Maschinentriggerung). Bei SIMV wechseln ebenfalls maschinelle Atemhübe mit Phasen der Spontanatmung. Während bei der A/C-Beatmung jeder Inspirationsversuch des Patienten einen maschinellen Atemhub triggern kann, ist bei der SIMV nur eine Triggerung während des Erwartungsfensters möglich.

Bei modernen Beatmungsgeräten können die Spontanatmungen während der SIMV zusätzlich druckunterstützt (PSV = pressure support ventilation) werden (SIMV plus PSV). Mit Verbesserung der Atemfunktion kann die SIMV- (oder IMV-)Frequenz zunehmend reduziert werden und der Patient muss zunehmend mehr Atemarbeit übernehmen. Reicht eine SIMV- (oder IMV-)Frequenz von ≤ 4/min aus (und ist die notwendige FiO_2 ≤ ca. 0,4 und eine eventuelle Druckunterstützung ≤ ca. 10 mmHg), dann kann ein Extubationsversuch unternommen werden.

Im Rahmen der Entwöhnung vom Respirator werden IMV und SIMV zunehmend seltener eingesetzt. Immer häufiger wird hierbei eine From der unterstützten Spontanatmung (s.u.) eingesetzt.

MMV

Während bei der (IMV oder) SIMV der Respirator kontrollierte Atemhübe mit der vorgewählten (IMV- oder) SIMV-Fequenz auf jeden Fall abgibt, erfolgen bei der sog. **MMV** (= **m**anditory **m**inute **v**entilation) nur maschinelle Atemhübe, falls eine eingestellte Untergrenze für das Atemminutenvolumen unterschritten wird. Bei ausreichender Spontanatmung werden also keine maschinellen Atemhübe mehr aufgezwungen und z.B. aus einer MMV plus PEEP wird eine CPAP-Atmung (s.u.) und aus einer MMV plus PSV wird eine reine PSV-Atmung (s.u.).

Bei **BIPAP** (biphasic positive airway pressure; Abb. 7.2e) werden Spontanatmung und maschinelle, druckkontrollierte Beatmung in einer voneinander unabhängigen Form überlagert. Bei BIPAP atmet der Patient über das Gerät CPAP (z.B. EVITA, Fa. Dräger). Das Gerät schaltet gleichzeitig zwischen zwei verschiedenen CPAP-Niveaus hin und her. Bei BIPAP ist auch eine patientengetriggerte Form möglich. Innerhalb eines Zeitfensters kann der Patient die Umschaltung auf das höhere CPAP-Niveau triggern. Die Höhe der beiden CPAP-Niveaus sowie die Zeitdauer der unteren und oberen Druckniveaus können eingestellt werden. Während bei anderen Beatmungsformen wie z.B. SIMV die maschinelle Beatmung und die Spontantmung jeweils nacheinander ermöglicht werden, können bei BIPAP maschinelle Beatmung und spontane Atmung zeitgleich (überlagert) erfolgen.

Die Druckdifferenz zwischen den beiden CPAP-Niveaus sowie die Umschaltfrequenz bestimmen den maschinellen Anteil an der Atmung. Sind die Phasen mit hohem CPAP-Niveau länger als diejenigen mit niedrigem CPAP-Niveau, dann wird von **inversed BIPAP** gesprochen. Falls der Patient nicht mehr spontan atmet, kann er über BIPAP auch rein maschinell kontrolliert beatmet werden (CMV). Mittels BIPAP-Beatmungsmodus kann auch eine übliche CPAP-Atmung erfolgen (oberes und unteres CPAP-Niveau sind hierbei identisch).

> Auf vielen Intensivstationen stellt BIPAP inzwischen die zumeist praktizierte Beatmungsform dar.

Bei **APRV** (**a**irway **p**ressure **r**elease **v**entilation; Abb. 7.2f) werden (wie bei BIPAP) Spontanatmung und maschinelle Unterstützung in einer voneinander unabhängigen Form überlagert.

Bei APRV atmet der Patient über ein CPAP-System spontan. In diesem CPAP-System wird mit einer wählbaren Frequenz (ca. 6–15/min) für meist 0,5–3 Sekunden das CPAP-Niveau (durch Öffnen eines Exspirationsventiles) abgesenkt. Nach Ende dieses 0,5- bis 3-sekündigen Intervalls steigt das CPAP-Niveau sehr schnell wieder an, da es sich um ein CPAP-System mit sehr hohem Flow (ca. 100 l/min) handelt. APRV scheint zu einer nur geringen Beeinträchtigung der Hämodynamik zu führen. Bei fast allen unterstützten (augmentierten) Spontanatmungsformen wird stets die Einatmung, nur bei der APRV wird die Ausatmung unterstützt.

Unterstützte (augmentierte) Spontanatmung

Mit modernen Beatmungsgeräten kann meist auch eine **druckunterstützte Spontanatmung** (ein **i**nspiratorischer **A**ssist, IA) durchgeführt werden. Andere Bezeichnungen für druckunterstützte Spontanatmung oder inspiratorischer Assist sind:

- ASB (**a**ssisted **s**pontaneous **b**reathing)
- IPS (**i**nspiratory **p**ressure **s**upport)
- PSV (**p**ressure **s**upport **v**entilation)
- IHS (**i**nspiratory **h**elp **s**ystem)

Bei der druckunterstützten Spontanatmung führt eine spontane Einatmung zur Triggerung der Beatmungsmaschine. Die Einatmung wird dann durch einen hohen, zusätzlichen Gasfluss unterstützt, bis ein einstellbarer Atemwegsdruck erreicht ist. Eine druckunterstützte Spontanatmung lässt sich als eine assistierte, flowgesteuerte Beatmung beschreiben. Durch eine geringe Druckunterstützung (ca. 3–5 cmH$_2$O) kann die durch das Beatmungsgerät und den Tubus bedingte Atemarbeit ausgeglichen werden, durch eine hohe Druckunterstützung (ca. 25–30 cmH$_2$O) kann dem Patienten die gesamte Atemarbeit abgenommen werden. Die übliche Druckunterstützung beträgt 15–20 cmH$_2$O. Ist nur noch eine Druckunterstützung von ca. 5 cmH$_2$O notwendig, dann kann der Patient meist problemlos extubiert werden.

Unter einer druckunterstützten Spontanatmung nimmt die spontane Atemfrequenz ab, das Atemzugvolumen nimmt zu und der Sauerstoffverbrauch für die Atemarbeit nimmt ab. Diese Beatmungsform kann während der Entwöhnung eines Patienten von der maschinellen Beatmung sowie auch als primäre Beatmungsform durchgeführt werden.

Falls bei einer PSV der Atemantrieb des Patienten nachlässt oder unterdrückt wird (z.B. durch Opioidgabe), dann drohen eine Hypoventilation oder Apnoe. Aus Sicherheitsgründen kann daher PSV mit MMV (s.o.) kombiniert werden.

Spontanatmung

Die Spontanatmung (SV = spontaneous ventilation) erfolgt beim intensivpflichtigen Patienten oft als CPAP oder manchmal noch über „Querflöte".

„Querflöte"

Beim spontan atmenden, intubierten Patienten wird auf den Tubus ein sog. T-Stück aufgesetzt. Über den einen Schenkel des T-Stücks wird dem Patienten Inspirationsgas mit so hohem (!) Flow zugeführt, dass am offenen Ende des T-Stücks auch während der Inspiration noch ein Luftstrom zu fühlen ist (vgl. Abb. 7.3) (continuous-flow-System). Über den anderen Schenkel des T-Stücks atmet der Patient in die Umgebung aus.

Wird der Frischgasflow zu niedrig gewählt, so ist es bei einer tiefen Einatmung möglich, dass er nicht ausreicht und der Patient zusätzlich Luft aus dem offenen Ausatmungsschenkel des T-Stücks ansaugt. Damit ist die im Inspirationsschenkel gemessene F$_i$O$_2$ falsch hoch, da es zur Zumischung von Raumluft (21 % O$_2$) kommt.

Eine längerfristige Atmung über das T-Stück ist zu vermeiden, da hierdurch Atelektasen und eine Abnahme der funktionellen Residualkapazität (FRC) begünstigt werden. Bei Säuglingen und Kleinkindern verbietet sich die T-Stück-Atmung, da sie besonders anfällig für solche Veränderungen sind. Bei ihnen

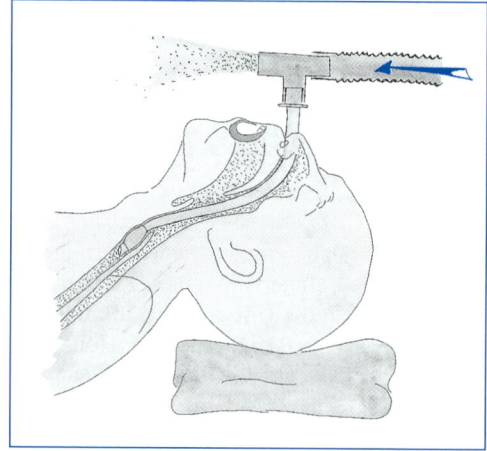

Abb. 7.3 „Querflöte" beim spontan atmenden, nasotracheal intubierten Patienten. Beachte: Frischgaszufuhr mit hohem Fluss.

muss statt dessen eine so genannte CPAP-Atmung durchgeführt werden. Die Atmung über eine „Querflöte" wird inzwischen (zugunsten einer CPAP-Atmung, s.u.) nur noch selten durchgeführt.

CPAP

▶ CPAP bedeutet **c**ontinuous **p**ositive **a**irway **p**ressure und wird mit kontinuierlichem positivem Atemwegsdruck übersetzt. CPAP-Atmung stellt eine spezielle Spontanatmungsform (SV= **s**pontaneous **v**entilation) mit PEEP dar. Durch CPAP kann die FRC vergrößert, die Oxygenierung verbessert und die Atemarbeit vermindert werden.

Ähnlich wie bei der Querflöte wird dem spontan atmenden, intubierten Patienten auf den Tubus ein T-Stück aufgesetzt. Auf einen Schenkel des T-Stücks wird ein Inspirationsschlauch angeschlossen (konnektiert), über den ein Inspirationsgemisch mit hohem (!) Flow zugeführt wird (continuous-flow-System). Im Unterschied zur Querflöte ist am anderen Schenkel des T-Stücks noch ein Ausatmungsschlauch angebracht, dessen Ende ursprünglich z.B. 5–10 cm unter Wasser geführt wurde (vgl. Abb. 7.4). Hierdurch besteht in dem System kontinuierlich, also während In- und Exspiration, ein positiver Druck von 5–10 cmH₂O. Wichtig hierbei ist ein hoher Frischgasflow, damit der Patient selbst bei ei-

nem besonders tiefen Atemzug nicht einen negativen Druck erzeugen und damit Luft bzw. Wasser über den Exspirationsschenkel ansaugen kann. Aus diesem Grunde wird an den Inspirationsschenkel im Nebenanschluss noch ein großvolumiger Reservoirbeutel gekoppelt, der dies sicher vermeidet. Des Weiteren befindet sich noch ein Manometer im System, um die Höhe des CPAP ablesen zu können. CPAP ist eine beliebte Beatmungsform vor allem auf neonatologischen Intensivstationen. Die Indikationen und Nebenwirkungen von CPAP entsprechen denen des PEEP (s.S. 347). Heute wird der Ausatemschlauch nicht mehr unter Wasser geleitet, sondern es wird an den Ausatemschlauch ein entsprechendes PEEP-Ventil angeschlossen, das die gleiche Funktion erfüllt. Moderne Beatmungsgeräte verfügen über einen CPAP-Modus, sodass keine CPAP-Apparatur mehr notwendig ist. Für extubierte Patienten stehen spezielle CPAP-Masken zur Verfügung.

Bei einer CPAP-Atmung mit 5 cmH₂O ist die Atemarbeit ca. 20(–40) % niedriger als bei einer Atmung über ein T-Stück.

CPAP kann nicht nur über einen Endotrachealtubus, sondern ggf. auch über eine Gesichts-(Nasen-)Maske verabreicht werden (= Masken-CPAP). Hierfür bietet sich v.a. der continuous-flow-CPAP an.

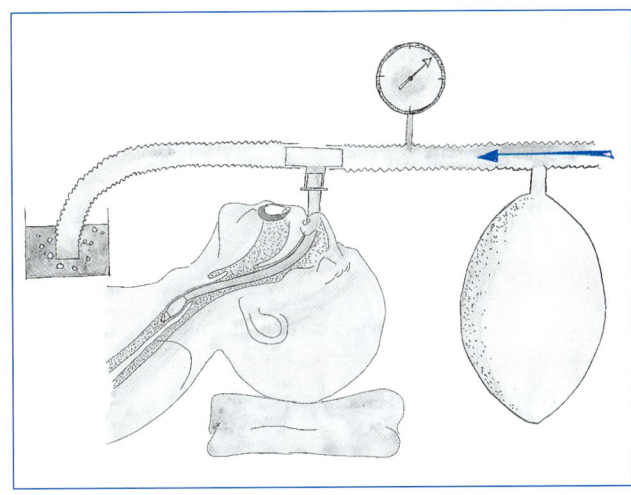

Abb. 7.4 CPAP-System beim spontan atmenden Patienten. Frischgaszufuhr mit hohem Fluss. Im Inspirationsschenkel sind Reservoirbeutel und Manometer eingebaut. Der Exspirationsschenkel wird entweder unter Wasser getaucht (Eintauchtiefe = Höhe des CPAP in cmH₂O; historisch) oder es wird ein entsprechendes CPAP-Ventil angeschlossen.

Neben dem oben beschriebenen continuous-flow-CPAP gibt es auch einen sog. demand-flow-CPAP. Moderne Respiratoren verfügen über einen demand-flow-CPAP. Der Patient muss hierbei durch eine Inspirationsanstrengung den Inspirationsflow triggern. Zusätzlich kann ggf. noch eine Druckunterstützung eingestellt werden. Die Atmungsform entspricht damit PSV plus PEEP.

Nicht invasive Beatmung

Um die Risiken einer endotrachealen Intubation zu vermeiden, wird in Grenzfällen (z.B. bei obstruktivem Schlafapnoe-Syndrom, neuromuskulären Erkrankungen, Pneumonie, nach großen Operationen oder einer Langzeitbeatmung) manchmal über eine gutsitzende Gesichts- oder Nasenmaske eine sog. nicht invasive Beatmung (NIV = non-invasive ventilation) durchgeführt. NIV kann als CPAP, PSV, BIPAP oder CMV durchgeführt werden. Um das Risiko einer Insufflation in den Magen mit der Gefahr von Erbrechen und Aspiration zu vermeiden, sollte ein PEEP auf ≤ 10 cmH$_2$O und der Beatmungsspitzendruck auf ca. 20 cmH$_2$O begrenzt werden.
Die Maske wird mittels eines Gummibandes fixiert. Die NIV wird meist nur intermittierend durchgeführt. Dieses Verfahren erfordert eine engmaschige Überwachung und einen höheren Pflegeaufwand als eine Beatmung über einen Endotrachealtubus.

Anfeuchtung der Einatmungsluft

Normalerweise wird die Einatmungsluft im Bereich der oberen Luftwege erwärmt und angefeuchtet. Dies ist wichtig, damit das Flimmerepithel des Bronchialsystems normal funktionieren und damit es Staubpartikel abtransportieren kann. Fällt die Luftfeuchtigkeit unter ca. 70%, so droht das Tracheobronchialsekret einzudicken und zu verborken.

> Bei einem intubierten Patienten ist die Anfeuchtungs- und Erwärmungsfunktion der oberen Luftwege ausgeschaltet.

Deshalb ist es zwingend erforderlich, das Inspirationsgemisch anzufeuchten. Außerdem ist auf eine gleichzeitige Erwärmung zu achten. Selbst wenn die kalten, aus der zentralen Gasversorgung kommenden Gase zu 100% mit Feuchtigkeit beladen werden, ist dies ungenügend. Denn die Fähigkeit, Feuchtigkeit aufzunehmen, ist stark von der Temperatur abhängig. Je wärmer die Luft, desto mehr Feuchtigkeit kann sie aufnehmen.

> Eine bei ca. 20 °C zu 100% mit Wasserdampf gesättigte Luft ist nach Erwärmung auf 37 °C nur noch zu 30% mit Wasserdampf gesättigt! Ganz wichtig ist also die Anfeuchtung **und** Erwärmung der Inspirationsluft.

Zur Anfeuchtung gibt es Verdampfer (Wärmebefeuchter) und Vernebler (Kaltbefeuchter). Sehr häufig kommen bei langzeitintubierten Patienten **Pass-over-Verdampfer** (z.B. der Bennett®-Kaskadenverdampfer) zum Einsatz. Hierbei strömt die Inspirationsluft durch erwärmtes steriles Wasser und wird dabei erwärmt und mit Feuchtigkeit beladen. Inzwischen stehen auch Einmalgeräte zur Anfeuchtung und Anwärmung zur Verfügung.
Inzwischen werden in der Intensivmedizin zunehmend häufiger sog. HME-Filter (heat and moisture exchanger; Wärme- und Feuchtigkeitsaustauscher) verwendet. Diese Filter werden zwischen Endotrachealtubus und Y-Stück konnektiert und vermindern den Wärme- und Feuchtigkeitsverlust über die Atmung. Sie können anstelle von aktiven Befeuchtungs- und Erwärmungssystemen (z.B. pass-over-Verdampfer) eingesetzt werden.

Anpassung des Beatmungsgerätes an den Patienten

Bei der maschinellen Beatmung tritt manchmal das Problem auf, dass der Patient gegen die Beatmungsmaschine ankämpft. Bevor der Patient nun tiefer sediert oder gar relaxiert wird, damit er nicht mehr gegen den Respirator ankämpft, müssen stets folgende Fragen beantwortet sein:

- Auskultation?
  Die Lunge des Patienten muss auskultiert werden, ob nicht ein Pneumothorax, eine Tubusdislokation (z.B. einseitige Intubation, versehentliche Extubation) Ursache für die Beatmungsproblematik ist.
- fehlerhafte Respiratoreinstellung?
  Sehr oft ist das Beatmungsgerät falsch eingestellt. Das Beatmungsmuster muss optimiert werden. Das Beatmungsgerät muss dem Patienten und nicht der Patient dem Beatmungsgerät angepasst werden!
- Schmerzen?
  Es muss geklärt werden, ob der Patient stärkere Schmerzen und deshalb Beatmungsprobleme hat.
- Sedierung?
  Erst wenn die obigen Punkte ausgeschlossen sind, darf ein Patient zur Beatmung stärker sediert werden.
- Relaxierung?
  Eine Relaxierung sollte nur in verzweifelter Situation und möglichst nur kurzzeitig durchgeführt werden, wenn z.B. anders eine ausreichende Beatmung nicht mehr möglich ist.

Analgosedierung des beatmeten Patienten

Während in der Vergangenheit bei beatmeten Intensivpatienten häufig für längere Zeit eine kontrollierte Beatmung (IPPV; s.S. 346) durchgeführt wurde und hierfür eine relativ tiefe Analgesie und Sedierung (so genannte Analgosedierung) des Patienten notwendig war, werden in den letzten Jahren möglichst frühzeitig Beatmungsformen eingesetzt, die eine Spontanatmung des Patienten ermöglichen und diese unterstützen. Dadurch können die bei kontrollierter Beatmung häufig in den dorsobasalen Lungenabschnitten auftretenden Atelektasen (mit Ausbildung eines Rechts-Links-Shunts) vermindert werden. Als moderne Beatmungsform kommt z.B. BIPAP zunehmend häufiger zum Einsatz (oder auch PSV bzw. APRV; s.S. 339). Bei diesen modernen Beatmungsformen reicht ein deutlich flacherer Analgesie- und Sedierungsgrad aus. Zumeist wird eine Sedierung der Stufe 2 bis 3 auf der so genannten Ramsay-Skala angestrebt (vgl. Tabelle 7.2). Bei diesem Sedierungsgrad ist der intubierte Patient schläfrig und ruhig, toleriert die Beatmung, reagiert aber auf Stimulation und ist dann orientiert

Tab. 7.2 Ramsay-Skala zur Einstufung des Sedierungsgrades bei Intensivpatienten.

Sedierungs-stufe	Sedierungsgrad	Reaktionen
0	wach	voll orientiert
1	unzureichend	halbwach, ängstlich, agitiert, unruhig
2	erwünscht	sediert, kooperativ, orientiert, ruhig, toleriert Beatmung
3	erwünscht	sediert, schlafend, angemessene lebhafte Reaktion nach leichter Stimulation
4	nachts erwünscht	tief sediert, schlafend, nach Stimulation träge Reaktion
5	tief	nur auf schmerzhafte Stimulation verlangsamte Reaktion
6	zu tief	nach Stimulation keine Reaktion, Koma

und kooperativ. Bei der endotrachealen Absaugung ist ein heftiger Hustenreflex auslösbar. Eine tiefere Analgosedierung ist zumeist unerwünscht und würde zu einer Beeinträchtigung der Spontanatmung führen.

Für eine Analgosedierung wird stets ein Opioidanalgetikum und häufig zusätzlich ein Sedativum benötigt. Entscheidend ist eine gute Analgesie, um schmerzbedingte Atemschonhaltung und Stressreaktionen zu vermeiden. Bei richtiger Dosierung eines geeigneten Opioidanalgetikums reicht unter Umständen dessen sedierende Wirkkomponente aus, um die zusätzlich erwünschte Sedierung zu erzielen, sodass dann auf die Verabreichung eines Sedativums verzichtet werden kann.

Häufig wird zur Analgosedierung eine Kombination aus einem potenten Opioid (Sufentanil, Fentanyl, selten Alfentanil) und einem Benzodiazepin (Midazolam, früher häufig Flunitrazepam) bzw. einem Sedativum/Hypnotikum (v.a. Propofol) eingesetzt. Vor allem bei delirgefährdeten Patienten werden das Opioid und das Sedativum eventuell mit dem Alpha-2-Agonisten Clonidin kombiniert (s.S. 355, 454).

Für die Analgosedierung von Intensivpatienten hat sich in den letzten Jahren insbesondere das Opioidanalgetikum **Sufentanil** gut bewährt. Sufentanil stellt das zur Zeit potenteste Opioidanalgetikum dar (s.S. 54). Die Stressabschirmung scheint unter Sufentanil besser zu sein als unter Fentanyl, denn unter Sufentanilgabe sind beispielsweise die Plasmakonzentrationen von körpereigenem Adrenalin und Noradrenalin niedriger als unter Fentanylgabe. Im Vergleich zu Fentanyl – das bisher zumeist zur Analgosedierung von Intensivpatienten verwendet wurde – ist bei Sufentanil die hämodynamische Stabilität deutlich besser und die sedierende Komponente ist ebenfalls stärker ausgeprägt. Außerdem ist bei Sufentanil nach wiederholter (repetitiver) Gabe bzw. bei längerfristiger Zufuhr über eine Spritzenpumpe mit einer wesentlich geringeren Kumulation als bei Fentanyl zu rechnen. Daher ist die so genannte kontextsensitive Halbwertszeit (Zeitspanne, die nach einer Beendigung einer kontinuierlichen Medikamentenzufuhr vergeht, bis die Plasmakonzentration auf 50% des Wertes vor Zufuhrende abfällt) bei Sufentanil wesentlich niedriger als bei Fentanyl. Die kontextsensitive Halbwertszeit ist abhängig von der Infusionsdauer und berücksichtigt eine eventuelle Kumulation der Substanz (infusionsdauerabhängige Halbwertszeit). Bei einer Infusionsdauer von unter 8 Stunden ist diese kontextsensitive Halbwertszeit für Sufentanil sogar niedriger als bei dem kurz wirksamen Alfentanil. Die kontextsensitive Halbwertszeit beträgt nach einer ca. einstündigen Infusion von Sufentanil ungefähr 18 Minuten und nach einer ca. zweistündigen Infusion ca. 22 Minuten. Damit ist sie ähnlich niedrig wie die Werte der kontextsensitiven Halbwertszeiten bei einer entsprechenden Propofolinfusion. Für Fentanyl beträgt dagegen die kontextsensitive Halbwertszeit nach einer einstündigen Infusionsdauer ca. 35 Minuten. Sie beträgt nach einer zweistündigen Infusionszeit ca. 100 Minuten und ist damit ca. viermal länger als nach einer zweistündigen Sufentanilzufuhr.

Falls initial eine kontrollierte Beatmung unter Sufentanilgabe durchgeführt wird, empfiehlt sich meist eine Anfangsdosis für Sufentanil von ca. 0,75–1,0 µg/kg KG/Stunde. Bei einer unterstützten Spontanatmung kann die Sufentanildosierung meist auf ca. 0,25–0,35 µg/kg KG/Stunde reduziert werden. Aufgrund der sedierenden Eigenschaften des Sufentanils benötigen ca. 30% der Patienten kein zusätzliches Sedativum. Mit Beginn der Spontanatmungsphase sollte ein eventuell zusätzlich verabreichtes Sedativum reduziert oder möglichst schon langsam ausgeschlichen werden.

Für die kontinuierliche Zufuhr von Sufentanil hat es sich bewährt, 3 Ampullen Sufentanil à 5 ml (1 ml = 50 µg) mit 35 ml NaCl 0,9% auf 50 ml aufzuziehen (750 µg pro 50 ml = 15 µg pro ml). Eine Dosierung von ca. 0,4 µg/kg KG pro Stunde entspricht bei einem ca. 75 kg schweren Patienten ca. 30 µg/h (= 2 ml dieser Verdünnung). Um eine zusätzliche Sedierung zu erzielen, bietet sich für eine länger dauernde Analgosedierung meist eine Kombination mit **Midazolam** (ca. 0,025–0,05 mg/kg KG/h;

ca. 1,5–3,5 mg/h beim Erwachsenen) an. Daneben wird – vor allem für eine kurze oder mittellange Analgosedierung – anstatt Midazolam häufig auch Propofol (zumeist Propofol 2%; 100–200 mg/h beim Erwachsenen) eingesetzt.

Wird als Opioidkomponente **Fentanyl** verabreicht, dann ist zumeist eine Dosierung von 0,05–0,4 mg/h beim Erwachsenen notwendig. Mit Fentanyl ist aufgrund der geringen sedierenden Wirkung keine Monotherapie möglich. Fentanyl muss stets mit einem Sedativum kombiniert werden. Inzwischen wird im Rahmen einer kurzfristigen Analgosedierung als Opioid häufiger auch **Remifentanil** eingesetzt.

Vereinzelt kommt zur Analgosedierung auch **Ketamin** (Ketanest® 30–60 mg/h beim Erwachsenen) in Kombination mit einem Benzodiazepin (v.a. Midazolam) zum Einsatz.

▶ Während der Entwöhnung nach einer längerfristigen Analgosedierung droht oft eine sympathische Hyperaktivität (ähnlich wie bei einem Alkoholentzugsdelir) mit Hypertonie, Tachykardie, Tachypnoe, Zittern, motorischer Unruhe, Schwitzen und Delir.
Nach einer langfristigen Analgosedierung muss daher Wert darauf gelegt werden, dass die Sedierung langsam reduziert wird. Bei zu schneller Reduktion kann es zu stärkeren Entzugssymptomen, Unruhe, Delir oder gar zerebralen Krampfanfällen kommen.

Die Ursache von Entzugssymptomen ist folgendermaßen zu erklären: Durch zentral dämpfende Medikamente wie z.B. Benzodiazepine wird die Erregbarkeit des Gehirns vermindert. Der Körper versucht bei längerfristiger Gabe eines zentral dämpfenden Medikamentes dieser Dämpfung entgegenzuregeln und die neuronale Aktivität kompensatorisch wieder zu steigern. Haben sich nach einer längerfristigen Analgosedierung solche neuronalen Kompensationsmechanismen eingestellt und werden nun plötzlich die sedierenden und dämpfenden Medikamente abgesetzt, so überwiegt der Kompensationsmechanismus mit neuronaler Überaktivität und bedingt Unruhe,

Erregungszustände und unter Umständen zerebrale Krampfanfälle. Diese Symptomatik ist ähnlich dem Alkoholentzugsdelir (s. S. 453).

Durch Gabe von **Clonidin** (Catapresan®, Paracefan®; s. S. 454) kann, vor allem nach einer längerfristigen Analgosedierung, diese sympathische Überaktivität gedämpft werden. Häufig wird daher vor Beginn der Entwöhnung von einer Langzeitbeatmung (sog. Weaning) zusätzlich Clonidin verabreicht. Als Dosierung werden nach einem Initialbolus von ca. 300 μg meist ca. 1–2 μg/kg KG/h empfohlen. Danach ist die Dosierung an den aktuellen Bedarf anzupassen. Durch Clonidin kann der zusätzliche Opioidbedarf deutlich reduziert werden. Clonidin wirkt nicht atemdepressiv. Während die Opioid-(Sufentanil-)Zufuhr normalerweise mit der Extubation beendet wird, sollte die Clonidingabe oft noch über den Extubationszeitpunkt hinaus verabreicht und erst dann langsam ausgeschlichen werden.

Unterstützende Maßnahmen bei der Beatmungstherapie

Das Roto-Rest®-Bett

Das Roto-Rest®-Bett ist ein **Spezialbett**, das bei schwerer pulmonaler Schädigung zur Verbesserung des gefährdeten Ventilations-Perfusions-Verhältnisses zum Einsatz kommt. Es lässt eine Kippung um die Längsachse um maximal 62 Grad nach beiden Seiten zu. Dadurch ist eine kontinuierliche Lagerungsdrainage und Verbesserung der Lungenfunktion (Oxygenierung) möglich. Die Patienten benötigen eine tiefe Analgosedierung, um neben der notwendigen „invasiven" Beatmungsform auch die schaukelnde Lagerung zu tolerieren. Die Lagerung eines Patienten in ein Roto-Rest®-Bett ist sehr zeitaufwendig (etwa eine Stunde). Einmal täglich bei der Körperpflege sollte der Patient aus den ihn fixierenden Polstern ausgebaut werden. Für diesen Zeitpunkt sind auch diagnostische und therapeutische Maßnahmen, wie z.B. Röntgenaufnahme und Bronchoskopie, einzuplanen. Das Bett wird für diese Zeit etwa zwei Stunden lang in seinen automatischen Kippbewegungen angehalten. Bei schweren pulmonalen Störungen kann bereits bei einem vorübergehenden Stillstand des Bettes ein Sättigungsabfall am Pulsoxymeter registriert werden. In diesen Fällen sollte auf pflegerische sowie auf vermeidbare therapeutische Interventionen verzichtet werden. Ansonsten sollte der Patient mit Ausnahme kurzer Unterbrechungen zur Durchführung der wichtigsten pflegerischen Maßnahmen, wie z.B. der Mundpflege, kontinuierlich hin- und hergekippt werden.

Nach dem Einbetten des Patienten in das Roto-Rest®-Bett sollte das Bett probeweise manuell um 62 Grad in beide Richtungen gekippt werden, um die korrekte Fixierung des Patienten und um den ausreichenden Spielraum sämtlicher Drainagen, Schläuche und Kabel zu überprüfen. Es gibt auch verlängerte Beatmungsschläuche für die Anwendung am Patienten im Roto-Rest®-Bett. Diese Schläuche sind aus Einwegmaterial, in denen das Inspirationsgemisch nicht erwärmt wird, um beim Drehen des Patienten eine Aspiration von eventuell entstandenem Kondenswasser zu verhindern.

Im Roto-Rest®-Bett ist der Patient besonders gefährdet, einen Dekubitus oder eine Nervenläsion zu erleiden. Bei diesen Patienten hat jedoch die Therapie lebensbedrohlicher pulmonaler Schäden demgegenüber Vorrang.

Bei jeder Körperpflege ist aber zumindest ein genauer Hautstatus vorzunehmen und zu dokumentieren. Es können dabei auch durchblutungsfördernde Maßnahmen und eine Wundversorgung durchgeführt werden. Rücken und Gesäß sind bei der Körperpflege sorgfältig zu pflegen. Die Patienten können in diesem Spezialbett allerdings nicht frei gelagert werden. Wo immer möglich, sollte durch entsprechende Polster der Gefahr von Druckschäden (besonders an Ohren, Hinterkopf oder Schultern durch die kräftige Einspannung in die Fixationspolster) vorgebeugt werden. Besondere Aufmerksamkeit ist auf sämtliche Drainagen, Schläuche und Kabel zu lenken. Sie müssen besonders an den Stellen, an denen der Patient mit Polstern in der richtigen Lage fixiert wird (Außenseiten des Rumpfes!), mit individuell zugeschnittenen Schaumstoffen gut gepolstert

und vor einer Lumeneinengung oder einem Abknicken geschützt werden. Drainagen und Schläuche müssen durch Zwischenräume aus der Auflagefläche des Bettes nach unten zugfrei (!) abgeleitet werden.

Eine weitere Gefahr besteht in der Entstehung von druckbedingten Nervenläsionen. Bedroht ist vor allem der N. peronaeus an der Knieaußenseite, der entsprechend abzupolstern ist.

Die Bauchlage (s.S. 414)

Die seitengetrennte Beatmung

Eine einseitig verletzte oder geschädigte Lunge stellt unter Umständen die Indikation für eine spezielle, zum Teil aggressive Beatmungsform dar. Wird in diesem Fall die gesamte Lunge mit einem hohen PEEP beatmet, kommt es in der gesunden Lungenhälfte aufgrund der besseren Compliance zu einer stärkeren Blähung als in den geschädigten Abschnitten. Als Folge steigt der pulmonale Gefäßwiderstand in den gesunden Arealen, sodass das Blut vermehrt über die geschädigte Lunge umgeleitet und damit schlechter oxygeniert wird.

In dieser Situation kann es notwendig sein, die beiden Lungen getrennt zu beatmen. Dazu erhält der Patient einen Doppellumentubus, der besonders sorgfältig platziert und in seiner Lage (bronchoskopisch) kontrolliert werden muss. Über jedes Lumen kann nun ein eigenes Beatmungsgerät angeschlossen werden. Die Lungen können auf diese Weise bevorzugt synchron, aber auch leicht asynchron (stärkere Scherkräfte sind dabei zu vermeiden!) mit unterschiedlichen Beatmungsparametern beatmet werden.

Komplikationen bei Langzeitbeatmung

Durch eine (Langzeit-)Beatmung können eine Reihe von Nebenwirkungen oder Komplikationen verursacht werden:

- **Herz-/Kreislaufprobleme durch Drosselung des venösen Rückstroms**
  Durch die beatmungsbedingte Behinderung des venösen Rückstroms kommt es

z.B. zu einer Drosselung der Nierendurchblutung mit Flüssigkeitsretention, zu einer Abnahme der Durchblutung von Leber und Splanchnikusgebiet sowie zu einem Anstieg des intrakraniellen Drucks und zu einer Abnahme des zerebralen Blutflusses (s.S. 347).

- **Tracheal- und Kehlkopfschäden**
Bei Patienten mit endotrachealer Langzeitintubation (> 2 Tage) sollte ca. alle 10 Tage eine Tracheoskopie durchgeführt werden. Lassen sich hierbei mäßige Schädigungen der Trachea feststellen, dann ist normalerweise noch keine Tracheostomie notwendig. Es sind engmaschigere Kontrollen durchzuführen. Bei Kehlkopfschädigungen bzw. stark geschädigter Trachea (freiliegende Trachealspangen) sollte der Patient tracheostomiert werden.

Bei **tracheostomierten** und langzeitbeatmeten Patienten können folgende Probleme drohen:

- Fehllage der Trachealkanüle:
Vor allem beim ersten Wechseln der Kanüle kann es vorkommen, dass die Kanüle nicht durch den Tracheostomiekanal bis in die Trachea, sondern subkutan vorgeschoben wird.
- Druckulzera in der Trachea:
Ursache ist oft ein zu starkes Blocken der Kanülenmanschette. Beim Blocken der Trachealkanüle gilt das Gleiche wie beim Endotrachealtubus: Blocken nach Gehör (s.S. 91). Durch Scheuerbewegungen der Trachealkanüle oder durch Druckschädigungen vor allem am Kanülenende kann es zu Ulzera oder gar Gefäßverletzungen mit unter Umständen erheblichen Blutungen kommen.
- Ösophagotracheale Fistel:
Drucknekrosen und Ulzera können unter Umständen zu einer ösophagotrachealen Fistel führen. Dies ist vor allem bei der Verwendung von Metallkanülen der Fall.
- Verlegung (Verborkung) des Kanülenlumens

Im Rahmen einer Langzeitbeatmung über ein Tracheostoma bzw. über einen Endotrachealtubus treten außerdem die folgenden Probleme häufiger auf:

Infektionen

Langzeitbeatmete Patienten sind der großen Gefahr einer **bronchopulmonalen Infektion** ausgesetzt. Die normale Reinigungsfunktion des Flimmerepithels ist durch den Tubus unterbrochen. Das Abhusten von Sekret ist behindert, da der für ein kräftiges Husten notwendige Glottisverschluss nicht mehr möglich ist. Damit werden die Patienten von einer regelmäßigen **Bronchialtoilette**, dem endobronchialen Absaugen, abhängig. Häufig handelt es sich außerdem um infektgeschwächte Patienten. Beim regelmäßigen endobronchialen Absaugen sind genauso wie beim Wechseln von Endotrachealtuben oder Trachealkanülen strenge aseptische Bedingungen zu fordern. Bei einer pulmonalen Infektion sollte eine Antibiotikatherapie von den **Antibiogrammen** abhängig gemacht werden, die aus den regelmäßig entnommenen Bronchialabstrichen gewonnen werden.

> Die prophylaktische Gabe eines Antibiotikums ist bei beatmeten Patienten abzulehnen.

Die **Befeuchtertöpfe**, die zur Anwärmung des Inspirationsgases verwendet werden, stellen einen guten Nährboden für Bakterien dar. Die Befeuchtertöpfe dürfen daher erst unmittelbar vor Gebrauch mit sterilem Wasser gefüllt und müssen danach regelmäßig gewechselt werden. Bei einem täglichen Wechsel der Beatmungsschläuche und des Befeuchtertopfes ist die nosokomiale Pneumonierate höher als bei einem 48-stündigen Wechsel. Möglicherweise ist sogar ein Wechsel in noch größeren Abständen sinnvoll. Zunehmend häufiger kommen Einmalsysteme zur Anwendung. Der sich in den Beatmungsschläuchen niederschlagende Wasserdampf ist als infiziert zu betrachten, und es ist nicht erlaubt, das in den Schläuchen befindliche Kondenswasser zurück in den Verdampfertopf zu leiten.

Stress

Insbesondere bei ungenügender Sedierung und Analgesie kann es zu einer **Ulzeration** im Gastrointestinaltrakt, unter Umständen mit starker Blutung oder Perforation, kommen. Es ist deshalb regelmäßig der pH-Wert des Magensekrets zu messen. Bei niedrigem (saurem) Magen-pH ist eine Pufferung zu fordern oder eine Therapie mit H_2-Blockern (z.B. Ranitidin) durchzuführen (s.S. 409). Mit der enteralen Gabe von Nahrung sollte so früh wie möglich begonnen werden.

Gefahren eines PEEP

Die durch eine maschinelle Beatmung ausgelöste Drosselung des venösen Rückstromes mit negativer Beeinflussung der Hämodynamik (s.S. 347) wird durch das Einschalten eines PEEP noch verstärkt.

Durch das Einstellen eines PEEP nimmt normalerweise der p_aO_2 des arteriellen Blutes und damit der Sauerstoffgehalt des Blutes (s.S. 334) zu. Der Sauerstoffgehalt multipliziert mit dem HMV ergibt die **Sauerstofftransportkapazität** des Blutes, die letztlich entscheidende Größe, die besagt, wieviel Sauerstoff pro Zeiteinheit dem Gewebe zur Verfügung gestellt wird. Mit steigendem PEEP-Niveau kommt es jedoch zu einer Reduktion des HMV.

Bei hohem PEEP-Niveau kann die dadurch bedingte Abnahme des HMV so groß sein, dass der positive Effekt durch die PEEP-bedingte Erhöhung des p_aO_2 übertroffen wird, das heißt, die Sauerstofftransportkapazität ist aufgrund des stark erniedrigten HMVs vermindert, obwohl der p_aO_2 erhöht ist.

Es gilt nun, denjenigen PEEP einzustellen, mit dem die größte Sauerstofftransportkapa-

zität erreicht werden kann (= **optimaler PEEP**). Ein gut geeigneter Parameter für die Ermittlung des optimalen PEEP ist die gemischt-venöse Sauerstoffsättigung (s.S. 198) bzw. die Berechnung von Sauerstoffangebot und Sauerstoffausschöpfung. Bei einem niedrigen p_aO_2 oder bei einem erniedrigten HMV nimmt die Ausschöpfung des Blutes im Gewebe zu, die gemischt-venöse Sättigung fällt weiter ab als normalerweise üblich. Sind das HMV und der p_aO_2 hoch, so ist die gemischt-venöse Sättigung ebenfalls hoch.

Ein opimaler PEEP ist also dann eingestellt, wenn die gemischt-venöse Sauerstoffsättigung am höchsten ist.

Barotrauma

Die Gefahr einer druckbedingten Lungenschädigung durch zu hohen Beatmungsdruck (so genanntes Barotrauma), z.B. eines Pneumothorax, besteht insbesondere bei alten Patienten, bei pulmonalen Vorerkrankungen (z.B. Emphysem) oder bei Lungeninfektionen mit einer Schwächung des Lungengewebes (z.B. Pneumonie). Außerdem besteht die Gefahr der Lungenschädigung durch zu hohe Atemhubvolumina (sog. Volutrauma) (vgl. protektive Beatmung; s.S. 426).

Atrophie der Atemmuskulatur

Bei einer Langzeitbeatmung kann es zu einer Inaktivitätsatrophie der Atemmuskulatur kommen.

Sekretstau

Durch Eintrocknen der Bronchialsekrete bei ungenügender Befeuchtung und unzureichender Bronchialtoilette kann es zu einem Sekretstau und unter Umständen zu einer Verlegung des Tubus oder des Tracheostomas kommen.

Schleimhautverbrennungen

Auf eine korrekte Temperatureinstellung des Verdampfers ist unbedingt zu achten. Die Temperatur des Inspirationsgemisches sollte möglichst patientennah, z.B. kurz vor dem Winkelstück, gemessen und mittels eines Servoregulationsmechanismus auf die eingestellte Temperatur geregelt werden. Die Temperatur des Inspirationsgemisches sollte ca. 3 °C unter der Körpertemperatur liegen. Das Aufwärmen eines unterkühlten oder das Kühlen eines fiebernden Patienten durch Verstellen der Temperatur des Inspirationsgemisches ist nicht zulässig.

Schäden
bei chronischer Sauerstoffanwendung

Bei einer hohen inspiratorischen Sauerstoffkonzentration kann es zur Lungenschädigung kommen. Werden bei einer Langzeitbeatmung mehr als 40–50–60% Sauerstoff verabreicht, so drohen eine Schädigung von Flimmerepithelien, Surfactant und Alveolarepithelien. Bei Beatmung mit 100% Sauerstoff kommt es in schlecht belüfteten Arealen nach Resorption des Sauerstoffes zu Atelektasen, da der normalerweise verbleibende, die Alveolen dann noch offen haltende Stickstoff fehlt. Folge ist eine Zunahme des Rechts-Links-Shunts.

> Bei der Beatmung mit einer F_iO_2 von 1,0 ist schon innerhalb von 24 Stunden mit Lungenschädigungen zu rechnen. Die F_iO_2 soll so niedrig wie möglich gehalten werden. Schädlicher als hohe Sauerstoffkonzentrationen scheinen jedoch hohe Beatmungsdrücke und eine übermäßige Dehnung der Lunge zu sein.

Retrolentale Fibroplasie

Vor allem beim früh-, aber auch beim reifgeborenen Kind ist die noch unreife Netzhaut (= Retina) sehr empfindlich. Diese hohe Empfindlichkeit besteht bis zur ca. 46. Woche nach der Empfängnis (der 46. postkonzeptionellen Woche). Beispielsweise durch eine zu hohe arterielle Sauerstoffspannung, aber auch durch eine Azidose (z.B. im Rahmen einer Sepsis) oder durch andere Störungen der Homöostase kann das Krankheitsbild der retrolentalen Fibroplasie ausgelöst werden. Dadurch kann es unter Umständen zu irreversiblen Sehstörungen, im Extremfall bis zur Er-

blindung des Kindes kommen. Unnötig hohe arterielle Sauerstoffspannungen sind daher bei Früh- und Neugeborenen zu vermeiden.

Entwöhnung (weaning)
des langzeitbeatmeten Patienten

Die Entwöhnung eines langzeitbeatmeten Patienten von der Beatmungsmaschine stellt oft ein großes Problem dar. Auf der einen Seite sollte die Entwöhnung so bald als möglich beginnen, um z.B. eine Schwächung der Atemmuskulatur durch Inaktivierung zu verhindern, andererseits führt eine zu frühzeitige oder zu schnelle Entwöhnung oft zu einem Abbrechen des Entwöhnungsversuchs oder zu einer Reintubation des Patienten. Bei ca. 20% der Patienten mit einer Langzeitbeatmung muss mit Entwöhnungsproblemen gerechnet werden. Bei Patienten mit einer chronisch-obstruktiven Lungenerkrankung (COLD; s.S. 430) treten in ca. 50% der Fälle Entwöhnungsprobleme auf.

> **Faustregel:**
> Die Entwöhnung vom Respirator dauert beim langzeitintubierten Patienten ungefähr so lange, wie die Zeitspanne zwischen der Intubation und dem Beginn der Entwöhnung.

Öfters wird bei Langliegern und bei schwieriger Entwöhnung des Patienten eine Indikation zur Anlage eines Tracheostomas gesehen (s.S. 337). Eine Trachealkanüle wird vom Patienten besser toleriert als ein Entotrachealtubus. Es ist hierbei eine geringere Analgosedierung notwendig. Da die Trachealkanüle normalerweise großlumiger als ein Endotrachealtubus ist, sind die Atemwegswiderstände geringer und die Bronchialtoilette ist leichter durchzuführen.

Grundvoraussetzungen für eine erfolgreiche Entwöhnung sind:
- ausreichender p_aO_2
- ausreichende Spontanatmung ohne Erschöpfungszeichen (ausreichender Atem-

antrieb? Ausreichende Kraft der Atemmuskulatur? Nicht zu hohe Atembehinderung durch z.B. zu stark verminderte Compliance oder zu hohen Atemwegswiderstand?)

● ausgeglichener Säure-Basen-Haushalt, damit der Patient z.B. nicht eine metabolische Azidose durch eine Hyperventilation auszugleichen versucht

● Fieberfreiheit,
weil Fieber einen höheren Stoffwechsel und damit eine gesteigerte Ventilation bedeuten würde

● stabile Herz-Kreislauf-Funktion:
Auch falls die Kreislaufverhältnisse nur unter einer laufenden Katecholamininfusion stabil sind, ist ein Entwöhnungsversuch möglich.

Das Weaning ist zwar bei einem bewusstseinsklaren, kooperativen Patienten leichter als bei einem nicht ansprechbaren, unkooperativen Patienten, dennoch spielt die Bewusstseinslage des Patienten für den Beginn der Entwöhnung **keine** entscheidende Rolle. Das heißt:

> Auch bewusstlose Patienten können von der Beatmung entwöhnt werden. Allerdings kann die Extubation erst nach Rückkehr der Schutzreflexe erfolgen.

Ist abzusehen, dass die Schutzreflexe über längere Zeit nicht oder überhaupt nicht mehr zurückkehren werden, so bietet sich die Anlage eines Tracheostomas und die Verlegung dieser pflegebedürftigen Patienten mit dem Tracheostoma an. Bei der Entwöhnung sollte der Tag-Nacht-Rhythmus beachtet werden, das heißt, es sollte nicht nachts mit dem Entwöhnungsversuch begonnen werden.

> Bei Beginn eines Entwöhnungsversuchs sollte das Atemminutenvolumen unter 10 l/min liegen, der p_aO_2 sollte > 60 mmgHg, der pCO_2 sollte < 55 mmHg, die F_iO_2 sollte möglichst nicht über 0,4 und der PEEP sollte unter ca. 10 cmH_2O und I:E sollte > 1:1 sein. Die Atemfrequenz sollte < 35/min, das Atemzugvolumen > 5 ml/ kg KG, die Totraumventilation (Totraum pro Atemzug) < 60%, die inspiratorische Atemzugstärke > 25 cmH_2O, die Vitalkapazität > 15 ml/kg KG und der pH-Wert sollte > 7,3 betragen (vgl. auch Tab. 7.1; s.S. 336; Richtwerte für die Intubation).

Schrittweise Entwöhnung

Falls es die apparative Ausstattung erlaubt, empfiehlt sich nach einer aggressiven Langzeitbeatmung z.B. folgender Stufenplan für die Entwöhnung des Patienten:

1. kontrollierte Beatmung
2. Reduktion der F_iO_2 möglichst auf 0,5 oder weniger
3. falls eine inversed ratio ventilation notwendig war, schrittweise Verkürzung des Atemzeitverhältnisses von z.B. 4:1 auf 1:2 (s. inversed ratio S. 341)
4. Förderung der Spontanatmung durch Anpassung der Sedierung und Analgesierung
5. früher wurde meist eine SIMV angestrebt (langsame Reduktion der maschinellen Hübe, der Patient muss immer mehr Atemarbeit selbst übernehmen; s.S. 348). Inzwischen wird zumeist eine BIPAP-Beatmung durchgeführt, wobei die Druckdifferenz und die Umschaltfrequenz zwischen den beiden BIPAP-Niveaus langsam reduziert und dadurch der Anteil der maschinellen Beatmung langsam vermindert wird.
6. Anstreben einer druckunterstützten (augmentierten) Spontanatmung, z.B. ASB (langsame Reduktion der Druckunterstützung bis auf minimal ca. 5 cmH_2O und langsame Reduktion des PEEP-Niveaus bis auf einen Minimalwert von ca. 5 cmH_2O.; s.S. 349)
7. Anstreben einer Spontanatmung, z.B. CPAP (oder „Querflöte")
8. weitere Reduktion der F_iO_2
9. Extubation, falls F_iO_2 ≤ 0,4; PEEP und Druckunterstützung nur noch ca. 5 cmH_2O und Schutzreflexe vorhanden sind

Konventionelle (diskontinuierliche) Entwöhnung

In unkomplizierten Fällen kann oft auch folgendermaßen vorgegangen werden:

Der zunehmend spontan atmende Patient wird vom Respirator abgenommen und es wird eine CPAP-Atmung eingestellt. Manchmal wird noch eine Atmung über „Querflöte" durchgeführt. Während dieser Spontanatmungsversuche sollte der Oberkörper des Patienten um ca. 20–40° aufgerichtet sein, was die Zwerchfellbewegung bei der Spontanatmung wesentlich erleichtert. Es empfiehlt sich eine atemunterstützende Lagerung (s. S. 412), bei der der Oberkörper gedehnt wird. Zur weiteren Unterstützung können die Arme etwa in Schulterhöhe gelagert werden.

Der Patient sollte bei den Entwöhnungsversuchen unbedingt schmerzfrei sein. Die Analgosedierung sollte also nicht plötzlich abgebrochen werden, sondern zugunsten der analgetischen Komponente umgestellt werden (s. S. 353).

Die Spontanatmungsversuche sollten anfangs ungefähr alle 30 Minuten für nur ca. 5 Minuten durchgeführt werden. Die Entwöhnungsphasen können, falls der Patient damit keine Probleme hat, länger und häufiger durchgeführt werden. Es sollte aber darauf Rücksicht genommen werden, dass endotracheal intubierte Patienten aufgrund des Strömungswiderstandes des Tubus eine erhöhte Atemarbeit leisten müssen, was zu einer schnelleren Erschöpfung führt als bei tracheostomierten Patienten.

Kann der Patient einige Stunden problemlos eine CPAP-Atmung durchführen oder über eine „Querflöte" atmen und weist er eine unverändert gute Oxygenierung auf, wird er extubiert.

Überwachung während der Entwöhnung

Während der Entwöhnung muss die Atmung klinisch (s. S. 386) und apparativ (s. S. 387) besonders engmaschig überwacht werden. Zeichen körperlicher und/oder psychischer Überanstrengung des Patienten können sein:

- Tachykardie, Tachyarrhythmie
- Tachypnoe, oberflächliche Atmung, Schaukelatmung, Luftnot, „Nasenflügeln"
- Kaltschweißigkeit
- Blutdruckanstieg
- Unruhe, Blässe
- Sekretretention

Nicht zu vernachlässigen ist nach einer Langzeitbeatmung auch eine psychische „Abhängigkeit" der Patienten vom Respirator. Deshalb sollten diese Patienten anfangs bei den Entwöhnungsversuchen nie allein gelassen werden und detailliert über alle durchzuführenden Maßnahmen informiert werden.

Bei Versagen des Weaning-Versuches sinken Motivation und Selbstvertrauen des Patienten und er wird weit zurückgeworfen!

Extubation

Der Patient ist über die geplante Extubation aufzuklären. Vor der Extubation ist immer ein sorgfältiges Absaugen des Rachens erforderlich.

> Die Extubation sollte nur am ausreichend spontan atmenden Patienten mit zurückgekehrten Schutzreflexen vorgenommen werden.

Vor der Extubation darf der Patient mindestens 6 Stunden keine enterale Ernährung mehr bekommen. Bei der Extubation müssen alle Utensilien für eine eventuelle Reintubation (s. S. 77) griffbereit sein. Bei der Extubation kann es auch zum Erbrechen des Patienten kommen. Die Magensonde sollte vor der Extubation noch einmal abgesaugt werden. Sind hierbei die Schutzreflexe noch nicht zurückgekehrt, so droht eine Aspiration (s. S. 209).

Überwachung nach der Extubation

Unmittelbar nach der Extubation sollte der Patient in sitzender (atemunterstützender) Position gelagert werden und ruhen können. Auch nach der erfolgreichen Extubation müssen die

Patienten noch einige Tage sorgfältig klinisch und apparativ überwacht werden. Insbesondere ein **Sekretstau** durch ungenügendes Abhusten, ein Eintrocknen der Sekrete, vor allem falls der Patient Sauerstoff über eine Nasensonde appliziert bekommt, oder eine körperliche Erschöpfung sind mögliche Probleme. Auf eine konsequente physikalische Therapie (z. B. Atemgymnastik, Atemtherapie [z. B. intermittierend Masken-CPAP, incentive Spirometrie; s. S. 411], Klopf- und Vibrationsmassage) sowie auf eine psychologische Führung des Patienten und konsequente Mobilisierung ist in dieser Phase großen Wert zu legen.

7.3 Künstliche Ernährung

Die wichtigsten Energielieferanten für den Körper sind Kohlenhydrate und Fette (s. u.). Außerdem kann der Körper auch aus Laktat und Ketonkörpern (s. u.) noch Energie produzieren. U. U. kann der Körper auch (unerwünschterweise; s. u.) aus Eiweißen (Proteinen, Aminosäuren) Energie gewinnen. Die Aminosäuren sollen jedoch nicht zur Energiegewinnung, sondern zur Synthese von Funktionsproteinen (z. B. zum Muskelaufbau) verwendet werden.

Nicht jedes Organ kann allerdings alle verfügbaren Energiequellen (s. o.) nutzen. Beispielsweise kann in Gehirn, Knochenmark, Erythrozyten und Granulationsgewebe nur Glukose (nicht z. B. Fett oder Laktat) als Energielieferant verwertet werden. Daher ist für das Funktionieren des Körpers ein Mindestbedarf von ca. 100–150 g Glukose pro Tag notwendig. Wird der Körper nicht ausreichend mit Energielieferanten versorgt, dann werden körpereigene Energiereserven abgebaut. Es kommt zu einer sog. katabolen Stoffwechsellage (= Abbaustoffwechsel, Hungerstoffwechsel). Nach einer ca. 12–24-stündigen Nahrungskarenz sind z. B. die Kohlenhydratvorräte aufgebraucht. Der Körper versucht dann, diesen Glukosebedarf ggf. durch Glukoseneubildung (= Glukoneogenese) in der Leber zu decken.

Als Vorstufen werden hierfür Laktat und v. a. Aminosäuren (insbesondere aus Funktionsproteinen mit kurzer Halbwertszeit) verwendet (100 g Proteine ergeben 56 g Glukose). Folge eines dadurch bedingten vermehrten Eiweißabbaues können u. a. Wundheilungsstörungen, verminderte Immunabwehr, Verdauungs- und Resorptionsstörungen sowie Ödembildung sein. Ein solcher Eiweißabbau ist unbedingt zu vermeiden.

Bei intensivpflichtigen Patienten droht – falls keine ausreichende künstliche Ernährung durchgeführt wird – schnell eine katabole Stoffwechsellage (ähnlich dem sog. Hungerstoffwechsel). Ursachen eines katabolen Stoffwechsels können ein erhöhter Substratbedarf (z. B. bei Fieber, Verletzungen), ein erhöhter Substratverlust (z. B. durch Fisteln, Wunden) oder eine unzureichende Substratzufuhr (z. B. durch Mangelernährung) sein.

Im Rahmen einer schweren Erkrankung (z. B. einer Sepsis, Verbrennung, schweren Verletzung, nach großen Operationen) ist die Stoffwechselaktivität gesteigert (= Hypermetabolismus). Es wird auch von einem Postaggressionsstoffwechsel gesprochen. Das Gleichgewicht zwischen aufbauenden (= anabolen) und abbauenden (= katabolen) Stoffwechselprozessen ist im Postaggressionsstoffwechsel zugunsten einer katabolen Stoffwechsellage verschoben. Ursachen sind unter anderem erhöhte Konzentrationen an Katecholaminen (z. B. Adrenalin), Kortisol und Glukagon. Aufgrund des Hypermetabolismus ist vor allem ein **vermehrter Eiweißabbau** zu befürchten. Da der Körper über keine Eiweißreserven verfügt, bedeutet ein vermehrter Eiweißabbau ein Verlust an vitaler Substanz. Eiweiße werden dann abgebaut und (neben Kohlenhydraten und Fetten) als Energielieferanten verbrannt. Da beim Abbau von Aminogruppen der Aminosäuren Ammoniak (NH_3) anfällt und dieses durch Umwandlung in Harnstoff (NH_2–CO–NH_2) entgiftet wird, sind im Katabolismus die Harnstoffkonzentration im Blut (Normalwert: 2,5–6,7 mmol/l bzw. 15–40 mg/dl) und die Blut-Harnstoff-Stickstoff-Konzentration (BUN = blood urea nitrogen; s. S. 440) sowie die im Urin bestimmbare Harnstoff-Stickstoff-Pro-

Tab. 7.3 Beispiel für einen Ernährungsplan zur totalen parenteralen Ernährung bei einem 70 kg schweren Patienten. **Oben** konventioneller Ernährungsplan mit verschiedenen Einzelnährlösungen (ASL = Aminosäurenlösung). **Unten** moderner Ernährungsplan mit Gesamtnährlösungen (3-Kammerbeutel).

konventioneller Ernährungsplan mit verschiedenen Einzelnährlösungen							
Zeit	**Infusionslösung**	**ml**	**K⁺ [mmol]**	**Na⁺**	**Cl⁻**	**Zusätze**	**kcal**
5:00 bis 17:00	Glukose 50 %	450	35	40	35	+ 40 ml Inzolen + 20 ml Natrium- glycerophosphat	900
17:00 bis 5:00	Glukose 50 %	450	35	40	35	+ 5 ml Magnorbin 20 % + 10 ml Calcium gluconicum 10 %	900
5:00 bis 17:00	ASL 10 %	350					
17:00 bis 5:00	ASL 10 %	350					
5:00 bis 17:00	Lipofundin 20 %	250				+ 5 ml Vitalipid adult (5 kcal)	450
17:00 bis 5:00	Lipofundin 20 %	250				+ 5 ml Vitalipid adult (5 kcal)	450

Beispiel für einen modernen Ernährungsplan mit Gesamtnährlösung (3-Kammerbeutel)		
Zeit	**Infusionslösung**	**Zusätze**
5:00–5:00	3000 ml NuTRIflex® Lipid (enthält: 300 g Glukose, 76,8 g Aminosäuren, 60 g Fette, Wasser, Elektrolyte)	1 Amp. Polybion® (wasserlösliche Vitamine) 1 Amp. Vitalipid (fettlösliche Vitamine) 1 Amp. Addel® N (Spurenelemente) 1,5 ml/kg KG Dipeptamin® (enthält Glutamin; wichtig für intestinale Abwehrfunktion [s. S. 371]; nicht bei schwerer Niereninsuffizienz)

duktionsrate (Normalwert 15 g N/Tag; Anstieg bis auf ca. 30 g N/Tag möglich; 1 g N entspricht ca. 6,25 g abgebautem Eiweiß) erhöht. Anhand der zugeführten und der ausgeschiedenen Stickstoffmengen kann ggf. eine so genannte Stickstoffbilanz ermittelt werden.

▶ Da Intensivpatienten zumeist sediert oder komatös sind, können sie sich nicht selbst ernähren. Es muss entweder eine **parenterale Ernährung** (intravenöse Ernährung unter Umgehung des Gastrointestinaltraktes) oder eine **enterale Ernährung** (über den Gastrointestinaltrakt) durchgeführt werden. Die totale parenterale Ernährung sollte sobald als möglich verlassen und zumindest zusätzlich eine enterale Ernährung, also eine **enterale/parenterale Ernährung** durch-

geführt werden. Anzustreben ist – sobald eine ausreichende Darmfunktion vorhanden ist – die rein enterale Ernährung.

Wichtiges **Ziel** der künstlichen Ernährung ist es, das Ausmaß der Katabolie im Postaggressionsstoffwechsel zu minimieren. Ein erhöhter Eiweißabbau könnte zu verzögerter Wundheilung und verminderter Infektabwehr aufgrund eines Mangels an Immunglobulinen führen.

Bei der künstlichen Ernährung müssen die notwendigen Bausteine Kohlenhydrate, Fette, Eiweiße, Wasser, Elektrolyte, Vitamine und Spurenelemente verabreicht werden. Die einzelnen Bausteine müssen in adäquater Menge zugeführt werden (vgl. Tab. 7.3).

> Der Energiebedarf beim Intensivpatienten liegt in der Größenordnung von 30–40 kcal/kg KG/Tag. Bei übergewichtigen Patienten soll zur Berechnung des Energiebedarfs das Sollgewicht (Sollgewicht in kg KG = Körpergröße in cm – 100) verwendet werden.
> Der Energiebedarf des Menschen in Ruhe beträgt ca. 25 kcal/kg KG pro Tag. Je nach Aktivität, Stresssituation oder Fieber liegt der tatsächliche Energiebedarf mehr oder weniger über dem Ruheenergieumsatz von 25 kcal/kg KG/Tag. Bei geringer Aktivität bzw. geringer Stresssituation beträgt der Energiebedarf 1,2 × Ruheenergieumsatz. Bei mittlerer bzw. starker Stresssituation ist der 1,4- bzw. 1,6fache Ruheenergieumsatz notwendig. Außerdem steigt der Energiebedarf pro Grad Fieber um ca. 10 % des Ruheenergiebedarfs an. Bei den meisten Intensivpatienten beträgt der Energiebedarf ca. 1,3 × Ruheenergieumsatz. Eine übermäßige Nährstoffzufuhr (hyperkalorische Ernährung; Hyperalimentation) ist zu vermeiden, da hierdurch eine Leberverfettung droht.

Totale parenterale Ernährung

Ist wegen unzureichender Magen-Darm-Funktion eine enterale Ernährung nicht möglich und daher eine totale parenterale Ernährung (tpE) notwendig (vgl. Tab. 7.4), so müssen die Bausteine der Ernährung, also

- Kohlenhydrate
- Fette
- Eiweiße (in Form von **A**mino**s**äurelösungen; ASL)

und außerdem

- Flüssigkeit
- Elektrolyte
- Vitamine
- Spurenelemente

in einem ausgewogenen Verhältnis und einer bedarfsadaptierten Menge verabreicht werden. Mit der totalen parenteralen Ernährung sollte 1–2 Tage nach der Operation bzw. dem Trauma begonnen werden, damit der Säure-Basen- sowie Flüssigkeits- und Elektrolythaushalt während der katabolen Phase des Postaggressionsstoffwechsels stabilisiert werden kann. Bei schwerst kranken Patienten und auch nach großen Operationen muss zumeist eine vorübergehende totale parenterale Ernährung durchgeführt werden, bis sich die Darmfunktion wieder zu normalisieren beginnt.

Um stärkere Schwankungen in der Infusionsgeschwindigkeit parenteraler Ernährungslösungen zu verhindern, sind diese über eine Infusionspumpe kontinuierlich über 24 Stunden zu verabreichen. Ernährungslösungen mit einer Osmolarität über ca. 800 mOsmol/kg H_2O sind über einen zentralen Venenkatheter zu verabreichen, um eine Reizung und Schädigung der peripheren Venen zu vermeiden.

> Eine parenterale Ernährung macht eine (2- bis) 6-stündliche Kontrolle des Blutzuckers und Urinzuckers sowie eine (6- bis) 12-stündliche Kontrolle der Elektrolyte sowie eine einmalige Kontrolle pro Tag von Triglyceriden, pH-Wert, Blutgasen, Blutbild, BUN (blood urea nitrogen; Blut-Harnstoff-Stickstoff), Harnstoff/Kreatinin und bei Leberinsuffizienz auch von Ammoniak (NH_3) notwendig. Magnesium, Kalzium, Phosphat, Albumin und Leberwerte sollten 2–3-mal pro Woche kontrolliert werden.

Kohlenhydrate

Zu den Kohlenhydraten gehören Glukose, Fruktose, Xylit, Sorbit, Stärke und Glykogen. Diese Substanzen werden ggf. zuerst zu Glukose abgebaut. Glukose wird dann unter Energiegewinnung zu CO_2 und H_2O metabolisiert. (Glukose kann aber auch wieder zum Aufbau von Glykogen und zur Umwandlung in Fett verwandt werden und in dieser Form als Energielieferant gespeichert werden). Circa 60% der benötigten Energie sollten in Form von Kohlenhydraten verabreicht werden. Kohlenhydrate werden normalerweise in Form von Glukose zugeführt. Glukose kann in allen Geweben verstoffwechselt werden. Bei ausreichender Sauerstoffversorgung wird Glukose unter Sauerstoffverbrauch (aerob) zu CO_2 und H_2O metabolisiert. (Bei übermäßiger Glukosezufuhr wird Glukose auch in Glykogen und in Triglyceride und Fette umgewandelt und so als Energielieferant gespeichert). Die Glukoseaustauschstoffe Fruktose, Xylit und Sorbit können dagegen nicht von allen Geweben, sondern v.a. von der Leber metabolisiert werden. Von den Glukoseaustauschstoffen dürfen Fruktose und auch Sorbit (das in der Leber zu Fruktose umgewandelt wird) nur dann verabreicht werden, wenn eine Fruktoseintoleranz (1:20 000) anamnestisch oder anhand eines Fruktosetoleranztests ausgeschlossen ist. Fruktose und Sorbit werden daher nur noch sehr selten verwendet. Fruktose wird (unabhängig von Insulin) in der Leber zu Glukose metabolisiert. Sorbit wird in der Leber insulinunabhägig über Fruktose ebenfalls zu Glukose metabolisiert. Die Glukose kann dann insulinabhängig in die Zellen aufgenommen und verwertet werden. Häufiger kommt noch der Glukoseaustauschstoff Xylit zur Anwendung. Xylit wird zunächst insulinunabhängig (v.a. in der Leber) verwertet und in Xylulose umgewandelt und dann (v.a. in der Leber) großteils zu Glukose metabolisiert. Die Glukose wird dann wiederum insulinabhängig in die Zellen aufgenommen und weiter verwertet.

Die Tagesmaximaldosierung aller 3 Glukoseaustauschstoffe beträgt 3 g/kg KG. Der Glukosebedarf liegt normalerweise bei ca. 3–6 g/kg KG/Tag. Die Anfangsdosis wird mit 1,5–2,0 g/kg KG/Tag angegeben. Die Dosis kann um 1 g/kg KG/Tag bis zu einer Maximaldosis von 5 (–6) g/kg KG/Tag gesteigert werden. Bei eingeschränkten Stoffwechselbedingungen (z.B. periphere Insulinresistenz im Postaggressionsstoffwechsel, Hypoxie) sollten maximal 2–4 g/kg KG/Tag Glukose verabreicht werden.

> 1 g Kohlenhydrate liefert ca. 4,0 kcal = 17 kJ.

Glukoselösungen mit bis zu 10% Glukose dürfen über eine peripher-venöse Kanüle verabreicht werden. Da höherprozentige Glukoselösungen (> 10%) deutlich hyperton sind (Glukose 10%: 500 mOsm; Glukose 70%: 3 500 mOsm), dürfen sie nur über einen zentralen Venenkatheter verabreicht werden (s. S. 183). Glukose wird meist in Form hochprozentiger (bis 70%iger) Glukoselösungen verabreicht. Glukose wird (zusammen mit Kalium) in die Zellen aufgenommen. Hierfür ist Insulin notwendig. Besteht ein Insulinmangel (Diabetes mellitus) oder ist die Wirkung von Insulin vermindert (Insulinresistenz), was im Rahmen des Postaggressionsstoffwechsels häufiger der Fall ist, dann wird weniger Glukose in die Zellen aufgenommen. Es droht ein Anstieg der Blutzuckerkonzentration (eine Hyperglykämie). Bei Gabe von Glukoselösungen ist die Blutzuckerkonzentration regelmäßig zu bestimmen. Insbesondere bei Beginn einer totalen parenteralen Ernährung kann eine Glukoseverwertungsstörung mit Hyperglykämie auftreten, sodass anfangs meist eine reduzierte Glukosezufuhr sinnvoll ist. Noch vor wenigen Jahren wurde oft empfohlen, dass bezüglich der Blutzuckerkonzentration während der parenteralen Ernährung Werte bis ca. 150 bis 200 mg/dl (aber möglichst nicht über ca. 200 mg/dl) akzeptiert werden können und dass die Zufuhr von Altinsulin eher zurückhaltend gehandhabt werden sollte. Inzwischen ist belegt, dass durch eine sog. intensivierte Insulintherapie (hierzu reichen meist ≤ 4 IE Insulin pro Stunde aus) mit sehr enger Einstellung der Blutzuckerkonzentration auf ca. 80–110 mg/dl bei Intensivpatienten eine signifikante Reduktion der Letalität erzielt werden kann. Es ist aber die Gefahr einer eventuellen Hypoglykämie zu achten. Diese droht v.a. dann, falls die Glukosezufuhr unterbrochen sein sollte, die Insulininfusion aber weiter läuft. Bei einer vermehrten Glukoseaufnahme in die Zellen wird auch vermehrt Kalium und Phosphat in die Zellen aufgenommen, sodass es öfters zu einem Kalium- und Phosphatmangel im Blut kommen kann (Normalwert für Phosphat: 0,8–1,6 mmol/l).

Fette

Fette (Triglyceride) werden zu freien Fettsäuren gespalten. Diese können unter Energiegewinnung zu CO_2 und H_2O metabolisiert werden (oder wieder zum Fettaufbau verwendet werden und in dieser Form als Energielieferant gespeichert werden). Normalerweise werden ca. 1–1,5(–2) g/kg KG/Tag (Kinder bis 3 g/kg KG/Tag) oder ca. 40% des gesamten Kalorienbedarfs in Form von 10- oder 20%igen Fettlösungen verabreicht (z.B. Lipofundin®). Inzwischen werden oft nicht mehr Fettemulsionen der ersten Generation, d.h. langkettige Fettsäuren (LCT), sondern Fettemulsionen der zweiten Generation empfohlen, die ein Gemisch aus mittelkettigen (MCT) und langkettigen (LCT) Triglyceriden (im Verhältnis 1:1) darstellen (Lipofundin® MCT). Mittelkettige Triglyceride werden z.B. schneller hydrolisiert. MCT enthalten jedoch keine essenziellen Fettsäuren. Ob die MCT letztlich günstiger sind als die LCT, ist nicht endgültig geklärt. Am ersten p.op. Tag werden normalerweise noch keine Fette zugeführt. Am zweiten postoperativen Tag werden meist nur 0,5 g/kg KG/Tag verabreicht. Die Dosis sollte höchstens um 0,25–0,5 g/kg KG jeden Tag bis zu einer Maximaldosis von 1,5(–2) g/kg KG/Tag gesteigert werden. Fette weisen einen sehr hohen Energiewert auf.

> 1 g Fett liefert ca. 9,0 kcal = ca. 38 kJ. (1 kcal = 4,2 kJ)

Fette sind aufgrund ihrer Wasserunlöslichkeit nicht osmotisch aktiv (ca. 270 mOsm), führen zu keiner Venenreizung und könnten auch über eine dünne periphere Vene verabreicht werden. Fettemulsionen sollten möglichst nicht mit Glukose- oder Aminosäurelösungen über einen gemeinsamen Zugang verabreicht werden. Bei einer ungenügenden Verstoffwechselung der zugeführten Fettlösungen

Tab. 7.4 Basisbedarf pro Tag und Bedarf bei (postoperativer) Stresssituation.

	Basisbedarf	(postoperative) Stresssituation
H_2O	30	30(–40) ml/kg KG
kcal	25	30–40 kcal/kg KG
Aminosäuren	1	1,5(–2) g/kg KG
Na^+	1,0–1,5	3–4 mmol/kg KG
K^+	1,0–1,5	2–3 mmol/kg KG
Cl^-	1,0–2,0	2,0–3,0 mmol/kg KG
Ca^{2+}	0,1	0,2 mmol/kg KG
PO_4^{3-}	0,2	0,5 mmol/kg KG
Mg^{2+}	0,05	0,2 mmol/kg KG
Verteilung der Kalorienträger		
Glukose	3–5	4–5(–6) g/kg KG
Fett	1–1,5	1–1,5(–2) g/kg KG

droht eine Hyperlipidämie mit Anstieg des Triglyceridwertes (Normalwert: 50–180 mg/dl bzw. 0,4–2,3 mmol/l). Bevor die Fettzufuhr gesteigert wird, sollte die Triglyceridkonzentration kontrolliert werden. Kontraindikation für eine Fettzufuhr sind eine Hypertriglyceridämie (> 300 mg/dl bzw. 3,1 mmol/l), eine schwere Azidose (pH-Wert < 7,2) und eine Mikro- oder Makrozirkulationsstörung (Schock). Eine hyperdyname Sepsis, eine Leberinsuffizienz oder ein akutes Nierenversagen sind keine Kontraindikationen für die Gabe von Fettlösungen.

Täglich sollten fettlösliche Vitamine (Vitalipid) verabreicht werden (vgl. Tab. 7.3).

Eiweiße/Aminosäuren

Die Bausteine der Eiweiße sind die Aminosäuren. Im menschlichen Organismus gibt es 20 verschiedene Aminosäuren, acht davon sind sog. essenzielle Aminosäuren, die der Organismus nicht herstellen kann und die daher mit der Nahrung aufgenommen werden müssen. Lagern sich bis zu 100 Aminosäuren zusammen, wird von Peptiden gesprochen, lagern sich mehr als 100 Aminosäuren zusammen, wird von Proteinen gesprochen.

> Eiweiße haben zwar einen Brennwert von ca. 4,0 kcal/g (= ca. 17 kJ), sollten jedoch nicht mit dem Ziel verabreicht werden, als Energieträger zu dienen. Sie sind für den Baustoffwechsel gedacht.

Eiweiße sollten daher immer zusammen mit Energieträgern in Form von Kohlenhydraten und/oder Fettinfusionen verabreicht werden. Eiweiße werden im Rahmen der parenteralen Ernährung in Form von (meist 10%igen) Aminosäurelösungen in einer Dosierung von 1–1,5(–2) g/kg KG/Tag (Kinder bis 2,5 g/kg KG/Tag) verabreicht, um einen Abbau körpereigener Eiweiße (katabole Stoffwechselsituation) zu vermeiden (Aminosäurelösung, z.B. Aminofusin® 10%). Die Anfangsdosis beträgt 0,5–1,0 g/kg KG/Tag. Die Dosis kann pro Tag um bis zu 0,5 g/kg KG/Tag bis auf 1,5(–2) g/kg KG/Tag gesteigert werden. Aminosäurelösungen sind hyperosmolar und sind daher über einen zentralen Venenkatheter zu verabreichen. Bei Vorliegen einer Niereninsuffizienz oder einer schweren Leberschädigung (mit verminderter Synthese von Gerinnungsfaktoren) ist der Aminosäurebedarf geringer (bei Leberinsuffizienz 0,6–1,0 g/kg KG/Tag; bei Niereninsuffizienz 0,8–1,4 g/kg KG/Tag). Es werden dann zum Teil modifizierte Aminosäurelösungen verwendet (z.B. Aminosteril® N-Hepa 8%). „Leberlösungen" enthalten einen geringeren Anteil solcher Aminosäuren, die hepatisch metabolisiert werden müssen und einen erhöhten Anteil an Aminosäuren, die „peripher" verstoffwechselt werden. (Die Ammoniakkonzentration darf unter Gabe dieser „Leberlösungen" nicht ansteigen).

Inzwischen werden Glukose-, Fett- und Aminosäurelösungen meist nicht mehr über einzelne separate Infusionsflaschen verabreicht, sondern es werden zumeist Mischlösungen, d.h. **Gesamtnährlösungen** (all-in-one-Lösungen) verwendet. Vorteile sind geringerer Arbeitsaufwand, geringeres Kontaminationsrisiko und geringere metabolische Nebenwirkungen. Diese Gesamtnährlösungen enthalten Glukose, Fette, Aminosäuren sowie Elektrolyte (z.B. NuTRIflex® Lipid basal). Daneben gibt es auch Kombinationslösungen, die nur Kohlenhydrate und Aminosäuren sowie Elektrolyte enthalten (z.B. Glucoplasmal® 3,5%, Aminomix®, Nutriflex® basal). Diese Kombinationslösungen liegen als Zwei- oder Dreikammerbeutel-System vor. Diesen Kombinationslösungen können ggf. zusätzliche Elektrolyte sowie Spurenelemente und Vitamine zugesetzt werden.

Falls nur für wenige Tage (maximal 5 Tage) eine parenterale Ernährung notwendig ist und eine stabile Stoffwechsellage vorliegt, dann können auch Gesamtnährlösungen mit niedriger Konzentration an Glukose und Aminosäuren und daher niedriger Osmolarität (ca. 800 mOsmol/l) verwendet werden. Diese Lösungen können für einige Tage periphervenös verabreicht werden (z.B. NuTRIflex® Lipid peri [enthält Glukose, Aminosäuren, Fette, Elektrolyte]; Periplasmal® 3,5% [enthält Glukose, Aminosäuren, Elektrolyte]).

Flüssigkeit, Elektrolyte, Vitamine und Spurenelemente

- Der **Flüssigkeitsbedarf** beträgt 30(–40) ml/kg KG/Tag. Damit wird z.B. auch die Perspiratio insensibilis (Flüssigkeitsverlust über Haut [ohne Beteiligung der Schweißdrüsen] und Atmung) ersetzt. Die Perspiratio insensibilis wird mit 10–12 ml/kg KG/Tag und pro Grad Fieber (> 37,5 °C) mit zusätzlich 3 ml/kg KG/Tag angenommen. Bei einer Erhöhung der Körpertemperatur um jeweils 1 Grad Celcius muss also jeweils ca. 10% mehr Flüssigkeit pro Tag verabreicht werden. Bei intubierten Patienten mit Anfeuchtung des Inspirationsgemisches wird die Perspiratio insensibilis lediglich mit 50% veranschlagt. In dem Flüssigkeitsbedarf von 30(–40) ml/kg KG/Tag ist auch berücksichtigt, dass im

Stoffwechsel des Organismus ca. 300–400 ml so genanntes Oxidationswasser pro Tag anfallen. Falls der Patient schwitzt, muss diese Perspiratio sensibilis beim Erwachsenen meist mit ca. 1 000 ml/Tag veranschlagt werden, diese kann aber bei starkem Schwitzen bis zum ca. 10fachen dieses Wertes betragen.

● Die wichtigsten **Elektrolyte** sind Natrium, Kalium, Chlorid, Phosphat, Kalzium und Magnesium.
  – Der Natriumbedarf beträgt 1,0–1,5 mmol/kg KG/Tag.
  – Der Kaliumbedarf beträgt 1,0–1,5 mmol/kg KG/Tag.
  – Der Chloridbedarf beträgt 1–2 mmol/kg KG/Tag (vgl. Tab. 7.4).
● Zusätzlich sind
  – Phosphat (Natriumglycerophosphat: 20 ml enthalten 20 mmol Phosphat und 40 mmol Natrium; evtl. Kaliumphosphat: 30 ml enthalten 18 mmol Phosphat und 30 mmol Kalium),
  – Kalzium (Kalziumglukonat: 10 ml enthalten 4,5 mmol) und
  – Magnesium (Mg 5-Sulfat 10%: 10 ml enthalten 4,05 mmol Magnesium)
zu ersetzen (vgl. Tab. 7.4).

Der **Vitaminbedarf** kann mit Multivitaminpräparaten gedeckt werden. Wie hoch der Tagesbedarf an Vitaminen bei Intensivpatienten ist, ist nicht genau bekannt. Wasserlösliche Vitamine (B_1, B_2, B_6, B_{12}, C, Folsäure, Biotin, Nicotinsäure, Pantothensäure) sollten bereits ab dem ersten Tag verabreicht werden, denn sie können kaum gespeichert werden und daher sind keine Reserven vorhanden. Dies kann z.B. durch Gabe von 1 Amp. (= 2 ml) Polybion® (= Vitamin-B-Komplex) pro Tag erfolgen. Zusätzlich sind 100 mg Vitamin C pro Tag und zweimal pro Woche 2 mg Folsäure (z.B. Folsäure-Injektopas®) zu substituieren. Alternativ kann auch ein Kombinationspräparat, z.B. Soluvit® N, verabreicht werden, das alle wasserlöslichen Vitamine enthält; täglich 1 Ampulle (lichtempfindliches Medikament). Fettlösliche Vitamine (Vitamine A, K, D, E; z.B. 1 Ampulle Vitalipid Infant/-Adult = 10 ml pro Tag) sollten ab dem 3.–5. Tag verabreicht werden. Eine sofortige Substitution (wie bei den wasserlöslichen Vitaminen) ist nicht notwendig, da sie im Körper gespeichert werden können und daher normalerweise Reserven (ggf. für Wochen) vorhanden sind. Vitamine sind häufig licht- und sauerstoffempfindlich und können sich ungeschützt innerhalb weniger Stunden zersetzen.

Der Bedarf an **Spurenelementen** (z.B. Eisen, Zink, Kupfer, Chrom, Fluor, Jod, Kobalt, Mangan, Selen, Molybdän) kann mit z.B. Inzolen® (0,5[–1,0] ml/kg KG/Tag) oder Addel® N (1 Ampulle = 10 ml pro Tag; nur für Erwachsene) gedeckt werden. Allerdings ist nicht eindeutig geklärt, wie hoch der tägliche Bedarf an Spurenelementen bei Intensivpatienten ist (und welche Spurenelemente essenziell sind).

Elektrolyte, Vitaminlösungen und Spurenelemente können den Glukoselösungen zugesetzt werden. Fettlösliche Vitamine (z.B. Vitalipid Infant/-Adult) sind den Fettlösungen zuzusetzen. Zu beachten ist allerdings, dass Inzolen® bzw. Addel® N nicht in magnesium- oder kaliumphosphathaltige Infusionslösungen zugesetzt werden darf, ansonsten kommt es zu Ausfällungen oder Verfärbungen. Kaliumphosphat bzw. Natriumglycerophosphat darf wiederum kalzium- und magnesiumhaltigen Lösungen nicht zugesetzt werden.

Inzwischen stehen auch **Elektrolytmischkonzentrate** zur Verfügung, die den üblichen Basisbedarf pro Tag an Elektrolyten und Spurenelementen enthalten und einer Nährlösung zugesetzt werden können.

Der früher übliche Zusatz von Heparin zu den Nährlösungen scheint nicht sinnvoll und notwendig zu sein und wurde inzwischen wieder verlassen.

Im Rahmen einer totalen parenteralen Ernährung kann öfters (v.a. bei Lebererkrankungen; diabetischer Ketoazidose) eine Hypophosphatämie auftreten. Während einer längerfristigen totalen parenteralen Ernährung kommt es zumeist zu einem Anstieg der Cholestaseparameter.

Enterale Ernährung

Die enterale Ernährung (eE) ist nicht nur physiologischer als die parenterale Ernährung, sie ist auch komplikationsärmer, billiger und einfacher. Initial ist gegebenenfalls eine enterale Ernährung über eine **Magen-** oder (bei Magenatonie oder Magenausgangsstenose, Regurgitations- und Aspirationsrisiko) über eine **Duodenal-** oder möglichst eine **Jejunalsonde** notwendig. Eine spezielle Sonde stellt die so genannte **Trilumensonde** dar. Diese Sonde verfügt über einen Belüftungsschenkel und einen Schenkel, der bis in den Magen und einen weiteren Schenkel, der bis in das Jejunum reicht. Diese Sonde wird bei Patienten mit hohem Reflux angelegt, die dennoch enteral ernährt werden sollen. Sie erhalten die Nahrung jejunal. Gastral kann überschüssiges Sekret entleert werden.

Ist absehbar, dass der Patient auf lange Sicht künstlich ernährt werden muss (z.B. in Form einer Palliativmaßnahme), so empfiehlt sich die Anlage einer **PEG-Sonde** (= **p**erkutane **e**ndoskopische **G**astrostomie). Soll eine Ernährungssonde längere Zeit liegen bleiben, dann sollte keine Sonde aus Polyvinylchlorid (PVC) verwendet werden, da diese Sonden bald den Weichmacher verlieren, spröde und hart werden und Drucknekrosen begünstigen. Es sind dann Sonden aus Polyurethan, Silikon-Kautschuk oder Polyethylen vorzuziehen. Diese haben eine gute Gewebeverträglichkeit. Bei der Magen-, Duodenal-, Jejunal- und Trilumensonde ist auf eine sichere Fixierung an der Nase mit täglichem Pflasterwechsel zu achten. Eine PEG-Sonde ist in der Regel angenäht und wird mit Desinfektion, Schlitzkompressen und zusätzlichem Pflastersteg versorgt und gesichert.

Sondennahrung kann durch Passieren und Homogenisieren selbst (home made) oder industriell (so genannte Formulardiät) hergestellt werden. Selbst hergestellte Sondennahrung darf nur über die Magensonde verabreicht werden, da zu deren Resorption die Verdauungsleistung der Magensekrete notwendig ist. Bewährt hat sich jedoch die Verwendung industriell hergestellter Sondennahrungen, die eine definierte Zusammensetzung aufweisen. Die industriell hergestellten Sondennahrungen enthalten auch den Basisbedarf an Vitaminen und Spurenelementen.

Die enterale Ernährung sollte erst begonnen werden, wenn Darmgeräusche nachweisbar sind. Oft wird auch erst eine Defäkation abgewartet. Die enterale Ernährung sollte vorsichtig mit kleinen Volumina begonnen werden.

Eine Magensonde wird meist bei bewusstseinsklaren Patienten verwendet. Über die Magensonde und auch über eine PEG-Sonde werden meist Einzelboli verabreicht. Als Einzelportionen sollten (30 bis) maximal 300–400 ml verabreicht werden. Die Portionen sollten langsam gesteigert werden, z.B. 1. Tag: 3 × 100 ml, 2. Tag 6 × 100 ml; 3. Tag 6 × 200 ml, 4. Tag 6 × 300 ml, 5. Tag 6 × 400 ml. Vor jeder Bolusgabe ist jeweils das Magensekret abzusaugen.

Die Magensaftproduktion beträgt normalerweise ca. 1 500–2 500 ml pro Tag. Anhand des Rückflusses pro Tag kann etwa abgeschätzt werden, ob eine komplette oder teilweise Magenentleerungsstörung vorliegt.

> Der Restmageninhalt ist ein Parameter für die Magen-Darm-Aktivität. (Falls vor Gabe der nächsten enteralen Portion beim Erwachsenen mehr als ca. 100–150 ml aus dem Magen abgesaugt werden können, dann sollte keine neue Sondenkost verabreicht werden.)
> Inzwischen wird auch über eine Magensonde häufiger eine kontinuierliche Gabe der Ernährungslösung durchgeführt. Bei kontinuierlicher Gabe über eine Ernährungssonde empfiehlt sich folgende Dosissteigerung: 1. Tag 20 ml/h, dann täglich um 20 ml/h steigern bis auf ca. 100 ml/h.

Duodenal- und Jejunalsonden werden v.a. bei bewusstseinsgetrübten Patienten, bei langzeitbeatmeten Patienten sowie nach einer Magenoperation verwendet. Die Gefahr einer Regurgitation und Aspiration ist bei diesen Sonden geringer als bei einer Magensonde. Bei Duodenalsonden sollten maximal 80–100 ml pro

Portion verabreicht werden, um Spasmen des Duodenums oder Kreislaufproblemen (wegen plötzlichen Einstroms größerer Flüssigkeitsmengen in das Darmlumen; sog. Frühdumpingsyndrom, s.u.) vorzubeugen. Da über eine Duodenalsonde nur kleine Einzelboli verabreicht werden können, sollte möglichst eine kontinuierliche Gabe mittels Pumpe (z.B. Flexiflo®, Fa. Abbott) durchgeführt werden.

Jejunalsonden können z.B. bei einer Pankreatitis oder bei Stenosen im oberen Magen-Darm-Trakt eingesetzt werden. Sie sind jedoch relativ schwierig zu platzieren. Durch mehrfaches Umlagern des Patienten und Gabe eines die Peristaltik anregenden Medikamentes (z.B. Paspertin®) kann die Platzierung einer Duodenal- oder Jejunalsonde erleichtert werden. Bevor eine Ernährungssonde benutzt wird, ist eine röntgenologische Lagekontrolle notwendig. Über Jejunalsonden sollte nur eine kontinuierliche Gabe der Ernährungslösung durchgeführt werden.

Die enterale Ernährung sollte wegen der Gefahr einer Aspiration in leichter Oberkörperhochlage (ca. 30 Grad) durchgeführt werden und ist daher z.B. in Bauchlage kontraindiziert. Muss ein Patient vor einer geplanten Untersuchung nüchtern sein oder muss er sich einem therapeutischen Eingriff unterziehen, dann darf über die Magensonde oder PEG-Sonde vorher 6–8 Stunden lang keine Nahrung verabreicht werden.

Nach der Verabreichung eines Nahrungsbolus sollte die Sonde jeweils mit etwas Wasser klargespült werden, damit sie offen gehalten und der Nährboden für Keime entfernt wird. Wegen der Gefahr der Verkeimung sollte Sondenkost in einem geschlossenen System verabreicht werden, das nach 24 Stunden zu wechseln ist. Wird kein geschlossenes System verwendet, dann muss sie meist gekühlt (!) und spätestens nach 8 Stunden verworfen werden. Eine Ernährungspause (z.B. über die Nacht) ist bei der duodenalen Verabreichung nicht nötig. Bei einer pumpengesteuerten Gabe über Magensonde oder PEG-Sonde sollte jedoch nachts eine Verabreichungspause eingehalten werden, damit sich das saure Milieu

des Magens mit seiner bakteriostatischen Wirkung wieder regenerieren kann.

Bei der **Sondenkost** wird unterschieden zwischen der niedermolekularen, chemisch definierten (CDD) und der hochmolekularen, nährstoffdefinierten (NDD) Diät. Während die chemisch definierte Kost aus niedermolekularen, leicht verdaulichen Bestandteilen zusammengesetzt ist und damit keiner Verdauungsenzyme aus Magen und Pankreas bedarf (= Astronautenkost), enthält die nährstoffdefinierte Kost hochmolekulare Bausteine, die die vollständige Verdauungsleistung erfordern. Hochmolekulare Kost darf aufgrund der mangelnden Vorverdauung also nicht duodenal bzw. jejunal verabreicht werden. Dies führt sonst zu kontinuierlichen Durchfällen, vor allem auch zu einer fehlenden Resorption der benötigten Nahrungsbestandteile. An industriell hergestellten, nährstoffdefinierten Diäten stehen Standardlösungen (z.B. Nutricomp Standard) sowie Spezialdiäten, d.h. an spezielle Stoffwechselstörungen angepasste Lösungen (z.B. Nutricomp Diabetes, Nutricomp Hepa, Nutricomp Intensiv) zur Verfügung. An chemisch definierten Diäten steht z.B. Nutricomp Peptid zur Verfügung. Die Osmolarität der CDD- bzw. NDD-Lösungen sollte nicht > 600 bzw. > 450 mOsmol/l betragen.

Komplikationen der Sondenernährung können sein:

- Reflux und „stille" Aspiration
  bei mangelnden Schutzreflexen und unzureichend geblocktem Cuff. Nach einer Magen- oder Ösophagusresektion ist von einer erhöhten Refluxneigung auszugehen
- Durchfall und mangelnde Resorption
  durch zu schnelle Zufuhr, zu schnellen Nahrungsaufbau, zu große Mengen, verkeimte Sondenkost oder falschen Verabreichungsweg. Bei Auftreten von Durchfall ist die enterale Ernährung u.U. einige Tage auszusetzen und es sollte nur Tee verabreicht werden (Teepause). Im Zusammenhang mit der enteralen Ernährung ist das Dumping-Syndrom zu beachten. Das so genannte Frühdumping äußert sich unmittelbar nach der zu raschen Verabrei-

chung hochmolekularer Nahrungsbestandteile. Dadurch kommt es zu einem schnellen Bluteinstrom in den Dünndarm mit Blässe, Übelkeit und Schweißausbruch des Patienten (bis hin zur Schocksymptomatik). Beim Spätdumping kommt es erst (wenige) Stunden nach der Gabe schnell resorbierbarer Kost aufgrund einer vermehrten Insulinausschüttung zu Symptomen einer Hypoglykämie.

- Sondenverstopfung
  durch mangelndes Nachspülen nach Kost- oder Medikamentenverabreichung
- Sondenfehllage (z.B. im Tracheobronchialsystem)
- Infektion der Einstichstelle der PEG
- Sondendislokation
  Bei Verdacht auf eine Dislokation der Duodenal-, Jejunal- oder Trilumensonde kann der pH-Wert des Sekrets, das über die entsprechende Sonde aspiriert wurde, aussagekräftig sein. Der duodenale und jejunale pH-Wert liegt etwa bei einem Wert von 8 (gastral bei einem Wert von 2). Zeigt sich bei einer anschließenden Röntgenkontrolle eine Lageverschiebung (Dislokation), dann muss die Duodenal- oder Jejunalsonde meist endoskopisch korrigiert werden.
- druckbedingte Schleimhautschäden durch die Sonde (Erosionen oder gar Ulzerationen)
- diabetische Stoffwechselentgleisung

Die Anforderungen an die Zusammensetzung der enteralen Ernährung bezüglich Kohlenhydraten, Fetten, Eiweißen, Vitaminen, Spurenelementen und Wasser entspricht weitgehend den Anforderungen, die an die Zusammensetzung einer total parenteralen Ernährung gestellt werden (s.o.).
 Absolute **Kontraindikationen** für eine enterale Sondenernährung sind akute gastrointestinale Blutungen, Ileus und Schock. Relative Kontraindikationen sind akute Pankreatitis, Peritonitis, unstillbares Erbrechen und längerfristiger Durchfall.

Immunonutrition

In den letzten Jahren wurde wiederholt berichtet, dass durch eine spezielle enterale oder parenterale Ernährung u.a. eine Stimulation des Immunsystems möglich ist. Es wird von einer sogenannten Immunonutrition gesprochen. Eine Immunonutrition soll v.a. erhöhte Konzentrationen an Glutamin und ω(=omega)-3-Fettsäuren enthalten. Durch eine Immunonutrition soll der Verlauf schwerer intensivmedizinischer Krankheitsverläufe positiv beeinflusst werden können. Es konnte z.B. gezeigt werden, dass bei Patienten mit einer Sepsis die Mortalität durch Verabreichung einer solchen angereicherten Sondenkost u.U. erniedrigt werden kann.

Glutamin

Die Aminosäure Glutamin scheint für die Stimulation der Immunkompetenz und die Aufrechterhaltung der intestinalen Abwehrfunktion wichtig zu sein. Der Glutaminbedarf ist bei Intensivpatienten deutlich erhöht. Die körpereigene Bildung von Glutamin kann daher bei einer längerfristigen Intensivbehandlung unzureichend werden. Es kann dadurch zu einer Entleerung des Glutaminspeichers kommen. Aus der eigentlich nicht-essenziellen Aminosäure Glutamin wird unter diesen Bedingungen eine essenzielle Aminosäure die z.T. von extern zugeführt werden muss. Seit einigen Jahren wird daher die zusätzliche Gabe von Glutamin im Rahmen der enteralen Ernährung von Intensivpatienten propagiert. In einzelnen Studien konnten durch die zusätzliche Glutaminzufuhr günstige Auswirkungen auf Immunkompetenz, infektiöse Komplikationen, gastrointestinale Funktion, Dauer des Krankenhausaufenthaltes und die Überlebensrate nachgewiesen werden. Inzwischen konnte gezeigt werden, dass auch nach parenteraler Gabe von Glutamin diese Effekte erzielbar sind.

Durch die zusätzliche parenterale Gabe von 0,2 g/kg KG/Tag Glutamin konnte das Langzeitüberleben nach sechs Monaten signifikant verbessert werden. Die positive Wirkung war jedoch nur bei Patienten nachweisbar, die länger als neun Tage künstlich ernährt wurden. Für die parenterale Gabe von Glutamin kann z.B. Dipeptamin® (1,5–2 ml/kg KG/Tag) verabreicht werden.

ω(=omega)-3-Fettsäuren (Fischöl)

Den ω-3-Fettsäuren wird eine entzündungshemmende und immunmodulierende Wirkung nachgesagt. Beispielsweise stellen bestimmte ω-3-Fettsäuren Ausgangssubstanzen für die Bildung entzündungshemmender (anti-inflammatorischer) Substanzen. Dagegen sind bestimmte ω-6-Fettsäuren Ausgangssubstanzen von entzündungsfördernden (pro-inflammatorischen) Substanzen. Durch zusätzliche Gabe von Fischöl, das höhere Konzentrationen an ω-3-Fettsäuren enthält, kann eine Optimierung des Verhältnisses von ω-3-Fettsäuren zu ω-6-Fettsäuren bei der parenteralen oder enteralen Ernährung erreicht werden. Idealerweise scheint dieses Verhältnis (ω-3- zu ω-6-Fettsäuren) 1:2 bis 1:4 betragen. Durch eine zusätzliche Gabe von ω-3-Fettsäuren im Rahmen der enteralen Ernährung konnten bei Patienten, die an einem sepsisbedingten ARDS litten, die Beatmungsparameter signifikant verbessert, die Beatmungsdauer und der Intensivaufenthalt verkürzt und das Risiko eines zusätzlichen Organversagens signifikant vermindert werden.

Für die parenterale Gabe von ω-3-Fettsäuren kann z.B. Omegaven® (Fa. Fresenius) verabreicht werden. Es wird empfohlen, dass ca. 10–20% der Gesamtfettzufuhr (= 0,1 – maximal 0,2 g pro kg KG pro Tag) als Fischöl verabreicht werden sollte.

An parenteralen immunstimulierenden Ernährungslösungen mit erhöhter Konzentration an Glutamin und ω-3-Fettsäuren steht z.B. Nutricomp® Immun (Fa. Braun) zur Verfügung.

An enteralen immunstimulierenden Ernährungslösungen stehen z.B. Impact® (Fa. Novartis) oder Reconvan® (Fa. Fresenius Kabi) zur Verfügung.

7.4 Antibiotikatherapie

Antibiotika sind neben herz- und kreislaufwirksamen Medikamenten die am häufigsten auf der Intensivstation eingesetzten Medikamente.

> Antibiotika sollten nur in indizierten Fällen verabreicht werden. Der unkritische Einsatz von Antibiotika fördert die Entwicklung multiresistenter Keime.

Sinnvoll ist stets der Versuch, den Krankheitserreger mikrobiologisch vor (!) Gabe der ersten Antibiotikadosis nachzuweisen (Erreger?) sowie dessen Empfindlichkeit auf bestimmte Antibiotika (Resistenz?) auszutesten. Bei vielen Antibiotika ist es sinnvoll, die Therapie durch wiederholte Bestimmung der Plasmakonzentration zu überwachen, um Unter- oder Überdosierungen zu vermeiden. Bei schweren Infektionen werden meist zwei oder drei Antibiotika kombiniert.

Bei einer Niereninsuffizienz ist die Dosierung der meisten Antibiotika zu reduzieren.

Die wichtigsten Antibiotikagruppen sind:

- **Penicilline.** Penicilline können unterteilt werden in:
  - Benzylpenicillin (Penicillin G)
  - Aminopenicilline (z.B. Ampicillin; Binotal®)
  - Aminopenicilline plus Beta-Laktamase-Inhibitor (s.u.) wie Clavulansäure, Sulbactam (z.B. Ampicillin plus Sulbactam; Unacid®)
  - Acylaminopenicilline (z.B. Mezlocillin; Baypen®)
  - Acylaminopenicillin plus Betalaktamase-Inhibitor (Piperacillin plus Tazobactam, Tazobac®)
  - Isoxazolylpenicilline (z.B. Flucloxacillin; Staphylex®)

Penicillin G gilt für Infektionen durch Streptokokken oder Pneumokokken immer noch als Mittel der Wahl. Auch Pneumokokken sprechen gut auf Penicillin G an. Ein breiteres Spektrum haben die Aminopenicilline. Sie sind zusätzlich z.B. gegen Enterokokken, Haemophilus influenzae, Escherichia coli und Salmonellen wirksam. Durch Kombination eines Aminopenicillins mit einem sog. Beta-Laktamase-Inhibitor (Beta-Laktamase ist ein Enzym bestimmter Bakterienstämme, das Penicilline spalten kann) wird eine bessere Wirkung gegen z.B. viele Enterobakterien und gegen Straphylokokken erreicht. Acylaminopenicilline weisen eine gute Wirkung gegen Enterokokken, Enterobakterien und Pseudomonaden auf. In Kombination mit einem Beta-Laktam-Inhibitor sind sie auch gegen die meisten Beta-Laktam-bildenden Stämme wirksam.

Isoxazolylpenicilline wirken speziell gegen Staphylococcus aureus und Koagulase-negative Staphylokokken. Sie werden daher v.a. im Bereich von Haut- und Weichteilinfektionen (HNO-Bereich) eingesetzt.

- **Cephalosporine** (z.B. Cephazolin; Elzogram®). Intravenös zu verabreichende Cephalosporine werden von der Paul-Ehrlich-Gesellschaft in die Gruppen 1 (z.B. Cephazolin; Elzogram®), 2 (z.B. Cefotiam; Spizef®), 3a (z.B. Cefotaxim; Claforan®), 3b (z.B. Ceftazidim; Fortum®), 4 und 5 unterteilt. Cephalosporine der Gruppe 3b (z.B. Ceftazidim; Fortum®) sind auch gut gegen Pseudomonas aerugiosa wirksam; Cephalosporine weisen eine relativ geringe Toxizität auf.
- **Carbapeneme** (z.B. Imipenem plus Cilastatin [Zienam®] oder Meropenem [Meronem®]). Carbapeneme weisen von allen Antibiotika das breiteste Wirkspektrum auf. Es erfasst anaerobe sowie die meisten grampositiven und gramnegativen aeroben Bakterien.
- **Oxazolidinone** (Linezolid; Zyvoxid®). Diese erst seit kurzem verfügbare Antibiotikagruppe ist gut wirksam gegen grampositive Erreger, auch gegen multiresistente Stämme (MRSA; s.S. 149). Linezolid ist das einzige z.Zt. verfügbare Oxazolidinon. Es weist eine besonders gute Penetration in das Lungengewebe auf.
- **Fluorchinolone** (z.B. Ciprofloxacin; Ciprobay® oder Levofloxacin; Tavanic®). Fluorchinolone werden auch als Chinone oder Gyrasehemmer bezeichnet. Sie werden in die Gruppen 1–4 unterteilt. Präparate der Gruppe 1 können nur oral verabreicht werden. Zu Präparaten der neuen Gruppe 4 liegen bisher nur wenige Erfahrungen zur intravenösen Injektion vor (z.B. Moxifloxacin, Avalox®). Zum Einsatz kommen bisher zumeist Präparate der Gruppe 2 (z.B. Ciprofloxacin). Präparate der Gruppe 3 (z.B. Levofloxacin) weisen zusätzlich noch eine verbesserte Wirkung gegen grampositive Bakterien und atypische Erreger (Chlamydien, Legionellen, Mykoplasmen) auf.
- **Aminoglykoside** (z.B. Gentamicin; Refobacin®). Wirkspektrum: gramnegative aerobe Bakterien (auch Pseudomonas aeruginosa), Enterokokken. Nebenwirkungen: Schädigung der Nierentubuli, Schädigung des VIII. Hirnnerven (Plasmakonzentrationbestimmungen sind sinnvoll). Aminoglykoside sollten nur einmal pro Tag verabreicht werden. Es sind Plasmakonzentrationsbestimmungen (Talspiegelkontrollen) durchzuführen. Aminoglykoside sollten im Kombination mit einem Beta-Laktam-Antibiotikum (= Antibiotika, die einen Beta-Laktam-Ring enthalten: Penicillin, Cephalosporine, Carbapeneme) oder einem Fluorchinolon kombiniert werden.
- **Glykopeptide** (z.B. Vancomycin; Vancomycin CP Lilly® oder Teicoplanin; Targocid®). Sie wirken gut gegen grampositive Kokken, auch gegen multiresistente Staphylococcus aureus (MRSA). Gegen gramnegative Erreger sind Glykopeptide unwirksam. Nebenwirkungen: Schädigung des Gehöres, Allergie, Abfall der neutrophilen Granulozyten (= Neutropenie).
- **Makrolide** (z.B. Erythromycin; Clarithromycin). Gute Wirksamkeit gegen Pneumokokken, Streptokokken, Chlamydien, Mykoplasmen und Legionellen.

- **Tetracycline** (z.B. Doxycyclin; Vibravenös®). Da häufig Pneumokokken, Streptokokken, Haemophilus influenzae und Escherichia coli resistent gegen Tetracycline sind, sollten sie nur bei nachgewiesener Wirksamkeit eingesetzt werden. Tetracycline wirken gut gegen „atypische" Erreger (Legionellen, Chlamydien, Mykoplasmen).
- **Lincosamide** (z.B. Clindamycin; Sobelin®). Clindamycin wird vor allem gegen anaerobe Bakterien eingesetzt. Bei Auftreten von Durchfall sollte die Therapie abgesetzt werden.
- **Sulfonamide**. Zur Anwendung kommt meist ein Sulfonamid plus Trimethoprim = Co-trimoxazol (z.B. Sulfamethoxazol plus Trimethoprim; Eusaprim®). Es wird vor allem bei AIDS-Patienten oder anderen immungeschwächten Patienten eingesetzt, falls eine Pneumonie durch Pneumocystis-carinii-Erreger auftritt. Auch bei bestimmten Harnwegsinfekten oder Atemwegsinfekten kommt es zur Anwendung.

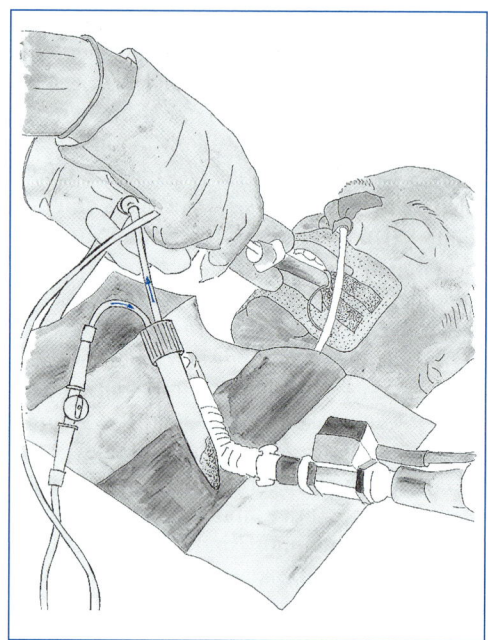

Abb. 7.5 Entnahme von Trachealsekret zur bakteriologischen Untersuchung.

Bakteriologische Untersuchungen

Um eine eventuelle bakterielle Besiedlung des Patienten nachzuweisen oder auszuschließen, werden wiederholt folgende Proben entnommen und zur Untersuchung in ein Hygieneinstitut geschickt:

- Urin
- Stuhl (bei Durchfällen)
- Blut (bei Fieber)
- Sekret
- Trachealsekret
- Wundabstriche
- Abstriche von Naseneingang und Haut (Nachweis von methicillin-[multi-]resistentem Staphylococcus aureus?; s.S. 149)
- u.U. Liquor

Bei der Entnahme von Trachealsekret wird zwischen Absaugschlauch und Absaugvorrichtung ein steriles Auffangröhrchen geschaltet (vgl. Abb. 7.5). Zuverlässiger und aussagekräftiger als blind abgesaugtes Tracheobronchialsekret sind eine gezielte, bronchoskopisch durchgeführte bronchoaleoläre Lavage (BAL, gezielte Instillation und anschließendes Absaugen einer entsprechenden Spülflüssigkeit) und ein gezielter, bronchoskopisch durchgeführter Bürstenabstrich in dem suspekten Lungenbereich.

Nach Entfernung eines zentralen Katheters ist dessen Spitze zur bakteriologischen Untersuchung einzuschicken.

Wird bei einem Patienten eine Antibiotikatherapie begonnen, so sollten entsprechende Proben noch vor Therapiebeginn entnommen werden. Es ist darauf zu achten, dass die Proben sowie der sorgfältig ausgefüllte Begleitschein möglichst schnell ins Labor gebracht werden.

Bei der **Entnahme von Blutproben** zur bakteriologischen Untersuchung (Blutkulturen) müssen eine sorgfältige Hautdesinfektion und eine Einmalpunktion vorgenommen werden. Das Blut muss zu Beginn eines Fieberschubes abgenommen werden. Die Abnahme von Blutproben zur Anlage von Blutkulturen über bereits liegende Katheter ist nicht erlaubt. Aus Sterilitätsgründen muss neu punktiert werden. Es sind jeweils 10 ml Blut sowohl in eine aerobe (Luft-/Sauerstoff-haltige) als auch in eine anaerobe (Luft-/Sauerstoff-freie) Blutkulturflasche mit Nährlösung einzubringen. Das Blut darf nicht abkühlen, daher müssen die Blutkulturflaschen entweder sofort ins Labor transportiert oder vorübergehend im Brutschrank bei Körpertemperatur aufbewahrt werden.

Normalerweise werden Proben zur bakteriologischen Kontrolle Razweimal pro Woche entnommen. Bei entsprechender Indikation muss dies gegebenenfalls häufiger durchgeführt werden.

7.5 Säure-Basen-Haushalt/Blutgasanalyse

Allgemeine Bemerkungen

Für den ungestörten Ablauf vieler Funktionen im Organismus (z.B. biochemische Stoffwechselprozesse oder elektrophysiologische Prozesse an erregbaren Membranen usw.) muss eine Reihe von Bedingungen erfüllt sein. Eine dieser Bedingungen ist die Aufrechterhaltung eines möglichst konstanten pH-Wertes (und damit der Wasserstoffionenkonzentration; pH-Wert = negativer dekadischer [10er] Logarithmus der H^+-Ionenkonzentration).

Grundlagen

Säure

▶ Säuren sind Substanzen, die in wässriger Lösung Wasserstoffionen (H^+) abgeben.

Eine der wichtigsten Säuren des Körpers ist die Kohlensäure (H_2CO_3). Sie bildet sich aus Kohlendioxid (CO_2) und Wasser (H_2O). Die Kohlensäure kann als schwächere Säure Wasserstoffionen abgeben.

$$H_2CO_3 \rightarrow H^+ + HCO_3^-$$

(Kohlensäure) (Wasserstoffion) (Bikarbonat)

Basen

▶ Basen sind Substanzen, die in wässriger Lösung Wasserstoffionen (H^+) aufnehmen.

Eine der wichtigsten Basen im Körper ist das Bikarbonat.

$$HCO_3^- + H^+ \rightarrow H_2CO_3$$

(Bikarbonat) (Wasserstoffion) (Kohlensäure)

pH-Wert

▶ Der pH-Wert ist ein Maß für die H^+-Ionenkonzentration (negativ genommener 10er-Logarithmus der H^+-Ionenkonzentration). Beispiel: pH-Wert von 7,4 bedeutet eine H^+-Ionenkonzentration von $10^{-7,4}$. Der Normalwert für den pH-Wert beträgt: 7,4 ± 0,04 (7,36–7,44).

Der physiologische pH-Wert wird durch die fortlaufend im Stoffwechsel entstehenden Säuren und Basen gefährdet. Es droht entweder eine zu hohe Wasserstoffionenkonzentration (**Azidose**, Abfall des pH-Wertes unter 7,36) oder eine zu niedrige Wasserstoffionenkonzentration (**Alkalose**, Anstieg des pH-Wertes über 7,44). Beide Störungen beeinträchtigen gleichermaßen die Funktion der Organe.

Azidose:
pH < 7,36
(hohe H^+-Ionenkonzentration)
Alkalose:
pH > 7,44
(niedrige H^+-Ionenkonzentration)

Herkunft der Wasserstoffionen

Die meisten Säuren entstehen im Stoffwechsel, ein Teil stammt aus der Nahrung. Aus dem Abbau der Kohlenhydrate gehen große Mengen Kohlendioxid (CO_2) hervor (ca. 20 000 mmol/Tag). Unter körperlicher Arbeit kann sogar bis zu zehnmal mehr CO_2 entstehen. Dies führt zu einer Verschiebung des Säure-Basen-Milieus zur sauren Seite.

$$CO_2 + H_2O \rightleftharpoons H_2CO_3 \rightleftharpoons H^+ + HCO_3^-$$

Die Kohlensäure wird als so genannte **flüchtige Säure** über die Lungen ausgeatmet. Daneben entstehen geringe Mengen an **nicht flüchtigen (fixen) Säuren** (ca. 40–60 mmol H^+ pro Tag). Diese müssen über die Nieren ausgeschieden werden. Zum Teil werden mit der Nahrung saure Substanzen, also H^+-Ionen, zugeführt. Ebenso werden bei körperlicher Arbeit in den Muskelzellen saure Stoffwechselprodukte, insbesondere Milchsäure (Laktat), freigesetzt.

Regulation des Säure-Basen-Haushalts

Der Organismus verfügt über Kompensationsmechanismen, um eventuellen Störungen entgegenzuwirken und den pH-Wert konstant zu halten. Zu diesen Kompensationsmechanismen gehören Puffersysteme, Lungen und Nieren.

Puffersysteme im Intra- und Extrazellularraum

Bei einem Überangebot an Säuren und Basen treten zunächst die Kompensationsvorgänge der Pufferung in Funktion.

▶ Als **Puffer** werden Substanzgruppen bezeichnet, die saure oder basische Valenzen abfangen, chemisch binden und dadurch stärkere pH-Änderungen verhindern können.
Puffersubstanzen sind Lösungen, deren pH-Wert (Wasserstoffionenkonzentration) sich bei Zugabe einer Säure oder Base nicht wesentlich ändert.
Puffer bestehen aus dem Gemisch einer schwachen Säure mit einem ihrer Salze oder aus dem Gemisch einer schwachen Base mit einem ihrer Salze.

Werden dem Puffergemisch H^+-Ionen zugeführt, so bindet der Puffer diese Ionen. Werden hingegen Basen hinzugefügt, so setzt der Puffer H^+-Ionen frei. Auf diese Weise bleibt der pH-Wert weitgehend konstant.

Dem Körper stehen mehrere solcher Puffersysteme zur Verfügung:

● Kohlensäure-Bikarbonat-Puffersystem
● Hämoglobin-Puffersystem
● Protein-Puffersystem
● Phosphat-Puffersystem

Die Pufferkapazität des Blutes wird zu gleichen Teilen von den Bikarbonatpuffern und den Nichtbikarbonatpuffern abgedeckt. Der Hämoglobinpuffer hat einen Anteil von 80 % an den Nichtbikarbonatpuffern.

Von den Puffersystemen im Plasma ist der Kohlensäure-Bikarbonat-Puffer von großer klinischer Bedeutung, da er sich durch die Laboranalyse leicht erfassen lässt. Er wird durch die Bestimmung des Standardbikarbonats überwacht.

Regulationsorgan Lunge

Der weitaus größte Anteil der Säureausscheidung erfolgt durch Abgabe von flüchtigem CO_2 über die Lungen. Das als Endprodukt des Stoffwechsels in den Zellen reichlich anfallende CO_2 diffundiert ins Blut und wird über die Lunge abgeatmet.

Ein Anstieg des CO_2-Partialdrucks im Blut bzw. ein pH-Abfall aufgrund der vermehrt gebildeten Kohlensäure stimuliert das Atemzentrum und bewirkt eine Zunahme der Atemfrequenz und Atemtiefe. Dies führt zu einer vermehrten CO_2-Abgabe über die Lunge.

Fällt die CO_2-Konzentration durch vermehrte Atmung wieder ab, so steigt der pH-Wert an, da die Wasserstoffionenkonzentration abnimmt. Diese Veränderungen werden anhand der folgenden Gleichung nochmals deutlich:

$$CO_2 + H_2O \rightleftharpoons H_2CO_3 \rightleftharpoons H^+ + HCO_3^-$$

Während Puffersysteme sofort wirken, beginnt der Kompensationsmechanismus über die Lunge erst nach einigen Minuten. Die Regulationsmechanismen der Niere sind komplex. Sie sind erst Stunden bis Tage nach Beginn der Störung voll ausgebildet.

Regulationsorgan Niere

Die Regulationen durch Ausscheidung saurer oder basischer Stoffwechselprodukte durch die Niere kommen erst langsam zur Wirkung. Sie sind deshalb besonders für **chronische Störungen des Säure-Basen-Haushalts** von Bedeutung. Durch die verschiedensten chemischen und biologischen Austauschvorgänge an der Tubuluszelle kommt es bei einem Überangebot an sauren Substanzen zu einem vermehrten Ausscheiden von H^+-Ionen durch die Nieren. Mit dieser Ausscheidung von H^+-Ionen ist die Niere gleichzeitig in der Lage, die für den Körper notwendigen Basen (v.a. Bikarbonat) zurückzuhalten.
Über die Nieren können also mehr oder weniger H^+-Ionen ausgeschieden bzw. es kann mehr oder weniger Bikarbonat rückresorbiert werden.

Störungen des Säure-Basen-Haushalts

Wenn die geschilderten Kompensationsmöglichkeiten nicht mehr ausreichen, um das Angebot an sauren oder basischen Substanzen abzufangen, verschiebt sich das Milieu: Es wird sauer oder alkalisch. Verschiebt sich das Milieu zur sauren Seite, so wird von **Azidose** (pH < 7,36) gesprochen.

Verschiebt sich das Milieu zur basischen Seite (pH > 7,44), so wird von **Alkalose** gesprochen. Von **dekompensierten Störungen** wird gesprochen, wenn der pH-Wert außerhalb des Normbereiches liegt. Reichen die Kompensationsmöglichkeiten des Organismus noch aus, um einen noch normalen pH-Wert aufrechtzuerhalten, so handelt es sich um eine **kompensierte Störung** des Säure-Basen-Haushalts.
Je nach der zugrunde liegenden Ursache können respiratorische und nichtrespiratorische (= metabolische) Störungen des Säure-Basen-Haushalts unterschieden werden. Diese Trennung ist wegen der verschiedenen therapeutischen Konsequenzen von Bedeutung.
Mögliche Störungen des Säure-Basen-Haushalts sind:
- respiratorische Azidose
- respiratorische Alkalose
- metabolische Azidose
- metabolische Alkalose

Respiratorische und metabolische Störungen können auch kombiniert auftreten. Die Differenzierung der verschiedenen Störungen des Säure-Basen-Haushalts ist am besten anhand einer arteriellen **B**lut**gas**analyse (BGA) möglich.

Normwerte für die Blutgasanalyse sind:
Arterielle BGA:
- pH: 7,4 (± 0,04)
- pCO_2: 40 mmHg (± 5) = 5,3 kPa (± 0,7)
- pO_2: 97 mmHg = 13 kPa
- O_2-Sättigung: 97–99 %
- Standardbikarbonat: 21–25 mmol/l
- Basenabweichung (base excess): ± 3 mmol/l

kPa × 7,5 = mmHg; mmHg/7,5 = kPa

Der pO_2 ist altersabhängig:
- 20 Jahre: 97 mmHg = ca. 13,0 kPa
- 40 Jahre: 92 mmHg = ca. 12,2 kPa
- 60 Jahre: 83 mmHg = ca. 11,3 kPa
- 80 Jahre: 75 mmHg = ca. 10,0 kPa
- 100 Jahre: 66 mmHg = ca. 8,8 kPa
(s. S. 381)

Gemischt-venöse BGA:

- pH: 7,38
- pCO_2: 46 mmHg = 6,1 kPa
- pO_2: 40 mmHg = 5,3 kPa
- O_2-Sättigung: 75%
- Standardbikarbonat: 24–28 mmol/l
- Basenabweichung (base excess): 0–4 mmol/l

Respiratorische Azidose

▶ Bei der respiratorischen Azidose handelt es sich um einen erhöhten pCO_2-Wert aufgrund einer verminderten CO_2-Abatmung über die Lungen (**Hypoventilation**).

Ursachen
Die wichtigsten Ursachen der respiratorischen Azidose sind:
- Verlegung der Atemwege
- zentrale Atemdepression
- Lungenerkrankungen
- Verletzungen/Erkrankungen der Thoraxwand
- neurologische Erkrankungen
- neuromuskuläre Erkrankungen
- falsche Respiratoreinstellung

Typische BGA-Veränderungen:
- pH: < 7,36
- pCO_2: > 45 mmHg = > 6 kPa

Kompensation
Chronische respiratorische Störungen versucht der Körper metabolisch zu kompensieren. Hier spielt die Niere die wichtigste Rolle. Sie steigert die H^+-Ionenausscheidung mit dem Urin und fördert die Bikarbonatbildung. Hierdurch wird der pH-Abfall kompensiert, allerdings nicht vollständig.

BGA nach Kompensation:
- pH: fast normal
- pCO_2: > 45 mmHg = 6 kPa
- Standardbikarbonat: > 25 mmol/l

Therapie
Akute respiratorische Azidosen müssen respiratorisch (!) behandelt werden durch Steigerung der Ventilation, z.B. durch assistierte oder kontrollierte Beatmung.

Respiratorische Alkalose

▶ Eine respiratorische Alkalose bedeutet einen erniedrigten pCO_2 aufgrund einer gesteigerten CO_2-Ausscheidung der Lunge (**Hyperventilation**).

Ursachen
- Hyperventilation (psychisch bedingte Hyperventilation), kontrollierte Hyperventilation, z.B. bei Patienten mit Schädel-Hirn-Trauma
- falsche Einstellung des Respirators
- Angst
- Aufregung

Typische BGA-Veränderungen:
- pH: > 7,44
- pCO_2: < 35 mmHg = < 4,7 kPa

Kompensation
Länger anhaltende respiratorische Alkalosen werden metabolisch kompensiert. Die Nieren scheiden vermehrt Bikarbonat mit dem Urin aus.

BGA nach Kompensation:
- pH: fast normal
- pCO_2: < 35 mmHg = < 4,7 kPa
- Standardbikarbonat: < 21 mmol/l

Therapie
Die Behandlung richtet sich nach der zugrunde liegenden Ursache.

Metabolisch bedingte Störungen

▶ Alle nicht respiratorisch bedingten Abweichungen der Wasserstoffionenkonzentration vom Normalbereich werden als metabolische Störungen bezeichnet. Es wird zwischen metabolischer **Azidose** und metabolischer **Alkalose** unterschieden.

Zur Beurteilung der metabolischen Parameter sind das Standardbikarbonat und der Basenüberschuss (**b**ase **e**xcess, BE) geeignet.

Standardbikarbonat

Die Bikarbonatkonzentration wird aufgrund der Gleichung:

$$CO_2 + H_2O \rightleftharpoons H_2CO_3 \rightleftharpoons HCO_3^- + H^+$$

auch vom CO_2, also dem respiratorischen Parameter, beeinflusst.

> Um den respiratorischen Einfluss (des pCO_2) auf die Bikarbonatkonzentration auszuschalten, wird das Plasmabikarbonat bei einem definierten pCO_2 von 40 mmHg (5,3 kPa), bei 37 °C und bei Vollsättigung des Hämoglobins gemessen. Es wird dann von Standardbikarbonat gesprochen. Das Standardbikarbonat ist damit unbeeinflusst vom respiratorischen Parameter pCO_2 und stellt einen rein metabolischen Parameter dar.

Base excess (BE)

Ein wesentlich besserer Parameter für nicht respiratorische, also metabolische Störungen des Säure-Basen-Haushalts, ist der base excess (BE). Damit wird der gesamte Basenüberschuss oder Basenmangel erfasst.

▶ Der BE ist diejenige Menge von Säuren oder Basen in mmol/l, die zum Rücktitrieren auf einen pH-Wert von 7,4 bei einem pCO_2 von 40 mmHg (5,3 kPa) und einer Temperatur von 37 °C erforderlich ist. Der BE wird nicht vom pCO_2 beeinflusst.

Ein Überschuss an Basen wird als **positiver BE** bezeichnet, ein Mangel an Basen **als negativer BE** (sprachlich richtig wäre die Bezeichnung: negative Basenabweichung).

Metabolische Azidose

▶ Eine metabolische Azidose bedeutet einen Mangel an Bikarbonat und einen negativen BE (−BE).

Ursachen

Eine Anhäufung nicht flüchtiger Säuren tritt vor allem auf bei:

- Schock (vermehrte Milchsäureproduktion [Laktatbildung] aufgrund von anaerober Glykolyse)
- diabetischer Ketoazidose
- Hungerazidose
- Nierenversagen

Verlust von Bikarbonat durch:

- Verlust von Pankreassaft
- Durchfälle
- Dünndarmdrainage

Typische BGA-Veränderungen:

- pH: < 7,36
- base excess: < −3 mmol/l
- Standardbikarbonat: < 21 mmol/l

Kompensation

Metabolische Störungen versucht der Körper respiratorisch zu kompensieren. Es wird vermehrt CO_2 über die Lungen ausgeschieden. Eine Vollkompensation gelingt allerdings meist nicht.

BGA nach Kompensation:

- pH: fast normal
- Standardbikarbonat: < 21 mmol/l
- base excess: < −3 mmol/l
- pCO_2: < 35 mmHg = < 4,7 kPa

Therapie

Metabolische Azidosen müssen grundsätzlich metabolisch kompensiert werden, nicht respiratorisch. Hierzu eignen sich neben einer kausalen Therapie (z. B. Therapie des Schocks) intravenös zugeführte Puffersubstanzen. Die wichtigsten sind Natriumbikarbonat 8,4 % (und TRIS-Puffer [THAM] 0,3 %).

> Berechnung des Bikarbonatbedarfs:
> BE × 0,3 × kg KG = mmol Natriumbikarbonat
> BE × 0,3 × kg KG = ml 8,4%iges Natriumbikarbonat, da 1 ml = 1 mmol
> (Berechnung des Bedarfs an TRIS-Puffer:
> BE × 0,3 × kg KG = mmol TRIS-Puffer
> BE × kg KG = ml 0,3 molarer TRIS-Puffer, da 1 ml = 0,3 mmol)

Normalerweise wird die Hälfte der errechneten Puffersubstanz infundiert, danach eine arterielle Blutgasanalyse durchgeführt. Puffersubstanz der ersten Wahl ist Natriumbikarbonat (= Natriumhydrogenkarbonat). Bei einer **Hypernatriämie** ist jedoch Natriumbikarbonat kontraindiziert, weil damit große Mengen Natrium zugeführt werden. Es sollte dann TRIS-Puffer verwendet werden (natriumfrei). TRIS kann, vor allem bei schneller Infusion, zu einem Abfall des pCO_2 mit einer **Atemdepression** führen. Es ist daher bei Patienten mit einer Ateminsuffizienz abzulehnen. Kontraindiziert ist TRIS-Puffer auch bei einer Oligurie und Anurie.

Metabolische Alkalose

▶ Eine metabolische Alkalose bedeutet einen Überschuss an Bikarbonat und einen positiven base excess (+BE).

Ursachen

Verlust von Wasserstoffionen, z. B. durch
- Verlust von saurem Magensaft (Erbrechen, Magensonde)
- Diuretikagabe:
  Eine länger dauernde forcierte Diurese führt nicht nur zu einem Natrium- und Wasserverlust, sondern auch zu einem renalen Kalium- und Chloridverlust. Der renal bedingte Kaliummangel fördert die H^+-Ausscheidung über die Nieren. Die renale Cl^--Ausscheidung führt (um die elektrische Neutralität zu wahren) zu einer vermehrten Rückresorption von HCO_3^-. Folge ist eine metabolische Alkalose. Bei Intensivpatienten ist eine so verursachte metabolische Alkalose sehr häufig.
- übereifrige Pufferung

Typische BGA-Veränderungen:
- pH: > 7,44
- Standardbikarbonat: > 25 mmol/l
- base excess: > + 3 mmol/l

Kompensation

Der Organismus versucht respiratorisch zu kompensieren. Es wird weniger CO_2 ausgeatmet (Hypoventilation). Eine Vollkompensation wird gewöhnlich nicht erreicht.
BGA nach Kompensation:
- pH: fast normal
- Standardbikarbonat: > 25
- base excess: > 3 mmol/l
- pCO_2: > 45 mmHg = > 6 kPa

Therapie

Metabolische Alkalosen werden metabolisch korrigiert, nicht respiratorisch. Liegt eine diuretikabedingte Alkalose vor, dann bietet sich die Gabe von KCl und NaCl an, um den auslösenden K^+- und Cl^--Mangel auszugleichen. Erst sehr schwere metabolische Alkalosen (pH-Wert über 7,55) müssen durch die Gabe von verdünnter (0,1 molarer) Salzsäure (HCl) korrigiert werden. Säurebedarf in mmol/l = BE × 0,3 × kg KG (0,1 molare HCl enthält 100 mmol/l). HCl muss über einen zentral-venösen Zugang verabreicht werden.

Abnahme und Aufbereitung der Blutprobe für eine Blutgasanalyse

Die Blutgasanalyse als invasives Verfahren ist nur punktuell möglich. Punktionsort der Wahl ist die Arteria radialis.

Bei **Kindern** kann stellvertretend arterialisiertes Kapillarblut, z. B. aus der hyperämisierten Fingerbeere, Ferse oder dem Ohrläppchen verwendet werden. Zuverlässige Ergebnisse sind bei einer kapillären BGA nur zu erwarten, wenn das Blut ohne übermäßiges Pressen der Ferse oder des Fingers leicht in die Kapillare eintritt und keine Kreislaufstörung oder Hypothermie vorliegt.
Wird bei einem **Neugeborenen** eine arterielle BGA abgenommen, so ist die rechte Arteria radialis Punktionsort der Wahl. Hier lässt sich Blut aus dem sog. präduktalen Bereich (d. h. vor Einmündung des Ductus arteriosus Botalli in den Aortenbogen) gewinnen; dies ist von Bedeutung, falls der Ductus arteriosus (Duc-

Tab. 7.5 p_aO_2-Werte (in Abhängigkeit vom Alter).

Alter	p_aO_2 unter Atmung von Raumluft
3 bis 5 Stunden	ca. 60 mmHg (8,0 kPa)
6 bis 24 Stunden	ca. 68 mmHg (9,1 kPa)
25 bis 48 Stunden	ca. 73 mmHg (9,7 kPa)
3 bis 4 Tage	ca. 78 mmHg (10,4 kPa)
5 bis 10 Tage	ca. 80 mmHg (10,7 kPa)
11 bis 40 Tage	ca. 78 mmHg (10,4 kPa)
1 bis 10 Monate	ca. 85 mmHg (11,3 kPa)
1 bis 8 Jahre	ca. 90 mmHg (12,0 kPa)
10 bis 20 Jahre	ca. 96 mmHg (12,8 kPa)
40 Jahre	ca. 92 mmHg (12,3 kPa)
60 Jahre	ca. 83 mmHg (11,1 kPa)
80 Jahre	ca. 75 mmHg (9,5 kPa)

tus Botalli; eine für den Feten wichtige Gefäßverbindung zwischen Pulmonalarterie und Aortenbogen, die sich nach der Geburt normalerweise bald verschließt) noch offen sein sollte und hierüber ein Rechts-Links-Shunt besteht. Für den Bereich des Kopfes (Gehirn/Auge) ist die präduktale p_aO_2-Spannung von Bedeutung, denn die das Gehirn (und den rechten Arm) versorgenden Arterien gehen aus dem präduktalen Bereich des Aortenbogens ab.

> Bei der Abnahme einer BGA ist zu beachten, dass ein Schreien des Kindes zu einem schnellen Abfall des pO_2-Wertes führt und eine unter solchen Bedingungen abgenommene Probe mit Vorbehalt zu interpretieren ist.

Anhand einer Blutgasanalyse können die Oxygenierung, die Ventilation und der Säure-Basen-Haushalt überprüft werden. Für das Neugeborene wird ein p_aO_2 von 60–80 mmHg (8,0–10,7 kPa) empfohlen, für den Erwachsenen ein p_aO_2 knapp über 100 mmHg (vgl. Tab. 7.5).

Eine zuverlässige Beurteilung der Blutgase pO_2 und pCO_2 ist nur im arteriellen oder arterialisierten Blut möglich. Aus zentral- oder gemischt-venösem Blut bestimmte BGAs sind speziellen Fragestellungen vorbehalten (s. S. 198). Metabolische Parameter des Säure-Basen-Haushalts können dagegen auch im venösen Blut bestimmt werden.

Zur **Abnahme der Blutgasanalyse** wird am besten eine 2-ml-Spritze benutzt. Als Antikoagulans wird Heparin zugesetzt. Andere Antikoagulanzien verfälschen die Ergebnisse der BGA und sind nicht erlaubt. Der pH-Wert von Heparin ist sauer (7,0). Darum darf nicht zuviel davon in der Spritze sein. Normalerweise wird etwas Heparin in die Spritze aufgezogen und anschließend das gesamte Volumen wieder herausgespritzt. Der im Spritzenkonus verbleibende Anteil genügt zur Gerinnungshemmung. Es stehen inzwischen auch spezielle, bereits heparinisierte BGA-Spritzen zur Verfügung.

Punktionsorte

Bevorzugte Punktionsorte für die Abnahme einer arteriellen Blutprobe sind:
- vor allem Arteria radialis
- selten Arteria femoralis
- Ausweichmöglichkeiten: Arteria dorsalis pedis

Arteria radialis

Die Arteria radialis am Handgelenk ist die sicherste und am leichtesten zugängliche Punktionsstelle. Das Gefäß liegt oberflächlich, größere benachbarte Venen fehlen. Außerdem besteht zumeist ein ausreichender Kollateralkreislauf über die Arteria ulnaris.

Der Arm muss sorgfältig gelagert und im Handgelenk überstreckt werden. Nach mehrmaliger Desinfektion ist beim wachen Patienten möglichst eine Lokalanästhesie vor der Punktion durchzuführen. Zur Punktion eignet sich z. B. eine 22-Gauge-Stahlkanüle.

Nach Abnahme der Blutgasanalyse muss die Luft sofort aus der Spritze entfernt und die Spritze muss luftdicht verschlossen werden. Die Punktionsstelle ist mehrere Minuten sorgfältig zu komprimieren, damit kein Hämatom auftritt.

Arteria femoralis

Der Punktionsort liegt knapp unterhalb des Leistenbandes. Hier verlaufen von **i**nnen nach außen: die **V**ena femoralis, die **A**rteria femoralis und der **N**ervus femoralis („Eselsbrücke": IVAN). Die Kanüle wird senkrecht zur Haut eingestochen. Denkbar ist eine Verletzung des lateral der Arterie verlaufenden Nerven sowie eine versehentliche Punktion der medial der Arterie verlaufenden Vene.

Komplikationen einer arteriellen Punktion können sein:

- Gefäßspasmus
- intravasale Gerinnsel-(Thrombose)bildung
- Hämatom

Arterialisiertes Kapillarblut

Bei Neugeborenen und Kleinkindern liefert die Analyse von arterialisiertem Kapillarblut ausreichend genaue Werte, wenn die Durchblutung im Punktionsbereich gut ist. Bei Zentralisation ist dieses Verfahren hingegen unzulässig.

Es sollte ein stark kapillarisiertes Gefäßbett wie Ferse, Ohrläppchen, Fingerbeere oder Großzehe für die Punktion gewählt werden. Nach Erwärmung (Hyperämisieren) mit Salbe oder kräftigem Reiben der voraussichtlichen Punktionsstelle sollte ein tiefer Einstich in das hyperämisierte Gebiet mit einer Kanüle (oder einer Lanzette) vorgenommen werden. Das Blut muss frei austreten. Das Gewebe darf nicht stärker gequetscht werden. Nun ist eine heparinisierte Kapillare an den Blutstropfen zu führen. Das Blut muss leicht in die waagrecht gehaltene Kapillare fließen. Es ist darauf zu achten, dass keine Luftblasen in die Kapillare eintreten.

Analyse

Gemischt-venöse Blutgasanalyse

Eine gemischt-venöse Blutgasanalyse ist nur aus dem Blut der Arteria pulmonalis möglich, denn hier befindet sich ein repräsentatives Mischblut aus dem Gesamtkörper (gemischtes Blut aus Vena cava superior und Vena cava inferior).

Zentral-venöse Blutgasanalyse

Zentral-venöses Blut wird aus einer zentralen Vene, also zumeist aus der Vena cava superior oder dem rechten Vorhof (über einen Kavakatheter) abgenommen. Das zentral-venöse Blut repräsentiert normalerweise nur das Blut aus der oberen Körperhälfte, nicht das Blut des Gesamtkörpers.

Peripher-venöse Blutgasanalyse

Blutgasanalysen aus peripher-venösem Blut sind in keiner Weise für die pO_2- und pCO_2-Bestimmung geeignet. Das Ergebnis ist zu stark abhängig von der lokalen Perfusion.

Aufbewahrung bzw. Verarbeitung der Probe

> Das entnommene Blut stellt nach wie vor ein lebendes Gewebe dar, das Sauerstoff verbraucht und CO_2 produziert.

Nach der Entnahme sollte das Blut sofort analysiert werden. Ist dies nicht möglich, so muss die Stoffwechselaktivität des entnommenen Blutes durch Lagerung bei 4 °C gesenkt werden. Bei dieser Temperatur kann das Blut ohne wesentliche Veränderungen ca. ein bis zwei Stunden aufbewahrt werden. Es ist darauf zu achten, dass keine Luftblasen in der Spritze sind. Viele kleine Luftblasen sind ungünstiger als eine größere Luftblase (größere Oberfläche).

Temperaturkontrolle

Die Blutgasanalysatoren liefern normalerweise Werte für eine normale Körpertemperatur von 37 °C. Bei Unterkühlung oder Fieber kann die aktuelle Körpertemperatur dem Labor mitgeteilt werden bzw. am Blutgasanalysengerät eingestellt werden. Dadurch können z.B. die auf die aktuelle Körpertemperatur korrigierten Partialdrücke von O_2 und CO_2 sowie ein temperaturkorrigierter pH-Wert ermittelt werden. Es wird allerdings meist keine Temperaturkorrektur empfohlen.

7.6 Überwachung des Intensivpatienten

Allgemeine Bemerkungen

Bei Intensivpatienten sind sämtliche relevanten Organsysteme, vor allem Herz-Kreislauf-Funktion, Atmung, Säure-Basen-Haushalt, Wasser-Elektrolyt-Haushalt und Blutgerinnung klinisch, apparativ und gegebenenfalls laborchemisch zu überwachen.

> Je stärker eine Organfunktion beeinträchtigt ist, desto intensiver und engmaschiger muss die Überwachung sein.

Neben der kontinuierlichen klinischen Überwachung, die von Pflegepersonal und Ärzteschaft vorzunehmen ist, muss mindestens dreimal pro Tag vom Arzt eine ausführliche körperliche Untersuchung vorgenommen werden. Die apparative Überwachung von Organfunktionen wird als Monitoring bezeichnet.

Überwachung der Herz-Kreislauf-Funktion

Da bei Intensivpatienten häufig eine Beeinträchtigung des Herzens (z.B. Herzinsuffizienz) und der Kreislaufsituation (Sepsis oder starke Blutung) vorliegt, ist die Überwachung der Herz-Kreislauf-Funktion von größter Wichtigkeit. Neben der klinischen Überwachung (Hautfarbe, Kapillardurchblutung, Rekapillarisierungszeit) ist insbesondere die apparative Überwachung von EKG, arteriellem Blutdruck und zentralem Venendruck (gegebenenfalls pulmonalarteriellem Druck und pulmonalkapillärem Verschlussdruck) wichtig.

Überwachung des EKGs

Bei jedem Intensivpatienten wird routinemäßig eine EKG-Überwachung durchgeführt. Erkannt werden können damit:

- Herzfrequenz (Tachykardie? Bradykardie?)
- Herzrhythmus (supraventrikuläre, ventrikuläre Extrasystolen? Vorhofflimmern bzw. -flattern?)
- verminderte Koronardurchblutung (Myokardischämie? ST-Strecken-Senkung?)
- akuter Herzinfarkt (ST-Strecken-Hebung?)
- Kammerflattern
- Kammerflimmern
- Asystolie

Bei der **EKG-Ableitung** werden die während der Depolarisation und Repolarisation der Herzmuskulatur auftretenden Ströme über Hautelektroden gemessen. Für die Routineüberwachung reicht meist die Brustwandableitung mit drei Elektroden. Diese sind folgendermaßen zu platzieren:

- rot: 2. ICR Medioklavikularlinie rechts
- gelb: 2. ICR Medioklavikularlinie links
- grün/schwarz: 6. ICR Medioaxillarlinie links

Am EKG-Monitor wird hierbei die Ableitung II eingestellt (s. S. 28).
In Abbildung 7.6 (B) ist eine normale EKG-Ableitung dargestellt. Die positive P-Zacke repräsentiert die elektrische Erregung der Vorhöfe. Die positive R-Zacke entspricht der Erregung der Ventrikel. Während der ST-Strecke bleiben die Ventrikel depolarisiert, und die positive T-Zacke entspricht der Repolarisierung der Ventrikel. Vor der R-Zacke befindet sich

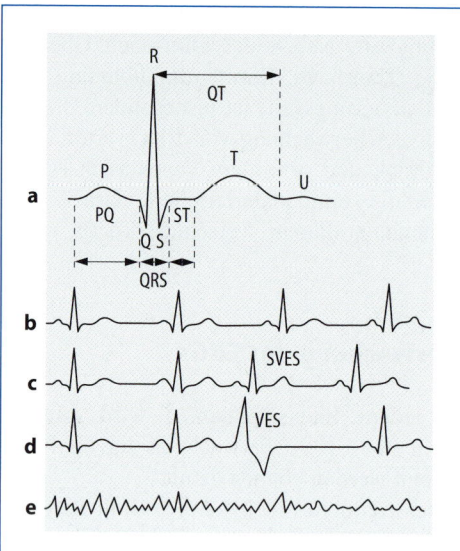

Abb. 7.6 Darstellung einer normalen EKG-Kurve. **a** Nomenklatur der EKG-Kurve, **b** normale EKG-Ableitung, **c** supraventrikuläre Extrasystole (SVES), **d** ventrikuläre Extrasystole (VES), **e** Kammerflimmern.

die kleine negative Q-Zacke, die bei Vorliegen eines alten Herzinfarktes zumeist vergrößert ist. Nach der R-Zacke tritt die kleine negative S-Zacke auf. Q-, R- und S-Zacken werden zusammen als **QRS-Komplex** bezeichnet. Die Bezeichnung dieser Zacken stellt eine willkürlich entnommene Reihe aus dem Alphabet (P, Q, R, S, T, U) dar (Abb. 7.6, A).

Häufige Veränderungen des Herzrhythmus

Sinustachykardie
EKG-Kurve mit **erhöhter Frequenz** über 100 Schlägen pro Minute beim Erwachsenen. **Ursächlich** kommen
- intravasaler Volumenmangel
- Fieber
- Schmerz
- Stress
- Hyperthyreose
- Atropingabe oder z.B.
- Adrenalingabe (Suprarenin®)
in Frage.

Sinusbradykardie
EKG-Kurve mit **erniedrigter Frequenz** unter 60 Schlägen pro Minute beim Erwachsenen. Mögliche **Ursachen:**
- Therapie mit Beta-Blockern
- Zufuhr des Opioids Remifentanil (s.S. 54)
- vagale Reizung
- Digitalisintoxikation
- Überdosierung von Noradrenalin (Arterenol®) (was zu einem starken Blutdruckanstieg mit reflektorischer Bradykardie führt, s.S. 296)
- Cushing-Reflex (starke Steigerung des intrakraniellen Drucks mit Blutdruckanstieg und reflektorischer Bradykardie, s.S. 267)
- Herzinfarkt

Die **Behandlung** einer Bradykardie besteht nach Möglichkeit in einer kausalen Therapie der zugrunde liegenden Ursache, z.B. Unterbrechung eines vagalen Reizes (z.B. Laryngoskopie, Bronchoskopie). Ist dies nicht möglich, so muss – falls die Herz-Kreislauf-Funktion beeinträchtigt ist – eine symptomatische Behandlung (Atropin, Orciprenalin, Schrittmacheranlage o.Ä.) durchgeführt werden.

Extrasystolen
▶ Bei einer Extrasystole handelt es sich um eine verfrüht auftretende elektrische Erregung des Herzens. Je nachdem, von welcher Stelle der Herzmuskulatur der elektrische Reiz ausgeht, wird von einer **supraventrikulären** oder **ventrikulären Extrasystole** gesprochen.

Eine **supraventrikuläre Extrasystole** hat ihren Ursprung im Bereich der Vorhöfe (oder des AV-Knotens), das heißt in der Nähe des Sinusknotens. Der QRS-Komplex ist bei einer supraventrikulären Extrasystole daher gleich konfiguriert wie bei einer normalen Sinuserregung. Normalerweise sind lediglich die P-Zacke bzw. der Abstand zwischen P- und Q-Zacke verändert (vgl. Abb. 7.6, C).
Eine **ventrikuläre Extrasystole** nimmt ihren Ursprung im Bereich der Ventrikel. Der QRS-Komplex ist typischerweise extrem verformt (vgl. Abb. 7.6, D). Nach einer ventrikulären

Extrasystole tritt der nächste QRS-Komplex etwas verzögert auf (**kompensatorische Pause**). Wechseln sich ventrikuläre Extrasystolen mit jeweils einem normalen QRS-Komplex ab, so wird von einem **Bigeminus** gesprochen. Sind die ventrikulären Extrasystolen unterschiedlich deformiert, so bedeutet dies, dass sie von unterschiedlichen Arealen im Bereich der Ventrikel entspringen (**multifokale Extrasystolen**).

Lediglich gehäufte Extrasystolen sind therapiebedürftig. Hierfür kann z.B. Lidocain verwendet werden. Nach einem initialen Bolus (1 mg/kg KG) muss aufgrund der kurzen Wirkdauer des Medikamentes gegebenenfalls eine kontinuierliche Infusion durchgeführt werden. Zur Behandlung ventrikulärer Herzrhythmusstörungen kommt auch vermehrt Ajmalin (Gilurytmal®) bzw. Amiodaron (Cordarex®) zum Einsatz.

Vorhofflimmern

Beim Vorhofflimmern handelt es sich um eine vorübergehende oder langfristige Herzrhythmusstörung mit ungeordneter Vorhoferregung. Anstatt den P-Wellen treten nur Vorhofflimmerwellen mit wechselnder Größe, Gestalt und Frequenz auf, die sich kaum von der isoelektrischen Linie abheben. Unregelmäßig kommt es zur Erregung der Kammern, es tritt eine absolute Arrhythmie und zumeist eine Bradykardie auf.

Bei frisch aufgetretenem Vorhofflimmern kann u.U. eine Kardioversion zur Rhythmisierung durchgeführt werden. Dabei wird gezielt während der Refraktärzeit des Herzens ein Stromstoß abgegeben. 20 ms nach der R-Zacke wird ein R-Zacken-gesteuerter, synchronisierter, mäßiger Stromstoß ausgelöst (ähnlich wie bei der Defibrillation; s.S. 504). Um die R-Zacken-Synchronisation zu ermöglichen, muss der Patient an den in den Defibrillator integrierten EKG-Monitor angeschlossen werden.

Kammerflimmern

Die EKG-Grundlinie sieht wellenförmig und verzittert aus, es sind keine QRS-Komplexe zu erkennen (vgl. Abb. 7.6, E). Das Herz steht

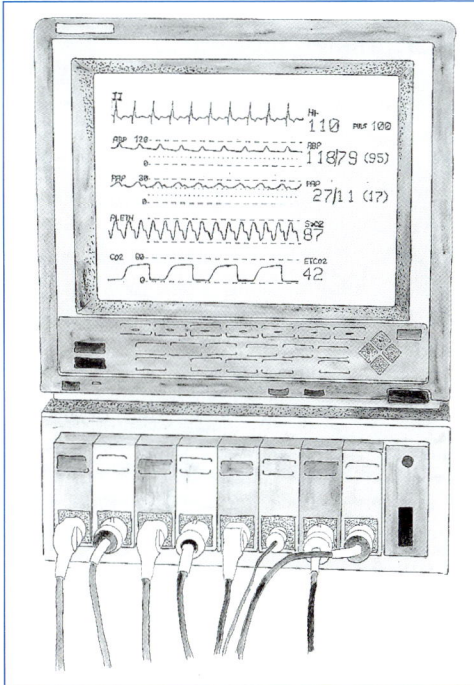

Abb. 7.7 Modernes Multifunktionsgerät zur Überwachung von Intensivpatienten. Darstellung von Herzfrequenz, arteriellem Blutdruck, pulmonalarteriellem Druck, arterieller Sauerstoffsättigung und endexspiratorischem CO_2.

funktionell still, innerhalb weniger Sekunden tritt eine Bewusstlosigkeit auf. Der Patient ist pulslos.

Die **Behandlung** besteht in einer sofortigen Defibrillation bzw. mechanischen und medikamentösen Reanimation.

Moderne **EKG-Geräte** verfügen über die Möglichkeit, den auf dem Monitor angezeigten EKG-Streifen „einzufrieren" oder evtl. auszudrucken, um so akute Veränderungen zu dokumentieren. Inzwischen werden zumeist **Multifunktionsgeräte** eingesetzt, mit denen nicht nur das EKG, sondern z.B. auch arterieller Blutdruck, Körpertemperatur, arterielle Sauerstoffsättigung, endexspiratorische CO_2-Kurve (Kapnogramm) und andere Parameter zumeist als Kurve sowie als digitaler Wert angezeigt werden (vgl. Abb. 7.7). Sämtliche Alarme des Monitors müssen sinnvoll eingeschaltet sein!

Überwachung des arteriellen Blutdrucks

Bei schwer kranken Patienten reicht die auskultatorische Messung des arteriellen Blutdrucks nach **R**iva-**R**occi (RR) oder die oszillometrische Messmethode (z.B. mittels Dinamap-Gerät) nicht aus. Normalerweise wird bei Intensivpatienten eine kontinuierliche blutig-arterielle Druckmessung vorgenommen (s.S. 188). Um ein Verstopfen des intraarteriellen Katheters zu verhindern, wird bei Intensivpatienten stets eine kontinuierliche Spülung des arteriellen Zugangs durchgeführt (s.S. 190). Zur Abschätzung der Organperfusion bietet sich die Beurteilung des arteriellen Mitteldruckes an. Bei Patienten mit einem (Aorten-)Aneurysma oder einer frischen arteriellen Gafäßnaht ist zusätzlich der systolische Spitzendruck zu beachten. Zur Beurteilung der Koronarperfusion ist auch der diastolische arterielle Druck wichtig.

> Die Aussagekraft des arteriellen Blutdrucks in Bezug auf die Organperfusion ist jedoch beschränkt. Entscheidender Parameter ist hierbei v.a. der Blutfluss zu den Organen.

Es ist z.B. denkbar, dass der Blutdruck weitgehend normal ist, obwohl der Blutfluss (das Herzzeitvolumen) deutlich erniedrigt ist, da ein sehr hoher totaler peripherer Gefäßwiderstand (bei einem Volumenmangel mit peripherer Vasokonstriktion) vorliegt. In diesem Falle wäre evtl. die Organdurchblutung trotz scheinbar normalem Blutdruck unzureichend.

> Es gilt die Beziehung:
> $$MAP–ZVD = HMV \times TPR$$
> Oft wird auch vereinfachend festgestellt:
> $$MAP \cong HMV \times TPR$$
> ZVD = zentraler Venendruck
> MAP = mittlerer arterieller Druck
> (**m**ean **a**rterial **p**ressure)
> HMV = **H**erz**m**inuten**v**olumen
> TPR = totaler peripherer Widerstand
> (**t**otal **p**eripheral **r**esistance)

Überwachung/Messung des zentralen Venendrucks

Bezüglich der Platzierung eines Kavakatheters (s.S. 183) sowie der Messung des zentralen Venendrucks und der Interpretation der erhobenen Werte (s.S. 198) wird auf die entsprechenden Kapitel verwiesen.

Überwachung/Messung des pulmonalarteriellen Drucks und des pulmonalkapillären Verschlussdrucks

Bezüglich der Platzierung eines Pulmonalarterienkatheters (s.S. 194) sowie der Interpretation der damit gewonnenen Werte (s.S. 198) wird auf die entsprechenden Kapitel verwiesen. (Siehe auch: Spezielle Krankheitsbilder: Herz, S. 432)

Überwachung der Atmung/ Beatmung

Klinische Überwachung der Atmung

Inspektion

Mittels Inspektion können die **Atembewegungen** beurteilt werden. Sind Atembewegungen überhaupt vorhanden oder wird der Patient im Moment gar nicht beatmet, z.B. aufgrund eines apparativen Fehlers? Falls die Atembewegungen vorhanden sind:

- Sind sie normal, oder schleppt eine Seite des Thorax beim spontan atmenden Patienten nach?
  Ursache könnten eine versehentliche einseitige Intubation, eine Tubusdislokation oder Schmerzen aufgrund von Rippenfrakturen, einer Pleuritis oder einer einseitigen Pneumonie sein.
- Hat der spontan atmende Patient eine **paradoxe Atmung**?
  Während sich der Thorax hebt, senkt sich hierbei der Bauch und umgekehrt. Grund ist meist eine Rippenserienfraktur oder eine partielle Verlegung der oberen Luftwege, z.B. durch die beim bewusstlosen Patienten zurückgefallene Zunge.

- Wie ist die Oxygenierung des Patienten? Insbesondere am Nagelbett ist eine **Zyanose** frühzeitig zu erkennen. Mindestens eine Hand des Patienten sollte daher stets aufgedeckt liegen. Ist eine Zyanose erkennbar, so handelt es sich allerdings bereits um eine ausgeprägte Hypoxämie. Eine Zyanose ist normalerweise erst bei einer arteriellen Sättigung von ca. 80% zu erkennen, das entspricht beim Erwachsenen einem p_aO_2 von ca. 50 mmHg (6,6 kPa).

Palpation (= Tastuntersuchung)

Durch Auflegen der flachen Hände auf jeweils eine Thoraxflanke kann die Seitengleichheit der Atembewegungen abgeschätzt werden. Bei einem **Hautemphysem** kann ein typisches Schneeballknirschen getastet werden. Ursache kann ein Bronchialeinriss sein. Stets muss dann ein Pneumothorax ausgeschlossen werden.

Perkussion (= Untersuchung durch Beklopfen der Körperoberfläche)

Bei der Perkussion können vor allem Seitendifferenzen zwischen rechter und linker Lunge erkannt werden. Ein einseitiger dumpfer Klopfschall (wie beim Perkutieren der Oberschenkel = **Schenkelschall**) spricht für einen Erguss, einen Hämatothorax oder eine schwere Pneumonie. Ein hypersonorer Klopfschall (wie beim Beklopfen einer leeren Schachtel = **Schachtelschall**) spricht für einen Pneumothorax.

Auskultation (= Abhorchen)

Über der normalen Lunge ist ein so genanntes **Vesikuläratmen** zu hören, das als Entfaltungsknistern der Alveolen zu interpretieren ist. Bei krankhaften Prozessen sind häufig so genannte **R**assel**g**eräusche (meist nur als **RG** bezeichnet) zu auskultieren.

Trockene RG werden auch als Giemen und Brummen bezeichnet. Sie entstehen durch zähes Sekret in den großen Luftwegen und sind z.B. typisch für eine Bronchitis oder für den intubierten Patienten, der wieder endobronchial abgesaugt werden muss.

Feuchte RG sind wesentlich schwieriger zu auskultieren und klingen, als wenn mit einem Strohhalm in ein volles Wasserglas geblasen wird. Feuchte RG entstehen, wenn die kleinen Luftwege mit Flüssigkeit gefüllt sind und die Luft hindurchgeblasen wird.

Befindet sich Flüssigkeit in den Alveolen, so entstehen kleine Luftblasen, falls Luft durch die Flüssigkeit strömt. Es wird dann von **feinblasigen RG** gesprochen. Sie sind typisch für ein Lungenödem oder eine Pneumonie.

Mittelblasige RG entstehen in den kleineren, **grobblasige RG** in den größeren Bronchien.

Ein anderes wichtiges Krankheitsmerkmal sind abgeschwächte oder fehlende Atemgeräusche. Sie sprechen für einen Erguss oder einen Hämatothorax. Häufig lässt sich ein **abgeschwächtes Atemgeräusch** beim sitzenden Patienten nur über den unteren Lungenpartien, beim liegenden Patienten nur an der Flanke und vor allem auf dem Rücken feststellen. Die Flüssigkeit, die für die Dämpfung meist verantwortlich ist, folgt den Gesetzen der Schwerkraft. Eine weitere Ursache für ein abgeschwächtes Atemgeräusch kann eine Atelektase sein.

Apparative Überwachung der Atmung

Atemfrequenzmonitor

Der elektrische Widerstand zwischen den auf dem Thorax aufgeklebten EKG-Elektroden ändert sich (aufgrund der Volumenschwankungen) während In- und Exspiration. Diese Tatsache kann zur Messung der Atemexkursionen genutzt werden (**Impedanzpneumographie**). Verschiedene EKG-Geräte sind hierzu in der Lage und zeigen auf dem Monitor neben dem EKG die Atemexkursionen und die Atemfrequenz an.

Manometrie

Der Beatmungsdruck ist ein guter Parameter, um Veränderungen der Lungencompliance und -resistance (s.S. 331) sowie um Diskonnektionen erkennen zu können.

Sauerstoffkonzentration

Respiratoren verfügen über einen Sauerstoffmixer, an dem die inspiratorische Sauerstoffkonzentration stufenlos eingestellt werden kann.

Volumetrie

An den Respiratoren können zwar das eingestellte Atemhubvolumen, die AF sowie das AMV direkt abgelesen werden, zur exakten Ventilationsüberwachung sind jedoch die endexspiratorische CO_2-Messung (s.u.) und die Blutgasanalyse (s. S. 375) notwendig.

Alarmeinstellungen

Stets müssen alle am Respirator verfügbaren Alarmeinstellungen sinnvoll eingeschaltet sein. Die wichtigsten sind Unter- und Obergrenze für AMV, F_iO_2 und Beatmungsdruck.

> Die Untergrenze für den Beatmungsdruck muss so eingestellt werden, dass sie während der Inspiration überschritten und während der Exspiration unterschritten wird. Diese Alarmgrenze ist der entscheidende Diskonnektionsalarm! Die obere Alarmgrenze für den Beatmungsdruck sollte ca. 10 cmH$_2$O über dem noch akzeptablen Beatmungsspitzendruck eingestellt werden (also bei ca. 40–50 cmH$_2$O). Bei Überschreiten der oberen Alarmgrenze können z.B. Abknicken/Verlegung des Tubus, Zunahme des Atemwegswiderstandes oder Abnahme der Compliance oder Husten des Patienten erfasst werden.

Endexspiratorische CO_2-Messung

Die endexspiratorische CO_2-Messung (Kapnometrie) ist neben der punktuellen Blutgasanalyse die zuverlässigste Möglichkeit zur Ventilationskontrolle. Bei der Kapnometrie im Hauptstrom wird ein CO_2-Messkopf zwischen Tubus und Winkelstück konnektiert. Bei der Messung im Seitenstrom wird Ausatemgas über einen dünnen Probenabsaugschlauch in ein Analysegerät geleitet. Die Messung im Hauptstrom gibt zeitnähere Werte an, während

bei der Messung im Nebenstrom eine zeitliche Verzögerung besteht (langer Probenabsaugschlauch). Die endexspiratorische CO_2-Messung ermöglicht eine kontinuierliche, nicht invasive Überwachung der Ventilation. Ein physiologisches Ventilations-Perfusions-Verhältnis vorausgesetzt, beträgt die Differenz zwischen p_aCO_2 und dem endexspiratorisch gemessenen CO_2 wenige mmHg. Bei konstanten Störungen des Ventilations-/Perfusions-Verhältnisses kann anhand einer arteriellen Kontrollmessung ermittelt werden, um welchen Betrag der p_aCO_2 höher liegt als der endexspiratorisch gemessene Wert. Aus dem aktuellen endexspiratorischen CO_2-Wert kann damit der arterielle CO_2 errechnet werden.

> Die endexspiratorische CO_2-Messung ist zwingend erforderlich, wenn eine kontrollierte Hyperventilation (z.B. SHT) durchgeführt werden muss (s. S. 270).

Inzwischen sind auch Geräte zur kontinuierlichen arteriellen Blutgasanalyse (pH, pO_2, pCO_2) verfügbar. Hierbei wird durch eine Kanüle, die zur arteriellen Druckmessung angelegt wurde, eine spezielle dünne Sonde eingeführt.

Pulsoxymetrie

▶ Die Pulsoxymetrie ist ein nicht invasives und einfach zu handhabendes Verfahren, um kontinuierlich die arterielle Sauerstoffsättigung des Hämoglobins zu bestimmen.

Hierzu wird ein Klippsensor z.B. an einem Finger oder an einem Ohrläppchen festgeklemmt.
Die pulsoxymetrisch gemessenen Sättigungswerte stimmen sowohl im Kindesalter als auch beim Erwachsenen sehr gut mit den mittels einer arteriellen BGA (an einem CO-Oxymeter) gemessenen Sättigungswerten überein. Die Ansprechzeit ist sehr kurz, sodass akute Störungen der Oxygenierung sofort erkannt werden können.
Liegen jedoch hohe Konzentrationen von **Kohlenmonoxidhämoglobin** (COHb, z.B.

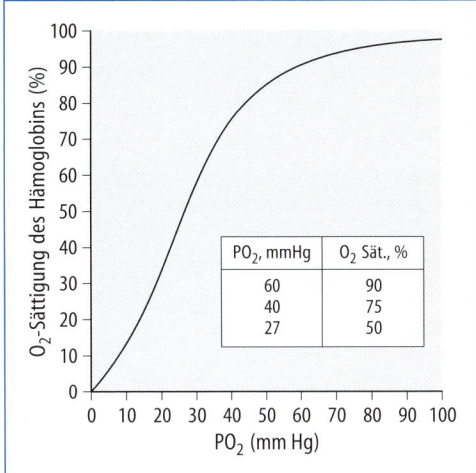

Abb. 7.8 Normale Sauerstoffdissoziationskurve.

durch eine Rauchvergiftung) vor, so misst das Pulsoxymeter einen falsch hohen Sättigungs-wert. Liegt eine schwere Anämie vor, dann ist zu beachten, dass trotz einer normalen arteriel-len Sauerstoffsättigung der Sauerstoffgehalt des Blutes deutlich erniedrigt ist (s. S. 334).

> Während eine Hypoxämie mit dem Puls-oxymeter sofort und zuverlässig erkannt werden kann, ist die Erkennung eines zu hohen Sauerstoffpartialdrucks nicht mög-lich.

Bei einer arteriellen Sättigung von 97–99 % kann (aufgrund der S-förmigen Sauerstoff-dissoziationskurve) nicht erkannt werden, ob der p_aO_2 100 mmHg (13,3 kPa) oder z. B. 500 mmHg (66,6 kPa) beträgt (vgl. Abb. 7.8). Bei Früh- und Neugeborenen wird empfohlen, eine Sättigung von ca. 95 % anzustreben. Damit können ein zu hoher p_aO_2 und die Gefahr einer retrolentalen Fibroplasie vermieden werden.

Transkutane Sauerstoffmessung

> Mithilfe der transkutanen Sauerstoffmes-sung kann kontinuierlich die Sauerstoff-spannung in der Haut gemessen werden.

Liegen keine Kreislaufstörungen oder Haut-abnormalitäten vor, so besteht eine enge Kor-relation zwischen der Sauerstoffspannung in der Haut und dem p_aO_2. Wird der Sensor im Bereich der rechten Schulter platziert, so kann die präduktale Sauerstoffspannung er-fasst werden.

> Die Messgenauigkeit der transkutanen Sauerstoffspannung ist jedoch sehr stark von der Hautdurchblutung beeinflusst.

Bei Hypothermie, bei Hypovolämie, bei einer Abnahme des HMV, auch schon bei Druck auf die Elektrode oder bei Veränderungen der Haut ist die Sauerstoffspannung in der Haut wesentlich niedriger als der arterielle p_aO_2. Die transkutane pO_2-Messung spiegelt in die-sen Fällen die Güte der Hautdurchblutung wider.
Nachteile sind das zeitaufwendige Anbringen und Kalibrieren der Elektroden sowie die ca. 10-minütige Stabilisierungsdauer. Außerdem müssen die Elektroden spätestens alle 4 Stun-den gewechselt und neu kalibriert werden, damit es durch die auf 43–44 °C beheizte Elek-trode nicht zu Hautverbrennungen kommt.
Die transkutane pO_2-Messung hat sich auf neonatologischen Intensivstationen bewährt, nicht jedoch in der Erwachsenenmedizin.

Transkutane Kohlendioxidmessung

> Die Messgenauigkeit der transkutanen CO_2-Messung ist weit weniger von der Hautdurchblutung abhängig als die trans-kutane PO_2-Messung und liefert auch im Schock bei relativ schlechter Hautdurch-blutung noch akzeptable Werte.

Nachteil der Methode ist das zeitaufwendige Anbringen und Kalibrieren des Sensors. Außerdem ist die Anschlagzeit relativ träge (bis 60 s), weshalb akute Ventilationsstörun-gen unter Umständen nicht rechtzeitig erkannt werden können. Die Methode ist der Kapno-metrie (s. S. 388) unterlegen. Es sind auch kombinierte Sensoren zur transkutanen O_2- und CO_2-Messung verfügbar. Auch die transkutane CO_2-Messung kommt üblicherweise nur in der neonatologischen Intensivmedizin zum Einsatz.

Überwachung des Säure-Basen-Haushalts und der Blutgase

Die Abnahme von Blutproben zur Bestimmung des Säure-Basen-Haushalts und der Blutgase sowie die Interpretation der entsprechenden Resultate sind auf den Seiten 375 ff. ausführlich dargestellt.
(Siehe auch: Spezielle Krankheitsbilder: Lunge, S. 425)

Überwachung der Hirnfunktion

Fast alle Intensivpatienten zeigen eine Störung des Bewusstseins. Die wichtigsten Ursachen sind

- Sedativa, Opioidanalgetika und andere Medikamente
- Alkohol-/Drogenentzug
- Sepsis
- Schädel-Hirn-Verletzung

Die Überwachung der Hirnfunktion soll nachfolgend am Beispiel von Patienten mit einer Schädel-Hirn-Verletzung beschrieben werden.

> Charakteristisches Merkmal einer Gehirnverletzung ist die Bewusstseinstrübung.

Das Ausmaß der Bewusstseinstrübung ist ein Maß für die Schwere der Gehirnverletzung.
Die wiederholte Beurteilung und Dokumentation des Bewusstseinszustandes ist eine der wichtigsten Überwachungsmaßnahmen eines schädel-/hirnverletzten Patienten. Eine Veränderung der Bewusstseinslage ist der beste Indikator für eine Verbesserung bzw. Verschlechterung der Gehirnfunktion. Eine plötzliche klinische Verschlechterung legt den Ver-

dacht auf eine Erhöhung des intrakraniellen Drucks, z.B. aufgrund einer Zunahme eines Hirnödems oder aufgrund eines epiduralen, subduralen oder intrazerebralen Hämatoms, nahe.

> Da der Bewusstseinsgrad mit apparativen Überwachungsmaßnahmen nicht sicher erkannt werden kann, kommt der engmaschigen klinischen Überwachung der Patienten besondere Bedeutung zu.

Vor allem dem Pflegepersonal fällt die entscheidende Aufgabe zu, Veränderungen sofort zu erkennen. Solche Änderungen müssen umgehend dem zuständigen Arzt mitgeteilt werden.
Zur Beurteilung der **Bewusstseinslage** hat sich die Glasgow-Koma-Skala (**G**lasgow-**C**oma-**S**cale = **GCS**) bewährt. Hier werden drei Kategorien beurteilt: Augen öffnen, verbale Antwort und motorische Reaktion. Diese drei Kriterien werden nach einem definierten Punkteschlüssel bewertet (vgl. Tab. 7.6). Die erreichbare Punktezahl bewegt sich zwischen mindestens drei und maximal 15 Punkten. Da schädel-/hirnverletzte Patienten oft intubiert und kontrolliert beatmet werden, kann in diesen Fällen die verbale Antwort nicht bewertet werden. Oft wird noch die Klassifizierung in wach/adäquat, somnolent, soporös oder komatös vorgenommen (s. S. 308, 313).
Neben der Beurteilung der Bewusstseinslage ist auch die regelmäßige **Überprüfung der Pupillomotorik** von entscheidender Bedeutung:

- Reagieren die Pupillen auf Licht?
- Sind sie beidseits gleich eng (isokor) oder unterschiedlich weit (anisokor)? Bezüglich der Pupillenweite ist zu beachten, dass eine Opioidgabe zu einer beidseitigen Pupillenverengung und eine höher dosierte Katecholamingabe zu einer beidseitigen Pupillenerweiterung führen kann.
- Sind die Pupillen entrundet?

Ganz wichtig ist auch hier die Verlaufsbeurteilung und deren Dokumentation. Plötzliches

Tab. 7.6 Glasgow-Koma-Skala zur Beurteilung des Bewusstseinsgrades (Glasgow-Coma-Scale = GCS).

Glasgow-Koma-Skala	Punkte
Augen öffnen	
spontan	4
auf Ansprache	3
auf Schmerz	2
nicht	1
Beste motorische Reaktion	
kommt Aufforderungen nach	6
gezielte Abwehr auf Schmerz	5
ungezielte Abwehr auf Schmerz	4
beugt auf Schmerz	3
streckt auf Schmerz	2
keine	1
Verbale Antwort	
orientiert	5
verwirrt	4
unangemessene Worte	3
unverständliche Geräusche	2
keine	1

Weiterwerden einer Pupille legt immer den Verdacht auf eine intrakranielle Drucksteigerung aufgrund einer gleichseitigen intrakraniellen Blutung nahe und verlangt eine sofortige Drucksenkung sowie Abklärung der Ursache mittels kranieller Computertomographie (Senkung des intrakraniellen Drucks, s. S. 266).

> Um die Pupillomotorik stets beurteilen zu können, dürfen diesen Patienten keine Augentropfen verabreicht werden, die die Pupillomotorik beeinflussen. Außerdem ist nur klare Augensalbe zu verwenden.

Des Weiteren ist die Überwachung von Atemmuster, Herzfrequenz und Blutdruckverhalten (Cushing-Reflex? s. S. 267; Glasgow-Coma-Scale, s.o.) wichtig. Falls der Kornealreflex, das heißt der reflektorische Lidschluss beim Berühren der Kornea mit einem sterilen Tupfer, ausgefallen ist, so ist die Kornea durch Austrocknen, Ulzerationen und Infektionen gefährdet. In diesen Fällen muss eine sorgfältige Augenpflege durchgeführt werden (s. S. 404).

> Um schädel-/hirntraumatisierte Patienten optimal überwachen und therapieren zu können, ist eine engmaschige klinisch-neurologische Überwachung und ein ausgedehntes apparatives Monitoring notwendig.

Klinisch-neurologische Überwachung

Hierbei ist insbesondere die Beurteilung des Bewusstseinszustands (Unterscheidung zwischen wach/adäquat, somnolent, soporös, komatös; s. S. 308) oder Einstufung nach der Glasgow-Coma-Scale (s.o.) wichtig.
Bei einem ansprechbaren Patienten ist auch zu klären, ob er orientiert ist:

- zur Person (wie heißen Sie? wann sind Sie geboren?)
- zum Ort (wo befinden Sie sich?, wo wohnen Sie?)
- zur Zeit (welchen Tag, welches Datum haben wie heute?).

Bei der Überprüfung der Sensibilität ist (beim wachen Patienten) zu überprüfen, ob und in welchem Bereich Empfindungsstörungen vorliegen (auf Druck, Berührung, Schmerz, Temperaturreiz). Wichtig sind hierbei stets evtl. Seitenunterschiede.
Wichtig ist auch die **motorische Reaktion auf Schmerzreiz**. Anhand der motorischen Reaktion auf einen künstlich gesetzten Schmerzreiz (z.B. starkes Kneifen) können Rückschlüsse auf eine eventuelle zerebrale Schädigung geschlossen werden. Mögliche Antworten auf einen Schmerzreiz sind:

● gezielte Abwehrbewegung (z. B. Wegziehen der Extremität oder gezieltes Greifen nach dem schmerzauslösenden Reiz),
● ungezielte Abwehrbewegung mit Beuge- oder Streckmechanismen der Extremitäten,
● fehlende, ausbleibende Reaktion.

Ausbleibende motorische Reaktionen sprechen für schwere Hirnstammschädigung, schweres Koma oder schwere Intoxikation. Muskeleigenreflexe sind in diesem Fall nicht auslösbar, der Muskeltonus ist schlaff. Beugemechanismen (v. a. Beugung im Ellenbogengelenk) sprechen für eine Schädigung der Großhirnhemisphären. Streckmechanismen an Beinen und Armen mit Innenrotation weisen auf eine Schädigung des Mittelhirns hin. Bei gezielter Abwehr versucht der Patient, den Schmerzstimulus gezielt zu entfernen. Bewegt sich der Patient auf Aufforderung, so bedeutet dies, dass er bei Bewusstsein ist.

Durchgangssyndrome

Bei Intensivpatienten tritt relativ häufig vorübergehend ein Durchgangssyndrom auf. Unter einem Durchgangssyndrom wird eine unspezifische, körperlich begründbare Psychose verstanden. Es werden unterschieden:
● affektives Durchgangssyndrom (hierbei fallen deutliche Stimmungsschwankungen auf, v. a. eine depressive Verstimmung und übermäßige Reizbarkeit)
● amnestisches Durchgangssyndrom (hierbei fallen v. a. Merkfähigkeitsstörungen, Konfabulation, d. h. Ausfüllen von Erinnerungslücken mit frei erfundenen Inhalten, und Störungen des Kurzzeitgedächtnisses auf und eine erhöhte Suggestibilität, d. h. leichte Beeinflussbarkeit)
● paranoides Durchgangssyndrom (hierbei fallen v. a. Wahnvorstellungen auf)
● delirantes Durchgangssyndrom (hierbei fallen eine hochgradige Antriebssteigerung auf)
● apathisches Durchgangssyndrom (hierbei fällt eine hochgradige Antriebsminderung auf).

Diese verschiedenen Formen eines Durchgangssyndroms können fließend ineinander übergehen. Falls ein Patient nach Durchlaufen eines Dezerebrationssyndroms (z. B. eines apallischen Syndroms, s. u.) wieder aufklart, dann durchläuft er zuerst noch Durchgangssyndrome, bevor er – falls es eventuell zu einer weiteren Besserung kommt – wieder adäquat reagiert.

Klinisch neurologische Untersuchung

Eine Schädigung des zentralen Nervensystems kann durch direkte Schädigung (z. B. Verletzung, Hirnödem, Tumor, Hirnblutung, Hypoxie, Abszess) oder durch eine indirekte Schädigung (z. B. Intoxikation, Sepsis, Stoffwechselentgleisung, Leber- oder Nierenversagen) bedingt sein.
Bei Patienten mit Verdacht auf eine Schädigung des zentralen Nervensystems ist eine wiederholte ausführliche klinische Untersuchung und apparative Diagnostik sowie eine kontinuierliche klinische und apparative Überwachung notwendig. An apparativer Diagnostik sind v. a. Magnetresonanztomographie (MRT), zerebrale Computertomographie (cCT), Elektroenzephalographie (EEG) sowie Röntgenuntersuchungen (einschließlich einer zerebralen Angiographie) wichtig. An apparativen Überwachungsmaßnahmen ist v. a. die kontinuierliche Messung des intrakraniellen Druckes wichtig (s. S. 265). Bei der klinischen Untersuchung sind v. a. folgende Parameter zu überprüfen:

Überprüfung des Reflexstatus

Reflexe sind unwillkürliche, stereotype Reaktionen des Körpers auf bestimmte Reize. Eigenreflexe sind nicht ermüdbar und können wiederholt ausgelöst werden. Es können unterschieden werden:
● Eigenreflexe (bei denen Reizort und Erfolgsorgan identisch sind z. B. Muskeleigenreflexe)
● Fremdreflexe (bei denen meist über eine Reizung der Haut benachbarte Muskeln reflektorisch erregt werden)

- pathologische Reflexe (die zu den Fremdreflexen gehören). Sind pathologische Reflexe auslösbar, so spricht dies für eine Schädigung der Pyramidenbahn (d.h. die ersten motorischen Neurone, die von der Präzentralregion, d.h. vom Gyrus präcentralis zum motorischen Vorderhorn des Rückenmarks ziehen, sind beschädigt).

Reflexe können normal vorhanden sein, gesteigert sein oder übermäßig stark auslösbar (sehr lebhaft auslösbar) sein. Sie können auch nur schwach auslösbar sein oder nicht vorhanden (fehlend) sein. Stets ist zu klären, ob die Reflexantwort seitengleich ist oder ob eine Seitendifferenz besteht. Bei pathologisch gesteigerten Eigenreflexen sind auch die möglichen Auslöseorte (reflexogene Zonen) verbreitert.

Die Muskeleigenreflexe sind bei bewusstlosen Patienten, bei peripheren Nervenläsionen oder auch bei bestimmten Schädigungen der Pyramidenbahn (z.B. einer frischen Querschnittslähmung) abgeschwächt oder nicht auslösbar. Eine lebhaft gesteigerte Reflexaktivität ist bei einer Schädigung der Pyramidenbahn nachweisbar, da hierbei von zentral (neben der Pyramidenbahn) ins Rückenmark absteigende hemmende Fasern ausgefallen sind und damit eine normalerweise vorhandene zentral bedingte Dämpfung der Reflexaktivität fehlt.

Hirnnervenfunktionen/Hirnstammreflexe

Bei Verdacht auf eine Hirnverletzung ist insbesondere die Überprüfung der Hirnnerven und der Hirnstammreflexe wichtig.
Hirnnervenfunktionen:

- Pupillenbefund: Pupillengröße (eng, mittel, weit)? Pupillenform (rund, entrundet)? Sind beide Pupillen unterschiedlich weit (sog. Anisokorie)?
- Pupillomotorik: Pupillenreaktion auf Licht? Konsensuelle Lichtreaktion vorhanden?

Eine einseitig weite Pupille ist meist Folge einer einseitigen intrazerebralen Raumforderung (z.B. Blutung, Ödem mit Hirnverlagerung/-herniation) mit Druckschädigung des N. oculomotorius (s.S. 267). Zusammen mit dem N. oculomotorius verlaufen parasympathische Fasern, die eine Pupillenverengung vermitteln. Fallen diese Fasern z.B. durch Druckschädigung aus (s.S. 267), dann überwiegt nun die Sympathikuswirkung an der entsprechenden Pupille, wodurch eine einseitige Pupillenerweiterung vermittelt wird. Tritt eine einseitig weite Pupille auf, dann ist eine sofortige Therapie (z.B. Ausräumung einer epiduralen Blutung) zwingend (vgl. S. 266).

Beidseitig weite Pupillen sind meist Folge einer massiven Steigerung des intrakraniellen Druckes (mit schwerer Schädigung des Mittel- und Stammhirnes), Folge einer allgemeinen zerebralen Hypoxie oder Folge einer hochdosierten Adrenalin- oder Atropingabe bzw. einer Intoxikation. Sind auch ca. 6 Stunden nach einer Reanimation die Pupillen noch weit und reaktionslos auf Licht, dann stellt dies einen sehr ernsten prognostischen Faktor dar. Liegt eine Großhirnschädigung vor, so liegt meist eine Abweichung der Augäpfel auf die Seite der Hirnverletzung und nach oben vor (der Patient schaut seine Hirnverletzung an).

Cornealreflex (Lidreflex)

Um den Cornealreflex auszulösen, wird mit einem Wattebausch die Hornhaut (Cornea) berührt. Dadurch kommt es normalerweise über den N. trigeminus (afferenter, sensibler Schenkel) und dem N. facialis (efferenter, motrischer Schenkel) zu einem reflektorischen Lidschluss. Fehlt der Cornealreflex beidseits, dann deutet dies auf ein Bulbärhirnsyndrom (oder einen Hirntod) hin. Ein einseitiges Fehlen des Reflexes deutet auf eine Schädigung im Bereich des N. trigeminus und/oder der N. facialis hin.

Hustenreflex, Würgereflex, Schluckreflex

Diese Reflexe sind maßgeblich an die Funktionstüchtigkeit der Hirnnerven IX (N. glossopharyngeus), X (N. vagus) und XII (N. hypoglossus) gebunden.

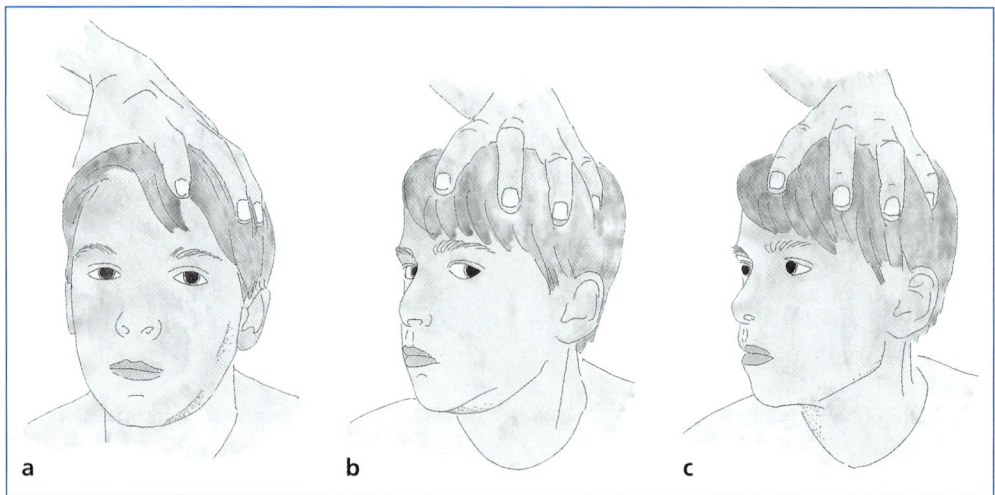

a   b   c

Abb. 7.9 Okulocephaler Reflex (Hirnstammreflex). **a** geradeaus gerichtete Augäpfel. **b** bei passiver Kopfdrehung durch den Untersucher bewegen sich die Augen entgegen der Drehrichtung des Kopfes falls der Hirnstamm noch intakt ist (sog. Puppenkopfphänomen). **c** Hirnstammschädigung, die Augen bewegen sich bei Kopfdrehung nicht.

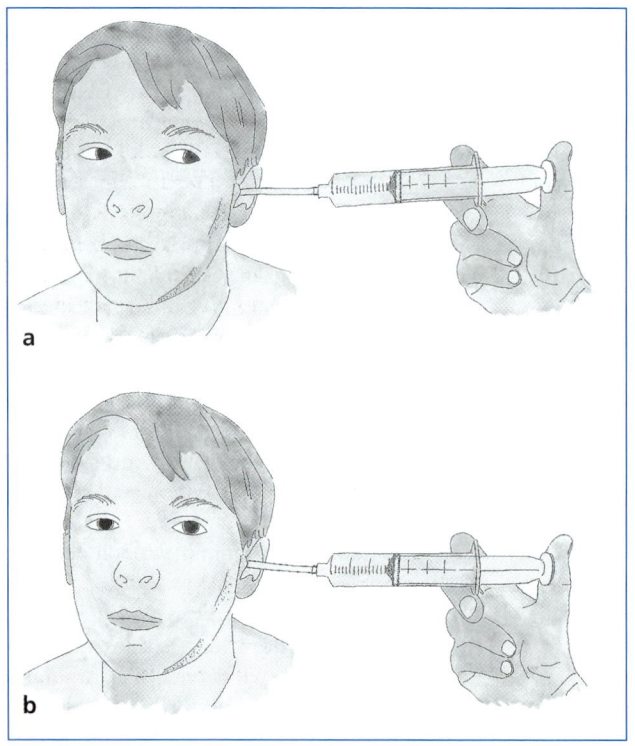

a

b

Abb. 7.10 Okulovestibulärer Reflex (Hirnstammreflex). **a** bei intaktem Hirnstamm kommt es zur Blickwendung zum gespülten Ohr hin. **b** bei einer Hirnstammschädigung kommt es zu keiner Abweichung der Augen durch die Spülung.

Okulocephaler Reflex (Abb. 7.9)

Um den okulocephalen Reflex auszulösen, wird der Kopf des Patienten von einer Seite zur anderen sowie zurück gedreht. Ist bei einem komatösen Patienten der untere Hirnstamm noch intakt, dann bewegen sich die Augäpfel entgegen der Kopfbewegung (sog. Puppenkopfphänomen). Auch beim wachen Neugeborenen ist dieses Puppenkopfphänomen normalerweise auslösbar. Im späteren Lebensalter ist dieser Reflex beim wachen (oder somnolenten) Patienten durch entsprechende Willkürbewegungen der Augen unterdrückt. Ist der Hirnstamm geschädigt (oder der Patient wach), dann folgt die Blickrichtung der Kopfbewegung. (Bei Patienten mit Verdacht auf eine Verletzung der Halswirbelsäule darf der okulocephale Reflex nicht untersucht werden).

Okulovestibulärer Reflex (Abb. 7.10)

Um den okulovestibulären Reflex auszulösen, werden mit einer 50 ml Spritze (an die ein kurzes Schlauchstück konnektiert wurde) ca. 30 ml kalte Kochsalzlösung in den äußeren Gehörgang injiziert. Ist der Hirnstamm intakt, dann kommt es zur Blickwendung beider Augen zum gespülten Ohr hin. Bleibt diese Blickwendung aus, dann liegt eine Schädigung des Hirnstammes vor. Der okulovestibuläre Reflex darf nur ausgelöst werden, wenn das Trommelfell des Patienten intakt ist.

Muskeleigenreflexe (Abb. 7.11)

- Bicepssehnenreflex (BSR)
- Tricepssehnenreflex (TSR)
- Radiusperiostreflex
- Handreflexe:
  - Knipsreflex und Trömmner-Reflex: Dies sind Eigenreflexe der Fingerbeuger. Bei seitengleicher Auslösung zeigen sie lediglich eine lebhafte Reflexaktivität an. Bei einseitiger Betonung stellen sie ein Pyramidenbahnzeichen dar.
- Patellarsehnenreflex (PSR)
- Achillessehnenreflex (ASR)

Fremdreflexe

Fremdreflexe können meist durch leichte Hautreizung ausgelöst werden. Oft muss jedoch wiederholt gereizt werden. Abgeschwächte, erloschene oder seitendifferente Fremdreflexe sind Hinweis auf eine Pyramidenbahnschädigung.

- Bauchhautreflex:
  Beim Bestreichen der Bauchhaut zum Nabel hin kommt es zur reflektorischen Anspannung der Bauchmuskeln mit Verziehung des Nabels zur Reizseite hin.
- Cremasterreflex:
  Beim Bestreichen der Haut im Bereich der Oberschenkelinnenseite kommt es zum gleichseitigen Hochziehen des Hodens.
- Analreflex:
  Reflektorische Kontraktion des Analsphinkters beim Einführen des Fingers in den After.

Pathologische Reflexe (Abb. 7.12)

- Babinski-Reflex
- Oppenheim-Reflex
- Gordon-Reflex

Typisch für ein positives Babinskizeichen ist eine Dorsalflexion der Großzehe. Die anderen Zehen verharren in der Ausgangsstellung oder können sich auch fächerförmig spreizen. Bei positivem Oppenheimreflex (kräfiges Bestreichen an der Tibiainnenkante) oder Gordonreflex (kräftiges Zusammendrücken der Wadenmuskulatur) tritt die gleiche Reizantwort auf. Eine positive Reizantwort ist Zeichen einer Pyramidenbahnschädigung.

Dezerebrationssyndrome

In Abhängigkeit vom Ausmaß der Hirnschädigung kommt es zuerst zu einer Schädigung des besonders empfindlichen Großhirns (Cortex), dann zu einer Schädigung des Mittelhirns und im schlimmsten Falle zu einer Schädigung (einem Ausfall) des entwicklungsgeschichtlich ältesten Teil des Gehirns, des Hirnstammes. Es wird von Dezerebrations-

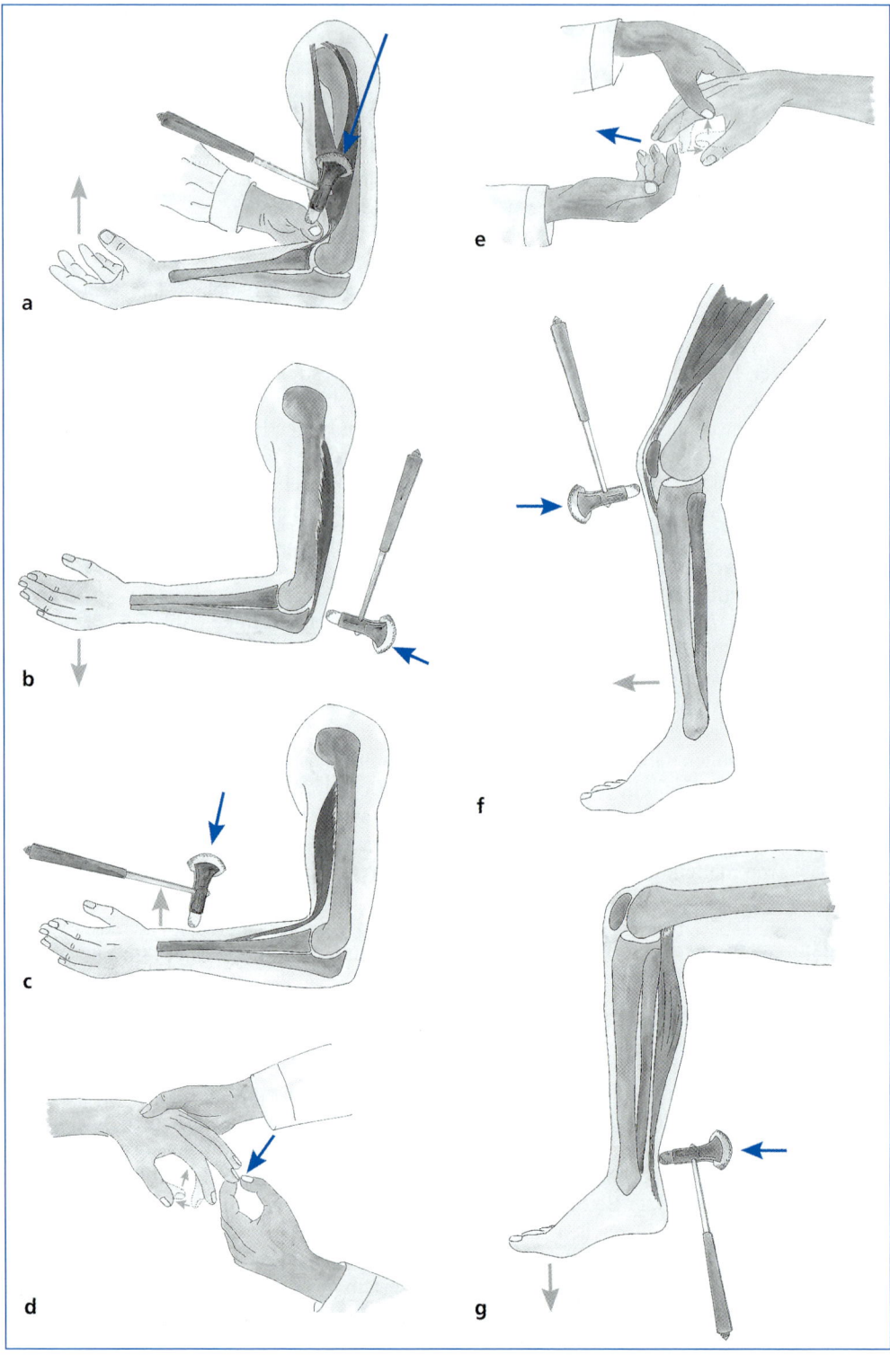

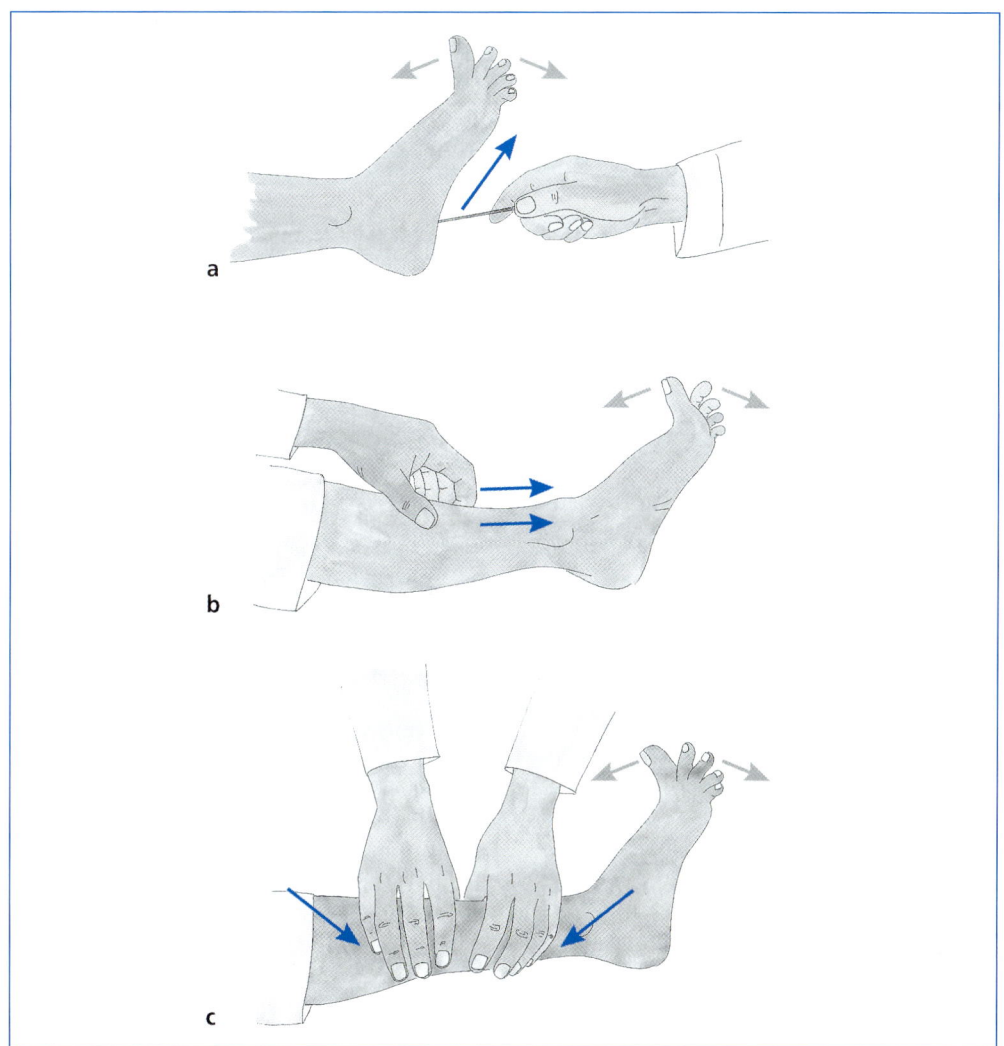

Abb. 7.12 Pathologische Reflexe und deren Auslösung (bzw. Auslösungsorte). **a** Babinski-Reflex. **b** Oppenheim-Reflex. **c** Gordon-Reflex.

Abb. 7.11 Muskeleigenreflexe und deren Auslösung (bzw. Auslösungsorte). **a** Bicepssehnenreflex (BSR). **b** Tricepssehnenreflex (TSR). **c** Radiusperiostreflex. **d** Knipsreflex. **e** Trömmner-Reflex. **f** Patellarsehnenreflex (PSR). **g** Achillessehnenreflex (ASR).

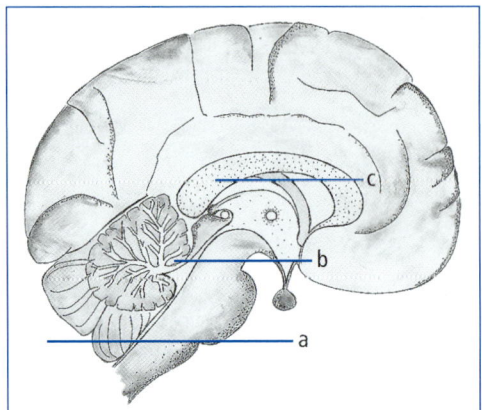

Abb. 7.13 Querschnittssyndrome auf Hirnstammebene. **a** Bulbärhirnsyndrom (Querschnitt auf Höhe des Hirnstammes). **b** Mittelhirnsyndrom (Querschnitt in Höhe des Mitelhirns). **c** apallisches Syndrom (Abkoppelung des Großhirnrinde).

syndromen gesprochen (z. T. wird auch von sog. Trübungssyndromen gesprochen). Dezerebrationssyndrome entsprechen einem weitgehend kompletten Querschnittssyndrom auf der Ebene des Gehirns (vgl. Abb. 7.13). Sie sind immer mit neurologischen Ausfällen verbunden.

Apallisches Syndrom

Beim apallischen Syndrom ist der Hirnmantel (Pallidum) ausgefallen. Der Hirnstamm ist noch (weitgehend) intakt. Auch die Mittelhirnfunktionen sind erhalten. Typisch sind ein sog. Coma vigile, d.h. der Patient ist wach, öffnet die Augen, kann jedoch nicht fixieren und blickt ausdruckslos und teilnahmslos in die Ferne. Kau-, Saug- und Schmatzreflexe sind erhalten. Es besteht eine überschießende zentrale vegetative Reaktion mit Tachykardie, Blutdruckanstieg und verstärktem Speichelfluss. Durch Schmerzreize werden unkoordinierte Reflexsynergien ausgelöst. Die Muskulatur ist durch einen erhöhten Tonus mit Spastik in Beugestellung gekennzeichnet. Eine definitive Prognose kann erst nach ca. zwei Jahren gegeben werden. Es müssen v.a. Muskelkontrakturen, Muskelatrophien, Dekubitalulcera, Pneumonien sowie aufsteigende Harnwegsinfekte vermieden werden. Zur Therapie

des erhöhten Sympathikotonus ist meist die Gabe eines β-Rezeptorenblockers, zur Therapie von Muskelspastiken ist oft ein zentral wirkendes Muskelrelaxans wie ein Benzodiazepin (Diazepam, Valium®; Tetrazepam, Musaril®) oder Baclofen (Lioresal®) notwendig.

Mittelhirnsyndrom

Beim Mittelhirnsyndrom ist auch das Mittelhirn weitgehend ausgefallen. Typisch sind Bewusstlosigkeit und Enthirnungsstarre, d.h. eine ausgeprägte Streckstellung der Beine und Arme und öfters auch ein Opisthotonus. Die Pupillenreaktion auf Licht ist noch (schwach) erhalten, die Bulbi sind leicht divergent, es treten keine Spontanbewegungen der Bulbi auf. Die Muskeleigenreflexe sind beidseits gesteigert, es sind pathologische Reflexe beidseits vorhanden. Es besteht eine überschießende zentrale vegetative Reaktion mit Tachykardie, Blutdruckanstieg, gesteigerter Schweißsekretion und maschineller Atmung.

Bulbärhirnsyndrom

Beim Bulbärhirnsyndrom sind auch die Pons weitgehend und die Medulla oblongate z. T. ausgefallen. Typisch sind eine tiefe Bewusstlosigkeit, reaktionslose, maximal weite Pupillen, die Augäpfel sind meist leicht divergent. Es besteht eine Areflexie, es treten auch keine pathologischen Reflexe und keine Enthirnungsstarre mehr auf. Es kommt zu einer zentralen vegetativen Lähmung mit Bradykardie, Blutdruckabfall und Atemstillstand. Die Prognose ist infaust, es besteht ein fließender Übergang zum Hirntod (s. S. 447).

Kloni

Im Rahmen einer gesteigerten Reflexaktivität können eventuell sog. Kloni (wiederholte Reflexaktivitäten) ausgelöst werden. Wird die Patella (zwischen Daumen und Zeigefinger) ruckartig nach kaudal geschoben und festgehalten, können evtl. wiederholte Reflexaktivitäten ausgelöst werden. Erschöpfliche Kloni (Patellarkloni) sind nur bei Seitendifferenz pathologisch. Unerschöpfliche Kloni sind stets Ausdruck einer Pyramidenbahnschädigung. Der sog. Fußklonus ist evtl. folgendermaßen auszulösen: Bei leicht gebeugtem Knie wird der Fuß ruckartig dorsalflektiert, wodurch evtl. wiederholte Kontraktionen der Wadenmuskulatur ausgelöst werden können.

Rigor

Rigor ist charakteristisch für eine Schädigung des extrapyramidal-motorischen Systems. Bei passiver Bewegung liegt ein gleichmäßiger, „wächserner" Widerstand (oft mit Zahnradphänomen) vor. Ursache ist eine die Agonisten und Antagonisten betreffende erhöhte Grundspannung der Skelettmuskulatur.

Spastik

Spastik ist durch einen federnden Dehnungswiderstand gekennzeichnet. Ursächlich kommt vor allem eine Schädigung der Pyramidenbahn in Frage. Bei passiver Überdehnung kann dieser Widerstand evtl. plötzlich völlig zusammenbrechen. Zusätzlich liegen gesteigerte und pathologische Reflexmuster vor.

Nackensteifigkeit

Tritt bei einem Patienten Nackensteifigkeit (oft in Kombination mit Fieber) auf, muss an eine Meningitis oder eine subarachnoidale Blutung gedacht werden. Zur Prüfung auf Nackensteifigkeit wird versucht, den Kopf des Patienten anzuheben (bei Verdacht auf eine Halswirbelsäulenverletzung ist dies jedoch nicht erlaubt). Gegebenenfalls ist eine entsprechende Antibiotikatherapie (nach vorheriger Liquorpunktion zur Diagnosesicherung) durchzuführen.

Apparatives Monitoring

Arterielle Blutdruckmessung

Der arterielle Mitteldruck sollte im Normbereich, also bei etwa 90 mmHg, liegen. Ein plötzlicher Blutdruckanstieg, evtl. in Kombination mit Herzrhythmusstörungen oder Bradykardie, kann Zeichen eines Cushing-Reflexes sein und erfordert eine sofortige Therapie (s. S. 267).

Herzfrequenz

Eine plötzliche Bradykardie mit Blutdruckanstieg lässt einen Cushing-Reflex vermuten (s. S. 267).

Messung des zentralen Venendrucks

Siehe Abschnitt „Legen eines zentralen Venenkatheters" auf S. 183.

Regelmäßige Kontrolle der arteriellen Blutgaswerte

Siehe Abschnitt „Die blutige arterielle Druckmessung" auf S. 188.

Kontrolle der Beatmungsparameter

Häufig wird bei Verdacht auf einen erhöhten intrakraniellen Druck eine mäßige kontrollierte Hyperventilation durchgeführt (s. S. 270). Innerhalb von ca. 24 Stunden scheint es jedoch hierbei zu Adaptationsvorgängen zu kommen, sodass nach neueren Erkenntnissen eine längerfristige kontrollierte Hyperventilation die Prognose des Patienten vermutlich nicht verbessert.

Beurteilung der Blutzuckerkonzentration

Durch regelmäßige Bestimmung der Blutzucker- und Urinzuckerkonzentration können Hyperglykämie und Glukosurie mit vermehrter Diurese (Zuckerdiurese) erkannt und durch Reduktion der Glukoseinfusionen oder durch Insulingaben therapiert werden (s. S. 365). Größere Schwankungen der Blutzuckerkonzentration sind vor allem bei Verdacht auf einen erhöhten intrakraniellen Druck unerwünscht.

Messung des intrakraniellen Drucks

Werte bis 15 mmHg werden als normal, bis 30 mmHg als erhöht und über 30 mmHg als stark erhöht bezeichnet. Intrakranielle Drücke von mehr als 20 mmHg sollten therapeutisch angegangen werden.

Aus der Differenz des mittleren arteriellen Drucks (MAP) und des intrakraniellen Drucks (ICP) kann der zerebrale Perfusionsdruck errechnet werden:
$$CPP = MAP - ICP \text{ (s. S. 266).}$$

Kurzfristige ICP-Anstiege, z.B. während des Hustens, sind physiologisch. Entscheidend ist der rasche Rückgang auf den Ausgangswert. Bei bereits vorbestehendem hohen ICP kann jedoch durch den Hustenakt eine kritische ICP-Steigerung, evtl. mit Einklemmung (s. S. 267), provoziert werden. In kritischen Fällen ist deshalb vor dem endotrachealen Absaugen die intravenöse Gabe eines Barbiturates (z.B. Thiopental) gerechtfertigt.

Zur Messung des intrakraniellen Drucks eignen sich:

● Ventrikelkatheter:
Nach Anlegen eines frontalen Bohrlochs wird ein Katheter in den ersten oder zweiten Hirnventrikel (Seitenventrikel) eingeführt. Über einen Ventrikelkatheter kann der Liquordruck im Seitenventrikel gemessen werden, gegebenenfalls kann Liquor abgelassen bzw. zu Untersuchungszwecken entnommen werden. Die Gefahr besteht vor allem darin, dass diese Katheter leicht verlegt oder infiziert werden können.

● epidurale Drucksonde:
Nach Anlegen eines frontalen Bohrlochs wird ein Druckaufnehmer zwischen Knochen und harter Hirnhaut eingesetzt. Da die Dura intakt bleibt, ist das Infektionsrisiko relativ gering. Häufig kommt es jedoch bei diesem Messverfahren zu Fehlmessungen, die evtl. zu nicht indizierten therapeutischen Maßnahmen veranlassen.

● intraparenchymatöse Messung (Camino-Sonde):
Hierbei wird eine optisch arbeitende Drucksonde ca. 4 cm tief in das Hirngewebe eingeführt. Diese Sonden messen sehr genau. Komplikationen scheinen relativ selten zu sein.

Kapnometrische Überwachung
Siehe kontrollierte Hyperventilation, S. 270.

Sättigung im Bulbus venae jugularis
In den letzten Jahren wird vor allem bei Patienten mit schwerem SHT eine Messung der Sauerstoffsättigung im Bulbus venae jugularis empfohlen. Hierzu wird ein Spezialkatheter über die Vena jugularis interna eingeführt und nach kranial bis zur knöchernen Schädelbasis geschoben, wo sich eine Erweiterung der Vene (der Bulbus venae jugularis) befindet. Über einen fiberoptisch arbeitenden Katheter kann kontinuierlich die Sauerstoffsättigung gemessen werden. Fällt die Durchblutung des Gehirns ab (z.B. wegen Blutdruckabfalls oder zu starker Hyperventilation mit massiver zerebraler Vasokonstriktion), dann nimmt die jugularvenöse Sauerstoffsättigung ($S_{vj}O_2$) ab. Ein Abfall unter ca. 55% ist pathologisch (Normalwert: ca. 65%).
(Siehe auch: Spezielle Krankheitsbilder: ZNS, S. 443)

Überwachung der Urinausscheidung

Die übermäßige Ausscheidung eines wasserklaren Urins lässt einen Diabetes insipidus vermuten. Ursache ist meist eine verletzungsbedingte Verminderung der zerebralen Sekretion des **anti**diuretischen **H**ormons (ADH). Das spezifische Uringewicht liegt hierbei unter 1004 g/l. Oftmals limitieren sich solche Phasen eines Diabetes insipidus von selbst. In diesen Fällen ist es wichtig, die Flüssigkeits- und Elektrolytverluste zu ersetzen. Dauert ein Diabetes insipidus längere Zeit an, dann sollte ein dem ADH (antidiuretisches Hormon) verwandtes Hormon (z.B. Desmopressin [Minirin®] oder Argipressin [Pitressin®]) appliziert werden.
(Siehe auch: Spezielle Krankheitsbilder: Niere, S. 439)

Weitere Überwachungsmaßnahmen

Außerdem ist darauf zu achten, dass die Natrium- und Kaliumplasmakonzentrationen im Normbereich liegen. Die Körpertemperatur sollte nicht erhöht sein (regelmäßige Tempera-

Tab. 7.7 Häufig bestimmte Laborwerte (Normalwerte). Auf Beschluss der Bundesärztekammer sind inzwischen Bestimmungen von Enzymaktivitäten bei 37 °Celcius durchzuführen. (Bisher Messungen meist bei 25 °Celcius). Daher gelten z. T. neue Referenzbereiche (*).

Parameter	Normalwerte	Veränderungen
Leukozyten	4 000–10 000/mm^3	erhöht bei Infektionen
Thrombozyten	150 000–300 000/mm^3	erniedrigt bei starker Blutung, Schock, Sepsis
Kalium	3,5–5 mmol/l	erhöht bei Niereninsuffizienz, Azidose; erniedrigt bei Alkalose, Diuretikatherapie, Hypothermie
Quickwert; (INR)	70–100 %; (1,24–1,0)	erniedrigt bei Marcumartherapie, Leberinsuffizienz
PTT (partielle Thromboplastinzeit)	23–38 s	verlängert bei Heparin-Therapie, bei Vollheparinisierung wird der 2- bis 3fache Wert angestrebt
Fibrinspaltprodukte	< 10 mg/l	erhöht bei Verbrauchskoagulopathie
Laktat	1–1,8 mmol/l	erhöht bei Gewebshypoxie, Schock
Kreatinin	< 110 µmol/l, bzw. < 1,2 mg/dl	erhöht bei Niereninsuffizienz
Harnstoff	2,5–6,7 mmol/l bzw. 15–40mg/dl	erhöht bei Katabolie und Niereninsuffizienz
Lipase	< 60 U/l*	erhöht bei Pankreatitis
Alpha-Amylase	Serum: < 100 U/l* Urin: < 460 U/l*	erhöht bei Pankreatitis
CK (Kreatinkinase)	Männer: < 170 U/l* Frauen: < 142 U/l*	erhöht bei Herzinfarkt und Muskeltrauma
CK-MB (herzspezifische Kreatinkinase)	< 24 U/l*	erhöht bei Herzinfarkt
HBDH (SLDH$_1$)	72–182 U/l*	erhöht bei akutem Myokardinfarkt
Troponin T	< 0,1 ng/ml	erhöht bei Herzinfarkt
Myoglobin (im Serum)	Männer: < 75 ng/ml Frauen: < 65 ng/ml	erhöht bei Herzinfarkt
Gesamteiweiß	6,5–8,5 g/l	vermindert bei Katabolie, nephrotischem Syndrom
Indirektes Bilirubin	< 12,7 µmol, bzw. < 0,8 mg/dl	erhöht bei Hämolyse
Direktes Bilirubin	< 5,1 µmol/l, bzw. < 0,3 mg/dl	erhöht bei Gallenwegsverschlüssen, schwerer Leberschädigung
Alkalische Phosphatase	Männer: 40–129 U/l* Frauen: 35–104 U/l*	erhöht bei Gallenwegsverschlüssen
CRP (C-reaktives Protein)	< 0,5 mg/dl	erhöht bei akuter oder chronischer entzündlicher Erkrankung
Plasmakonzentration von Medikamenten: z. B. Antibiotika, Bronchodilatatoren, Digitalis		therapeutischer/toxischer Bereich?

turkontrolle wegen der Möglichkeit eines ze-rebral bedingten Fiebers), der Hämatokritwert sollte etwa bei 30–35 % liegen.

Auf möglichen Blut- oder Liquoraustritt aus Nase und Ohren ist zu achten, was auf eine Schädelfraktur hinweisen kann. Ob es sich um Liquor oder ein anderes Sekret handelt, kann mit einem Glukose-Stick erfasst werden (Zuckerkonzentration im Liquor ca. 30–50 % der Blutzuckerkonzentration).

Wichtig ist eine besonders schonende Pflege des Patienten. Bei **erhöhtem intrakraniellen Druck** sollte der Patient nur auf dem Rücken gelagert werden. Der Oberkörper ist zur Optimierung des venösen Blutabflusses aus dem Gehirn leicht (bis ca. 30°) anzuheben. Der Kopf muss in Neutralstellung gelagert werden. Insbesondere beim Betten oder beim endotrachealen Absaugen des Patienten kann es zu erheblichen intrakraniellen Drucksteigerungen kommen. Häufig empfiehlt es sich, vor solchen Maßnahmen prophylaktisch z.B. Fentanyl oder ein Barbiturat zu injizieren, um eine Stressreaktion zu vermindern.

Bezüglich der Lagerung dieser Patienten ist zu beachten, dass keine Spitzfußprophylaxe durchgeführt werden soll, da durch das Anbringen eines Fußbrettes Streckmuster und die Gefahr eines ICP-Anstieges begünstigt werden.

Überwachung der gastrointestinalen Funktion

Es sind eine sorgfältige
- Inspektion (Umfangsänderung?)
- Perkussion (luftgefüllte Darmschlingen, Meteorismus?)
- Palpation (Abwehrspannung? Aszites?)
- Auskultation (Darmgeräusche?)
- Ausscheidungskontrolle

durchzuführen (siehe auch Stressulkusprophylaxe, S. 409).
(Siehe auch : Spezielle Krankheitsbilder: Abdomen, S. 447)

Überwachung der Laborparameter

Je nach zugrunde liegender Erkrankung sind evtl. die in Tabelle 7.7 aufgeführten Parameter bzw. die Blutgase (s. S. 380) oder der Säure-Basen-Haushalt (s. S. 376) zu kontrollieren.

7.7 Pflege des Intensivpatienten

Allgemeine Bemerkungen

Die Körperpflege stellt ein menschliches Grundbedürfnis dar, dem der Intensivpatient jedoch nicht selbst nachkommen kann. Die Durchführung einer angemessenen Körperpflege ist eine wichtige Aufgabe des Pflegepersonals. Ziel hierbei ist es nicht nur, die Haut zu reinigen, sondern auch ihre Schutzfunktion aufrechtzuerhalten und damit das Risiko von Infektionskrankheiten zu minimieren. Darüber hinaus wird über die Körperpflege (Berührung) das Wohlbefinden des Patienten gefördert.

Der pflegerische Aufwand muss an den individuellen Bedürfnissen des Patienten orientiert werden. Hierzu ist ein Pflegeplan zu erstellen, der wiederholt an den aktuellen Zustand des Patienten anzupassen ist. Ziel muss es sein, den Patienten in seiner Ganzheitlichkeit zu verstehen und zu betreuen.

Stets ist darauf zu achten, dass der Patient während der pflegerischen Maßnahmen nicht gefährdet wird, dass z.B. weder liegende Katheter noch Drainagen versehentlich dislozieren. Mögliche Lagerungseinschränkungen (z.B. wegen eventueller Frakturen) sind zu beachten. Bei einer Seitenlagerung des Patienten muss verhindert werden, dass der Patient aus dem Bett fällt. Werden während der Körperpflege irgendwelche Besonderheiten erkannt, so müssen diese dem betreuenden Arzt mitgeteilt und dokumentiert werden. Entsprechende hygienische Maßnahmen sind zu beachten (s. S. 408).

Vor der Durchführung pflegerischer Maßnahmen muss der Patient in leicht verständlichen Worten über die geplanten Maßnahmen informiert werden. Wichtig ist, dass der Patient während pflegerischer Maßnahmen keine Schmerzen erleidet. Gegebenenfalls muss – z.B. vor der Durchführung einer notwendigen Lagerungsmaßnahme – ein Analgetikum verabreicht werden.

Hautpflege

Ziel der Hautpflege muss neben der allgemeinen Reinigung vor allem auch die Infektionsprophylaxe, die Anregung der Hautdurchblutung und damit eine Dekubitusprophylaxe (s. u.) und eine Kreislaufaktivierung sein.

Normalerweise sollte einmal pro Tag eine Ganzkörperwäsche durchgeführt werden. Starke Verunreinigungen durch Kot, Urin, Blut oder Sekret müssen stets umgehend entfernt werden, um eine Schädigung der Haut oder z.B. eine Pilzbesiedelung zu vermeiden. Auch durchgenässte Verbände und Wäsche sind sofort zu wechseln. Anstatt Seife sollte hierzu eine hautfreundliche Waschlotion eingesetzt werden, die den natürlichen Säureschutzmantel und die Normalflora der Haut (natürliche Keime wirken als Platzhalter) erhält. Bei fieberhaften Patienten kann für die Hautwaschung nur gering erwärmtes Wasser verwendet werden. Anschließend muss die Haut, im Rahmen der Intertrigoprophylaxe (s. u.) vor allem in den Hautfalten, gut getrocknet werden. Trockene Haut sollte mit einer Creme (Wasser in Öl) oder mit Öl (das auf einen nassen Handschuh gegeben wird) gepflegt werden. Vor operativen abdominalchirurgischen Eingriffen ist eine gründliche Nabelpflege besonders zu beachten. Bei der täglichen Hautpflege ist gleichzeitig eine detaillierte Hautinspektion durchzuführen.

Eine Waschung sollte auch immer einen Beziehungsaufbau zwischen Patient und Personal zulassen und sollte an das individuelle Befinden des Patienten angepasst werden. So kann ein unruhiger oder ängstlicher Patient eine **„beruhigende"** Waschung erhalten, bei der mit 37–40 °C warmem Wasser ohne weitere (ablenkende) Waschzusätze im Haarstrich vom Rumpf ausgehend bis zu den Extremitäten hin gewaschen und getrocknet wird. Dabei sollten eine ruhige Atmosphäre und großflächige, sichere Berührungen durch das Personal die Wirkung unterstützen. Umgekehrt kann ein passiver oder somnolenter Patient dadurch aktiviert werden, dass er eine **„anregende"** Waschung mit Wasser, das 10 °C kühler als die Körpertemperatur ist, erhält und dass er entgegen dem Haarstrich vom Rumpf zu den Extremitäten gewaschen und getrocknet wird. Durch Verwendung patienteneigener und damit vertrauter Waschzusätze und Materialien können diese Wirkungen verstärkt werden.

In allen Fällen kann das deutliche Nachfahren von Körperkonturen mit dem Waschlappen dem Patienten helfen, seinen Körper bewusst wahrzunehmen. Das Körpergefühl geht vor allem bei Langzeitpatienten, die stärker sediert werden, häufig verloren.

Haarpflege

Ziel der Haarpflege muss neben der Entfernung von Fetten und eventuellen Körpersekreten vor allem auch die Infektions- und Dekubitusprophylaxe sein.

Etwa einmal pro Woche sollten dem Patienten die Haare gewaschen werden (individuelle Handhabung, je nach Beschaffenheit der Kopfhaut und möglichen Verletzungen). Vor allem in langen Haaren sammeln sich Verunreinigungen und Keime. Für liegende Patienten können spezielle Haarwaschbehälter benutzt werden, um ein Nasswerden des Bettes zu vermeiden.

Bei jeder Ganzkörperpflege sollten die Haare gekämmt werden, um ein Verfilzen zu verhindern, die Durchblutung der Kopfhaut anzuregen und um die Kopfhaut auf Druckstellen oder andere Veränderungen hin zu untersuchen. Lange Haare sollten zusammengebunden werden. Um Druckschäden zu vermeiden, sollten solche Haarbündel aber so platziert werden, dass sie bei der Lagerung nicht unter, sondern neben dem Kopf zu liegen kommen.

Augenpflege

Ziel der Augenpflege muss es sein, Sekrete und Salbenreste zu entfernen und vor allem eine Austrocknung und Ulzeration der Hornhaut (eventuell mit Sehverlust) zu verhindern. Ein weiteres Ziel der Augenpflege ist die Infektionsprophylaxe.

Vor allem bei sedierten Patienten kommt es aufgrund des fehlenden Lidschlags und aufgrund einer mangelnden Anfeuchtung der Hornhaut (die durch Osmose ernährt wird) zu einer geringeren Reinigungswirkung in Richtung der Augeninnenwinkel, zu einer verminderten antibakteriellen Wirkung der Tränenflüssigkeit und zu einer Aufhebung des schützenden, reflexartigen Lidschlags beim Berühren der Wimpern.

Zur Reinigung der Augen sind die Augenlider von außen zur Nasenwurzel hin mit einem feuchten (mit NaCl 0,9% getränkten) sterilen Tupfer vorsichtig abzuwischen. Bereits ein regelmäßiges stärkeres Aufdrücken auf das geschlossene Augenlid beim Entfernen von Verunreinigungen führt zu Hornhautschäden! Unter Umständen kann auch eine Augenspülung vorgenommen werden. Hierbei kann das Auge mit steriler NaCl 0,9% von außen zur Nasenwurzel hin ausgespült werden. Eventuelle Rückstände alter Augensalbe sind zu entfernen. Nach Durchführung der Augenpflege sollte in den unteren Bindehautsack neue Augensalbe (z.B. Bepanthen® Salbe nachts, Coliquifilm® tagsüber) eingebracht werden. Hierzu ist das untere Augenlid mit dem Zeigefinger etwas nach unten zu ziehen. Bei nicht vollständig geschlossenen Augen müssen die Augenlider gegebenenfalls mit einem (hautfreundlichen, schwach klebenden) Pflasterstreifen verschlossen werden. Die Augenpflege sollte einmal pro Schicht unter sterilen Bedingungen erfolgen.

Es sollte geklärt werden, ob der Patient z.B. Kontaktlinsen oder eine Augenprothese trägt.

Insbesondere bei verunfallten Patienten kann dies übersehen werden. Ein evtl. vorhandenes Glasauge sollte einmal pro Tag entfernt und (genauso wie die Augenhöhle) mit physiologischer Kochsalzlösung gereinigt werden.

Mundpflege

Ziele der Mundpflege sind neben der Entfernung von Zahnbelägen und Sekreten im Mund- und Rachenraum vor allem die Infektions- und Aspirationsprophylaxe. Beim oral intubierten Patienten ist auch die Dekubitusprophylaxe ein wichtiges Ziel der Mundpflege.

Beim Intensivpatienten ist mindestens einmal pro Schicht eine sorgfältige Mundpflege durchzuführen. Je nach Quick-Wert/INR sollte eine härtere oder besonders weiche Zahnbürste verwendet werden. Nach Verletzungen oder Operationen im Mund-Rachen-Bereich ist individuell zu klären, inwieweit mundpflegerische Maßnahmen ergriffen werden dürfen. Eventuelle Sekrete müssen aus dem Mund-Rachen-Bereich mit einem sterilen Katheter abgesaugt werden, um eine Aspiration im Falle eines nicht ausreichend geblockten Cuffs und um eine Schleimhautreizung und Kariesbildung durch aggressive Speichelbestandteile zu vermeiden. Danach kann bei intubierten Patienten die Mundhöhle durch gleichzeitiges Spülen und Absaugen oder durch Auswischen von Zungenober- und -unterfläche, Gaumen sowie Wangentaschen (mit einer um den Finger gewickelten feuchten Kompresse) gereinigt werden.

Die Mundhöhle muss täglich mithilfe eines Spatels und einer Lampe inspiziert werden. Sie muss auf eventuelle Veränderungen, wie z.B. eine Pilzinfektion durch den Pilz Candida albicans (Soor) mit den typischen grauweißen fleckigen Schleimhautbelägen, auf schmerzhafte, bis linsengroße Schleimhautdefekte mit festhaftenden Belägen und zentralem Defekt (**Aphten**) und eine generalisierte Entzündung und Schwellung der Mundschleimhaut (**Stomatitis**) kontrolliert werden. Daneben ist auf Ulzerationen oder eine manchmal auftretende

Entzündung der Ohrspeicheldrüse (**Parotitis**) zu achten. Eine Ohrspeicheldrüsenentzündung führt zu einer Schwellung vor dem Ohr, zu einer Einschränkung der Kieferbeweglichkeit und zu Schmerzen. Da tief sedierte oder komatöse Patienten nicht kauen und damit keine regelmäßige Speichelproduktion und -abgabe haben, ist die Gefahr einer Parotitis erhöht. Durch Einmassieren von z. B. Vitamin-C-haltiger Paste im Bereich der Speicheldrüsenausführungsgänge (zwischen Lippen und oberer seitlicher Zahnreihe) oder durch Massage der Ohrspeicheldrüsen vor den Ohren kann der Speichelfluss angeregt werden.

Zusätze zu Mundspüllösungen sind nur bei gereizter Schleimhaut anzuwenden. Es können desinfizierende, anästhesierende oder anfeuchtende Zusätze verwendet werden. Bei intakter Schleimhaut genügt das Reinigen mit Wasser oder Tee. Zur Steigerung des Wohlbefindens und zur Aktivierung kann der Mundraum des Patienten zwischendurch auch mit Zusätzen ausgewischt werden, die der Patient gerne mag (z. B. Orangensaft, Bier).

Bei oral intubierten Patienten ist einmal pro Schicht die Tubusfixierung zu lösen, Pflasterrückstände sind mit Wundbenzin zu entfernen, und der Tubus ist im anderen Mundwinkel erneut sorgfältig zu fixieren, um Druckstellen zu verhindern (Cave: Dislokation des Tubus). Trockene Lippen sind einzufetten.

Nasenpflege

Ziele der Nasenpflege sind neben der Entfernung von Borken und Sekreten vor allem die Infektions- und Aspirationsprophylaxe. Bei nasal intubierten Patienten ist auch eine Dekubitusprophylaxe wichtig.

Die Nasenpflege sollte mindestens dreimal pro Tag durchgeführt werden. Durch vorsichtiges Absaugen von Sekreten durch den unteren Nasengang mittels eines sterilen Katheters (je Nasenloch einen neuen Katheter, wegen der Gefahr der Keimverschleppung) wird einer Entzündung der Nebenhöhlen (**Sinusitis**) und einer Aspiration von Sekreten (bei unzureichend geblocktem Tubus) vorgebeugt. Der

Absaugkatheter ist hierbei bis in den Rachen vorzuschieben. Danach sind die Naseneingänge mit Panthenol-getränkten Tupfern zu reinigen. Falls der Patient nasal intubiert ist oder über eine Magensonde verfügt, müssen die entsprechenden Pflaster bei Verunreinigung oder mangelnder Klebekraft vorsichtig entfernt werden. Zur Beseitigung eventueller Klebstoffrückstände kann Wundbenzin verwendet werden. Anschließend ist wieder eine sorgfältige Fixierung vorzunehmen. Dabei ist darauf zu achten, dass der Endotrachealtubus und eine eventuell vorhandene Magensonde nicht dislozieren und dass die Schläuche keinen Druck oder Zug auf die umliegende Haut und den Knorpel ausüben, um Ulzerationen zu verhindern. Gegebenenfalls sind Tubus oder Magensonde vor dem Fixieren mit einem Stück Schaumstoff abzupolstern. Es ist zu kontrollieren und dokumentieren, wie tief der Endotrachealtubus und die Magensonde eingeführt sind.

Ohrenpflege

Ziel der Ohrenpflege ist es, Ohrmuscheln und äußeren Gehörgang zu reinigen und damit eine Verstopfung des Gehörgangs durch Ansammlung von Ohrenschmalz zu verhindern. Werden zur Reinigung feuchte Watteträger verwendet, dann ist ein zu tiefes Eindringen in den äußeren Gehörgang unbedingt zu vermeiden, um eine Verletzung des Trommelfells auszuschließen. Bei Patienten mit einem Schädel-Hirn-Trauma ist nach eventuellen Blut- oder Liquorspuren im Ohr zu suchen.

Nagelpflege

Ziele der Nagelpflege sind die Reinigung, die Infektions- und Verletzungsprophylaxe.

Da sich besonders unter langen Finger- und Zehennägeln Verunreinigungen und Keime ansammeln, sollte unter den Nägeln eine regelmäßige Reinigung stattfinden. Aus ästhetischen Gründen und um eine Selbstverletzung des Patienten oder eine Verletzung des Personals zu vermeiden, sollten Nägel auch nach Bedarf geschnitten werden. Dabei ist das Entfernen überschüssiger Hornhaut zu unterlassen. Dadurch können Verletzungen und Eintrittspforten für Keime entstehen. Bei Patienten mit Diabetes mellitus oder arterieller Verschlusskrankheit ist vor allem bei der Fußpflege besondere Vorsicht geboten und gegebenenfalls ist eine fußpflegerische Behandlung hinzuzuziehen. Bereits bei kleinsten Verletzungen können schlecht heilende Wunden entstehen.

Wechsel der Bettwäsche

Zumindest einmal pro Tag sollte die Bettwäsche aus Gründen der Reinigung, der Dekubitusprophylaxe (Kontakt mit Sekreten) und Infektionsprophylaxe vollständig gewechselt werden. Es bietet sich an, dies im Zusammenhang mit der Ganzkörperpflege vorzunehmen. Zusätzlich ist bei jeder Verunreinigung mit Körpersekreten (also auch nach starkem Schwitzen, z. B. bei Fieber) ein Wechsel der Bettwäsche durchzuführen. Beim Wäschewechsel ist sorgfältig darauf zu achten, dass weder der Endotrachealtubus noch intravenöse oder arterielle Katheter, Thoraxdrainagen, der Blasenkatheter oder sonstige Schläuche dislozieren. Für den Wechsel der Bettwäsche und die dafür notwendigen Lagerungsmanöver sind meist zwei Personen notwendig.

7.8 Prophylaktische Maßnahmen

Der Intensivpatient ist durch eine Reihe von Komplikationsmöglichkeiten gefährdet. Daher sind vorbeugende (prophylaktische) Maßnahmen wichtig, wie zum Beispiel:
- Dekubitusprophylaxe
- Intertrigoprophylaxe
- Infektionsprophylaxe
- Thromboseprophylaxe
- Stressulkusprophylaxe

- Kontraktur- und Spitzfußprophylaxe
- Pneumonieprophylaxe und Prophylaxe lagebedingter pulmonaler Probleme

Dekubitusprophylaxe

Bei längerfristigem, stärkerem Druck auf bestimmte Hautpartien droht (evtl. schon innerhalb weniger Stunden) aufgrund einer Komprimierung der ernährenden Haut- und Unterhautgefäße eine Minderdurchblutung (**Ischämie**) mit Gewebsschädigung (Dekubitus oder „Wundliegen").

Ein Dekubitus droht insbesondere bei immobilisierten, stark sedierten oder komatösen Intensivpatienten. Auch Patienten mit schlechter Kreislaufsituation (v. a. Zentralisation) und/oder Katecholamintherapie (v. a. Noradrenalin) neigen aufgrund der geringen Hautdurchblutung bzw. der Vasokonstriktion (mit Mikrozirkulationsstörungen) zu Dekubitalulzera. Weitere **Risikofaktoren** für die Entstehung lagebedingter Ulzerationen sind Immobilisation, Sensibilitätsstörungen, reduzierter Allgemeinzustand, Durchblutungsstörungen, Fieber und Inkontinenz.

Besonders **gefährdete Körperregionen** sind
- Körperbereiche, bei denen der Knochen bzw. Knorpel direkt unter der Haut liegt:
  - Trochanter major
  - Innenseiten der Knie
  - Fersen
  - Fußknöchel
  - Kreuzbein
  - Ellenbogen
  - Schulterblätter
  - Wirbelsäule
  - Hinterkopf
  - Ohrmuscheln
- Körperbereiche, die mit Drainagen bzw. Schläuchen in Kontakt kommen:
  - Nasenflügel (nasal eingeführte Magensonde oder nasotrachealer Tubus)
  - Mundwinkel (orotrachealer Tubus)

– Hautpartien, die z.B. auf Plastik aufliegen und bei der Lagerung nicht ausreichend unterpolstert wurden

Wie stark ein Patient gefährdet ist, einen Dekubitus zu erleiden, kann anhand des Punktesystems der Norton-Skala abgeleitet werden. In der so genannten Norton-Skala werden Motivation/Kooperation, Alter, Hautzustand, Zusatzerkrankungen, körperlicher Zustand, geistiger Zustand, Aktivität, Beweglichkeit und Inkontinenz punktemäßig (jeweils 1, 2, 3 oder 4 Punkte) eingestuft. Besonders gefährdet sind dabei Patienten mit mangelnder Kooperationsbereitschaft, fortgeschrittenem Alter, geschädigtem Hautzustand, Zusatzerkrankungen, schlechtem körperlichen Zustand, reduziertem geistigem Zustand, Inaktivität, eingeschränkter Beweglichkeit und Inkontinenz.

Zeichen eines Dekubitus sind:

- Hautrötung bei intakter Haut, die nach Druckentlastung nicht sofort verschwindet (Grad I)
- Hautdefekt und Blasenbildung (Grad II)
- tiefreichender Defekt unter Beteiligung von Haut, Weichteilen, Muskeln, Sehnen, Bändern und Faszien (Grad III)
- Nekrose, evtl. mit Knochenbeteiligung und Bildung einer Osteomyelitis (Grad IV)

Zu den **vorbeugenden Maßnahmen** gehören neben der eventuellen Ausschaltung der Risikofaktoren vor allem die Druckentlastung, die Durchblutungssteigerung sowie die Pflege und der Schutz der Haut.
Um stärkeren Druck auf bestimmte Körperteile und damit Druckschäden zu verhindern, müssen zur **Druckentlastung** neben dem konsequenten Lagewechsel eventuelle Hilfsmittel zur Weichlagerung wie Felle, Kissen, Schaumstoffe, Wasser- oder Gelkissen, Luftringe, Antidekubitusmatratzen und ganze Spezialbetten eingesetzt werden. Für den Kopf sollten keine Wasserkissen oder Luftringe, sondern es sollten spezielle Kopfschalen (Headcare) zur Superweichlagerung verwendet werden. Liegt bereits ein Dekubitus vor, müssen die entsprechenden Hautpartien frei (!) gelagert werden.

Zur **Steigerung der Hautdurchblutung** eignen sich neben regelmäßigem Waschen und stärkerem Abfrottieren Maßnahmen wie regelmäßige Einreibungen, Abklopfen und Massieren gefährdeter Regionen oder gelegentliches Unterlegen eines faltenfreien Frotteehandtuchs.
Für **Pflege und Schutz der Haut** sind vor allem die Maßnahmen der Körperpflege und das Trockenhalten von Haut bzw. Wäsche sehr wichtig. Bleibt ein Patient trotz aller Maßnahmen inkontinent, so ist neben der Anlage eines Blasenkatheters eventuell der Einsatz eines so genannten Fäkalkollektors indiziert, der um den Anus herum aufgeklebt wird, den Stuhlgang in einem Beutel auffängt und den Kontakt der Haut mit dem Sekret verhindert.

Grundsätze der Druckentlastung:
Mobilisation
Weichlagern
Hohllagern
Umlagern
Superweichlagern

Auf die **Dekubitusbehandlung** wird im Abschnitt über die Wundversorgung eingegangen (s. S. 424).

Intertrigoprophylaxe

Der Begriff „Intertrigo" bezeichnet das Wundwerden in Körperfalten. Die Ursache ist das Haut-auf-Haut-Liegen, was zu Reibung und Feuchtigkeitsansammlung führt. Als Folge kann es zur Aufquellung bzw. Erweichung (Mazeration) der Haut und zu sekundären Infektionen, bevorzugt mit Candida albicans, kommen.

Bevorzugte Stellen sind die Körperfalten unter den Brüsten, in der Leistenregion, die Bauchfalten und die Analfalte. Besonders betroffen sind adipöse Patienten.
Zur **Prophylaxe** zählt in erster Linie das peinliche Trockenhalten der gefährdeten Hautbe

zirke. Das bedeutet gründliches Abtrocknen nach dem Waschen sowie Einlegen und regelmäßiges Auswechseln von Kompressen, die den Körperschweiß aufsaugen.

Zur **Behandlung** bereits entzündeter Hautfalten bzw. Hautdefekte gehören (je nach Wundabstrich) desinfizierende Maßnahmen, evtl. die Pflege mit speziellen Heilsalben und das konsequente Trockenhalten. Alternativ können Hydrokolloidverbände (s. S. 423) zum Einsatz kommen, soweit keine Sekundärinfektion vorliegt.

Infektionsprophylaxe

Allgemeine Bemerkungen

Intensivpatienten sind normalerweise aufgrund ihrer schweren Erkrankungen geschwächt, weisen eine verminderte Immunabwehr sowie zahlreiche Wunden und künstlich geschaffene Eintrittspforten (z. B. Katheter) auf. Dadurch sind sie gefährdet, im Krankenhaus zusätzlich eine Infektion (nosokomiale Infektion) zu erwerben (Häufigkeit: ca. 27 %). **Nosokomiale Infektionen** äußern sich vor allem in Harnwegs-, Atemwegs- und Wundinfektionen oder einer Sepsis (s. S. 457).

Nosokomiale Infektionen werden begünstigt durch Diabetes mellitus, Therapie mit Steroiden oder Zytostatika, Karzinomerkrankung, Mangelernährung, Verbrennung, eine ausgedehnte Operation oder schwere Verletzung, sehr junges oder sehr hohes Alter (Frühgeborene, Greise). Erleidet ein Patient aufgrund einer bestehenden Grunderkrankung oder einer das Immunsystem schwächenden Therapie eine Infektion, so wird auch von einer **Sekundärinfektion** gesprochen.

Um die Gefahr nosokomialer Infektionen zu minimieren, müssen von allen patientenbetreuenden Personen entsprechende hygienische Regeln beachtet werden.

Nosokomiale Infektionen sind in den letzten Jahren zu ca. 50 % durch **gramnegative Bakterien** (z. B. Escherichia coli, Klebsiella, Pseudomonas, Enterobakter) und zu ca. 50 % durch grampositive Bakterien bedingt. Ein besonderes Problem von nosokomialen Infektionen besteht darin, dass es sich hierbei häufiger um (grampositive) Bakterienstämme handelt, die gegen mehrere Antibiotika resistent sind. Ursache einer solchen **(Methicillin-)Resistenz** ist die häufige Anwendung von Antibiotika, wodurch es zur Selektion von antibiotikaresistenten Keimen kommt. (Öfters wird auch von multi-resistenten Keimen gesprochen). Patienten, die mit einem solchen methicillin-(multi-)resistenten Keim (z. B. **M**ethicillin-[multi-]**r**esistenter **S**taphylococcus **a**ureus = MRSA) infiziert sind, müssen isoliert werden und sind unter strengsten hygienischen Maßnahmen zu pflegen, um eine Keimübertragung auf andere Patienten zu verhindern.

Die eine nosokomiale Infektion verursachenden Bakterien stammen meist (zu 40–50 %) aus dem Gastrointestinaltrakt des Patienten. Eine weitere wichtige **Infektionsquelle** für nosokomiale Infektionen ist die mit unphysiologischen Bakterien besiedelte Haut. Führen Bakterien, die vom Patienten selbst stammen, zu einer Infektion, dann wird von einer **Autoinfektion** gesprochen. Häufig kommt es zur Übertragung von Infektionskeimen von einem Patienten auf einen anderen. Ursache für eine solche **Kreuzinfektion** sind vor allem unsaubere Hände von Pflegepersonen und Ärzten, Stethoskope und z. B. Ultraschallgeräte. Die Besiedlung mit Keimen aufgrund eines Kontakts mit unsterilen Gegenständen (unsterilem Instrumentarium oder nicht desinfizierten Händen) wird als **Kontamination** bezeichnet. Eine Übertragung von nosokomialen Infektionen über die Luft (**aerogene Infektion**) ist dagegen selten. Nosokomiale Krankheitserreger treten vor allem entlang von Blasenkathetern, Endotrachealtuben, zentral-venösen und arteriellen Kathetern in den Körper ein.

Hygienische Maßnahmen

Um Kreuzinfektionen und Kontaminationen zu verhindern, ist es von entscheidender Wichtigkeit, dass Pflegepersonal und Ärzte eine wiederholte hygienische **Händedesinfektion** durchführen. Sie sollte vor und nach jeder Maßnahme vorgenommen werden, bei der die Gefahr einer Kontamination der Hände besteht. Eine wichtige Maßnahme zur Prävention von Kontaminationen besteht darin, Einmalhandschuhe zu tragen. Um eine Kontamination der Arbeitskleidung zu vermeiden, ist insbesondere bei pflegerischen Maßnahmen (z.B. Ganzkörperwäsche oder Säubern des Patienten nach Einkoten und Ähnlichem) eine Plastikeinmalschürze zu tragen.

Um das Risiko einer Kreuzinfektion zu minimieren, sollten auf Intensivstationen möglichst Artikel für den Einmalgebrauch verwendet werden. Jeder Patient benötigt eine eigene apparative Ausstattung (Absaugvorrichtung, Stethoskop, Blutdruckmanschette usw.).

Thromboseprophylaxe

> Die wichtigsten **Ursachen** für ein erhöhtes Thromboserisiko werden als so genannte „**Virchow-Trias**" zusammengefaßt. Hierzu zählen neben verlangsamtem venösen Rückfluss durch Immobilisation auch Veränderungen der Gefäßwände durch Entzündung oder Verletzung und eine beschleunigte Blutgerinnung.

Als **Risikofaktoren** für die Entstehung einer Thrombose gelten daher Herzinsuffizienz, venöse Insuffizienz, Übergewicht, kürzlich durchgemachte Operation oder Geburt, Schwangerschaft und Wochenbett. Routinemäßig wird bei Vorliegen solcher Risikofaktoren eine Low-dose-Heparinisierung (z.B. 100–150 IE/kg KG/Tag = ca. 10 000 IE Heparin/Tag i.v. oder aber 1 × niedermolekulares Heparin pro Tag subkutan, z.B. Fraxiparin, Mono-Embolex®, Fragmin®) durchgeführt. Soweit keine Kontraindikationen vorliegen, wie z.B. eine arterielle Verschlusskrankheit und starkes Schwitzen bei Fieber, sollten **A**ntithrombose**s**trümpfe (ATS) angelegt werden. Bei sedierten und beatmeten Patienten soll auf die Anlage von ATS verzichtet werden, weil sie keine Beschwerden bei Mangeldurchblutung (z.B. wegen Einschnürung) äußern können. Die Beine sollten leicht hochgelagert werden, um den venösen Rückstrom zu

verbessern, und ein dauerhaftes starkes Abknicken oder Einschnüren der Beine sollte verhindert werden. Sobald als möglich ist eine Mobilisierung der Patienten anzustreben.

Die **Symptome** einer bestehenden tiefen Beinvenenthrombose sind Schweregefühl, Schwellung, Rötung und Überwärmung. Eine Dorsalflexion des Fußes ist sehr schmerzhaft. Bei einer vorliegenden tiefen Beinvenenthrombose besteht die größte Gefahr darin, dass sich Thromben lösen und eine Lungenembolie verursachen. Um dies zu verhindern, muss ein Patient mit tiefer Beinvenenthrombose unbedingt Bettruhe einhalten. Daneben werden die Beine bis zu den Leisten hin kompressiv gewickelt, um zum einen den venösen Rückstrom zu fördern und die Entstehung weiterer Thromben zu verhindern und um zum anderen den Thrombus am Fortbewegen im Gefäßsystem zu hindern. Dabei sind Einschnürungen unbedingt zu vermeiden, um weitere Begünstigungen der Thromboseentstehung auszuschließen. Die Beine sollten hochgelagert und entzündete Bereiche sollten gekühlt werden. In der Regel (nicht jedoch bei frisch operierten Patienten) wird eine Lysetherapie durchgeführt.

Stressulkusprophylaxe

> Da Intensivpatienten einer oft langfristigen Stresssituation ausgesetzt sind, besteht die erhöhte Gefahr von gastrointestinalen Stressulzera. Ursache ist eine stressbedingte Minderdurchblutung der oberflächlichen Schleimhaut. Bei ca. 20% der Intensivpatienten kommt es zu oberflächlichen Schleimhautschäden mit okkulten Blutungen. Bei ca. 5% der Intensivpatienten treten hierdurch starke Blutungen auf. Der Stressulkusprophylaxe kommt daher große Bedeutung zu.

Um Stressulzera vorzubeugen, stehen folgende Möglichkeiten zur Verfügung:
- enterale Ernährung
- Anhebung des pH-Wertes des Magensaftes

- Aufrechterhaltung der schleimhautschützenden Barriere
- Aufrechterhaltung der Schleimhautdurchblutung

Sinnvoll ist die intermittierende (z.B. dreistündlich mit Lackmuspapier) oder die kontinuierliche Messung des Magen-pH-Wertes. Es sollte normalerweise ein pH-Wert von > 3,0 angestrebt werden. Es ist allerdings zu beachten, dass eine Anhebung des pH-Wertes auf > 4,0 zu einer unzureichenden Abtötung von Bakterien im Magen mit bakteriellem Wachstum führen kann. Hierdurch werden nach neueren Erkenntnissen Lungenentzündungen (aufgrund einer manchmal unbemerkt stattfindenden Regurgitation und Aspiration von bakterienhaltigem Magensaft) und eine Sepsis begünstigt.

Enterale Ernährung

Die enterale Nahrungszufuhr neutralisiert die Magensäure und verbessert die schützende Schleimschicht. Durch einen möglichst frühzeitigen enteralen Nahrungsaufbau (evtl. nur 8 × 30 ml Tee) lässt sich eine meist bessere Stressulkusprophylaxe als mit Medikamenten erzielen (s.S. 369).

Anhebung des pH-Wertes des Magensaftes

Durch die Gabe eines H_2-Blockers wie Cimetidin (Tagamet®; z.B. 1–2 × 400 mg/Tag), Ranitidin (Sostril®, Zantic®; z.B. 1 × 150 mg/Tag) oder Famotidin (Pepdul®), der die Salzsäureproduktion hemmt, oder die Gabe eines Antazidums (z.B. Maaloxan® = Magnesiumaluminiumhydroxid), das die vorhandene Magensäure neutralisiert, kann die Häufigkeit von Magen-Darm-Blutungen deutlich gesenkt werden. Die Dosisfindung ist bei den Antazida relativ schwierig und ist an wiederholten Messungen des pH-Wertes zu orientieren.
Häufig wird auch Pirenzepin (Gastrozepin®) eingesetzt (Anticholinergikum, das die postganglionären parasympathischen [= muskarinergen] Rezeptoren blockiert = Muskarinrezeptorenblocker; s.S. 60). In den letzten Jahren werden zunehmend häufiger so genannte Protonenpumpenhemmer eingesetzt.

Mit diesen Substanzen ist die stärkste Hemmung der Magensäureproduktion möglich. Zu den Protonenpumpenhemmern gehören Omeprazol (Antra®) und Pantoprazol (Pantozol®, z.B. 2-mal 20 mg pro Tag). Entscheidend für eine Ulkusprophylaxe sind auch die Aufrechterhaltung einer ausreichenden Schleimhautdurchblutung (indem eine Hypotension und vasokonstringierende Medikamente, z.B. Katecholamine, möglichst vermieden werden) sowie eine gute Analgesie und Sedierung der Patienten.

Aufrechterhaltung der schleimhautschützenden Barriere

Die wichtigste Substanz hierfür ist Sucralfat (Ulcogant®). Sucralfat (3–4 × 1,0 g/Tag) ist billig und nebenwirkungsarm. Einzige relevante Nebenwirkungen sind eine Phosphatverarmung und selten eine Obstipation. Während einer Therapie mit Sucralfat braucht der pH-Wert des Magensaftes nicht kontrolliert werden.

Kontraktur- und Spitzfußprophylaxe

Bei einer Kontraktur handelt es sich um eine Funktions- und Bewegungseinschränkung, die durch Verkürzung der Muskeln und Sehnen und Schrumpfung der Gelenkkapseln verursacht ist.
Um immobilisationsbedingten Gelenkkontrakturen, Muskelatrophien und einer Spitzfußbildung vorzubeugen, sollten die Gelenke mindestens zweimal pro Tag funktionsgerecht durchbewegt werden (Physiotherapie). Regelmäßige passive Bewegungen vor allem der Fußgelenke sollten bei jeder Lagerung routinemäßig durchgeführt werden. Die Mobilisation kann je nach Mitarbeit des Patienten aktiv oder passiv erfolgen. (Bezüglich der Besonderheiten der Kontraktur- und Spitzfußprophylaxe bei Patienten mit Schädel-Hirn-Trauma wird auf S. 402 verwiesen).
Ursachen der Kontrakturentstehung sind Lähmungen, Nervenschädigungen, Gelenkerkrankungen, Fehl- und Schonhaltungen, lange un-

physiologische Ruhigstellung (z.B. im Gips) und Lagerungsfehler!

Bei der Lagerung von Patienten sollte daher auf eine so genannte Funktionsstellung der Gelenke geachtet werden. Dabei werden die Gelenke in eine Mittelstellung zwischen gebeugter und gestreckter Haltung gebracht, in der für den Patienten im Falle einer Versteifung bzw. Kontrakturbildung noch die meisten Handlungsmöglichkeiten gegeben sind:

- Schultergelenk: Abduktion des Oberarms um 30 Grad
- Ellenbogengelenk: Abwinkeln des Unterarms zum Oberarm um 100 Grad, Unterarm leicht erhöht lagern
- Handgelenk: Pronation, Handgelenk leicht aufgestellt, zur Streckseite gebeugt, Fingergelenke leicht gebeugt, Oppositionsstellung zwischen Daumen und Zeigefinger
- Hüftgelenk: gestreckt, leichte Abduktion der Oberschenkel ohne Außenrotation der Beine
- Kniegelenk: gestreckt
- Fußgelenk: rechter Winkel zwischen Fuß und Unterschenkel, keine Außen- oder Innenrotation, die Fußspitzen müssen vor dem Aufliegen der Bettdecke geschützt sein

Bereits bestehende Kontrakturen sind für den Patienten bei der Mobilisation immer mit Schmerzen verbunden. Außerdem schränken Kontrakturen den Patienten in seiner Selbstständigkeit massiv ein.

Pneumonieprophylaxe und Prophylaxe lagebedingter pulmonaler Schäden

Zu den wichtigsten **Ursachen** für die Entstehung einer Pneumonie zählen: Aspiration, mangelnde Belüftung einzelner Lungenareale mit Atelektasenbildung, Austrocknen der Schleimhäute und damit reduzierter Reinigungsmechanismus der Atemwege, Sekretstau durch mangelndes Abhusten bzw. Absaugen, Kontamination oder absteigende Infektion aus dem Mund-Nasen-Rachen-Raum.

Die Pneumonieprophylaxe beginnt bereits bei der gründlichen Mundpflege. Dadurch können absteigende Infektionen verhindert werden. Eine **Aspiration** kann z.B. durch regelmäßige Kontrolle und optimale Einstellung des Cuffdrucks (v. a. vor der Mundpflege) und durch leichte Oberkörperhochlagerung (v. a. bei der Verabreichung von Nahrung) verhindert werden. Außerdem sollte kein Extubationsversuch unternommen werden, bevor nicht die Schutzreflexe wieder gut ausgebildet sind. Bedingt durch Schmerzen, geschwächten Allgemeinzustand und/oder verminderten Glottisverschluss nach einer Langzeitintubation sind die Patienten häufig nicht in der Lage, anfallendes **Bronchialsekret** sicher abzuhusten. Die Ansammlung von Schleim führt in vielen Fällen zur Atelektasenbildung und bei geschwächtem Immunsystem zu einer Superinfektion (Auto- oder Kreuzinfektion) mit anschließender Pneumonie.

Um der Entstehung einer Pneumonie vorzubeugen, sind verschiedene Maßnahmen erforderlich. In erster Linie ist ein aseptischer Umgang mit allen Gegenständen erforderlich, die mit dem Respirationstrakt des Patienten in Berührung kommen. Das gilt sowohl für die Einhaltung steriler Bedingungen bei der künstlichen Beatmung als auch für die hygienische Handhabung von Geräten, die zur Atemtherapie bei aktiv mitarbeitenden Patienten eingesetzt werden. Dem Austrocknen der Schleimhäute wird bei beatmeten Patienten durch die Anfeuchtung und Anwärmung der Atemluft vorgebeugt (s.S. 352). Mit kooperativen Patienten können vorbeugende atemtherapeutische Maßnahmen durchgeführt werden.

Die Atemtherapie

Mithilfe der Atemtherapie kann der kooperative Patient aktiv helfen, die Entstehung pulmonaler Schäden mit all ihren Folgen zu verhindern. Dem Patienten sollte grundsätzlich ein schmerzfreies Atmen ermöglicht werden. Ansonsten droht eine oberflächliche Atmung mit mangelnder Belüftung und Sekretstau. Vor aktiven Übungen sollte der Patient je nach Bedarf zusätzlich ein Analgetikum erhalten.

Die wohl wichtigste Maßnahme ist die druckgesteuerte **Inhalation**. Durch fein vernebeltes NaCl 0,9 % (mit oder ohne Medikamentenzusätze) kann das selbstreinigende Flimmerepithel im Bronchialsystem angefeuchtet und das zähe Bronchialsekret verflüssigt, Schleimbrücken können gesprengt, die Lunge und damit eventuelle Atelektasen können aufgedehnt werden. Dünnflüssige Bronchialsekrete können besser abgehustet werden und durch Aufdehnung von Atelektasen kommt es zu einer Verbesserung der Oxygenierung. Bronchialsekrete können dadurch gelockert werden, dass bei dem in Seitenlage befindlichen Patienten die jeweils oben liegende Lungenhälfte am Rücken von lateral nach medial abgeklopft wird. Beim anschließenden Aufsitzen kann der Patient das Sekret oft abhusten. Daneben gibt es eine Reihe weiterer Pneumonieprophylaxen, wie z.B. das Atemtraining (Richtungsatmen, Atmen gegen Widerstand u.ä.) unter physiotherapeutischer Anleitung oder das tiefe Einatemtraining mit einem so genannten Incentive-Spirometer. Bei der „incentive spirometry" atmet der Patient über ein kleines Gerät bewusst tief ein. Seine Atembemühungen werden von dem Gerät angezeigt. Er muss hierbei versuchen, ein vorgegebenes Inspirationsvolumen zu erreichen. Dieses Inhalationsvolumen soll dann für einige Sekunden gehalten werden, um ein Eröffnen kollabierter Alveolen zu ermöglichen.

Auch eine längerfristige gleichbleibende Körperhaltung begünstigt die Entstehung von Lungenschädigungen wie Atelektasen und Pneumonie. Bei fehlendem Lagerungswechsel werden die unten liegenden Lungenpartien gut perfundiert, aber schlecht ventiliert; in den oben liegenden Lungenpartien ist dieses **so genannte Ventilations-Perfusions-Verhältnis** umgekehrt (s. S. 261). In den abhängigen Lungenpartien kann es zur Ansammlung von Bronchialsekret kommen. Durch wiederholte Lagerungswechsel wird aufgrund der Schwerkraftwirkung die Drainage von Bronchialsekret begünstigt. Wundliegen und Lungenschäden können durch entsprechende Lagerungsmanöver (Wechsel von Rückenlage, Linksseitenlage, Rückenlage, Rechtsseitenlage; evtl.

Bauchlage) verhindert werden. Ideal wäre ein ein- bis zweistündlicher Lagerungswechsel. Daneben dienen bei wachen und schlecht oxygenierten Patienten so genannte atemerleichternde Lagerungen der Dehnung des Brustkorbes und damit einer großflächigen Lungenbelüftung. Zum Einsatz kommt die T-Lagerung mit einem schmalen Kissen längs unter der Wirbelsäule und einem weiteren Kissen quer unter dem Kopf. Dabei entsteht die Dehnung durch die beidseits des Kissens unter dem Rücken abfallenden Schultern und Brustkorbanteile. Bei der V-Lagerung liegt das Kreuzbein auf zwei schmalen Kissen auf, die sich zu den Schultern hin V-förmig öffnen und somit eine Dehnung im Flankenbereich verursachen. Die umgekehrte V-Lagerung mit der Spitze unter dem Oberkörper und der offenen Seite im Flankenbereich führt zur Dehnung des Schultergürtels. Sobald als möglich sollte der (evtl. sogar noch intubierte) Patient häufig an den Bettrand bzw. in einen Sessel gesetzt werden.

Bei übermäßiger Bronchialsekretion kann beim intensivpflichtigen Patienten neben der üblichen Bronchialtoilette (s. S. 338) auch eine wiederholte gezielte fiberbronchoskopische Absaugung notwendig werden.

7.9 Lagerung des Intensivpatienten

Auf Intensivstationen werden spezielle Betten verwendet. Ein **Intensivpflegebett** sollte nicht nur komfortabel für den Patienten sein, sondern auch pflegerische sowie diagnostische und therapeutische Maßnahmen am Patienten erleichtern. Wichtig sind vor allem vielfältige Verstellungsmöglichkeiten wie Kopftief-Beinhochlagerung (Schocklagerung, Trendelenburg-Lagerung) oder getrennte Beweglichkeit des Kopf- und Beinteils (Möglichkeit der so genannten Herzbettlagerung; ca. 45° erhöhter Oberkörper und erniedrigte Beine, z.B. bei Patienten mit einem frischen Herzinfarkt). Wichtig ist auch eine Höhenverstellbarkeit des

Bettes. Bei bestimmten Indikationen, z.B. im Falle eines querschnittsgelähmten Patienten oder eines Verbrennungspatienten, werden Spezialbetten zur adäquaten Lagerung benötigt.

Ziele einer fachgerechten und konsequenten zweistündlichen Lagerung sind die Dekubitus-, Kontraktur- und Intertrigoprophylaxe sowie die Prophylaxe lagebedingter pulmonaler Schäden. Bestehen Atelektasen (mit Rechts-Links-Shunt; s.S. 261), dann sollte eine mehrstündige Seiten- oder Bauchlagerung durchgeführt werden, wobei die atelektatischen Lungenbezirke oben, die gut belüfteten Lungenbezirke unten zu liegen kommen sollten.

Generell ist bei der Lagerung eines Patienten darauf zu achten, dass alle Gelenke in der **Funktionsstellung** zu lagern sind. Knochenvorsprünge bzw. Gelenke sollten weich oder sogar frei gelagert werden. Dabei gilt der Grundsatz, dass so viele Lagerungsmittel wie nötig und so wenige wie möglich einzusetzen sind. Zu viele Lagerungsmittel können bei Patienten mit vorhandener Eigenbewegung zur völligen Immobilisation führen. Unbedingt ist auch auf die Fixierung und die Abpolsterung sämtlicher Drainagen zu achten, um Druckschäden, Abknicken oder eine Dislokation zu verhindern.

Auch der intensivpflichtige Patient sollte so früh wie möglich mobilisiert werden. Bei den allgemeinen Lagerungsmaßnahmen sollte der Patient aktiv mitwirken. Auch ein analgesierter und sedierter Patient sollte einige Male am Tag im Bett aufgesetzt werden. Dies stellt neben einem Kreislauftraining auch eine Form der Lagerungsdrainage für die Lunge dar. Die Mobilisation in den Lehnstuhl sollte je nach Zustand des Patienten ebenfalls bald angestrebt werden.

Rückenlagerung

Bei einem auf dem Rücken gelagerten Patienten sollte unter den Kopf ein Kopfkissen gelegt werden. Die Arme sind leicht abzuspreizen, eine direkte Anlagerung an den Körper ist zu vermeiden. Die Unterarme sollten auf ein Kissen gebettet werden. Der Arm ist im Ellenbogengelenk leicht zu beugen. Die Hände sollten nicht unter Herzniveau liegen, da sie sonst bald anschwellen. Die gering gespreizten Beine sind ähnlich zu lagern. Die Unterschenkel sollten auf einer zusammengefalteten Decke oder auf zwei Kopfkissen gebettet werden, und es ist darauf zu achten, dass die Knie leicht gebeugt sind. Knie und Fersen müssen druckfrei gelagert sein. Hat der Patient z.B. eine Pilzinfektion in der Leiste, dann können die Beine auch in einer so genannten „Froschposition" gelagert werden. Zwischen Fußbrett und Fußsohle des Patienten sollte (mit Ausnahme bei neurochirurgischen Patienten) ein Kissen gelegt werden, sodass der Fuß etwa rechtwinkelig zum Unterschenkel steht, um die Ausbildung eines so genannten Spitzfußes (Spitzfußprophylaxe) zu verhindern. Die angestrebte Mittelstellung der Gelenke ist dem Abschnitt über die Kontraktur- und Spitzfußprophylaxe zu entnehmen (s.S. 410).

Seitenlagerung

Soll beispielsweise eine Rechtsseitenlagerung durchgeführt werden, so muss der noch auf dem Rücken liegende Patient zuerst etwas zur linken Bettseite verlagert werden. Bei der anschließenden Durchführung der Seitenlagerung muss der Patient dann in der Mitte des Bettes zu liegen kommen. Nachdem das später oben liegende linke Bein über das rechte Bein nach vorn gelagert wurde, wird der Oberkörper in Rechtsseitenlagerung gebracht. Um ein Zurückrollen des Patienten zu verhindern, ist der Rücken mit einem Kissen abzustützen, das von den Schultern bis oberhalb (!) des Steißbeines reicht. Damit der Patient nicht auf dem unten liegenden rechten Arm ruht, ist die unten liegende Schulter nach vorn zu ziehen, und der rechte Oberarm ist etwas vom Körper abzuspreizen. Das Ellenbogengelenk sollte gebeugt und der Unterarm auf einem Kissen gelagert werden. Der oben liegende Arm ist im Ellenbogengelenk ebenfalls leicht zu beugen. Um einen Haut-auf-Haut-Kontakt zu vermeiden, muss zwischen Körper und oben liegendem Arm ein Kissen eingelegt werden.

Das unten liegende, nur leicht gebeugte Bein sollte etwas nach hinten verlagert werden. Dadurch kann ein Zurückrollen des Patienten verhindert werden. Das oben liegende Bein wird bei deutlich gebeugtem Kniegelenk etwas nach vorn gelagert. Dadurch kann der Patient nicht nach vorn rollen. Um einen Haut-auf-Haut-Kontakt zu vermeiden, muss zwischen Knie und Unterschenkel ein Kissen eingebracht werden. Die Füße sollten möglichst wiederum in eine etwa 90°-Stellung gebracht werden (Spitzfußprophylaxe). Der Außenknöchel des unten liegenden Beines sollte frei gelagert sein. Hierzu kann ein kleines Lagerungskissen unter den distalen Unterschenkel geschoben werden.

Bauchlagerung

Die Bauchlagerung wird zum Teil im Rahmen der Dekubitusprophylaxe, vor allem aber in Verbindung mit pulmonalen Schädigungen angewandt. Der auf dem Rücken liegende Patient wird hierbei meist nicht um 180 Grad flach auf den Bauch gedreht sondern er wird normalerweise nur um 135 Grad gedreht, sodass er in seitlicher Bauchlage liegt. Die Bauchlage ist aufwändig in der Durchführung und kann bei unsachgemäßer Ausführung zu schweren Folgeschäden (Nerven-, Haut-, Gelenk- und andere Organschäden) führen, zumal sie nicht selten über mehrere Stunden beibehalten wird und dann nur noch stündlich so genannte Mikrolagerungen zulässt. Dabei werden die Extremitäten bzw. der Kopf nur minimal verlagert bzw. gedreht, um die Gelenke leicht zu bewegen und die Auflagefläche (und damit die Durchblutung) zu verändern. Idealerweise wird die seitliche (135 Grad) Bauchlage (ein- bis zweistündlich) von rechts nach links gewechselt.

Zur Vorbereitung der Bauchlagerung gehört das gründliche Abpolstern zwischen Haut und sämtlichen Kunststoffdrainagen mit zugeschnittenem Schaumstoff und/oder Kompressen. Dann muss der Patient von der Rücken- in die Bauchlage gedreht werden. Er muss dazu an eine Seite des Bettes verlagert werden. Besondere Beachtung gilt der Sicherung sämtlicher Drainagen und Schläuche. Eine Person sollte sich ausschließlich um den Kopf, die Beatmungs- und Infusionsschläuche sowie die Kabel zum Monitor kümmern. Der Patient wird zuerst in Seitenlage gebracht. Der unten liegende Arm wird eng an den Rumpf geschoben, sodass der Patient nun über den Arm auf den Bauch gerollt werden kann. Unter den Brustkorb des Patienten wird auf der erhöht zu lagernden Seite ein Kissen geschoben. Eventuell wird auch unter Hüfte und Oberschenkel ein zweites Kissen geschoben. Der Bauch soll frei liegen, um die Zwerchfellbewegung beim Atmen nicht einzuschränken. Auf der erhöht gelagerten Körperseite wird der Arm nach oben neben den Kopf gelagert, auf der anderen Seite wird der Arm dem Körper angelagert. Der oben liegende Arm wird neben dem Kopf im Schulter- und im Ellenbogengelenk um jeweils etwa 100 Grad gebeugt gelagert, wobei auf eine frei (!) gelagerte Ellenbogenspitze zu achten ist, um eine Läsion des N. ulnaris zu verhindern. Das oben liegende Bein wird leicht in Hüfte und Knie angewinkelt und auf einem Kissen leicht erhöht gelagert. Der unten liegende Arm wird mit der Schulter vorsichtig nach unten außen gezogen und bleibt leicht angewinkelt neben dem Rumpf liegen. Das unten liegende Bein wird leicht angewinkelt und im Fußbereich unterpolstert, damit der Fuß nicht in Form eines Spitzfußes aufliegt. Der Kopf wird in Richtung der oberen Körperhälfte gedreht und mit einem individuell zugeschnittenen Schaumstoff zwischen Auge und Ohr so abgepolstert, dass beide frei liegen. Anschließend sind alle Drainagen, Schläuche und Kabel auf ausreichende Polsterung und knickfreie Fixierung zu kontrollieren.

Lagerung in Spezialbetten

Von verschiedenen Herstellern werden Spezialbetten angeboten, die gemietet werden können. Spezialbetten sind sehr teuer in der Anwendung und bedürfen einer gezielten Geräteeinweisung für das damit arbeitende Personal. Sie müssen vom behandelnden Arzt nach Indikationsstellung verordnet werden.

Es wird zwischen verschiedenen Funktionsprinzipien/Indikationen dieser Spezialbetten unterschieden.

- Druckentlastung:
  Bei stark dekubitusgefährdeten Patienten oder bei Patienten, die bereits Ulzerationen entwickelt haben und vor weiteren Schäden bewahrt werden müssen, werden diese Betten eingesetzt. Es handelt sich dabei entweder um spezielle Betten oder nur um Matratzen, die aus Luftkammersystemen bestehen, in denen – je nach Statur des Patienten – ein individueller Druck eingestellt werden kann oder in denen sich nach bestimmten Zeitabständen der Druck selbstständig ändert (z.B. Kinair®-Bett, Pegasus-Matratze). Daneben gibt es Betten, bei denen ein Gebläse Quarzsand aufwirbelt, sodass die Patienten darauf „schweben" und ihr Auflagedruck im Bereich des Kapillardrucks gehalten wird (z.B. Clinitron®-Bett). Im so genannten Packbett werden Patienten mithilfe von Schaumstoffquadern so gelagert, dass auch Knochenvorsprünge frei gelagert werden können.
- Kreislauftraining:
  In Drehbetten können schwer kranke Patienten mit orthostatischen Regulationsstörungen durch schrittweise Drehung der Ebene an die Bewegung im Raum gewöhnt werden.
- Lungenventilation:
  Bei Patienten mit schweren Thoraxtraumen oder anderen Lungenschäden können im Roto-Rest®-Bett Lagerungsdrainagen durchgeführt werden (s.S. 355).
- Wirbelsäulenstabilisierung:
  In Sandwich-Betten können Patienten mit instabilen Wirbelsäulenverletzungen sicher von der Rücken- in die Bauchlage und umgekehrt gebracht werden.

7.10 Katheter, Sonden und Drainagen

Magensonde

> Um bei Magen-Darm-Atonie, Ileus, Peritonitis, Pankreatitis oder einer Blutung im Gastrointestinalbereich Mageninhalt abzuleiten, um eine enterale Ernährung durchführen zu können oder um Magensaft zu diagnostischen Zwecken gewinnen zu können, wird bei allen beatmeten (und auch bei vielen nicht beatmeten) Intensivpatienten eine Sonde durch die Nase in den Magen eingeführt.

Hierzu empfiehlt es sich, den Oberkörper des Patienten hoch zu lagern sowie den Kopf leicht nach vorn zu beugen. Vor dem Einführen der Magensonde wird die notwendige Einführtiefe durch Auflegen der Sonde auf den Patienten ungefähr abgemessen (Nase – Ohr – Spitze Sternum). Nachdem das Ende der Magensonde mit einem (ein Lokalanästhetikum enthaltenden) Gleitmittel versehen wurde, wird die Magensonde durch den unteren Nasengang (also nicht nach kranial, sondern nach dorsal) vorgeschoben. Der wache Patient sollte zum Schlucken aufgefordert werden. Beim sedierten oder komatösen Patienten muss die Magensonde blind vorgeschoben werden. Gegebenenfalls kann mit Zeige- und Mittelfinger der linken Hand über den Zungengrund tief in den Rachen gefasst werden und die Magensonde zwischen diesen beiden Fingern stabilisiert bzw. dirigiert werden. In schwierigen Fällen kann eine direkte Laryngoskopie (s.S. 86) unter Zuhilfenahme einer Magill-Zange (s.S. 82) notwendig werden.

Bei einer richtig platzierten Magensonde kann nun mittels Magenspritze Luft (z.B. 30–50 ml) in den Magen geblasen und anschließend wieder abgesaugt werden. Ist die insufflierte Luft nicht mehr abzusaugen, so liegt die Spitze der Magensonde vermutlich noch im Ösophagus. Lässt sich (unendlich) viel Luft absaugen, so spricht dies für eine endotracheale Lage der Magensonde.

> Stets ist eine endotracheale Lage der Magensonde auszuschließen.

Zusätzlich sollte die richtige Lage der Magensonde auskultatorisch überprüft werden, indem über dem Magen abgehört wird, während mittels Magenspritze Luft insuffliert und wieder abgesaugt wird. Weist das abgeleitete Sekret einen pH-Wert von ca. 2 auf, so spricht dies für eine intragastrale Lage (bei einer Lage im Duodenum beträgt der pH-Wert des Sekretes ca. 8). Vor der Gabe enteraler Ernährungslösungen sollte die korrekte Lage der Magensonde auf einer Thoraxröntgenaufnahme (die bei intubierten Patienten häufiger angefertigt wird) dargestellt werden.

Die richtig platzierte Magensonde wird mittels Pflasterstreifen am Nasenrücken fixiert (vgl. Abb. 7.5). Die Pflasterfixierung sollte täglich erneuert werden. PVC-Magensonden dürfen wegen der Verflüchtigung der enthaltenen Weichmacher nur drei Tage, Silikonmagensonden dürfen dagegen unbegrenzt lange liegen bleiben.

Bezüglich der eventuellen Anlage einer Duodenal-, Jejunal- oder PEG-Sonde wird auf S. 369 verwiesen.

Blasenkatheter

Um bei Intensivpatienten eine genaue Flüssigkeitsbilanzierung durchführen zu können, muss die Urinausscheidung gemessen werden. Hierzu wird normalerweise ein Blasenkatheter durch die Harnröhre (transurethral) eingeführt. Zunehmend häufiger wird (insbesondere bei Männern) auch eine suprapubische Punktion der (vollen) Harnblase vorgenommen.

Transurethrale Blasenkatheterisierung

Für die transurethrale Katheterisierung werden normalerweise steril verpackte, komplette Katheterisierungssets verwendet. Häufiger kommen inzwischen bei intensivpflichtigen Patienten auch Dauerkatheter mit integriertem Temperaturmessfühler zum Einsatz. Für eine Katheterisierung werden benötigt:

- entsprechende Katheter (Männer: 16–18 Charrière, Frauen: 14–16 Charrière)
- Desinfektionsmittel für Schleimhäute (z.B. Polyvidon-Jod, Braunol®)
- mit Aqua dest. gefüllte 10-ml-Spritze
- Gleitmittel (Instillagel®), das ein Lokalanästhetikum enthält
- geschlossenes Urinableitungssystem
- Urinauffangschale
- sterile Tupfer
- sterile Handschuhe
- steriles Schlitztuch
- sterile Pinzette

Bei dem auf dem Rücken liegenden Patienten wird unter das Gesäß ein Tuch (z.B. Moltex®) gelegt. Der Genitalbereich wird mit einem sterilen Schlitztuch abgedeckt.

Bei **Männern** wird nach Zurückstreifen der Vorhaut mit der linken Hand die Eichel (Glans penis) mindestens dreimal mit vorher in Desinfektionslösung getauchten Tupfern sorgfältig gereinigt. Während mit der linken Hand der Penis festzuhalten und während des gesamten Vorgangs nicht mehr loszulassen ist, wird dann mit der rechten Hand ein lokalanästhetikumhaltiges Gleitmittel in die Harnröhre instilliert. Nun wird mit der rechten Hand mittels Pinzette der angereichte sterile Katheter in die Harnröhre eingeführt. Hierbei ist der Penisschaft anzuheben. Der Katheter muss sich stets problemlos einführen lassen. Unzartes Vorschieben ist unbedingt zu vermeiden. Bei erfolgreicher Blasenkatheterisierung fließt normalerweise Urin ab. Der Katheterballon wird mit Aqua dest. geblockt (bei Verwendung von NaCl 0,9% kann es bei lang liegendem Katheter zum Auskristallisieren des NaCl kommen, wodurch u.U. ein Entblocken des Katheters verhindert werden kann). Der Katheter wird nach dem Blocken vorsichtig so weit zurückgezogen, bis Widerstand auftritt, das heißt der aufgeblasene Katheterballon vor dem Blasenausgang liegt. Stets ist darauf zu achten, dass die Vorhaut wieder zurückgestreift wird, um das Auftreten einer Paraphimose (strangulierende Abschnürung der Glans penis) im Falle einer Vorhautverengung zu vermeiden.

Bei **Frauen** ist eine entsprechende mehrmalige Desinfektion von großen und kleinen Schamlippen sowie des Urethraeinganges vorzunehmen. Mit der linken Hand wird die ganze Zeit der Genitalbereich gespreizt, während mit der rechten Hand steril gearbeitet wird.

An den Blasenkatheter ist ein geschlossenes Urinableitungssystem anzuschließen. Es ist stets darauf zu achten, dass der Blasenkatheter zugfrei ist.

Entscheidendes Risiko bei der transurethralen Katheterisierung ist die **Infektionsgefahr**. Sie erfordert ein streng aseptisches Vorgehen. Auf Intensivstationen wird die transurethrale Blasenkatheterisierung daher häufig mit Mundschutz und Haube durchgeführt.

Um der großen Gefahr einer späteren, aufsteigenden Infektion vorzubeugen, sind Diskonnektionen des Blasenkatheters vom Urinableitungssystem zu vermeiden.

> Vor eventuellen Lagerungsmanövern des Patienten ist das Urinableitungssystem abzuklemmen, falls es ausnahmsweise über kein Rückschlagventil verfügt; ein Zurückfließen von Urin aus dem Sammelbeutel in die Blase ist unbedingt zu vermeiden.

Nach den Umlagerungsmanövern muss der Urinableitungsschlauch wieder geöffnet werden! Falls es zu einer unbeabsichtigten Diskonnektion des **D**auer**k**atheters (DK) von dem ableitenden System kommt, muss das Katheterende desinfiziert und ein neues Urinablei-

tungssystem angeschlossen werden. Die Kathetereintrittsstelle ist mindestens zweimal pro Tag zu reinigen. Bei eventuellen Verunreinigungen der Kathetereintrittsstelle durch Kot oder sonstige Sekrete ist neben einer sorgfältigen Reinigung auch eine Desinfektion der Kathetereintrittsstelle vorzunehmen. Je nach Material dürfen Latexkatheter 7–10 Tage und Silikonkatheter ca. 30 Tage liegen bleiben. Danach ist im Rahmen der Infektionsprophylaxe ein Wechsel indiziert.

Suprapubische Blasenkatheterisierung

Für die suprapubische Blasenkatheterisierung stehen sterile Einmalsets (Cystofix, Fa. Braun Melsungen) zur Verfügung. Nach entsprechender Desinfektion und Lokalanästhesie der voraussichtlichen Punktionsstelle erfolgt unter sterilen Voraussetzungen (mit Haube, Mundschutz und sterilem Kittel) die transkutane Punktion der Blase (2 cm oberhalb der Symphysenmitte, 10–20° zur Senkrechten nach kaudal). Die Punktion darf nur bei voller Blase durchgeführt werden. Gegebenenfalls muss die Blase über einen zuvor transurethral eingeführten Blasenkatheter mit steriler Kochsalzlösung gefüllt werden.

Nach erfolgreicher Punktion und Entfernung der Punktionskanüle muss der Katheter sicher an der Haut festgenäht und die Punktionsstelle muss steril verklebt werden. Da suprapubische Katheter ein relativ dünnes Lumen (Durchmesser) aufweisen, können sie leicht verlegt werden.

Die **Vorteile** der suprapubischen Punktion gegenüber der transurethralen Katheterisierung sind darin zu sehen, dass die Gefahr einer im Krankenhaus erworbenen (nosokomialen) Infektion sowie das Risiko einer Harnröhren-, Hoden-, Nebenhoden- oder Prostataentzündung oder die Gefahr einer Harnröhrenstriktur geringer ist. Außerdem kann nach Abklemmen des Katheters die Spontanmiktion trainiert und die Restharnbildung überwacht werden.

Da bei einer suprapubischen Fehlpunktion Bauchorgane verletzt werden können, ist eine suprapubische Punktion stets vom erfahrenen Arzt durchzuführen. Außerdem ist bei der Punktion eine sonographische Kontrolle sinnvoll.

Eine der häufigsten Ursachen für eine plötzliche Anurie ist ein verstopfter oder abgeknickter Urinkatheter! Der Katheter muss in diesem Falle unter sterilen Bedingungen mit physiologischer Kochsalzlösung durchgespült oder entknickt werden.

Zentraler Venenkatheter (s.S. 183)

Bei Intensivpatienten wird häufig ein zentraler Venenkatheter platziert, um den zentralen Venendruck zu bestimmen, eine parenterale Ernährung durchzuführen und/oder um Medikamente (z.B. Katecholamine) langfristig zu verabreichen. Eine parenterale Ernährung über eine peripher-venöse Verweilkanüle ist nicht sinnvoll, falls höher osmolare Lösungen (> 800 mOsmol/l) verabreicht werden sollen. Sie würden zu einer Schädigung der dünnen peripheren Venen führen. Bei der Infusion über einen zentral liegenden Kavakatheter können Venenreizungen vermieden werden, da es in großen Venen zu einer guten Vermischung der Infusionslösung mit dem Blut kommt.
Um eine Infektion der Kathetereintrittsstelle eines Kavakatheters, Pulmonalarterienkatheters oder einer arteriellen Kanüle zu verhindern, ist diese täglich mit einer antiseptischen Lösung zu reinigen. Anschließend ist ein steriler und trockener Verband anzulegen. Um Katheterinfektionen vorzubeugen, müssen die angeschlossenen Infusionssysteme bzw. die zu den Messfühlern führenden Schläuche einmal pro Tag gewechselt werden, soweit kein Bakterienfilter mit längerer Anwendungszulassung zwischengeschaltet ist. Ein unnötiges Manipulieren an diesen Kathetern ist zu vermeiden. Nicht venenreizende Medikamente sollten nicht über zentrale Venenkatheter, sondern möglichst über einen peripher-venösen Zugang verabreicht werden. Infusionslösun-

gen für die künstliche intravenöse Ernährung sollten über einen Bakterienfilter verabreicht werden. Fettemulsionen, hochosmolare Infusionslösungen und Vitamine dürfen jedoch nicht über Bakterienfilter laufen, da sie zum Verschluss der Filter führen. Katecholamine sollten über speziell dafür zugelassene Filter verabreicht werden.

Blutige arterielle Druckmessung
(s.S. 188)

Pulmonalarterienkatheter
(s.S. 194)

Thoraxdrainage

Normalerweise muss eine Thoraxdrainage platziert werden, falls sich im Pleuraspalt
- Luft (Pneumothorax)
- Blut (Hämatothorax)
- Transsudat (zell- und eiweißarmes Sekret, spezifisches Gewicht < 1016; Eiweißgehalt < 30 g/l, z.B. Pleuraerguss)
- Exsudat (entzündlich bedingtes, trübes Sekret, spezifisches Gewicht > 1016; Eiweißgehalt > 30 g/l, z.B. Pleuraempyem)
- versehentlich über einen fehlplatzierten zentralen Venenkatheter infundierte Flüssigkeit (Infusionsthorax)

befindet.
Ursachen für einen Pneumothorax sind z.B. Fehlpunktionen mit Pleuraverletzung bei Anlage eines zentralen Venenkatheters (s.S. 183) oder spontane bzw. traumatische Lungenverletzungen.

Bildet sich im Bereich der Verletzungsstelle ein **Ventilmechanismus** aus, das heißt, Luft tritt zwar aus der Lunge in den Pleuraspalt über, kann aber nicht mehr aus dem Pleuraspalt in die Lunge zurückströmen, so entwickelt sich ein ständig größer werdender Pneumothorax (**Spannungspneumothorax**).

Die Gefahr eines Spannungspneumothorax ist insbesondere bei künstlich beatmeten Patienten mit einer Lungenverletzung sehr groß. Ein Spannungspneumothorax führt zur Kompression der verletzten Lunge und letztlich zur Verdrängung des Mediastinums zur Gegenseite mit Kompression großer venöser Gefäße und damit zur Drosselung des venösen Rückflusses mit Kreislaufproblemen. Ein **Spannungspneumothorax** kann klinisch festgestellt werden anhand von:

- hypersonorem Klopfschall
- einseitig fehlenden Atemgeräuschen
- einseitigen Thoraxexkursionen
- Oxygenierungsproblemen
- Kreislaufproblemen

Es ist eine sofortige Entlastung angezeigt. Hierzu wird unter sterilen Bedingungen eine großlumige Thoraxdrainage mit Trokar in den Pleuraspalt eingeführt (normalerweise bei Männern 32 Charrière, bei Frauen 28 Charrière). In Notsituationen kann auch eine großlumige peripher-venöse Verweilkanüle eingeführt werden.

Beim **Einführen einer Thoraxdrainage** ist zu beachten, dass am Unterrand jeder Rippe eine Arterie und eine Vene verlaufen. Punktionstechnisch wird so vorgegangen, dass der entsprechende Interkostalraum palpatorisch aufgesucht und ungefähr rechtwinklig auf die darunter liegende Rippe punktiert wird. Nach Knochenkontakt wird das Ende der Thoraxdrainage nach kaudal gesenkt und in leicht kranialer Richtung weiter vorgeschoben, sodass die Thoraxdrainage am oberen Rand der Rippe vorbeigleitet (zur Minimierung der Verletzungsgefahr der Lunge sollte der Zugangsweg möglichst stumpf mit Klemme und Finger vorpräpariert werden; so genannte Minithorakotomie). Anschließend wird der Schlauch mit einer Tabaksbeutelnaht im Hautniveau angenäht. Die Tabaksbeutelnaht wird später beim Ziehen der Drainage schnell zusammengezogen, dadurch kann der Eintritt von Luft in den Pleuraspalt verhindert werden. Im Falle eines Pneumothorax wird eine dünnere Thoraxdrainage oft im 2. oder 3. Interkostalraum in der Medioklavikularlinie einge-

führt (Monaldi-Drainage). Es wird in Richtung Schulter punktiert. Zunehmend häufiger wird bei einem Pneumothorax (genauso wie bei einem Pleuraerguss; s. u.) im 4. oder 5. Interkostalraum in der mittleren Axillarlinie punktiert und die Thoraxdrainage dann nach ventral vorgeschoben. Soll Flüssigkeit aus dem Interpleuralraum abgelassen werden, so wird normalerweise in der mittleren Axillarlinie im 4. oder 5. Interkostalraum punktiert.

Hierzu sollte der Oberkörper des Patienten zur Punktion angehoben werden, sodass sich die Flüssigkeit unten (im Punktionsbereich) ansammelt und die Gefahr einer punktionsbedingten Lungenverletzung minimiert wird. Die Spitze der Thoraxdrainage sollte nach dorsal (wo sich die Flüssigkeit beim liegenden Patienten ansammelt) vorgeschoben werden.

> Luft oben, Wasser unten ablassen.

Nach erfolgreicher Punktion wird z. B. eine wiederverwendbare, so genannte Bülau-Drainage (vgl. Abb. 7.14a) oder ein Einwegsystem, z. B. ein so genanntes Pleur-evac-System angeschlossen (vgl. Abb. 7.14b; s. auch S. 290).

Bei dem **Pleur-evac-System** handelt es sich um ein Einwegdrainagesystem mit einer oder zwei Sammelkammern für abgesaugte Flüssigkeiten. Der an diese Auffangkammern des Pleur-evac-Systems (weiß) angeschlossene Schlauch wird mit der Thoraxdrainage verbunden. Der zweite Schlauch dieses Ableitesystems wird mit dem Vakuum verbunden. Zuvor muss bei dem Pleur-evac-System das so genannte **Wasserschloss** (rot) bis zur entsprechenden Markierung aufgefüllt werden. Vorteil des Wasserschlosses ist, dass beispielsweise Luft über die Thoraxdrainage entweichen, aber nicht mehr in den Patienten zurückströmen kann, selbst wenn an der Thoraxdrainage nicht gesaugt wird. An das Thoraxdrainagesystem wird normalerweise ein Dauersog von ca. -4 bis -20 cmH$_2$O angeschlossen. Hierzu muss die Saugkontrollkammer (blau) bis zur 20-cm-Marke mit Aqua destillata aufgefüllt werden (vgl. Abb. 7.14b).

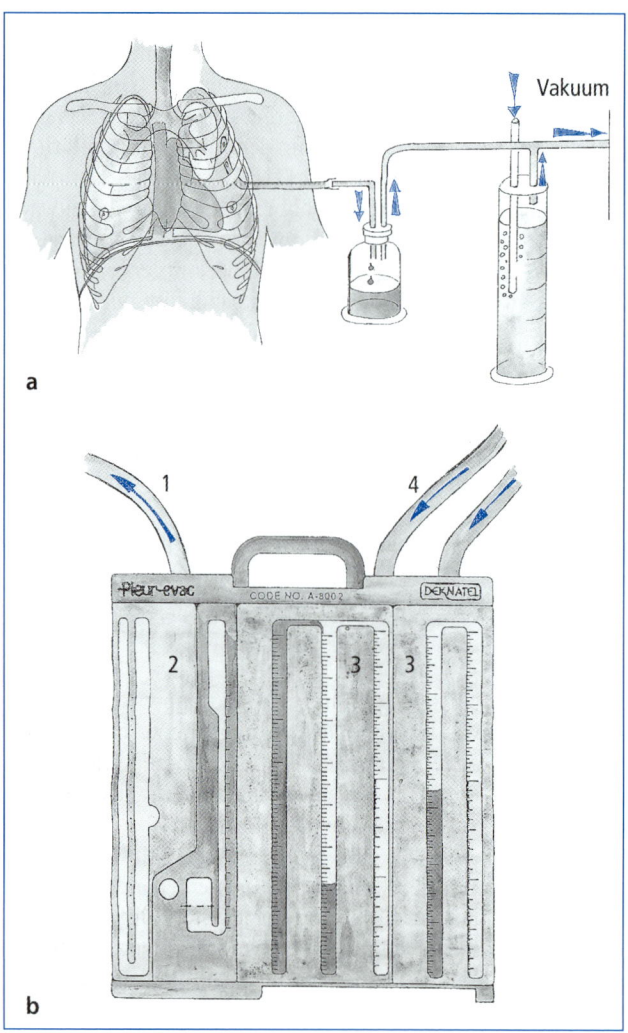

Abb. 7.14 a Bülau-Drainage. Herkömmliche, wiederverwendbare Thoraxdrainage mit Auffangbehälter, Saugregulierung und Vakuumpumpe. **b** Thoraxdrainagesystem (Pleurevac-System). 1 = Saugschlauch, 2 = Saugkammer, 3 = Auffangkammer, 4 = Thoraxdrainage.

Auch die herkömmliche wiederverwendbare Wasserschlosssaugung ist noch oft in Gebrauch (vgl. Abb. 7.14a). Eine **Bülau-Drainage** besteht im Prinzip aus einem Auffangbehälter, einer Saugregulierung und einer Vakuumpumpe. Die Sogstärke wird hierbei über einen röhrenförmigen Stab reguliert, der je nach erwünschtem Sog mehr oder weniger tief in einen mit Aqua destillata gefüllten Zylinder getaucht wird. Die Eintauchtiefe des Steigrohres in Zentimetern entspricht dem negativen Druck (Sog) in cmH$_2$O. Normalerweise wird ein Sog von –4 bis –20 cmH$_2$O eingestellt. Diese Thoraxdrainagesysteme mit Wasser-schloss dürfen nicht gekippt werden, da sonst die Funktion des Wasserschlosses versagt.

Um ein **Verstopfen der Thoraxdrainage** durch Koagel zu verhindern, muss der ableitende Schlauch intermittierend „ausgemolken" werden. Die Punktionsstelle muss täglich gereinigt, inspiziert, desinfiziert und neu verbunden werden. Besteht eine Verbindung (Fistel) zwischen der Lunge und dem Unterhautzellgewebe, so kann sich die Luft bei ungenügender Drainagefunktion in diesem Gewebe ansammeln und es kommt zu einem knisternden Hautemphysem.

Die abgesaugte Flüssigkeitsmenge wird überprüft und dokumentiert. Falls der Patient Fieber unklarer Ursache hat, sollte zweimal pro Woche eine Probe zur bakteriologischen Kontrolle aus der abgesaugten Flüssigkeit entnommen werden.

Soll ein beatmeter Patient mit Thoraxdrainage transportiert werden, so darf die Thoraxdrainage nicht abgeklemmt werden. Bei Abklemmung besteht die Gefahr eines Spannungspneumothorax (s. S. 290). Beim Patiententransport sollen (sowohl beim beatmeten als auch spontan atmenden Patienten)Thoraxdrainagesysteme mit Wasserschloss ohne Saugung angeschlossen bleiben und mitgenommen werden. Aufgrund des Wasserschlosses kann gegebenenfalls Luft über das Wasserschloss aus dem Pleuraspalt entweichen, aber es kann keine Luft über die Thoraxdrainage in den Pleuraspalt gelangen. Für den Patiententransport kann die Thoraxdrainage aber auch mit einem so genannten Heimlich-Ventil versehen werden, das an das Schlauchende angesteckt wird. Es lässt Luft aus dem Pleuraspalt entweichen, aber umgekehrt keine Luft von außen in den Pleuraspalt hinein.

7.11 Wundversorgung

Mechanische, thermische, chemische und strahlenbedingte Einwirkungen können zu Gewebeschäden mit Ausbildung einer Wunde führen. **Ziel** einer geeigneten Wundversorgung ist es, eine Keimbesiedelung und Infektion der Wunde zu verhindern und eine möglichst komplikationslose Wundheilung zu ermöglichen. Der anzulegende Wundverband hat dabei die **Aufgabe**, die Wunde vor mechanischer Belastung und dem Eindringen von Keimen zu schützen. Außerdem sollen überschüssige Sekrete aufgesaugt und ein die Heilung begünstigendes Wundmilieu geschaffen werden.

Wundheilung

Eine Wunde kann primär oder sekundär heilen. Handelt es sich um eine aseptische (Operations-)Wunde oder um eine traumatische Wunde, die sauber und jünger als 6–8 Stunden ist, so kann die Wunde in der Regel spontan oder aber nach Naht (und damit Adaption der Wundränder) innerhalb weniger Tage abheilen. Es wird von einer **primären** Wundheilung gesprochen.

Der Heilungsverlauf kann in drei Stadien unterteilt werden.

In der **Latenz- oder Exsudationsphase** füllen kleine, eröffnete Blut- und Lymphgefäße den entstandenen Defekt solange mit Wundsekret, bis die Gerinnung und die Vasokonstriktion den Vorgang stoppen und die Wunde verklebt (Schorfbildung). Daraufhin werden eventuell vorhandene Keime von den aus den Kapillaren einwandernden Granulozyten, Histiozyten und Fibroblasten phagozytiert. Dieses Stadium dauert etwa 4 Tage.

In der **Proliferationsphase** sprießen, von den Wundrändern ausgehend, Kapillaren in das Wundbett ein, Fibroblasten bilden Kollagenvorstufen, und innerhalb von 4–7 Tagen beginnt die Wunde zu schrumpfen und deren Festigkeit nimmt zu.

In der **Regenerations- oder Reparationsphase** vernetzen und stabilisieren sich die Kollagenfasern weiter und es kommt etwa ab dem 8. Tag zur Narbenbildung.

Langwieriger ist eine **sekundäre** Wundheilung. Wunden, die stark verschmutzt, infiziert oder älter als 8 Stunden sind (und damit als potentiell infiziert gelten), dürfen nicht durch Adaption der Wundränder versorgt werden. Sie müssen „offen" abheilen, weil ein operativer Verschluss der infizierten Wunde eine Heilungsverzögerung verursacht und eine Abszessbildung begünstigt. Der Heilungsverlauf ist durch das meist klaffende Wundbett erschwert, das keine Vernetzung der an den Wundrändern einsprießenden Kapillaren zulässt. Die Wunde granuliert langsam unter starker Blutungsneigung (selbst bei leichter Berührung) zu, bis sie letztlich unter dem Wundschorf epithelialisiert. Es entsteht eine breite Narbe mit möglicher Funktionseinschränkung.

Typische **Entzündungszeichen** einer infizierten Wunde sind Rötung (Rubor), Überwärmung (Calor), Schwellung (Tumor), Schmerz (Dolor) und eingeschränkte Funktion (functio laesa).

Heilungsstörungen können verursacht sein durch Primärerkrankungen wie Diabetes mellitus, periphere arterielle Verschlusskrankheit, chronisch venöse Insuffizienz, Polyneuropathie, immunsuppressive Behandlung oder Druckbelastung. Ursache der verzögerten oder unzureichenden Heilung ist dabei die mangelnde Durchblutung des geschädigten Gewebes. Auch Komplikationen wie Hämatombildung, Infektion und Wunddehiszenz stören den Heilungsverlauf.

Materialien zur Wundversorgung

In erster Linie wird zwischen Materialien zur Wundauflage und Materialien zur Verbandsfixierung unterschieden.

Als Wundauflagen kommen sowohl trockene als auch feuchte Wundverbände zur Anwendung. Daneben können Salben zur enzymatischen Wundreinigung und Hautschutzfilme (zum Schutz der die Wunde umgebenden intakten Haut) zur Wundbehandlung mitverwendet werden.

Die Fixierung von Wundauflagen erfolgt, soweit sie nicht selbstklebend sind, mit (un)elastischem Pflaster, (un)elastischen Binden oder (un)elastischem Klebemull.

Trockene Wundbehandlung

Indikationen für die trockene Wundbehandlung sind:

- trockene, aseptische, primär heilende Wunden
- stark sezernierende, aseptische oder septische Wunden
- oberflächliche Erosionen
- Einstichstellen

Als **Auflagen** dienen bei der trockenen Wundversorgung:

- Kompressen
- Schlitzkompressen
- nicht haftende Kompressen
- Saugkompressen
- Salbenverbände
- Pflaster

Bei einem trockenen Wundverband handelt es sich um trockene Wundauflagen, z.T. mit medikamentösen Zusätzen. Je nach den Eigenschaften der Wunde (trocken oder sezernierend) muss der Verband einmal oder mehrmals täglich gewechselt werden. Unauffällige reizlose Wunden können bereits nach wenigen Tagen ohne Verband belassen werden.

- Die herkömmlichen **Kompressen** können im Prinzip auf alle Wunden aufgebracht werden, die mit trockenem Wundverband zu versorgen sind. Praktisch werden sie jedoch – je nach Beschaffenheit der Wunde – häufig durch andere trockene Auflagen mit spezifischen Eigenschaften ersetzt und werden nur zu deren Abdeckung verwendet.
- **Schlitzkompressen** kommen bei der Versorgung von Drainageneinstichstellen zum Einsatz. Sie werden mit Kompressen abgedeckt, wobei ein Abknicken oder eine Lumeneinengung der Drainage zu vermeiden ist.
- **Nicht haftende Kompressen** sind von einer Vliesumhüllung umgeben und werden auf leicht sezernierende Wunden aufgelegt. Die herkömmlichen Kompressen würden mit solchen Wunden leicht verkleben und bei der Entfernung könnte leicht eine erneute Verletzung verursacht werden.
- So genannte **Saugkompressen** gibt es mit oder ohne nicht haftende Eigenschaften. Saugkompressen sind im Inneren mit einem Saugkörper ausgestattet, der größere Sekretmengen aufnehmen kann als eine übliche Kompresse. Die Saugkompresse wird auf stark sezernierende Wunden aufgelegt oder zur Abdeckung bei der feuchten Wundbehandlung (s.u.) herangezogen.

- **Salbenverbände** sind mit Zusätzen wie z.B. Polyvidon-Jod oder mit paraffinhaltiger Salbe (ohne Wirkstoff) im Handel. Daneben können spezielle Salben zur Wundreinigung auf eine Wunde aufgebracht und mit einem trockenen Verband abgedeckt werden. Die Anwendungsgebiete entsprechen denen der nicht haftenden Kompressen (s.o.).
- **Pflaster** eignen sich zur Abdeckung trockener Einstichstellen oder Operationswunden.

Feuchte Wundbehandlung

Indikationen für die feuchte Wundbehandlung sind:
- septische, sekundär heilende Wunden
- offene Weichteilverletzungen
- offene chronische Wunden
- Verbrennungswunden (s. S. 454)
- oberflächliche Erosionen
- Einstichstellen

Als **Auflagen** dienen bei der feuchten Wundversorgung:
- angefeuchtete Kompressen
- transparente Wundverbände
- Hydrokolloidverbände
- Alginate

Zur feuchten Wundbehandlung stehen zwei grundsätzlich verschiedene Methoden zur Auswahl. Je nach Eigenschaften und Beschaffenheit der Wunde wird die Versorgung mit herkömmlichen Kompressen oder mit speziellen Wundverbänden bevorzugt.
- Die herkömmliche Methode besteht darin, dass **angefeuchtete Kompressen** auf die Wunde aufgebracht werden, die dann trocken abgedeckt werden. Zur Anfeuchtung wird Ringer-Lösung empfohlen, die ein breiteres Angebot an Elektrolyten bietet als die physiologische Kochsalzlösung. Dies scheint für die Wundheilung von Vorteil zu sein. Häufig wird zur Anfeuchtung auch Lavasept® verwendet. Die feuchte Wundbehandlung hat zum Ziel, nicht epithelialisiertes Gewebe vor dem Austrocknen zu bewahren und ein feuchtes, körperwarmes Milieu zur Unterstützung der Wundheilung zu schaffen. Daneben kann die entstehende Verdunstungskälte bei entzündlich veränderten Wunden als angenehm empfunden werden. Bei Verwendung hyper- oder hypotoner Lösungen kann zudem eine osmotische Wirkung erzielt werden. Außerdem können dem Verband medikamentös wirksame Zusätze, meist zur Desinfektion, beigefügt werden. Wichtig ist, dass ein feuchter Kompressenverband stets feucht gehalten wird, damit seine Wirkung aufrechterhalten wird. Dazu sind häufige Verbandswechsel nötig, die allerdings eine mögliche Kontamination der Wunde begünstigen. Es ist daher auf ein sorgfältiges Arbeiten zu achten. Anwendungsgebiete für angefeuchtete Kompressen können septische, sekundär heilende, chronische offene Wunden und Weichteilverletzungen sein. In der Praxis wird allerdings die Arbeit mit den speziellen Wundverbänden bevorzugt, soweit keine Kontraindikationen vorliegen (s.u.). Diese führen zudem zu einem beschleunigten Heilungsverlauf.
- **Transparente Wundverbände** bestehen aus selbstklebenden semipermeablen Folien. Damit können reizlose trockene Einstichstellen, wie z.B. Einstichstellen von intravasalen Kathetern oder suprapubischen Blasenkathetern, versorgt werden. Gegenüber der Versorgung mit Pflasterverbänden haben sie den Vorteil, dass sie wegen ihrer Transparenz eine kontinuierliche Wundinspektion zulassen und mehrere Tage belassen werden können.
- **Hydrokolloidverbände** (HKV) schaffen ein feuchtes, körperwarmes Wundmilieu. Ihre semipermeable Folien lassen den Gasaustausch zu, ermöglichen die Abgabe überschüssiger Feuchtigkeit nach außen, sind aber von außen her wasserundurchlässig. Die Verbände enthalten hydrophile Partikel. Die hydrophilen Partikel nehmen unter Aufquellen Wundsekret auf, binden es und bilden eine Gelmasse, die sich beim Verbandswechsel leicht von der Wunde ent-

fernen lässt. Flexible HKV können viel Wundsekret aufnehmen. Anwendungsgebiete sind offene chronische Wunden und Weichteilverletzungen, Verbrennungswunden vom Grad I und II sowie oberflächliche Erosionen. Bei Verbrennungswunden vom Grad I oder II bzw. oberflächlichen Erosionen mit geringer Sekretion kommen transparente HKV zur Anwendung. Die Verbände sollten je nach Sekretion der Wunde mehrere Tage belassen werden. Nicht angewendet werden sollte der HKV bei infizierten Wunden, bei Nekrosen oder auf Wunden, in denen Muskeln, Sehnen oder Knochen frei liegen.

- **Alginate** sind Wundauflagen mit einem besonders hohen Quellvermögen. Sie eignen sich daher für sehr stark sezernierende Wunden. Meist handelt es sich um Kalziumalginate, die Kalzium an die Wunde abgeben und Natrium aus der Wunde aufnehmen. Dabei entsteht eine Gelmasse, die Wundsekrete, Gewebereste und Mikroorganismen einschließt und sich beim Verbandswechsel leicht entfernen lässt. Weil Alginate nicht selbstklebend sind, bietet sich die Abdeckung mit einem Hydrokolloidverband an.

Zur Wundversorgung stehen also eine Reihe von **Verbandsarten** zur Verfügung, die individuell, d.h. je nach Beschaffenheit und Besonderheiten einer Wunde, ausgesucht und angewandt werden müssen. Weil der Verbandswechsel primär eine ärztliche Tätigkeit darstellt, muss das Pflegepersonal das Vorgehen bei der Wundversorgung mit dem behandelnden Arzt absprechen, bzw. die Art der Wundversorgung ist von ihm anzuordnen.

Spezielle Wundbehandlung

Im Folgenden werden einige Wundarten, die bei intensivpflichtigen Patienten häufiger vorkommen und die aufwändig versorgt werden müssen, näher beschrieben.

Septische oder infizierte Wunden

Infizierte Wunden sind, obwohl sie bereits kontaminiert sind, immer unter sterilen Bedingungen zu versorgen, um eine weitere Kontamination zu vermeiden! Sie sollten mit Ringer-Lösung gereinigt werden. Anschließend sind die Wunden – je nach Sekretion – mit feuchten oder trockenen Kompressen (mit oder ohne Medikamentenzusatz) steril zu bedecken und zu verkleben (s. S. 422). Dadurch soll eine von der Wunde ausgehende Verunreinigung der Umgebung ausgeschlossen werden.

Eine Besonderheit stellt dabei die Versorgung eines **septischen (offenen) Bauchs** dar. Häufiger wird ein Vicrylnetz mit Reißverschluss eingenäht damit ggf. wiederholt eine Peritoneallavage (operative Reinigung des Bauchraumes) durchgeführt werden kann. Auf dieses Netz werden Kompressen, die mit Ringer-Lösung angefeuchtet sind, gelegt. Dabei soll der nicht epithelisierte Wundrand völlig bedeckt sein, um eine Austrocknung zu verhindern. Die umliegende intakte Haut muss aber unbedingt trocken gehalten werden, um sie vor Mazeration zu schützen. Es empfiehlt sich, diese mit einem Hautschutzfilm zu versehen. Die feuchten Kompressen sind mit trockenen Kompressen abzudecken und werden mit einer Bauchbinde fixiert, die eine Wunddehiszenz verhindern soll. Je nachdem, wie stark die Wunde sezerniert, ist ein 2- bis 6-stündlicher Verbandswechsel indiziert.

Dekubitus (s. S. 406)

Bei der Dekubitusbehandlung wird bei tiefen, nicht infizierten Dekubitalulzera unter sterilen Bedingungen eine Wundreinigung mit Pinzette und Schere (durch den Arzt) vorgenommen, um abgestorbenes Gewebe zu entfernen, falls eine enzymatische Wundreinigung nicht ausreichend ist. Die Dekubituswunde wird mit Ringer-Lösung gespült. Obwohl Dekubitalulzera keine aseptischen Wunden darstellen, werden sie bevorzugt mit Hydrokolloidverbänden versorgt. Unter dieser Therapie findet nachweislich eine Keimreduktion statt. Bei tiefen Wunden sollte vorher eine Alginatkompresse eingelegt werden.

Bei Verdacht auf eine Infektion des Dekubitalulkus ist vor der Spülung ein Wundabstrich zu entnehmen. Entsprechend dem Erregernachweis kann eine lokale oder systemische Behandlung mit Antibiotikum oder Antimykotikum indiziert sein. Aufgebrachte Salben sind dann mit nicht haftenden Kompressen abzudecken. Nach Abklingen der Lokalinfektion kann wie bei nicht infizierten Dekubitalulzera vorgegangen werden. Sorgfältig ist darauf zu achten, dass Dekubitalulzera vor der Einwirkung von Stuhl, Urin oder anderen Sekreten geschützt werden.

Chronische Wunden, große Weichteilverletzungen, Knochen- und Weichteilinfekte

Bei diesen schwer zu versorgenden Wunden hat sich als eine neue Methode der Wundbehandlung die so genannte **Vakuumversiegelung** bewährt. Auf das Wundgewebe werden speziell gefertigte sterile Schaumstoffe aufgelegt, aus denen dünne Schläuche abgeleitet werden. Über das gesamte Wundgebiet und die eingebrachten Schaumstoffe wird eine transparente, selbstklebende und semipermeable Folie geklebt. Wichtig ist dabei, dass die Folie absolut dicht hält. An die austretenden Schläuche wird bei kleinen Wunden eine Redon-Flasche mit Sog, bei größeren eine Vakuumsaugung mit einem Sog von 60–80 kPa angeschlossen. Damit wird die Luft unter der Folie entfernt und die Wundränder werden dadurch leicht adaptiert. Die Folie wirkt als Schutzbarriere gegen den Eintritt von Mikroorganismen. Durch kontinuierliche Drainage der Wundsekrete wird möglichen Keimen der Nährboden entzogen. Gleichzeitig führt die Sogwirkung zu einer Stimulation der Gewebeneubildung. Ein Verbandswechsel ist immer dann notwendig, wenn wegen Undichtigkeit kein ausreichender Sog mehr gewährleistet ist und der Verband von Sekret unterwandert ist, spätestens aber nach vier Tagen. Eine Kontraindikation für die Anlage des Vakuumverbandes sind z.B. offen liegende Darmschlingen.

7.12 Spezielle Krankheitsbilder

Lunge

Akutes Lungenversagen (ALI /ARDS)

Nach unterschiedlichsten Schädigungen der Lunge kann es zu einem akuten Lungenversagen kommen. Es wird zwischen ALI (**a**cute **l**ung **i**njury) und ARDS (**a**cute **r**espiratory **d**istress **s**yndrome) unterschieden. Ein ALI/ARDS kann Folge von
- Aspiration
- Polytrauma
- Sepsis
- Schock
- schwerer Pneumonie
- Ileus
- Fettembolie, Fruchtwasserembolie
- Pankreatitis
- Massentransfusion
oder anderen Ursachen sein.

Das ALI/ARDS ist folgendermaßen definiert:

ARDS (schwere Form des akuten Lungenversagens):
- akuter Beginn
- Tachypnoe
- beidseitige Lungenverschattungen im Röntgenthoraxbild (wobei ein kardiales Lungenödem ausgeschlossen werden kann)
- schwere Oxygenierungsstörung. Der sog. Oxygenierungsindex (P_aO_2/F_iO_2) beträgt < 200 mmHg.

ALI (leichtere Form des akuten Lungenversagen): Definition wie ARDS (s.o.), der Oxygenierungsindex ist mit < 300 mmHg jedoch um einiges besser.

Die zugrunde liegende Störung verursacht eine Aktivierung des körpereigenen Komplementsystems. Dies führt dazu, dass sich Granulozyten im Bereich der Lungenkapillaren anheften. Aus diesen Granulozyten werden toxische Substanzen freigesetzt, die zu einer Kapillarschädigung und einer Steigerung der Kapillarpermeabilität im Bereich der Lunge führen. Dadurch kommt es zu einem Übertritt von Plasma in das Lungeninterstitium, es entwickelt sich zuerst ein Ödem des Lungenparenchyms (**interstitielles Lungenödem**) und danach ein **intraalveoläres Lungenödem**.

Bei längerfristigem Bestehen dieser primär reversiblen Lungenveränderungen kommt es zu fibrotischen Veränderungen des Lungenparenchyms. Die Dehnbarkeit der Lunge (Compliance) und die funktionelle Residualkapazität nehmen ab, die Produktion des Surfactants ist gestört, es entwickeln sich Atelektasen. Das Ventilations-Perfusions-Verhältnis wird negativ beeinflusst, es kommt zur Ausbildung von Rechts-Links-Shunts (s. S. 261, 334, 343). Der Pulmonalarteriendruck ist erhöht. Das Krankheitsbild kann innerhalb von Tagen bis Wochen zum Tode führen.

Klinisch fallen neben Tachypnoe und Dyspnoe deutlich gesteigerte Atemarbeit, Tachykardie und Hypoxämie auf. In der späteren Krankheitsphase tritt eine zusätzliche Hyperkapnie auf.

Bei einem akuten Lungenversagen (z. B. aufgrund einer schweren Aspiration) kann der Röntgenbefund in der Anfangsphase relativ unauffällig sein und in deutlichem Kontrast zu einer ausgeprägten klinischen Symptomatik stehen. Im Spätstadium der Erkrankung zeigt sich **röntgenologisch** oft eine milchig-weiße Verschattung der Lunge.

Therapeutisch ist beim ARDS eine maschinelle Beatmung mit PEEP durchzuführen. Die inspiratorische Sauerstoffkonzentration sollte so niedrig wie möglich gewählt werden, sodass gerade noch eine ausreichende arterielle Sauerstoffsättigung erzielt wird. Meist wird ein p_aO_2 von > 60 mmHg bzw. eine arterielle Sauerstoffsättigung von > 90% als ausreichend akzeptiert. Bei Erhöhung der inspiratorischen Sauerstoffkonzentration nimmt der p_aO_2 nur geringgradig zu (s. S. 334). Die optimale Einstellung des Beatmungsgerätes ist schwierig und muss anhand zahlreich durchgeführter Blutgasanalysen wiederholt korrigiert werden. Aufgrund der abnehmenden Compliance drohen relativ hohe Beatmungsdrücke (mit der erhöhten Gefahr eines Barotraumas).

Konventionelle Beatmungskonzepte mit hohen Atemhubvolumina, hohen Beatmungsdrücken und hoher inspiratorischer Sauerstoffkonzentration haben sich als nachteilig erwiesen. Inzwischen ist es nicht mehr oberstes Ziel, Normalwerte für p_aO_2, p_aCO_2 und pH-Wert anzustreben, sondern beatmungsinduzierte Lungenschädigungen sollen primär vermieden werden. Dies kann meist durch die folgenden Maßnahmen erreicht werden:

- spezielle Beatmungsmuster (protektive Beatmung; Open-lung-Konzept; s. u.)
- 4-Seiten-Lagerung
- Gabe von Diuretika
- Flüssigkeitsrestriktion
- ggf. Inhalation von Stickstoffmonoxid (NO führt zu einer selektiven Perfusionssteigerung in den ventilierten Lungenbezirken, verbessert dadurch die Oxygenierung und ermöglicht eine niedrigere F_iO_2 und niedrigere Beatmungsdrücke)
- ggf. extrakorporale Membranoxygenierung

Da bei hohen Beatmungsdrücken die Gefahr eines Barotraumas (z. B. Pneumothorax, Haut-, Mediastinalemphysem) und bei Überdehnung der Alveolen durch ein zu hohes Volumen ein sog. Volutrauma (Alveolarschaden, Lungenödem) droht, wird eine sog. **protektive Beatmung** empfohlen. Hierzu zählen:

- niedriges Atemhubvolumen (6 ml/kg KG)
- initial hoher PEEP (s. u.; danach schrittweise Reduktion um jeweils 2–3 cmH$_2$O, solange der p_aO_2 dadurch nicht abfällt)
- inspiratorische Druckbegrenzung (≤ 30–35 cmH$_2$O)
- ggf. umgekehrtes Atemzeitverhältnis (I:E-Verhältnis 1:1 bis 3:1)

- ggf. permissive Hyperkapnie (bewusste Tolerierung eines erhöhten p_aCO_2; hohe Hubvolumina scheinen schädigender zu sein als eine Hyperkapnie)
- druckkontrollierte bzw. druckunterstützte Beatmung (hierdurch können, im Gegensatz zu einer volumenkontrollierten Beatmung, übermäßig hohe Spitzendrücke vermieden werden. Kommt es während der Inspirationsdauer zur Wiedereröffnung atelektatischer Bereiche – sog. Rekruitment – mit Abfall des Drucks unter den eingestellten Inspirationsdruck, dann liefert der Respirator Volumen nach. Dadurch kann eine Überdehnung von Alveolarbereichen verhindert werden).

Beatmungsziel ist es, belüftete Alveolen offen zu halten (Keep-the-lung-open-Konzept) sowie atelektatische Bereiche wieder zu eröffnen (Open-up-the-lung-Konzept). Es wird oft vom sog. **Open-lung-Konzept** gesprochen. Das Open-up-the-lung-Manöver kann z. B. dadurch erzielt werden, dass kurzzeitig ein hoher PEEP verabreicht wird. Das PEEP-Niveau wird hierbei ca. alle 3 Atemzüge um z. B. 5 cmH_2O erhöht, bis der kritische Öffnungsdruck für die kollabierten Alveolen überschritten wurde, was sich an einer plötzlichen Verbesserung der Oxygenierung („Oxygenierungssprung") äußert. Der PEEP kann hierbei bis maximal 40 cmH_2O gesteigert werden, dann bis ca. 1 Minute gehalten und dann wieder schrittweise reduziert werden. Das PEEP-Niveau sollte danach wiederholt um jeweils 2–3 cmH_2O so weit abgesenkt werden, dass der p_aO_2 gerade noch nicht wieder abfällt. Der Patient sollte dann auf dem so austitrierten und möglichst niedrigen PEEP-Niveau beatmet werden. Das PEEP-Niveau liegt dann knapp über dem Verschlussdruck.
Bei diesem Open-up-Manöver werden initial (je nach Lungenerkrankung) inspiratorische Spitzendrücke von 50–60 cmH_2O toleriert. Dieses Open-up-Manöver ist initial durchzuführen, aber auch später ggf. intermittierend zu wiederholen. Die Beatmung nach dem Open-lung-Konzept ist auch z. B. bei polytrau-matisierten Patienten mit Lungenschädigung sehr effektiv.
Durch intermittierende **Bauch- oder Seitenlagerung** des Patienten (s. S. 412) oder die Lagerung im Roto-Rest®-Bett (s. S. 355) kann evtl. die Oxygenierung verbessert werden.
Um die Beatmungsdrücke möglichst gering zu halten, werden Patienten mit ARDS oder Status asthmatikus häufig (leicht) hypoventiliert (p_aCO_2 meist etwas über 50 cmH_2O; z. T. bis ca. 80 mmHg), da für die Verabreichung kleinerer Atemhubvolumina auch nur geringere Beatmungsdrücke erforderlich sind. Der p_aO_2 kann normalerweise hierbei dennoch im Normalbereich gehalten werden. Es wird von einer **permissiven Hyperkapnie** gesprochen (langsamer Anstieg des p_aCO_2 tolerierbar, solange der pH-Wert nicht unter 7,2 abfällt). Mögliche Nebenwirkungen der permissiven Hyperkapnie können respiratorische Azidose, Anstieg von zerebraler Perfusion und ICP sowie eine Zunahme des pulmonalvaskulären Widerstandes sein.
Um das bestehende **Lungenödem** zu **vermindern**, ist eine sorgfältige und leicht negative Flüssigkeitsbilanz durchzuführen. Ob eine notwendige Volumensubstitution mit kolloidalen Flüssigkeiten günstiger ist als die Gabe kristalloider Infusionslösungen, ist nicht eindeutig geklärt. Der Hb-Wert sollte stets größer als 12 g/dl gehalten werden, um bei dem verminderten Sauerstoffpartialdruck einen ausreichenden arteriellen Sauerstoffgehalt des Blutes (s. S. 334) aufrecht zu erhalten.
Falls alle konservativen Beatmungsmethoden nicht den gewünschten Erfolg bringen, besteht die letzte Möglichkeit darin, ein extrakorporales Lungenersatzverfahren anzuwenden (z. B. ECMO [**e**xtra**c**orporal **m**embran **o**xygenation]). Dabei wird mithilfe einer modifizierten Herz-Lungen-Maschine extrakorporal CO_2 eliminiert und präpulmonal O_2 angereichert. Durch diese Ruhigstellung der Lunge soll eine weitere Traumatisierung verhindert und deren Selbstheilung gefördert werden. Die hohe Letalität des ARDS kann jedoch auch hierdurch nicht entscheidend verbessert werden.

Bei einer akuten weiteren pulmonalen Verschlechterung muss stets an ein Barotrauma (Pneumothorax) gedacht werden. In einigen Kliniken wird bei Patienten mit schwerem ARDS prophylaktisch eine Thoraxdrainage gelegt. Die Letalität des ARDS beträgt ca. 50%.

Aspirationssyndrom (s.S. 209)

Wie stark die nach einer Aspiration von Magensekret/Mageninhalt auftretende Lungenschädigung ist, hängt sehr stark vom pH-Wert und vom Volumen des aspirierten Magensekrets ab. Als kritische Grenze werden oft ein pH-Wert unter 2,5 und ein Volumen von über 0,4 ml/kg KG (ca. 25 ml beim erwachsenen Patienten) angegeben. Die Volumenangabe von 0,4 ml/kg KG scheint jedoch wissenschaftlich nicht gut belegt zu sein.

Patienten mit einem Aspirationssyndrom (nach dem Erstbeschreiber auch als **Mendelson-Syndrom** bezeichnet) werden zumeist auf der Intensivstation vorübergehend beatmet. Ziel der **symptomatischen Therapie** ist die Normalisierung der arteriellen Blutgase.

Folge des Aspirationssyndroms kann eine schwere Bronchopneumonie oder ein ARDS sein. Die Behandlungsprinzipien sind in den Kapiteln „Die Aspiration" (s.S. 209) und „Akutes Lungenversagen" (ARDS, s.S. 425) beschrieben. Oft tritt bei diesen Patienten eine Kreislaufinsuffizienz auf und macht eine entsprechende Volumen- bzw. Katecholaminzufuhr notwendig.

Lungenödem

▶ Bei einem schweren Lungenödem kommt es zur Flüssigkeitsansammlung in Lungeninterstitium, Alveolen und kleinen Luftwegen. Folge ist eine Störung des Gasaustausches mit Abfall des arteriellen pO_2.

Anfangs tritt eine kompensatorische Hyperventilation mit Abfall des arteriellen CO_2-Par-

tialdrucks auf (s.S. 378). Im Spätstadium droht die Erschöpfung des Patienten mit Anstieg des CO_2-Partialdrucks.

Die wichtigsten **Ursachen** eines Lungenödems sind:
- erhöhter Druck in den Lungenkapillaren (z.B. Linksherzinsuffizienz; s.S. 200)
- Mitralstenose
- Flüssigkeitsüberladung
- gesteigerte Membranpermeabilität mit vermehrter Sequestration von Plasma ins Lungeninterstitium (z.B. wegen Bakterien, Viren, Toxinen, Aspirationssyndrom, ARDS)
- erniedrigter kolloidosmotischer Druck im Blut (s.S. 130, 257)

Folgen der Flüssigkeitsansammlung in interstitiellem Lungengewebe, Lungenparenchym und Alveolen sind:
- Abnahme der Lungen-Compliance
- Zunahme von Diffusionsstrecke und Rechts-Links-Shunt (s.S. 334).

Das **klinische Bild** ist gekennzeichnet durch:
- Tachypnoe
- Dyspnoe
- Tachykardie
- feuchte Rasselgeräusche
- schaumiger Auswurf
- Zyanose

Röntgenologisch lässt sich initial vor allem eine milchige („schmetterlingsförmige") Verschattung im Bereich der Lungenwurzeln (Lungenhili) nachweisen.

Therapeutisch stehen bei Linksherzinsuffizienz folgende Maßnahmen im Vordergrund:
- Verabreichung von Sauerstoff
- Steigerung der Diurese mittels Diuretika (z.B. 40 mg Furosemid)
- Hochlagerung des Oberkörpers und Gabe von Nitroglycerin (zur Verringerung des venösen Rückflusses)
- Sedierung mit einem Opioid (v.a. Morphin)

In schweren Fällen wird Masken-CPAP beim sedierten Patienten (s.S. 351) oder gar eine endotracheale Intubation und maschinelle Beatmung mit PEEP notwendig.

Lungenentzündung (Pneumonie)

Entzündungen des Lungengewebes können nach verschiedenen Kriterien eingeteilt werden. Es wird z.B. in primäre Pneumonie (initial v.a. durch Bakterien, Viren, Mykoplasmen, Pilze ausgelöst) und sekundäre Pneumonie (initial v.a. durch Aspiration, Zirkulationsstörungen, Toxine, Bronchusverlegung ausgelöst) unterschieden. Entsprechend der Morphologie wird zwischen Lobär-, Broncho- und interstitieller Pneumonie oder entsprechend des Verlaufs wird zwischen akuter und chronischer Pneumonie bzw. entsprechend der Ätiologie wird zwischen einer ambulant oder nosokomial (im Krankenhaus) erworbenen Pneumonie unterschieden. Die Lobärpneumonie (die streng auf die Grenzen eines Lungenlappen begrenzt ist) und die Broncho-(= Herd-)pneumonie (die zu diffusen, fleckigen Infiltraten führt, die in allen Lungenbereichen auftreten können), führen v.a. zu einer alveolaren Infiltration, d.h. es kommt zur Sekretansammlung in den Alveolen. Lobär- und Bronchopneumonien sind zumeist bakteriell verursacht. Die interstitielle Pneumonie beschränkt sich meist auf das Lungeninterstitium und ist zumeist durch Viren oder Mykoplasmen bedingt. Bei intensivmedizinisch betreuten Patienten ist die nosokomiale Pneumonie die häufigste im Krankenhaus erworbene Infektion. Ca. 30% der maschinell beatmeten Intensivpatienten entwickeln eine Pneumonie (sog. Beatmungspneumonie). Das Risiko ist abhängig von der Beatmungsdauer. Durch eine beatmungspflichtige Pneumonie nimmt die Letalität der Patienten um bis zu 30% zu.

Eine nosokomiale Pneumonie wird durch folgende Umstände begünstigt:
- Notwendigkeit der maschinellen Beatmung
- Alter > 65 Jahre bzw. < 1 Jahr
- vorbestehende Grunderkrankung, die zu einer Schwächung des Immunsystems und/oder zu einer Beeinträchtigung des Bewusstseinsgrades führt
- Vorerkrankungen des Atmungstraktes
- Thorax- oder Bauchoperationen

Eine Lungenentzündung wird zumeist durch eine bakterielle Infektion verursacht (falls ambulant erworben: vor allem durch Pneumokokken oder Hämophilus; falls nosokomial erworben: vor allem durch gramnegative Enterokokken oder Staphylococcus aureus bedingt). In der Intensivmedizin ist die nosokomiale Pneumonie durch gramnegative Bakterien (s.S. 372) von besonderer Bedeutung. Bei der häufig vorliegenden Bronchopneumonie breitet sich die Infektion über Bronchien und kleine Luftwege in das Lungengewebe aus. **Folgen der Entzündung** sind:
- Gewebsödem
- Abfall der Compliance
- erhöhter Rechts-Links-Shunt

Das **klinische Bild** ist gekennzeichnet durch:
- Tachypnoe
- Dyspnoe
- Hypoxämie
- Fieber
- Schüttelfrost
- eitriger Auswurf
- Rasselgeräusche
- Bronchialatmen

Das **Röntgenbild** der Lunge zeigt bei der Broncho-(= Herd-)pneumonie zumeist fleckförmige Verschattungen und bei der interstitiellen Pneumonie eher relativ gleichmäßige, milchig-weiße Verschattungen. Je nach Ergebnis der arteriellen Blutgasanalyse werden eine Intubation und maschinelle Beatmung des Patienten notwendig. Die Kriterien für die endotracheale Intubation sind auf den Seiten 335 ff. beschrieben. Beim intubierten Patienten ist wiederholt Tracheobronchialsekret unter sterilen Bedingungen abzusaugen. In dem Sekret soll der bakterielle Erreger nachgewiesen und dessen Empfindlichkeit auf Antibiotika ausgetestet werden.

Entscheidende **Therapiemaßnahmen** sind die Verabreichung von Antibiotika (s.u.) sowie die Zufuhr einer erhöhten inspiratorischen Sauerstoffkonzentration. In schweren Fällen ist eine maschinelle Beatmung mit PEEP notwendig.

Neben bakteriellen Pneumonien (**typische Pneumonien**) gibt es auch atypisch verlaufende Pneumonieformen, die v.a. durch Viren, Pilze oder Mykoplasmen verursacht werden. Es wird von **primär atypischer Pneumonie** gesprochen. Bei einer primär atypischen Pneumonie lassen sich keine pathogenen Keime nachweisen. Schwere Verlaufsformen haben eine ernste Prognose.

Bei einer ambulant erworbenen bakteriellen Pneumonie bietet sich die Gabe eines Cephalosporins der Gruppe 2 plus ein Makrolid, bei einer nosokomialen Pneumonie bietet sich die Gabe eines Beta-Laktam-Antibiotikums (Cephalosporine der Gruppe 2, 3a oder 3b, bestimmte Penicilline [Aminopenicillin oder Acylaminopenicillin jeweils in Kombination mit einem Beta-Laktamase-Inhibitor] oder Carbapeneme, d.h. Antibiotika, bei denen der Beta-Laktamring so verändert ist, dass er durch Beta-Laktamasen von Bakterien nicht angegriffen werden kann) an. In sehr schweren Fällen wird das obige Antibiotikum noch mit einem Fluor-Chinolon der Gruppe 2 oder 3 oder einem Aminoglykosid kombiniert (s. S. 372).

Bei einer Aspirationspneumonie bietet sich Imipenem, bei einer Pneumonie mit MRSA Vancomycin und bei einer interstitiellen Pneumonie (mit z.B. Mykoplasmen oder Clamydien) Erythromycin an.

Bei einer sekundären Pneumonie unter Antibiotikatherapie kommen oft Imipenem plus ein Aminoglykosid und bei einer Pilzpneumonie kommt z.B. Amphotericin B (eventuell in Kombination mit Flucytosin) zur Anwendung.

Vorbeugende Maßnahmen:
Werden hygienische Basismaßnahmen konsequent eingehalten, dann kann die Rate nosokomialer Pneumonien um bis zu 30% vermindert werden. Die hygienische Händedesinfektion vor und nach jedem Patientenkontakt ist die wichtigste Vorbeugemaßnahme. Beim endotrachealen Absaugen von beatmeten Patienten ist auf ein streng aseptisches Vorgehen zu achten.

Um bei frischoperierten Patienten einer Pneumonie vorzubeugen, ist es wichtig, die Patienten zum Abhusten und tiefen Durchatmen anzuleiten. Außerdem sind eine adäquate Schmerztherapie (um eine schmerzbedingte Atemschonhaltung zu vermeiden) sowie eine frühzeitige postoperative Mobilisierung wichtig. Da Ernährungssonden den Schluckvorgang stören und einen Reflux begünstigen, sollten sie möglichst bald wieder entfernt werden.

Bei Patienten, die eine Stressulcusprophylaxe erhalten, sollte der pH-Wert des Magensekrets nicht über 4,0 angehoben werden, da hierdurch eine bakterielle Besiedelung des Magensekrets begünstigt und im Fall einer (unbemerkten) Regurgitation von Magensekret die Gefahr einer Pneumonie erhöht wird.

Chronisch-obstruktive Lungenerkrankung (COLD)

Typisch für die chronisch-obstruktive Lungenerkrankung (**c**hronic **o**bstructive **l**ung **d**isease = **COLD**; oder **c**hronic **o**bstructive **p**ulmonary **d**isease = **COPD**) sind ein langjähriger, chronischer Verlauf, ein erhöhter Strömungswiderstand der Luft in den Atemwegen (Obstruktion), inhomogene Alveolarbelüftung und zunehmende Lungenüberblähung. Die **Folge** ist eine respiratorische Globalinsuffizienz (s. S. 336). Die Obstruktion kann aufgrund folgender **Ursachen** entstehen:
- vermehrte Schleimbildung in den Atemwegen
- ödematöse Schwellung der Bronchialschleimhaut
- Bronchospasmus

Zumeist handelt es sich hierbei um Patienten mit chronischer Bronchitis, Asthma bronchiale, chronisch-obstruktivem Lungenemphysem oder Bronchiektasen.

Um die chronische Hypoxämie zu kompensieren, kommt es bei diesen Patienten zu einem Anstieg des Hb-Wertes (Polyglobulie). Typisch ist auch eine pulmonalvaskuläre Hypertension. Ursachen sind eine hypoxiebedingte Vasokonstriktion im Lungengefäßbett sowie eine krankheitsbedingte Abnahme der Lungenkapillaren. Es kommt zu einer Mehrbelastung des rechten Ventrikels mit Hypertrophie (chronisches Cor pulmonale), im Endstadium droht eine Rechtsherzinsuffizienz.

Klinisch imponieren:
- Dyspnoe
- Husten mit Auswurf
- überdehnter Thorax mit relativ horizontal stehenden Rippen
- Giemen und Brummen
- hypersonorer Klopfschall
- abgeschwächte Atemgeräusche

Eine weitere **Folge** der chronisch-obstruktiven Erkrankung ist die
- erniedrigte FEV_1 (s. S. 331).

Patienten mit einer COLD müssen häufig intensivmedizinisch behandelt werden. Da COLD-Patienten nur noch geringe pulmonale Reserven besitzen, können sie bereits im Rahmen eines relativ geringen bronchopulmonalen Infektes, einer Operation oder einer stärkeren Sedierung dekompensieren. Die Therapie solcher Patienten gestaltet sich erfahrungsgemäß schwierig und langwierig.

> Da insbesondere das Abtrainieren von einem Beatmungsgerät sehr problematisch ist, sollte die maschinelle Beatmung, wenn irgend möglich, vermieden werden.

Therapeutisch ist eine antibiotische Therapie von bronchopulmonalen Infekten notwendig. Zusätzlich muss bei einer ausgeprägten Hypoxämie Sauerstoff verabreicht werden. Es ist jedoch zu beachten, dass im Falle einer Globalinsuffizienz der Atemantrieb über den niedrigen O_2-Partialdruck stimuliert wird (s. S. 317). Eine zu hohe Sauerstoffkonzentration in der Inspirationsluft ist daher zu vermeiden, und es ist eine intensive Überwachung des Patienten notwendig. Zumeist reicht ein arterieller Sauerstoffpartialdruck von 50–60 mmHg aus.
Wichtig ist auch die Verabreichung von Sekretolytika (Acetylcystein), Expektoranzien, Broncholytika (Beta-2-Mimetika), eine möglichst halbsitzende Lagerung und evtl. die Ga-

be von Antibiotika. Eine gute psychische Führung dieser Patienten ist wichtig. Häufig können diese chronisch lungenkranken Patienten sehr gut beurteilen, was für sie erfolgversprechend ist. Die Patienten sollten daher auch befragt werden, wie sie normalerweise akute Verschlechterungen behandeln, und es sollte ihren Wünschen diesbezüglich entsprochen werden. Einen besonders wichtigen Stellenwert hat bei diesen Patienten eine sachgerechte Physiotherapie.
Bei einer evtl. notwendig werdenden **maschinellen Beatmung** muss darauf geachtet werden, dass die Beatmungsdrücke möglichst niedrig sind (wegen der erhöhten Gefahr eines Barotraumas), dass eine langsame Atemfrequenz mit einer relativ langen Exspirationsphase (Atemzeitverhältnis 1:2; 1:3; 1:4) gewählt wird und dass die Sauerstoffkonzentration lediglich bis auf das notwendige Mindestmaß gesteigert wird.

Lungenkontusion

Im Rahmen eines stumpfen Thoraxtraumas kann es zu einer Quetschung von Lungengewebe (Lungenkontusion) kommen. **Folge** können Einblutungen ins Lungengewebe, Atelektasen, Schädigung des Surfactants und ein Ödem sein. Je nach Schweregrad der Lungenkontusion genügt **therapeutisch** die Zufuhr von Sauerstoff über eine Nasensonde oder es ist eine endotracheale Intubation mit PEEP-Beatmung notwendig. Im schlimmsten Fall kann es trotz Therapie zu einem schwersten ARDS mit zumeist infauster Prognose kommen.

Lungenembolie

▶ Bei immobilisierten Patienten können sich (v. a. in den großen venösen Gefäßen der Leiste) Thromben entwickeln. Löst sich ein solcher Thrombus, dann wird er mit dem Blutstrom bis in die Lungenstrombahn geschwemmt, wo er zur Verlegung einer Lungenarterie führen kann (Lungenembolie).

Eine Lungenembolie äußert sich **klinisch** in Thoraxschmerzen, Luftnot, Tachypnoe und führt aufgrund der akuten Rechtsherzbelastung meist zu EKG-Veränderungen (akuter Rechtsschenkelblock) und Blutdruckabfall. Bei einer schweren Lungenembolie droht ein akutes Rechtsherzversagen (Anstieg von ZVD) mit ausgeprägtem Blutdruckabfall. Typisch sind ein hoher arterieller p_aCO_2-Wert bei niedrigem endexspiratorischem CO_2-Wert (Totraumventilation) und ein niedriger p_aO_2-Wert. (Zur Steigerung eines niedrigen p_aO_2 sollte kein höherer PEEP eingestellt werden, um keine weitere Druckbelastung des rechten Ventrikels zu provozieren; vgl. S. 358).

Therapeutisch kommen v.a. Katecholamine wie Dobutamin (Dobutamin Solvay®) sowie initial 5000–10000 IE Heparin intravenös (Verhinderung neuer Thromben und einer Thrombenvergrößerung) anschließend ggf. eine Heparin-Dauerinfusion (ca. 400 IE/kg KG/Tag; ca. 1000 IE/Stunde; damit die PTT auf ca. 60–80, d.h. auf den ca. 1,5fachen Normalwert verlängert ist) und ggf. eine medikamentöse Auflösung des Embolus (Thrombolyse [vgl. S. 438]; früher kamen z.B. 1,5 Millionen IE Streptokinase [Streptase®] über 30–60 Minuten oder 3 Millionen IE Urokinase über 2 Stunden, davon 1 Million IE als Bolus über 5–10 Minuten) zur Anwendung. Nach Gabe dieser unspezifischen Thrombolytika braucht in den ersten 8 Stunden keine Heparininfusion durchgeführt werden, da die in höherer Konzentration anfallenden Fibrinspaltprodukte gerinnungshemmend wirken und zu einer Verlängerung der PTT führen (vgl. S. 437). Inzwischen wird meist rt-PA (Alteplase, Actilyse®; 100 mg über 2 Stunden; davon 10 mg als Bolus) eingesetzt. Anschließend wird eine Heparininfusion mit ca. 400 IE/kg KG/Tag notwendig, da durch dieses spezifische Thrombolytikum nur geringe Mengen an Fibrinspaltprodukten entstehen, wodurch es zu keiner relevanten Gerinnungshemmung kommt (vgl. S. 437). Oft wird eine kardiopulmonale Reanimation, sehr selten eine operative Thrombektomie notwendig.

Diagnostisch bieten sich Thoraxröntgenbild (geringe Aussagekraft), Lungenperfusions-szintigraphie, Pulmonalisangiographie (beweisend) und seit einigen Jahren v.a. ein Bolus-Spiral-CT an.

Um eine erneute Thrombuslöslösung zu verhindern, ist eine vorübergehende Immobilisierung und Heparinisierung notwendig. Oft schließt sich eine Langzeitmarcumarisierung an.

Herz

Herzinsuffizienz

Bei einer akuten oder chronischen Herzinsuffizienz ist das Herz nicht mehr in der Lage, bei Belastung (Belastungsinsuffizienz) oder bereits in Ruhe (Ruheinsuffizienz) ein ausreichendes **Herzm**inuten**v**olumen (HMV) auszuwerfen (siehe auch S. 199, S. 471). Aufgrund des zu geringen HMV kommt es zu einer verstärkten Sauerstoffausschöpfung im peripheren Gewebe, die gemischt-venöse Sauerstoffsättigung fällt typischerweise ab. Während vom Ventrikel normalerweise in der Systole 55–75% seines Blutvolumens ausgeworfen werden (die **E**jektions**f**raktion [EF] also 0,55–0,75 beträgt), ist die EF bei einer Herzinsuffizienz vermindert.

Typische klinische Zeichen für eine Herzinsuffizienz sind:
- erniedrigtes Herzzeitvolumen
- erhöhter enddiastolischer Druck im Ventrikel
- Tachykardie
- periphere Vasokonstriktion
- Flüssigkeitsretention mit Ödembildung
- metabolische Azidose

Die häufigsten **Ursachen** einer Herzinsuffizienz sind Herzklappenfehler, schwere koronare Herzerkrankung oder Hypertonie. Je älter ein Patient ist, desto höher ist die Wahrscheinlichkeit, dass bei ihm eine Herzinsuffizienz vorliegt.

Linksherzinsuffizienz

Eine Insuffizienz des linken Ventrikels führt zu schneller körperlicher Ermüdbarkeit und erst zu einem interstitiellen und dann zu einem alveolären Lungenödem mit Dyspnoe und Hypoxie. Bei einem alveolären Lungenödem lassen sich feuchte Rasselgeräusche auskultieren, zuerst über den unteren Lungenbereichen, später über der ganzen Lunge. Der pulmonalkapilläre Verschlussdruck (PCWP) ist bei Vorliegen einer schweren Linksherzinsuffizienz erhöht (meistens > 20 mmHg).

Rechtsherzinsuffizienz

Bei einer Insuffizienz des rechten Ventrikels steigt der (zentrale) Venendruck an, es fallen auch beim sitzenden Patienten prominente Venae jugulares externae auf. Typisch sind stauungsbedingte Überdehnung der Leber (mit der Folge eines Aszites!) sowie eindrückbare Ödeme an abhängigen Körperteilen (beim stehenden Patienten an den Knöcheln und prätibial, beim liegenden Patienten am Os sacrum und an den Flanken).

Behandlung der chronischen Herzinsuffizienz

Bei der **Therapie** einer **chronischen Herzinsuffizienz** sollten die auslösenden Ursachen beseitigt werden, z.B. ein Herzklappenfehler korrigiert oder ein arterieller Hypertonus therapiert werden. Die medikamentöse Therapie der chronischen Herzinsuffizienz besteht darin, entweder die Inotropie (z.B. durch Digitalis) zu steigern und/oder die Vorlast (z.B. durch Diuretika) und/oder die Nachlast (z.B. durch ACE-Hemmer) zu senken.

Als medikamentöse Standardtherapie bietet sich die Kombination von ACE-Hemmer, Digitalispräparat und Diuretikum an. Die Gabe eines ACE-Hemmers wird zunehmend als Therapie der Wahl propagiert.

ACE-Hemmer blockieren dasjenige Enzym, das Angiotensin I in das stark blutdrucksteigernde Angiotensin II überführt (so genanntes **A**ngiotensin **C**onverting **E**nzyme). ACE-Hemmer führen also zu einem Abfall des peripheren Gefäßwiderstandes und vermindern dadurch die notwendige Herzarbeit. Häufig eingesetzte ACE-Hemmer sind z.B. Captopril (Lopirin®), Enalapril (Pres®, Xanef®), Ramipril (Delix®) oder Lisinopril (Acerbon®).

Digitalispräparate wirken durch die Erhöhung der intrazellulären Kalziumkonzentration positiv inotrop. Die therapeutische Plasmakonzentration von Digoxin wird mit 0,7–1,8 ng/ml, die von Digitoxin mit 8–25 ng/ml angegeben.

Bei einem digitalisierten Patienten tritt als unspezifisches Zeichen eine muldenförmige ST-Strecken-Senkung auf. Bei einer Überdosierung von Digitalis (Digitalisintoxikation) treten Herzrhythmusstörungen unterschiedlichster Art auf (z.B. ventrikuläre Extrasystolen [insbesondere ein Bigeminus], AV-Blockierungen, Kammerflimmern). Hypokaliämie, Hyperkalzämie, Hypomagnesiämie und arterielle Hypoxämie erhöhen die Digitalistoxizität und sind zu vermeiden. Auch eine stärkere Hyperventilation mit respiratorischer Alkalose ist zu vermeiden, da es hierdurch zu einem Abfall der Plasmakaliumkonzentration kommt.

Diuretika (z.B. Furosemid) können zu einer Hypokaliämie führen und dadurch digitalisbedingte Herzrhythmusstörungen begünstigen. Außerdem können sie eine Hypovolämie und orthostatische Dysregulation verursachen.

Bis vor einigen Jahren galten **Beta-Rezeptorenblocker** als kontraindiziert bei Vorliegen einer Herzinsuffizienz. Inzwischen liegen Studien vor, dass die vorsichtige Gabe eines Beta-Blockers (z.B. Metoprolol) bei der Therapie der chronischen Herzinsuffizienz günstige Effekte haben kann.

Behandlung der akuten Herzinsuffizienz

Bei der **Therapie** der **akuten Herzinsuffizienz** ist, wenn möglich, eine kausale Therapie durchzuführen. Z.B. ist bei einem akuten Myokardinfarkt gegebenenfalls eine Thrombolyse der Koronararterien (s. S. 470) oder bei einer hypertensiven Krise eine entsprechende Blutdrucksenkung durchzuführen. Eine kausale Therapie ist jedoch nur in einem geringen Prozentsatz der Fälle möglich.

Typisch für eine akut dekompensierte Herzinsuffizienz sind:

- systolischer Blutdruck < 80 mmHg
- Herzindex < 2,0 l/min × m^2
- PCWP > 20 mmHg

- verminderte Organperfusion mit Oligurie (Urinmenge < 20 ml/h) und Vasokonstriktion

An Therapiemöglichkeiten kommen bei der akut dekompensierten Herzinsuffizienz vor allem in Frage:

- positiv inotrope Medikamente zur Steigerung der myokardialen Pumpleistung (v. a. Katecholamine; s. S. 294)
- Vasopressoren zur Steigerung des Perfusionsdrucks (v.a. Katecholamine; s. S. 294)
- Vasodilatatoren zur Verminderung der Vor- und Nachlast (Furosemid, Nitroglycerin und eventuell Nitroprussidnatrium, z. B. beim Low-output-Syndrom; s. S. 304)
- adäquate Volumengabe. Es sollte ein PCWP im hochnormalen Bereich (ca. 18–20 mmHg) angestrebt werden.

Zur Vorlastsenkung können z. B. 40–80 mg Furosemid intravenös verabreicht werden. Zur Vorlastsenkung bietet sich auch eine Nitroglyceringabe per Spritzenpumpe an, falls eine initiale sublinguale Gabe erfolglos blieb. Zur Nachlastsenkung kommen arterielle Vasodilatatoren (Nitroprussidnatrium, Kalziumantagonisten) in Frage.
Als Basistherapie der akuten Herzinsuffizienz gilt seit Jahren die Gabe eines Katecholamins. Katecholamine (z. B. Dobutamin, Noradrenalin, Dopamin, Adrenalin) sind die Mittel der Wahl zur akuten Steigerung von myokardialer Kontraktilität, Herzminutenvolumen und Blutdruck. Soll eine positiv inotrope Substanz verabreicht werden, so wird meist Dobutamin als Mittel der Wahl bezeichnet. Dobutamin führt allerdings zu einem Abfall des peripheren Gefäßwiderstandes. Da unter Dobutamin gleichzeitig das Herzminutenvolumen ansteigt, bleibt der Blutdruck normalerweise weitgehend konstant. Noradrenalin wird im Falle einer akuten Herzinsuffizienz v.a. dann zusätzlich zu Dobutamin verabreicht, wenn trotz Optimierung von Vor- und Nachlast und Gabe von Dobutamin der arterielle Druck kritisch erniedrigt bleibt.

Katecholamine haben allerdings den Nachteil, dass sie

- die Herzfrequenz steigern,
- den peripheren Widerstand erhöhen,
- den myokardialen Sauerstoffbedarf steigern und
- Herzrhythmusstörungen verursachen können.

In den letzten Jahren werden in therapieresistenten Fällen häufiger Phosphodiesterasehemmer (PDE-Hemmer) zur Therapie der akuten Herzinsuffizienz empfohlen (z.B. Amrinon, Enoximon; s. S. 297). Sie verursachen eine positiv inotrope Wirkung sowie eine Vasodilatation und werden daher oft als Inodilatoren bezeichnet. Sie verursachen:

- Steigerung des Herzminutenvolumens
- Erniedrigung des links- und rechtsventrikulären Füllungsdrucks
- Erniedrigung des peripheren und pulmonalvaskulären Widerstandes
- keine Begünstigung von Herzrhythmusstörungen
- keine Steigerung (eventuell sogar eine Verminderung) des myokardialen Sauerstoffverbrauches aufgrund der verminderten Vor- und Nachlast

Da PDE-Hemmer zu einer Vasodilatation führen, ist auf eine ausreichende Volumenzufuhr zu achten. Bei schwerer Herzinsuffizienz können PDE-Hemmer eventuell mit einem Katecholamin kombiniert werden.
Ist eine akute Herzinsuffizienz medikamentös nicht zu bessern, dann kann vorübergehend eine intraaortale Ballongegenpulsation (s. S. 304) sinnvoll sein.
Digitalispräparate sollten bei der Therapie der akuten Herzinsuffizienz nicht zur Steigerung der Kontraktilität verabreicht werden. Sie sollten höchstens als Antiarrythmikum eingesetzt werden. Tritt z.B. im Rahmen der akuten Herzinsuffizienz ein Vorhofflimmern mit schneller Überleitung auf, so kann durch eine schnelle Aufdigitalisierung die Herzfrequenz meist erniedrigt und die hämodynamische Situation meist verbessert werden. Hierfür bietet sich beispielsweise die Gabe von Digoxin

(3–4 × 0,25 mg) intravenös über 24 Stunden an. Gegebenenfalls kann zusätzlich die Gabe von Verapamil oder Diltiazem sinnvoll sein, um die Herzfrequenz zu senken.

Herzinfarkt

▶ Von einem **akuten Herzinfarkt** (Myokardinfarkt; siehe auch S. 466) wird gesprochen, wenn ein größerer Teil der Herzmuskulatur aufgrund des Verschlusses einer Koronararterie nekrotisch wird. Auslösende Ursache ist zumeist ein gefäßverschließender Thrombus. In ca. 95 % liegt bei diesen Patienten eine Koronarsklerose vor. Etwa 30 % der Patienten mit einem Myokardinfarkt versterben innerhalb einer Stunde zumeist an Herzrhythmusstörungen (v.a. Kammerflimmern).

Bei Auftreten eines Herzinfarktes kommt es normalerweise zu
● typischen klinischen Symptomen
● typischen EKG-Veränderungen
● charakteristischen Konzentrationsveränderungen herzspezifischer Enzyme

Klinische Symptome

Es treten meist schwere Schmerzen („Vernichtungsschmerzen") auf, die eine ähnliche Lokalisation und einen ähnlichen Charakter haben wie Angina-pectoris-Schmerzen (aber wesentlich stärker sind und länger [> 30 Minuten] anhalten). Außerdem stellen sich meist Todesangst, Schweißausbruch und Übelkeit ein.

EKG-Veränderungen

Die 12-Kanal-EKG-Ableitung ist das wichtigste diagnostische Hilfsmittel, um einen akuten Herzinfarkt nachzuweisen. Die für einen Herzinfarkt typischen EKG-Veränderungen sind in Abbildung 7.15 dargestellt. Im Rahmen eines akuten Infarktes treten oft therapiebedürftige Herzrhythmusstörungen auf.

Enzymveränderungen

Erste typische Veränderungen herzspezifischer Enzyme treten wenige Stunden nach einem Myokardinfarkt auf (vgl. Tab. 7.7; Abb. 7.16).

Kreatinkinase (= CK = Kreatinphosphokinase = CPK)

Die CK (Normalwert: Männer < 170 U/l, Frauen < 142 U/l; neue Normalwerte für Enzymaktivitäten und entsprechende Erklärung vgl. Tab. 7.7, S. 401) beginnt 4–6 Stunden nach dem Infarkt anzusteigen, erreicht ihr Maximum nach 18–24 Stunden und normalisiert sich nach 3–4 Tagen. Bei einem CK-Maximum von < ca. dem 6fachen Normalwert kann mit einem komplikationslosen Verlauf gerechnet werden, bei einem CK-Maximum von > ca. dem 14fachen Normalwert muss von einem riesigen Infarkt ausgegangen werden.

	EKG-Stadium	Typisches Bild	Wichtige Merkmale	Beginn/Dauer
frischer Infarkt (akutes Stadium)	Stadium 1	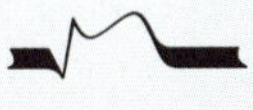	deutliche ST-Hebung T positiv R klein Q noch klein	Sofort/ 1 bis 2 Std. bis 1 Woche
	Zwischen-stadium	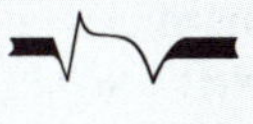	leichte ST-Hebung T spitz-negativ Q groß R klein	1. bis 10. Tag/ kurz
akuter Infarkt (chronisches Stadium)	Stadium 2	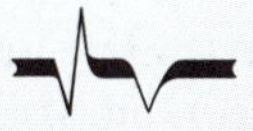	T spitz-negativ Q groß R noch klein keine ST-Hebung	3. bis 7. Tag/ 6 Monate bis mehrere Jahre
	Stadium 3	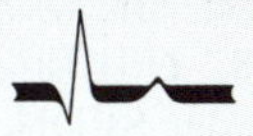	Q pathologisch T bereits positiv R normal oder reduziert keine ST-Hebung	– / 6 Monate bis bleibend

Abb. 7.15 Typische EKG-Veränderungen bei einem Herzinfarkt.

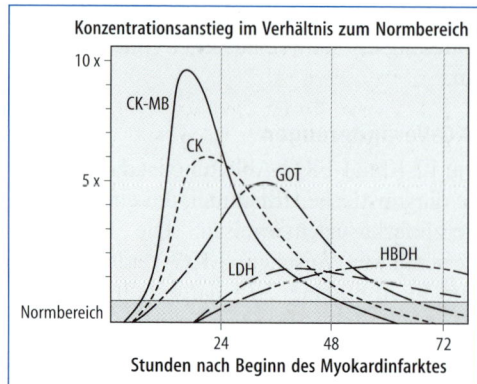

Abb. 7.16 Veränderungen der herzspezifischen Enzyme im zeitlichen Verlauf. CK-MB = myokardspezifisches Isoenzym der Kreatinkinase, CK = Kreatinkinase, GOT = Glutamat-Oxalazetat-Transaminase (= ASAT), LDH = Laktat-Dehydrogenase, HBDH = Alpha-Hydroxybutyrat-Dehydrogenase.

Die CK ist sehr empfindlich, sie kann allerdings auch nach z.B. einer intramuskulären Injektion, mechanischen Reanimation oder elektrischen Defibrillation oder sonstigen Muskelverletzungen ansteigen. Da die CK in Form von drei Isomeren vorkommt (CK-MM [Muskeltyp], CK-BB [Gehirntyp] und CK-MB [Herzmuskeltyp]), bietet sich die Bestimmung der CK-MB wegen ihrer Spezifität für den Herzmuskel zur Diagnostik des Herzinfarktes an. Die CK-MB ist zwar herzspezifisch (CK-MB > 24 U/l spricht für einen Herzinfarkt), aber weniger empfindlich als die CK, sodass kleinere Infarkte evtl. nicht erfasst werden. Die CK-MB beginnt 2–6 Stunden nach dem Infarkt anzusteigen, erreicht ihr Maximum nach 24–36 Stunden und normalisiert sich nach 1–1,5 Tagen wieder.

Serum-Laktat-Dehydrogenase (SLDH = LDH) und Hydroxybutyrat-Dehydrogenase (HBDH = SLDH$_1$)

Die SLDH (Normalwert < 240 U/l) weist einen langsamen Konzentrationsanstieg mit Maximum nach 72 Stunden auf. Die SLDH liegt in Form verschiedener Isoenzyme vor.
Die HBDH (Normalwert 72–182 U/l) ist ein myokardspezifisches Isoenzym der SLDH (= SLDH$_1$). Typisch für einen Herzinfarkt ist die Erhöhung dieser HBDH bzw. deren prozentualer Anteil an der Gesamt-SLDH. Ein Quotient HBDH/LDH von > 0,9 ist prognostisch ungünstig. Die maximale Höhe des HBDH-Anstiegs ist grob proportional der Infarktausdehnung und hat damit prognostischen Charakter.

Serum-Glutaminsäure-Oxalessigsäure-Transaminase (SGOT = GOT)

Die SGOT (Normalwert Männer < 37 U/l, Frauen < 31 U/l; neue Normalwerte für Enzymaktivitäten und entsprechende Erklärung vgl. Tab. 7.7, S. 401) beginnt 4–6 Stunden nach dem Infarkt anzusteigen, erreicht ihr Maximum nach 24–28 Stunden und normalisiert sich nach 4–7 Tagen wieder. Die SGOT kann allerdings auch bei Leber- und Muskelerkrankungen ansteigen.

Myoglobin

Myoglobin steigt (zusammen mit Troponin-T) als erster Parameter an. Myoglobin kann allerdings auch z.B. nach einer intramuskulären Injektion, elektrischen Defibrillation oder einer sonstigen Muskelverletzung ansteigen.

Troponin T

Troponin T ist ein neuerer Marker, der (zusammen mit Myoglobin) als erster Parameter ansteigt ($\geq$ 0,2 ng/ml). Es gibt inzwischen Schnelltests, die direkt am Bett des Patienten durchgeführt und bewertet werden können.
Da die einzelnen herzspezifischen Enzyme einen charakteristischen zeitlichen Verlauf aufweisen, kann anhand des Enzymmusters auf das Alter des Infarktes geschlossen werden (vgl. Abb. 7.16).
Neben den Veränderungen herzspezifischer Enzyme kommt es noch zu unspezifischen Entzündungszeichen wie Leukozytose (10 000–15 000/mm^3), Beschleunigung der Blutsenkungsgeschwindigkeit und Anstieg des C-reaktiven Proteins (CRP).
Laborchemische Untersuchungen sind weniger für die Akutdiagnostik, sondern vor allem für die Verlaufsbeobachtung geeignet.

Therapie

Ziel der Therapie ist es, den Sauerstoffverbrauch des Herzens zu vermindern sowie die Myokarddurchblutung zu verbessern bzw. wiederherzustellen.
Folgende Therapiemaßnahmen kommen in Frage:

- Analgetika,
vor allem Morphin; wiederholt 1–5 mg Morphin bis zum individuellen Dosisbedarf
- Sedativa/Anxiolytika,
z.B. Diazepam; wiederholt ca. 5 mg bis zum individuellen Dosisbedarf
- Sauerstoffgabe,
falls der p_aO_2 erniedrigt ist. Bei Auftreten einer Herzinsuffizienz mit Lungenödem kann eine endotracheale Intubation mit Beatmung notwendig werden.
- Bettruhe und Immobilisierung
für 2–3 Tage beim unkomplizierten Infarkt. Für ca. 3 Wochen ist eine stationäre Behandlung notwendig.
- Nitropräparate,
z.B. eine Kapsel Nitrolingual® bukkal (s.S. 465) zur Erweiterung der Kollateralgefäße und zum Ausschluss einer (nitrosensiblen) Angina pectoris. Der Infarktschmerz ist – im Gegensatz zum Angina-pectoris-Schmerz – allerdings nicht nitrosensibel. Bei Auftreten einer Herzinsuffizienz kann auch die Gabe von Nitroglycerin per Infusionspumpe notwendig werden. Es ist Vorsicht geboten, da Nitroglycerin eventuell zu einem deutlichen Blutdruckabfall führen kann.
- Dobutamin
bei Linksherzinsuffizienz zur Steigerung der Inotropie
- Beta-Rezeptorenblocker
können bei tachykarden und hypertensiven Patienten sinnvoll sein und evtl. die Infarktgröße vermindern.
- Atropin
ist bei bradykarden Rhythmusstörungen indiziert.
- Amiodaron/Lidocain
als Antiarrhythmika der Wahl beim Auftreten von ventrikulären Rhythmusstörungen (z.B. 5 mg/kg KG/100 mg)

- temporärer Herzschrittmacher
muss gegebenenfalls platziert werden
- Defibrillation
bei Kammerflimmern oder schneller Kammertachykardie (s.S. 504). Nach erfolgreicher Therapie empfiehlt sich eine Lidocaingabe per infusionem.
- Acetylsalicylsäure:
initial ein Bolus von 500 mg i.v. (Aspisol®), danach in einer Dosierung von 100–250 mg/Tag per os zur Thrombozytenaggregationshemmung. Dadurch kann die Rate von Gefäßneuverschlüssen vermindert werden.
- Heparin:
Bei Patienten, bei denen keine Thrombolyse (s.u.) durchgeführt wird, sondern nur die oben aufgeführten Therapiemaßnahmen einschließlich ASS-Gabe eingeleitet wurden, kann die Mortalität durch zusätzliches Heparin nicht weiter gesenkt werden.
Bei einer Thrombolyse mit nicht thrombusselektiven Medikamenten (s.u.; z.B. Streptokinase, Urokinase) sollte dagegen Heparin ab ca. 8 Stunden nach der Thrombolyse verabreicht werden. Initial ist bei diesen Thrombolytika Heparin nicht notwendig, da eine größere Menge an Fibrinspaltprodukten entsteht, die selbst antikoagulatorisch wirken. Die ersten ca. 8 Stunden ist dadurch die PTT über das 1,5–3fache der Norm erhöht. Bei einer Thrombolyse (s.u.) mit thrombusspezifischen Thrombolytika wie rt-PA (Alteplase, Actilyse®) oder entsprechenden Derivaten (z.B. Tenecteplase, Metalyse) muss parallel Heparin gegeben werden, denn aufgrund der Thrombusselektivität dieser Medikamente entstehen nur geringe Konzentrationen an Fibrinspaltprodukten, wodurch die Rate an Wiederverschlüssen relativ hoch ist, falls nicht zusätzlich Heparin verabreicht wird. Initial werden meist 5000 IE Heparin i.v. empfohlen. Danach werden dann 1000 IE/h empfohlen. Es ist eine Verlängerung der PTT auf den 1,5- bis 2fachen Normalwert anzustreben. Nach ca. 4 Tagen kann auf subkutane Heparin-Gaben (z.B. 2 × 7500 IE unfraktioniertes Heparin) umge-

stellt werden. Inzwischen wird zumeist niedermolekulares (fraktioniertes) Heparin 1 × pro Tag subkutan bevorzugt.

- Thrombolyse:
Da ein Myokardinfarkt zumeist durch einen Thrombus bedingt ist, kommt der frühzeitigen Thrombolyse enorme Bedeutung zu. Bei Durchführung einer Thrombolyse innerhalb von 4 Stunden gelingt eine Wiedereröffnung des Gefäßes in bis zu 70–75% der Fälle. Neben einer Frühlyse (innerhalb von 6 Stunden) scheint auch noch eine Spätlyse (bis zu 24 Stunden) sinnvoll zu sein.

Als Thrombolytika haben sich bewährt:

– rt-PA (= recombinant tissue plasminogen activator [recombinant = gentechnisch hergestellt]; entspricht der körpereigenen t-PA, die vom Gefäßendothel freigesetzt wird und Fibrin [Thromben] auflösen kann). rt-PA (Alteplase, Actilyse®) muss in Kombination mit Heparin (s. o.) verabreicht werden; 100 mg über 90 Minuten

– Tenecteplase (Metalyse): Tenecteplase ist ein gentechnisch hergestellter Abkömmling von rt-PA mit längerer Halbwertszeit und höherer Fibrinspezifität. Systemische Nebenwirkungen (z.B. zerebrale Blutungen) sollen seltener sein als unter rt-PA. Tenecteplase kann als Bolus zügig über ca. 10 Sekunden intravenös injiziert werden. Dies wird als ein großer Vorteil z.B. im Rahmen der prähospitalen Lyse bezeichnet. Die Dosierung wird mit ca. 0,5 mg/kg KG angegeben. Die Ergebnisse scheinen vergleichbar gut wie beim Einsatz von rt-PA zu sein. Zusätzlich ist eine Heparin-Therapie notwendig (s. o.).

– (Streptokinase; 1,5 Millionen IE in 60 Minuten; Kontraindikation: Streptokokkeninfekt)

– (Urokinase; 1,5–3,0 Millionen IE in 60 Minuten)

- PTCA:
Zur Behandlung eines akuten Myokardinfarktes können notfallmäßig eine Koronarangiographie und perkutane transluminale Coronarangioplastie (PTCA) mittels Ballondilatation (und ggf. Stent-Einlage) durchgeführt werden. Vor allem bei Myokardinfarkt mit kardiogenem Schock, aber auch bei älteren Patienten (> 75 Jahre) scheint eine Akut-PTCA der systemischen Thrombolyse überlegen zu sein. In bis zu über 90% der Patienten gelingt mit dieser Methode eine Wiedereröffnung des entsprechenden Gefäßes. Durch den zunehmenden Einsatz der PTCA konnte die Mortalität nach einem Herzinfarkt vermindert werden. Nachteil der Methodik ist, dass sie nur in spezialisierten Zentren und oft nur mit zeitlicher Verzögerung (Transportwege, aufwändige Vorbereitung) durchgeführt werden kann. Dadurch kann das ideale Zeitfenster (< 60–90 Minuten) oft nicht eingehalten werden. Es ist dann eine Thrombolyse zu erwägen bzw. durchzuführen.

Da Thrombolytika nicht nur Thromben in den Koronararterien auflösen, sondern eine generelle thrombolytische Wirkung haben, stellen z.B. kurz zurückliegende Operationen, Ulkusleiden, Blutungsneigung, ein Apoplex in den letzten 6 Monaten, vorausgegangene Vena-subclavia-/Vena-jugularis-interna-Punktionen, Tumorerkrankungen, Schwangerschaft oder eine vorausgegangene, längerfristige Herzdruckmassage (mit Rippen- und Sternumfrakturen) eine Kontraindikation dar.

Nach Auftreten eines Herzinfarktes ist eine Intensivüberwachung von entscheidender Wichtigkeit, um akute Herzrhythmusstörungen sofort erkennen und therapieren zu können. Wichtig ist daher eine kontinuierliche EKG-Überwachung (möglichst mit automatischer Arrhythmieerkennung). Außerdem ist ein hämodynamisches Monitoring notwendig sowie die konsequente Therapie z.B. einer auftretenden Herzinsuffizienz.

Viele Patienten verlassen inzwischen nach einem unkomplizierten Herzinfarkt das Krankenhaus schon nach 1 Woche wieder.

Niere

Akutes Nierenversagen

Erwachsene scheiden pro Tag 1 000–2 000 ml Urin aus. Mit dem Urin werden Abfallprodukte des Stoffwechsels eliminiert. Um eine noch ausreichende Ausscheidung dieser harnpflichtigen Abfallprodukte zu ermöglichen, müssen pro Tag jedoch mindestens 400–500 ml Urin ausgeschieden werden. Über die Nieren werden auch z.B. der Flüssigkeitshaushalt, der Säure-Basen- und Elektrolythaushalt über eine mehr oder weniger starke renale Ausscheidung von Wasser, H^+-Ionen oder Elektrolyten reguliert.

Bei ca. 4–20% der Intensivpatienten tritt ein akutes Nierenversagen auf. In der operativen Intensivmedizin tritt ein akutes Nierenversagen v.a. im Rahmen einer Sepsis, eines schweren Traumas oder nach einem sehr großen operativen Eingriff auf.

▶ Es kann zwischen **anurischem** (< 200 ml Urinausscheidung pro Tag), oligurischem (< 400 ml Urin pro Tag) und polyurischem Nierenversagen (übernormale Urinausscheidung) unterschieden werden. In ca. 2/3 der Fälle liegt bei Intensivpatienten ein oligurisches/anurisches Nierenversagen vor.

Typisch für das Nierenversagen ist die unzureichende Ausscheidung harnpflichtiger Substanzen. Beim niereninsuffizienten Patienten steigt die Konzentration des normalerweise renal eliminierten Kreatinins und des Harnstoffs an (ein isolierter Anstieg des Harnstoffs spricht dagegen für einen katabolen Stoffwechsel; s.S. 362).

> Bei beginnender Niereninsuffizienz ist zu beachten, dass bei renal ausgeschiedenen Medikamenten eine Dosisreduktion notwendig wird (z.B. Digoxinpräparate, zahlreiche Antibiotika). Es sollten Plasmakonzentrationsbestimmungen der entsprechenden Medikamente vorgenommen werden.

Ein akutes Nierenversagen mit Anurie oder Oligurie kann verschiedene **Ursachen** haben. Beim **prärenalen** Nierenversagen liegt eine Mangeldurchblutung der Niere vor (zumeist aufgrund einer Hypovolämie; typischerweise fallen die Urinproduktion und die Natriumkonzentration im Urin stark ab und die Urinosmolarität steigt an). Dem **postrenalen** Nierenversagen liegt eine Verlegung der harnableitenden Wege zugrunde. Bei entsprechender kausaler Therapie lassen sich prä- und postrenales Nierenversagen leicht beseitigen. Dagegen gibt es für das organisch (**intrarenal**) bedingte akute Nierenversagen keine kausale Behandlungsmethode. Ursache eines organisch bedingten Nierenversagens ist normalerweise eine Schädigung der ableitenden Nierentubuli (akute Tubulusnekrose). Auslösend kann eine längerfristige Mangeldurchblutung im Rahmen eines Volumenmangelschocks sein (d.h. ein längerbestehendes prärenales Nierenversagen führt sekundär zu einem intrarenalen akuten Nierenversagen. Daneben kann ein akutes intrarenales Nierenversagen z.B. im Rahmen einer Pankreatitis, schweren Peritonitis, Verbrennung, Sepsis (durch Endotoxine) oder einer Fehltransfusion mit schwerer Hämolyse oder Muskelzerstörungen auftreten. Des Weiteren sind eine Reihe nierentoxischer Substanzen wie Blei, Arsen und andere bekannt. Auch von einer Anzahl von Medikamenten ist bekannt, dass sie nephrotoxisch wirken können (z.B. Antibiotika aus der Gruppe der Aminoglykoside, Zytostatika, Antirheumatika). Typisch für ein akutes organisch (intrarenal) bedingtes Nierenversagen sind neben einem Abfall der Urinausscheidung und einem Anstieg der harnpflichtigen Substanzen auch eine Abnahme der Kreatinin-Clearance (normal 95–140 ml/min), eine Zunahme der Natriumkonzentration im Urin und eine Verminderung der Urinosmolarität (verminderte Konzentrationsfähigkeit), ein Anstieg der Kaliumplasmakonzentration und eine metabolische Azidose.

Um einem **Nierenversagen vorzubeugen**, muss ein intravasaler Volumenmangel umgehend beseitigt und eine erniedrigte Nierendurchblutung aufgrund einer Herzinsuffizienz durch positiv inotrope Substanzen verbessert werden. Dass das Risiko eines Nierenversagens durch eine Dopamininfusion in „Nierendosis" (ca. 2–3 µg/kg KG/min, s. S. 296) vermindert werden kann, ist inzwischen eindeutig widerlegt. Bei beginnendem oligurischem oder anurischem Nierenversagen kann versucht werden, durch sehr hohe Furosemidgaben (max. 1 000 mg über einen Tag) die Urinausscheidung zu steigern. Voraussetzung für eine Furosemidgabe ist jedoch ein ausreichendes intravasales Volumen.

Die einzige „kausale" Therapie des akuten Nierenversagens ist die Therapie der Grundkrankheit, d. h. die adäquate Antibiotikatherapie bzw. die operative Herdsanierung bei einer Sepsis bzw. die entsprechende Volumentherapie bei einem Volumenmangelschock. Die **konservative Therapie des eingetretenen Nierenversagens** ist symptomatisch. Bei bestehender **Hyperkaliämie** muss eine kaliumfreie enterale oder parenterale Ernährung durchgeführt werden. Es bietet sich auch ein Einlauf mit Kationenaustauschern (z. B. Resonium® A) an. Diese binden Kalium und geben dafür Natrium oder Kalzium ab. Bei einer schweren Hyperkaliämie kann durch gleichzeitige Gabe von Glukose und Insulin (1 internationale Einheit [IE] Altinsulin auf ca. 2–3 g Glukose; z. B. 200 ml Glukose 20 % mit 20 IE Insulin) eine Erniedrigung der Plasmakaliumkonzentration erzielt werden. Die aufgrund der Insulingabe nach intrazellulär wandernde Glukose bewirkt auch eine Aufnahme von Kalium in die Zelle. Auch durch Gabe von Natriumbikarbonat (= Natriumhydrogenkarbonat; ca. 100–200 mmol) kann aufgrund des pH-Wert-Anstiegs eine Aufnahme von Kalium in die Zelle erreicht werden (Azidose führt zur Hyperkaliämie, Alkalose führt zur Hypokaliämie im Plasma). Eine bedrohliche Hyperkaliämie kann auch durch intravenöse Injektion von Kalzium vorübergehend antagonisiert werden (10–30 ml Kalziumglukonat 10 %).

Wird bei therapieresistentem **anurischem oder oligurischem Nierenversagen** die Flüssigkeitszufuhr nicht entsprechend reduziert, so droht rasch eine **Überwässerung** des Pa-

tienten mit Wassereinlagerung und Ödemen, die sich häufig als periphere Ödeme, Lidödeme und Lungenödem äußern. Bei anurischem Nierenversagen dürfen beim normalgewichtigen Erwachsenen lediglich ca. 500 ml Flüssigkeit pro Tag verabreicht werden. Dies entspricht dem Verlust über Stuhl, Atmung und Verdunstung. Im Falle eines polyurischen Nierenversagens drohen aufgrund der hohen Flüssigkeits- und Elektrolytverluste entsprechende Bilanzstörungen. Es ist eine sorgfältige Substitution notwendig.

Eine apparative Blutreinigung (z. B. **Hämodialyse**) wird bei Patienten, die nicht auf einer Intensivstation liegen und ein **konservativ behandeltes, isoliertes Nierenversagen** haben, meist erst bei folgenden Bedingungen durchgeführt:
- starke Überwässerung
- schwere Hyperkaliämie
- urämische Intoxikation (Harnstoff > ca. 200 mg/dl bzw. 30–40 mmol/l; Blutharnstoff-Stickstoff = BUN [**b**lood **u**rea **n**itrogen] > 100 mg/dl; BUN × 2,14 = Harnstoff in mg/dl)
- Plasmakreatinin ≥ 6–8 mg/dl
- ZNS-Symptome
- Perikarderguss

Bei **schwerkranken Intensivpatienten** wird zumeist ein wesentlich frühzeitigerer Beginn der Nierenersatztherapie empfohlen. Als Indikation wird bereits das sich ankündigende akute Nierenversagen genannt. Hinweise darauf sind:
- Abfall der Urinproduktion
- Abfall der Kreatininclearance
- Anstieg der Retentionswerte (bereits eine Harnstoffkonzentration von ca. 100–120 mg/dl bzw. ein BUN-Wert von ca. 50–60 mg/dl).

Wird bei Intensivpatienten eine solch frühzeitige Nierenersatztherapie durchgeführt (bei Harnstoffkonzentration ca. 100–120 mg/dl, BUN ca. 50–60 mg/dl), dann kann eine signifikant bessere Überlebenswahrscheinlichkeit des akuten Nierenversagens erzielt werden, wie wenn erst relativ spät (Harnstoffkonzentration > 200 mg/dl, BUN > 100 mg/dl) mit dem Nierenersatzverfahren begonnen wird.

Zumeist genügt bei Patienten, die sich nicht auf einer Intensivstation befinden und ein isoliertes, chronisches Nierenversagen haben, eine in zweitägigem Abstand durchgeführte **Hämodialyse** (HD). Bei Intensivpatienten mit einem akuten Nierenversagen wird eine tägliche intermittierende Hämodialyse empfohlen. Eine Hämodialysebehandlung dauert üblicherweise ca. 4 Stunden. Normalerweise wird bci Intcnsivpatienten über einen großlumigen (in der Vena jugularis interna oder Vena subclavia platzierten) doppelläufigen, so genannten Shaldon-Katheter dialysiert. Das Blut wird in eine „künstliche Niere" (Dialysemaschine) geleitet. In dieser Blutentgiftungsmaschine wird das Blut an einer semipermeablen Membran vorbeigeleitet, auf deren Gegenseite die Dialysierflüssigkeit vorbeiströmt. Durch Verwendung unterschiedlicher Dialysierflüssigkeiten kann beeinflusst werden, welche Substanzen in welchem Maße aus dem Blut über die semipermeable Membran (entlang eines Konzentrationsgradienten) in die Dialysierflüssigkeit diffundieren. Während und nach der Dialyse ist eine entsprechende Überwachung des Patienten notwendig, da es hierbei zu Hämolyse, Thrombozytenabfall, Herzrhythmusstörungen (dialysebedingte Elektrolytverschiebungen) oder Blutungen kommen kann. Eine Dialyse wird normalerweise unter Heparinisierung durchgeführt. Unter Dialyse kann ein stärkerer Blutdruckabfall auftreten, denn während der ca. 4-stündigen Hämodialysedauer muss oft ein großes Volumen an überschüssiger Flüssigkeit entzogen werden (bis zu 3–4 Liter sind möglich). Ca. 10% der Intensivpatienten reagieren darauf mit einem so starken Blutdruckabfall, dass eine intermittierende Hämodialyse nicht durchführbar ist. Es ist dann ein kontinuierliches Nierenersatzverfahren durchzuführen (s.u.). Dies wird hämodynamisch wesentlich besser toleriert, da der Flüssigkeitsentzug kontinuierlich und langsam (über 24 Stunden pro Tag) erfolgen kann. Vor und ca. 4 Stunden nach der Dialyse sollten Elektrolyte, Kreatinin, Harnstoff, Gerinnungsparameter und Blutbild kontrolliert werden.

Neben einer intermittierenden Hämodialyse gibt es auch kontinuierliche Nierenersatzverfahren. Früher wurde bei Intensivpatienten häufiger eine **kontinuierliche arteriovenöse Hämofiltration** (**c**ontinuous **a**rterio-**v**enous **h**emofiltration = **CAVHF**) durchgeführt (vgl. Abb. 7.17a). Hierfür wurden die Arteria und Vena femoralis punktiert. Die arteriovenöse Blutdruckdifferenz trieb das arterielle Blut durch einen Kapillarfilter und presste ein Ultrafiltrat (= Wasser und Substanzen mit einem Molekulargewicht unter 10 000) ab. Das Blut strömte über den venösen Schenkel wieder zum Patienten. Um eine ausreichende Entgiftung von nierengängigen Substanzen zu garantieren, mussten relativ hohe Volumina an Ultrafiltrat abgelassen werden. Das wie Plasma zusammengesetzte Ultrafiltrat wurde verworfen und durch entsprechende Infusionen (Substitutionslösungen) teilweise oder vollständig ersetzt, je nachdem, ob eine Entwässerung des Patienten erwünscht war oder nicht. Um ein Verstopfen der Hämofiltrationspatrone zu verhindern, musste in den arteriellen Schlauch kontinuierlich Heparin zugeführt und ein ausreichender systolischer Blutdruck garantiert werden.

Die Anlage der arteriovenösen Hämofiltrationsvorrichtung hatte unter sterilen Kautelen (einschließlich sterilem Kittel, Mundschutz und Kopfbedeckung) zu erfolgen. Bei den Vorbereitungen war darauf zu achten, dass die Hämofiltrationspatrone luftblasenfrei mit ca. 3 000 ml physiologischer Kochsalzlösung gefüllt wurde, der 10 000 Einheiten Heparin zugemischt wurden.

> Vorteile der apparativ einfachen CAVHF waren, dass nur geringe Heparinmengen benötigt wurden und relativ geringe Kreislaufbeeinträchtigungen zu erwarten waren.

Inzwischen wird anstatt einer CAVHF normalerweise eine **kontinuierliche venovenöse Hämofiltration** (**c**ontinuous **v**eno-**v**enous **h**emofiltration = **CVVHF**) über eine Pumpe durchgeführt (vgl. Abb. 7.17b). Diese pumpengetriebenen venovenösen Verfahren sind

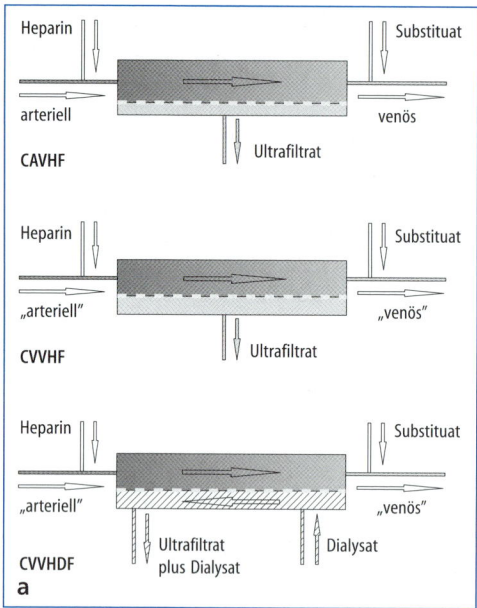

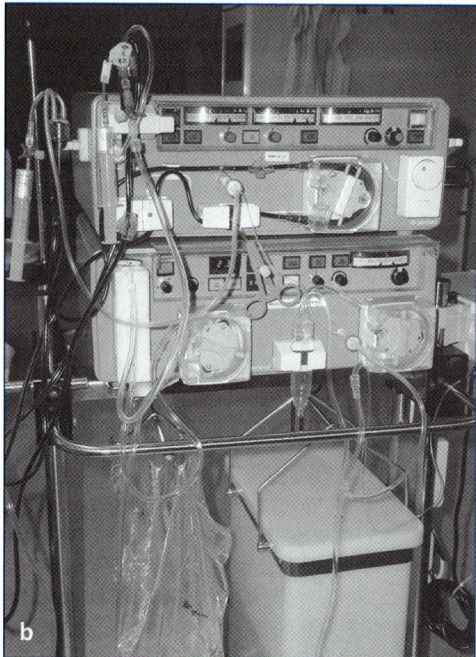

Abb. 7.17 a Kontinuierliche Nierenersatzverfahren. Oben: kontinuierliche (spontane) arteriovenöse Hämofiltration (CAVHF). Mitte: kontinuierliche (pumpengetriebene) venovenöse Hämofiltration (CVVHF). Unten: kontinuierliche (pumpengetriebene) venovenöse Hämodiafiltration (CVVHDF). **b** Gerät zur kontinuierlichen venovenösen Hämo(dia)filtration mit Bilanzierungswaage.

wesentlich effektiver als die spontane (vom arteriellen Blutdruck abhängige) CAVH. Außerdem stehen inzwischen auch kontinuierliche Verfahren mit Gegenstrom (z. B. **CVVHDF** = kontinuierliche [**c**ontinuous] **v**eno**v**enöse **Hä**mo**di**afiltration) zur Verfügung. Sie stellen eine Kombination aus Hämodialyse und Hämofiltration dar. Hierbei wird eine Dialyseflüssigkeit entgegen der Blutflussrichtung an der Filtrationsmembran vorbeigeleitet. Bei diesem Verfahren wird ein hoher Konzentrationsgradient vom Blutplasma zur Dialyseflüssigkeit aufrechterhalten. Daher ist dieses Nierenersatzverfahren deutlich effektiver als eine spontane CAVHF, aber auch effektiver als die CVVHF. Kontinuierliche Verfahren (wie die CVVHF) weisen eine deutlich bessere hämodynamische und metabolische Stabilität auf als intermittierende Verfahren (wie die Hämodialyse).

Bei der Hämofiltration können für niedermolekulare Stoffe keine so hohen Clearanceraten erzielt werden wie bei der Hämodialyse. Beispielsweise ist die Kaliumelimination weniger effektiv. Bei den kontinuierlichen Verfahren wird ein Flüssigkeitsentzug von ca. 35 ml/kg KG/Stunde (ca. 2–2,5 l/Stunde) empfohlen. Das entzogene Ultrafiltrat (und das evtl. mittels Dialyse entzogene Volumen) müssen großteils wieder durch eine laktat- oder bicarbonatgepufferte Substitutionslösung (Substituat) ersetzt werden. Falls eine negative Flüssigkeitsbilanz von z. B. minus 4 Liter angestrebt wird, dann sollte die Substitutionslösung pro Tag um 4 Liter geringer sein als das pro Tag entzogene Ultrafiltrat (plus mittels Dialyse entzogene Volumen).

Bei allen kontinuierlichen Verfahren ist eine Antikoagulation notwendig, um eine Thrombenbildung im System zu verhindern. Initial wird das extrakorporale System mit z. B. 3 000 ml NaCl 0,9 %, das mit 10 000 IU Heparin versetzt wurde, durchgespült. Während der Dialyse wird Heparin vor dem Hämofilter ins extrakorporale System eingeleitet. Initial werden z. B. 250 IE/Stunde verabreicht und dann erfolgt ggf. eine Dosisteigerung um jeweils z. B. 125 IE/Stunde, bis ein ACT-Wert [s. S. 301] von ca. 180–210 Sekunden erreicht ist.

Bei blutungsgefährdeten Patienten wird ein ACT-Wert von nur 140–180 Sekunden angestrebt und bei stark blutungsgefährdeten Patienten wird u.U. ganz auf eine Heparinisierung verzichtet [wodurch es allerdings zum baldigen Verstopfen des Hämofilters kommt, der dann übermäßig oft erneuert werden muss]). Inzwischen wird v.a. in den USA oft auch eine Antikoagulation mit Zitrat durchgeführt. Auch in Deutschland gibt es hierzu erste Empfehlungen.

Inzwischen gibt es Systeme mit Bilanzierungswaage. Die Menge des Substituats sowie die Gesamtausfuhr werden gewogen. Zugeführtes Substitutionsvolumen minus entzogenes Flüssigkeitsvolumen ergibt die Bilanz. Mit diesen Bilanzierungswaagen wird die Flüssigkeitsbilanzierung einfacher und genauer. Bei modernen Geräten braucht die gewünschte positive oder negative Flüssigkeitsbilanz (in ml) lediglich einprogrammiert werden.

ZNS

Schädel-Hirn-Verletzungen

Patienten mit traumatischer Schädel-Hirn-Verletzung sind relativ häufig auf Intensivstationen zu betreuen. Bei einem Schädel-Hirn-Trauma (SHT) muss zwischen **primärer Hirnschädigung**, die beim Unfall auftritt, und zwischen evtl. später noch auftretender, sekundärer Hirnschädigung unterschieden werden. An **sekundären Hirnschädigungen** sind vor allem das posttraumatische Hirnödem mit Gefahr des intrakraniellen Druckanstiegs (s. S. 265), eine Meningitis oder ein Abszess zu nennen.

> **Primäre Hirnschädigungen** sind therapeutisch nicht beeinflussbar. Das gesamte therapeutische Bemühen gilt dem Versuch, sekundäre Hirnschädigungen zu minimieren (Überwachung der Hirnfunktion, s. S. 390).

Schädel-Hirn-Traumen können je nach Schweregrad in verschiedene Stadien (Grad I–III) unterteilt werden.

SHT I. Grades:

- Bewusstlosigkeit bis zu 1 Stunde
- retrograde Amnesie (Erinnerungslosigkeit für den Zeitraum vor dem Unfallereignis)
- vegetative Störungen
- keine Substanzschäden des Gehirns
- neurologische Störungen klingen innerhalb von 4 Tagen ab
- keine Spätschäden

SHT II. Grades:

- Bewusstlosigkeit 1–24 Stunden
- Substanzschäden
- neurologische Störungen klingen innerhalb von 3 Wochen ab
- selten Spätschäden

SHT III. Grades:

- Bewusstlosigkeit 1–7 Tage oder
- Hirnstammschädigung und Bewusstlosigkeit länger als 6 Stunden
- neurologische Störungen länger als 3 Wochen
- häufig Spätschäden

An **klinischen Zeichen** imponieren bei einem SHT neben der Bewusstseinstrübung je nach Schweregrad:

- Zeichen eines erhöhten intrakraniellen Drucks:
  - Übelkeit, Erbrechen
  - Bradykardie, Hypertonie
  - Kopfschmerzen, Schwindel
  - Sehstörungen
  - Stauungspapille
  - zentral ausgelöstes Fieber
- Einklemmungszeichen bei zunehmender Steigerung des intrakraniellen Drucks:
  - ein- oder beidseitige Pupillenerweiterung, Beeinträchtigung der Pupillomotorik (s. S. 390)
  - Parästhesien, kontralaterale Hemiplegie
  - Streckkrämpfe, Nackensteifheit (s. S. 399)

– Pyramidenbahnzeichen (s. S. 393)
– fortschreitender Ausfall der Hirnstammreflexe mit Atemstörungen, Kreislaufstörungen (s. S. 398)
● sichtbare Kopfverletzungen

Hirnschädigungen sind meist im Bereich der
Gewalteinwirkung auf den Schädel (Coup)
und oft auch an der gegenüberliegenden Stelle
(Contrecoup) nachweisbar. Eine operativ angehbare intrakranielle Raumforderung muss
stets ausgeschlossen werden.

An **diagnostischen** Maßnahmen sollte eine
Röntgenaufnahme des Schädels zum Ausschluss von Schädelfrakturen sowie eine zerebrale Computertomographie (um eine zerebrale Blutung bzw. ein Ödem nachweisen
zu können) durchgeführt werden. Ziel der
therapeutischen Maßnahmen muss es sein,
eine weitere Hirndrucksteigerung zu vermeiden (s. S. 266) und eine ausreichende Oxygenierung sicher zu stellen. Die Indikation zur
Intubation und kontrollierten Beatmung ist
großzügig zu stellen. An intensivmedizinischen Möglichkeiten zur Bekämpfung eines
pathologisch erhöhten intrakraniellen Drucks
(ICP) stehen folgende Maßnahmen zur Dis-
kussion:

● Lagerung des Patienten mit leicht erhöhtem
  Oberkörper (s. S. 266)
● kontrollierte (Hyper-)Ventilation (s. S. 270)
● medikamentöse ICP-Senkung (s. S. 45, 267)
● Barbituratgabe/Barbituratkoma:
  Barbiturate vermindern den zerebralen
  Stoffwechsel und die Hirndurchblutung.
  Dadurch kann der intrakranielle Druck
  akut erniedrigt werden, bis eine kausale
  Therapie (z. B. die operative Ausräumung
  eines intrakraniellen Hämatoms) durchgeführt ist. Zur akuten Senkung des intrakraniellen Drucks wird zumeist das schnell
  und kurz wirksame Thiopental (s. S. 44)
  verabreicht. Zur Durchführung eines länger
  dauernden Barbituratkomas kann Pentobar-
  bital (Luminal® Injektionslösung) verabreicht werden (Initialdosis: ca. 20 mg/kg
  KG; danach: dreimal 10 mg/kg KG/Tag).
  Bei Durchführung eines Barbituratkomas
  sollte eine gleichzeitige kontinuierliche

EEG-Überwachung vorgenommen werden.
Die Barbituratdosierung sollte höchstens
soweit gesteigert werden, bis die im EEG
nachweisliche Hirnaktivität weitgehend
zum Erliegen kommt (**burst suppression**).
Eine weitere Erhöhung der Barbituratdosis
ist dann sinnlos. Ob durch ein Barbiturat-
koma die Überlebensrate verbessert werden kann, ist umstritten. Diese Therapie
wird bisher als „experimentell" bezeichnet.
● Kreislaufstabilisierung
● Osmodiuretika (s. S. 267)
● Liquordrainage (s. S. 266)
● Kortikosteroide (Nach einem Schädel-
  Hirn-Trauma sind Kortikosteroide sowohl
  in moderater als auch in hoher Dosierung
  wirkungslos auf den ICP oder die Überlebensrate, s. S. 266.)
● Hypothermie:
  Durch eine künstliche Senkung der Körpertemperatur können Hirnstoffwechsel sowie
  intrakranieller Druck gesenkt werden. Der
  dadurch bedingte ICP-senkende Effekt wird
  jedoch zum Teil als relativ gering bezeichnet. Beginnt die Hypothermie bereits vor
  oder während des Eintritts der Hirnschädigung, kann ein sicherer hirnprotektiver Effekt erzielt werden. Bei Beginn der Hypothermie nach Eintritt der Hirnschädigung ist
  dieser Effekt eher umstritten. Zur Senkung
  der Körpertemperatur mittels Kühlmatte
  oder Eispackungen (z. B. auf 32 °C) müssen
  die körpereigenen Gegenregulationsmecha-
  nismen mittels tiefer Analgosedierung massiv „geblockt" werden. Es ist ein fortlaufen-
  des, intensives Monitoring von
  – Herz und Kreislauf
  – Beatmungsparametern
  – Blutgasen
  – Nierenfunktion
  – Stoffwechsel
  – Elektrolythaushalt
  – Blutgerinnung
  – zerebraler Funktion
  zu fordern, um drohende Entgleisungen
  (z. B. stärkere Alkalose mit Hypokaliämie)
  vermeiden zu können. Bei Beendigung der
  Hypothermie muss die Wiedererwärmung
  sehr langsam erfolgen.

Kraniotomie

Nach einer Kraniotomie ist eine intensivmedizinische Nachbetreuung notwendig. Es ist insbesondere das **Risiko einer postoperativen Nachblutung bzw. einer Ödembildung** mit Anstieg des ICP zu beachten. Eine entsprechende engmaschige Überwachung von neurologischem Status (s. S. 390 ff.), Atmung und Herz/Kreislauf ist notwendig. Insbesondere der Blutdruck muss in engen – vom Neurochirurgen für den einzelnen Patienten vorgegebenen – Grenzen konstant gehalten werden, um einerseits eine ausreichende Durchblutung sicherzustellen und andererseits die Nachblutungsgefahr möglichst gering zu halten. Bei Verdacht auf eine Nachblutung ist eine sofortige zerebrale Computertomographie notwendig, um eine eventuelle Operationsindikation zu klären. Es sollte routinemäßig ca. 6–8 Stunden postoperativ eine zerebrale Computertomographie durchgeführt werden.

Subarachnoidalblutung

Bei noch nicht operierten Patienten mit einer Subarachnoidalblutung (**SAB**, Blutung aus einem Aneurysma einer Zerebralarterie) besteht vor allem die Gefahr einer Rezidivblutung. Bei der Narkoseeinleitung ist ein Blutdruckanstieg zu vermeiden. Nach dem operativen Klippen eines entsprechenden Aneurysmas (s. S. 276) besteht vor allem die Gefahr eines **Gefäßspasmus mit Hirninfarkt**. Blutdruckabfälle sind zu vermeiden, es wird normalerweise ein etwas über dem normalen Blutdruck liegender Wert angestrebt. Es wird eine so genannte Triple-H-(HHH-)Therapie (leichte Hypertonie, Hypervolämie, Hämodilution) empfohlen, um die zerebrale Perfusion zu verbessern und um Gefäßspasmen vorzubeugen. Oftmals wird Nimodipin per Infusionspumpe verabreicht (1. Stunde 1 mg/h, dann 2 mg/h, falls kein Blutdruckabfall auftritt). Durch diesen selektiven Kalziumantagonisten soll evtl. ein zerebraler Vasospasmus positiv beeinflusst werden. Manche Patienten reagieren jedoch mit einem deutlichen Blutdruckabfall, was gegen dessen weitere Verabreichung spricht. Wird die Vasospasmusgefahr besonders hoch eingeschätzt, dann kann es bei einem Blut-

druckabfall evtl. erforderlich sein, zusätzlich einen (vorwiegend peripher wirkenden) Vasokonstriktor wie Noradrenalin (Arterenol®) zu verabreichen, um einen ausreichenden zerebralen Perfusionsdruck (CPP = MAP – ICP; s. S. 266) aufrecht zu erhalten.

Querschnittslähmung

▶ Eine Querschnittslähmung ist zumeist traumatisch durch direkte (Schlag) oder indirekte (Sturz) Gewalteinwirkung bedingt. Je nach Höhe der Querschnittslähmung sind die unteren Extremitäten (**Paraplegie**) oder alle vier Extremitäten (**Tetraplegie**) gelähmt. Schädigungen im Bereich der Halswirbelsäule zwischen C3 und C5 (Ursprung des für die Zwerchfellatmung notwendigen Nervus phrenicus) oder oberhalb davon sind mit dem Leben nicht vereinbar.

Ursache der Lähmung sind eine Durchtrennung oder Schädigung der Nervenbahnen durch dislozierte Knochenfragmente der verletzten Wirbelsäule oder eine Hämatombildung im Spinalkanal durch Stauchung oder Überbiegung der Wirbelsäule.
In früheren Studien konnte gezeigt werden, dass **therapeutisch** durch die frühzeitige Gabe (innerhalb von 8 Stunden) von 30 mg/kg KG Methylprednisolon (z.B. Urbason®) als Bolus und eine anschließende Gabe von ca. 5 mg/kg KG/h über ca. 24 Stunden das neurologische Ergebnis (outcome) nach Rückenmarkverletzungen möglicherweise verbessert werden kann. Es gibt allerdings auch zahlreiche negative Studienergebnisse zur Gabe von Glukokortikoiden. Laut Aussage des Arbeitskreises Neuroanästhesie der Deutschen Gesellschaft für Anästhesie und Intensivmedizin bleibt die Entscheidung, Glukokortikoide bei einer Rückenmarksverletzung zu geben (aufgrund der widersprüchlichen Datenlage), dem behandelnden Arzt überlassen.
Unmittelbar nach Auftreten einer Querschnittslähmung kommt es zur Ausbildung eines so genannten **spinalen Schocks**. Es imponieren ein kompletter Ausfall von Sensibilität, Motorik und Muskeleigenreflexen unterhalb

der Querschnittshöhe. Distal der Verletzungsstelle weisen die Patienten eine Vasodilatation, hervortretende Venen und eine warme Haut auf. Ursache ist ein Ausfall der sympathisch gesteuerten Vasokonstriktion. Diese distal der Querschnittshöhe auftretende Vasodilatation führt zu einem Blutdruckabfall. Kranial der Verletzungsstelle kommt es zur kompensatorischen Vasokonstriktion. Es tritt außerdem ein paralytischer Ileus auf. Während dieser etwa zwei Wochen dauernden Phase des spinalen Schocks drohen vor allem respiratorische Komplikationen, weshalb eine intensivmedizinische Überwachung notwendig ist.

> Zu beachten ist, dass während der Phase des spinalen Schocks beim Absaugen des Nasen-Rachen-Raumes starke vagale Reaktionen bis hin zur Asystolie ausgelöst werden können.

Mit **Übergang in das chronische Stadium** kehren die spinalen Reflexe wieder zurück. Der Patient ist nun vor allem durch aufsteigende Infektionen im Urogenitalbereich und – bei hohem Querschnitt mit grenzwertiger Atemfunktion – durch pulmonale Komplikationen gefährdet. Es imponieren gesteigerte Muskeleigenreflexe, Spastizität und Rigidität der entsprechenden Muskulatur. Es entwickeln sich spinale Automatismen (z.B. Blasen-/Darmentleerung ab einem bestimmten Füllungsgrad). Die Herz-Kreislauf-Situation ist labil und insbesondere in den ersten Wochen nach Abklingen des spinalen Schocks durch eine so genannte **autonome Hyperreflexie** gefährdet. Durch unterschiedlichste Reize im Verletzungsgebiet (Schmerzreize, Überdehnung der Blase oder Ähnliches) kann eine autonome Hyperreflexie mit exzessiver Hypertonie und reflektorischer Bradykardie auftreten.

Pflege eines querschnittsgelähmten Patienten

Stets muss vorher geklärt werden, ob der Patient gelagert werden darf (partielle Querschnittslähmung bei instabiler Fraktur?). Sind Lagerungsmanöver erlaubt, sollten sie zur Dekubitusprophylaxe regelmäßig durchgeführt werden. Eine sorgfältige Hautpflege ist für diese Patienten besonders wichtig. Aufgrund der beeinträchtigten Regulationsfähigkeit des Gefäßsystems können bereits bei Lagerungsmanövern Blutdruckabfälle auftreten. Da während des spinalen Schocks ein akuter Harnverhalt auftritt, muss der Patient alle sechs Stunden katheterisiert werden oder er muss einen transurethralen oder besser einen suprapubischen Blasenkatheter erhalten. Die während des initialen Spinalschocks auftretende Magen-Darm-Atonie macht eine parenterale Ernährung, das Legen einer Magensonde, konsequente Abführmaßnahmen und eine Ulkusprophylaxe notwendig. Mit Wiederbeginn der Darmaktivität kann mit der oralen Nahrungszufuhr langsam begonnen werden. Querschnittsgelähmte Patienten sollten möglichst bald in ein spezielles Therapiezentrum verlegt werden. Ein großes Problem bei der Betreuung dieser Patienten ist deren psychische Führung. Oft handelt es sich um junge Patienten, die ihre Behinderung nicht verstehen und akzeptieren wollen. Es kommen bald z.B. Fragen nach dem Berufsleben oder z.B. dem Sexualleben auf das ärztliche und pflegerische Personal zu.

Bewusstseinsstörungen

Durchgangsstadium

Während der Erholungsphase nach Hirnverletzungen tritt zumeist ein Durchgangsstadium auf, das durch stark schwankende Bewusstseinslage, Orientierungslosigkeit, Aggressivität und Überaktivität gekennzeichnet ist (s. S. 392). Der Patient muss in dieser Phase intensiv überwacht werden.

Dezerebrationssyndrome

Die Dezerebrationssyndrome (= Trübungssyndrome), d.h. apallisches Syndrom, Mittelhirnsyndrom und Bulbärhirnsyndrom werden auf S. 397 beschrieben.

Zerebrale Krampfanfälle

Bei Schädel-Hirn-traumatisierten Patienten besteht die erhöhte Gefahr zerebraler Krampfanfälle. **Fokale Krampfanfälle** führen z. B. zu rhythmischen Zuckungen einer Gesichtshälfte oder eines Armes. Sie sind abzugrenzen von **generalisierten zerebralen Krampfanfällen**. Zum Durchbrechen zerebraler Krampfanfälle bietet sich ein Barbiturat oder Benzodiazepin an. Zur Langzeittherapie werden zumeist Phenytoin (Phenhydan®), Clonazepam (Rivotril®) oder Phenobarbital (Luminal®) eingesetzt. Vergleiche auch „Überwachung der Hirnfunktion", S. 390.

Hirntod

Nach einem schweren Schädel-Hirn-Trauma kann der isolierte Hirntod eintreten, obwohl aufgrund intensivmedizinischer Unterstützung Kreislauf- und Lungenfunktion noch weitgehend intakt sein können.

▶ Der **isolierte Hirntod** bedeutet den irreversiblen Ausfall aller Hirnfunktionen und damit den Tod des Patienten.

Typisch sind:
- tiefe Bewusstlosigkeit
- weite, lichtstarre Pupillen
- keine Spontanatmung
- keine Schmerzreaktion
- Ausfall der Hirnstammreflexe
- Null-Linien-EEG

Die **Diagnose** eines isolierten Hirntodes muss anhand einer ausführlichen klinischen Untersuchung von zwei Ärzten festgestellt werden, die weder an einer möglichen Organentnahme noch an der anschließenden Transplantation beteiligt sein dürfen. Die Diagnose Hirntod muss auf einem detaillierten Frage-Dokumentations-Bogen niedergeschrieben werden. Auszuschließen sind stets eine Intoxikation, ein Medikamentenüberhang (z. B. Muskelrelaxanzien) oder eine Hypothermie des Patienten. Sicherstes Kriterium ist der angiographische Nachweis eines intrazerebralen Kreislaufstillstands in allen vier das Gehirn versorgenden Arterien (Arteriae carotis internae und Arteriae vertebrales).

> Trotz isolierten Hirntods können eventuell noch auf Rückenmarkebene vermittelte spinale Reflexe auslösbar sein. Dies widerspricht nicht der Diagnose Hirntod!

Bei diesen Toten kann eine Organexplantation diskutiert werden (s. S. 264).

Abdomen

Peritonitis

Die lokal begrenzte oder die diffuse Peritonitis (Entzündung des Bauchfells) stellt ein häufiges intensivmedizinisches Problem dar. Besonders wichtig ist die **diffuse (generalisierte) Peritonitis**, die oft durch eine Perforation im Bereich von Magen-Darm-Trakt oder Gallenblase bedingt ist. Eine weitere häufige Ursache stellt die Anastomoseninsuffizienz nach Operationen im Bereich des Gastrointestinaltraktes dar.

Bei einer länger bestehenden Entzündung oder Ischämie kann es auch zu einer **(Durchwanderungs-)Peritonitis** kommen. Mögliche Ursachen sind Appendizitis, Ileus, Gallenblasenempyem, inkarzerierte Hernie, Mesenterialinfarkt, Pankreatitis, Divertikulitis oder ein nekrotisierender Tumor. Aufgrund der zumeist vorliegenden bakteriellen Entzündung des Peritoneums kommt es zu einer ausgeprägten Flüssigkeitssequestration in das entzündlich veränderte Gewebe. Folge ist ein deutlicher Volumenmangel. Ein sekundär auftretender Ileus verstärkt den Volumenmangel weiter. Eine unbehandelte **diffus-eitrige Peritonitis** führt zu Volumenmangelschock und septischem Schock. Sekundärkomplikationen sind vor allem respiratorische Schädigungen, Niereninsuffizienz, Leberinsuffizienz und Gerinnungsstörungen. **Kennzeichen der diffusen Peritonitis** sind:
- Bauchschmerzen

- „bretthartes" Abdomen
- Druck- und Loslassschmerzen
- Erbrechen
- hochfrequente und flache Atmung
- fehlende Darmgeräusche
- eventuelle Kreislaufinsuffizienz
- Fieber

Falls irgend möglich, ist eine kausale chirurgische **Therapie** durchzuführen (Übernähung der Anastomoseninsuffizienz, Spülung der Bauchhöhle mit NaCl und Taurolin®-Lösung). Die Wundversorgung muss in diesem Fall offen erfolgen, das heißt, die Wundränder dürfen nicht adaptiert werden, sondern müssen bis zum Abheilen der Entzündung mit einem eingenähten Vicrylnetz mit Reißverschluss zusammengehalten werden. Dadurch wird die Durchführung wiederholter Lavagen möglich. Die Wundbehandlung erfolgt aufwändig mit zweistündlichem Wechsel feuchter Verbände (s. S. 423). An intensivmedizinischen Maßnahmen sind Antibiotikatherapie, rein parenterale Ernährung, Ableiten des Magensekrets über eine Magensonde, suffiziente Schmerztherapie und adäquate Volumensubstitution durchzuführen. Bei schweren Verlaufsformen können eine maschinelle Beatmung sowie die symptomatische Therapie evtl. auftretender Organinsuffizienzen notwendig werden.

Ileus

▶ Ein Ileus (Darmverschluss) stellt eine Unterbrechung der Darmpassage dar. Ursächlich können eine Verlegung des Darmlumens (**mechanischer Ileus**) oder eine Darmlähmung (**paralytischer Ileus**) vorliegen. Bei unvollständiger Ausprägung der Symptomatik wird von **Subileus** gesprochen.

Es imponieren Abdominalschmerzen, Erbrechen (miserere = kotiges Erbrechen, z.B. beim mechanischen Ileus), Meteorismus (luftgefüllte Darmschlingen), fehlender Stuhl- und Windabgang. Typisch sind bei der Abdomenleeraufnahme im Stehen oder in Linksseitenlage Luftspiegel in Dünn- und Dickdarm.

Während beim paralytischen Ileus Darmgeräusche fehlen, sind sie beim mechanischen Ileus verstärkt. Bei dieser Hyperperistaltik wird von so genannten „metallischen", „hochgestellten" und „klingenden" Darmgeräuschen gesprochen. Es droht eine rasch zunehmende Schocksymptomatik durch Flüssigkeits- und Elektrolytverluste aufgrund von rezidivierendem Erbrechen und großen Flüssigkeitsverlusten in das Darmlumen. Es drohen auch Elektrolytverluste, vor allem eine Hypokaliämie.

Die häufigsten **Ursachen eines mechanischen Ileus** sind Verwachsungen (zumeist nach vorausgegangenen Abdominaloperationen), inkarzerierte Hernien und Tumoren. Vor der Stenose kommt es zur Dilatation des Darms und zum Rückstau von Darminhalt. Bei massiver Überdehnung des Darms drohen Durchblutungsstörungen, Nekrose und Perforation. Aufgrund der Darmwandschädigung können Bakterien und Toxine aus dem Darmlumen durch die Darmwand dringen und zu Peritonitis und Sepsis führen. Bei mechanischem Ileus sind therapeutisch primär eine Entlastung mittels Magensonde, ein entsprechender Ausgleich der Flüssigkeits-, Elektrolyt- und Eiweißverluste und danach eine operative Intervention durchzuführen.

Ein **paralytischer Ileus** kann unterschiedlichste **Ursachen** haben, wie z.B. diffuse Peritonitis, akute Pankreatitis, Mesenterialinfarkt, Mesenterialvenenthrombose, retroperitoneale Blutung, metabolische Entgleisungen oder Medikamente. Je nach Ursache ist als **Therapie** neben einer Entlastungssonde z.B. eine operative Intervention oder eine Stimulation des Darms durch Einläufe oder Medikamente wie Parasympathikomimetika (z.B. Neostigmin [Neostigmin], Distigminbromid [Ubretid®]) oder Ceruletid (Takus®, Krötengift; bei Pankreatitis jedoch nicht anwenden) indiziert (s.u.; postoperative Darmatonie).

Postoperative Magen-Darmatonie

Die normale Stuhlentleerungsfrequenz liegt zwischen 1-mal pro Tag bis 1-mal pro 4–5 Tage. Für eine normale Magen-Darm-Peristaltik ist ein Gleichgewicht zwischen den normalerweise vorhandenen stimulierenden und hemmenden Mechanismen, die die Peristaltik beeinflussen, wichtig. Dieses Gleichgewicht kann durch verschiedenste Einflussfaktoren beeinträchtigt werden. Ob im Einzelfall eine zu geringe Stimulation oder ob eine zu starke Hemmung der Magen-Darm-Aktivität vorliegt, ist meist nicht abschätzbar. Stimulierend wirken z.B. die den Darm versorgenden parasympathischen Fasern, die als Neurotransmitter Acetylcholin freisetzen (s. S. 60). Mögliche Ursachen einer Darmatonie können sein:

- atypische Zusammensetzung der Nahrung
- Erkrankungen (z.B. Diabetes mellitus)
- Verletzungen (z.B. Bauchoperationen, Schädel-Hirn-Trauma)
- Medikamente (z.B. Opioide, Barbiturate, Katecholamine, Clonidin, Diuretika, Benzodiazepine). (Dagegen weisen Ketamin und Propofol nur eine geringe Mobilitätshemmung auf.)
- sonstige begünstigende Faktoren (z.B. Laxantienabusus, chronischer Alkoholabusus, Nikotinabusus, Immobilisierung, Hypoxie, Beatmungstherapie, Azidose, erhöhter Sympathikotonus, Postaggressionsstoffwechsel, Peritonitis, Sepsis, Kolonisation des Darms mit pathogenen Keimen.

Bei einer Magen-Darm-Atonie ist der Vorwärtstransport des Speisebreies beeinträchtigt. Aber auch die v. a. im Dünndarm stattfindenden Sekretions- und Resorptionsvorgänge sind beeinträchtigt.
Täglich resorbiert der gesunde Darm ca. 8–9 Liter Wasser (v.a. im Dünndarm). Lediglich ca. 1,5 Liter davon stammen aus der Nahrung, der Rest stammt aus Drüsensekreten. Beispielsweise werden pro Tag ca. 0,5–1,5 Liter Speichel und ca. 1,0–1,5 Liter Magensaft produziert.
Therapiemaßnahmen:
Zur pharmakologischen Stimulation der Darmmobilität kommen eine Reihe unterschiedlicher Medikamente in Frage:
- Metoclopramid (Paspertin®)
  Metoclopramid steigert (durch vermehrte Freisetzung von Acetylcholin) den Tonus des unteren Ösophagussphinkters, erhöht die Peristaltik des Ösophagus, beschleunigt die Magenentleerung und verkürzt die Magendarmpassage. Mögliche Nebenwirkungen sind extrapyramidale Dyskinesien im Kopf- und Schulterbereich, v.a. bei Kindern (z.B. krampfartiges Herausstrecken der Zunge). Die Dosierung von Metoclopramid beträgt 10 mg i.v.
- Domperidon (Motilium®)
  Domperidon beschleunigt die Magenentleerung. Zentrale Nebenwirkungen sind selten, da es die Blut-Hirn-Schranke nur schwer durchdringt. Domperidon ist nicht intravenös verabreichbar.
  Dosierung: 3 × 4 ml Motilium® oral oder über die Magensonde.
- Dexpanthenol
  Dexpanthenol (Bepanthen®) ist seit kurzem nicht mehr zur Stimulation der Magen-Darm-Aktivität zugelassen.
- Ceruletid (Takus®)
  Ceruletid stimuliert die intestinale Peristaltik sehr stark (u.a. durch eine Acetylcholinfreisetzung). Mögliche Nebenwirkungen sind abdominelle Krämpfe (durch die starke Peristaltik) sowie ein erhöhter Magenrückfluss (durch eine verstärkte Kontraktion des Magenausganges). Die Dosierung beträgt 40 µg (z.B. in 100 ml NaCl 0,9% als Infusion über ca. 4 Stunden).
- Distigmin (Ubretid®)
  Distigmin hemmt das Enzym Cholinesterase und verhindert dadurch den Abbau des Neurotransmitters Acetylcholin (s. S. 65). Über die erhöhte Acetylcholinkonzentration im synaptischen Spalt wird eine Stimulation der Peristaltik erzeugt. Die Dosierung von Distigmin beträgt z.B. 0,5 mg als Kurzinfusion langsam über Spritzenpumpe intravenös.
- Carbachol
  Carbachol (Doryl®) gehört zu den Parasympathikomimetika, die direkt an den muskarinergen cholinergen Rezeptoren, d.h. z.B. im Bereich des N. vagus stimulierend wirken. Die Dosierung beträgt 0,125–0,25 mg subkutan oder i.m.

● Erythromycin
Das Antibiotikum Erythromycin führt in niedriger, antibiotisch unwirksamer Dosierung zu einer Beschleunigung der Magenentleerung. Bei erhöhtem Magenrückfluss oder zur Platzierung einer durch den Magen einzuführenden jejunalen Ernährungssonde konnte eine gute Wirksamkeit gezeigt werden. Die Dosierung wird mit 3×200 mg i.v. für maximal 3 Tage angegeben.

● Laxantien
Insbesondere Laxantien, die die Resorption von Flüssigkeit und v.a. von Natrium hemmen (= antiabsorptive Wirkung) und einen Einstrom von Flüssigkeit und v.a. von Natrium ins Darmlumen fördern (sekretagoge Wirkung), scheinen sinnvoll. Dadurch kommt es zur Aufweichung der Fäzes und zur vermehrten Füllung des Darms. Dadurch wird die reflektorische Entleerung begünstigt.
Häufig verwendete Laxantien aus dieser Gruppe sind Bisacodyl (Dulcolax®) und Natriumpicosulfat (Laxoberal®). Die Dosierung beträgt je 20–30 Tropfen (z.B. in Tee) oral oder über die Magensonde. Bisacodyl kann auch als Suppositorium verabreicht werden.

● Klysmen
Durch die rektale Instillation einer hypertonen Lösung in Form eines Klysmas kann oft der Defäkationsreflex ausgelöst werden.

● Hebe-Senk-Einläufe
Durch hohe Hebe-Senk-Einläufe mit größeren Flüssigkeitsmengen kann eventuell der im Darm befindliche Stuhl aufgeweicht und durch die Volumendehnung der Ampulla recti kann zusätzlich die Defäkation stimuliert werden.

● Rückenmarksnahe Sympathikusblockade
Durch eine rückenmarksnahe Sympathikusblockade (Periduralanästhesie mit z.B. 0,25%igem Ropivacain) kann eine Stimulation der intestinalen Mobilität erzielt werden (s.S. 176).

Akute gastrointestinale Blutung (GI-Blutung)

Bei einer gastrointestinalen Blutung kann es entweder in das Darmlumen und/oder in die Bauchhöhle bluten.
Die häufigsten **Ursachen** für eine **Blutung in das Darmlumen** sind – im Falle einer oberen GI-Blutung – Magen- oder Duodenalgeschwüre, Magenkarzinome und Ösophagusvarizen. Für die seltenere untere GI-Blutung sind besonders Hämorrhoiden, Dickdarmkarzinome und entzündliche Darmerkrankungen verantwortlich. Eine weitere häufigere Ursache für intraabdominelle Blutungen sind postoperative Nachblutungen. Stärkere Blutungen in das Magen-Darm-Lumen sind **klinisch** durch Bluterbrechen, durch blutigen Rückfluss über eine Magensonde, durch Blutauflagerungen auf dem Stuhl oder durch Teerstuhl gekennzeichnet.

> Gemeinsames Merkmal aller stärkeren gastrointestinalen Blutungen ist der sich entwickelnde hämorrhagische Schock.

Blutungen in die Bauchhöhle sind meist durch postoperative Nachblutungen, die Ruptur von Milz oder Leber bzw. durch gynäkologische Ursachen bedingt. **Klinisch** imponieren eine Abwehrspannung des Bauches und starke Schmerzen. Für die **Diagnose** einer intraperitonealen Blutung sind entweder eine sonographische Untersuchung, eine Abdominallavage oder eine sorgfältige klinische Untersuchung (Palpation, Zunahme des Bauchumfanges?) notwendig.
Therapeutisch stehen die Platzierung mehrerer großlumiger peripherer Verweilkanülen sowie energische Volumen- und Blutsubstitution an erster Stelle. Bei schweren Blutungen muss die Operation noch vor der Stabilisierung des Kreislaufs begonnen werden. Zusätzlich ist eine Magensonde zu legen und gegebenenfalls der Magen klarzuspülen.

Ulkusblutungen

Bei Intensivpatienten besteht die erhöhte Gefahr von stressbedingten Gastrointestinalblutungen. Daher hat die Ulkusprophylaxe einen hohen Stellenwert in der Intensivmedizin (s. Stressulkusprophylaxe, S. 409). Bei einer Ulkusblutung wird stets eine Gastroskopie durchgeführt. Manchmal kann konservativ therapiert werden. Nach Einführen einer Magensonde wird der Magen mit kalter physiologischer Kochsalzlösung klargespült. Inzwischen wird bei einer Ulkusblutung oft eine Unterspritzung oder eine Laserung durchgeführt.

Ösophagusvarizenblutungen

Bei Vorliegen einer Leberzirrhose ist der Gefäßwiderstand in der zirrhotischen Leber hoch und die Leberdurchblutung dadurch gedrosselt. Das Blut staut sich vor der Leber in der Pfortader, es wird von **portaler Hypertension** gesprochen. Das Blut aus der Pfortader fließt daher zum Teil über Umgehungskreisläufe (an der Leber vorbei) in die Vena cava.

▶ Bei portaler Hypertension stellen die Ösophagusvenen einen wichtigen **Umgehungskreislauf** dar. Diese dadurch dilatierten Gefäße (Ösophagusvarizen) können einreißen und zu massiven Blutungen mit Volumenmangelschock führen. Bei dem oft massiven Bluterbrechen besteht die Gefahr einer Aspiration!

Bei anhaltender Blutung kann versucht werden, die Varizen endoskopisch (meist mittels Laser) zu veröden. Langfristig kann die Anlage einer Anastomose zwischen Pfortader und V. cava (eines portokavalen Shunts) indiziert sein. Die Leber wird dann weiterhin über die A. hepatica ausreichend mit arteriellem Blut versorgt. Das Pfortaderblut gelangt über den Shunt unter Umgehung der Leber direkt in die V. cava.

Bei einer Ösophagusvarizenblutung ist eine umgehende Volumensubstitution notwendig. Relativ selten wird durch **Kompressionssonden**, wie die **Sengstaken-Blakemore-Sonde** (2-Ballon-Sonde) oder die Linton-Nachlas-Sonde (1-Ballon-Sonde), eine Blutstillung versucht. Die **Sengstaken-Blakemore-Sonde** wird über die Nase bis in den Magen vorgeschoben. Der untere, kleinere und runde Ballon dieser Sonde wird mit Luft gefüllt und an die untere Ösophagusöffnung herangezogen. Dieser Ballon dient der Sondenfixierung unterhalb der Kardia. Danach wird der längliche, im distalen Ösophagus liegende zweite Ballon aufgeblasen, wodurch die blutenden Ösophagusvarizen komprimiert werden (vgl. Abb. 7.18). Über die Sonde kann auch eine Magenspülung vorgenommen werden. Der Magen muss klargespült werden.

> Kompressionssonden dürfen wegen der Gefahr einer Ösophaguswandnekrose höchstens 48 Stunden in geblocktem Zustand belassen werden. Zwischenzeitlich sind sie wiederholt kurzfristig zu entblocken, um Drucknekrosen vorzubeugen.

Der Kompressionsdruck der Ösophagussonde sollte 35–40 mmHg betragen. Kommt die Blutung nicht zum Stehen, so ist selten ein notfallmäßiges operatives Vorgehen notwendig. Ist die Blutung zum Stillstand gekommen, dann kann die Sonde entblockt werden. Sicherheitshalber sollte sie jedoch wegen der Gefahr einer Nachblutung noch ca. einen Tag ungeblockt in situ belassen werden. Zusätzlich kann versucht werden, den Druck in der Pfortader medikamentös mit Vasopressin zu senken.

Die bei einer Ösophagusvarizenblutung in den Gastrointestinaltrakt eingetretenen Blutmengen werden bakteriell abgebaut. Vor allem das hierbei anfallende Ammoniak kann normalerweise bei diesen Patienten nicht mehr entgiftet werden, da eine Leberinsuffizienz vorliegt. Es droht eine **Ammoniakvergiftung**, die sich in zerebralen Symptomen (Stupor, Zittern, Bewegungsarmut, Parästhesien) äußert (**hepatische Enzephalopathie, Coma hepaticum**). Neben einer Magen- und Dickdarmentleerung mittels Sonde und Einläufen muss eine Reduktion der Darmflora mit einem oral verabreichten und nicht resorbierbaren Antibiotikum (Neomycin 4 g/Tag oral) durchgeführt

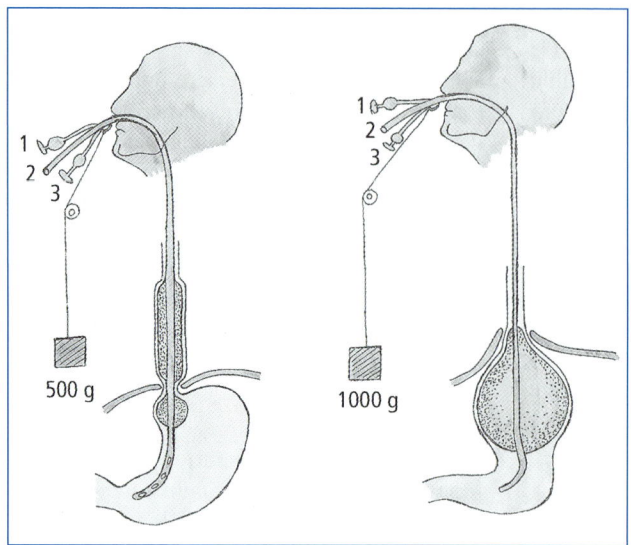

Abb. 7.18 Links Platzierte Seng-staken-Blakemore-Sonde (2-Ballon-Sonde). 1 = Ösophagusballon, 2 = Magensonde, 3 = Magenballon. **Rechts** Platzierte Linton-Nachlas-Sonde (1-Ballon-Sonde). 1 = Öso-phagussonde, 2 = Magensonde, 3 = Ballon.

werden. Zusätzlich wird ein Laxans (Bifi-teral®, 20 ml alle zwei Stunden, bis Durchfall auftritt) verabreicht und eine Stressulkuspro-phylaxe (s. S. 409) durchgeführt.

Pankreatitis

Die wichtigsten **Ursachen einer akuten Pan-kreatitis** (interstitiell-ödematös 80–90 %; hä-morrhagisch-nekrotisch 10–20 %) sind Er-krankungen im Bereich der ableitenden Gal-lenwege und chronischer Alkoholismus. Auch nach Abdominalverletzungen kann eine (trau-matisch bedingte) Pankreatitis auftreten.

Klinisch imponieren starke Oberbauch-schmerzen mit eventuell gürtelförmiger Aus-strahlung in den Rücken, Erbrechen, Ileus, aufgeblähtes Abdomen, evtl. ein hypovolämi-scher Schock. Je nach Schwere der Erkran-kung treten zusätzlich linksseitiger Pleuraer-guss, respiratorische Beeinträchtigungen, aku-tes Nierenversagen, Gerinnungsstörungen (DIC und evtl. Verbrauchskoagulopathie, s. S. 457), abdominelle Blutungen, eitrige Peritoni-tis und intraabdominelle Abszesse auf.

Typische **laborchemische Veränderungen** sind eine erhöhte Alpha-Amylase in Serum und Urin, erhöhte Serumlipase, Abfall der Plasmakalziumkonzentration, metabolische Azidose und Anstieg der Laktatkonzentration (vgl. Tab. 7.7; S. 401). Liegt der Pankreatitis ein Gallenabflusshindernis zugrunde (Choles-tase), dann sind die alkalische Phosphatase, das direkte Bilirubin und die Gamma-GT (vgl. Tab. 7.7; S. 401) erhöht.

Bei der schweren Verlaufsform, der **nekroti-sierenden Pankreatitis**, kommt es durch Pan-kreasenzyme zu einer Selbstverdauung des Organs. Es handelt sich um ein schweres Krankheitsbild mit schlechter Prognose. Aufgrund schwerer Entzündungsreaktionen kommt es zur Sequestration großer Flüssig-keits- und Eiweißmengen ins Gewebe und zur Ausbildung eines hypovolämischen Schocks. Wegen der initial auftretenden Hypovolämie und Hypotonie droht häufig ein prärenales akutes Nierenversagen. Die Durchführung ei-ner großzügigen Volumenzufuhr und der Ein-satz von Katecholaminen sind normalerweise notwendig.

Um jegliche Stimulation der Pankreasse-kretion zu vermeiden, muss der Patient parenteral ernährt und der Magensaft abge-leitet werden. Außerdem kann eine Insulin-gabe erforderlich werden. Eventuell sollte eine Antibiotikatherapie bzw. eine Antibiotikaprophylaxe eingeleitet werden.

Eine ausreichende Analgesie und Sedierung stellen oft ein Problem dar. Sinnvoll ist die Anlage einer kontinuierlichen Periduralanästhesie, sofern keine Gerinnungsstörung vorliegt. Bei der Gabe von Opioiden besteht die Gefahr, dass der Abfluss des Pankreassekrets aufgrund einer opioidbedingten Tonuserhöhung des Sphincter Oddi behindert wird.

Die Frage, ob in Einzelfällen evtl. eine chirurgische Intervention sinnvoll ist, muss von den Abdominalchirurgen geklärt werden. Bei schweren Verlaufsformen können sich erhebliche respiratorische Komplikationen, evtl. ein ARDS (s. S. 425), entwickeln.

Komplikationen nach gastrointestinalen Operationen

Eine vorübergehende, ca. zwei bis drei Tage dauernde Magen-Darm-Atonie ist nach größeren Abdominaleingriffen häufig anzutreffen. Bei einem länger bestehenden postoperativen Ileus ist eine entsprechende Diagnostik notwendig (s. S. 448). Eine postoperative Peritonitis ist zumeist durch eine Nahtinsuffizienz, unbemerkte Perforation oder eine Durchwanderungsperitonitis im Rahmen eines Ileus bedingt (s. S. 448). Die häufigsten Ursachen für postoperative Nachblutungen sind eine unzureichende intraoperative Blutstillung sowie Blutgerinnungsstörungen.

Alkoholkrankheit

1998 wurde nach offiziellen Statistiken davon ausgegangen, dass in Deutschland 2,5 Millionen alkoholkranke Menschen leben. Alkohol ist die häufigste Suchtdroge in Deutschland. Bei verunfallten Patienten handelt es sich in bis zu 15–20% um alkoholkranke Patienten. Die jährlichen Folgekosten des Alkoholkonsums werden in Deutschland mit ca. 15 Milliarden Euro angegeben. Bei Alkoholkranken ist das Risiko eines Karzinoms im Mund-Kehlkopf-Bereich ca. zehnfach erhöht. Bei

gleichzeitigem Alkohol- und Nikotinmissbrauch ist dieses Risiko ca. 44fach erhöht. Die dämpfende Wirkung einer chronischen Alkoholzufuhr wird vom Körper dadurch kompensiert, dass es zur Stimulation erregender Neurotransmittersysteme kommt. Beim plötzlichen Wegfall der dämpfenden Alkoholwirkung kommt es zur Störung des neuen Gleichgewichts mit Überwiegen erregender Systeme, zur Übererregbarkeit des ZNS. Wird bei einem alkoholkranken Patienten die Alkoholzufuhr unterbrochen, so droht ein **Alkoholentzugsdelir**. Es ist gekennzeichnet durch:

- motorische Unruhe
- Nesteln
- Halluzinationen
- Desorientiertheit

Es besteht eine sympathikotone Reaktionslage mit Tachykardie, Schwitzen, Hypertension und Hyperventilation. Die **Symptomatik** beginnt meist 6–10 Stunden nach Abfall der Blutalkoholkonzentration. Das Alkoholentzugssyndrom wird oft in Stadium I (Zittern), Stadium II (Halluzinationen, Prädelir) und Stadium III (Delirium tremens) unterteilt.

Im Rahmen eines schweren Alkoholentzugsdelirs kann ein **Delirium tremens** auftreten. Hierbei handelt es sich um eine lebensbedrohliche Komplikation. 2–3 Tage nach Alkoholabstinenz treten Trachykardie, Hypertonie, Hyperthermie, Halluzinationen und evtl. zerebrale Krampfanfälle auf. Es ist eine aggressive Therapie notwendig.

Bei bekannter Alkoholabhängigkeit hat es sich bewährt, bereits vor einer geplanten Operation mit anschließender Intensivbehandlung (das heißt Unterbrechung der üblichen oralen Alkoholzufuhr) mit einer Delirprophylaxe zu beginnen. Bewährt hat sich eine niedrig dosierte Flunitrazepam-(Rohypnol®-)Gabe im Rahmen der Prämedikation. Diese Prophylaxe sollte postoperativ parenteral weitergeführt werden.

Zur **Therapie** des Delirium tremens wird oft Diazepam (z. B. 5–10 mg alle 5 Minuten, bis der Patient sediert ist) verabreicht. Im Falle einer schweren vegetativen Alkoholentzugssymptomatik kann zusätzlich Clonidin (Paracefan®) meist mit gutem Erfolg eingesetzt werden. Nach einer Initialdosierung („loading dose") von bis 150–600 µg intravenös wird eine bedarfsadaptierte kontinuierliche Infusion (2–6 µg/kg KG/h) angeschlossen. Bei einer halluzinatorisch betonten Delirsymptomatik sollte Haloperidol (Haldol®) entweder kontinuierlich oder in mehrfachen täglichen Einzeldosen (z. B. 4–6 mal 5–10 mg) zugeführt werden. Auch Clomethiazol (Distraneurin®) ist für eine Delirprophylaxe bzw. Delirtherapie geeignet. Clomethiazol kann oral (initial ca. 0,8–1,5 g, dann ca. 2–6–10 g/Tag) verabreicht werden. (Die intravenöse Applikationsform steht inzwischen nicht mehr zur Verfügung). Zur Therapie einer Tachykardie kann auch die Gabe eines Beta-Blockers notwendig werden. Gegebenenfalls muss der Patient intubiert werden. Flüssigkeitshaushalt, Elektrolytstörungen (Hypomagnesiämie, Hypokaliämie) sowie ein Vitaminmangel (Thiaminmangel = B1-Mangel) und ein Folsäuremangel sind zu korrigieren. Zur Therapie der Hypomagnesiämie werden initial 4 g Magnesiumsulfat (16 mmol Mg), anschließend werden 0,1 mmol/kg KG/h intravenös empfohlen. Eine Magnesiumsubstitution ist zur Prophylaxe zerebraler Krampfanfälle sehr wichtig. Das Vitamin Thiamin ist stets zu substituieren. Zur Therapie eventueller ventrikulärer Herzrhythmusstörungen eignet sich Lidocain. Um Selbstverletzungen des Patienten oder Verletzungen anderer Personen zu vermeiden, sind diese Patienten an den Armen und den Beinen zu fixieren.

Verbrennungskrankheit

Allgemeine Bemerkungen

▶ Schwere Verbrennungen führen nicht nur zu lokalen, sondern auch zu generalisierten Veränderungen. Es wird von Verbrennungskrankheit gesprochen.

Verbrennungen der Körperoberfläche können in **vier Schweregrade** unterteilt werden:

- **Verbrennung I. Grades:** gerötete, schmerzhafte und trockene Haut ohne Blasenbildung, schmerzhaft. Die Verbrennung betrifft nur die Epidermis.
- **Verbrennung II. Grades:** Grad IIa: Blasenbildung mit feuchtem Wundgrund, sehr schmerzhaft. Die Verbrennung reicht bis in die oberflächliche Dermis. Grad IIb: Blasenbildung mit hellem, trockenem Wundgrund, schmerzhaft. Weitgehende Schädigung der Epidermis und Dermis, die Hautanhangsgebilde (Haare, Drüsen, Nägel) sind noch erhalten.
- **Verbrennung III. Grades:** trockene, weiße oder fleischfarbene, harte Haut. Da diese Verbrennung mindestens bis in die Subkutis reicht und die dort liegenden Nervenendigungen zerstört hat, ist sie nicht schmerzhaft (schmerzhaft sind aber die erst- und zweitgradig verbrannten Randbezirke). Die Hautanhangsgebilde sind zerstört.
- **Verbrennung IV. Grades:** Verkohlung, nicht schmerzhaft

Eine Verbrennung führt durch die **Freisetzung von Entzündungsmediatoren** zu:
- Kapillardilatation
- Sequestration von Flüssigkeit ins Gewebe
- Ausbildung eines interstitiellen Ödems (nicht nur im geschädigten Areal)
- verstärkter Verdunstung von Flüssigkeit über die geschädigten Hautpartien

In der so genannten Schockphase kommt es zu massiven **Flüssigkeits- und Eiweißverlusten** innerhalb der ersten 24–48 Stunden. Der entstehende intravasale Flüssigkeitsverlust ist proportional der Ausdehnung der verbrannten Körperoberfläche. Es droht eine Hypovolämie mit Hypotension und Volumenmangelschock.
Folge können eine Oligurie oder Anurie sein. Eine evtl. stärkergradige Hämolyse kann über eine Hämoglobinurie die Nierenfunktion noch zusätzlich beeinträchtigen. Durch die erhöhte Wasserverdunstung entsteht außerdem ein bedeutender Wärmeverlust (580 cal pro Gramm

verdunstetes H_2O), der zu einem erhöhten Energieverbrauch führt und eine gesteigerte Kalorienzufuhr erforderlich macht. Durch den enormen intravasalen Flüssigkeitsmangel kommt es zu einer Hämokonzentration. Aufgrund der Stresssituation kommt es zu einer länger dauernden Erhöhung der Kortikoidkonzentration. Akute Ulzerationen im Magen und **Duodenum (Curling-Ulzera)** sind daher gefürchtete und unter Umständen lebensbedrohliche gastrointestinale Komplikationen (s. Stressulkusprophylaxe, S. 409). Die Immunglobuline IgG und IgM sind erniedrigt, die Leukozytenfunktion ist gehemmt. Aufgrund der erhöhten Gefäßpermeabilität und Sequestration in der Anfangsphase der Verbrennungskrankheit sind die Serumalbumine typischerweise erniedrigt.

Nach 36–48 Stunden normalisiert sich die Kapillarpermeabilität wieder. Es beginnt die Rückresorption des sequestrierten Volumens. Bis zum Beginn des Heilungsprozesses besteht eine katabole Stoffwechsellage.

Nach Überwindung der initialen Schockphase ist der Patient in der Regenerationsphase insbesondere durch Infektionen und einen Hypermetabolismus gefährdet.

Die häufigsten **Komplikationen** einer Verbrennungskrankheit sind:

- Sepsis
- Niereninsuffizienz
- Ateminsuffizienz
- Magen-Darm-Ulzera

Die häufigste Todesursache bei Verbrennungspatienten ist die **Sepsis**. Es lassen sich vor allem gramnegative Bakterien (häufig Pseudomonas aeruginosa) auf den Wunden nachweisen. Bei bestätigter bakterieller Wundinfektion bzw. bei positiven Blutkulturen ist eine entsprechende Antibiotikatherapie durchzuführen. Eine prophylaktische Antibiotikatherapie ist dagegen umstritten.

Der **Hypermetabolismus** führt zum erhöhten Sauerstoff- und Kalorienbedarf und zur Steigerung des Herzminutenvolumens. Aufgrund des Hyperkatabolismus werden beim normalgewichtigen Erwachsenen zumeist 3 000–4 000 kcal/Tag notwendig.

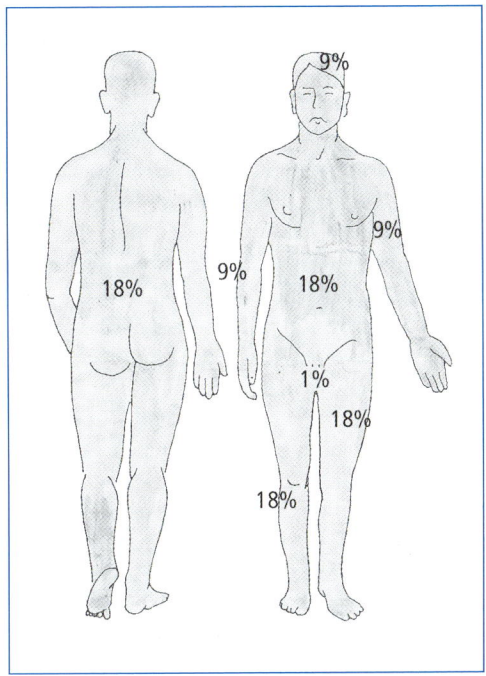

Abb. 7.19 9er-Regel zur Abschätzung der prozentual verbrannten Körperoberfläche beim Erwachsenen.

Bei der Aufnahme eines Verbrennungspatienten müssen die Ausdehnung der Verbrennung (ausgedrückt in Prozent der Körperoberfläche) sowie der Grad der Verbrennung festgestellt werden. Beim Erwachsenen gilt die so genannte **9er-Regel** (vgl. Abb. 7.19) zur Abschätzung der prozentual verbrannten Körperoberfläche.

Beim Kind ist der prozentuale Anteil des Kopfes an der Körperoberfläche relativ hoch und derjenige der unteren Extremitäten relativ gering.

Bei Gesichts- und Halsverbrennungen muss stets auch an ein Inhalationstrauma sowie an ein toxisches Lungenödem gedacht werden. Bei Verdacht auf eine **Kohlenmonoxidvergiftung** muss mit einem CO-Oxymeter die HbCO-Konzentration und die exakte, die so genannte fraktionelle Sättigung (HbO_2) bestimmt werden. Bei erhöhtem HbCO-Wert werden mittels üblichem Blutgasanalysengerät (z. B. ABL-Gerät) oder Pulsoxymeter falsch hohe Sättigungswerte gemessen (s. S. 388)!

Versorgung von Verbrennungswunden

Initial wird meist eine Bürstenreinigung (Bürstendebridement) in Narkose unter Verwendung von PVP-Jod Seifenlösung empfohlen. Brandblasen werden hierbei abgetragen. Danach wird der Patient antiseptisch mit PVP-Jod und Fettgaze verbunden. Es stehen auch andere antiseptische Oberflächentherapeutika zur Verfügung, um einer bakteriellen Besiedelung der Wundfläche vorzubeugen (z.B. Salbenverbände mit Silbersulfadiazin). Durch Salbenverbände sollen die Verdunstung von Flüssigkeit und der Verlust von Wärme im Bereich der Wundflächen vermindert werden. Nachteil der verbundenen (okklusiven) Wundbehandlung ist, dass die dadurch geschaffene, feuchte Kammer eine Keimbesiedelung begünstigen kann. Es ist daher alle 6 Stunden ein Verbandswechsel notwendig. Die Behandlung der Wundfläche kann auch offen (ohne Verbände) durchgeführt werden. Die Behandlungsstrategie variiert von Klinik zu Klinik. Zumeist wird eine offene Wundbehandlung bevorzugt. Liegen zirkuläre drittgradige Verbrennungen an Hals, Thorax oder an den Extremitäten vor, dann müssen Entlastungsschnitte angelegt werden (Escharatomie), damit die Durchblutung und die Thoraxbewegungen nicht stark beeinträchtigt werden. Es scheint sinnvoll zu sein, **nekrotische Hautbezirke** möglichst bald (ca. am 3. Tag) abzutragen und diese Areale mit Kunsthaut (Epigard®) oder eventuell mit dünnem Spalthauttransplantat (so genanntem Mesh-Transplantat) abzudecken. Bei einer verzögert durchgeführten Nekrektomie (nach 8–10 Tagen) ist die Infektionsgefahr erhöht. Es ist zu beachten, dass hierbei evtl. massive Blutverluste auftreten können.

Regelmäßige Abstriche vom Wundgebiet sind durchzuführen. Eine Tetanusprophylaxe ist notwendig.

Häufige Händedesinfektion, aseptisches Vorgehen bei allen Maßnahmen, Verwendung von sterilen Handschuhen, Mundschutz und Überkittel sind die wichtigsten Voraussetzungen, um eine Wundinfektion zu vermeiden.

Um die hohe Infektionsgefahr zu verringern, werden Verbrennungspatienten in Einzelzimmern isoliert. Die Zimmertemperatur sollte auf 28–32 °C angehoben werden, um Wärmeverluste zu reduzieren.

Volumentherapie

Für eine adäquate Volumentherapie ist eine ausreichende Anzahl großlumiger Kanülen notwendig. Die **Zugänge** sollten festgenäht werden. Tage oder Wochen später, wenn die Patienten eventuell mehrere Operationen hinter sich haben, kann es problematisch werden, einen venösen Zugang zu legen. Manchmal muss auf Venen von Kopfhaut, Stamm oder Schulter zurückgegriffen werden.

Zumeist wird empfohlen, in den ersten 24 Stunden nur kristalloide Lösungen zu infundieren und auf Kolloide zu verzichten, da zu befürchten ist, dass aufgrund der anfänglich erhöhten Kapillarpermeabilität die Kolloide ins Gewebe wandern und evtl. noch weiter Wasser mit ins Gewebe ziehen. Als **Infusionsmenge** werden beim Erwachsenen 4 ml/kg KG/% verbrannter Körperoberfläche in den ersten 24 Stunden zusätzlich zum Grundbedarf empfohlen (bei Kindern bis 8 ml/kg KG/% verbrannter Körperoberfläche). Die Hälfte davon sollte in den ersten 8 Stunden infundiert werden (**Baxter-Schema**). Zusätzliche Flüssigkeitsverluste durch Erbrechen, Diarrhö oder Fieber müssen außerdem adäquat ersetzt werden.

Bereits am zweiten Tag normalisiert sich die Kapillarmembranpermeabilität wieder weitgehend, und die Infusionsmenge an Kristalloiden kann im Vergleich zum ersten Tag drastisch reduziert werden. Zusätzlich können Eiweiße – orientiert an den Serumeiweißwerten – substituiert werden. Gegebenenfalls müssen auch Gerinnungsfaktoren in Form von FFP verabreicht werden. Mit Normalisierung der Kapillarpermeabilität setzt ein Flüssigkeitsrückstrom aus dem Gewebe ins Gefäßsystem ein. Dies kann zur **intravasalen Volumenüberladung** führen.

Falls die Verbrennung mehr als 20% der Körperoberfläche beträgt, tritt fast immer eine **Magen-Darm-Atonie** auf. Zur Ableitung des Magensekrets sollte eine Magensonde platziert werden. So bald als möglich sollte mit der enteralen Flüssigkeitszufur begonnen werden, wobei die Menge vorsichtig zu steigern ist. Zur Überwachung der **Nierenfunktion** ist bei Verbrennungen über 20 % der Körperoberfläche ein Blasenkatheter zu legen, wobei die Urinausscheidung nicht unter 1 ml/kg KG/h abfallen sollte. In der Regel sollten Patienten mit ausgedehnten Verbrennungen polyurisch gehalten werden. Außerdem ist ein zentraler Venenkatheter zu platzieren, da die ZVD-Messung einen wichtigen Parameter zur **Beurteilung der intravasalen Volumensubstitution** darstellt. Wichtig ist das tägliche Wiegen der Patienten. Bei adäquater Volumentherapie sollte das Körpergewicht am ersten Tag – je nach Ausdehnung der Verbrennung – um 10–20 % zunehmen.

SIRS

Von einem SIRS (**s**ystemic **i**nflammatory **r**esponse **s**yndrome) wird gesprochen, wenn ein der Sepsis (s.u.) vergleichbares Krankheitsbild vorliegt, ohne dass jedoch eine Infektion nachweisbar ist. Mögliche Ursachen sind Verletzungen, Verbrennungen, schwere Blutung, Ischämie, hämorrhagisch-nekrotisierende Pankreatitis oder eine anaphylaktoide Reaktion.

▶ Entsprechend einer neuen Konsensuskonferenz liegt eine SIRS vor, wenn mindestens zwei der nachfolgenden Kriterien nachweisbar sind:
  – Hyperthermie > 38 °C oder Hypothermie < 36 °C
  – Tachykardie (HF > 90/min)
  – Tachypnoe (AF > 20/min, p_aCO_2 < 32 mmHg oder ein sog. Oxygenierungsindex [p_aO_2/F_iO_2] < 200 bei maschineller Beatmung)
  – Leukozytenzahl > 12 000/mm³ oder < 4 000/mm³; >10 % unreife Leukozyten

Sepsis

Sepsis
Bei einer Sepsis liegen die für eine SIRS (s.o.) definierten Kriterien vor. Zusätzlich liegt eine mikrobiologisch oder klinisch nachgewiesene Infektion vor.

Schwere Sepsis
Bei einer schweren Sepsis liegen zusätzlich zu den Kriterein einer Sepsis (s.o.) noch Zeichen einer Organfunktionsstörung und Organminderperfusion vor. Zeichen einer Organminderperfusion sind hohe Laktatkonzentrationen mit Azidose, eine Oligurie (< 30 ml/Stunde) und akute Verwirrung (sog. septische Enzephalopathie).

Septischer Schock
Von einem septischen Schock wird gesprochen, wenn es im Rahmen einer schweren Sepsis trotz entsprechender Volumen- und Vasopressorengabe zu einer Hypotension (< 90 mmHg systolisch) kommt.

Bei einer Sepsis kommt es durch Bakterien, andere Mikroorganismen oder bakterielle Produkte (Toxine) zu einer Aktivierung von v.a. Granulozyten und Monozyten/Makrophagen. Diese Blutzellen binden sich an Gefäßwände und setzten Entzündungsfaktoren (sog. proinflammatorische Mediatoren) frei (z.B. Tumor-Nekrose-Faktor-alpha [TNF-α], Interleukin-1β). Es kommt dadurch v.a. zu einer Schädigung der Kapillarwände. Die Kapillarmembranen werden „porös", es entsteht ein so genanntes **capillary leak syndrome**. Intravasale Flüssigkeit kann leicht ins Gewebe abwandern, es bilden sich Ödeme aus. In den geschädigten Kapillaren beginnen Gerinnungsprozesse, es droht eine disseminierte intravasale Gerinnung (**d**isseminated **i**ntravascular **c**oagulation = DIC) die zum Verbrauch der Gerinnungsfaktoren (= Verbrauchskoagulopathie) mit diffuser Blutungsneigung führen kann. Da der Körper versucht, diese DIC-bedingten Gerinnsel wieder abzubauen, fallen vermehrt Fibrinspaltprodukte an. Typischerweise öffnen sich arteriovenöse Shunts in den verschiedenen Geweben. Es kommt zur Umverteilung in der Gewebsperfusion. **Folge der entstehenden Mikrozirkulationsstörungen** sind eine Mangelversorgung des Gewebes mit Hypoxie, Azidose und Laktatanstieg. Aufgrund der zahlreichen peripheren Shunts kommt es zu unzureichender Sauerstoffausschöpfung des Blutes (hohe gemischt-venöse Sauerstoffsättigung). Manchmal ist die gemisch-venöse Sauerstoffsättigung aufgrund eines deutlich erniedrigten Herzminutenvolumens und einer dadurch vermehrten Sauerstoffausschöpfung erniedrigt. Der periphere Gesamtwiderstand ist deutlich erniedrigt, das Herzminutenvolumen kompensatorisch erhöht. Therapeutisch kommen als kausale Therapie bei der Sepsis – falls möglich – eine operative Sanierung des auslösenden Herdes (z.B. Abszess im Bauchraum) sowie eine entsprechende Antibiotikatherapie in Frage. An unterstützender Therapie stehen v.a. Volumensubstitution, Katecholamingabe und maschinelle Beatmung im Vordergrund. Ob die Gabe von kristalloiden oder kolloidalen Lösungen vorzuziehen ist, bleibt noch ungeklärt. An Katecholaminen kommt zur Steigerung von peripherem Widerstand und systemischem Blutdruck v.a. Arterenol in Frage. Zur Steigerung eines erniedrigten Herzminutenvolumens sollte v.a. Dobutamin eingesetzt werden. Adrenalin und Dopamin werden hierzu nicht mehr als Medikamente der ersten Wahl empfohlen. Bei der Beatmung sind die Kriterien der protektiven Beatmung (s.S. 426) zu beachten. Der erhöhte Eiweißkatabolismus verlangt eine hohe Proteinzufuhr sowie eine bedarfsgerechte hochkalorische Kohlenhydratzufuhr (Kalorien: ca. 25–30 Kcal/kg KG/Tag; Kohlenhydrate: ca. 60–70% der Kalorien, Fette: ca. 40–30% der Kalorien; Aminosäuren: ca. 1,3–2,0 g/kg KG/Tag).

An spezieller Sepsistherapie wurden eine Reihe von Anti-Mediatorstrategien untersucht (z.B. Gabe von Anti-Tumor-Nekrose-Faktoralpha). Diese Strategien haben jedoch enttäuscht. Empfohlen werden z.Zt. nur die Gabe von aktiviertem Protein C (Drotrecogin-alpha, aktiviert; Xigris®) sowie ggf. die niedrigdosierte Gabe von Hydrocortison (ca. 300 mg/Tag).

Septische Patienten benötigen einen sehr hohen pflegerischen und apparatetechnischen Aufwand. Aufgrund der instabilen Kreislaufverhältnisse und der Tatsache, dass diese Patienten oft nicht gelagert werden können, sind sie stark dekubitusgefährdet. Es ist eine Stressulkusprophylaxe (s.S. 409) wichtig.

8 Notfallmedizin

8.1 Allgemeine Bemerkungen

Rettungskette

Wenn ein Mensch akut schwer erkrankt (z.B. Herzinfarkt) oder akut schwer verletzt wird (z.B. Schädel-Hirn-Verletzung), dann ist eine optimale Versorgung nur dann zu erwarten, wenn:

- anwesende Laienhelfer sofort den Rettungsdienst alarmieren, d.h. sofort medizinische Hilfe organisieren (**Notfallmeldung**; vielerorts Telefon-Nr. 112)
- anwesende Laienhelfer **Sofortmaßnahmen** (z.B. Schocklagerung, stabile Seitenlagerung oder ggf. Herz-Druck-Massage und Beatmung) ergreifen, bis der Rettungsdienst eingetroffen ist
- der Rettungsdienst (**Notarzt**, Rettungsassistenten, Rettungssanitäter) frühzeitig eintrifft, eine vitale Bedrohung des Patienten sachkompetent behandelt (z.B. durch Defibrillation) und den stabilisierten Patienten zügig in eine entsprechende Klinik zur Weiterbehandlung transportiert und
- in der zentralen **Notaufnahme** eines Krankenhauses zügige (fachärztliche) Weiterversorgung erfolgt.

Das reibungslose Ineinandergreifen aller oben genannter Maßnahmen ist Voraussetzung für eine erfolgreiche Rettung des Patienten. Es wird von einer Rettungskette gesprochen (vgl. Abb. 8.1).

Leitsymptome

Im Idealfall wird von einem Laienhelfer, der die Notfallsituation des Patienten erkennt, direkt die zuständige Rettungsleitstelle angerufen. Diese wählt anhand der erfragten Informationen das geeignete Rettungsfahrzeug mit entsprechender Besatzung aus und schickt es unverzüglich zum Einsatzort. Der Besatzung des Rettungsfahrzeuges, z.B. des NEF (**N**otfall-**E**insatz-**F**ahrzeug), werden die wichtigsten Informationen über den Patienten übermittelt. Wichtig sind z.B. die Anzahl der vermutlich zu versorgenden Patienten, die Umstände des Ereignisses (z.B. Sturz aus großer Höhe oder plötzliches Zusammenbrechen auf der Straße) sowie die Übermittelung des wichtigsten Krankheitscharakteristikums, des so genannten Leitsymptoms (z.B. Leitsymptom „akuter Brustschmerz", „plötzliche Bewusstlosigkeit" oder „Vergiftung").

Im Folgenden werden die wichtigsten und häufigsten Leitsymptome, die im Notarztdienst angetroffen werden, dargestellt. Außerdem werden Großschadensereignisse sowie (besonders ausführlich) die kardiopulmonalen Reanimationsmaßnahmen beschrieben.

Intravenöser Zugang

Bei jedem Notfallpatienten ist ein sicherer intravenöser Zugangsweg zu legen. Liegt eine Blutung vor, so sollten möglichst mehrere großlumige peripher-venöse Venen punktiert werden. Insbesondere bei (poly-)traumatisierten Patienten stellt die möglichst sofortige Anlage mehrerer großlumiger peripher-venöser

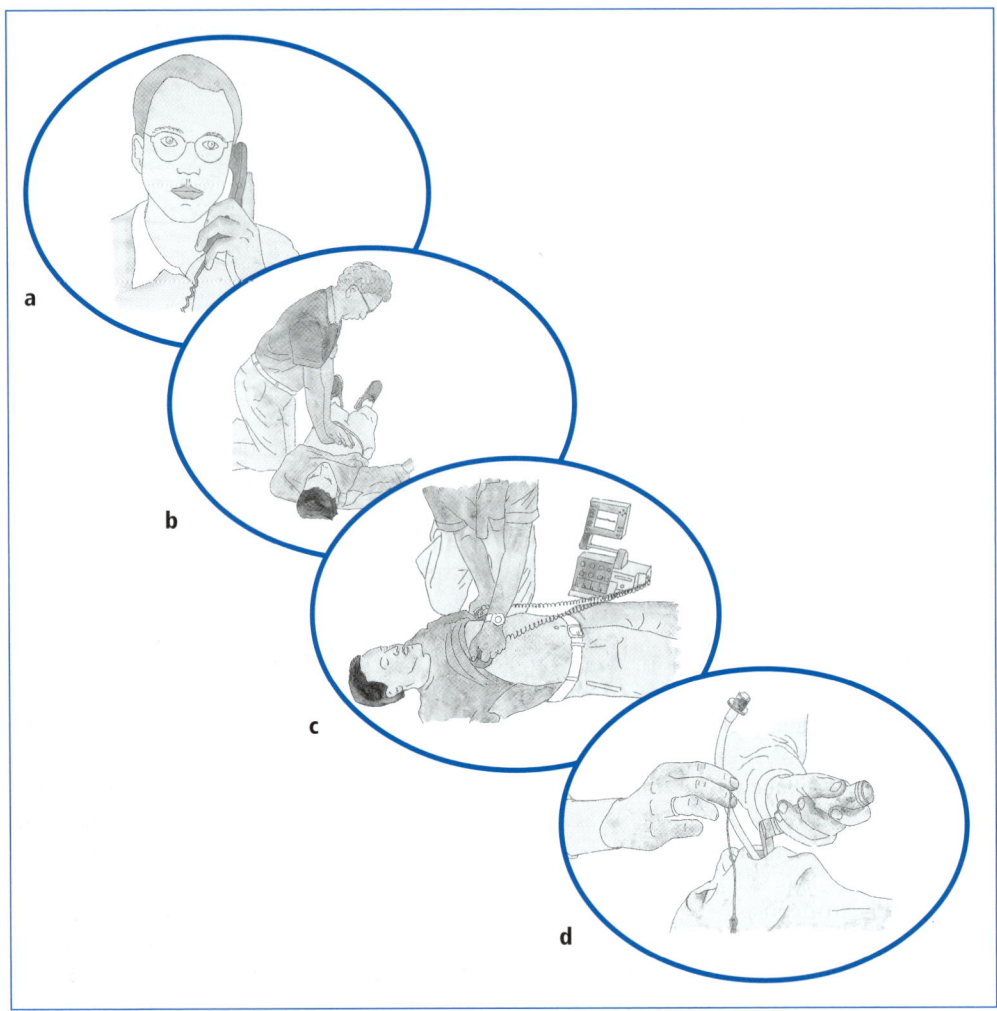

Abb. 8.1 Rettungskette. Sie besteht aus **a** Notfallmeldung und **b** Basismaßnahmen (durch Laienhelfer), **c** erweiterten Reanimationsmaßnahmen (durch professionelle Helfer) und **d** Versorgung in der Klinik. Diese Glieder müssen reibungslos ineinander greifen.

Zugänge eine sehr wichtige Maßnahme dar, deren Versäumnis später u.U. nicht mehr nachzuholen ist (zunehmende Hypovolämie mit „Kollabieren" der Venen).

Lediglich in Notsituationen, in denen kein peripher-venöses Gefäß mehr punktierbar ist, sollte vom Notarzt ein zentraler Venenkatheter (ZVK) gelegt werden (s.S. 183). Da die für eine zentralvenöse Punktion notwendige sterile Arbeitsweise am Notfallort oft kaum möglich ist, da das Risiko von Komplikationen (z.B. Gefahr eines Pneumothorax) unter Notfallsituationen deutlich erhöht ist und da die pro Zeiteinheit über einen zentralen Venenkatheter infundierbare Flüssigkeitsmenge geringer ist als bei einer üblichen peripher-venösen Kanüle, sollte auf eine routinemäßige Anlage eines zentralen Venenkatheters bei Notfallpatienten verzichtet werden. Bei Säuglingen und Kleinkindern bietet sich ggf. die Anlage einer intraossären Kanüle an (s.S. 508).

Endotracheale Intubation

Ist bei bewusstlosen oder schwer verletzten bzw. schwer kranken Notfallpatienten eine endotracheale Intubation notwendig, so genügt meist die intravenöse Gabe von Etomidat (s. S. 48) oder Thiopental (s. S. 44). Die zusätzliche Gabe eines Muskelrelaxans (s. S. 58) ist meist speziellen Ausnahmesituationen vorbehalten. Bei kreislaufinstabilen Patienten kann zur endotrachealen Intubation auch Ketamin (s. S. 50) verabreicht werden. Nach erfolgter endotrachealer Intubation wird meist eine Analgosedierung mit einem Benzodiazepin (z. B. Midazolam) und einem Opioid (z. B. Fentanyl [s. S. 52] oder Morphin) durchgeführt.

Durch den häufigen Verzicht auf Muskelrelaxanzien, durch ungewöhnliche Patientenlagerung (z. B. bei auf dem Boden liegenden Patienten), durch schlechte Lichtverhältnisse, durch eventuelle Verletzungen im Gesichts-/Halsbereich oder durch Blutungen im Bereich der oberen Luftwege kann die endotracheale Intubation bei Notfallpatienten oft deutlich erschwert sein. Nach erfolgter endotrachealer Intubation ist eine sorgfältige Überprüfung auf richtige Tubuslage notwendig. Anschließend ist eine besonders gute Fixierung des endotrachealen Tubus wichtig, um im Rahmen von häufig notwendig werdenden Umlagerungsmanövern eine versehentliche Extubation zu vermeiden. Durch Blut, Sekrete oder Schmutz kann die Pflasterfixierung des Tubus beeinträchtigt werden. Es empfiehlt sich daher, den Tubus ggf. mit einer Mullbinde, die um den Hals geschlungen wird, zusätzlich zu fixieren.

Gelingt eine Intubation unter laryngoskopischer Sicht nicht, z. B. wegen einer massiven Schwellung im Bereich des Kehlkopfes, eines Tumors oder einer schweren Verletzung im Gesichtsbereich, so kann u. U. eine Notkoniotomie notwendig werden (s. S. 228).

Nach erfolgter endotrachealer Intubation ist der Patient zu beatmen. Mit den im Rettungswesen zur Verfügung stehenden Geräten kann normalerweise nur eine kontrollierte Beatmung durchgeführt werden. Normalerweise wird eine Normoventilation oder nur eine mäßige Hyperventilation angestrebt. Die Atemfrequenz wird meist mit 12–15 Atemhüben/Minute, das Atemhubvolumen mit 10–15 ml/kg KG eingestellt. Normalerweise werden mindestens 50% Sauerstoff, oft auch 100% Sauerstoff verabreicht. Gegebenenfalls ist ein PEEP von 3–5 cmH$_2$O einzuschalten.

8.2 Leitsymptom: Akuter Brustschmerz

Allgemeine Bemerkungen

Das Leitsymptom akuter Brustschmerz ist eines der am häufigsten genannten Stichworte bei der Alarmierung des Notarztwagens. Die häufigste Ursachen für Brustschmerzen sind

- Angina pectoris oder
- akuter Herzinfarkt

Sonstige Ursachen für akute Brustschmerzen können eine Pleuritis, Perikarditis, Ösophagitis, Interkostalneuralgie oder ein dissezierendes Aortenaneurysma sein. Zum Teil liegen auch Verletzungen (z. B. Rippenfraktur), ein Herpes zoster bzw. eine postzosterische Neuralgie vor. Auch außerhalb des Brustkorbes entstehende Schmerzen (Gallenkolik, Magengeschwür) können in den Brustkorb projiziert werden.

Im Rahmen der Abklärung eines unklaren Brustschmerzes müssen neben Anamnese, Inspektion, Palpation, Perkussion und Auskultation stets eine Blutdruckmessung und eine EKG-Ableitung durchgeführt werden.

EKG-Ableitung

Falls ein Myokardinfarkt differenzialdiagnostisch in Frage kommt, sind die Muskelpotenziale des Herzens mithilfe von zwölf Standardableitungen (bipolare sowie unipolare Extremitätenableitungen und unipolare Brust-[Thorax-]wandableitungen [Abb. 8.2]) abzuleiten.

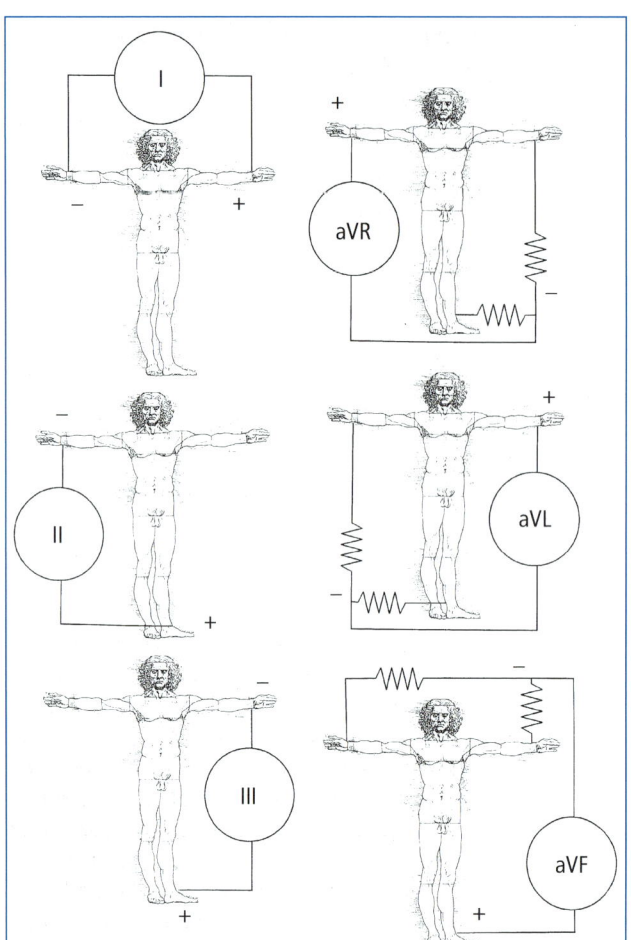

Abb. 8.2 EKG-Standardableitungen; bipolare Extremitätenableitungen nach Einthoven (I, II, III) und unipolare Extremitätenableitungen nach Goldberger (aVR, aVL, aVF).

Bipolare Extremitätenableitungen nach Einthoven: Bei den Ableitungen I, II, III nach Einthoven werden die Elektroden oberhalb der Handgelenke bzw. des linken Fußgelenks platziert (Abb. 8.2 links):

- Ableitung I: rechter Arm/linker Arm
- Ableitung II: rechter Arm/linkes Bein
- Ableitung III: linker Arm/linkes Bein

Unipolare Extremitätenableitungen nach Goldberger: Bei den unipolaren Extremitätenableitungen aVR, aVL, aVF werden die Elektroden oberhalb des rechten und linken Handgelenks sowie oberhalb des linken Fußgelenks angelegt (Abb. 8.2 rechts). Es wird die Potenzialdifferenz zwischen einer dieser Extremitätenelektroden (differente Elektrode) und den beiden anderen, zusammengeschalteten Extremitätenelektroden (indifferente Elektrode, Null-[0-]-Elektrode), gemessen. Der Buchstabe „a" bedeutet augmented (verstärkt). Der Buchstabe „V" steht für Voltage. Die Buchstaben „R", „L" oder „F" entsprechen der differenten Elektrode am rechten (right, R) Arm, linken (left, L) Arm oder linken Fuß (foot, F).

Unipolare Brustwandableitungen nach Wilson: Die unipolaren Brustwandableitungen werden an sechs definierten Thoraxpunkten abgeleitet und als V_{1-6} bezeichnet (Abb. 8.3). Der Buchstabe „V" steht für Voltage (s.o.).

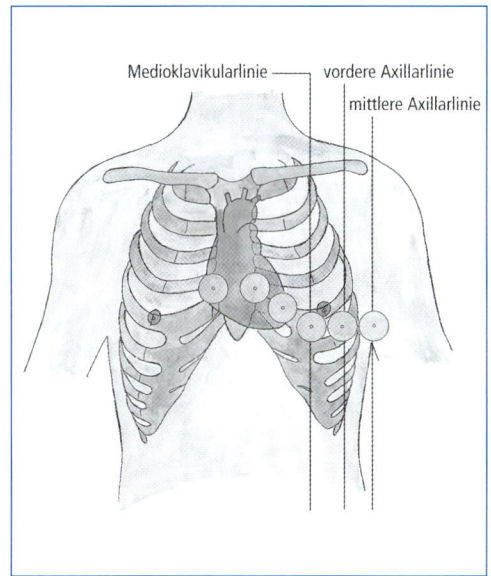

Abb. 8.3 Ableitungspunkte für unipolare Thoraxableitungen nach Wilson (V_{1-6}).

- V_1: rechter Sternalrand im 4. Interkostalraum
- V_2: linker Sternalrand im 4. Interkostalraum
- V_3: Mitte zwischen V_2 und V_4
- V_4: Schnittpunkt der linken Medioklavikularlinie mit 5. Interkostalraum (etwa Herzspitze)
- V_5: linke vordere Axillarlinie auf gleicher Höhe wie V_4
- V_6: linke mittlere Axillarlinie auf gleicher Höhe wie V_4 und V_5

Als indifferente Elektrode wird der Zusammenschluss der drei Extremitätenableitungen verwendet (0-Elektrode).

Beim Aufzeichnen eines EKGs ist zuerst eine **Eichzacke** zu schreiben. Dabei sollte 1 mV einem Ausschlag von 1 cm entsprechen. Normalerweise wird im deutschsprachigen Raum für EKG-Ableitungen eine Papiergeschwindigkeit von 50 mm/Sekunde eingestellt. Eine horizontale Strecke von 5 mm entspricht dabei 0,1 Sekunden.

Angina pectoris/Koronare Herzerkrankung

Eine **k**oronare **H**erzer**k**rankung (KHK) ist zumeist durch eine arteriosklerotische Verengung der Koronararterien bedingt. Folge einer arteriosklerotischen Stenose ist eine verminderte Durchblutung des Myokards. Bei einer gedrosselten Myokarddurchblutung droht im Falle einer stärkeren Tachykardie und/oder einer Hypertonie schnell ein Missverhältnis zwischen vermindertem myokardialem Sauerstoffangebot und erhöhtem myokardialem Sauerstoffbedarf. Auch eine Hypotonie kann zu einer koronaren Minderperfusion distal der Stenosen führen. Es droht dann eine Myokardischämie.

Die KHK ist die häufigste Todesursache bei Männern über 40 Jahren und bei Frauen über 50 Jahren. Etwa 80 % der plötzlichen Herztode in der westlichen Welt sind durch eine KHK bedingt. Bei ca. 3,5 % der Patienten unter 44 Jahren, bei ca. 50 % der Patienten zwischen 45 und 65 Jahren und bei ca. 80 % der Patienten über 65 Jahren liegt eine KHK vor.

Eine Myokardischämie äußert sich in pektanginösen Schmerzen, die typischerweise hinter dem Brustbein (substernal) empfunden werden, aber die in linken Arm, Hals, Unterkiefer und linke Schulter ausstrahlen können. **Angina-pectoris-Beschwerden** treten normalerweise unter Belastung auf und bessern sich typischerweise unter körperlicher Ruhe und/oder nach Gabe von (sublingual verabreichtem) Nitroglycerin.

> Eine KHK kann sehr lange asymptomatisch bleiben. Oft tritt ein akuter Myokardinfarkt oder ein plötzlicher Herztod aufgrund einer KHK auf, ohne dass der Patient vorher an pektanginösen Beschwerden litt.

Von einer sog. **stabilen Angina pectoris** wird gesprochen, wenn sich Häufigkeit und Dauer der Anfälle sowie auslösende Faktoren in den letzten 2 Monaten nicht verändert haben. Durch körperliche Ruhe und eventuelle Gabe

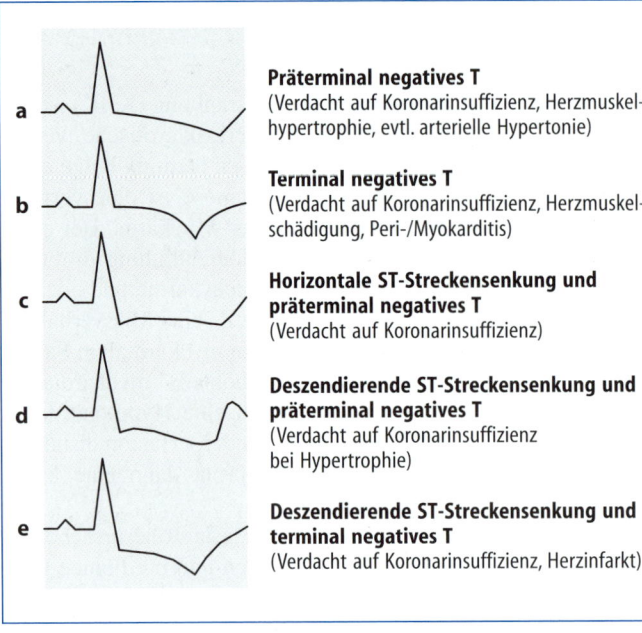

Präterminal negatives T
(Verdacht auf Koronarinsuffizienz, Herzmuskel-
hypertrophie, evtl. arterielle Hypertonie)

Terminal negatives T
(Verdacht auf Koronarinsuffizienz, Herzmuskelschädigung, Peri-/Myokarditis)

**Horizontale ST-Streckensenkung und
präterminal negatives T**
(Verdacht auf Koronarinsuffizienz)

**Deszendierende ST-Streckensenkung und
präterminal negatives T**
(Verdacht auf Koronarinsuffizienz
bei Hypertrophie)

**Deszendierende ST-Streckensenkung und
terminal negatives T**
(Verdacht auf Koronarinsuffizienz, Herzinfarkt)

Abb. 8.4 Typische EKG-Veränderungen bei Angina pectoris.
a präterminal negative
T-Zacken; **b** terminal negative
T-Zacken; **c** horizontale
ST-Streckensenkung und präterminal negatives T, **d** deszendierende ST-Streckensenkung
und präterminal negatives T,
e deszendierende ST-Streckensenkung und terminal
negatives T.

von Nitroglycerin bessert sich diese Symptomatik normalerweise innerhalb von ca. 15 Minuten. Von einer **„crescendo" Angina pectoris** wird dagegen gesprochen, wenn sich Häufigkeit und Dauer der Anfälle sowie auslösende Faktoren in den letzten Wochen negativ
verändert haben. Die „crescendo" Angina pectoris stellt den Übergang von der stabilen Angina pectoris in die instabile Angina pectoris
dar. Die **instabile Angina pectoris** ist – ähnlich wie ein Myokardinfarkt (s.u.) – meist
durch Aufbrechen atheromatöser Plaques in
den Koronararterien mit Ausbildung von
Thromben auf der beschädigten Endotheloberfläche bedingt. Dadurch kommt es zu einer weiteren akuten Lumeneinengung der Koronararterie (s.u.). Der Blutstrom ist jedoch
noch stark genug, um einen solchen Fibrin-
thrombus wegzuspülen und einen dauerhaften
Gefäßverschluss (mit Ausbildung eines Myokardinfarktes; s.u.) zu verhindern. Eine instabile Angina pectoris stellt eine bedrohliche Situation dar, die leicht zu einem Myokardinfarkt führen kann. Durch körperliche Ruhe
und/oder Gabe von Nitroglycerin kann bei der
instabilen Angina pectoris – im Gegensatz zur

stabilen Angina pectoris – die Symptomatik
nicht sicher verbessert werden, und die Symptome halten trotz dieser Maßnahmen 30 Minuten oder länger an. Akuter Myokardinfarkt
und instabile Angina pectoris werden manchmal unter dem Oberbegriff akutes Koronar-
syndrom zusammengefasst.
Häufiger liegen bei Angina-pectoris-Beschwerden auch extrakardiale Auslösemecha-
nismen wie Anämie, hohes Fieber oder Absetzen der Basismedikation vor.
Bei Patienten mit Verdacht auf pectanginöse
Schmerzen sind vor allem Anamneseerhebung
und EKG-Ableitung wichtig. Zusätzlich können im Krankenhaus weiterführende diagnostische Maßnahmen durchgeführt werden.
Bei der **Anamneseerhebung** ist jedoch zu beachten, dass eine KHK unter Ruhebedingun-
gen asymptomatisch sein kann, selbst wenn
eine 50- bis 70%ige Stenose einer großen Koronararterie vorliegt. Dies ist insbesondere bei
solchen Patienten zu berücksichtigen, die sich
körperlich nicht belasten (können). Der Patient muss daher nach Belastungssituationen
befragt werden. Kann der Patient ohne größere Mühe 2–3 Stockwerke hochsteigen, dann

ist die kardiale Belastbarkeit vermutlich noch ausreichend. Tritt im Rahmen von pektanginösen Beschwerden eine Dyspnoe auf, dann hat die myokardiale Ischämie vermutlich zu einer akuten Linksherzinsuffizienz geführt.

Bei Patienten mit Verdacht auf KHK muss stets nach evtl. erlebten Myokardinfarkten gefragt werden. Es ist jedoch zu beachten, dass ca. 15 % der Myokardinfarkte stumm, d.h. ohne Auftreten pektanginöser Beschwerden ablaufen und daher dem Patienten möglicherweise nicht bekannt sind.

Die für einen akuten Myokardinfarkt typischen EKG-Veränderungen (s.u.) sind auszuschließen.

Typische **EKG-Veränderungen** bei einer Angina pectoris sind:
- terminal oder präterminal negative T-Zacken (Abb. 8.4)
- horizontale oder deszendierende ST-Streckensenkungen von mehr als 0,1 mV (= 1 mm)

Akute Therapie bei Angina pectoris

Vorrangige Ziele bei der Therapie von Angina-pectoris-Schmerzen sind:
- Reduktion des Sauerstoffverbrauches des Herzens
- Erhöhung des Sauerstoffangebotes an das Herz

Reduktion des myokardialen Sauerstoffverbrauches

Körperliche Ruhe:

Initial soll sich der Patient hinsetzen oder hinlegen.

Nitropräparate:

Der Angina-pectoris-Schmerz ist „nitrosensibel". Bei stabilen Kreislaufverhältnissen (RR_{sys} > 100 mmHg) kann durch Gabe von Nitraten eine venöse (in höheren Dosen auch eine arterielle) Vasodilatation mit Erniedrigung der Vor- (und evtl. der Nach-)last erzielt werden (s. S. 292). Dadurch nimmt der kardiale Sauerstoffverbrauch ab. Außerdem kommt

es zu einer Dilatation der Koronararterien mit Verbesserung von Perfusion und Sauerstoffangebot. Es bieten sich folgende Präparate an:
- Nitrolingual®-Pumpspray (0,4 mg/Hub): 1–3 Hübe s.l./ggf. Wiederholung nach 5–10 min.
- Nitrolingual®-Zerbeißkapseln (0,8 mg/Kps.): 1–2 Kapseln s.l./ggf. Wiederholung nach 10 min.

Es ist jedoch auf die blutdrucksenkende Nebenwirkung von Nitroglycerin zu achten. Der systolische Blutdruck sollte nicht unter 90 mmHg abfallen.

Erhöhung des Sauerstoffangebotes

Sauerstoffgabe:

Eine Sauerstoffgabe ist sinnvoll, falls der p_aO_2 erniedrigt ist. Es sind dann ca. 2–6 l O_2/min über Nasensonde oder Sauerstoffmaske zu verabreichen.

Bessern sich die Angina-pectoris-Schmerzen unter diesen Therapiemaßnahmen nicht bald, dann ist an einen Myokardinfarkt zu denken (s.u.).

Chronische Therapie bei KHK

Auch wenn die Angina-pectoris-Schmerzen erfolgreich therapiert werden konnten, sollte der Patient vom gerufenen Notarzt in die Klinik gebracht werden. Dort ist eventuell eine Dauermedikation anzusetzen bzw. zu optimieren oder es sind weiterführende Maßnahmen einzuleiten.

Bei Patienten mit einer KHK wird im Rahmen einer Dauertherapie meist medikamentös versucht, den myokardialen Sauerstoffverbrauch zu vermindern, indem
- die ventrikuläre Wandspannung (durch Nitrate, Kalziumantagonisten),
- die Herzfrequenz (durch Beta-Rezeptorenblocker, Kalziumantagonisten) und
- die Kontraktilität (durch Beta-Rezeptorenblocker, Kalziumantagonisten)

vermindert werden oder indem

● sonstige Maßnahmen (z.B. koronare Katheterinterventionen; s.u.) durchgeführt werden.

Durch Gabe eines Beta-Blockers soll vor allem die Herzfrequenz (möglichst unter 60 Schläge pro Minute), aber auch der arterielle Blutdruck gesenkt werden. Durch Gabe eines Nitropräparates oder eines Kalziumantagonisten (z.B. Nifedipin) kann zusätzlich versucht werden, die Koronargefäße zu erweitern und den Blutdruck zu senken. Durch Gabe eines Kalziumantagonisten können pektanginöse Beschwerden evtl. gemildert werden. Bei Kombination eines Kalziumantagonisten mit einem Beta-Rezeptorenblocker wird meist der Kalziumantagonist Nifedipin bevorzugt, da er die durch Beta-Rezeptorenblocker verursachte Dämpfung des Sinusknotens nicht verstärkt.

KHK-Patienten wird häufig ein niedrig dosiertes Acetylsalicylsäure-Derivat verabreicht, um eine Thrombozytenaggregation im Bereich koronarstenotischer Gefäßveränderungen zu verhindern, denn hierdurch könnte ein Myokardinfarkt ausgelöst werden (s.u.).

Falls eine medikamentöse Therapie der KHK nicht zum Erfolg führt und eine über 70–75%ige Stenose vorliegt, kommen auch Verfahren der koronaren Katheterintervention (z.B. Koronarangioplastie = Aufweitung von Koronargefäßen) in Frage. In den letzten Jahren hat sich die perkutane transluminale Coronarangioplastie (PTCA = Ballondilatation) zur Therapie der KHK bewährt. Die Erfolgsquote beträgt 90–95%. Eine PTCA wird vor allem bei Patienten mit einer schweren Angina pectoris, zum Teil aber auch bei Patienten mit akutem Myokardinfarkt durchgeführt. Durch eine PTCA können Angina-pectoris-Symptome verbessert werden. Es ist jedoch nicht belegt, dass dadurch eine lebensverlängernde Wirkung erzielt werden kann.

An weiteren koronaren Katheterinterventionen kommt v.a. eine Stent-Implantation zur Anwendung (Stent = selbstentfaltendes, röhrenförmiges Drahtgeflecht). Durch Einbringen eines endoluminalen Stents im Bereich einer aufdilatierten Koronarstenose kann das Koronarlumen offen gehalten werden, die Rezidivrate kann dadurch vermindert werden.

Bei schweren Angina-pectoris-Beschwerden kann die Indikation für eine aortocoronare Venen-Bypass-Operation (ACVB, s.S. 305) gegeben sein. Durch eine ACVB-Operation kann die körperliche Belastbarkeit verbessert werden, die pektanginösen Beschwerden werden meist geringer und die medikamentöse Therapie kann vermindert werden. Es kann also die Lebensqualität verbessert werden. Eine Verlängerung der Lebenserwartung konnte bisher jedoch nicht belegt werden.

Akuter Myokardinfarkt

Ein akuter Myokardinfarkt ist zumeist dadurch bedingt, dass atheromatöse Plaques in arteriosklerotischen Koronararterien aufbrechen und sich auf der beschädigten Endotheloberfläche Thromben ausbilden. Dadurch kommt es zu einer weiteren akuten Lumeneinengung oder einem Lumenverschluss der Koronararterie. Auch bestimmte hämodynamische Situationen wie Tachykardie, arterielle Hypertonie oder ein länger als 10 Minuten dauernder stärkerer Blutdruckabfall um mehr als 30% des Ausgangswertes können einen Herzinfarkt verursachen.

Pro Jahr erleiden in Deutschland ca. 250 000 Menschen (d.h. ca. einer von 300 Einwohnern) einen Herzinfarkt. Die Gesamtmortalität innerhalb der ersten 28 Tage beträgt ca. 50%. Etwa 30% der Patienten, die an einem akuten Myokardinfarkt sterben, versterben innerhalb der ersten Stunde zumeist an Herzrhythmusstörungen (vor allem Kammerflimmern) oder einer progredienten Herzinsuffizienz. Ca. 50% versterben bis 24 Stunden nach dem akuten Ereignis.

Ein Myokardinfarkt kann normalerweise anhand der folgenden Symptomtrias diagnostiziert werden:

● typische klinische Symptome
● typische EKG-Veränderungen
● charakteristische Konzentrationsveränderungen herzspezifischer Enzyme (s.S. 435)

Typische **klinische Symptome** sind schwere Schmerzen („Vernichtungsschmerzen") ähnlicher Lokalisation und ähnlichen Charakters wie Angina-pectoris-Schmerzen (s.o.), die aber wesentlich stärker sind und länger (> 20–30 Minuten) anhalten. Es stellen sich meist Todesangst, kalter Schweiß, Blässe und Übelkeit ein. Die Schmerzen werden retrosternal (ca. 70%), im linken Arm (ca. 20–30%) und/oder im Epigastrium (ca. 20–30%) angegeben.

Bei einem akuten **Vorderwandinfarkt** wird oft (ca. 25%) ein erhöhter Sympathikotonus mit Hypertonie und Tachykardie beobachtet. Dadurch kann initial evtl. Kammerflimmern ausgelöst werden. Bei einem **Hinterwandinfarkt** können auch Sinus- oder AV-Knoten mitgeschädigt werden, wodurch oft (ca. 50%) eine deutliche Bradykardie und Hypotension sowie Reizleitungsstörungen ausgelöst werden können. Eine Hypotension kann aber auch Folge einer ausgeprägten Infarzierung des Herzmuskels mit akutem Linksherzversagen sein. Bei ca. 90% der Patienten mit einem akuten Myokardinfarkt treten ventrikuläre Extrasystolen auf.

In ca. 15% verläuft ein Herzinfarkt (vor allem bei älteren Patienten oder bei Patienten mit Diabetes mellitus) weitgehend symptomlos, d.h. „stumm". Es treten dann typischerweise keine pektanginösen Beschwerden auf. Ein stattgehabter **stummer Infarkt** wird zumeist später zufällig an der für einen alten Infarkt typischen Q-Welle im EKG erkannt (vgl. Abb. 7.15). Die Mortalität im Rahmen eines stummen Myokardinfarktes ist genauso hoch wie bei einem Infarkt mit klassischem „Vernichtungsschmerz". Die Therapie entspricht daher der eines Infarkts mit klassischen Angina-pectoris-Beschwerden.

Bei Verdacht auf einen Myokardinfarkt müssen differenzialdiagnostisch z.B. Angina pectoris, Peri-/Myokarditis, Lungenembolie, Pneumothorax, Pleuritis, Interkostalneuralgie, vertebragene Schmerzen, ein Aneurysma dissecans der thorakalen Aorta sowie Erkrankungen des Ösophagus und des Gastrointestinaltrakts ausgeschlossen werden.

Die 12-Kanal-EKG-Ableitung ist die wichtigste diagnostische Maßnahme, um einen akuten Herzinfarkt nachweisen zu können. Im Rahmen eines akuten Infarktes treten oft auch

Tab. 8.1 Darstellung derjenigen EKG-Ableitungen, bei denen im Rahmen eines Vorder- oder Hinterwandinfarktes typische Veränderungen nachweisbar sind. ++ = deutliche Infarktveränderungen. + = leichte Infarktveränderungen. − = keine Veränderungen.

EKG-Ableitungen	Infarkttyp	
	Vorderwandinfarkt	Hinterwandinfarkt (diaphragmaler Infarkt)
I	++/+	−
II	(+/++)	++/+
III	−	++
aVR	−	−
aVL	+/++	(+/−)
aVF	−	++
V_1	(+)	−
V_2	++/+	−
V_3	++/+	−
V_4	+/++	−
V_5	−/++	++/−
V_6	−/+/++	++/−

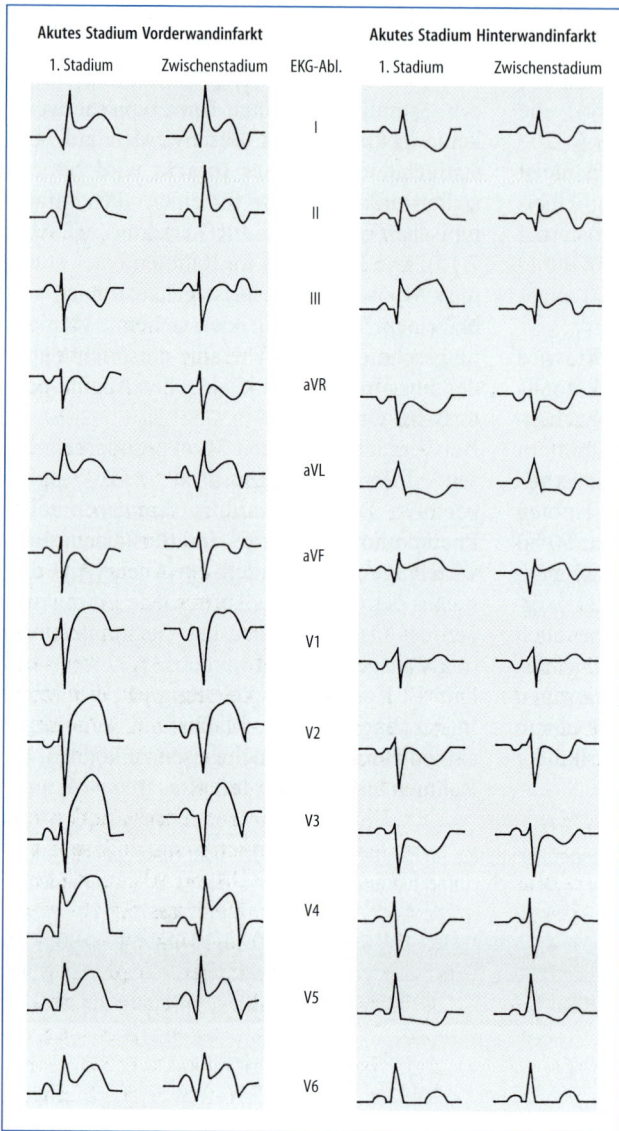

Akutes Stadium Vorderwandinfarkt | Akutes Stadium Hinterwandinfarkt

1. Stadium · Zwischenstadium · EKG-Abl. · 1. Stadium · Zwischenstadium

I, II, III, aVR, aVL, aVF, V1, V2, V3, V4, V5, V6

Abb. 8.5 Typische EKG-Veränderungen in den einzelnen EKG-Ableitungen im akuten Stadium eines Vorder- oder Hinterwandinfarktes. Die verschiedenen Stadien eines Myokardinfarktes sind in Abb. 7.15 dargestellt.

(therapiebedürftige) Herzrhythmusstörungen auf. Die für einen Myokardinfarkt **typischen EKG-Veränderungen** werden in Abbildung 8.5 dargestellt. In Tabelle 8.1 ist dargestellt, in welchen Ableitungen normalerweise entsprechende EKG-Veränderungen bei einem frischen Vorder- oder Hinterwandinfarkt auftreten.

Die **typischen Enzymveränderungen** bei einem akuten Myokardinfarkt werden ausführlich auf Seite 435 beschrieben. Troponin-Bestimmungen können inzwischen auch als „bedside"-Tests durchgeführt werden.

Therapie
(siehe auch S. 437)

Vorrangige Ziele bei der Therapie eines akuten Myokardinfarktes sind:

- Reduktion des Sauerstoffverbrauches des Herzens
- Erhöhung des Sauerstoffangebotes an das Herz
- antithrombotische Therapie
- Wiederherstellung der Koronardurchblutung (Thrombolyse/PTCA)
- sonstige Maßnahmen

Reduktion
des myokardialen Sauerstoffverbrauches

- Bettruhe/Immobilisierung und Intensivüberwachung:
  Initial soll der Patient immobilisiert und mit leicht (ca. 30°) angehobenem Oberkörper gelagert werden.
- Analgetika (insbesondere Morphin):
  Es empfiehlt sich die Titration von verdünntem Morphin (1:10) bis zum individuellen Dosisbedarf (2–5–10 mg i.v.). Morphin wirkt analgetisch, sedierend und euphorisierend. Außerdem wird der Sympathikotonus vermindert. Vor- und Nachlast sowie die Herzfrequenz fallen ab und damit auch der myokardiale Sauerstoffbedarf.
- Sedativa/Anxiolytika:
  z.B. wiederholte Gabe kleinerer Diazepam-Boli (Valium®; Titration bis 2–10 mg) oder Midazolam-Boli (Dormicum®; Titration bis 2–5 mg) bis zum individuellen Dosisbedarf.
- Nitropräparate:
  Der Infarktschmerz ist – im Gegensatz zum Angina-pectoris-Schmerz – nicht „nitrosensibel". Bei stabilen Kreislaufverhältnissen (RR_{sys} > 100 mmHg) kann jedoch durch Gabe von Glyceroltrinitrat („Nitro") eine venöse (in höheren Dosen auch eine arterielle) Vasodilatation mit Erniedrigung der Vor- (und evtl. der Nach-)last erzielt werden. Dadurch nimmt der kardiale Sauerstoffverbrauch ab. Außerdem kommt es zu einer Dilatation der Koronararterien mit Verbesserung von Perfusion und Sauerstoffangebot. Es bieten sich folgende Präparate an:
  - Nitrolingual®-Pumpspray (0,4 mg/Hub): 1–3 Hübe s.l./ggf. Wiederholung nach 5–10 min.
  - Nitrolingual®-Zerbeißkapseln (0,8 mg/Kps.): 1–2 Kapseln s.l./ggf. Wiederholung nach 10 min.
  - Aquo-Trinitrosan®-Injektionslösung: 10–20 µg/Einzeldosis i.v. titrieren nach RR/HF
    bedarfsadaptiert 0,1–0,5–1,0–2,0 µg/kg KG/min. i.v.; ca. 0,5–5 mg/h über Spritzenpumpe

- Tritt im Rahmen des Myokardinfarktes eine Herzinsuffizienz auf, dann nimmt das Herzminutenvolumen unter Nitratgabe zu. Nitroglycerin (= Glyceroltrinitrat) sollte dann per Spritzenpumpe (ca. 5–9 mg/h) verabreicht werden. Es ist jedoch auf dessen blutdrucksenkende Nebenwirkung zu achten. Der systolische Blutdruck sollte nicht unter 90 mmHg abfallen. Nach einem akuten Infarkt mit Linksherzinsuffizienz, Hypertonie oder persistierender Ischämie bzw. nach einem großen Vorderwandinfarkt wird Nitroglycerin (= Glyceroltrinitrat) über 1–2 Tage empfohlen, auch wenn nicht bewiesen ist, dass dadurch das Outcome verbessert werden kann.

- Beta-Rezeptorenblocker:
  Beta-Blocker können bei tachykarden und hypertensiven Patienten sinnvoll sein und den O_2-Bedarf des Myokards vermindern. Ziel ist es, das Produkt aus Herzfrequenz und systolischem Blutdruck auf einen Wert von ca. 6000 zu senken. Wird bei einer Herzfrequenz > 60 pro Minute eine intravenöse Therapie mit einem $beta_1$-spezifischen Beta-Rezeptorenblocker (z.B. Esmolol; s.S. 318 oder 2,5–5 [–15] mg Metoprolol; Beloc®) möglichst bald nach Beginn des Myokardinfarktes begonnen, dann kann durch Verminderung des myokardialen Sauerstoffbedarfes u.U. das Ausmaß der Infarzierung vermindert und die Letalität gesenkt werden. Außerdem kann dadurch die Gefahr von Herzrhythmusstörungen und Kammerflimmern vermindert werden. Durch anschließende langfristige orale Einnahme eines Beta-Blockers kann möglicherweise die Reinfarktrate günstig beeinflusst werden. Beta-Rezeptorenblocker stellen inzwischen die Medikation der

Wahl in der Phase nach dem Herzinfarkt dar. Sie sollten nach einem Infarkt normalerweise lebenslang verabreicht werden. Hierdurch konnte die Langzeitmortalität um ca. 20 % gesenkt werden. Kontraindikationen sind Bradykardie (< 60 Schläge pro Minute), AV-Block II. oder III. Grades, QRS-Komplex breiter als 0,11 Sekunden, systolischer Blutdruck unter 100 mmHg sowie manifeste Herzinsuffizienz. Die Herzfrequenz sollte unter einer beta-Blockade möglichst 60–70 Schläge pro Minute und der Blutdruck sollte nicht unter 100 mmHg betragen. Es ist eine entsprechende Dosistitration notwendig.

Erhöhung des Sauerstoffangebotes

- Sauerstoffgabe:
  Eine Sauerstoffgabe ist sinnvoll, falls der p_aO_2 erniedrigt ist. Zumeist werden routinemäßig 2–6 l O_2/min über Nasensonde oder Sauerstoffmaske verabreicht. Bei Auftreten einer Herzinsuffizienz mit Lungenödem kann eine endotracheale Intubation mit Beatmung und erhöhter F_iO_2 notwendig werden.
- andere Maßnahmen:
  Auch durch eine Senkung der Vor- und Nachlast mittels Nitropräparat und Morphin (s.o.) und einer Sympathikolyse mittels Benzodiazepin, Morphin und Beta-Blocker (s.o.) kann die Koronarperfusion verbessert und damit das Sauerstoffangebot ans Myokard gesteigert werden.

Antithrombotische Therapie

- Acetylsalicylsäure:
  Zur Thrombozytenaggregationshemmung sollten initial 500 mg Acetylsalicylsäure i.v. verabreicht werden. Dadurch kann die 35-Tage-Mortalität um ca. 20 % gesenkt werden. Danach ist eine (lebenslange) Dosierung von 100–250 mg/d empfehlenswert. Dadurch kann die Rate von Gefäßneuverschlüssen vermindert werden. Kontraindikationen (Magen-Darm-Ulzera, schwere Nierenfunktionsstörung, Blutungs-neigung, bekannte Unverträglichkeit) sind zu beachten.

Wiederherstellung der Koronardurchblutung

- Thrombolyse:
  Da ein Myokardinfarkt zumeist (ca. 80 %) durch einen Thrombus bedingt ist, kommt der frühzeitigen Thrombolyse (s.S. 438) enorme Bedeutung zu. Der beste Effekt wird bei einer Lyse innerhalb von 60–90 Minuten nach dem Gefäßverschluss erzielt. Hierdurch ist oft eine Infarktvermeidung oder eine Infarktlimitierung möglich. Inzwischen wird eine sog. präklinische Lysetherapie durch den Notarzt propagiert, falls der Transport des Patienten ins Krankenhaus und die dortige Einleitung der Thrombolyse mehr als 60 Minuten in Anspruch nehmen werden. Wird die Lyse erst im Krankenhaus begonnen, dann bedeutet dies meist einen deutlichen Zeitverlust. Zwischen Aufnahme in die Klinik und Beginn der Lyse („door-to-needle-time") vergehen meist mehr als 45 Minuten. Bis zu 6 Stunden nach dem akuten Verschluss profitieren die Patienten sicher von der Thrombolyse. Bei Durchführung einer Thrombolyse innerhalb von 4 Stunden gelingt eine Wiedereröffnung des Gefäßes in bis zu 70–75 % der Fälle. Im Gegensatz zur Frühlyse (innerhalb von 6 Stunden) ist der Wert einer Spätlyse (> 12 Stunden nach dem Infarkt) nicht sicher belegt. Durch eine thrombolytische Therapie kann eine verschlossene Koronararterie u.U. rekanalisiert, die Perfusion evtl. wiederhergestellt und das Ausmaß der Herzmuskelnekrose ggf. vermindert werden. Dadurch kann die Myokardfunktion evtl. erhalten und die Lebensqualität verbessert bzw. die Mortalität gesenkt werden.

Sonstige Maßnahmen

Die routinemäßige Gabe von Antiarrhythmika, Kalziumantagonisten oder Magnesium im Rahmen eines Myokardinfarktes hat keinen positiven oder sogar einen ungünstigen Effekt auf die Langzeitprognose.

In der Frühphase eines Myokardinfarktes kommt es aufgrund eines oft erhöhten Vagotonus eventuell zu Bradykardie und/oder Übelkeit. Es kann dann die vorsichtige Gabe von Atropin (cave: Tachykardie) und/oder eines Antiemetikums (z.B. Metoclopramid) notwendig werden.

Komplikationen im Rahmen eines akuten Myokardinfarktes

Nach einem akuten Herzinfarkt müssen die Patienten auf einer Intensivstation überwacht werden, um z.B. stets drohende akute Herzrhythmusstörungen sofort erkennen und behandeln zu können. Es sind daher eine kontinuierliche EKG-Überwachung (möglichst mit automatischer Arrhythmieerkennung), ein engmaschiges hämodynamisches Monitoring sowie eine konsequente Therapie (z.B. von Herzrhythmusstörungen oder einer auftretenden Herzinsuffizienz) wichtig.

Im Rahmen eines akuten Myokardinfarktes treten sehr häufig **ventrikuläre Extrasystolen** (VES) auf. Treten gehäufte polymorphe ventrikuläre Extrasystolen, sog. R-auf-T-Phänomen oder Salven von Extrasystolen auf, dann muss damit gerechnet werden, dass es bei ca. 50% dieser Patienten zum Kammerflimmern kommt.

> Bei ungefähr 15% aller Patienten mit einem akuten Myokardinfarkt kommt es zum Kammerflimmern.

Neuere Studien bei Postinfarktpatienten haben gezeigt, dass das relativ neue Antiarrhythmikum **Amiodaron** (Cordarex®) die Anzahl arrhythmiebedingter Todesfälle signifikant senken kann. Es stellt inzwischen das Mittel der Wahl dar.

Zur **Therapie** von VES war früher Lidocain (s.S. 437) das Mittel der Wahl. Initial wird ein Bolus von 1,5 mg/kg KG (maximal 2,5 mg/kg KG) langsam i.v. empfohlen. Anschließend

kann evtl. eine kontinuierliche Infusion mit 1–4 mg/min durchgeführt werden. Bei unzureichender Wirkung kommen Ajmalin (Gilurytmal®; 10 mg/min; bis max. 50 mg) oder v.a. Amiodaron (Cordarex®; 150–300 mg langsam i.v.) zur Anwendung. Wird Lidocain in der Frühphase eines Herzinfarktes routinemäßig zur Prophylaxe maligner Herzrhythmusstörungen verabreicht, dann kann hierdurch die Inzidenz von Herzrhythmusstörungen zwar vermindert werden, die Mortalität kann jedoch (genauso wie auch mit den meisten anderen Antiarrhythmika) nicht positiv beeinflusst werden. Es sollten nur symptomatische oder hämodynamisch relevante Herzrhythmusstörungen therapiert werden, die öfters einem drohenden Kammerflimmern vorausgehen (sog. Warnarrhythmien wie gehäufte polymorphe VES, sog. R-auf-T-Phänomen oder Salven von Extrasystolen).

Kommt es im Rahmen eines akuten Herzinfarktes zu einer **Sinusbradykardie**, dann weist dies meist auf einen erhöhten Parasympathikotonus oder eine Ischämie im Bereich von Sinus- bzw. AV-Knoten hin. Eine Mangeldurchblutung von Sinus- bzw. AV-Knoten ist insbesondere dann zu erwarten, wenn die rechte Koronararterie betroffen ist. Kommt es aufgrund der Bradykardie zu einer Hypotension, dann sollte initial Atropin intravenös verabreicht werden. Ggf. muss ein temporärer transkutaner bzw. transvenöser Schrittmacher platziert werden (vor allem bei AV-Block II. Grades Typ II und bei AV-Block III. Grades).

Bei Kammerflimmern oder pulsloser Kammertachykardie (s.S. 504) ist eine Defibrillation indiziert. Nach erfolgreicher Therapie kann eine Lidocaingabe per infusionem sinnvoll sein.

Akute Herzinsuffizienz

Als Folge eines akuten Myokardinfarktes kann – falls mehr als 20% des linksventrikulären Myokards infarziert sind – eine Linksherzinsuffizienz auftreten (in ca. 20%). Eine schwere akute Herzinsuffizienz kann zum kardiogenen Schock führen (bei ca. 8% der Patienten). Aufgrund des stark erniedrigten

Herzminutenvolumens werden dann z. B. Nieren und andere Organe unzureichend perfundiert. Der systolische Blutdruck fällt oft deutlich ab. Falls sich ein kardiogener Schock entwickelt, sind vermutlich mehr als 40% des linken Ventrikels infarziert. Die Mortalität beträgt bei diesen Patienten über 70%.

Beim kardiogenen Schock muss versucht werden, die **linksventrikuläre Vor- und Nachlast** zu senken. Hierzu werden vor allem eingesetzt:

- Glyceroltrinitrat: 0,4–0,8 mg sublingual, ggf. Wiederholung nach 10 Minuten; Titration von 10–20-µg-Dosen i.v. oder bedarfsadaptierte Infusion mit ca. 0,1–0,5–1,0–2,0 µg/kg KG/min (ca. 0,5–5 mg/h) i.v.
- Furosemid (Lasix®; 20–80 mg)
- Morphin (2–10 mg i.v. titriert)
- unblutiger Aderlass durch „Herzbettlagerung" (erhobener Oberkörper, gesenkte Beine)

Zur **Steigerung des Herzminutenvolumens** kann die Gabe einer positiv inotropen Substanz notwendig werden. Evtl. kann auch die Kombination eines Vasodilatators mit einer inotropen Substanz sinnvoll sein. An positiv inotropen Substanzen kommen vor allem folgende Präparate zum Einsatz:

- Katecholamine
  - Dobutamin: 2–10 µg/kg KG/min (vor allem $beta_1$-Stimulation); Dobutamin scheint das Katecholamin der ersten Wahl zu sein.
  - Noradrenalin: 0,05-0,5 µg/kg KG/min ($alpha_1$- > $beta_1$-Stimulation); zusätzlich als ultima ratio bei Hypotonie.
  - Dopamin: 2–5 µg/kg KG/min (vor allem $beta_1$-Stimulation); 5–15 µg/kg KG/min (zusätzlich zunehmende $alpha_1$-Stimulation, vor allem indiziert bei RR < 90 mmHg). Wird zunehmend seltener eingesetzt.

Zur **Kreislaufstabilisierung** kann evtl. auch eine intraaortale Gegenpulsation (s. S. 304) durchgeführt werden. Durch eine Thrombolyse (s. o.), PTCA (s. o.) oder chirurgische Revaskularisation (s. S. 305) kann eine solche akute Herzinsuffizienz oft gebessert werden.

8.3 Leitsymptom: (akute) Atemnot

Asthma bronchiale

Unter Asthma bronchiale wird eine anfallsweise auftretende, aber reversible Atemwegsobstruktion verstanden. Es imponiert v.a. eine exspiratorische Atemwegsobstruktion mit verzögerter Ausatmung und exspiratorischem Pfeifen. In Deutschland leiden ca. 5% der Erwachsenen und bis ca. 10% der Kinder an Asthma bronchiale. Typisch für ein Asthma bronchiale sind:

- chronische Entzündung der Bronchialschleimhaut
- erhöhter Tonus der Bronchialmuskulatur und bronchiale Hyperreagibilität
- Einengung der Atemwege durch hochviskösen Schleim

Die bronchiale Entzündung wird inzwischen als primäre Ursache des Asthma bronchiale angesehen. Diese chronische Entzündung verursacht die Hyperreagibilität. Aufgrund der hyperreaktiven Atemwege reagieren diese Patienten auf verschiedenste Reize mit einer Verengung der Atemwege. Bei Patienten mit Asthma bronchiale kann ein akuter Asthma-Anfall vor allem ausgelöst werden durch:

- pulmonale Infekte
- Allergene (Inhalationsallergene)
- stärkere körperliche oder seelische Belastung
- Verminderung des Sympathikotonus (z.B. im Schlaf, v.a. morgens zwischen 4 und 6 Uhr)
- Acetylsalicylsäure
- Infekte
- kalte Luft

Während eines Asthmaanfalls kann die Luft aufgrund des typischerweise verzögerten Exspiriums nicht vollständig abgeatmet werden (akutes Emphysem), und es entwickelt sich ein sog. Air-Trapping (eingeschlossene Luft; trap = Falle). Es wird auch von einem Auto-

PEEP oder intrinsic-PEEP gesprochen. (Beim beatmeten Patienten kann ein Auto-PEEP daran erkannt werden, dass der exspiratorische Flow bei Beginn der anschließenden Einatmung noch nicht auf Null abgefallen ist). Es sind exspiratorisches Pfeifen, Giemen, Brummen, Husten, Dyspnoe und abgeschwächte, oft auch sehr leise Atemgeräusche nachweisbar.

Unter einem Status asthmaticus werden unmittelbar hintereinander auftretende Asthmaanfälle oder eine kontinuierliche (Tage anhaltende) akute schwerste Atemwegsobstruktion verstanden, die auf die Standardtherapie nicht ansprechen und lebensbedrohlich sein können. Die Atemarbeit ist hierbei derart erhöht, dass Hypoxie, Hyperkapnie, Tachykardie, Hypertension und Somnolenz auftreten können. Es droht die respiratorische Erschöpfung und schließlich das Koma.

Zwischen den Anfällen ist die Lungenfunktion von Asthma-bronchiale-Patienten weitgehend normal. Während eines schweren Asthmaanfalls ist die FEV_1 meist unter 35% der Norm erniedrigt (s. S. 331). Der Absolutwert der FEV_1 ist bei einer schweren Obstruktion < 1 l. Während bei einem leichten Asthmaanfall der p_aO_2 und p_aCO_2 meist im Normbereich liegen, kommt es während eines schweren Asthmaanfalls zum Abfall des p_aO_2 und zum Anstieg des p_aCO_2.

Die Patienten sitzen meist mit vorn übergebeugtem Oberkörper und stützen sich mit den Armen auf die Stuhllehne bzw. den Oberschenkeln ab. In dieser Haltung kann die Atemhilfsmuskulatur gut eingesetzt werden.

Therapie

Zur Prophylaxe und zur Therapie eines akuten Asthmaanfalls werden Bronchodilatatoren, entzündungshemmende Medikamente (vorzugsweise glukokortikoidhaltige Aerosole) und evtl. sonstige Maßnahmen eingesetzt. Der therapeutische Stufenplan bei einem Asthma-bronchiale-Anfall ist in Tabelle 8.2 dargestellt.

Entzündungshemmende Medikamente

Im akuten Anfall können 50–100 mg Prednisolon-Äquivalent intravenös verabreicht werden. Glukokortikoide verstärken außerdem die Wirkung der oft gleichzeitig verabreichten $Beta_2$-Mimetika.

Bronchodilatatoren

Als Bronchodilatatoren kommen v.a. $Beta_2$-Agonisten und eventuell Theophyllin zur Anwendung.

Tab. 8.2 Therapie eines akuten Asthmaanfalls.

- Sauerstoffzufuhr (2–4 l/min)
- $Beta_2$-Sympathikomimetikum per inhalationem
  - z.B. 2–4 Hübe pro 20 min (z.B. Terbutalin [Bricanyl®])
  - (evtl. Terbutalin [Bricanyl®] 1/2 Amp. = 0,5 ml = 0,25 mg s.c.)
  - (evtl. Reproterol [Bronchospasmin®] 1 Amp. = 1 ml = 0,09 mg langsam über 30–60 Sekunden i.v.)
- Glukokortikoide
  - z.B. 100 mg Prednisolon i.v. (Wiederholung in 4- bis 6-stündigem Abstand)
  - Erhaltungsdosis: 0,4 mg/kg KG/h
- Theophyllin
  - 5 mg /kg KG sehr langsam i.v.
  - Erhaltungsdosis: ca. 0,5–1,0 mg/kg KG/h
- evtl. Intubation und Beatmung bei schwerem respiratorischem Versagen oder bei Bewusstlosigkeit

- Beta$_2$-Agonisten:
  Die Inhalation eines selektiven Beta$_2$-Agonisten stellt inzwischen die Medikation der Wahl bei einem akuten Asthmaanfall dar. Auch zur Prävention eines belastungsabhängigen Asthma bronchiale sind Beta$_2$-Mimetika sinnvoll. An Beta$_2$-Mimetika kommen z.B. Terbutalin (Bricanyl$^®$), Salbutamol (Sultanol$^®$) und Fenoterol (Berotec$^®$) per inhalationem zur Anwendung. Reproterol (Bronchospasmin$^®$) kann intravenös verabreicht werden. Die intravenöse Gabe von Beta$_2$-Agonisten scheint jedoch keine Vorteile gegenüber der Inhalation aufzuweisen. Zur Therapie eines akuten Asthmaanfalls sollte ggf. wiederholt ein kurz wirkender Beta$_2$-Agonist (z.B. 4 Hübe) verabreicht werden.
- Theophyllin:
  Theophyllin (ein Methylxanthinderivat) stellt inzwischen kein Mittel der ersten Wahl mehr dar. Die bronchodilatatorische Wirkung von Theophyllin ist geringer als die der Beta$_2$-Agonisten. Theophyllin (Bronchoparat$^®$) wird evtl. zusätzlich zu einem Beta$_2$-Agonisten verabreicht. Theophyllin kann zu Herzrhythmusstörungen führen. Die therapeutische Breite ist relativ gering. Bei längerfristiger Gabe sollte die Plasmakonzentration bestimmt werden. Die therapeutische Plasmakonzentration wird mit ca. 8–13 µg/ml angegeben (die toxische Grenze liegt bei ca. 20 µg/ml).

Sonstige Maßnahmen

Bei einem therapierefraktären Status asthmaticus kann eine endotracheale Intubation notwendig werden. Evtl. kann die Gabe eines volatilen Inhalationsanästhetikums sinnvoll sein. Die verschiedenen volatilen Inhalationsanästhetika scheinen hierfür vergleichbar gut geeignet zu sein. Bei der maschinellen Beatmung ist ggf. eine mäßige Hypoventilation zu akzeptieren (vgl. permissive Hyperkapnie; s. S. 427). Die Beatmung sollte mit niedrigem Atemhubvolumen, niedriger Atemfrequenz und längerer Exspirationszeit (s. S. 24, 426) durchgeführt werden. Der inspiratorische Beatmungsdruck soll möglichst nicht über

35 cmH$_2$O betragen. In schweren Fällen kann ggf. auch die vorsichtige, fraktionierte intravenöse Gabe von Adrenalin (0,01–0,04 mg) versucht werden.

Herzinsuffizienz/ akutes Lungenödem

Vor allem bei älteren Patienten liegt oft eine kompensierte Herzinsuffizienz vor. Diese kann u.U. akut dekompensieren und zum Lungenödem führen. Zur Beurteilung der eingeschränkten kardialen Leistungsfähigkeit (Herzinsuffizienz) wird zumeist die Klassifikation der New York Heart Association (NYHA-Klassifikation) verwendet (Tab. 8.3). Eine Herzinsuffizienz kann v.a. den linken Herzventrikel (Linksherzinsuffizienz) oder v.a. den rechten Herzventrikel (Rechtsherzinsuffizienz) oder eventuell beide Ventrikel (biventrikuläre Herzinsuffizienz) betreffen (siehe auch S. 432).

Eine **Linksherzinsuffizienz** führt zu schneller körperlicher Ermüdbarkeit, zu Schlaflosigkeit sowie (aufgrund eines interstitiellen Lungenödems mit verminderter Lungen-Compliance) zu Dyspnoe. Die Dyspnoe tritt zunächst nur bei Belastung auf. Die Frage, wie viele Treppen der Patient z.B. noch steigen kann, bevor eine Dyspnoe auftritt, ist zur Beurteilung des Schweregrades der Herzinsuffizienz sehr wichtig.

Häufig tritt auch eine nächtliche Dyspnoe auf, durch die die Patienten erwachen. Bei einer schweren Linksherzinsuffizienz kommt es bereits zu einer Dyspnoe, wenn sich die Patienten auf den Rücken legen, weil dadurch der venöse Rückstrom verstärkt ist. Typisch ist auch ein trockener, nicht produktiver Husten im Liegen. Beim Aufrichten bessern sich die Symptome. Die sitzende Haltung ist oft die einzige Position, in der die Patienten noch genügend Luft bekommen (Orthopnoe). Diese Patienten schlafen deshalb meistens halbsitzend. Die Patienten weisen eine erhöhte Atemfrequenz, feuchte Rasselgeräusche und eventuell eine Zyanose auf. Die Abgrenzung zu einem Asthma bronchiale kann sehr

Tab. 8.3 NYHA-Klassifizierung. Einstufung der kardialen Leistungsfähigkeit (Herzinsuffizienz) nach der New York Heart Association. Die Stadien I und II werden als kompensierte (latente) Herzinsuffizienz und die Stadien III und IV werden als dekompensierte (manifeste) Herzinsuffizienz bezeichnet.

Stadium	Symptome
Stadium I	Herzerkrankung ohne Einschränkung der körperlichen Leistungsfähigkeit bei alltäglicher Belastung
Stadium II	Herzerkrankung mit leichter Einschränkung der körperlichen Leistungsfähigkeit bei alltäglicher Belastung
Stadium III	Herzerkrankung mit deutlich eingeschränkter körperlicher Belastbarkeit, auch bei geringer Belastung
Stadium IV	Herzerkrankung, bei der jede körperliche Belastung eingeschränkt ist. Zeichen der Herzinsuffizienz evtl. auch in Ruhe

schwierig sein. Tritt eine Luftnot bei einem älteren Patienten erstmals auf, so spricht dies eher gegen ein Asthma bronchiale und für ein Lungenödem.

Das zuletzt auftretende Zeichen einer Linksherzinsuffizienz ist ein Lungenödem. Bei einer Linksherzinsuffizienz kommt es zuerst zu einer Flüssigkeitseinlagerung in das Lungeninterstitium (interstitielles Lungenödem) und im späteren Stadium zum Flüssigkeitsübertritt in die Alveolen (alveoläres Lungenödem). Es lassen sich hierbei feuchte Rasselgeräusche auskultieren, zuerst über den unteren Lungenbereichen, später über der ganzen Lunge. Der Patient ist tachypnoeisch, zyanotisch und aufgrund eines erhöhten Sympathikotonus liegt meist eine kompensatorische Tachykardie vor. Besteht eine Ruhetachykardie, dann sollte bei älteren Patienten stets an eine Herzinsuffizienz gedacht werden.

Bei einer **Rechtsherzinsuffizienz** steigt der (zentrale) Venendruck an, es fallen auch beim sitzenden Patienten prominente Vv. jugulares externae auf. Während sich beim Herzgesunden der venöse Rückfluss in der aktiven Inspiration verbessert und die Venenfüllung abnimmt, führt bei einer Rechtsherzinsuffizienz jede Steigerung des venösen Rückstroms zu einer weiteren Füllung der Jugularvenen. Bei Rechtherzinsuffizienz treten also während der Inspiration die Halsvenen deutlicher hervor (sog. Kussmaul-Zeichen).

Typisch für eine Rechtsherzinsuffizienz sind auch stauungsbedingte Überdehnung der Leber mit Druckempfindlichkeit im rechten Oberbauch sowie eindrückbare Ödeme an abhängigen Körperteilen (beim stehenden Patienten an den Knöcheln und prätibial, beim liegenden Patienten am Os sacrum und in den Flanken).

Therapie der akuten Herzinsuffizienz

Wenn immer möglich, ist eine **kausale Therapie** der akuten Herzinsuffizienz durchzuführen (Tab. 8.4). Dies ist jedoch nur in einem geringen Prozentsatz der Fälle möglich.

Bei der zumeist vorliegenden akuten Dekompensation einer chronischen Linksherzinsuffizienz muss eine **symptomatische Therapie** vorgenommen werden (vgl. Tab. 8.5; siehe auch S. 433).

Die Therapie der Linksherzinsuffizienz hängt davon ab, ob ein Vorwärtsversagen (mit erniedrigtem Herzminutenvolumen und evtl. mit Hypotonie) oder ob ein Rückwärtsversagen (mit Lungenstauung und Dyspnoe) vorliegt. Häufig handelt es sich allerdings um eine Kombination aus Vor- und Rückwärtsversagen.

Liegt vor allem ein **Rückwärtsversagen** vor, so ist eine **Vorlastsenkung** durch Schleifendi-

Tab. 8.4 Kausale Therapie bei akuter Herzinsuffizienz.

Ursache	Therapie
akuter Myokardinfarkt	Rekanalisation der Koronararterien
hypertensive Krise	Blutdrucksenkung
tachykarde Rhythmusstörungen	Frequenzverlangsamung
bradykarde Rhythmusstörungen	Schrittmachertherapie oder z. B. Atropingabe
akute Herzklappeninsuffizienz	akuter operativer Herzklappenersatz
Perikardtamponade	Perikardpunktion

Tab. 8.5 Erstmaßnahmen im Rahmen der Notfallmedizin bei einem akuten Lungenödem. (Nähere Erläuterungen siehe Text.)

- Sauerstoffgabe
- halbsitzende oder sitzende Lagerung
- „Nitro"-Spray (Glyceroltrinitrat), ggf. als Dauerinfusion
- Furosemid
- bei Kreislaufinsuffizienz Infusion von Katecholaminen (z. B. Dobutamin)
- vorsichtige, bedarfsadaptierte Sedierung, z. B. mit Morphin
- Bei einem schweren Lungenödem kann eine endotracheale Intubation mit Beatmung und Anwendung eines PEEP notwendig werden.

uretika (Furosemid, Etacrynsäure), venöse Vasodilatatoren (z. B. Nitroglycerin; sublinguale Gabe) und Volumenrestriktion wichtig. Zur Vorlastsenkung können 40–80 mg Furosemid bzw. 50 mg Etacrynsäure intravenös verabreicht werden. Bei unzureichender Wirkung kann die Dosierung weiter erhöht werden. Zur Vorlastsenkung bietet sich auch „Nitro" (Glyceroltrinitrat) als Dauerinfusion an, falls eine initiale sublinguale Gabe von ca. 0,8 mg erfolglos blieb (s. S. 465). Bei einem linksventrikulären Rückwärtsversagen mit Lungenstauung ist die Gabe von Sauerstoff und Morphin wichtig. Unter Umständen kann auch eine maschinelle Beatmung (mit PEEP) notwendig werden. Indikationen zur Intubation und Beatmung sind:

- $S_aO_2 < 80\%$

- spontane Hyperventilation (> 30 Atemzüge/min)
- drohende körperliche Erschöpfung
- zunehmende Verwirrung
- arterielle Hypotonie (< 70 mmHg)
- zunehmende Tachykardie bzw. Übergang in Bradykardie, schwere Arrhythmien oder
- Hyperkapnie ($p_aCO_2 > 50$ mmHg)

Liegt vor allem ein **Vorwärtsversagen** mit erniedrigtem Herzminutenvolumen und hohem peripherem Widerstand vor, dann sind **arterielle Vasodilatatoren zur Nachlastsenkung** (Kalziumantagonisten [z. B. 5 mg Nitrendipin sublingual oder 5–10 mg Nifedipin sublingual]; „Nitro" [Glyceroltrinitrat] oder Nitroprussid-Natrium) indiziert. Sind Herzminutenvolumen und arterieller Blutdruck erniedrigt, dann sind **Sympathikomimetika** zur Steigerung des Herzminutenvolumens und des Blutdrucks (1. Wahl Dobutamin [1–20 µg/kg KG/min]; 2. Wahl ggf. zusätzlich Noradrenalin) indiziert. Phosphodiesterasehemmer eignen sich zur Steigerung des Herzminutenvolumens und zur gleichzeitigen Senkung der Nachlast (z.B. Amrinon oder Enoximon).

Digitalis-Präparate haben bei der Therapie der akuten Herzinsuffizienz zur Steigerung der Inotropie keine Bedeutung. Sie sollten ggf. ausschließlich als Antiarrhythmikum eingesetzt werden. Tritt z.B. im Rahmen der akuten Herzinsuffizienz ein Vorhofflimmern mit schneller Überleitung auf, so kann durch eine schnelle Aufdigitalisierung die Herzfrequenz erniedrigt und die hämodynamische Situation deutlich verbessert werden. Hierfür bietet sich z.B. die Gabe von Digoxin (3–4 × 0,25 mg intravenös über 24 Stunden) an. Gegebenenfalls kann zusätzlich die Gabe von Verapamil oder Diltiazem sinnvoll sein, um die Herzfrequenz zu senken.

Pneumothorax

Ein Pneumothorax stellt eine relativ häufige Ursache einer akuten Ateminsuffizienz dar. Im Pleuraspalt herrscht normalerweise ein negativer Druck, der während der Exspiration und Inspiration zwischen ca. minus 4 und ca. minus 10 cmH$_2$O schwankt. Normalerweise wird die Lunge durch den Negativdruck im Pleuraspalt an der Brustwand gehalten. Tritt Luft in den Pleuraspalt ein, dann zieht sich die elastische Lunge von der Brustwand zurück. Es entsteht ein Pneumothorax. Es ist ein offener, ein geschlossener oder ein sog. Spannungspneumothorax möglich.

Beim **offenen Pneumothorax** besteht eine offene, sich nicht spontan sofort wieder verschließende Verletzung der Thoraxwand. Es kann beliebig Luft in den Pleuraspalt ein- und austreten, die betroffene Lunge kollabiert. Bei der spontanen Inspiration wird das Mediastinum durch die elastischen Rückstellkräfte der gesunden, sich entfaltenden Lunge zur gesunden Lungenseite hin gezogen. Bei der Ausat-

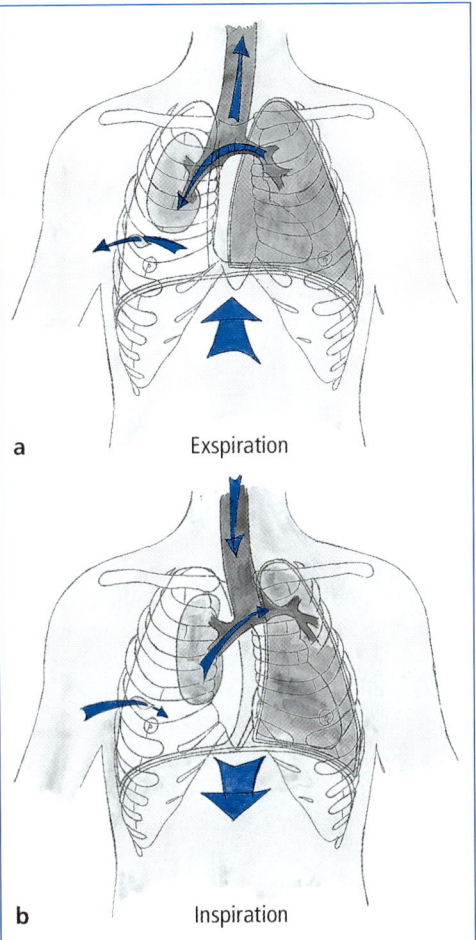

Abb. 8.6 Offener Pneumothorax; **a** bei Exspiration; **b** bei Inspiration. Es treten Mediastinalflattern und Pendelluft auf (nähere Erläuterungen siehe Text).

mung verschiebt sich das Mediastinum wieder zur verletzten Seite, es kommt zum atemsynchronen „Mediastinalflattern" (vgl. Abb. 8.6). Typisch ist auch eine Pendelluft, d.h. ein Teil des Exspirationsvolumens aus der gesunden Lunge strömt entsprechend des geringsten Widerstandes nicht über die Trachea in die Umgebung, sondern in die kollabierte andere Lungenhälfte. Bei der Inspiration wird dieses Luftvolumen wieder aus der kollabierten Lunge in die gesunde Lunge gesaugt. Beim spontan atmenden Patienten muss ein offener Pneumothorax durch entsprechendes Abdichten des Thoraxlecks in einen geschlossenen Pneumothorax übergeführt werden, um Mediastinalflattern und Pendelluft zu verhindern.

Ein **geschlossener Pneumothorax** kann dadurch entstehen, dass Luft durch eine Verletzung der Thoraxwand oder eine Verletzung der Lunge (z. B. bei einem Spontanpneumothorax) in den Pleuraspalt eintritt. Dadurch kollabiert die entsprechende Lunge. Nachdem die Lunge mehr oder weniger kollabiert ist, verschließt sich das Leck in der Thoraxwand bzw. der Lunge wieder spontan. Es tritt keine weitere Luft in den Pleuraspalt ein, der Pneumothorax nimmt nicht weiter zu. Ein solcher Pneumothorax kann traumatisch oder spontan auftreten. Häufiger ist ein solcher Pneumothorax auch iatrogen bedingt (z. B. durch Punktionsverletzungen bei der Anlage eines Kavakatheters).

Je nachdem, ob sich ein Pneumothorax lediglich im Bereich der Lungenspitze, ob sich ein Randsaum oder ob sich ein totaler Zusammenfall der Lunge nachweisen lässt, wird von einem Spitzen-, Mantel- oder einem Totalpneumothorax gesprochen.

> Typisch für einen Totalpneumothorax sind insuffiziente Atmung, erhöhte Atemarbeit, Schmerzen, hypersonorer Klopfschall und aufgehobenes oder zumindest abgeschwächtes Atemgeräusch auf der betroffenen Seite, fehlender Stimmfremitus und oft auch Atemnot.

Ist ein spontan atmender Patient asymptomatisch und sind weniger als ca. 20 % der Lunge kollabiert, dann kann normalerweise eine spontane Resorption des Pneumothorax abgewartet werden. Sind dagegen größere Teile der Lunge kollabiert, dann muss eine Thoraxdrainage (s. u.) angelegt werden.

Ein Spontanpneumothorax tritt zumeist bei jüngeren Männern durch Ruptur einer meist subpleural gelegenen Emphysemblase (vor allem im Bereich der Lungenspitze) auf. Falls hierbei nur ein Mantelpneumothorax vorliegt, braucht normalerweise keine Thoraxdrainage (s. u.) gelegt werden.

Ein **Spannungspneumothorax (Ventilpneumothorax)** entsteht, wenn während jeder Inspiration Luft in den Pleuraspalt eintritt und wenn die Luft in der Exspiration nicht wieder entweichen kann, wenn also ein Ventilmechanismus vorliegt. Ein Spannungspneumothorax kann sowohl spontan, iatrogen (z. B. punktionsbedingt), als Barotrauma bei einer maschinellen Beatmung oder auch nach einer Verletzung auftreten. Aufgrund des Ventilmechanismus nehmen das eingeschlossene Luftvolumen und der intrapleurale Druck von Atemhub zu Atemhub zu. Es kommt zum Totalkollaps der Lunge, zum Verdrängen des Mediastinums zur Gegenseite mit Kompression auch der gesunden Lunge, zu Hypoxämie, zum Tiefertreten des gleichseitigen Zwerchfelles, zur Kompression der V. cava mit Einflussstauung, zur Verlagerung des Herzens, zu Rhythmusstörungen, zu Blutdruckabfall und Tachykardie. Häufig tritt auch ein Hautemphysem auf. Es entwickelt sich schnell eine lebensbedrohliche Situation.

Entlastungspunktion/Thoraxdrainage

Bei Verdacht auf einen Spannungspneumothorax ist eine notfallmäßige **Entlastungspunktion** notwendig. Hierzu wird im 2. ICR in der Medioklavikularlinie mit einer intravenösen Verweilkanüle auf den Oberrand der entsprechenden Rippe punktiert. Nach Knochenkontakt wird das Ende der Kanüle kaudalwärts gesenkt und die Kanüle dann am Oberrand der Rippe leicht nach kranial vorgeschoben. Eine Punktion am Unterrand einer Rippe ist zu vermeiden, da hier die A. und die V. sowie der N. intercostalis verlaufen. Nach erfolgreicher Punktion wird der Stahlmandrin der Kanüle entfernt. Beim spontan atmenden Patienten ist auf die Kanüle ein Fingerling oder ein abgeschnittener Finger eines Latex-Handschuhs aufzubringen und festzubinden. Der Fingerling muss an der Spitze etwas eingeschnitten werden, damit Luft wieder entweichen kann. Dass während der Inspiration Luft eindringt, wird dadurch verhindert, dass sich der nach unten fallende Fingerling vor die Kanülenöff-

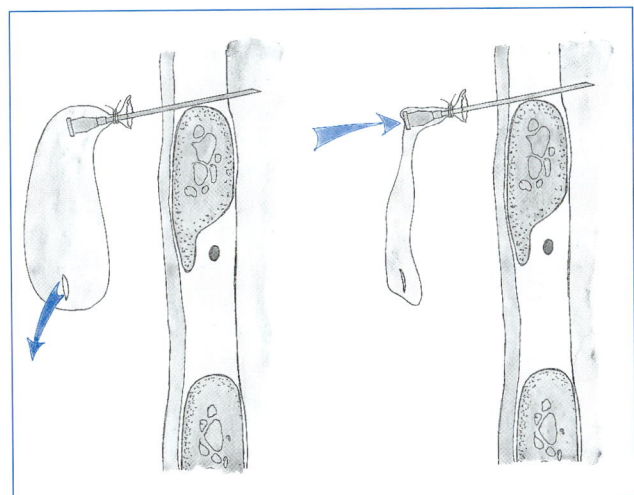

Abb. 8.7 Entlastungspunktion bei Spannungspneumothorax. Beim spontan atmenden Patienten kann z. B. mittels eines eingeschnittenen Fingerlings, der auf der Verweilkanüle festzubinden ist, ein Ventilmechanismus erzeugt werden, der den Eintritt von Luft verhindert, den Austritt von Luft aber ermöglicht.

nung legt (Abb. 8.7). Inzwischen stehen hierfür auch entsprechende Fertigventile zur Verfügung. Bei beatmeten Patienten braucht nicht sofort ein solcher Ventilmechanismus angeschlossen werden, da durch die Überdruckbeatmung ein Kollaps der Lunge verhindert wird. Die Kanüle kann (bis zum Anbringen eines „Wasserschlosses"; s. u.) vorübergehend offen bleiben.

Nach der notfallmäßigen Entlastungspunktion eines Spannungspneumothorax ist eine **Thoraxdrainage** anzulegen. In weniger dramatischen Fällen wird auf eine initiale Entlastungspunktion verzichtet und primär eine Thoraxdrainage angelegt. Eine Thoraxdrainage wird meist beim liegenden oder besser beim halbsitzenden Patienten im 4.–5. ICR in der mittleren oder hinteren Axillarlinie angelegt. Soll Luft abgelassen werden, dann sollte (beim liegenden Patienten) die Thoraxdrainage nach ventral vorgeschoben werden. Muss dagegen vor allem Flüssigkeit, z. B. ein Hämatothorax oder ein Erguss abgelassen werden, dann sollte die Drainage nach dorsal vorgeschoben werden.

Empfehlenswert ist es, zur Anlage einer Thoraxdrainage eine **Mini-Thorakotomie** durchzuführen, d. h. eine ca. 3–4 cm lange Inzision am Oberrand der entsprechenden Rippe vorzunehmen, den Kanal mit der Schere zu spreizen und zu erweitern und mit dem Finger vollends den Kanal bis in den Pleuraspalt zu eröffnen. Die Thoraxdrainage kann nun unter digitaler Führung ohne Metallmandrin bis in die Pleurahöhle eingeführt werden. Anschließend muss die Mini-Thorakotomie mit mehreren Hautnähten wieder verschlossen werden. (Wird dagegen die Thoraxdrainage mit dem Metallmandrin durch den Interkostalraum vorgestochen, dann kommt es oft zu einem plötzlichen Widerstandsverlust, wenn die Thoraxwand durchstochen ist und es droht dann ein unkontrolliert weites Vorstechen, evtl. mit Verletzung der Lunge, selten auch von Zwerchfell, Milz oder Leber).

An eine Thoraxdrainage ist idealerweise eine Saugvorrichtung mit Wasserschloss (z. B. Bülau-Drainage [vgl. Abb. 7.14a] oder ein Einwegsystem wie das Pleur-evac-System [vgl. Abb. 7.14b]) anzuschließen. Eine Bülau-Drainage besteht aus einem Auffanggefäß, einer Saugregulierung und einer Vakuumpumpe. Die Eintauchtiefe des Steigrohrs entspricht dem negativen Druck (Sog) in cmH_2O. Normalerweise wird ein Sog von minus 4 bis minus 20 cmH_2O (4–20 cm Eintauchtiefe des Steigrohrs) eingestellt.

Wird ein Patient mit liegender Thoraxdrainage maschinell beatmet, dann kann die Thoraxdrainage auch vorübergehend offen bleiben und nur steril abgedeckt werden. Auf keinen Fall darf die Thoraxdrainage beim beatmeten

Patienten abgeklemmt werden. Idealerweise sollte die Drainage über eine Saugvorrichtung mit Wasserschloss (z.B. Bülau-Drainage) abgeleitet werden. Beim spontan atmenden Patienten sollte die Thoraxdrainage ebenfalls idealerweise über eine Saugvorrichtung mit Wasserschloss (z.B. Bülau-Drainage) abgeleitet werden. Gegebenenfalls kann die Thoraxdrainage auch über einen „Fingerling" (s.o.) verschlossen werden. Auf keinen Fall darf die Thoraxdrainage beim spontan atmenden Patienten offen bleiben.

8.4 Leitsymptom: Plötzliche Bewusstlosigkeit

Allgemeine Bemerkungen

Bei einer Bewusstseinstrübung wird oft noch unterschieden zwischen wach, somnolent, soporös oder komatös (Definitionen s. S. 313). Der Bewusstseinsgrad sollte jedoch möglichst mit der Glasgow-Coma-Scale eingestuft werden (s. S. 390). Durch lautes Ansprechen, durch Rütteln des Patienten und ggf. durch Prüfung der Reaktion auf Schmerzreize (z.B. auf Kneifen oder kräftiges Reiben mit den Fingerknöcheln auf dem Brustbein) kann der Bewusstseinsgrad innerhalb kürzester Zeit grob abgeschätzt werden. Bei einer plötzlichen Bewusstlosigkeit liegt meist eine akute Lebensbedrohung vor. Es besteht zusätzlich die Gefahr, dass es noch zu einer Verlegung der Atemwege durch die zurückfallende Zunge oder dass es aufgrund der eingeschränkten Schutzreflexe noch zu einer Aspiration (von eventuell erbrochenem Mageninhalt) kommt. Bei längerfristiger Bewusstlosigkeit (z.B. Schlafmittelintoxikation) kann es bei ungünstiger Lage des Patienten beispielsweise auch zu schweren, druckbedingten Gewebenekrosen kommen.

Als Ursachen für eine Bewusstlosigkeit kommen insbesondere in Frage:
- äußere Gewalteinwirkung auf den Schädel (vgl. Schädel-Hirn-Trauma S. 267, 443)
- innere, nicht traumatisch bedingte Hirnverletzungen (z.B. Subarachnoidalblutung, hypertensive Hirnblutung, apoplektischer Insult)
- exogene Ursachen (z.B. infektiös, medikamentös, Intoxikation; Hypoxie)
- hypoglykämisches/hyperglykämisches Koma
- kardiovaskuläre Ursachen (z.B. zerebrale Minderperfusion im Rahmen einer orthostatischen Synkope oder eines Adams-Stokes-Anfalls)
- sonstige Ursachen (z.B. zerebraler Krampfanfall, Fieberkrampf)

Äußere Gewalteinwirkung

Nach einer Gewalteinwirkung auf den Schädel müssen nicht unbedingt äußere Verletzungen erkennbar sein. Bei einem vermuteten Schädel-Hirn-Trauma ist von einem Hirnödem und einem intrakraniellen Hämatom sowie einem erhöhten intrakraniellen Druck auszugehen. Die Therapie einer Schädel-Hirn-Verletzung und insbesondere die Therapie eines erhöhten intrakraniellen Drucks werden auf den Seiten 444 und 267 ausführlich beschrieben.

Wichtig sind v.a.:
- Hochlagerung des Oberkörpers (s. S. 267)
- kontrollierte Hyperventilation (s. S. 270)
- medikamentöse Senkung eines erhöhten intrakraniellen Drucks (s. S. 267), z.B. mittels tiefer Analgosedierung, Gabe eines Osmodiuretikums
- Kreislaufstabilisierung
- Sicherstellung eines zerebralen Perfusionsdrucks von > 70 mmHg

Bei einem Schädel-Hirn-Trauma sind meist eine endotracheale Intubation und kontrollierte Beatmung notwendig. Um einen erhöhten intrakraniellen Druck akut zu senken, kann – bevor eine eventuell notwendige operative Entlastung durchgeführt werden kann – z.B. die Gabe eines Osmodiuretikums (Mannit 20%; 0,3–1,5 g/kg KG über 15 min) verabreicht werden. Nach Einlieferung ins Krankenhaus ist eine notfallmäßige cCT-Untersuchung durchzuführen.

Zur Beurteilung der neurologischen Situation ist eine wiederholte Beurteilung der Pupillomotorik (s. S. 390) wichtig. Bei einer einseitig weiten Pupille ist von einer starken Erhöhung des ICP auszugehen und es sind sofortige ICP-senkende Maßnahmen notwendig (s. o.).

Innere, nicht traumatisch bedingte Hirnverletzungen

Bei nichttraumatischen Hirnschädigungen liegt häufig eine intrakranielle Blutung oder eine zerebrale Ischämie (apoplektischer Insult) vor. Die Folge sind kontralaterale Lähmungserscheinungen. Bei jungen Erwachsenen ist eine intrazerebrale Blutung meist Folge einer Blutung aus einem zerebralen Aneurysma mit Blutung in den Subarachnoidalraum (Subarachnoidalblutung, s. S. 445). Bei älteren Patienten sind spontane Hirnblutungen dagegen meist Folge einer hypertensiven Blutdruckentgleisung (s. S. 490) bei vorbestehenden arteriosklerotischen Hirngefäßen. Hypertensive Hirnblutungen werden begünstigt durch die Einnahme der gerinnungshemmenden Substanz Marcumar®.

Exogene Ursachen

Die wichtigsten exogenen Ursachen einer Bewusstlosigkeit sind
- infektiöse Ursachen
- medikamentöse/toxische Ursachen
- thermische Ursachen
- Hypoxie

Infektiöse Ursachen

Infektiöse Erkrankungen können bereits aufgrund eines eventuell auftretenden hohen Fiebers und eines dadurch bedingten intravasalen Volumenmangels zu einer Bewusstseinstrübung führen. Wichtige Ursachen einer infektiös bedingten Bewusstlosigkeit sind eine Me-

ningitis und eine Enzephalitis. Die Meningitis äußert sich in Kopfschmerzen, Nackensteifigkeit sowie überstrecktem Hals und Rücken (Opisthotonus). Bei einer Enzephalitis imponieren Übelkeit, Erbrechen, neurologische Ausfälle oder eventuell ein Koma. Führt eine hochfieberhafte Infektionskrankheit zu einem intravasalen Volumenmangel mit Bewusstseinstrübung, so besteht die Initialtherapie vor allem in einem entsprechenden Volumenersatz. Bei deutlich bewusstseinsgetrübten Patienten kann eine endotracheale Intubation zur Sicherung der Atemwege notwendig werden. Eine eventuell notwendige Antibiotikatherapie kann normalerweise erst nach Transport des Patienten in die Klinik begonnen werden.

Medikamentöse/toxische Ursachen

Eine Bewusstseinstrübung aufgrund einer Vergiftung kann durch verschiedenste Medikamente oder Toxine bedingt sein. Intoxikationen mit Bewusstseinstrübungen werden ausführlich im Kapitel über das Leitsymptom „Vergiftungen" beschrieben.

Thermische Ursachen

Von einem **Sonnenstich** wird gesprochen, wenn es durch intensive Sonneneinwirkung auf den ungeschützten Kopf zu Schwindel, Übelkeit und Erbrechen, Kopfschmerzen, Rötung des Kopfes und eventuell auch zu Bewusstlosigkeit und zerebralen Krämpfen kommt. Die Körpertemperatur kann normal sein. Im Extremfall kann der Patient an einem Hirnödem versterben. Bei Vorliegen eines Sonnenstichs soll insbesondere der Kopf des Patienten gekühlt werden.

Von einem **Hitzschlag** wird gesprochen, wenn es zu einer Überwärmung des gesamten Körpers kommt. Mögliche Ursachen sind Störungen der zentralen Temperaturregulation oder die Behinderung der Schweißproduktion. Durch Anstieg der zentralen Körpertemperatur auf ca. 42 °C können Bewusstseinstrübungen, zerebrale Krämpfe, Herzinsuffizienz oder Hirnödem auftreten. Ein Hitzschlag kann zum Tod führen. Therapeutisch kommt eine Kühlung des Patienten in Frage. Gegebenenfalls ist der Patient in kaltes Wasser zu setzen. Eventuell ist eine Sedierung mit Benzodiazepinen notwendig.

Eine **Unterkühlung** tritt insbesondere bei Schiffbrüchigen sowie bei Unfallopfern auf, die längere Zeit bei kalter Umgebungstemperatur am Unfallort liegen. Besonders gefährdet für eine Unterkühlung sind Säuglinge, Kleinkinder und Greise. Auch im Rahmen von Vergiftungen oder auch bei einer Schilddrüsenunterfunktion tritt häufiger eine Unterkühlung auf. Bei unterkühlten Patienten liegt meist eine Bradykardie vor, ein niedriger Blutdruck, eventuell Lähmungserscheinungen und ein Nierenversagen. Eine Erniedrigung der zentralen Körpertemperatur bis auf 33 °C wird meist komplikationslos überstanden. Fällt die Körpertemperatur unter ca. 33 °C rektal ab, muss mit Bewusstseinstrübungen gerechnet werden. Ab einer Körpertemperatur von unter 30 °C rektal ist mit Herzrhythmusstörungen, Kammerflimmern und Bewusstlosigkeit zu rechnen. Eine rektale Temperatur unter 28 °C endet meist tödlich. Bei deutlich unterkühlten Patienten kann eine endotracheale Intubation und Beatmung bis zur Wiedererwärmung notwendig sein.

Hypoxie

Eine vorübergehende ausgeprägte Hypoxie (hypoxisches Batmungsgemisch, ausgeprägte Hypoventilation) kann zu Bewusstlosigkeit führen.

Hypoglykämisches/hyperglykämisches Koma

Ein **hypoglykämisches Koma** kann bei Patienten, die insulinpflichtig sind bzw. orale Antidiabetika einnehmen, relativ schnell auftreten. Die häufigste Ursache ist darin zu sehen, dass nach der üblichen Medikation (z.B. Insulininjektion oder Einnahme eines oralen

Antidiabetikums) keine entsprechende Mahlzeit eingenommen wird. Anzeichen einer beginnenden Hypoglykämie sind häufig Kaltschweißigkeit, Heißhunger, Übelkeit. Relativ bald tritt eine Bewusstlosigkeit auf. Durch eine massive Hypoglykämie können beim Bewusstlosen zerebrale Schädigungen auftreten. Im Rahmen der Notfallmedizin muss bei jeder ungeklärten Bewusstlosigkeit eine Blutzuckerbestimmung durchgeführt werden. Bereits wenige Minuten nach intravenöser Gabe von Glukoselösungen (40–100 ml ca. 40%ige Glukose) werden die Patienten wieder wach. Falls der Patient noch nicht bewusstlos ist, sollten ca. 20–30 Gramm Zucker oral verabreicht werden. Da nach der erfolgreichen Initialtherapie eventuell eine erneute schwere Hypoglykämie auftreten kann, sind die Patienten vorübergehend stationär aufzunehmen.

Insulin führt v.a. zu einer Aufnahme von Glukose in die Zellen. Außerdem hemmt es die Lipolyse. Ein Mangel an Insulin führt zur ungenügenden Aufnahme von Glukose in die Zellen mit Hyperglykämie und zu einer vermehrten Lipolyse mit starkem Anfall von Ketonsäuren. Die Blutzuckerkonzentration steigt über die sog. Nierenschwelle (ca. 200 mg/dl) an. Es kommt zu einer Glukosurie mit gleichzeitiger osmotischer Diurese. Es kann ein **nicht ketoazidotisches, hyperosmolares, hyperglykämisches Koma** auftreten. Ursache ist ein Insulinmangel (z.B. mangelnde Insulinzufuhr bei insulinpflichtigem Diabetes mellitus, insulin dependant diabetes mellitus; IDDM; Typ-1-Diabetes) z.B. aufgrund schlechter Therapiedisziplin oder einer akuten Insulinresistenz (z.B. bei akuter Infektion, Grippe). Die Symptomatik setzt relativ langsam ein. Es kommt zu starker Hyperglykämie (> 600 mg/dl), Dehydratation, zu hoher Plasmaosmolarität (> 350 mOsmol/l) und Wesensveränderungen. Die Atmung des Patienten ist unauffällig. Es liegt keine Ketoazidose (s.u.) vor, da noch genügend Insulin vorhanden ist, um eine stärkere Lipolyse mit vermehrter Bildung von Ketonkörpern zu vermeiden. Die Letalität beträgt bis zu 80%.

Bei Patienten mit Typ-1-Diabetes kann durch einen Insulinmangel auch ein **ketoazidoti-**

sches Koma auftreten. Dies ist dadurch bedingt, dass es aufgrund eines ausgeprägten Insulinmangels nicht nur zu einer Hyperglykämie (s.o.), sondern auch zu einer vermehrten Lipolyse und dadurch zum vermehrten Anfall von Ketonkörpern kommt. Die Ketonkörper verursachen eine metabolische Azidose (Ketoazidose). Ein ketoazidotisches Koma tritt deutlich schneller auf als ein hyperosmolares Koma. Die Patienten versuchen, die metabolische Azidose respiratorisch durch eine entsprechende Hyperventilation (Kussmaulatmung) zu kompensieren. Die Letalität eines ketoazidotischen Komas beträgt ca. 10%.

> Im Rahmen der Notfallmedizin muss bei jeder ungeklärten Bewusstlosigkeit eine Blutzuckerbestimmung durchgeführt werden.

Die Initialtherapie des diabetischen Komas besteht in der großzügigen intravasalen Volumensubstitution. Die Gabe von Insulin und von Natriumbikarbonat (= Natriumhydrogenkarbonat) zum eventuellen Ausgleich einer metabolischen Azidose (falls der pH-Wert < 7,1–7,2 beträgt) sollte normalerweise erst nach Transport des Patienten in die Klinik durchgeführt werden. Nach der Volumenzufuhr sind ca. 0,2 IE/kg KG Altinsulin zu verabreichen. Anschließend ist eine Insulinzufuhr (aktuelle Blutzuckerkonzentration : 100 = IE/h) notwendig, bis die Blutzuckerkonzentration auf ca. 250 mg % abgefallen ist. Die Blutzuckerkonzentration sollte maximal 50 mg % pro Stunde abfallen. Da mit Glukose auch Kalium in die Zellen aufgenommen wird, sollten zusätzlich ca. 40 mmol Kaliumchlorid pro Stunde per infusionem verabreicht werden. Fällt die BZ-Konzentration unter 250 mg %, sollte Glukose 5% verabreicht werden.

Kardiovaskuläre Ursachen

Kardiovaskuläre Ursache einer Bewusstseinstrübung kann eine hypotone Kreislaufregulationsstörung, z.B. beim plötzlichen Aufstehen (sog. orthostatische Synkope) sein. Initial treten hierbei meist Hypotonus, Schweißausbruch und Bradykardie auf. Der Patient sinkt meist langsam zu Boden. In liegender Position kommt es normalerweise bald wieder zur Spontanerholung. Selten ist eine intravasale Volumengabe notwendig. Häufig werden z.B. Epinephrin-Tropfen verabreicht.

Eine weitere Ursache für eine kardiovaskulär bedingte Bewusstseinstrübung können schwerwiegende Herzrhythmusstörungen mit drastischem Abfall des Herzzeitvolumens und zerebraler Minderperfusion sein (z.B. bei plötzlicher extremer Bradykardie aufgrund eines neu auftretenden AV-Blockes). Es wird von einem Adams-Stokes-Anfall gesprochen. Bei Auftreten eines Adams-Stokes-Anfalls kann die Gabe von Atropin, Orciprenalin oder Adrenalin notwendig werden, um die extreme Bradykardie zu beheben.

Auch eine hypertensive Krise kann zu einer Bewusstseinstrübung führen (s.S. 490). Weitere Ursachen einer kardiovaskulär bedingten Bewusstseinstrübung können das plötzliche Auftreten von Kammerflimmern oder -flattern sein. Diese machen eine umgehende kardiopulmonale Wiederbelebung notwendig (s.S. 496).

Zerebraler Krampfanfall

Bei einem generalisierten zerebralen Krampfanfall tritt zuerst eine tonische Phase von ca. 30 Sekunden Dauer auf. Der Patient stürzt. Die Pupillen sind weit und lichtstarr, der Patient ist tachykard und es tritt ein Atemstillstand auf. Die Muskulatur ist zuerst fest angespannt (tonisch). Danach folgt eine meist 0,5–2 Minuten dauernde klonische Phase. Sie ist durch rhythmische Zuckungen der Muskulatur gekennzeichnet. Es schließt sich eine Muskelerschlaffung und Bewusstseinstrübung (sog. postiktale Bewusstseinstrübung) über 30 Minuten bis mehrere Stunden an. Kommt es vor Wiedererlangen des Bewusstseins zu erneuten generalisierten zerebralen Krämpfen, so wird von einem Status epilepticus gesprochen. Häufig wird bei diesen Patienten ein Zungenbiss beschrieben. Ein zerebraler Krampfanfall kann im Rahmen einer genuinen (ohne erklärbare Ursache auftretenden) Epilepsie, im Rahmen eines zerebralen Tumors, einer Eklampsie (s. S. 256), einer Entzugssymptomatik (z. B. akuter Alkoholentzug) oder im Rahmen von Vergiftungen (s. u.) auftreten.

Ein zerebraler Krampfanfall kann durch Gabe eines Benzodiazepins (z. B. 10–20 mg Diazepam i. v.) oder eines Barbiturates (z. B. 100–200 mg Thiopental) durchbrochen werden. Bei Therapieresistenz kann zusätzlich Phenytoin verabreicht werden. Bei therapieresistentem Status epilepticus muss der Patient ggf. relaxiert, intubiert und beatmet werden.

Fieberkrampf

Bei Kindern können im Rahmen fieberhafter Infekte so genannte Fieberkrämpfe auftreten. Bis der Notarzt eintrifft, ist der Fieberkrampf zumeist schon beendet. Durch Gabe von Diazepam-Rektiolen (Diazepam Desitin® rectal tube; Kinder mit 10–15 kg KG 5 mg; über 15 kg KG 10 mg) zur Erhöhung der Krampfschwelle, durch Applikation von Paracetamol-Suppositorien zur Fiebersenkung und durch physikalische Kühlung können Fieberkrämpfe meist gut beherrscht bzw. es kann einem erneuten Fieberkrampf effektiv vorgebeugt werden.

8.5 Leitsymptom: Vergiftung

Die Aufnahme eines (den Organismus schädigenden) Giftes kann
- über den Gastrointestinaltrakt
- durch Inhalation
- durch Haut- oder Schleimhautkontakt oder
- durch Injektion, Biss oder Stich
erfolgen.

Eine Giftaufnahme kann
- versehentlich
- in suizidaler Absicht
- in krimineller Absicht oder
- iatrogen
erfolgen.

Eine Vergiftung durch orale Aufnahme der Substanz kommt bei Erwachsenen meist im Rahmen eines Selbstmordversuchs vor. Die Inhalation von Giften ist meist versehentlich (akzidentell). Auch Vergiftungen bei Kindern (Trinken von Haushaltsreinigern, Geschirrspülmitteln) ist in der Regel akzidentell.

Eine Vergiftung ist durch zahlreiche Substanzen möglich:
- Medikamente: z. B. Schlaf- oder Beruhigungsmittel, Digitalis, Antidepressiva
- Gase: z. B. Kohlendioxid, Kohlenmonoxid, Lösungsmitteldämpfe
- Genussmittel: z. B. Alkohol, Rauschgifte
- gewerbliche Gifte: z. B. Säuren, Laugen, Lösungsmittel, Reinigungsmittel
- tierische Gifte: z. B. Schlangengift
- pflanzliche Gifte: z. B. Pilze, Herbstzeitlose, Fingerhut, Maiglöckchen
- kriminelle Gifte: z. B. Arsen, Quecksilber, Zyanide, Atemgase (militärische Kampfgase)

Ein ansonsten unerklärliches Auftreten von Bewusstseinstrübung, Bewusstlosigkeit, Übelkeit, Erbrechen, Störungen von Atmung und Kreislauf können auf eine Vergiftung hindeuten. Hinweisend können z. B. leere Tablettenschachteln, Flaschen mit alkoholischen Getränken, Utensilien für die Injektion von Drogen sein, die bei dem Patienten gefunden werden. Auch der Aufenthalt in der Nähe eines Schwelbrandes oder in der Nähe von einem Feuer, in dem Kunststoffe verbrennen, können Hinweise auf eine Intoxikation sein.

Häufig liegen Mischvergiftungen vor (z. B. eine Überdosis an Tabletten plus Alkohol oder eine Rauch-Gas-Vergiftung plus Einnahme von Tabletten und/oder Alkohol).

Therapieziel bei einer Vergiftung ist es, die Resorption von weiterem Gift zu vermindern, die Ausscheidung des bereits aufgenommenen Giftes zu beschleunigen und ggf. das aufgenommene Gift zu antagonisieren.

Bei Verdacht auf eine Vergiftung ist stets an den Selbstschutz der Retter zu denken. Bei Kontaktgiften (z. B. Organophosphaten) sind Handschuhe zu tragen und eine Mund-zu-Mund-Beatmung ist zu vermeiden. Bei Ver-

Tab. 8.6 Zwei exemplarische Adressen von Informationszentren für Vergiftungsfälle in Deutschland.

z.B.: **14050 Berlin** Beratungsstelle für Vergiftungserscheinungen und Embryonaltoxikologie Spandauer Damm 130 Tel.: 030/19240 Telefax: 030/30686-721 E-mail: berlintox@giftnotruf.de	z.B.: **81675 München** Giftnotruf München Toxikologische Abteilung der II. Medizinischen Klinik rechts der Isar der TU Ismaninger Straße 22 Tel.: 089/19240 Telefax: 089/4140-2467 E-mail: tox@lrz.tum.de

dacht auf Giftgas sind entsprechende Gasmasken zu tragen und der Patient ist zügig aus dem Gefahrenbereich zu entfernen. Bei Verdacht auf eine Gasvergiftung ist stets auch an eine Explosionsgefahr zu denken.

Bei Verdacht auf eine Intoxikation sollte – sofern möglich – nicht nur der Patient, sondern es sollten auch eventuelle Begleitpersonen genau befragt werden. Die vermutete Substanz bzw. die in Frage kommenden Gifte müssen sichergestellt (asserviert) werden. Sind die Auswirkungen und auch die Therapiemöglichkeiten eines bestimmten Giftes nicht eindeutig bekannt, so ist umgehend eine der zahlreichen Informationszentralen für Vergiftungsunfälle anzurufen. In verschiedenen Krankenhäusern wurden offizielle Informationszentren für Vergiftungsfälle eingerichtet. In Tabelle 8.6 sind exemplarisch zwei Krankenhäuser angegeben (Listen der Adressen sind z.B. in der „Roten Liste" zu finden). Diese Zentren geben Tag und Nacht telefonisch Auskunft. Ihnen liegt eine offiziell zusammengestellte Informationskartei über toxische Stoffe vor, die in Haushalts-, Pflanzenschutz- und Schädlingsbekämpfungsmitteln enthalten sind.

Allgemeine Maßnahmen bei Vergiftungen

Eine frühzeitige Giftentfernung ist normalerweise anzustreben, ggf. ist sie bereits am Einsatzort, aber spätestens kurz nach Eintreffen in der Klinik durchzuführen. Von **primärer**

Giftelimination wird gesprochen, wenn das Gift entfernt wird, bevor es in die Blutbahn aufgenommen wird. Möglichkeiten zur Entfernung oral aufgenommener Giftstoffe sind eine Magenspülung sowie das Auslösen von Erbrechen. Als weitere Möglichkeit der primären Giftelimination ist die orale Gabe von Aktivkohle (20–40 g) sinnvoll. Zahlreiche Gifte können durch Aktivkohle gebunden werden. Bei fettlöslichen Giften ist es sinnvoll, entsprechend Paraffin in einer Dosierung von 3–5 ml/kg KG zu verabreichen. Eine weitere Maßnahme der primären Giftelimination ist die Gabe eines stark wirksamen Abführmittels.

Bei wachen Erwachsenen kann z.B. nach der oralen Aufnahme von Säuren oder Laugen durch eine **orale Flüssigkeitsaufnahme** von ca. 5–10 ml/kg KG die Giftwirkung abgeschwächt werden. Nach der möglichst großzügigen oralen Flüssigkeitszufuhr sollte dann die sofortige Entleerung des Magens angestrebt werden.

Vor Durchführung einer **Magenspülung** empfiehlt es sich, dem Patienten Atropin (0,25–0,5 mg beim Erwachsenen) intravenös zu verabreichen. Nach Einführen eines möglichst dicken Magenschlauches (und Bestätigung der richtigen Lage) wird eine großzügige Spülung mit physiologischer Kochsalzlösung durchgeführt. (Gegebenenfalls kann die physiologische Kochsalzlösung dadurch hergestellt werden, dass 9 g Kochsalz pro Liter Leitungswasser verwendet werden). Es ist darauf zu achten, dass keine kalte Spülflüssigkeit verwendet wird.

Erbrechen kann durch Reizung der Rachenhinterwand (z.B. mit dem Finger) ausgelöst werden. Erbrechen darf nicht ausgelöst werden, falls es sich um bewusstseinsgetrübte Patienten oder um die orale Aufnahme von Waschmitteln, Säuren, Laugen oder organischen Lösungsmitteln handelt. Ein induziertes Erbrechen kann medikamentös provoziert werden durch:

- Ipecacuanha-Sirup. Dieser Sirup bietet sich nur bei Kindern an. Dosierung: Schulkinder 2 Esslöffel, Kleinkinder 2 Teelöffel
- Trinken von einem Glas warmem Wasser, dem 2 Esslöffel Kochsalz zugefügt wurden
- Apomorphin (0,1 mg/kg KG s.c.) bei Erwachsenen und größeren Kindern

Als sekundäre Giftelimination wird die (beschleunigte) Elimination aus der Blutbahn bezeichnet. Als Maßnahme der **sekundären Giftelimination** kommen in Frage:

- forcierte Diurese:
  Durch übermäßige Flüssigkeitszufuhr (ggf. oral beim wachen Patienten, intravenös bei vigilanzgetrübten Patienten) und gleichzeitige Gabe eines Diuretikums wird eine verstärke Harnausscheidung erzwungen. Die Ausscheidung renal eliminierbarer Substanzen kann hierdurch beschleunigt werden.
- Alkalisierung des Harns:
  Bei bestimmten (sauren) Giften wie z.B. Derivaten der Barbitursäure kann durch Gabe von Natriumbikarbonat eine Alkalisierung des Harns und damit eine beschleunigte renale Elimination erzielt werden.
- Ansäuerung des Harns:
  Bei bestimmten (alkalischen) Giften wie z.B. den Amphetaminen (s.u.) kann durch Gabe von Ammoniumchlorid eine Ansäuerung des Harns und damit eine schnellere renale Elimination erzielt werden.
- maschinelle Beatmung:
  Bei Giften, die über die Lungen abgeatmet werden (z.B. Kohlenmonoxid; s.u.), kann durch eine maschinelle Beatmung und kontrollierte Ventilation die Giftelimination beschleunigt werden.

- Dialyse oder Hämoperfusion
  Bei bestimmten Vergiftungen wie z.B. einer Überdosierung mit Antidepressiva kann durch eine modifizierte Hämodialyse (Hämoperfusion), bei der das Blut durch Filter gepumpt wird, die mit Adsorbentien (z.B. Aktivkohle) gefüllt sind, eine beschleunigte Elimination erzielt werden.

Spezielle Vergiftungen

Kohlenmonoxidvergiftung

Das wichtigste Inhalationsgift ist das Kohlenmonoxid. Es entsteht vor allem bei Verbrennungsprozessen, die unter Sauerstoffmangel ablaufen. Kohlenmonoxid bindet sehr fest an Hämoglobin, es entsteht COHb. COHb ist längerfristig nicht mehr für den Sauerstofftransport verfügbar. Da COHb ein ähnliches Lichtabsorptionsverhalten aufweist wie oxygeniertes Hämoglobin, sehen Patienten mit einer Kohlenmonoxidvergiftung rosig aus, obwohl sie eventuell eine schwere Hypoxie aufweisen. Die Symptome unterschiedlicher Kohlenmonoxidkonzentrationen sind in Tabelle 8.7 aufgeführt. Bei einer Kohlenmonoxidvergiftung muss den Patienten eine möglichst hohe Konzentration an Sauerstoff zugeführt werden. Gegebenenfalls kann die endotracheale Intubation und Beatmung mit 100% Sauerstoff notwendig werden. In Einzelfällen kann auch eine Therapie in der Druckkammer (hyperbare Sauerstofftherapie, HBO) sinnvoll sein. Die Halbwertszeit von COHb ist abhängig von der inspiratorischen Sauerstoffkonzentration. Bei Atmung von Raumluft beträgt sie ca. 4 Stunden, bei Gabe von 100% Sauerstoff ca. 40 Minuten und bei hyperbarer Sauerstofftherapie mit 2,5 atü ca. 20–30 Minuten.

Kohlendioxidvergiftung

Bei Verbrennungsprozessen unter ausreichender Sauerstoffzufuhr entsteht Kohlendioxid. Außerdem sind höhere Konzentrationen an

Tab. 8.7 Symptome einer Kohlenmonoxidvergiftung in Abhängigkeit von der Kohlenmonoxidkonzentration im Blut.

Kohlenmonoxidkonzentration	klinische Symptome
ca. 15 %	Kopfschmerzen, Sehstörungen, Atemnot, Brustschmerz
ca. 30 %	Müdigkeit, Schwäche, Halluzinationen, Krämpfe
> 50 %	Bewusstlosigkeit, Hyperthermie, Atemlähmung, Herzversagen
> 60 %	tödlicher Verlauf, Symptome wie bei einem Schlaganfall

Tab. 8.8 Symptome einer Kohlendioxidvergiftung in Abhängigkeit von der Kohlendioxidkonzentration im Blut.

Kohlendioxidkonzentration	klinische Symptome
ca. 8 %	Kopfschmerzen, Sehstörungen, Atemnot, Brustschmerz
ca. 10 %	Müdigkeit, Schwäche, Halluzinationen, Krämpfe
> 10 %	Bewusstlosigkeit, Hyperthermie, Atemlähmung, Herzversagen
> 18 %	tödlicher Verlauf, Symptome wie bei einem Schlaganfall

Tab. 8.9 Symptome einer Alkoholvergiftung in Abhängigkeit von der Blutalkoholkonzentration. Die nach Alkoholaufnahme zu erwartende Blutalkoholkonzentration kann anhand folgender Formel errechnet werden: aufgenommene Alkoholmenge in Gramm : 0,7 x kg KG = Blutalkoholkonzentration in Promille.

Blutalkoholkonzentration	klinische Symptome
bis 1 ‰	Euphorie: angeheitert, beschwipst
1 bis 2 ‰	Rausch: Benommenheit, Gleichgewichtsstörungen, Aggressivität
2 bis 3 ‰	Narkose: Bewusstseinstrübung, Lähmungen
3 bis 5 ‰	Asphyxie: Bewusstlosigkeit, Unterkühlung, Atemlähmung, Zyanose

Kohlendioxid in Gärungskesseln sowie in Bodennähe von Brunnen nachweisbar. Die Symptome unterschiedlicher Kohlendioxidkonzentrationen sind in Tabelle 8.8 aufgeführt.

Alkoholvergiftung

Alkoholvergiftungen sollten nicht verharmlost werden. Häufig ist eine Alkoholvergiftung zusätzlich mit der Einnahme von Tabletten oder mit Verletzungen kombiniert. Bei stärker bewusstseinsgetrübten alkoholisierten Patienten muss stets auch an die Möglichkeit einer zusätzlichen Schädel-Hirn-Verletzung gedacht werden. Die Symptome einer Alkoholvergiftung sind weitgehend abhängig vom Alkoholgehalt im Blut (vgl. Tab. 8.9).

Tablettenvergiftung

Bei einem medikamentösen Selbstmordversuch werden zumeist Schlaftabletten in hoher Dosierung, häufig auch in Kombination mit

Alkohol eingenommen. An Medikamenten werden häufiger auch Benzodiazepine (z.B. Diazepam) missbraucht. Aufgrund der großen therapeutischen Breite der Benzodiazepine können die Patienten zumeist noch gerettet werden. Gegebenenfalls kann der Benzodiazepinantagonist Flumazenil (Anexate®) verabreicht werden. Es ist jedoch zu beachten, dass die Flumazenilwirkung wesentlich kürzer ist als die Wirkdauer der meisten Benzodiazepine. Häufiger werden auch Antidepressiva in hohen Dosen eingenommen.

Verätzungen

Nach Trinken einer Lauge oder Säure kann es zu Perforationen im Bereich von Speiseröhre, Magen oder Darm kommen. Verätzungen und nachfolgende Entzündungsreaktionen im Bereich des Kehlkopfes können zu Luftnot und Ersticken des Patienten führen. Verätzungen im Bereich der Haut sind ausgiebig mit Wasser zu spülen. Durch Einwirkung einer Säure auf Gewebe kommt es zu einer so genannten Koagulationsnekrose, d.h. zur Ausfällung von Gewebeeiweiß. Durch Einwirkung von Laugen kommt es zu einer so genannten Kolliquationsnekrose, d.h. zu einer Gewebeeinschmelzung (Bildung weißlicher, breiiger Gewebsmassen). Bei Ingestion einer Säure oder Lauge sollten dem Patienten zusätzlich größere Mengen Wasser zu trinken gegeben werden (ca. 5–10 ml/kg KG). Aktivkohle sollte nicht verabreicht werden. Nach Aufnahme in die Klinik sollte dann eine Gastroskopie durchgeführt werden.

Kam es durch Inhalation von Säuredämpfen zu einem lnhalationstrauma, so ist die Gabe von Sauerstoff und Kortikosteroiden indiziert. Falls die Gefahr eines toxischen Lungenödems besteht, sollte die Indikation zur endotrachealen Intubation großzügig gestellt werden. Bei inhalierten Giften mit Vorliegen eines Inhalationstraumas sollte ein Kortikosteroid-Spray wiederholt inhaliert werden (z.B. 2 Hübe alle 15 Minuten).

Vergiftung mit einem Insektenvernichtungsmittel

lnsektenvernichtungsmittel werden (verharmlosend) häufig auch als Pflanzenschutzmittel bezeichnet. Typische Insektenvernichtungsmittel sind Organophosphate wie z.B. das E 605. Organophosphate sind blau oder lila eingefärbt und können dadurch meist leicht identifiziert werden. Sie führen zu einer irreversiblen Hemmung der Cholinesterase (Cholinesterasehemmer, s.S. 65). Dadurch kommt es zu einer massiven Konzentrationserhöhung des Acetylcholins mit den typischen cholinergen Nebenwirkungen:
- Speichelfluss (der Speichel tropft dem Patienten oft aus dem Mund)
- Tränenfluss
- massives Schwitzen
- Steigerung der bronchotrachealen Sekretion
- Bradykardie
- Muskelzuckungen, Krämpfe, Atemlähmung
- Spontanabgang von Urin und Stuhl

Bei der oralen Aufnahme von Pflanzenschutzmitteln ist die hochdosierte Gabe von Atropin notwendig. Es sollte so schnell als möglich eine Magenspülung durchgeführt werden. Die Indikation zur endotrachealen Intubation und maschinellen Beatmung sollte großzügig gestellt werden. Nach einer Kontamination mit Organophosphaten wie z.B. E 605 sollten die verwendeten Atmungsschläuche und Beatmungsbeutel entsorgt werden. Ansonsten besteht die Gefahr einer iatrogenen Vergiftung der nachfolgend behandelten Patienten bzw. des Personals. Bei Hautkontakt mit Organophosphaten ist eine ausgiebige Hautspülung durchzuführen. Stets ist an einen Selbstschutz der Helfenden zu denken!

Vergiftung durch Drogen

Zu den Drogen gehören unterschiedlichste Substanzen wie
- Opioide
- Halluzinogene
- Amphetamine

- Kokain
- Schnüffelstoffe

Opioide

Opioide (z. B. Heroin) sind die häufigsten Ursachen für einen Drogentod. Durch Mischen von Opioiden mit beispielsweise Barbituraten oder auch Strychnin und insbesondere auch durch unterschiedliche Mischungsverhältnisse und dadurch unterschiedliche Reinheitsgrade kommt es immer wieder zu unbeabsichtigten Todesfällen. Manchmal wird auch von Drogenabhängigen bewusst eine Überdosierung in suizidaler Absicht verabreicht („Goldener Schuss"). Der alarmierte Notarzt findet meist einen bewusstlosen Patienten mit engen, stecknadelkopfgroßen Pupillen, sehr langsamer Atemfrequenz und eventuell einer Zyanose vor. Die Therapie besteht in der sofortigen bedarfsadaptierten, intravenösen Gabe von Naloxon. Bis zum Wirkungsbeginn des Naloxons ist der Patient ggf. zu beatmen. Stets ist an den Selbstschutz zu denken. Bei diesen Patienten handelt es sich häufig um HIV- und Hepatitisinfizierte. Da die Halbwertszeit von Naloxon deutlich kürzer als die der meisten Opioide ist, ist eine entsprechend längerfristige Überwachung notwendig. Stets besteht die Gefahr, dass die Opioidabhängigen nach der Antagonisierung des Opioids flüchtig werden. (Deshalb sollte Naloxon noch zusätzlich subkutan verabreicht werden, um eine längere Wirkdauer zu erzielen).

Halluzinogene

Zu den Halluzinogenen gehören LSD, Mescalin, Marihuana, Haschisch und Cannabis. Typisch für diese Halluzinogene ist oft eine auffallende Rötung der Schleimhäute auch im Bereich der Augen („Kaninchenaugen") sowie Reizhusten. Charakteristisch für das auftretende psychotische Krankheitsbild sind Hör- und Sinnesstörungen. Aufgrund der Dissoziation von Körper und Geist tritt häufiger das Gefühl auf, fliegen zu können. Dies hat oft einen tödlichen Sturz aus dem Fenster zur Folge. Therapeutisch ist eine entsprechende Überwachung

dieser Patienten notwendig. Gegebenenfalls können sie durch entsprechendes gutes Zureden oder die Gabe eines Benzodiazepins beruhigt werden.

Amphetamine

Amphetamine (Weckamine) sind dem Adrenalin verwandte Substanzen. Amphetamine sind oft in Aufputschmitteln oder Appetitzüglern enthalten. Diese werden öfters in Überdosis eingenommen. Auch „Speed" oder „wake ups" gehören zu den Weckaminen. Bei einer Intoxikation imponieren Halluzinationen, massives Schwitzen, Temperaturerhöhung, Enthemmung und Herz-Kreislauf-Störungen. Therapeutisch ist eine entsprechende Überwachung dieser Patienten notwendig. Durch Zureden und Verabreichung eines Benzodiazepins können die Patienten meist beruhigt werden.

Kokain

Kokain wird vor allem in den höheren Gesellschaftsschichten missbraucht. Die Symptomatik ist vergleichbar einer Intoxikation mit Amphetaminen. Zusätzlich imponieren meist weite Pupillen sowie Rededrang. Die Patienten glauben häufiger, Tierchen auf ihrer Haut krabbeln zu sehen. Therapeutisch ist eine entsprechende Überwachung notwendig. Durch gutes Zureden und die Gabe eines Benzodiazepins können diese Patienten meist ruhiggestellt werden.

Schnüffelstoffe

Schnüffelstoffe sind aromatische Stoffe wie Flüssigkleber. Es entwickeln sich psychotische Krankheitsbilder. Schnüffelstoffe werden meist von Jugendlichen der sozialen Unterschicht als billige Einstiegsdroge verwendet. Es können schwerste bleibende Schäden auftreten. Sehr leicht kann es zu einer Überdosierung mit ausgeprägten Herz-Kreislauf-Störungen, Koma und Tod kommen. Therapeutisch kommen eine Aufforderung zur Hyperventilation, ggf. eine endotracheale Intubation und maschinelle Beatmung in Frage.

8.6 Sonstige häufigere Krankheitsbilder

Hypertensive Krise

Allgemeine Bemerkungen

Eine Hypertonie liegt vor, wenn der systolische Blutdruck über 140 mmHg und/oder der diastolische Blutdruck über 90 mmHg beträgt (Tab. 8.10). Eine isolierte systolische Hypertonie liegt vor, wenn der systolische Wert über 140 mmHg und der diastolische Wert unter 90 mmHg beträgt. Die Hypertonie stellt die häufigste Kreislaufstörung dar. Mit zunehmendem Alter steigt das Risiko, eine Hypertonie zu entwickeln. Nahezu zwei Drittel der Menschen über 65 Jahre leiden an einer Hypertonie. Bei Patienten mit Hypertonie ist das Risiko von koronarer Herzerkrankung, Herzinfarkt, Herzinsuffizienz, Niereninsuffizienz oder zerebralem Insult signifikant erhöht.

In über 90 % handelt es sich um eine sog. essenzielle (primäre) Hypertonie, deren Ursache unbekannt ist. Bei einer sog. sekundären Hypertonie lässt sich dagegen eine erkennbare Ursache, z. B. eine Nierenerkrankung, nachweisen. Risikofaktoren für eine Hypertonie sind Rauchen, Diabetes mellitus, Übergewicht, Dyslipoproteinämie, körperliche Inaktivität, Alter, männliches Geschlecht und positive Familienanamnese.

Therapie der Hypertonie

Falls der systolische Blutdruck über 140 mmHg ansteigt, werden Allgemeinmaßnahmen empfohlen (Gewichtsreduktion, Beschränkung des Kochsalzkonsums, Senkung des Alkoholkonsums, Abbau von Stressfaktoren, körperliche Aktivität, Aufgabe des Rauchens, Beseitigung von Fettstoffwechselstörungen und konsequente Behandlung eines Diabetes mellitus). Bestehen zusätzliche Risikofaktoren, ist auch eine medikamentöse Therapie durchzuführen. Steigt der Blutdruck über 160/95 mmHg an, dann ist stets eine medikamentöse Therapie indiziert. Durch eine suffiziente Therapie kann die Inzidenz von Herzinfarkt, Herzinsuffizienz, Schlaganfall und Niereninsuffizienz deutlich gesenkt werden. Der Blutdruck sollte langsam (ca. 10 mmHg pro Monat) gesenkt werden.

Ziel bei der Behandlung eines Hypertonus ist es, einen Blutdruck von ≤ 140/90 mmHg anzustreben. Hierfür wird meist eine medikamentöse Monotherapie (Tab. 8.11), ggf. eine Zweierkombination (Tab. 8.12, Tab. 8.13) oder gar eine Dreierkombination (Tab. 8.14) empfohlen. Zur Therapie einer Hypertonie stehen die in Tabelle 8.15 dargestellten Substanzgruppen zur Verfügung.

Empfehlungen zur Behandlung hypertensiver Notfälle (vgl. Tab. 8.16)

Eine hypertensive Krise ist durch einen diastolischen Blutdruck > 120 mmHg gekennzeichnet. Der Blutdruck muss umgehend ge-

Tab. 8.10 Klassifikation der Hypertonie.

Blutdruckbereich	systolischer Druck (mmHg)	diastolischer Druck (mmHg)
Normalbereich	< 130	< 85
hochnormaler Bereich	130–139	85– 89
Hypertonie: > leichte > mittelschwere > schwere	 140–159 160–179 ≥ 180	 90– 99 100–109 ≥ 110

Tab. 8.11 Medikamentöse Therapie der Hypertonie (Monotherapie).

Beta-Blocker oder Diuretikum oder Kalziumantagonist oder ACE-Hemmer oder Alpha$_1$-Blocker

Tab. 8.12 Medikamentöse Therapie der Hypertonie (Zweierkombination).

Diuretikum	bzw.	Kalziumantagonist
plus		plus
Beta-Blocker oder Kalziumantagonist oder ACE-Hemmer oder Alpha$_1$-Blocker		Beta-Blocker oder ACE-Hemmer

Tab. 8.13 Kombinationspräparate zur Langzeittherapie (Beispiele).

Handelsname und Wirkstoffe	Zusammensetzung einer Tablette
Diuretikum und Kalium sparendes Diuretikum (Beispiele)	
Dytide® H	25,0 mg Hydrochlorothiazid plus 50,0 mg Triamteren
Moduretik® (mite)	(25,0 mg) 50,0 mg Hydrochlorothiazid plus (2,5 mg) 5,0 mg Amilorid
Diuretikum und Beta-Blocker (Beispiele)	
Beloc-Zok® comp	125 mg Hydrochlorothiazid 95 mg Metoprolol
Concor 5/10 plus®	12,5/25 mg Hydrochlorothiazid 5/10 mg Bisoprolol
Thiaziddiuretikum und ACE-Hemmer	
Capozide® mite	12,5 mg Hydrochlorothiazid 25 mg Captopril
Pres® plus	25 mg Hydrochlorothiazid 10 mg Enalapril

Tab. 8.14 Medikamentöse Therapie der Hypertonie (Dreierkombination).

Diuretikum	oder	Diuretikum	oder	Diuretikum
plus		plus		plus
Beta-Blocker		ACE-Hemmer		Antisympathikotonikum
plus		plus		plus
Vasodilatator		Kalziumantagonist		Vasodilatator

Tab. 8.15 Antihypertensiva zur Langzeittherapie (Einzelsubstanzen).

Freiname	Handelsname	orale Tagesdosis in mg
1. Beta-Blocker		
a) beta$_1$-selektiv		
Acebutolol	Prent®	2 x 200–400
Atenolol	Tenormin®/Atenolol	25–100
Metoprolol	Beloc® mite	2 x 50–2 x 100
	Lopresor® mite	
b) nicht beta$_1$-selektiv		
Pindolol	Visken®/mite	2–3 x 5
Propranolol	Dociton®	2 x 40–2 x 80
2. Diuretika		
a) Thiaziddiuretika		
Clopamid	Brinaldix®	10–20
Hydrochlorothiazid	Esidrix®	12,5–50
b) Schleifendiuretika (v.a. bei Niereninsuffizienz mit Serumkreatininwerten > 2 mg/dl)		
Furosemid	Lasix®	1–2 x 20–80
3. Kalziumantagonisten		
a) Nifedipin-Typ		
Nifedipin	Adalat Eins	1 x 30–60
	Adalat® (retard)	2–3 x 20–40
Nisoldipin	Baymycard®	2 x 5–10
Nitrendipin	Bayotensin®/mite	1–2 x 10–20
b) Diltiazem-Typ		
Diltiazem	Dilzem® retard	2 x 90–180
c) Verapamil-Typ		
Verapamil	Isoptin® mite	3–4 x 40–80
4. ACE-Hemmer		
Captopril	Lopirin®-Cor	2–3 x 12,5–50
5. Alpha$_1$-Blocker		
a) selektiv		
Prazosin	Minipress®	1 x 1–2 x 6
b) nicht spezifisch		
Urapidil	Ebrantil®	2–3 x 30–60
6. Antisympathikotonika		
Clonidin	Catapresan®	2 x 0,075–0,3
alpha-Methyldopa	Presinol® mite	3 x 125–750
7. Arterioläre Vasodilatatoren		
Dihydralazin	Nepresol®	3 x 12,5–50
Minoxidil	Lonolox®	2 x 5–3 x 10

Tab. 8.16 Antihypertensiva zur Behandlung hypertensiver Notfälle.

Freiname	Handelsname	Applikationsform
Clonidin	Catapresan®	Ampullen mit 0,15 mg
Diazoxid	Hypertonalum®	Ampullen mit 300 mg
Dihydralazin	Nepresol® Inject	Ampullen mit 25 mg
Furosemid	Lasix®	Ampullen mit 20, 40 und 250 mg
Glyceroltrinitrat	Nitrolingual® Nitrolingual®-Pumpspray Trinitrosan®	Kapseln mit 0,8 mg Spray mit 0,4 mg pro Hub Ampullen mit 5 und 50 mg
Isosorbiddinitrat	isoket®	Ampullen mit 10, 25 und 100 mg
Nifedipin	Adalat® Adalat®	Kapseln mit 5 mg Infusionsflaschen mit 5 mg in 50 ml
Nitrendipin	Bayotensin® akut	Phiolen mit 5 mg
Nitroprussid-Natrium	nipruss®	Ampullen mit 60 mg
Urapidil	Ebrantil®	Ampullen mit 25 und 50 mg

senkt werden, sodass der diastolische Wert innerhalb der ersten Stunde auf ca. 105–110 mmHg abfällt (bzw. Senkung des arteriellen Mitteldrucks um 10–20% in der ersten Stunde). Eine sofortige übermäßige Blutdrucksenkung auf normotensive oder gar hypotensive Blutdruckwerte ist zu vermeiden.

Zur Blutdrucksenkung bieten sich die folgenden Medikamente an:

- Nitroglycerin sublingual 1,2 mg (z. B. Nitrolingual®-Pumpspray; 1 Hub = 0,4 mg)
- Nifedipin oral (oder sublingual oder bukkal) 10 mg (z. B. Adalat®) oder Nitrendipin 5 mg (z. B. Bayotensin® akut) in schnell resorbierbarer Form,
- 0,075 mg Clonidin langsam i.v. oder 25 mg Urapidil i.v.

Gegebenenfalls ist bei diesen Medikamenten auch eine Wiederholungsdosis möglich.

Bei unzureichender Wirkung oder schnellem Wiederanstieg des Blutdrucks kommt eine intravenöse Dauerinfusion mit Nifedipin oder „Nitro" (Glyceroltrinitrat) bzw. alternativ mit Clonidin, Dihydralazin, Urapidil oder in therapieresistenten Fällen auch mit Nitroprussid-Natrium (s. S. 271) in Frage. Es ist eine Intensivüberwachung der Patienten notwendig.

> Da eindeutige Belege für die Überlegenheit eines bestimmten Medikamentes fehlen, kann die Medikamentenauswahl (Tab. 8.16) in erster Linie an den bekannten Indikationseinschränkungen, den Begleitumständen und der persönlichen Erfahrung orientiert werden. Die Infusionsgeschwindigkeit ist an der Wirkung zu orientieren.

Sofern keine Kontraindikation vorliegt (z. B. intravasaler Volumenmangel), empfiehlt sich stets zusätzlich die Gabe von 20–40 mg Furosemid i.v. Insbesondere bei Niereninsuffizienz und Überwässerung sollte eine möglichst intensive Diurese, ggf. durch höhere Dosen von Furosemid, angestrebt werden. Kann ein Phäochromozytom nicht sicher ausgeschlossen werden, empfiehlt sich Urapidil (25 mg i.v.). Ist ein Phäochromozytom nachgewiesen, sollte die Therapie mit Phenoxybenzamin fortgesetzt werden.

Beinahe Ertrinken

Bei ca. 90% der beinahe Ertrunkenen kommt es zur Aspiration größerer Wassermengen. Lediglich in einem geringen Prozentsatz wird kein Wasser aspiriert (**trockenes Ertrinken**). Hauptproblem des beinahe Ertrinkens ist die meist schwere Hypoxie mit eventuell bleibender hypoxischer Hirnschädigung.

Handelt es sich um **Aspiration von Süßwasser**, so ist zu beachten, dass Süßwasser im Vergleich zum Plasma **hypoton** ist. Daher diffundiert das Süßwasser relativ schnell aus den Alveolen ins Blut und es droht eine intravasale Hypervolämie. Durch Diffusion des hypotonen Süßwassers in die Erythrozyten können diese platzen, wodurch eine schwere Hämolyse (evtl. mit Nierenversagen) auftreten kann. Durch eine Schädigung des Surfactants kommt es zur Ausbildung von Atelektasen und einer Zunahme des Rechts-Links-Shunts mit Hypoxämie.

Bei **Aspiration von Salzwasser** ist zu beachten, dass das salzhaltige Meerwasser im Vergleich zum Plasma **hyperton** ist. Es kann daher nicht resorbiert werden und verbleibt in den Alveolen. Aufgrund der Hypertonie des aspirierten Meerwassers diffundiert Flüssigkeit aus dem Plasma und dem Interstitium entlang des Konzentrationsgradienten zum aspirierten Meerwasser in die Alveolen. Dadurch droht eine intravasale Hypovolämie. Die flüssigkeitsgefüllten Alveolen können nicht ventiliert werden. Da die Alveolen jedoch weiterhin durchblutet (perfundiert) werden, entsteht eine Ventilations-Perfusions-Störung mit erhöhtem Rechts-Links-Shunt und Hypoxämie.

Das **trockene Ertrinken** (ca. 10% der Fälle) ist durch einen reflektorischen Laryngospasmus begründet. Flüssigkeit dringt dabei nicht in die Lunge ein.

Beim beinahe Ertrinken ist zu beachten, dass es aufgrund einer meist sehr schnellen Auskühlung in dem relativ kalten (See-, Meer-) Wasser zu einer deutlichen Verlängerung der möglichen Wiederbelebungszeit kommt.

Die **Intensivbehandlung** muss nach beinahe Ertrinken symptomatisch sein und dient der Therapie pulmonaler Störungen.

Von Ertrinken/beinahe Ertrinken ist der Tod/beinahe Tod im Wasser (z.B. durch Herzinfarkt, Hypoglykämie, Verletzung, Unterkühlung) abzugrenzen.

Großschadensereignis

Von einem Großschadensereignis wird gesprochen, wenn zahlreiche verletzte Personen vorliegen, z.B. bei einem Zugunglück oder einem Hotelbrand. Großschadensereignisse erfordern eine spezielle Logistik. Nachdem die Patienten aus der Gefahrenzone heraus und in Sicherheit gebracht wurden, werden sie an eine Verletzten-Sammelstelle gebracht. Diese wird normalerweise am Rande des Unfallgeländes eingerichtet. In dieser Verletzten-Sammelstelle leitet, koordiniert und überwacht der **L**eitende **N**otarzt (LNA) eine sog. Triage, d.h. die Sichtung der Verletzten und die Festlegung einer entsprechenden Behandlungs- und Transportpriorität. Es werden folgende Triagegrade unterschieden:

Triagegrad I

Patienten, bei denen lebensrettende Sofortmaßnahmen notwendig sind (z.B. Vorliegen eines schweren Volumenmangelschocks, Vorliegen eines Pneumo-/Hämatothorax). Es besteht Behandlungs- und Transportpriorität.

Triagegrad II

Verletzungen, die nicht vital bedrohlich sind (z.B. Fraktur, große Weichteilverletzungen).

Triagegrad III

Leichte Verletzungen (z.B. Prellungen, Schürfwunden).

Triagegrad 0

Patienten mit hoffnungslosem Verletzungsmuster. Die Versorgung von hoffnungslos Verletzten darf nicht zur Vernachlässigung anderer Patienten mit noch reellen Überlebenschancen führen. Ihre Versorgung ist abhängig von der Anzahl des zur Verfügung stehenden Personals und von der Anzahl sonstiger Verletzter.

Nach Sichtung der Patienten bekommt jeder Patient eine Verletztenanhängekarte angeheftet (vgl. Abb. 8.8). Diese enthält Angaben zur Identifizierung des Verletzten, zur Triagestufe (I = rot; II = gelb; III = grün; 0 = schwarz), zur Diagnose, zu den verabreichten Medikamenten und zu den Vitalfunktionen. Beim Abtransport der Patienten ist darauf zu achten, dass die Patienten gleichmäßig auf verschiedene Krankenhäuser verteilt werden. Hierbei sind die Versorgungsmöglichkeiten der entsprechenden Krankenhäuser zu berücksichtigen.

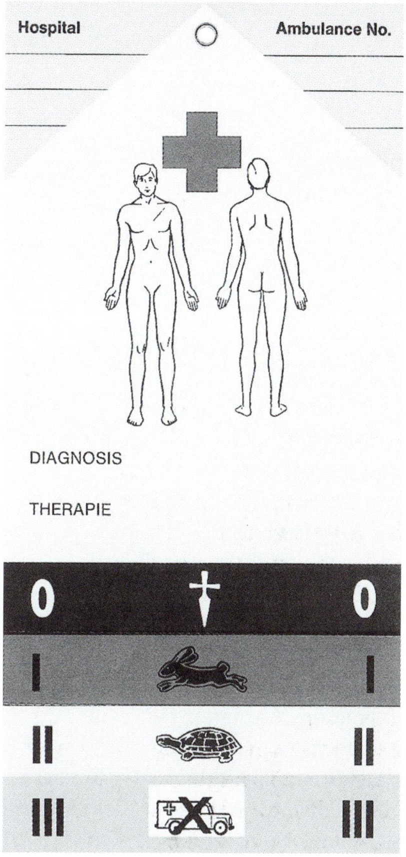

Abb. 8.8 Verletztenanhängekarte.

Polytraumatisierte Patienten

Die Primärversorgung eines polytraumatisierten Patienten ist auf Seite 308 beschrieben. Nach Sicherung der Vitalfunktionen und Durchführung lebensrettender Notoperationen wird der Polytraumatisierte für die Stabilisierungsphase auf die Intensivstation verlegt. Nachdem ein polytraumatisierter Patient dort aufgenommen und an das entsprechende Monitoring angeschlossen wurde sowie hämodynamisch stabilisiert ist, sind eine Reihe von Dingen zu klären bzw. zu überprüfen:

- Die bisher erhobenen Befunde sind zu kontrollieren und zu dokumentieren.
- Es ist zu klären, ob noch bestimmte diagnostische (z.B. Röntgen der Halswirbelsäule), therapeutische (z.B. Thoraxdrainage) oder prophylaktische Maßnahmen (z.B. Tetanusschutzimpfung) durchgeführt werden müssen.
- Nochmalige Untersuchung des Patienten und Dokumentation der Verletzungen. Es ist stets auch an evtl. verspätet auftretende Komplikationen (z.B. zweizeitige Milzruptur) zu denken.

- Es ist zu klären, ob der Patient gelagert werden darf oder ob einschränkende Verletzungen (z. B. Wirbelsäulenverletzungen) vorliegen.
- Bei Frauen muss z. B. geklärt werden, ob sie schwanger sind oder ob sie menstruationsbedingt einen Tampon tragen, der dann zu entfernen ist.

Bei polytraumatisierten Patienten stehen
- Kreislaufproblematik
- respiratorische Probleme
- metabolische Veränderungen
im Vordergrund.

Daneben drohen auch:
- Niereninsuffizienz
- Störungen der Blutgerinnung
- Magen-Darm-Ulzera
- eine katabole Stoffwechsellage
- eine erhöhte Infektanfälligkeit
- die Gefahr einer Sepsis

Um eine Niereninsuffizienz und eventuelle Blutgerinnungsstörungen wie eine disseminierte intravasale Gerinnung (DIC) oder eine Verbrauchskoagulopathie zu verhindern, ist eine konsequente **Therapie des Volumenmangelschocks** notwendig. Zur Überwachung der kardiovaskulären Situation empfiehlt sich die Platzierung einer arteriellen Druckmessung, eines zentralen Venenkatheters, gegebenenfalls eines Pulmonalarterienkatheters und eines Blasenkatheters.

8.7 Lebensrettende Sofortmaßnahmen

Allgemeine Bemerkungen

▶ Grundvoraussetzung für ein normales Funktionieren des Organismus ist die ausreichende Versorgung der Organe mit Sauerstoff. Die für die Sauerstoffversorgung absolut notwendigen Elementar- oder auch **Vitalfunktionen** sind:
- Atmung und
- Herz-Kreislauf-System

Kommt es zu einer plötzlichen Bedrohung dieser Vitalfunktionen, so haben wir einen Notfallpatienten vor uns. Bei allen Notfallpatienten müssen durch lebensrettende Sofortmaßnahmen die Vitalfunktionen wiederhergestellt und stabilisiert werden. Die Vitalfunktionen Atmung und Herz/Kreislauf sind eng miteinander verknüpft. Kommt es z. B. zu einem **Atemstillstand**, so bleibt aufgrund des eintretenden Sauerstoffmangels (= Hypoxie) das Herz spätestens nach 5–10 Minuten ebenfalls stehen. Tritt dagegen zuerst ein **Kreislaufstillstand** auf, so wird auch das Gehirn nicht mehr durchblutet. Der Patient wird bereits nach ca. 10 Sekunden bewusstlos, und innerhalb einer Minute fallen alle wesentlichen zerebralen Funktionen einschließlich der Spontanatmung aus.

▶ Bei Eintritt eines Atem- und Herz-Kreislauf-Stillstandes wird vom zunächst noch **reversiblen klinischen Tod** gesprochen.
Nach kurzer Zeit kommt es zu irreversiblen Schädigungen der Organe und damit zum unwiderruflichen, zum **biologischen Tod.**
Die Zeitspanne zwischen Eintritt des klinischen Todes und Eintritt des biologischen Todes wird als **Wiederbelebungszeit** bezeichnet. Innerhalb dieser Zeitspanne können Herz/Kreislauf und Atmung wiederhergestellt werden, ohne dass bleibende Organschäden eintreten.

Diese Wiederbelebungszeit ist für die einzelnen Organe unterschiedlich lang. Am kürzesten ist sie für das Gehirn, hier beträgt sie 3–5 Minuten. Da ein Lebewesen als tot definiert wird, wenn das Gehirn tot ist, entspricht die Wiederbelebungszeit des Gehirns der Wiederbelebungszeit des Gesamtorganismus.

> Jeder Helfer kann durch Sehen, Hören und Tasten eine Störung der Vitalfunktionen Atmung und Herz/Kreislauf feststellen.

> Die Therapie eines Atem- und Herz-Kreislauf-Stillstandes muss sofort (innerhalb von Sekunden) begonnen werden.

Für die anfänglichen Sofortmaßnahmen sind keinerlei (!) Hilfsmittel nötig. (Die im Folgenden beschriebenen Richtlinien entsprechen den neuen Empfehlungen der ILCOR [International Liaison Committee on Resuscitation] der weltweiten Dachorganisation für Reanimationsfragen aus dem Jahr 2000.)

Kardiopulmonale Reanimation

Zu den Basismaßnahmen der kardiopulmonalen Reanimation **(basic life support)** gehören lediglich die Maßnahmen, die **ohne irgendwelche Hilfsmittel** durchgeführt werden können. Zuerst muss (ohne Hilfsmittel) eine Diagnose gestellt und dann gegebenenfalls (ohne Hilfsmittel) therapiert werden.

Bewusstlosigkeit?

Wird ein möglicherweise vital bedrohter Patient angetroffen, dann gilt es zuerst zu klären, ob der Patient bei Bewusstsein ist oder bewusstlos ist. Der Patient sollte vorsichtig gerüttelt und laut angerufen werden: „Hallo! Ist alles o.k.?" Falls der Patient nicht reagiert, ist von einer Bewusstlosigkeit auszugehen. Ein einzelner Laienhelfer soll nun zuerst (vorzugsweise per Telefon) den Rettungsdienst alarmieren (phone first = zuerst telefonieren). Anschließend ist zu klären, ob bei dem Patienten eine Störung der Vitalfunktion Atmung vorliegt.

Dass normalerweise von einem Einzelhelfer zuerst, d.h. noch vor Beginn der Hilfsmaßnahmen, der Rettungsdienst alarmiert werden soll (phone first), ist dadurch zu erklären, dass bei Erwachsenen ein Herz-Kreislauf-Stillstand zumeist durch plötzliches Kammerflimmern (z.B. im Rahmen eines Herzinfarkts) bedingt ist. Zur erfolgreichen Wiederbelebung dieser Patienten ist eine möglichst schnelle Defibrillation (s.u.) notwendig. Lediglich bei solchen Notfallpatienten, bei denen von einem primären Atemstillstand ausgegangen wird (Säuglinge, Kinder, verunfallte Patienten, beinahe Ertrunkene, intoxikierte Patienten) sollen von

einem Einzelhelfer zuerst für 1 Minute Reanimationsmaßnahmen durchgeführt werden, bevor dann (vorzugsweise per Telefon) der Rettungsdienst alarmiert wird (= phone fast). Falls mehrere Helfer vor Ort sind, soll einer den Rettungsdienst alarmieren und der andere sofort die Reanimationsmaßnahmen beginnen.

Störungen der Vitalfunktion Atmung?

Diagnostik von Atemstörungen

Um festzustellen, ob der Patient noch atmet oder nicht, ist der Kopf des Patienten zu überstrecken (um eine beim Bewusstlosen nach hinten fallende und die Atemwege verlegende Zunge vom Rachen abzuheben und die Luftwege freizumachen). Außerdem muss das Ohr dem Mund und der Nase des Patienten genähert werden, gleichzeitig ist der Brustkorb zu beobachten. Es sollte überprüft werden, ob sich der Brustkorb des Patienten hebt und senkt und ob eine Luftströmung an Mund und Nase des Patienten gehört oder gefühlt wird. Diese Überprüfung der Atmung sollte nicht länger als 10 Sekunden dauern. Es können folgende Zustände festgestellt werden:

Normale Atmung

Atmet der Patient normal, dann ist es wichtig, dafür zu sorgen, dass die Atemwege offen gehalten werden, z.B. durch Lagerung des Patienten in stabiler Seitenlage oder durch Intubation des Patienten (s.u.). Die Atmung ist weiterhin zu überprüfen.

Teilweise (= partielle) Verlegung der Atemwege

Eine partielle Verlegung der Atemwege ist in allen Etagen der Luftwege durch eine Vielzahl von Ursachen möglich, wie z.B. durch:

- Blut
- Sekret
- Erbrochenes
- Fremdkörper wie Zahnprothesen
- zurückgefallene Zunge
- Laryngospasmus usw.

Der Patient versucht hierbei meist, das Atemhindernis krampfhaft zu überwinden. Häufig sind bei der verzweifelten Einatmung oberhalb der Schlüsselbeine (= supraklavikulär) sowie zwischen den Rippen (= interkostal) Einziehungen der Haut zu sehen. Meist ist ein pfeifendes, gurgelndes oder krächzendes Atemgeräusch zu hören, und es lässt sich eine nur geringe Luftströmung fühlen.

Totale Verlegung der Atemwege

Die Ursachen einer totalen Atemwegsverlegung können im Prinzip die gleichen sein wie bei der partiellen Verlegung der Luftwege. Es sind deutlich frustrane Atembewegungen mit supraklavikulären und interkostalen Einziehungen sowie paradoxe Schaukelbewegungen von Bauch und Thorax zu erkennen. Es kann jedoch keine Luftströmung gehört oder gefühlt werden. Der Patient kann auch nicht sprechen. Er greift sich meist verzweifelt mit beiden Händen an den Hals, falls er noch bei Bewusstsein ist.

Zentrale Atemregulationsstörung

Als Ursache einer zentralen Atemregulationsstörung kommen traumatische, entzündliche und medikamentöse Störungen des Atemzentrums in Frage. Besonders wichtig sind zentrale Atemregulationsstörungen als Nebenwirkungen von Opioiden, Sedativa, Hypnotika, Anästhetika usw. Meist tritt hierbei eine Änderung der Atmung im Sinne einer Bradypnoe oder einer Apnoe auf.

Spezielle zentral bedingte Atemstörungen sind:

- Biot-Atmung: rhythmische, vertiefte Atemzüge, zum Teil unterbrochen von plötzlichen Apnoephasen (bei Hirnverletzung und ICP-Erhöhung)
- Cheyne-Stokes-Atmung: Atemzüge rhythmisch, zu- und abnehmende Atemfrequenz und -amplitude, dazwischen Apnoephasen (bei Hirnentzündung oder zerebralen Durchblutungsstörungen)
- Kussmaul-Atmung: Atemzüge rhythmisch, vertieft, mit normaler oder verminderter Frequenz (bei metabolischer Azidose, z.B. bei diabetischem Koma)

Störungen der Atemmuskulatur, des Thorax und der Lunge

Störungen der Atemmuskulatur können vor allem durch einen Überhang von Muskelrelaxanzien nach einer Narkose auftreten, selten auch durch eine Poliomyelitis, durch Muskelkrämpfe im Rahmen eines Tetanus oder bei neurologischen Störungen (z.B. Guillain-Barré-Syndrom). Bei Störungen des knöchernen Thorax ist vor allem an eine Rippenserienfraktur zu denken. Bei Störungen der Lunge kommen vor allem ein Pneumothorax oder ein Hämatothorax in Frage.

Atemstillstand

Bei der Überprüfung der Atmung ist keine Bewegung des Thorax zu erkennen. Auch kann mit dem an den Mund und die Nase angenäherten Ohr keine Luftströmung gehört oder gefühlt werden.

Pulmonale Wiederbelebung

Hat die Diagnostik eine Gefährdung der Vitalfunktion Atmung ergeben, so müssen unverzüglich die Atemwege freigemacht und freigehalten werden. Tritt nun keine ausreichende Spontanatmung ein, so muss unverzüglich mit der Atemspende/Beatmung begonnen werden.

Freimachen der Atemwege

Der Mund-Rachen-Raum muss grob gereinigt werden. Flüssigkeiten können mit einer Absaugvorrichtung, größere Partikel mit einer Zange (z.B. Magill-Zange, s.S. 84) entfernt werden. Notfalls müssen z.B. der Zeige- und Mittelfinger verwendet werden (um die evtl. ein Gazestreifen oder ein Taschentuch gewickelt werden kann). Zum Freimachen der Atemwege gehört auch ein Überstrecken des Kopfes und Hochziehen des Unterkiefers mit den Fingerspitzen (oder mit dem Esmarch-Handgriff, s.S. 315), wodurch eine zurückgefallene Zunge von der Rachenhinterwand abgehoben werden kann. Bei Verdacht auf eine Verletzung der Halswirbelsäule muss eine Überstreckung des Kopfes vermieden werden!

Freihalten der Atemwege

Meistens führt das Freimachen der Atemwege bei bewusstlosen Patienten zu einer ausreichenden Spontanatmung. Anschließend muss dafür gesorgt werden, dass die Atemwege freibleiben. Zum Freihalten der Atemwege eignen sich:

- Esmarch-Handgriff (s. S. 315)
- stabile Seitenlage
- Einführen eines Wendl-Tubus (s. S. 316)
- Einführen eines Guedel-Tubus (s. S. 84)

Falls das Freimachen und Freihalten der Atemwege zu keiner ausreichenden Spontanatmung führen, muss unverzüglich mit einer Atemspende/Beatmung begonnen werden. (Sobald als möglich ist eine orotracheale Intubation [s. S. 86] und Beatmung mit einem Atemhubvolumen von ca. 10–15 ml/kg KG über jeweils 2 Sekunden und einer Frequenz von 12–15 Atemhüben pro Minute anzustreben. Die richtige Lage des Endotrachealtubus sollte möglichst apparativ [vorzugsweise mittels Kapnometer] überprüft werden.)

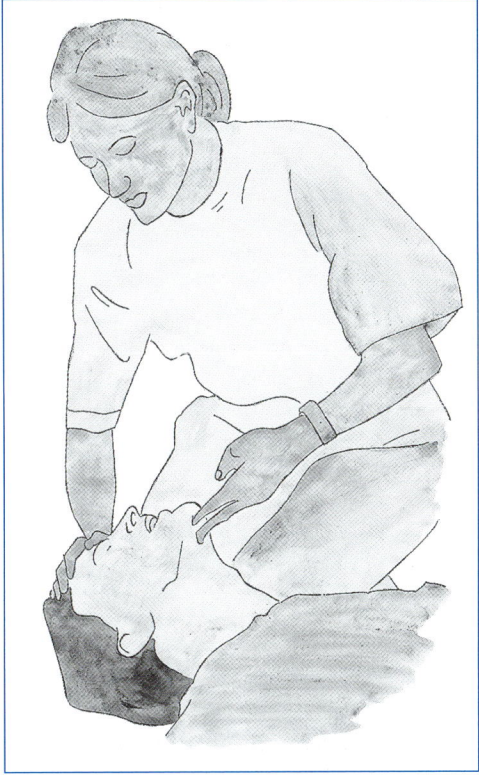

Abb. 8.9 Überstreckung des Kopfes.

Atemspende

Die Atemspende kann durchgeführt werden als
- Mund-zu-Mund-Beatmung oder als
- Mund-zu-Nase-Beatmung

Bevorzugt wird die **Mund-zu-Mund-Beatmung**, die folgendermaßen durchgeführt wird:
- Rückenlage des Patienten
- Überstrecken des Kopfes:
  Eine Hand liegt an der Stirn-Haar-Grenze, mit den Fingerspitzen der anderen Hand wird das Kinn des Patienten angehoben. Der Kopf wird überstreckt (vgl. Abb. 8.9). Mit dem Daumen und Zeigefinger der an der Stirn-Haar-Grenze liegenden Hand wird die Nase zusammengedrückt (um zu verhindern, dass die in den Mund geblasene Luft durch die Nase entweicht). Gelingt eine Mund-zu-Mund-Beatmung nicht oder liegen z. B. schwere Verletzungen im Mundbereich vor, dann ist eine

Mund-zu-Nase-Beatmung durchzuführen. Mit der am Kinn liegenden Hand wird hierbei der Unterkiefer angehoben, um den Mund zu verschließen.
- Insufflation:
  Der Helfer soll den Patienten zweimal effektiv beatmen. Nach tiefer Einatmung sollte die Ausatemluft kontinuierlich und gleichmäßig in den Patienten geblasen werden. Beim Erwachsenen sollen bei der Beatmung mit < 40 % Sauerstoff (Mund-zu-Mund-Beatmung, Maskenbeatmung mit Raumluft) 10 ml/kg KG Atemhubvolumen über 2 Sekunden verabreicht werden, bei der Beatmung mit > 40 % mittels Gesichtsmaske und Sauerstoffzufuhr wird ein Atemhubvolumen von 6–7 ml, d. h. ca. 500 ml über 1–2 Sekunden empfohlen. Dadurch kann die Gefahr hoher Atemwegsdrücke mit Eindringen von Beatmungsgemisch in den Magen vermindert werden.

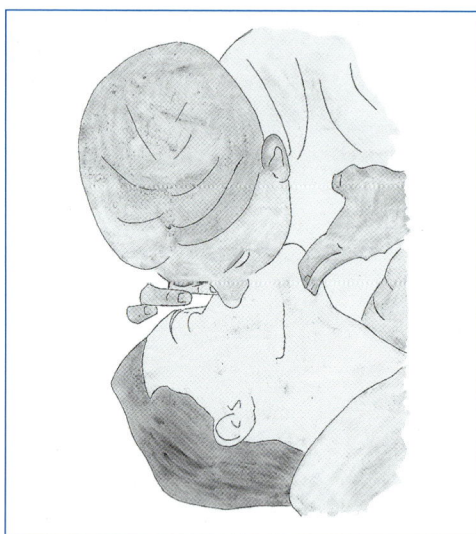

Abb. 8.10 Mund-zu-Mund-Beatmung.

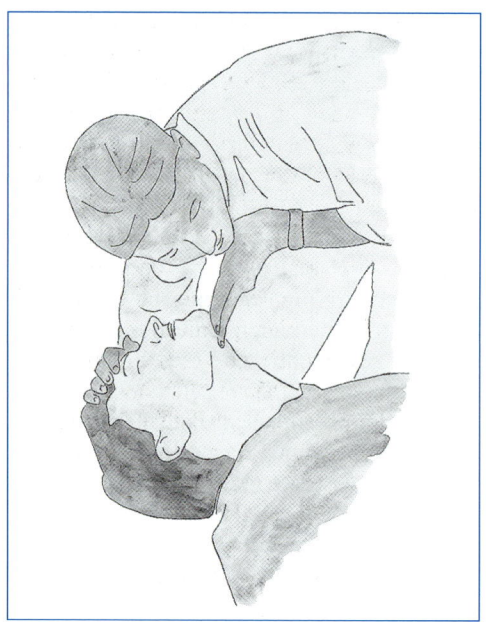

Abb. 8.11 Passive Ausatmung.

Falls die Beatmung nicht effektiv ist, sollten nicht mehr als fünf Beatmungsversuche unternommen werden. Anschließend ist zu überprüfen, ob der Patient einen Spontankreislauf hat oder ob eine Störung der Vitalfunktion Herz/Kreislauf vorliegt (s. u.).

Hat der Patient eine ausreichende Kreislauffunktion, dann wird mit einer Frequenz von 10–15 Atemhüben pro Minuten beatmet (vgl. Abb. 8.10).
● Kontrolle der Ausatmung:
Ist die Insufflation beendet, so hebt der Helfer seinen Mund von dem Mund des Patienten ab, dreht seinen Kopf, um den Thorax des Patienten zu beobachten, und nähert sein Ohr dem Mund des Patienten (vgl. Abb. 8.11). Die passive Ausatmung des Patienten kann nun am Senken des Thorax gesehen und am Ausströmen der Luft aus dem Mund gehört und gefühlt werden.

Für die Atemspende sind inzwischen hygienisch unbedenkliche Einmaltücher mit Ventilfunktion erhältlich. Deren Anwendung erfordert jedoch einige Übung, um eine komplette Abdichtung der Atemwege zwischen Helfer und Patient zu erreichen. Falls verfügbar, sollte stets mithilfe eines Beatmungsbeutels bzw. eines Narkosegerätes eine Maskenbeatmung (s. S. 103) durchgeführt werden. Schnellstens sollte die endotracheale Intubation angestrebt werden. Nur hierdurch ist ein sicheres Freihalten der Atemwege und die Zufuhr von Sauerstoff in hoher Konzentration zu gewährleisten.

Erfolgskontrolle
Meist kann schon nach wenigen Insufflationen ein Rückgang einer vorher bestehenden Zyanose beobachtet werden.
Konnten nach den initialen zwei Beatmungen des Patienten keine Zeichen eines Spontankreislaufs erkannt werden, so muss von einer Störung der Vitalfunktion Herz/Kreislauf ausgegangen werden.

Störungen der Vitalfunktion Herz/Kreislauf?

Diagnostik von Herz-Kreislauf-Störungen

▶ Die Frage, ob der Patient einen Spontankreislauf hat oder nicht, wird nach den initialen beiden Beatmungen dadurch geklärt, dass der Laienhelfer nach indirekten Kreislaufzeichen sucht. Der Laienhelfer soll nicht mehr (wie früher empfohlen) nach direkten Kreislaufzeichen suchen, d.h. die Arteria carotis (etwas lateral des Kehlkopfes) tasten. Dieses Pulstasten hat sich für Laien oft als schwierig und fehlerhaft erwiesen. Professionelle Helfer sollen jedoch weiterhin den Carotis-Puls tasten. Es ist zu prüfen, ob der Patient Spontanbewegungen, Husten oder Atmen (mehr als gelegentliche Schnappatmung) aufweist. Spontanbewegungen sprechen für einen vorhandenen Kreislauf. Vor allem beim entkleideten Patienten kann auch die Arteria femoralis palpiert werden. Eine periphere Pulsdiagnostik (z.B. an der Arteria radialis) ist nicht (!) zulässig. Die Überprüfung auf einen vorhandenen Kreislauf sollte nicht länger als 10 Sekunden dauern.

Da das Blutdruckmessen nach Riva-Rocci eine zeitraubende und nicht absolut zuverlässige Methode ist, darf sie bei Verdacht auf einen Kreislaufstillstand nicht zur Diagnosestellung herangezogen werden. Verwertet werden kann die Blutdruckmessung z.B. bei Intensivpatienten oder im OP, wenn der Patient bereits vorher eine arterielle Blutdruckmessung hatte.
Da das Ableiten eines EKG ebenfalls zeitraubend ist, kann es zur Diagnosestellung eines Kreislaufstillstandes nicht herangezogen werden, es sei denn, dass bereits vorher eine EKG-Ableitung angeschlossen war, wie z.B. bei einem Patienten auf der Intensivstation oder im OP.
Sind keine indirekten (oder direkten) Zeichen eines Spontankreislaufs nachweisbar, dann kann von einem therapiebedürftigen Kreislaufstillstand ausgegangen werden.

▶ Unter einem Kreislaufstillstand wird der Zusammenbruch der Perfusion sämtlicher Organe verstanden. Die häufigste Ursache eines Kreislaufstillstandes ist beim Erwachsenen ein Kammerflimmern. Weitere Ursachen können eine Asystolie oder eine elektromechanische Entkoppelung sein. (Bei der Asystolie zeigt das EKG eine leicht schwankende Null-Linie, bei der elektromechanischen Entkoppelung zeigen sich im EKG noch QRS-Komplexe, aber es ist kein Puls [Kreislauf] nachweisbar).

Bei all diesen Zuständen wirft das Herz kein Blut aus. Das Herz steht also funktionell still. Es wird von einem funktionellen oder einem **hämodynamischen Herzstillstand** gesprochen.
Innerhalb von 10 Sekunden nach Eintritt eines Kreislaufstillstandes wird der Patient aufgrund des zerebralen Kreislaufstillstandes bewusstlos.
Innerhalb von 60 Sekunden nach Eintritt eines Kreislaufstillstandes tritt auch ein Atemstillstand ein.
Innerhalb von 60 Sekunden nach Eintritt eines Kreislaufstillstandes werden die Pupillen des Patienten weit. Beim schädel-/hirntraumatisierten Patienten kann jedoch z.B. eine Pupille weit sein, ohne dass ein Kreislaufstillstand vorliegt (s.S. 267). Andererseits werden z.B. bei einem Patienten mit einer E-605-Vergiftung oder mit einem Glasauge die Pupillen trotz eines Kreislaufstillstandes nicht weit. Beim Beurteilen der Pupillen müssen immer beide (!) Augen überprüft werden. Die Pupillen können auch im Rahmen einer suffizient durchgeführten Reanimation weit werden. Ursache kann in diesem Falle z.B. eine hochdosierte Adrenalingabe sein.
Bei einem primären Kreislaufstillstand ist die Haut „leichenblass". Besteht jedoch zuerst ein Atemstillstand, der von einem Kreislaufstillstand gefolgt wird, so ist die Haut normalerweise tief zyanotisch. Dieses Kriterium ist jedoch z.B. bei Patienten mit einer Kohlenmonoxidvergiftung, einer schweren Anämie, schwarzer Hautfarbe, schweren Verbrennungen usw. nicht immer verwertbar.

Kardiale Wiederbelebung

Allgemeine Bemerkungen

Hat die Diagnostik einen Herz-Kreislauf-Stillstand ergeben, so muss unverzüglich mit der Herzdruckmassage, der so genannten kardialen Wiederbelebung begonnen werden. Außerdem muss die bereits angefangene Beatmung fortgeführt werden.

► Bei der **externen Herzdruckmassage** wird durch rhythmischen Druck auf das Sternum das Herz zwischen Sternum und Wirbelsäule komprimiert, wodurch ein Blutauswurf aus dem Herzen erzeugt wird und ein Minimalkreislauf aufrechterhalten werden kann. Nach neueren Erkenntnissen ist für den Blutfluss unter der Herzdruckmassage auch ein so genannter **Thoraxpumpmechanismus** verantwortlich. Aufgrund der kompressionsbedingten generalisierten Steigerung des intrathorakalen Drucks kommt es zu einer Kompression der intrathorakalen Gefäße. Aufgrund der Venenklappen kommt es zu einer Blutströmung ins arterielle System. Während beim Erwachsenen für den Blutfluss beide Mechanismen verantwortlich sind, kommt es bei Kindern aufgrund ihres elastischen Thorax vor allem zu einer direkten Kompression des Herzens. Neben der externen Herzdruckmassage muss eine Ventilation der Lunge durchgeführt werden.

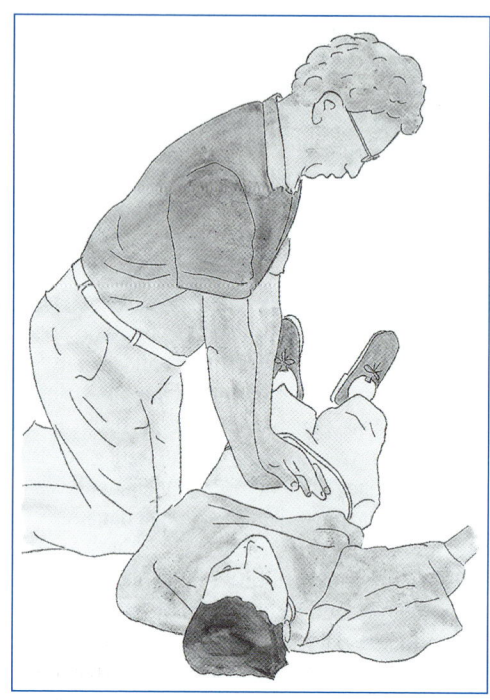

Abb. 8.12 Kardiopulmonale Wiederbelebung: Herzdruckmassage mit der Ein-Helfer-Methode.

Zur Durchführung der kardiopulmonalen Reanimation (**c**ardio-**p**ulmonary **r**esuscitation; CPR) wird der Patient sofort flach auf den Rücken gelegt, wobei auf eine harte Unterlage zu achten ist. Im Bett muss eine Reanimationsplatte, z. B. das abnehmbare Fußbrett eines Krankenhausbettes, unter den Thorax geschoben werden. Notfalls ist der Patient immer auf den Fußboden zu legen. Der Helfer kniet oder steht seitlich neben dem Patienten. Druckpunkt für die Herzdruckmassage beim Erwachsenen ist die untere Hälfte des Brustbeins (Sternum). Um das untere Ende des Sternums festzustellen, soll mit Zeige- und Ringfinger entlang des Rippenbogens bis zum Sternumende gefahren werden. Die übereinandergelegten Handballen werden – bei verhakten Fingern – auf den Druckpunkt aufgesetzt. Der Druck muss senkrecht von oben mit gestreckten Ellenbogen erfolgen und das Sternum ca. 4–5 cm der Wirbelsäule nähern. Der Druck sollte weitgehend durch Beugen des Oberkörpers bei gestreckten (!) Armen erzeugt werden (vgl. Abb. 8.12). Druck- und Entlastungsphase sollten von gleicher Dauer sein. Die Handballen müssen auch während der Entlastungsphase auf dem Druckpunkt verbleiben.

Je nachdem, ob ein oder zwei Helfer für die kardiopulmonale Reanimation zur Verfügung stehen, wird eine so genannte 1-Helfer-Methode von einer so genannten 2-Helfer-Methode unterschieden.

1-Helfer-Methode

Der Helfer muss abwechselnd Beatmung (vgl. Abb. 8.10) und Herzdruckmassage (vgl. Abb. 8.12) durchführen. Er beginnt mit 2 effektiven Insufflationen und führt dann die kardiopulmonale Reanimation mit 15 Herzdruckmassagen, gefolgt von jeweils 2 Insufflationen von je 2 Sekunden, weiter (15:2). Die Kompressionen sollen mit einer Frequenz von ca. 100/min erfolgen.

2-Helfer-Methode

Der eine Helfer übernimmt die Herzdruckmassage, der zweite die Ventilation (vgl. Abb. 8.13). Es ist wiederum mit 2 Insufflationen zu

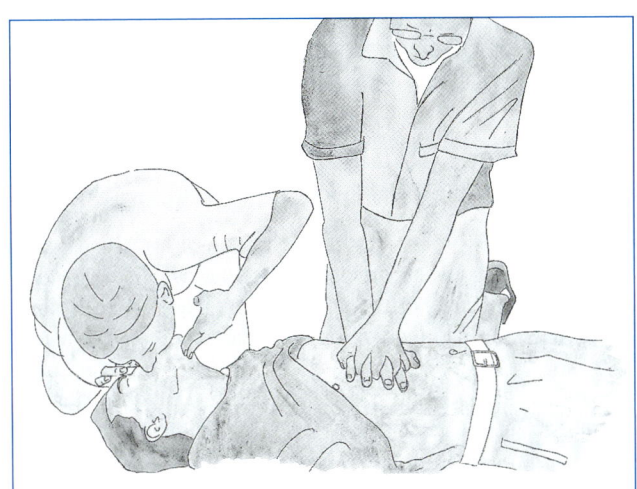

Abb. 8.13 Kardiopulmonale
Reanimation: Zwei-Helfer-Methode.

beginnen. Danach wird (nach den neuen Re-
animationsrichtlinien) die kardiopulmonale
Reanimation mit 15 Herzdruckmassagen, gefolgt von 2 Insufflationen, fortgeführt (15:2).
Die Insufflation sollte genau zwischen zwei
Herzmassagen interponiert werden. Eine Insufflation sollte wiederum ca. 2 Sekunden
dauern. Die Kompression erfolgt mit einer
Frequenz von ca. 100/min.
Bei intubierten Patienten braucht während der
Beatmung die Herzdruckmassage nicht unterbrochen werden. Die Herzdruckmassage sollte mit einer Frequenz von 100 pro Minute und
die Beatmung mit 12–15 Atemhüben pro Minute (10–15 ml/kg KG) durchgeführt werden.
Bei intubierten Patienten sollte nach 5 Kompressionen 1 Beatmung folgen (5:1).
Der Laienhelfer soll die Reanimation solange
fortführen, bis
- qualifizierte Hilfe verfügbar ist
- der Patient Lebenszeichen von sich gibt
- er selbst erschöpft ist

Erweiterte kardiopulmonale Reanimation beim Erwachsenen

Zur erweiterten kardiopulmonalen Reanimation (**advanced basic live support**) gehört die
EKG-Diagnostik und die **elektrische Defibrillation** sowie der **Einsatz von Medikamenten**.

EKG und Defibrillation

Bald möglichst sollte ein Defibrillator/EKG-
Monitor angeschlossen werden, um ein
Kammerflimmern, eine Asystolie oder eine
elektromechanische Entkopplung als Ursache
des Herz-Kreislauf-Stillstandes differenzieren
und um eine wieder einsetzende Herzaktion
frühzeitig erkennen zu können.

Die Defibrillation

Bei einer elektrischen **Defibrillation** wird
bisher noch öfter ein Gleichstromimpuls
(wählbarer Intensität) über zwei großflächige
Spezialelektroden durch die Brustwand auf
das Herz abgegeben. Eine Defibrillation wird
vor allem bei Kammerflimmern (oder pulsloser ventrikulärer Tachykardie) durchgeführt.
Durch den (aus Kondensatoren) abgegebenen
Gleichstromimpuls kommt es zu einer simul-
tanen Entladung sämtlicher Herzmuskelzellen. Nach einer solchen Defibrillation (Syn-
chronisation der Herzmuskelzellen) treten oft
wieder ein normaler Herzrhythmus und eine
normale Erregungsleitung entlang der typischen Bahnen ein.

Während einer Defibrillation darf niemand
Kontakt zum Patienten oder dessen Bett
haben (auch nicht über eine Pfütze am
Fußboden!!), weil sonst die Gefahr besteht,
dass der ausgelöste Strom weitergeleitet

wird. Auch ist unbedingt zu vermeiden, dass der Patient im Nassen liegt, weil in Verbindung mit der Defibrillation Verbrennungen an feuchten Körperstellen auftreten können.

Kammerflimmern

Die häufigste Ursache eines Herzstillstandes ist ein Kammerflimmern. Das EKG zeigt hierbei schnelle, unregelmäßige Ausschläge.

Die Therapie der Wahl bei einem Kammerflimmern ist die unverzügliche **elektrische Defibrillation** (vgl. Abb. 8.14).

Die mit Gel bestrichenen Defibrillatorelektroden werden an der Herzbasis (2. ICR rechts parasternal) und an der Herzspitze (unterhalb der linken Brustwarze) aufgesetzt. Zur Defibrillation werden bei Erwachsenen initial 200 J empfohlen. Für eine eventuelle zweite Defibrillation werden 200–300 J und für eine dritte Defibrillation 360 J empfohlen. Nach den neuesten Empfehlungen sollen initial ggf. bis drei Defibrillationen unmittelbar nacheinander durchgeführt werden. Inzwischen wird meist die so genannte **biphasische Defibrillation** empfohlen (positiver Strom mit nachfolgendem negativem Strom). Der Erfolg einer biphasischen Defibrillation mit ≤ 200 J sei genauso gut oder besser als die bisherige monophasische Defibrillation. Da bei der biphasischen Defibrillation geringere Stromstärken ausreichen, sind geringere Herzmuskelschädigungen durch die Defibrillation zu erwarten. Bei Erfolglosigkeit der Defibrillation sollte dann wieder mit der Herzdruckmassage und Beatmung fortgefahren werden, Adrenalin (Dosierung wie unten beschrieben) verabreicht und 30–60 Sekunden danach erneut mit 360 J defibrilliert werden. Zusätzlich kann die Gabe eines Antiarrhythmikums (z.B. 5 mg/kg KG Amiodaron, alternativ 1–1,5 mg/kg KG Lidocain) intravenös erwogen werden und danach mit 360 J defibrilliert werden. Zwischen den einzelnen Defibrillationen und ggf. Medikamentengaben sollte jeweils für ca. eine Minute eine mechanische kardiopulmonale Reanimation durchgeführt werden. Gegebenenfalls kann noch die Gabe von Bikarbonat (1 mmol/kg KG i.v.) erwogen werden.

Wird auf der Intensivstation am angeschlossenen EKG-Monitor das plötzliche Auftreten von Kammerflimmern beobachtet, so kann die Reanimation primär mit einer elektrischen Defibrillation begonnen werden.

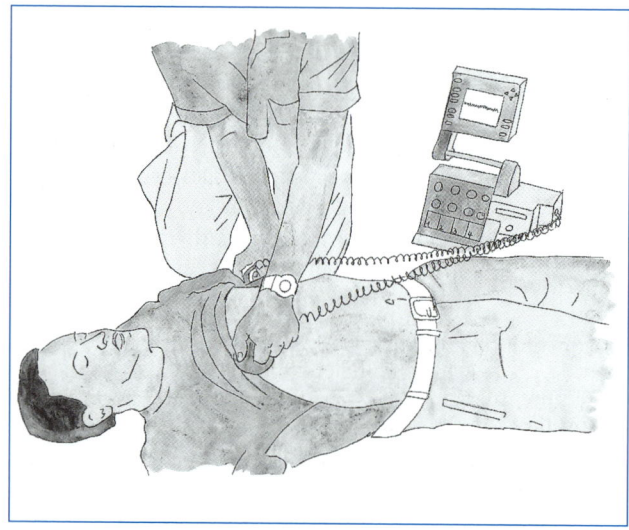

Abb. 8.14 Defibrillation.

Asystolie

Bei einer Asystolie zeigt das EKG keine elektrische Aktivität. Die Grundlinie ist leicht wellenförmig. Bei einer vollkommen geraden Null-Linie handelt es sich um einen Ableitungsfehler! Die Elektroden müssen überprüft werden.

> Die Therapie der Wahl bei einer **Asystolie** ist die Gabe von **Adrenalin** (1 mg beim Erwachsenen). Adrenalin kann ggf. alle 3–5 Minuten wiederholt werden. Nach jeweils ca. 3 Minuten mechanischer Reanimation ist der Herzrhythmus erneut zu kontrollieren. (Falls inzwischen ein Kammerflimmern vorliegt, ist zu defibrillieren).

Bei fortbestehender Asystolie wird zusätzlich Atropin (1 mg i.v. beim Erwachsenen; alle 3–5 Minuten ggf. wiederholen bis zu einer Maximaldosis von 0,04 mg/kg KG) verabreicht. Ggf. kann noch die Gabe von Bikarbonat (initial 1 mmol/kg KG) in Erwägung gezogen werden.

Elektromechanische Entkopplung

Bei der elektromechanischen Entkopplung liegt eine Pulslosigkeit vor, obwohl im EKG elektrische Herzaktionen nachweisbar sind. Die Therapie besteht in der Gabe von Adrenalin (1 mg i.v., ggf. Wiederholung alle 3–5 Minuten) und bei fortbestehender Bradykardie in zusätzlicher Atropingabe (1 mg i.v., ggf. Wiederholung alle 3–5 Minuten bis zu einer Maximaldosierung von 0,04 mg/kg KG).

Präkordialer Faustschlag

> Wird das Eintreten eines primären Herzstillstandes, z.B. auf der Intensivstation, vom Helfer beobachtet und ist ein Defibrillator nicht unmittelbar verfügbar, so kann die kardiopulmonale Reanimation auch mit einem präkordialen Faustschlag begonnen werden (vgl. Abb. 8.15).

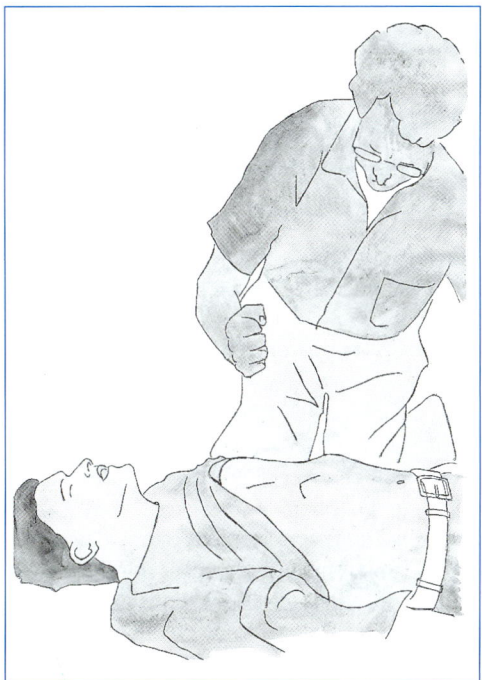

Abb. 8.15 Präkordialer Faustschlag.

Aus ca. 30 cm Entfernung wird ein kräftiger Faustschlag auf die Mitte des Sternums durchgeführt. Durch die mechanische Irritation kann es, ähnlich wie bei der elektrischen Defibrillation, unter Umständen zum Wiedereinsetzen der Herzaktion kommen. Kommt es nach dem präkordialen Faustschlag nicht sofort zum Wiedereinsetzen einer normalen Herzaktion, so muss unmittelbar mit der kardiopulmonalen Reanimation begonnen werden. Der präkordiale Faustschlag darf nicht angewendet werden bei Kindern sowie bei einem primären Atemstillstand mit nachfolgendem Herzstillstand (also bei einem zyanotischen Patienten).

Medikamente für die Reanimation

Die beschriebenen mechanischen Wiederbelebungsversuche sollen so bald als möglich durch eine gezielte medikamentöse Therapie ergänzt werden. Die Medikamente sollten intravenös verabreicht werden. Falls kein intravenöser Zugang vorhanden ist, können Suprarenin®, Atropin, Lidocain auch in 2- bis 2,5facher Dosis über den Endotrachealtubus verabreicht werden. Die Medikamente der ersten Wahl sind:

- Adrenalin
- Amiodaron/Lidocain
- Atropin

Adrenalin (Suprarenin®)

Erwachsene erhalten 1,0 mg intravenös einer 1:10 verdünnten Lösung. Gegebenenfalls Wiederholung alle 3–5 Minuten. Bei Verabreichung über eine periphere Vene sollten jeweils mindestens 20 ml Flüssigkeit (z.B. NaCl 0,9%) nachinjiziert werden, damit das Adrenalin (Suprarenin®) bis nach zentral gelangt. Wird Adrenalin im Rahmen eines primär nicht auf eine Defibrillation ansprechenden Kammerflimmerns verabreicht, dann sollte 30–60 Sekunden danach mit 360 Joule (J) defibrilliert werden (s.o.).

Atropin

Im Falle einer Asystolie oder elektromechanischen Entkoppelung wird nach erfolgloser Gabe von Suprarenin® die zusätzliche Gabe von 1 mg Atropin empfohlen. Die Dosis kann ggf. alle 3–5 Minuten wiederholt werden (bis zu einer Gesamtdosis von 0,04 mg/kg KG).

Amiodaron/Lidocain

Lidocain (Xylocain®) wurde oft als das Antiarrhythmikum der ersten Wahl bei ventrikulären Rhythmusstörungen (v.a. bei Kammerflimmern, das auf Defibrillation nicht anspricht) bezeichnet. Die Initialdosis wird mit 1,0–1,5 mg/kg KG angegeben. 30–60 Sekunden nach einer Lidocaingabe wegen eines Kammerflimmerns sollte mit 360 J defibrilliert werden (s.u.). Inzwischen wird die Gabe von Lidocain zunehmend kritisch gesehen. Antiarrhythmika werden bei der Reanimation nicht mehr offiziell empfohlen, deren Gabe kann aber in Erwägung gezogen werden. Falls ein Antiarrhythmikum z.B. bei Kammerflimmern oder pulsloser ventrikulärer Tachykardie

indiziert scheint, wird inzwischen Amiodaron (Cordarex®; 5 mg/kg KG) als Mittel der ersten Wahl bezeichnet.

Natriumbikarbonat

Während eines Kreislaufstillstandes entwickelt sich eine **metabolische Azidose**. Hierdurch kann die Kontraktilität des Herzens erniedrigt, die Flimmerbereitschaft des Herzens erhöht und die Ansprechbarkeit auf Katecholamine und auf eine Defibrillation (s.u.) verschlechtert werden.

Die Gabe von Natriumbikarbonat zur Therapie einer solchen metabolischen Azidose wird inzwischen nicht mehr offiziell empfohlen, eine Bikarbonatgabe kann (bei Kammerflimmern, pulsloser ventrikulärer Tachykardie oder Asystolie) aber in Erwägung gezogen werden. Es sollte nur dann verabreicht werden, wenn der Patient intubiert und ausreichend beatmet ist und ein länger dauernder Kreislaufstillstand vorliegt oder wenn nach einem längeren Kreislaufstillstand wieder ein Spontankreislauf auftritt (und die sauren Stoffwechselprodukte aus den Geweben ausgewaschen werden).

Natriumbikarbonat darf nicht endotracheal verabreicht werden. In Notfallsituationen kann Natriumbikarbonat (trotz seiner hohen Osmolarität) ausnahmsweise auch über einen peripher-venösen Zugang verabreicht werden. Spätestens zu diesem Zeitpunkt muss ein (möglichst peripher-venöser) Zugang gelegt werden. Ein zentraler Venenkatheter (s.S. 183) sollte während der Herzdruckmassage nur gelegt werden, wenn eine peripher-venöse Punktion nicht möglich ist. Es bietet sich dann die Vena subclavia an (s.S. 186). Bei Neugeborenen kann notfalls in die Nabelvene injiziert werden.

Erwachsene erhalten initial gegebenenfalls 1 mmol/kg KG intravenös.

Falls möglich, sollten zumindest weitere Natriumbikarbonatgaben nach dem Ergebnis einer Blutgasanalyse dosiert werden. Die metabolische Azidose sollte nicht vollständig ausgeglichen werden. Vor einer überschießenden Gabe von Natriumbikarbonat muss gewarnt werden.

Das ABC der kardiopulmonalen Reanimation beim Erwachsenen

▶ Das zeitliche Vorgehen bei einer kardiopulmonalen Reanimation erfolgt nach dem sog. ABC der Reanimation:
Ansprechbarkeit überprüfen: Ist der Patient ansprechbar (rütteln und anrufen)?
Falls Patient nicht reagiert
zuerst Rettungsdienst informieren (Phone first).
Ausnahme: Bei Verdacht auf primären Atemstillstand (Kinder, verunfallte Patienten, beinahe ertrunkene Patienten, Intoxikation) zuerst ca. 1 Minute Reanimation, dann Rettungsdienst informieren (Phone fast).
● **A**temwege freimachen (Kopf überstrecken, Kinn hochziehen) und klären, ob Spontanatmung vorhanden (Atmung bei angenähertem Ohr hörbar und fühlbar? Thoraxbewegungen sichtbar?).
Falls keine (ausreichende) Spontanatmung:
● **B**eatmen: 2-mal effektiv beatmen, maximal 5 Beatmungsversuche.
Beatmung mit weniger als 40 % O_2:
Atemhubvolumen ca. 10 ml/kg KG (ca. 700–1 000 ml beim Erwachsenen) über jeweils 2 Sekunden
Beatmung mit mehr als 40 % O_2:
Atemhubvolumen ca. 6–7 ml (ca. 500 ml beim Erwachsenen) über jeweils 1–2 Sekunden.
Beim intubierten Patienten:
Atemhubvolumen 10–15 ml/kg KG über jeweils 2 Sekunden; Atemfrequenz: jeweils 12- bis 15-mal pro Minute.
● **C**irculation wiederherstellen:
Kreislauf vorhanden? Indirekte Kreislaufzeichen wie Spontanbewegungen, Husten, Atmung (mehr als gelegentliche Schnappatmung) vorhanden? Laienhelfer sollen nicht mehr versuchen, den Puls zu tasten. Professionelle Helfer sollen weiterhin den Puls tasten.
Falls Spontankreislauf: weiterbeatmen.
Falls kein Spontankreislauf:
Herzdruckmassage (Kompressionsfrequenz ca. 100/min; Kompressions- und Entlastungsphase gleich lang; untere Hälfte des Sternums ca. 4–5 cm eindrücken):
– 1-Helfer-Methode: 15:2 im Wechsel

– 2-Helfer-Methode: 15:2 interponiert (erst nach Intubation: 5:1)
● **D**rogen:
– Adrenalin 1 mg, gegebenenfalls Wiederholung alle 3–5 Minuten intravenös.
– Gabe von Natriumbikarbonat erwägen (1 mmol/kg KG), z. B. falls der Patient intubiert und ausreichend beatmet ist, aber ein längerfristiger Herz-Kreislauf-Stillstand besteht oder bei Wiederauftreten eines Spontankreislaufs nach langfristigem Kreislaufstillstand
● **E**KG:
– Kammerflimmern oder pulslose ventrikuläre Tachykardie: Defibrillation (ggf. unmittelbar nacheinander mit 200 J, 200–300 J, 360 J), gegebenenfalls Suprarenin® und 30–60 Sekunden danach Defibrillation mit 360 J; gegebenenfalls Antiarrhythmikum erwägen. Amiodaron (5 mg/kg KG), alternativ Lidocain und 30–60 Sekunden danach Defibrillation mit 360 J (gegebenenfalls noch Natriumbikarbonat)
– Asystolie: Adrenalin und gegebenenfalls Atropin (und evtl. Natriumbikarbonat)
– elektromechanische Entkopplung: Adrenalin und gegebenenfalls Atropin (sowie evtl. Natriumbikarbonat)

Kardiopulmonale Reanimation bei Neugeborenen, Säuglingen und Kindern bis 8 Jahre

Kinder über 8 Jahre werden nach den für Erwachsene beschriebenen Richtlinien reanimiert (s.o.). Bei der kardiopulmonalen Reanimation bei Neugeborenen, Säuglingen und Kindern gelten im Prinzip vergleichbare Richtlinien für die kardiopulmonale Reanimation, wie sie für Erwachsene vorstehend beschrieben wurden. Es sind jedoch folgende Besonderheiten zu beachten:
● Initial sollten zwei effektive Beatmungshübe verabreicht werden (ggf. bis zu fünf Beatmungsversuche). Der Thorax sollte sich bei der Beatmung sichtbar heben.
● Bei Kindern unter einem Jahr erfolgt die Beatmung mit dem weit geöffneten Mund

gleichzeitig über Mund und Nase des kleinen Patienten.

- Bei Kindern unter einem Jahr ist vom professionellen Helfer die Arteria carotis (wegen des kurzen Halses) schwierig zu tasten. Es wird empfohlen, den Puls im Bereich der Arteria brachialis (etwas proximal der Ellenbeuge in der Oberarminnenseite) zu tasten.
- Die Insufflation eines Beatmungshubes sollte bei Säuglingen und Kindern bis 8 Jahren ca. 1–1,5 Sekunden dauern.
- Bei Kleinkindern sollte mit der Herzdruckmassage bereits begonnen werden, wenn die Herzfrequenz auf unter 60 Schläge pro Minute abfällt. Bei Neugeborenen sollte mit der Herzdruckmassage begonnen werden, wenn die Pulsfrequenz trotz (über 30 Sekunden durchgeführter) adäquater Beatmung mit 100% O_2 unter 60 Schläge pro Minute liegt.
- Das Sternum sollte beim Neugeborenen, beim Säugling und beim Kleinkind um ca. 1/3–1/2 der Thoraxtiefe eingedrückt werden. Bei Neugeborenen sollte der Thorax mit beiden Händen jeweils von einer Seite umgriffen werden, wobei die Daumen nebeneinander oder aufeinander auf der unteren Hälfte des Sternums (ca. 1 Querfinger unterhalb der gedachten Verbindungslinie zwischen den Brustwarzen), die restlichen 4 Finger als Widerlager auf dem Rücken des Neugeborenen zu liegen kommen. Die Herzdruckmassage erfolgt dann mit dem Daumen. Beim Säugling wird mit dem Mittelfinger und Ringfinger die untere Hälfte des Sternums (ca. 1 Querfinger unterhalb der gedachten Verbindungslinie zwischen den Brustwarzen) komprimiert. Bei Kindern (1–8 Jahre) wird mit einem Handballen im Bereich der unteren Sternumhälfte die Herzdruckmassage durchgeführt.
- Die Kompression sollte bei Neugeborenen mit einer Frequenz von 120/min, beim Säugling mit einer Frequenz von ca. 100/min erfolgen. Beim Säugling und Kind wird nach jeder 5. Kompression insuffliert

(5:1), sowohl bei der 1-Helfer- als auch der 2-Helfer-Methode. Beim Neugeborenen sollte nach jeder 3. Kompression beatmet werden (3:1). Bei der hierbei angestrebten Kompressionsfrequenz von 120 pro Minute ergibt sich eine effektive Frequenz von 90 Kompressionen und 30 Beatmungen pro Minute.

- Falls kein intravenöser Zugang vorhanden ist, kann auch eine (spezielle) Stahlkanüle bis in die Spongiosa des Schienbeines (der Tibia) eingestochen werden. Über eine solche Kanüle kann eine intraossäre Infusion oder Transfusion oder die Gabe von Medikamenten vorgenommen werden. Für die intraossäre Gabe von Medikamenten werden die gleichen Dosen wie für die intravenöse Gabe empfohlen. Die Wirkung tritt ähnlich schnell auf wie nach intravenöser Gabe.
- Adrenalin wird bei Säuglingen und Kindern in einer Dosierung von 0,01 mg/kg KG (= 0,1 ml/kg KG einer 1:10 verdünnten Lösung) intravenös oder intraossär empfohlen. Für die endotracheale Gabe werden 0,1 mg/kg KG (0,1 ml/kg KG der unverdünnten Lösung) empfohlen. Gegebenenfalls Dosiswiederholung alle 3–5 Minuten. Eventuell kann die Dosis bis auf 0,2 mg/kg KG gesteigert werden.
- Beim Neugeborenen wird eine Adrenalindosis von 0,01–0,03 mg/kg KG (= 0,1–0,3 ml einer 1:10 verdünnten Lösung) gegebenenfalls alle 3–5 Minuten intravenös (bzw. endotracheal) empfohlen.
- Atropin wird (bei einer Bradykardie) in einer Dosierung von 0,02 mg/kg KG empfohlen (Minimaldosis 0,1 mg; Maximaldosis 0,5 mg beim Säugling bzw. Kind), falls Suprarenin® erfolglos ist. Die Dosis kann gegebenenfalls einmal wiederholt werden.
- Amiodaron (alternativ Lidocain) wird beim Säugling und Kind (beim Kammerflimmern) in einer Dosierung von 5 mg/kg KG (bzw. 1 mg/kg KG) intravenös oder intraossär empfohlen. Gegebenenfalls kann diese Dosis wiederholt werden.

- Natriumbikarbonat:
  Die Gabe von Natriumbikarbonat sollte sehr zurückhaltend durchgeführt werden. Lediglich, wenn das Kind intubiert und ausreichend ventiliert ist sowie eine effektive Herzdruckmassage durchgeführt wird, kann bei einem längeren Kreislaufstillstand 1 mmol/kg KG Natriumbikarbonat langsam intravenös oder intraossär verabreicht werden. Gegebenenfalls kann nach 10 Minuten weiteren Kreislaufstillstandes die Dosis wiederholt werden. Falls möglich, sollte die Dosierung anhand einer Blutgasanalyse orientiert werden. Bei Neugeborenen sollte 8,4%iges Natriumbikarbonat (mit Glukose 5–10%) 1:1 verdünnt werden. Als Dosierung werden 1–2 mmol/kg KG empfohlen. Es ist eine langsame Gabe (> 2 Minuten) zu beachten. Vor allem bei Frühgeborenen (< 38. Schwangerschaftswoche) droht bei schneller Gabe wegen der hohen Osmolarität eventuell eine Hirnblutung.
- Defibrillation:
  Eine Defibrillation ist bei Kindern extrem selten notwendig. Für die Defibrillation mit reduzierter Energieanwendung gibt es für die meisten Defibrillatoren ein Vorsatz-Elektroden-Paar. Diese werden auf die üblichen Schockpaddel aufgesetzt. Bei den meisten Defibrillatoren kommt es hierbei zu einer Reduzierung der eingestellten Energie im Verhältnis 1:10. Diese Babyschockelektroden sind bei einem Körpergewicht von unter 10 kg zu empfehlen. Bei der ersten Defibrillation werden 2 J/kg KG, bei der zweiten Defibrillation werden 2–4 J/kg KG, bei der dritten Defibrillation werden 4 J/kg KG empfohlen. Auch für eventuelle weitere Defibrillationen werden 4 J/kg KG empfohlen.
- Volumengabe beim Neugeborenen:
  Falls bei einem Neugeborenen die Reanimationsbemühungen erfolglos bleiben, sollte an einen intravasalen Volumenmangel gedacht werden. Es empfiehlt sich die Gabe z.B. einer isotonen Elektrolytlösung oder 5%igen Albuminlösung (z.B. von 10–20 ml/kg KG).

- Asystolie:
  Adrenalingabe (Dosierung s.o.)
- Kammerflimmern:
  möglichst unmittelbar nacheinander mit 2 J/kg KG, 2–4 J/kg KG und 4 J/kg KG defibrillieren, gegebenenfalls Amiodaron, alternativ Lidocaingabe und 30–60 Sekunden danach mit 4 J/kg KG defibrillieren (gegebenenfalls noch Natriumbikarbonat)

Erfolgskontrolle

- Der Thorax hebt und senkt sich während der Atemspende. Bei der passiven Ausatmung ist mit dem angenäherten Ohr die aus der Nase entweichende Luft zu hören und zu fühlen.
- Die Hautfarbe wird wieder rosiger.
- Der Karotispuls ist tastbar.
- Der Patient bewegt sich.
- Vorher weite Pupillen werden wieder enger.
- Eine spontane Herzaktion setzt wieder ein.
- Eine Spontanatmung setzt wieder ein.

Komplikationen

- Sternum- und Rippenfrakturen
- Pneumothorax, Hämatothorax
- Leber- und Milzverletzungen
- Herzkontusion u.Ä.

Verletzungen durch eine kardiopulmonale Reanimation treten vor allem bei fehlerhafter Technik oder bei alten Patienten mit brüchigen Knochen auf.

Behandlung nach der kardiopulmonalen Reanimation

Nach einer Reanimation ist der Patient oft durch einen hypoxischen Hirnschaden (aufgrund einer Störung der zerebralen Autoregulation und einer Abnahme des zerebralen Blutflusses) sowie durch Herzrhythmusstörungen oder einen erneuten Herzstillstand bedroht. Der Patient muss deshalb auf die Intensivstation verlegt werden.

Therapieziele

- Stabilisierung des Kreislaufs
auf normale oder leicht übernormale Werte. Der arterielle Mitteldruck sollte bei ca. 90 mmHg liegen. Es muss ein ausreichender zerebraler und koronarer Perfusionsdruck angestrebt werden.
- kontrollierte Beatmung
Es sollte nur eine mäßige Hyperventilation angestrebt werden (p_aCO_2 am unteren Normbereich) und der p_aO_2 sollte mindestens 100 mmHg (13,3 kPa) betragen.
- Sedierung
sowie Prophylaxe bzw. Therapie von zerebralen Krämpfen, z.B. mit Diazepam, Phenytoin oder Barbituraten (z.B. Phenobarbital)
- Verhinderung eines Fieberanstiegs
Anstreben einer normalen Körpertemperatur
- Kontrolle der Laborwerte und Anstreben von Normalwerten für
  - pH
  - Hämatokrit
  - BZ: stärkere Blutzuckerschwankungen müssen unbedingt vermieden werden
  - Serumalbumin
  - Serumelektrolyte
- Oberkörperhochlage um ca. 30°
zur Optimierung des venösen Abflusses aus dem Gehirn. Ein Anstieg des intrakraniellen Drucks muss vermieden werden (CPP = MAP – ICP; s. S. 266).

Beendigung einer kardiopulmonalen Reanimation

Gelingt es trotz korrekt durchgeführter, erweiterter kardiopulmonaler Reanimationsmaßnahmen über 30 Minuten nicht, einen Spontankreislauf herzustellen, so liegt ein endgültiger Herztod vor und die Reanimation kann eingestellt werden. Die Beendigung einer Reanimation allein auf der Basis neurologischer Kriterien ist nicht gerechtfertigt, da neurologische Kriterien während der Reanimation nicht zuverlässig und prognostisch nicht eindeutig sind. Weite Pupillen können z.B. auch durch hohe Dosen von Adrenalin bedingt sein.

9 Anhang

9.1 Normalwerte

Blutgasanalyse (BGA)

Eine BGA kann arteriell, kapillär, zentralvenös (s. S. 382) oder gemischt-venös (s. S. 198) abgenommen werden. Die Abnahme aus einer peripheren Vene zur Beurteilung der Blutgase ist nicht vertretbar!

- alte Nomenklatur: mmHg
- neue Nomenklatur: kPa (Kilopascal)
- Umrechnungsfaktor:
  7,5 (kPa × 7,5 = mmHg)

p_aO_2	20 Jahre	97 ± 3 mmHg	12,9 ± 0,4 kPa
	40 Jahre	92 ± 5 mmHg	12,2 ± 0,7 kPa
	60 Jahre	83 ± 5 mmHg	11,3 ± 0,7 kPa
	80 Jahre	75 ± 5 mmHg	10,0 ± 0,7 kPa

p_vO_2	40 ± 5 mmHg	5,3 ± 0,7 kPa
p_aCO_2	40 ± 5 mmHg	5,3 ± 0,7 kPa
p_vCO_2	46 ± 5 mmHg	6,1 ± 0,7 kPa

Sättigung arteriell	97 %
Sättigung gemischt- oder zentralvenös	75 %
Standardbikarbonat (StB)	21–25 mmol/l
Base excess (BE)	± 3 mmol/l
pH	7,4 ± 0,04

Elektrolyte

- alte Nomenklatur: mval/l
- neue Nomenklatur: mmol/l

Natrium	135–147 mval/l = 135–147 mmol/l
Kalium	3,5–5 mval/l = 3,5–5 mmol/l
Kalzium	4,2–5,6 mval/l = 2,1–2,8 mmol

Gerinnung

Quick	70–100 %
INR	1,24–1,0
PTT	23–38 sec

Leberwerte

Auf Beschluss der Bundesärztekammer sind inzwischen Bestimmungen von Enzymaktivitäten bei 37 °Celcius durchzuführen. (Bisher Messungen meist bei 25 °Celcius.) Daher gelten z. T. neue Referenzbereiche (*).

SGOT	(= ASAT; Aspartat-Aminotransferase) Männer: < 37 U/l*, Frauen: < 31 U/l*
SGPT	(= ALAT; Alanin-Aminotransferase) Männer: < 41 U/l*, Frauen: < 31 U/l*
SLDH	80–240 U/l

Sonstige Laborwerte

Auf Beschluss der Bundesärztekammer sind inzwischen Bestimmungen von Enzymaktivitäten bei 37 °Celcius durchzuführen. (Bisher Messungen meist bei 25 °Celcius.) Daher gelten z. T. neue Referenzbereiche (*).

Parameter	Normalwerte
Leukozyten	4 000–10 000/mm^3
Thrombozyten	150 000–300 000/mm^3
Fibrinspaltprodukte	< 10 mg/l
Laktat	1–1,8 mmol/l
Kreatinin	< 110 µmol/l bzw. < 1,2 mg/dl
Harnstoff	2,5–6,7 mmol/l bzw. 15–40 mg/dl
Lipase	< 60 U/l*
Alpha-Amylase	Serum: < 100 U/l* Urin: < 460 U/l*
CK (Kreatinkinase)	Männer: < 170 U/l*, Frauen: < 142 U/l*
CK-MB (herzspezifische Kreatinkinase)	< 24 U/l*
HBDH (Hydroxybutyrat-Dehydrogenase)	72–182 U/l*
Protein	6,5–8,5 g/l
Indirektes Bilirubin	< 12,7 µmol/l
Direktes Bilirubin	< 4,3 µmol/l
Alkalische Phosphatase	Männer: 40–129 U/l*, Frauen: 35–104 U/l*
γ-GT	Männer: < 66 U/l*, Frauen: < 39 U/l*

Blutzucker (BZ)

- alte Nomenklatur: mg %, mg/dl
- neue Nomenklatur: mmol/l
- Umrechnungsfaktor:
  18 (mg % : 18 = mmol)

70–100 mg %	3,9 –5,5 mmol/l

Blutbild

Hämoglobin (Hb)	Männer	14–18 g %
	Frauen	12–16 g %
Hämatokrit (HK)	Männer	43–49 %
	Frauen	36–45 %
Thrombozyten	150 000–300 000/mm^3	

Hämodynamische Parameter

	Normal-bereich	Durch-schnitts-wert
Herzfrequenz (HF)	60–100/min	
Arterieller Blutdruck		
• systolisch	90–140 mmHg	130 mmHg
• diastolisch	60– 90 mmHg	70 mmHg
• Mitteldruck	70–105 mmHg	85 mmHg
Zentraler Venendruck	1–5 mmHg	3 mmHg
Rechter Vorhof	1–5 mmHg	3 mmHg
Rechter Ventrikel		
• systolisch	17–32 mmHg	25 mmHg
• enddiastolisch	1–7 mmHg	4 mmHg
Pulmonalarterie		
• systolisch	17–32 mmHg	25 mmHg
• enddiastolisch	4–13 mmHg	9 mmHg
• Mitteldruck	9–19 mmHg	15 mmHg
Pulmonalkapillärer Verschlussdruck (= pulmo-capillary wedge-pressure = PCWP = Wedge-Druck)	4–13 mmHg	9 mmHg
Linker Vorhof	2–12 mmHg	8 mmHg
Herzminuten-volumen (HMV = cardiac output)	4–8 l/min	

9.2 Medikamentenverzeichnis

Freiname	Handelsname	Freiname	Handelsname
Adrenalin	Suprarenin®	Lidocain	Xylocain®
Alfentanil	Rapifen®		
Alcuronium	Alloferin®	Methohexital	Brevimytal®
Amrinon	Wincoram®	Mepivacain	Meaverin®, Scandicain®
Atracurium	Tracrium®	Midazolam	Dormicum®
Bupivacain	Bupivacain®, Carbostesin®	Naloxon	Narcanti®
Buprenorphin	Temgesic®	Neostigmin	Neostigmin
		Nifedipin	Adalat®
Cimetidin	Tagamet®	Nitrendipin	Bayotensin akut®
Cis-Atracurium	Nimbex®	Nitroglycerin	Trinitrosan®
Clemastin	Tavegil®	Nitroprussid-Natrium	Nipruss®
Clonidin	Catapresan®, Clonidin®, Paracefan®	Noradrenalin	Arterenol®
Desfluran	Suprane®	Pancuronium	Pancuronium®
Diazepam	Valium®	Pethidin	Dolantin®
Diclofenac	Voltaren®	Phenobarbital	Luminal®
Dikaliumclorazepat	Tranxilium®	Physostigmin	Anticholium®
Dimetinden	Fenistil®	Piritramid	Dipidolor®
Dobutamin	Dobutamin	Prilocain	Xylonest®
Dopamin	Dopamin	Promethazin	Atosil®
Dopexamin	Dopacard®	Propofol	Disoprivan®
Droperidol	Dehydrobenzperidol	Pyridostigmin	Mestinon®
Enfluran	Ethrane®	Ranitidin	Sostril®
Enoximon	Perfan®	Remifentanil	Ultiva®
Esketamin	Ketanest® S	Rocuronium	Esmeron®
Esmolol	Brevibloc®		
Etomidat	Hypnomidate®	Sevofluran	Sevorane®
		Succinyldicholin	Pantolax®, Lysthenon®
Famotidin	Pepdul®	Sucralfat	Ulcogant®
Fentanyl	Fentanyl	Sufentanil	Sufenta®, Sufenta® mite
Flunitrazepam	Rohypnol®		
		Theophyllin	Bronchoparat®
Halothan	Fluothane®	Thiopental	Trapanal®
Imipenem	Zienam®	Urapidil	Ebrantil®
Isofluran	Forene®		
Ketamin	Ketanest®	Vecuronium	Norcuron®

9.3 Auszug aus dem Medizin-produktegesetz (MPG)

Gesetz über Medizinprodukte (Medizinproduktegesetz – MPG)
Vom 2. August 1994
(BGBl [Bundesgesetzblatt] I 1994 S. 1963; 1998 S. 2005). (Letzte Änderung vom 7.8.2002)
Der Bundestag hat mit Zustimmung des Bundesrates folgende Gesetze beschlossen:...

Erster Abschnitt
Zweck, Anwendungsbereich des Gesetzes, Begriffsbestimmungen

§ 1
Zweck des Gesetzes
Zweck des Gesetzes ist es, den Verkehr mit Medizinprodukten zu regeln und dadurch für die Sicherheit, Eignung und Leistung der Medizinprodukte sowie die Gesundheit und den erforderlichen Schutz der Patienten, Anwender und Dritter zu sorgen.

§ 3
Begriffsbestimmungen
1. Medizinprodukte sind alle einzeln oder miteinander verbunden verwendeten Instrumente, Apparate, Vorrichtungen, Stoffe und Zubereitungen aus Stoffen oder andere Gegenstände einschließlich der für ein einwandfreies Funktionieren des Medizinproduktes eingesetzten Software, die vom Hersteller zur Anwendung für Menschen mittels ihrer Funktionen zum Zwecke
a) der Erkennung, Verhütung, Behandlung oder Linderung von Krankheiten,
b) ..... von Verletzungen oder Behinderungen... zu dienen bestimmt sind...

Zweiter Abschnitt
Anforderungen an Medizinprodukte

§ 4
Verbote zum Schutz von Patienten, Anwendern und Dritten
(1) Es ist verboten, Medizinprodukte in den Verkehr zu bringen, zu errichten, in Betrieb zu nehmen, zu betreiben oder anzuwenden, wenn
1. der begründete Verdacht besteht, dass sie die Sicherheit und die Gesundheit der Patienten, der Anwender oder Dritter bei sachgemäßer Anwendung, Instandhaltung und ihrer Zweckbestimmung entsprechender Verwendung über ein nach den Erkenntnissen der medizinischen Wissenschaften vertretbares Maß hinausgehend gefährden oder
2. ihr Verfallsdatum abgelaufen ist.

§ 8
Voraussetzungen für das Inverkehrbringen und die Inbetriebnahme
(1) Medizinprodukte ... gemäß § 11 Abs. 1 sowie Medizinprodukte, die zur klinischen Prüfung bestimmt sind, dürfen im Geltungsbereich dieses Gesetzes nur in den Verkehr gebracht und in Betrieb genommen werden, wenn sie mit der CE-Kennzeichnung ... versehen sind. Über die Beschaffenheitsanforderungen hinausgehende Bestimmungen, die das Betreiben von Medizinprodukten betreffen, bleiben unberührt.

§ 13
Klassifizierung
(1) Medizinprodukte werden Klassen zugeordnet. (Vgl. Tabelle am Ende des Auszuges aus dem MPG; vom Autor angefügt).

Fünfter Abschnitt
Vorschriften für das Errichten, Betreiben und Anwenden von Medizinprodukten

§ 22
Vorschriften für das Errichten, Betreiben und Anwenden aktiver Medizinprodukte

(1) Aktive Medizinprodukte dürfen nur ihrer Zweckbestimmung entsprechend, nach den Vorschriften dieses Gesetzes und hierzu erlassener Rechtsverordnungen, den allgemein anerkannten Regeln der Technik sowie den Arbeitsschutz- und Unfallverhütungsvorschriften errichtet, betrieben und angewendet werden. Sie dürfen nicht betrieben und angewendet werden, wenn sie Mängel aufweisen, durch die Patienten, Beschäftigte oder Dritte gefährdet werden können. Aktive Medizinprodukte dürfen nur von Personen angewendet werden, die auf Grund ihrer Ausbildung oder ihrer Kenntnisse und praktischen Erfahrungen die Gewähr für eine sachgerechte Handhabung bieten.

Neunter Abschnitt
Straf- und Bußgeldvorschriften

§ 43
Strafvorschriften

(1) Mit Freiheitsstrafe bis zu drei Jahren oder mit Geldstrafe wird bestraft, wer
1. entgegen § 4 Abs. 1 Nr. 1 ein Medizinprodukt in den Verkehr bringt, errichtet, in Betrieb nimmt, betreibt oder anwendet,

2. entgegen § 8 Abs. 1 Satz 1 ein Medizinprodukt, das den Vorschriften der Strahlenschutzverordnung oder der Röntgenverordnung unterliegt oder bei dessen Herstellung ionisierende Strahlen verwendet wurden, in den Verkehr bringt oder in Betrieb nimmt.

Zehnter Abschnitt
Übergangsbestimmungen

§ 47
Inverkehrbringen, Errichten und Betreiben von medizinisch-technischen Geräten

(1) Medizinisch-technische Geräte gemäß § 2 Nr. 1, 3 und 4 der Medizingeräteverordnung vom 14. Januar 1985 (BGBl. I S. 93), zuletzt geändert durch Artikel 9 Nr. 8 des Gesetzes vom 26. August 1992 (BGBl. I S. 1564), dürfen, soweit sie nicht nach den Vorschriften der §§ 8 bis 11 dieses Gesetzes in den Verkehr gebracht werden, nur in den Verkehr gebracht werden, wenn sie den geltenden Vorschriften der Medizingeräteverordnung in der jeweils geltenden Fassung und den sonstigen Voraussetzungen für ihr Inverkehrbringen entsprechen und Leben oder Gesundheit oder sonstige in den für medizinisch-technische Geräte geltenden Rechtsverordnungen aufgeführte Rechtsgüter der Patienten, Anwender oder Dritter bei bestimmungsgemäßer Verwendung nicht gefährden.

Beispiele für die vier Risikoklassen nach den Medizinproduktegesetz.

Vier Risikoklassen für Medizinprodukte nach 18 komplizierten Regeln			
Klasse I niedrigste Klasse	Klasse IIa	Klasse IIb	Klasse III höchste Klasse
Brillenglas Brillengestell	Kontaktlinsen	Kontaktlinsenpflegemittel	Herzklappe
Stethoskop	Atemsystem Atemschlauch	Beatmungsgeräte	Schrittmacher
Operationstisch	Bakterienfilter	Röntgengerät	Defibrillator am Herzen

9.4 Abkürzungsverzeichnis

A

A.	Arterie
$AaDO_2$	alveoloarterielle Sauerstoff-partialdruckdifferenz
A/C	assistierte/kontrollierte Beatmung
ACh	Acetylcholin
ACT	aktivierte Gerinnungszeit (activated clotting time)
ACVB	aortokoronarer Venenbypass
ADH	antidiuretisches Hormon
AF	Atemfrequenz
ALAT	Alanin-Aminotransferase (früher als SGPT bezeichnet)
ALI	acute lung injury
ALS	advanced life support
AMV	Atemminutenvolumen
APRV	airway pressure release ventilation
ARDS	akutes Lungenversagen (acute respiratory distress syndrome)
ASAT	Aspartat-Aminotransferase (früher als SGOT bezeichnet)
ASB	unterstützte Spontanatmung (assisted spontaneous breathing)
ATS	Antithrombosestrümpfe

B

BGA	Blutgasanalyse
BIPAP	biphasic positive airway pressure
BLS	basic life support
BSV	Bandscheibenvorfall
BUN	Blut-Harnstoff-Stickstoff-Konzentration (blood urea nitrogen)

C

CAVHDF	kontinuierliche arteriovenöse Hämodiafiltration
CAVHF	kontinuierliche arteriovenöse Hämofiltration
cCT	kranielles Computertomogramm
CK	Kreatinkinase
CMV	kontrollierte maschinelle Beatmung (continuous manditory ventilation)
CO_2	Kohlendioxid
COLD	chronisch obstruktive Lungen-erkrankung (chronic obstructive lung disease)

COX	Cyclooxygenase
CPAP	kontinuierlicher positiver Atem-wegsdruck (continuous positive airway pressure)
CPP	zerebraler Perfusionsdruck (cerebral perfusion pressure)
CPPV	kontinuierliche Überdruck-beatmung (continuous positive pressure ventilation)
CPR	kardiopulmonale Reanimation
CRP	C-reaktives Protein
CVVHF	kontinuierliche venovenöse Hämofiltration

D

DHBP	Dehydrobenzperidol
DIC	disseminierte intravasale Gerinnung (disseminated intravascular coagulation)

E

EKZ	extrakorporale Zirkulation
EU	Extrauteringravidität

F

FEV_1	1-Sekunden-Kapazität (forciertes exspiratorisches Volumen in 1 Sekunde)
FFP	gefrorenes Frischplasma (fresh frozen plasma)
F_iO_2	inspiratorische Sauerstoff-konzentration (fraction of inspired oxygen)

G

GOT	siehe ASAT bzw. SGOT
GPT	siehe ALAT bzw. SGPT

H

HES	Hydroxyethylstärke
Hb	Hämoglobin
HCO_3^-	Bikarbonat
HD	Hämodialyse
HK	Hämatokrit
HKV	Hydrokolloidverband
HLM	Herz-Lungen-Maschine
HMV	Herzminutenvolumen
HNO	Hals-Nasen-Ohren

I

I:E	Inspirations- zu Exspirationszeit
ICP	intrakranieller Druck (intracranial pressure)
IMV	intermittierende maschinelle Ventilation (intermittent mandatory ventilation)
IPPB	intermittierende Überdruckatmung (intermittent positive pressure breathing)
IPPV	intermittierende Überdruck-beatmung (intermittent positive pressure ventilation)
IRV	Beatmung mit umgekehrtem Atemzeitverhältnis (inversed ratio ventilation)

L

LDH	siehe SLDH
LMA	Larynxmaske (laryngeal mask airway)

M

MAP	mittlerer arterieller Druck (mean arterial pressure)

N

N.	Nervus
N_2O	Lachgas
NIV	nicht invasive Beatmung (non-invasive ventilation)
NLA	Neuroleptanästhesie

O

O_2	Sauerstoff

P

PC	druckkontrolliert (pressure controlled)
pCO_2	Kohlendioxidpartialdruck
p_aCO_2	arterieller Kohlendioxid-partialdruck
PCV	druckkontrollierte Beatmung (pressure controlled ventilation)
PCWP	pulmonal-kapillärer Verschluss-druck (pulmonary capillary wedge pressure)
PDA	Periduralanästhesie

PEEP	positiver endexspiratorischer Druck (positive endexspiratory pressure)
pO_2	Sauerstoffpartialdruck
p_aO_2	arterieller Sauerstoffpartialdruck
PSV	druckunterstützte Spontanatmung (pressure support ventilation)
PTT	Thromboplastinzeit (partial thromboplastin time)

S

SAB	Subarachnoidalblutung
SEK	Serumeiweißkonserve
SGOT	Serum-Glutamat-Oxalacetat-Transaminase, inzwischen als ASAT bezeichnet; siehe dort
SGPT	Serum-Glutamat-Pyruvat-Trans-aminase, inzwischen als ALAT bezeichnet; siehe dort
SHT	Schädel-Hirn-Trauma
SIMV	synchronisierte intermittierende maschinelle Beatmung (synchronized intermittent mandatory ventilation)
SLDH	Serum-Laktatdehydrogenase
SV	Spontanatmung (spontaneous ventilation)

T

TE	Tonsillektomie
TEE	transoesophageale Echokardiographie
TEP	Totalendoprothese
TIVA	totale intravenöse Anästhesie
TPR	totaler peripherer Widerstand (total peripheral resistance)
TTE	transthorakale Echokardiographie
TUR	transurethrale Resektion

V

V.	Vene
VC	Volumenkontrolliert (volume controlled)
VCV	volumenkontrollierte Beatmung (volume controlled ventilation)

Z

ZVD	zentraler Venendruck
ZVK	zentraler Venenkatheter

Sachverzeichnis

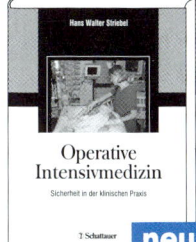
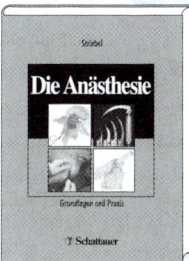
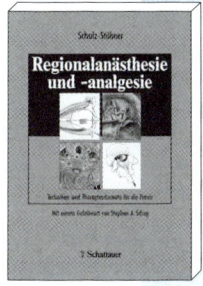
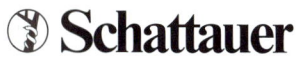

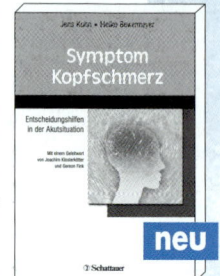
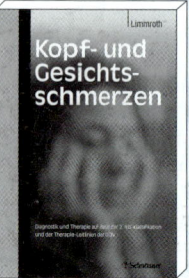
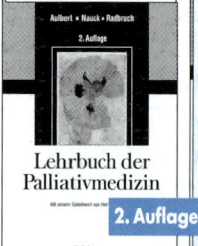
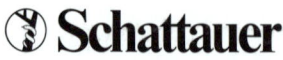